Sobotta
Atlas der Anatomie des Menschen
2. Band

Sobotta
Atlas der Anatomie des Menschen

Herausgegeben von
Helmut Ferner und Jochen Staubesand

2. Band: Brust, Bauch, Becken, Untere Extremitäten, Haut

18., neubearbeitete Auflage
545 größtenteils farbige Tafelbilder

1982

Urban & Schwarzenberg · München–Wien–Baltimore

Der Begründer dieses Atlaswerkes, Professor Dr. med. Johannes Sobotta †, war zuletzt o. ö. Professor der Anatomie und Direktor des Anatomischen Instituts der Universität Bonn.

Anschriften der Herausgeber:

Professor emerit. Dr. med. Helmut Ferner, I. Anatomische Lehrkanzel der Universität Wien
Währingerstraße 13, A-1090 Wien

Professor Dr. med. Jochen Staubesand, Direktor des Anatomischen Instituts (Lehrstuhl I) der Albert-Ludwigs-Universität
Albertstraße 17, 7800 Freiburg i. Br.

Das Atlaswerk besteht aus 2 Bänden:

1. Band: Kopf, Hals, Obere Extremitäten

2. Band: Brust, Bauch, Becken, Untere Extremitäten, Haut

CIP-Kurztitelaufnahme der Deutschen Bibliothek

Sobotta, Johannes:
Atlas der Anatomie des Menschen / Sobotta. Hrsg.
von Helmut Ferner u. Jochen Staubesand. – München ;
Wien ; Baltimore : Urban und Schwarzenberg
    Arab. Ausg. u.d.T.: Sobotta, Johannes: Atlas tašrīḥ
al-insān. – Engl. Ausg. u.d.T.: Sobotta, Johannes:
Atlas of human anatomy. – Franz. Ausg. u.d.T.: Sobotta,
Johannes: Atlas d'anatomie humaine. – Türk. Ausg.
u.d.T.: Sobotta, Johannes: Insan anatomisi atlasi
Bd. 2. Brust, Bauch, Becken, untere Extremitäten,
Haut. – 18., neubearb. Aufl. – 1982.
    ISBN 3-541-02828-9

Satz und Druck: Kastner & Callwey, München. Printed in Germany
© Urban & Schwarzenberg 1982

ISBN 3-541-02828-9

Deutsche Ausgaben mit Erscheinungsjahr:

1. Auflage: J. F. Lehmanns Verlag, München 1904–1907
2.–11. Auflage: J. F. Lehmanns Verlag, München 1913–1944
ab 12. Auflage: Urban & Schwarzenberg, 1948
13. Auflage: 1953
14. Auflage: 1956
15. Auflage: 1957
16. Auflage: 1967 (ISBN 3-541-02816-5)
17. Auflage: 1972 (ISBN 3-541-02817-3)
18. Auflage: 1982 (ISBN 3-541-02828-9)

Lizenzausgaben:

Arabische Ausgabe
Al Ahram, Cairo/Ägypten

Englische Ausgabe (mit Nomenklatur in Englisch)
Atlas of Human Anatomy
Urban & Schwarzenberg

Englische Ausgabe (mit Nomenklatur in Latein – PNA)
Atlas of Human Anatomy
Urban & Schwarzenberg

Französische Ausgabe
Atlas d'Anatomie Humaine
Urban & Schwarzenberg

Italienische Ausgabe
Atlante di anatomia
USES, Firenze

Griechische Ausgabe
Gregory Parisianos, Athen

Japanische Ausgabe
Igaku-Shoin Ltd., Tokyo

Portugiesische Ausgabe
Atlas de Anatomia Humana
Editora Guanabara Koogan, Rio de Janeiro

Spanische Ausgabe
Atlas de Anatomia Humana
Ediciones Toray, Barcelona

Türkische Ausgabe
Insan Anatomisi Atlasi
Urban & Schwarzenberg,

Vorwort

Der neue SOBOTTA-Atlas liegt in einer inhaltlich und formal tiefgreifend geänderten Fassung vor.

Die wesentlichste Umgestaltung bezieht sich auf die Umstellung des Werkes von der Gliederung nach Gesichtspunkten der *systematischen* Anatomie (Knochen, Gelenke, Muskeln, Eingeweide, Nervensystem und Sinnesorgane) zu einer Ordnung der Abbildungsfolge *nach Regionen*. Dieses Prinzip soll die Anwendung des Atlas auf dem Präpariersaal erleichtern, weil der an einem bestimmten topographischen Gebiet arbeitende Student jetzt nicht mehr in drei Bänden nach den erforderlichen Atlas-Grundlagen suchen muß, sondern nur noch in *einem* Band, wo er alle Tatbestände, die sich auf sein Präparationsfeld beziehen – von der Oberfläche über die Weichteile bis hin zum Skelett – beieinander findet. Die konsequente Anwendung dieser topographischen Leitlinie machte es möglich, den Inhalt des ursprünglich dreibändigen Werkes auf zwei Bände zu konzentrieren.

Der SOBOTTA-Atlas präsentiert sich jetzt somit zweibändig: Band 1 umfaßt die Bereiche Kopf/Hals und obere Extremität, Band 2 die Gebiete Rumpf mit Brust und Bauch (einschließlich ihrer Eingeweide) sowie untere Extremität und Haut. In der Regel – von der nur gelegentlich aus bestimmten didaktischen Gründen abgewichen wurde – ist die Bildfolge so geordnet, daß zunächst die Oberflächen, alsdann die tieferliegenden Schichten und schließlich die knöcherne Grundlage jeder Region dargestellt werden.

Die bewährten Tabellen – z. B. über Muskelansätze und -funktionen – und »Merksätze« wurden beibehalten und ergänzt.

Die Umgestaltung eines dreibändigen zu einem zweibändigen Atlas hatte neben didaktischen Vorzügen auch den nicht zu unterschätzenden Vorteil, den Preis für das Gesamtwerk trotz stark gestiegener Herstellungskosten zu halten. Dieses war um so schwieriger – und gerade in dieser Beziehung gebührt dem Verlag unser großer Dank –, als das Werk im Hinblick auf Bildmaterial (neue farbige Abbildungen, neue Röntgenbilder) und in bezug auf Texthinweise sowie auf einen neu konzipierten Anhang über die Versorgungsgebiete der Arterien (Dr. F. Platz, Freiburg i. Br.) wesentlich erweitert werden konnte.

Ein zusätzliches Merkmal der vorliegenden Neuauflage ist die Umstellung zahlreicher Schwarzweißdarstellungen auf mehrfarbige Abbildungen, die dem Benutzer die Arbeit mit dem Atlas erleichtern werden. Für Verlag und Herausgeber stellte sich zudem die ungemein zeitraubende Aufgabe, zahlreiche alte Abbildungsvorlagen durch neue Kopien zu ersetzen, um die gewohnte Brillanz des dargebotenen Bildmaterials erhalten zu können.

Die Empfehlungen der 4. Auflage der Nomina anatomica (1977) wurden – soweit vertretbar – berücksichtigt.

Die Herausgeber haben vielen Kollegen zu danken, die ihnen mit Rat und Tat zur Seite standen: so Herrn Prof. Dr. J. ALTARAS (Gießen), Herrn Prof. Dr. G. KAUFMANN (Freiburg i. Br.) und Herrn Priv.-Doz. Dr. S. RAU (Freiburg i. Br.), die uns Röntgenbilder bzw. Xeroradiographien zur Verfügung stellten, Herrn Prof. Dr. H. ROSKAMM (Bad Krozingen), der uns Kontrastmitteldarstellungen der Herzkammern, Herrn Prof. Dr. A. KAPPERT (Bern), der uns Originalvorlagen aus seinem »Leitfaden und Atlas der Angiologie«, und Herrn Prof. Dr. R. MAY (Innsbruck), der uns Originale zum Thema der Perforansvenen an Fuß und Unterschenkel überlassen hat. Herr Dr. med. T. GRIMM (Würzburg) hat neue Vorlagen über das Hautleistenmuster der Finger und des Handtellers und eine Neufassung des diesbezüglichen Textes beigetragen. Frau Prof. Dr. med. R. UNSÖLD (Freiburg i. Br.) verdanken wir Computertomogramme mit erläuternden Texten. Herrn Primarius Univ.-Doz. Dr. L. WICKE danken wir für eine Reihe von Röntgenbildern, die aus seinem »Atlas der Röntgenanatomie«, 2. Aufl., Urban & Schwarzenberg, München–Wien–Baltimore, 1980, übernommen werden konnten.

Unseren engeren Mitarbeitern danken wir für immer wieder bewährte Hilfe und Unterstützung. Vor allem Frau Dr. med. H. SCHMIEBUSCH, Frau M. ENGLER und Frau G. ADELMANN haben bei den langwierigen Korrekturarbeiten an Abbildungen und Texten geholfen. Frau Dr. med. S. ZULEGER hat sich speziell des Herzkapitels angenommen, Herr Dr. med. H. SCHMIEBUSCH das Glossar erweitert und überarbeitet. Ihnen allen sei auch an dieser Stelle unser Dank ausgesprochen.

Die Herausgeber blicken auf eine lange Zeit intensiver und fruchtbarer Kooperation mit dem Inhaber des Verlages Urban & Schwarzenberg, Herrn MICHAEL URBAN, und seinen Mitarbeitern, vor allem Herrn K. GULLATH und Herrn P. MAZZETTI, zurück. Ihr großes Engagement, ihr Verständnis für unsere Wünsche und ihr technischer Sachverstand haben den termingerechten Abschluß der Arbeiten für die vorliegende Neuauflage des neuen SOBOTTA-Atlas maßgeblich beeinflußt bzw. erst ermöglicht.

H. FERNER
J. STAUBESAND

Wien und
Freiburg i. Br.,
im Mai 1982

Inhaltsverzeichnis

Abkürzungsverzeichnis

a.	= arteria, aa. = arteriae		int.	= internus, -a, -um		prox.	= proximalis, -le
abdom.	= abdominis		lat.	= lateralis, -le		r.	= ramus,
ant.	= anterior, anterius		lig.	= ligamentum,		rr.	= rami
art.	= articulatio		ligg.	= ligamenta		retroperit.	= retroperitonaeal
caud.	= caudalis, -le		lymph.	= lymphaticus		sin.	= sinister, -ra, -rum
comm.	= communis, -e		m.	= musculus,		spin.	= spinosus, -a, -um
cran.	= cranialis, -le		mm.	= musculi		sup.	= superior, superius
dext.	= dexter, -ra, -rum		med.	= medialis, -le		superfic.	= superficialis, -le
dist.	= distalis, -le		median.	= medianus, -a, -um		sut.	= sutura
dors.	= dorsalis, -le		n.	= nervus, nn. = nervi		transv.	= transversus, -a, um
ext.	= externus, -a, -um		obl.	= obliquus, -a, -um		trig.	= trigonum
fac.	= facies		oss.	= ossis, ossa, ossium		tuberc.	= tuberculum
gangl.	= ganglion		post.	= posterior, posterius		tuberos.	= tuberositas
gl.	= glandula		proc.	= processus		v.	= vena, vv. = venae
inc.	= incisura		prof.	= profundus		var.	= variatio
inf.	= inferior, inferius		prot.	= protuberantia		ventr.	= ventralis, -le

Allgemeine Richtungs- und Lagebezeichnungen des Körpers

Die folgenden Termini bezeichnen die gegenseitige Lage von Organen und Teilen des Körpers zueinander, z. T. ohne Rücksicht auf die Stellung des Körpers im Raum, sowie Lage und Richtung an den Extremitäten. Diese Begriffe werden nicht nur der menschlichen Anatomie, sondern auch der praktischen Medizin und der vergleichenden Anatomie gerecht.

Allgemeine Bezeichnungen

anterior – posterior = vorne – hinten (z. B. aa. tibiales anterior et posterior)

ventralis – dorsalis = bauchwärts – rückenwärts gelegen

superior – inferior = oben – unten (z. B. conchae nasales superior et inferior)

cranialis – caudalis = kopfwärts – schwanzwärts gelegen

dexter – sinister = rechts – links (z. B. aa. iliacae communes dextra et sinistra)

internus – externus = innenliegend – außenliegend

superficialis – profundus = oberflächlich gelegen – tief gelegen (z. B. mm. flexores digitorum superficialis et profundus)

medius, intermedius = in der Mitte zwischen zwei anderen Gebilden liegend (z. B. die concha nasalis media liegt in der Mitte zwischen concha nasalis superior und inferior)

medianus = in der Mittellinie gelegen (z. B. fissura mediana des Rückenmarks)
Durch einen »medianen Sagittalschnitt« wird der Körper in zwei spiegelbildlich gleiche Teile zerlegt.

medialis – lateralis = gegen die Mitte des Körpers gelegen, gegen die Seite zu gelegen (z. B. fossae inguinales medialis et lateralis)

frontalis = in der Stirnebene (Frontalebene) liegend, auch zur Stirn ziehend (z. B. processus frontalis maxillae)

longitudinalis = längsverlaufend (z. B. m. longitudinalis superior)

sagittalis = in einer Sagittalebene liegend, die vertikal (senkrecht) auf der Frontalebene steht (z. B. sutura sagittalis des Schädels)

transversalis = in einer Transversalebene liegend, aber auch z. B. in der fascia transversalis

transversus = querverlaufend (z. B. processus transversus des Brustwirbels)

Richtungs- und Lagebezeichnungen für die Extremitäten

proximalis – distalis = gegen die Extremitätenwurzel zu gelegen – gegen das Extremitätenende zu gelegen (z. B. articulationes radioulnares proximalis et distalis)

Für die Brustgliedmaße:
radialis – ulnaris = auf der Radialseite – auf der Ulnarseite gelegen (z. B. aa. radialis et ulnaris)

Für die Hand:
palmaris (volaris) – dorsalis = hohlhandwärts – handrückenwärts gelegen (z. B. aponeurosis palmaris)

Für die Beckengliedmaße:
tibialis – fibularis = auf der Tibial-, auf der Fibularseite gelegen (z. B. a. tibialis anterior)

Für den Fuß:
plantaris – dorsalis = fußsohlenwärts – fußrückenwärts gelegen (z. B. aa. plantares lateralis et medialis, a. dorsalis pedis)

Allgemeine Erläuterungen über Herkunft, Bedeutung und Betonung der anatomischen Namen

Die 1895 seitens der Anatomischen Gesellschaft in Basel gesichteten und vereinheitlichten anatomischen Bezeichnungen (= B.N.A.) wurden 1955 einer gründlichen Revision unterzogen (= Pariser Nomina Anatomica, P.N.A.). Die fremdsprachlichen, international gebräuchlichen Namen in der Anatomie werden ständig von einer internationalen Nomenklaturkommission überarbeitet und dem neuesten Kenntnisstand (Internat. Anatomical Nomenclature Comm.: Nomina Anatomica. 4th Ed. Excerpta Medica. Amsterdam, Oxford 1977). Sie stammen zum großen Teil aus dem Altertum. Nur verhältnismäßig wenige Benennungen sind später hinzugekommen. Die große Mehrzahl der heute gebräuchlichen offiziellen Namen ist der lateinischen Sprache entlehnt, nicht wenige stammen aus dem Griechischen und wurden später mehr oder weniger latinisiert. Vereinzelt sind Namen orientalischen Sprachen (Arabisch, Aramäisch) entnommen. Sie sind in ihrer grammatikalischen Form aber so latinisiert, so daß ihre ursprüngliche Herkunft kaum noch erkennbar ist.

Da das griechische Alphabet nicht unwesentlich vom lateinischen abweicht, werden Namen griechischer Sprache in lateinischen Buchstaben geschrieben.

Schreibweise und Betonung der Namen griechischer Abkunft

Das griechische Kappa (k) wird mit c wiedergegeben, das Chi (ch) mit ch, das Phi (ph) mit ph, das Psi (ps) mit ps, das Xi (x) mit x, das Theta (th) mit th, der sog. Spiritus asper mit h; Gamma (g) vor Gamma, Kappa (k), Chi (ch) und Xi (x) werden wie n gesprochen (z.B. aggeion = angeion, agkos = ankos); da griechische Worte, die mit Rho (= r) beginnen, über dem

Rho den Spiritus asper tragen, sind sie lateinisch mit rh zu schreiben, z.B. rhomboideus u.a. Von den Vokalen und Diphthongen der griechischen Sprache werden das *O* mega (langes O) und *O* mikron (kurzes O) beide mit o geschrieben, ebenso beide E, sowohl das (kurze) Epsilon wie das (lange) Eta; Ypsilon, Alpha, Jota wie im Griechischen. Der Diphthong Epsilon-Jota wird latinisiert (wie im Neugriechischen) wie i gesprochen, z.B. Aristeides (gr.) latinisiert: Aristides; gelegentlich auch mit e wie tracheia (gr.) latinisiert: trachéa. Der Diphthong O mikron-Jota wird oe geschrieben und gesprochen (oikos gr. = oecus lat., z.B. oeconomia), Alpha-Jota wird zu ae, Alpha-Ypsilon zu au, Omikron-Ypsilon zu u, Epsilon-Ypsilon zu eu. Die Substantiv- und Adjektivendungen werden latinisiert (z.B. sternon in sternum, isthmos in isthmus; das Adjektiv von thorax: thorakikos in thorácicus); in der Regel wird dann auch die lateinische Deklination verwendet (seltener die griechische, z.B. hypóphysis, Gen. hypophyseos). Vielfach werden, wie es schon in römischer Zeit in ausgedehntem Maße üblich war, griechische Substantive mit lateinischen Adjektivendungen versehen (z.B. centralis, abgeleitet von [latinisiert] centrum, gr. to kentron). Aussprache und Betonung der der griechischen Sprache entnommenen latinisierten Namen richten sich, wie das allgemein z.B. bei unseren Fremdwörtern üblich ist, nach den lateinischen Regeln. Es gilt auch die alte Betonungsregel: vocalis ante vocalem brevis est, von der nur dann abgewichen wird, wenn der Vokal, aus griechischem Diphthong entstanden, gedehnt ist. (Strich über dem Vokal = Länge, Haken = Kürze, Akzent = Betonung; der griechische Vokal Epsilon ist mit e, Eta mit ē angegeben.)

Hinweis zu den farbigen Tafelbildern

Den mehrfarbigen Abbildungen dieses Bandes liegen didaktische Überlegungen zugrunde: Kontraste sollten verstärkt, natürlicherweise schwer Unterscheidbares leichter erkennbar gemacht werden. Die für verschiedene Gewebe (wie Sehnen, Knorpel, Knochen, Muskulatur) und Leitungsbahnen (Arterien, Venen, Lymphgefäße, Nerven) verwendeten Farben sind also anders als beim Lebenden und beim Toten oder bei der konservierten Leiche.

Abweichungen des Farbtones und der Farbintensität (z. B. in den Darstellungen von Muskeln, Blutgefäßen und Nerven) bei verschiedenen Abbildungen dieses Bandes beruhen zumeist darauf, daß die Vorlagen in einer langen zeitlichen Folge entstanden sind. Neben den Zeichnern, die mit Prof. SOBOTTA die Grundlagen des gesamten Bildbestandes geschaffen haben (K. HAJEK, PROF. E. LEPIER, H. v. EICKSTEDT, W. WOHLSCHLEGEL), zeichneten für die 18. Auflage: Elisabeth ALTHAUS: Abb. 51, 52, 53, 69, 70, 71, 72, 73, 74, 75, 76, 77, 78; Ulrike BRUGGER: Abb. 13, 62, 63, 100, 139, 156, 157, 158, 159, 166, 167, 179, 188, 232, 270, 271, 326, 327, 392, 459, 494, 495, 496, 497; Marie Anne ERHARD: Abb. 15, 16, 236, 238, 240; Luitgard KELLNER: Abb. 14, 177, 178, 224, 438; Li

KÖRNER: Abb. 390 a; Christiane SCHAEFFER: Abb. 1, 230, 318, 391, 397; Lothar SCHNELLBÄCHER: Abb. 89, 90, 91, 136, 143, 154, 163, 208, 209, 212, 213, 221, 222, 223, 225, 226, 228, 229, 284, 294, 295, 298, 299, 307, 328, 332, 334; Fritz URICH: Abb. 68, 93, 383, 384, 385, 386 a, 386 b, 393, 395; Ingo WEGERL: Abb. 17, 19, 20, 45, 111, 112, 147, 148, 155, 180, 182, 185, 189, 257, 258, 267, 268, 273, 274, 275, 276, 277, 278, 280, 281, 282, 283, 288, 300, 301, 302, 303, 306, 308, 309, 320, 321, 394, 396, 401, 402, 403, 405, 407, 408, 409, 413, 418, 419, 435, 436, 437, 450, 451, 458, 460, 461, 462, 466, 467, 470, 471, 475, 476, 487, 488, 489, 490, 491, 498, 499, 504, 505; G. ZEH-KOSANKE: Abb. 130, 131, 132, 133, 134, 164, 165, 399, 400, 414, 415, 416, 417, 452, 453.

Rumpf

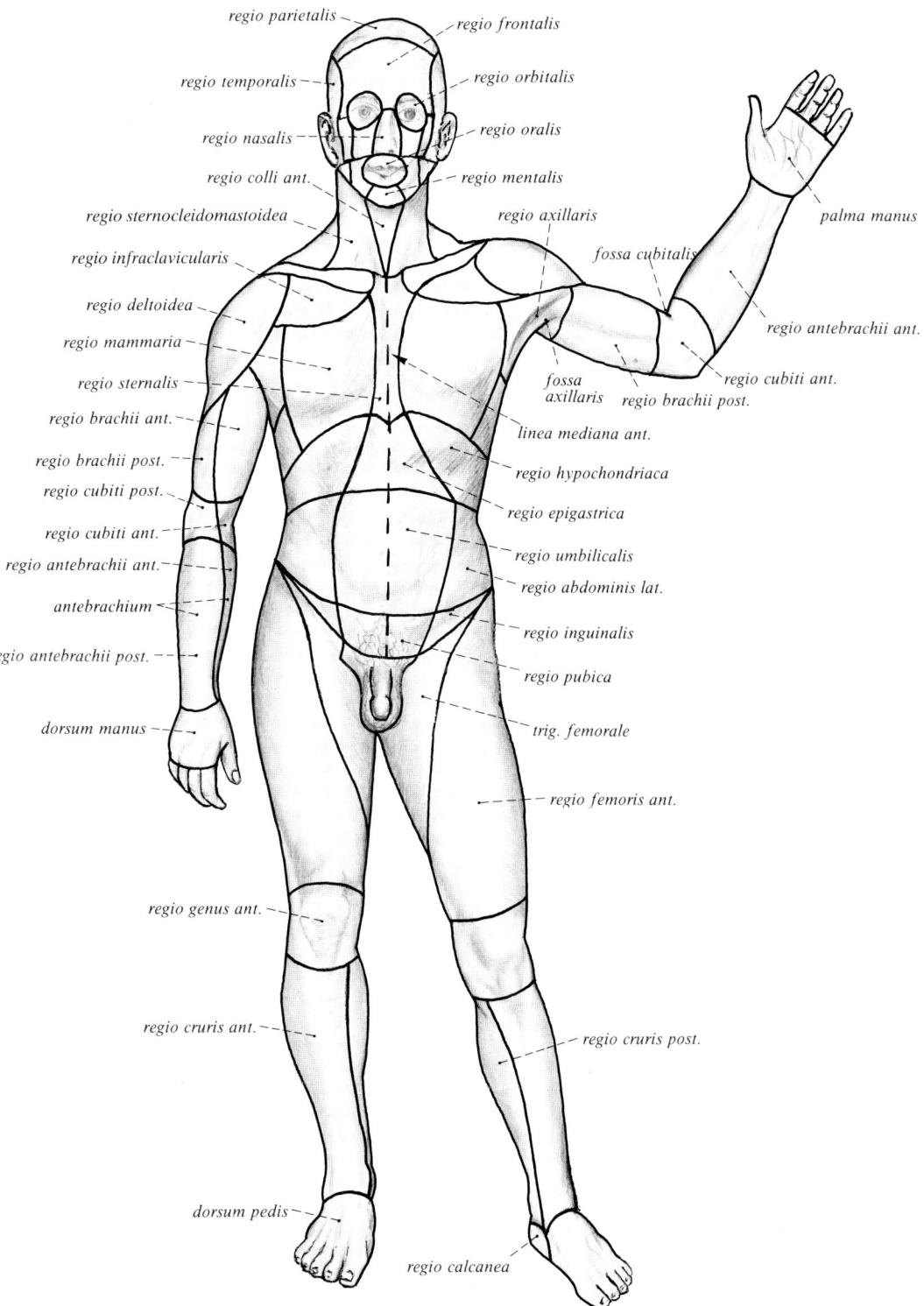

regio parietalis

regio frontalis

regio temporalis

regio orbitalis

regio nasalis

regio oralis

regio colli ant.

regio mentalis

regio sternocleidomastoidea

regio axillaris

palma manus

fossa cubitalis

regio infraclavicularis

regio deltoidea

regio antebrachii ant.

regio mammaria

regio sternalis

fossa axillaris

regio brachii post.

regio cubiti ant.

regio brachii ant.

linea mediana ant.

regio brachii post.

regio hypochondriaca

regio cubiti post.

regio cubiti ant.

regio epigastrica

regio antebrachii ant.

antebrachium

regio umbilicalis

regio abdominis lat.

regio antebrachii post.

regio inguinalis

regio pubica

dorsum manus

trig. femorale

regio femoris ant.

regio genus ant.

regio cruris ant.

regio cruris post.

dorsum pedis

regio calcanea

Abb. 1. Regionengliederung der vorderen Körperseite, regiones corporis ventrales.

Brustwand

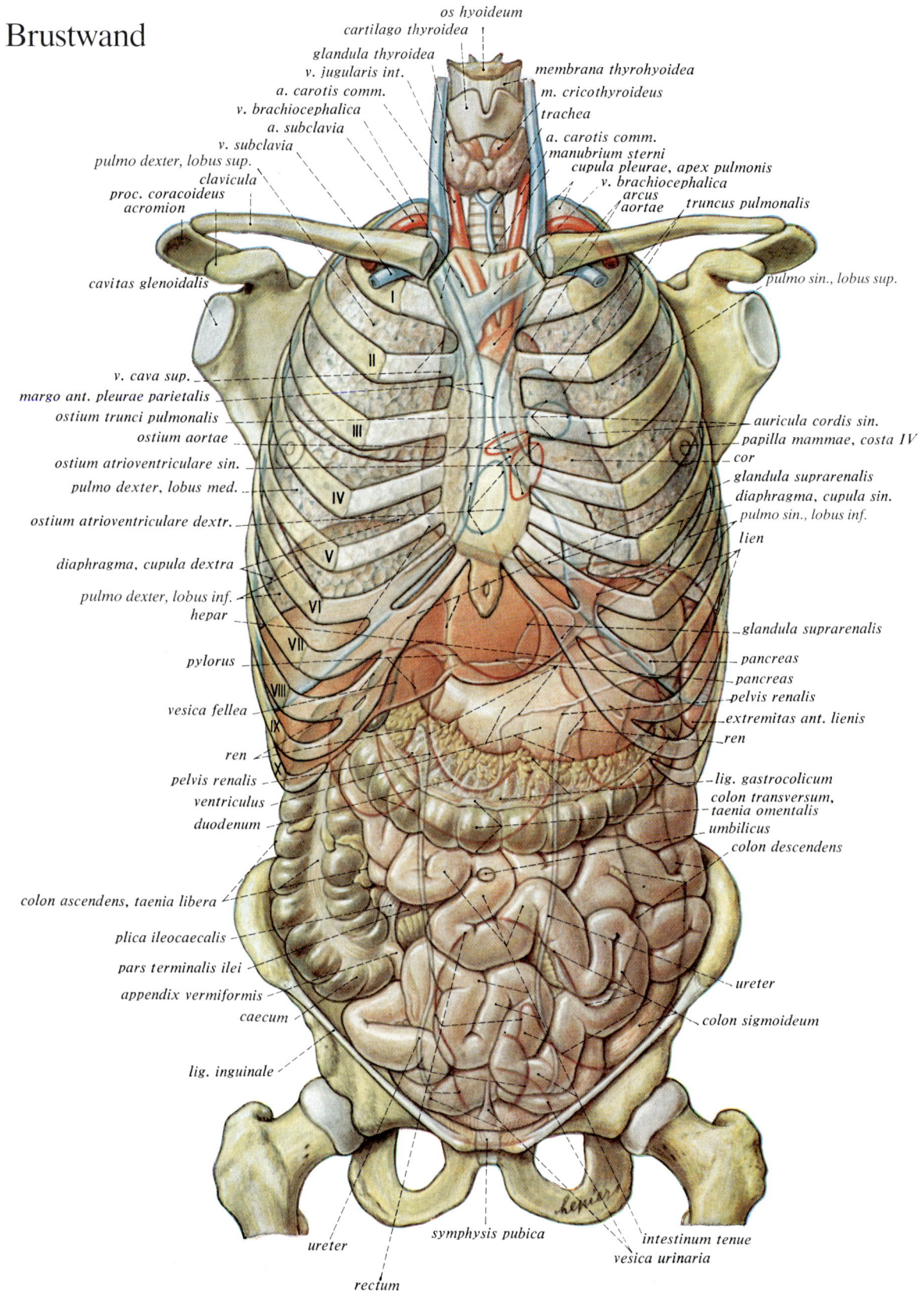

os hyoideum
cartilago thyroidea
glandula thyroidea
v. jugularis int.
a. carotis comm.
v. brachiocephalica
a. subclavia
v. subclavia
pulmo dexter, lobus sup.
clavicula
proc. coracoideus
acromion

membrana thyrohyoidea
m. cricothyroideus
trachea
a. carotis comm.
manubrium sterni
cupula pleurae, apex pulmonis
v. brachiocephalica
arcus
aortae
truncus pulmonalis

cavitas glenoidalis

pulmo sin., lobus sup.

v. cava sup.
margo ant. pleurae parietalis
ostium trunci pulmonalis
ostium aortae
ostium atrioventriculare sin.
pulmo dexter, lobus med.
ostium atrioventriculare dextr.
diaphragma, cupula dextra
pulmo dexter, lobus inf.
hepar
pylorus
vesica fellea
ren
pelvis renalis
ventriculus
duodenum

auricula cordis sin.
papilla mammae, costa IV
cor
glandula suprarenalis
diaphragma, cupula sin.
pulmo sin., lobus inf.
lien

glandula suprarenalis
pancreas
pancreas
pelvis renalis
extremitas ant. lienis
ren
lig. gastrocolicum
colon transversum,
taenia omentalis
umbilicus
colon descendens

colon ascendens, taenia libera
plica ileocaecalis
pars terminalis ilei
appendix vermiformis
caecum

lig. inguinale

ureter
colon sigmoideum

ureter
symphysis pubica
rectum
intestinum tenue
vesica urinaria

I
II
III
IV
V
VI
VII
VIII
IX
X

Abb. 2. Projektionsfelder und Kontaktflächen der Hals-, Brust- und Baucheingeweide eines erwachsenen Mannes. Ansicht von vorn. Das große Netz ist vom Querkolon entfernt.

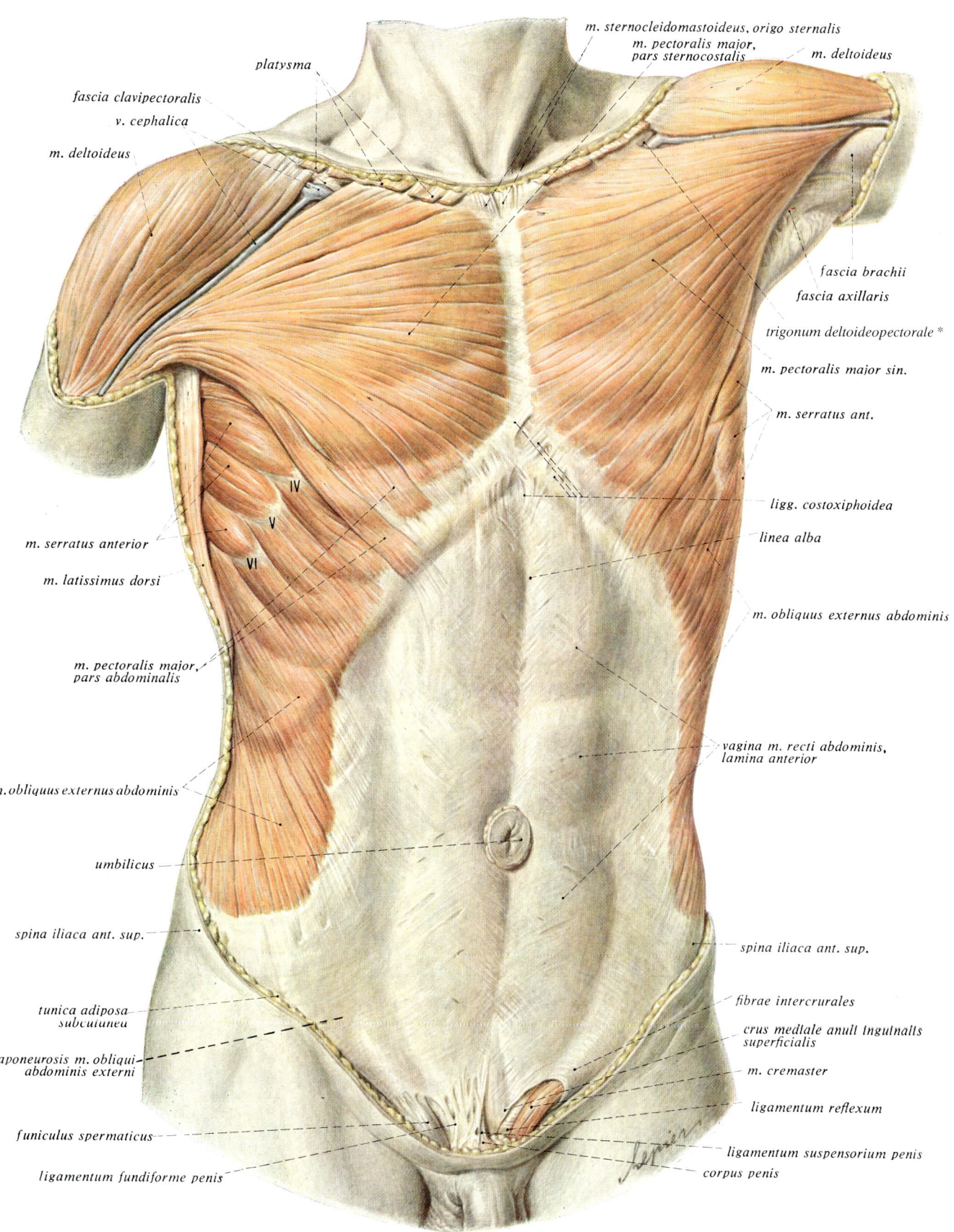

m. sternocleidomastoideus, origo sternalis

m. pectoralis major, pars sternocostalis

m. deltoideus

platysma

fascia clavipectoralis

v. cephalica

m. deltoideus

fascia brachii

fascia axillaris

*trigonum deltoideopectorale ***

m. pectoralis major sin.

m. serratus ant.

IV

V

VI

ligg. costoxiphoidea

linea alba

m. serratus anterior

m. latissimus dorsi

m. obliquus externus abdominis

m. pectoralis major, pars abdominalis

vagina m. recti abdominis, lamina anterior

m. obliquus externus abdominis

umbilicus

spina iliaca ant. sup.

spina iliaca ant. sup.

fibrae intercrurales

tunica adiposa subcutanea

crus mediale anuli inguinalis superficialis

aponeurosis m. obliqui abdominis externi

m. cremaster

ligamentum reflexum

funiculus spermaticus

ligamentum suspensorium penis

corpus penis

ligamentum fundiforme penis

Abb. 3. Ventralansicht der Brust- und Bauchmuskulatur. Oberflächliche Schicht. IV, V, VI: Rippen. * = Mohrenheimsche Grube.

Brustmuskulatur (Abb. 3, 4, 5, 7)

Name	Ursprung	Ansatz
1. m. pectoralis major kräftig, überwiegend fleischig, sehnig nur an der Insertion	*pars clavicularis:* sternale Hälfte der clavicula; *pars sternocostalis:* Ventralfläche des manubrium und corpus sterni und Knorpel der 2. bis 6. Rippe; *pars abdominalis:* sehnig von der Bauchmuskelaponeurose (Rektusscheide)	crista tuberculi majoris humeri. Fasern konvergieren gegen eine breite Sehne in Gestalt einer kranialwärts offenen, platten Tasche

Innervation: rami thoracici ventrales

Funktion: kräftige Adduktion (Senkung des erhobenen Armes), Bewegung des Armes unter Innenrotation nach der Ventralfläche des Körpers; wirkt vielfach als Antagonist des m. latissimus dorsi, kann aber auch mit ihm zusammenarbeiten. Die Klavikularportion bewirkt Pendeln im Schultergelenk ventralwärts. In vielen Fällen (z. B. Klimmzug) wirkt er mit anderen Muskeln (m. latissimus dorsi, m. trapezius) zusammen

Name	Ursprung	Ansatz
2. m. pectoralis minor schwach und ziemlich platt	sehnig vom Knochen der 2. bis 5. Rippe, nahe der Knorpel-Knochen-Grenze	Spitze des processus coracoideus scapulae

Innervation: rami thoracici ventrales

Funktion: Senkung des Schultergürtels; kann durch Rippenhebung inspiratorisch wirken; funktioniert selten allein (zusammen mit m. serratus anterior, m. trapezius u. a.)

Name	Ursprung	Ansatz
3. m. subclavius	kurzsehnig an der Knorpel-Knochen-Grenze der 1. Rippe	akromiales Ende der clavicula

Innervation: n. subclavius aus dem plexus brachialis

Funktion: ist entsprechend der geringen Masse der Muskulatur gering; befestigt die clavicula im Sternoklavikulargelenk

Name	Ursprung	Ansatz
4. m. serratus anterior	mit fleischigen Zacken von der 1. bis 9. Rippe, besteht aus drei Teilen, deren mittlerer der schwächste, deren kaudaler der stärkste ist	
(pars superior)	1. und 2. Rippe, mäßig konvergierend	angulus superior scapulae
(pars media)	2. bis 4. Rippe, divergierend	margo medialis scapulae
(pars inferior)	5. bis 9. Rippe, stark konvergierend	angulus inferior scapulae

Innervation: n. thoracicus longus aus dem plexus brachialis

Funktion: fixiert scapula am Rumpf; zieht sie (besonders kranialer Teil) nach lateral und ventral; kaudale Portion verschiebt kaudalen Skapularwinkel so, daß angulus lateralis kranialwärts bewegt wird (beim Heben des Armes über die Horizontale hinaus – s. m. trapezius); wirkt auch inspiratorisch (bei fixierter scapula – s. m. rhomboideus)

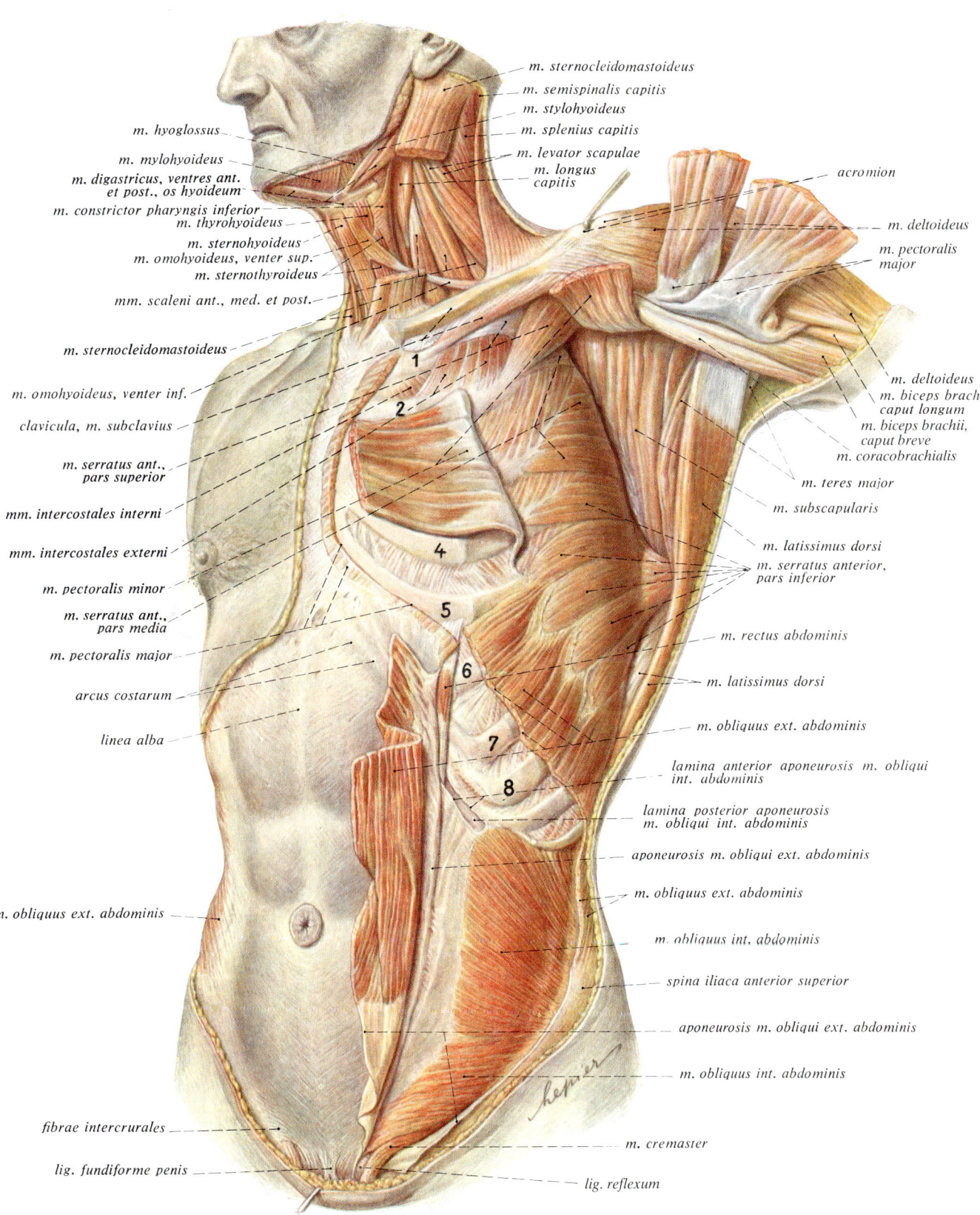

m. sternocleidomastoideus
m. semispinalis capitis
m. stylohyoideus
m. splenius capitis
m. levator scapulae
m. longus capitis
acromion
m. deltoideus
m. pectoralis major
m. deltoideus
m. biceps brachii, caput longum
m. biceps brachii, caput breve
m. coracobrachialis
m. teres major
m. subscapularis
m. latissimus dorsi
m. serratus anterior, pars inferior
m. rectus abdominis
m. latissimus dorsi
m. obliquus ext. abdominis
lamina anterior aponeurosis m. obliqui int. abdominis
lamina posterior aponeurosis m. obliqui int. abdominis
aponeurosis m. obliqui ext. abdominis
m. obliquus ext. abdominis
m. obliquus int. abdominis
spina iliaca anterior superior
aponeurosis m. obliqui ext. abdominis
m. obliquus int. abdominis
m. cremaster
lig. reflexum

m. hyoglossus
m. mylohyoideus
m. digastricus, ventres ant. et post., os hyoideum
m. constrictor pharyngis inferior
m. thyrohyoideus
m. sternohyoideus
m. omohyoideus, venter sup.
m. sternothyroideus
mm. scaleni ant., med. et post.
m. sternocleidomastoideus
m. omohyoideus, venter inf.
clavicula, m. subclavius
m. serratus ant., pars superior
mm. intercostales interni
mm. intercostales externi
m. pectoralis minor
m. serratus ant., pars media
m. pectoralis major
arcus costarum
linea alba
m. obliquus ext. abdominis
fibrae intercrurales
lig. fundiforme penis

Abb. 4. Ventralansicht der Hals-, Brust- und Bauchmuskulatur. Tiefere Schicht.

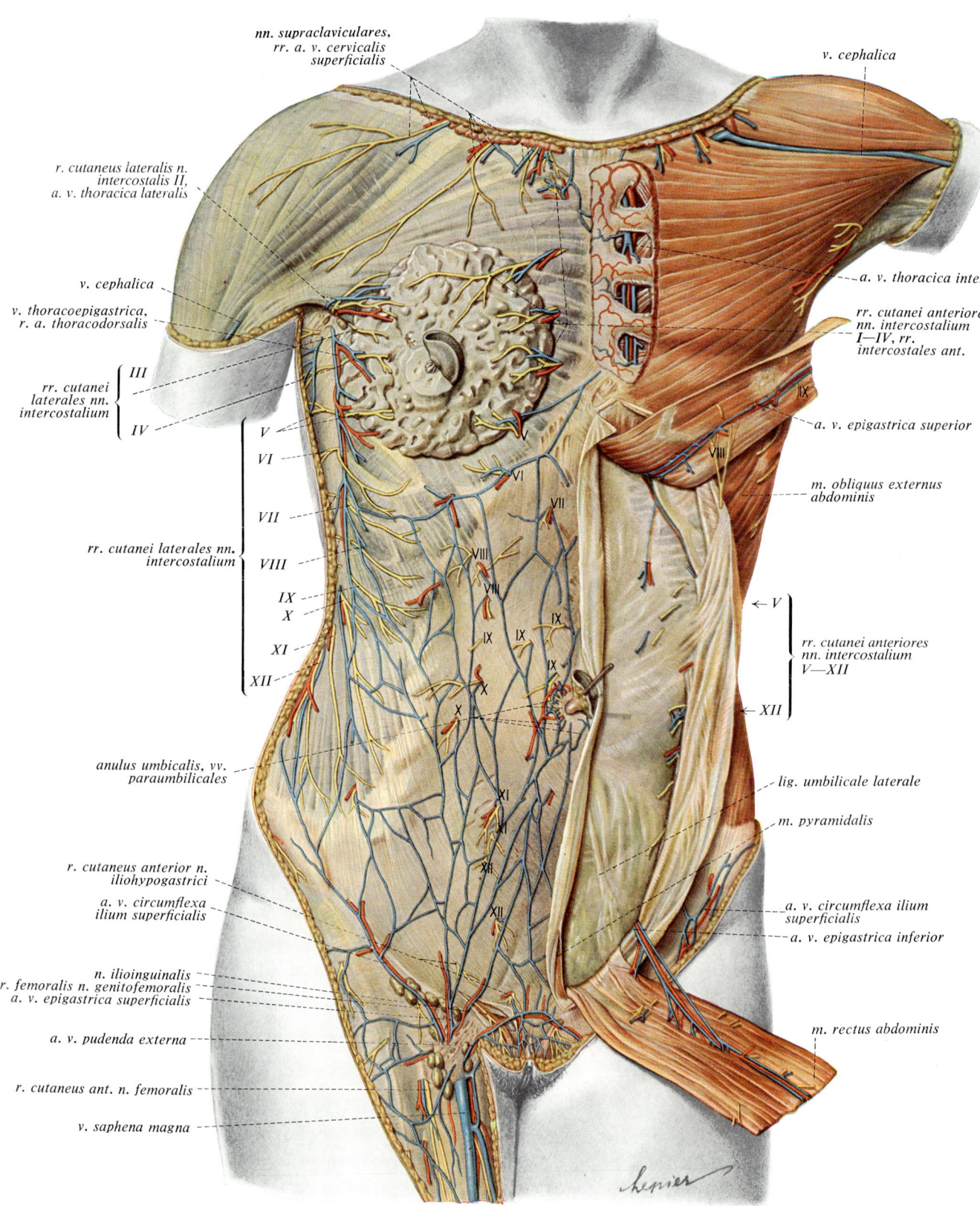

nn. supraclaviculares,
rr. a. v. cervicalis
superficialis

v. cephalica

r. cutaneus lateralis n.
intercostalis II,
a. v. thoracica lateralis

v. cephalica

v. thoracoepigastrica,
r. a. thoracodorsalis

rr. cutanei
laterales nn.
intercostalium { III

IV

rr. cutanei laterales nn.
intercostalium

V

VI

VII

VIII

IX
X

XI

XII

anulus umbicalis, vv.
paraumbilicales

r. cutaneus anterior n.
iliohypogastrici

a. v. circumflexa
ilium superficialis

n. ilioinguinalis
r. femoralis n. genitofemoralis
a. v. epigastrica superficialis

a. v. pudenda externa

r. cutaneus ant. n. femoralis

v. saphena magna

a. v. thoracica interna

rr. cutanei anteriores
nn. intercostalium
I—IV, rr.
intercostales ant.

a. v. epigastrica superior

m. obliquus externus
abdominis

← V

rr. cutanei anteriores
nn. intercostalium
V—XII

← XII

lig. umbilicale laterale

m. pyramidalis

a. v. circumflexa ilium
superficialis

a. v. epigastrica inferior

m. rectus abdominis

Abb. 5. Nerven und Gefäße der Brust- und Bauchwand. Linke Bildseite: oberflächliche Schicht.

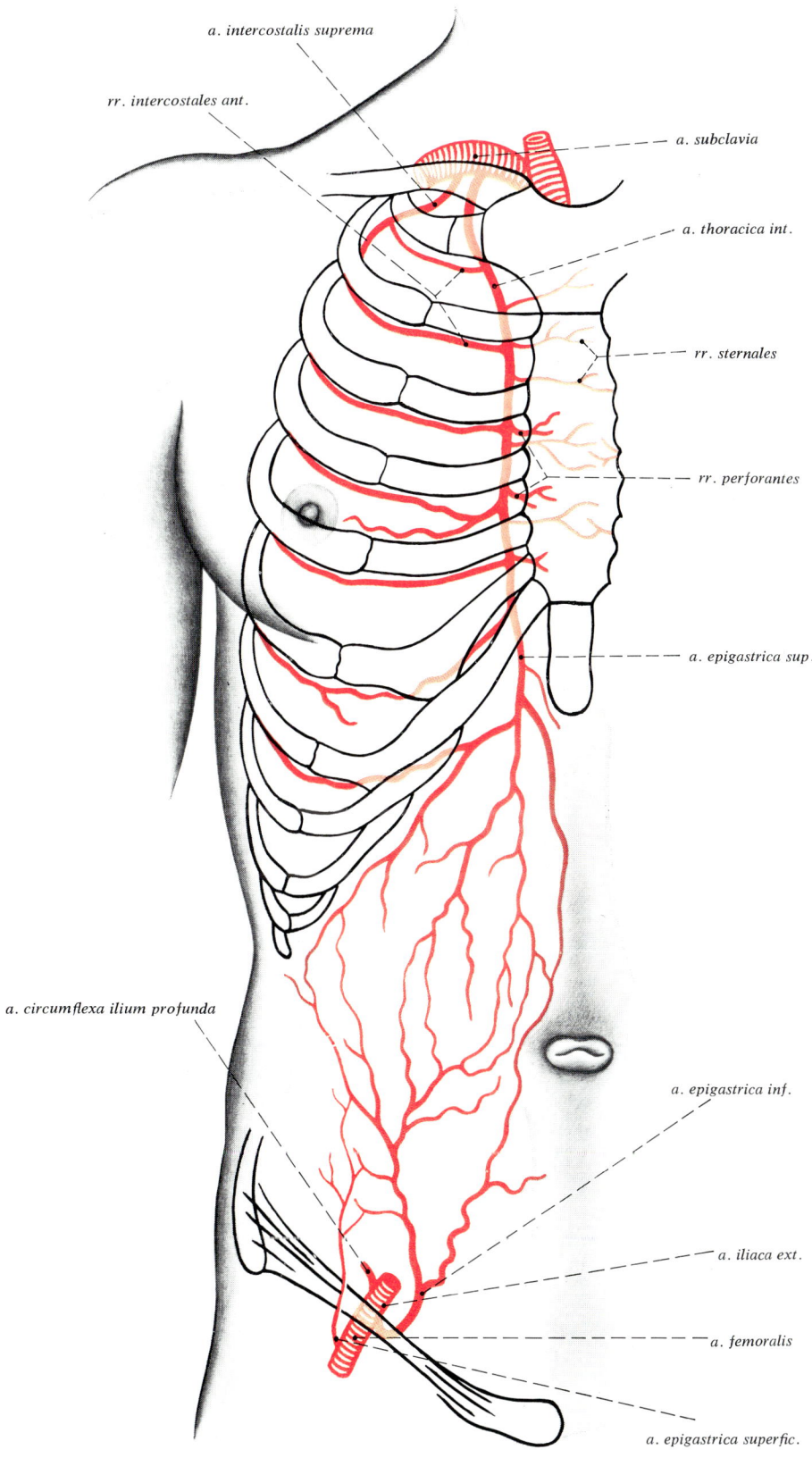

a. intercostalis suprema

rr. intercostales ant.

a. subclavia

a. thoracica int.

rr. sternales

rr. perforantes

a. epigastrica sup.

a. circumflexa ilium profunda

a. epigastrica inf.

a. iliaca ext.

a. femoralis

a. epigastrica superfic.

Abb. 6. Schema der arteriellen Anastomosen zwischen a. subclavia → a. thoracica interna → a. epigastrica superior einerseits und a. iliaca externa → a. epigastrica inferior andererseits im Bereich der vorderen Rumpfwand (nach F. R. MERKEL: Handbuch der topographischen Anatomie. Vieweg, Braunschweig 1899).

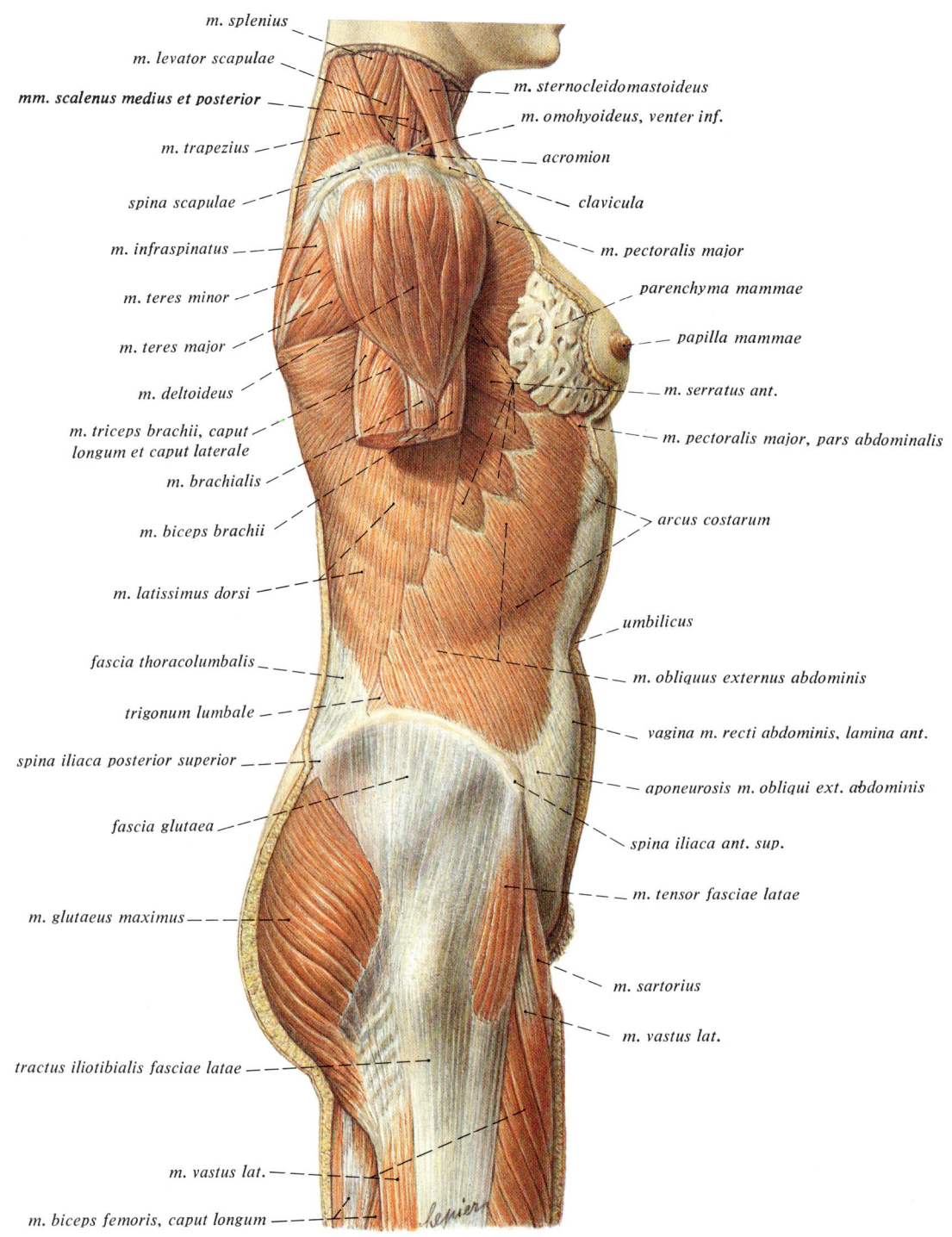

m. splenius

m. levator scapulae

mm. scalenus medius et posterior

m. trapezius

spina scapulae

m. infraspinatus

m. teres minor

m. teres major

m. deltoideus

m. triceps brachii, caput
longum et caput laterale

m. brachialis

m. biceps brachii

m. latissimus dorsi

fascia thoracolumbalis

trigonum lumbale

spina iliaca posterior superior

fascia glutaea

m. glutaeus maximus

tractus iliotibialis fasciae latae

m. vastus lat.

m. biceps femoris, caput longum

m. sternocleidomastoideus

m. omohyoideus, venter inf.

acromion

clavicula

m. pectoralis major

parenchyma mammae

papilla mammae

m. serratus ant.

m. pectoralis major, pars abdominalis

arcus costarum

umbilicus

m. obliquus externus abdominis

vagina m. recti abdominis, lamina ant.

aponeurosis m. obliqui ext. abdominis

spina iliaca ant. sup.

m. tensor fasciae latae

m. sartorius

m. vastus lat.

Abb. 7. Muskulatur von Hals, seitlicher Rumpfwand und Oberschenkel einer erwachsenen Frau. Brustdrüse, mamma, präpariert.

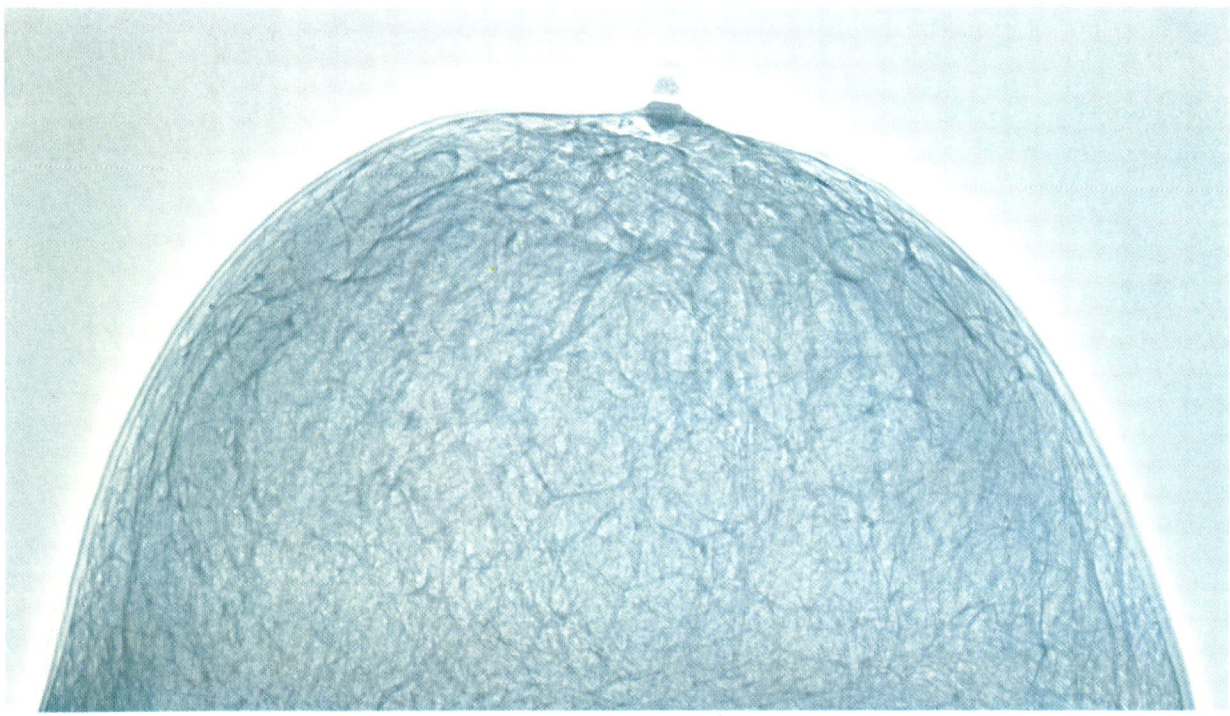

Abb. 8. Xeroradiographie der weiblichen Brustdrüse, mamma (kranio-kaudaler Strahlengang): Dichteunterschiede zwischen Fett (hell), Stützgewebe und Gefäßen (dunkel) sind als Strukturzeichnung erkennbar. (Aufnahme Prof. DR. G. KAUFFMANN, Zentrum Radiologie des Klinikums der Universität Freiburg i. Br.).

Stadien der Brustentwicklung (aus O. HÖVELS [Redakt.]: Wartmann, Wiesbaden 1977)

B 1	Präpuberal: kein palpabler Drüsenkörper, nur die Brustwarze ist prominent.	
B 2	Brustknospe: leichte Vorwölbung der Drüse im Bereich des Warzenhofs. Vergrößerung des Areolendurchmessers gegenüber B 1.	
B 3	Brustdrüse und Areola weiter vergrößert. Drüsen jetzt größer als der Warzenhof. Dieser ist jedoch ohne eigene Konturen.	
B 4	Knospenbrust: Areolen und Warzen heben sich gesondert von der übrigen Drüse ab.	
B 5	Vollentwickelte Brust: die Warzenvorhofvorwölbung hebt sich von der allgemeinen Brustkontur nicht mehr ab.	

Stadium B 4 kann fehlen (bei 25% aller Mädchen). Entwicklung kann bei Stadium B 4 stehenbleiben oder erst sehr spät in Stadium B 5 übergehen.

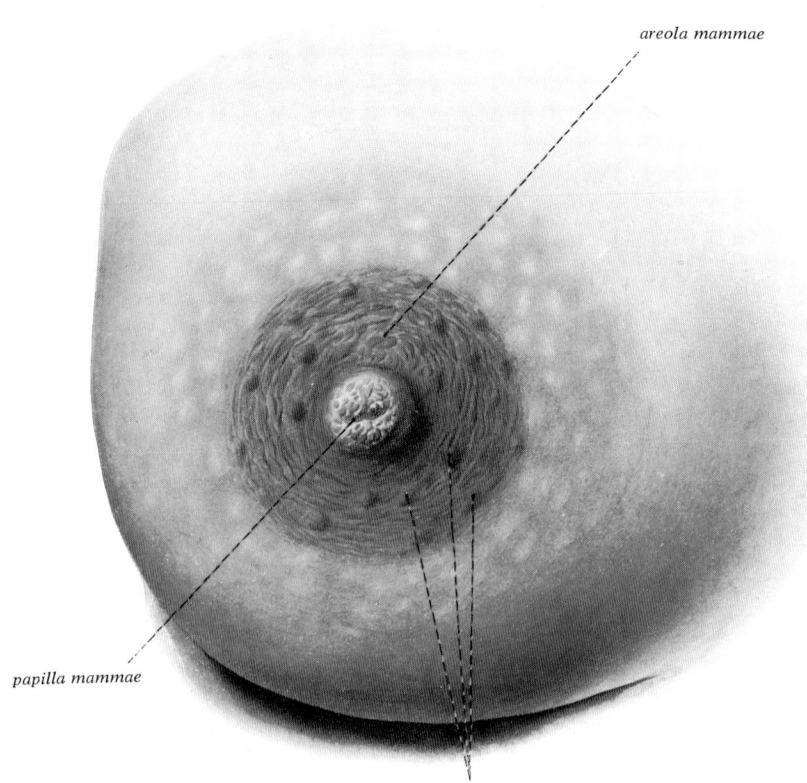

areola mammae

papilla mammae

glandulae areolares (MONTGOMERY)

Abb. 9. Rechte Brustdrüse einer Schwangeren.

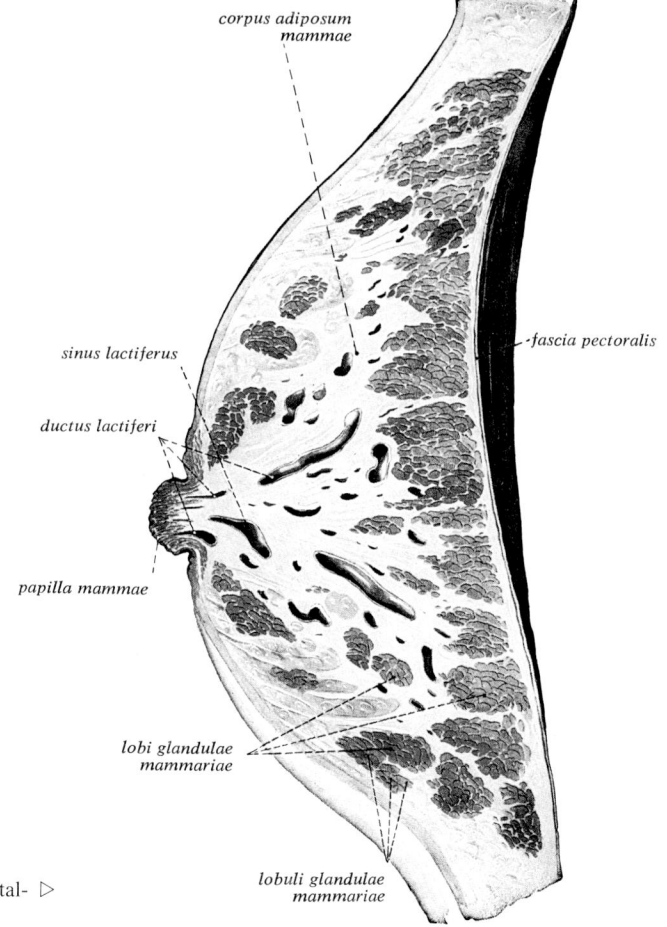

corpus adiposum
mammae

fascia pectoralis

sinus lactiferus

ductus lactiferi

papilla mammae

lobi glandulae
mammariae

lobuli glandulae
mammariae

Abb. 10. Rechte Brustdrüse einer Schwangeren, durch Sagittal- ▷
schnitt halbiert.

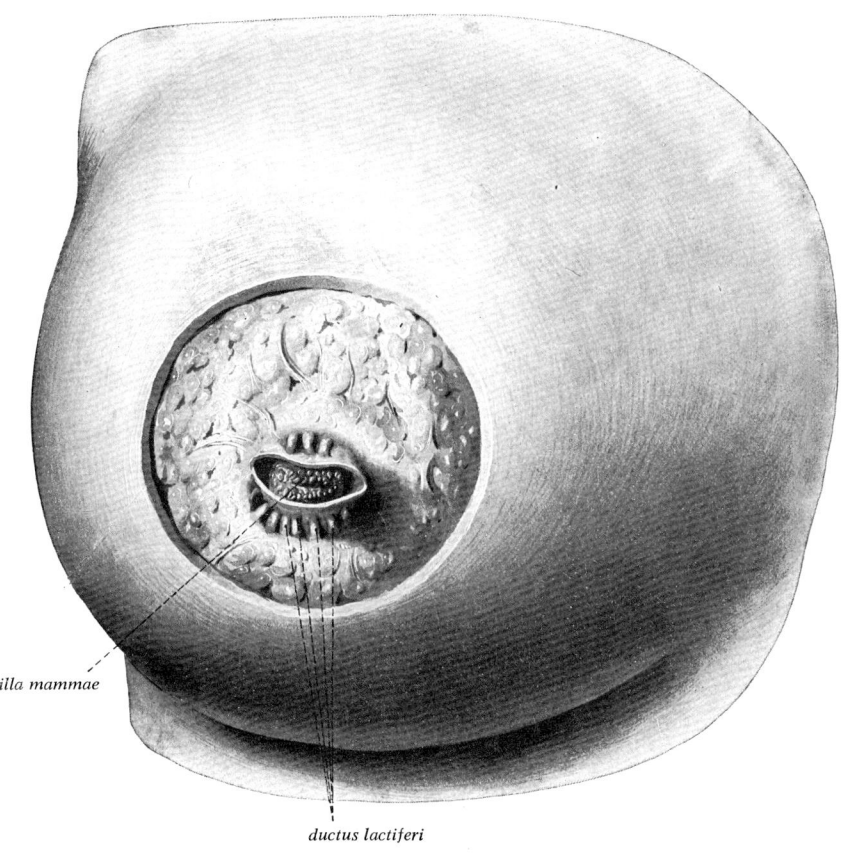

papilla mammae

ductus lactiferi

Abb. 11. Rechte Brustdrüse einer Schwangeren. Ein ringförmiges
Hautstück um die Brustwarze, papilla mammae, herausgeschnitten.
Die der papilla benachbarte Haut ist gegen die Brustwarze umge-
schlagen, um die Milchgänge, ductus lactiferi, zu zeigen.

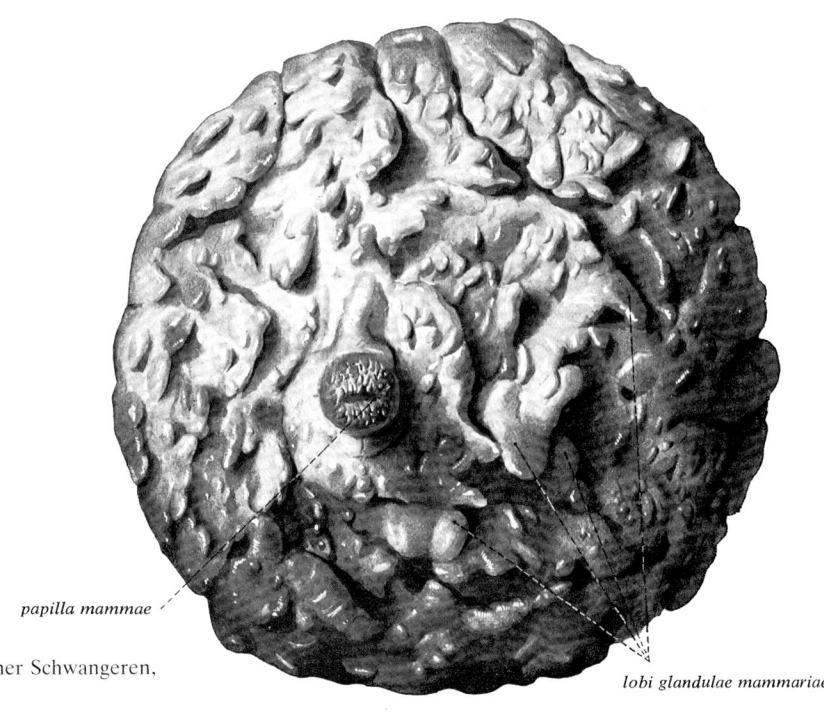

papilla mammae

lobi glandulae mammariae

Abb. 12. Rechte Brustdrüse (Drüsenkörper) einer Schwangeren,
freipräpariert.

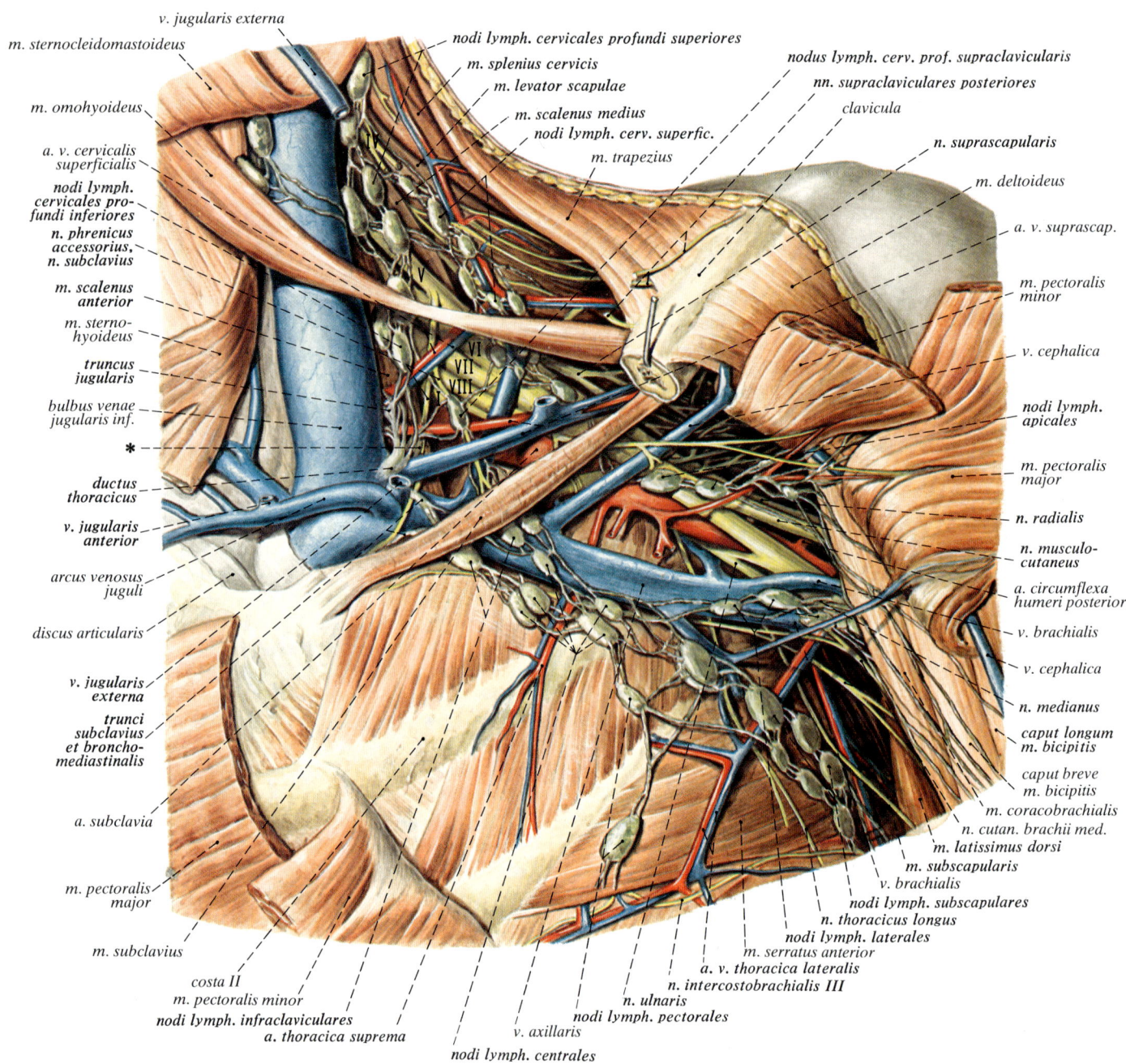

v. jugularis externa
m. sternocleidomastoideus
m. omohyoideus
a. v. cervicalis superficialis
nodi lymph. cervicales profundi inferiores
n. phrenicus accessorius, n. subclavius
m. scalenus anterior
m. sterno-hyoideus
truncus jugularis
bulbus venae jugularis inf.
*
ductus thoracicus
v. jugularis anterior
arcus venosus juguli
discus articularis
v. jugularis externa
trunci subclavius et broncho-mediastinalis
a. subclavia
m. pectoralis major
m. subclavius

nodi lymph. cervicales profundi superiores
m. splenius cervicis
m. levator scapulae
m. scalenus medius
nodi lymph. cerv. superfic.
m. trapezius

nodus lymph. cerv. prof. supraclavicularis
nn. supraclaviculares posteriores
clavicula
n. suprascapularis
m. deltoideus
a. v. suprascap.
m. pectoralis minor
v. cephalica
nodi lymph. apicales
m. pectoralis major
n. radialis
n. musculo-cutaneus
a. circumflexa humeri posterior
v. brachialis
v. cephalica
n. medianus
caput longum m. bicipitis
caput breve m. bicipitis
m. coracobrachialis
n. cutan. brachii med.
m. latissimus dorsi
m. subscapularis
v. brachialis
nodi lymph. subscapulares
n. thoracicus longus
nodi lymph. laterales
m. serratus anterior
a. v. thoracica lateralis
n. intercostobrachialis III

costa II
m. pectoralis minor
nodi lymph. infraclaviculares
a. thoracica suprema
v. axillaris
nodi lymph. centrales
nodi lymph. pectorales
n. ulnaris

Abb. 13. Tiefe Lymphgefäße des kaudalen linken Halsabschnitts, der Brustwand und der linken Achselhöhle. Am Hals ist der m. sterno-cleidomastoideus mit der clavicula größtenteils entfernt, an der Brust sind die mm. pectorales major et minor durchgeschnitten. Die Stelle des Sternoklavikulargelenks ist durch den discus articularis gekennzeichnet. Die »Virchowsche Drüse« gehört zur Gruppe der nodi lymphatici cervicales profundi. Sie liegt neben der Mündung des ductus thoracicus im Winkel zwischen v. jugularis interna und a. subclavia, dicht oberhalb der clavicula und hinter dem Ursprung des m. sternocleidomastoideus. Dieser Lymphknoten hat wegen seiner Metastasen bei Leber- und Magenkarzinomen klinische Bedeutung.   * Virchowsche Drüse; I = nervus thoracicus I; IV–VIII = nervi cervicales.

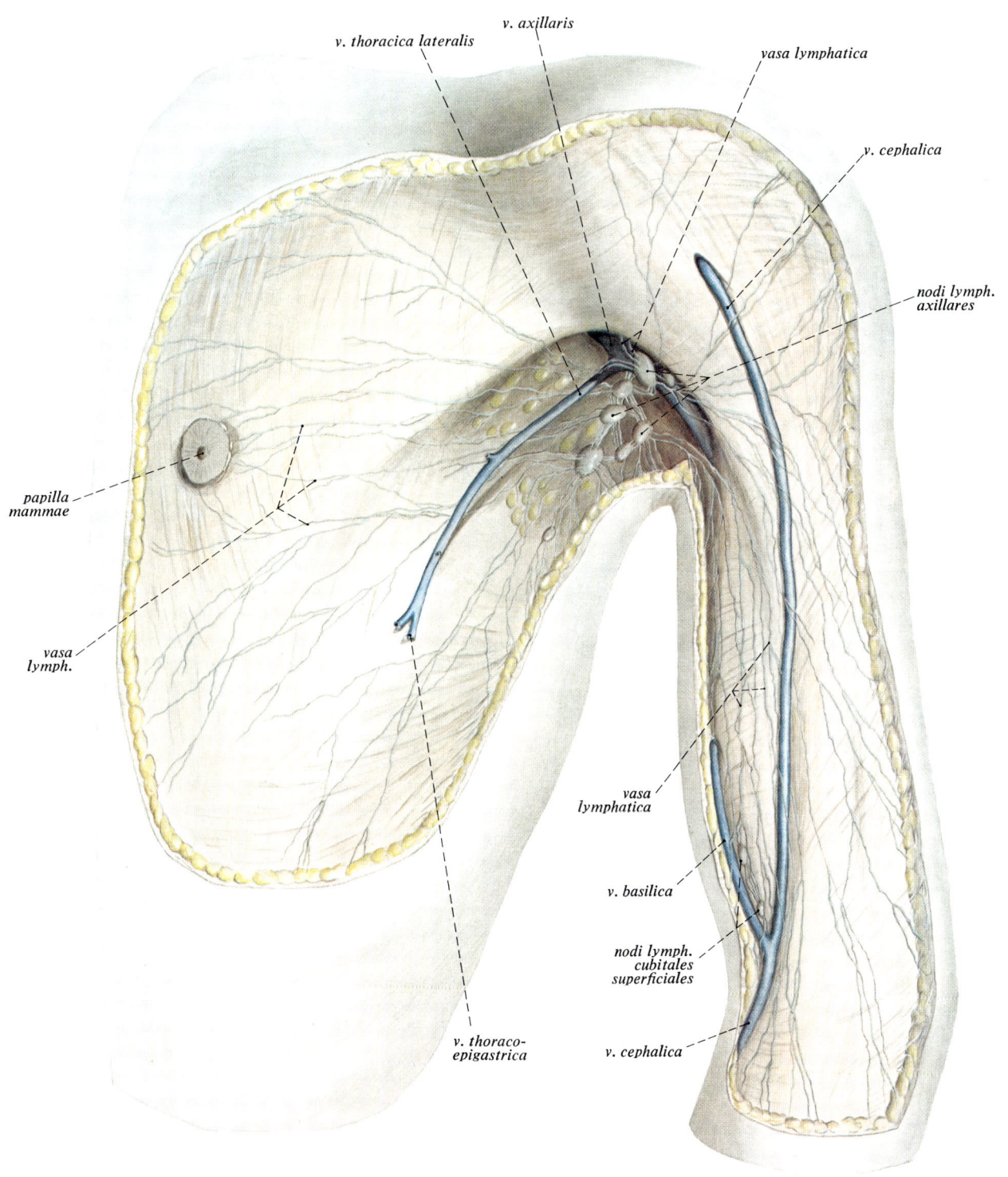

v. thoracica lateralis

v. axillaris

vasa lymphatica

v. cephalica

nodi lymph. axillares

papilla mammae

vasa lymph.

vasa lymphatica

v. basilica

nodi lymph. cubitales superficiales

v. thoraco-epigastrica

v. cephalica

Abb. 14. Oberflächliche Lymphgefäße und Lymphknoten von Arm, Brustwand und Achselhöhle. Entfernung der Haut in diesen Bereichen. Lymphgefäße mit Tusche injiziert.

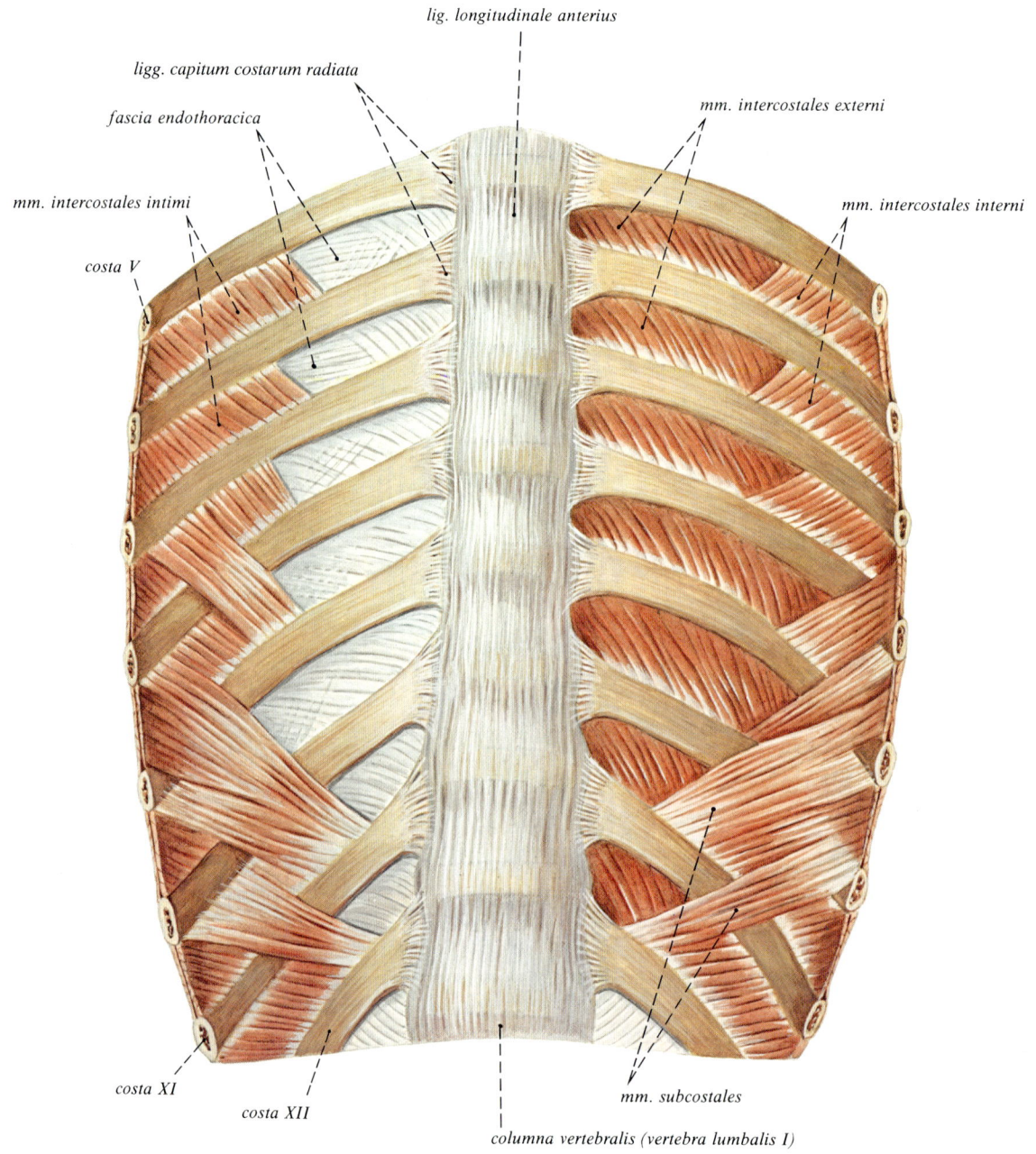

lig. longitudinale anterius

ligg. capitum costarum radiata

fascia endothoracica

mm. intercostales externi

mm. intercostales intimi

mm. intercostales interni

costa V

costa XI

costa XII

mm. subcostales

columna vertebralis (vertebra lumbalis I)

Abb. 15. Fünfter bis zwölfter Brustwirbel und proximale Enden des fünften bis zwölften Rippenpaares mit mm. intercostales. Innenansicht. Links im Bild sind die membrana intercostalis interna und die fascia endothoracica erhalten.

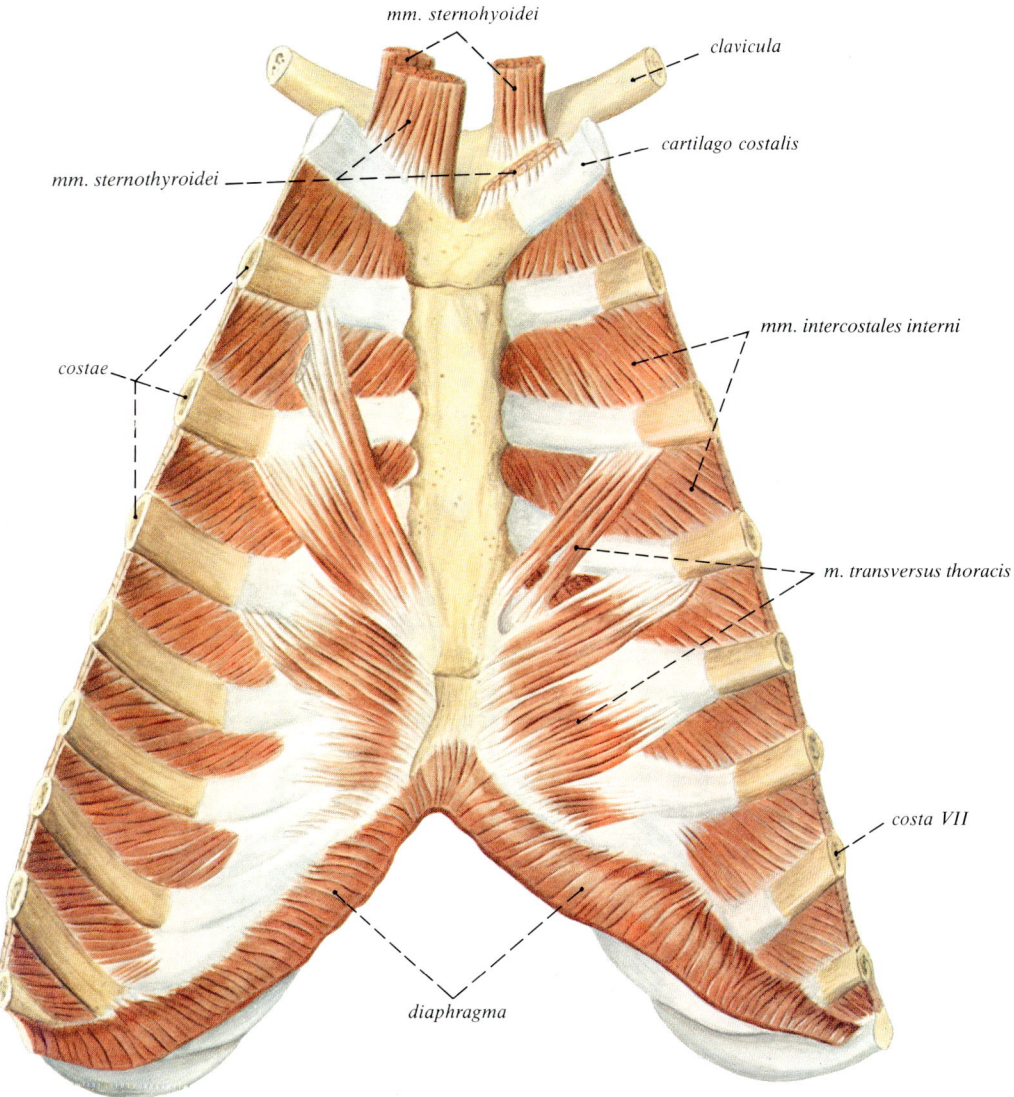

mm. sternohyoidei

clavicula

cartilago costalis

mm. sternothyroidei

mm. intercostales interni

costae

m. transversus thoracis

costa VII

diaphragma

Abb. 16. Brustbein, sternum, und sternale Enden von clavicula und Rippen mit mm. intercostales, m. transversus thoracis, Ursprüngen des Zwerchfells und der mm. sternohyoidei et sternothyroidei. Innenansicht.

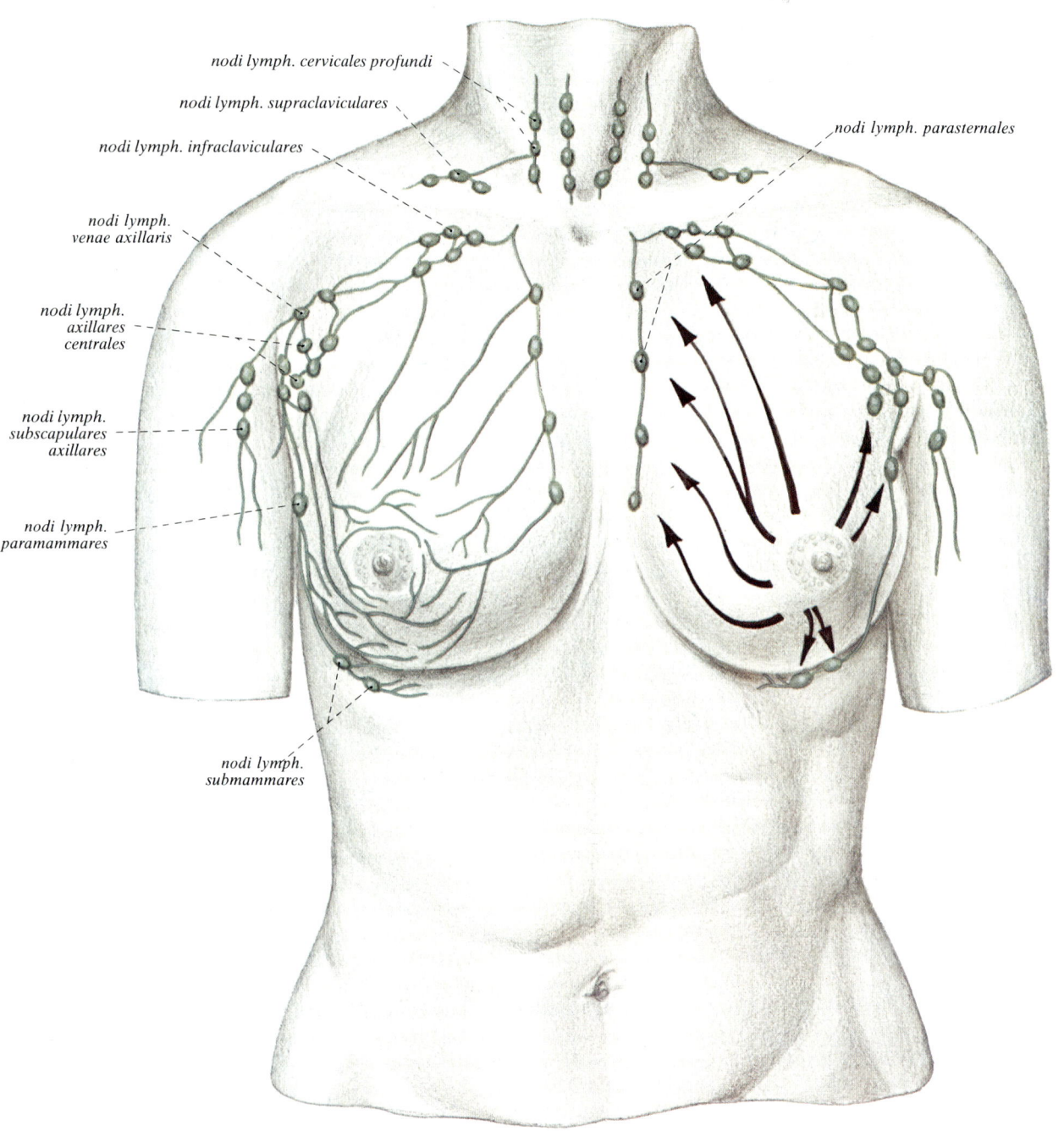

nodi lymph. cervicales profundi

nodi lymph. supraclaviculares

nodi lymph. infraclaviculares

*nodi lymph.
venae axillaris*

*nodi lymph.
axillares
centrales*

*nodi lymph.
subscapulares
axillares*

*nodi lymph.
paramammares*

nodi lymph. parasternales

*nodi lymph.
submammares*

Abb. 17. Abflußwege der Lymphe der weiblichen Brust; Lage der regionalen Lymphknoten und deren Verbindungen (nach Bäsler, 1978). (Aus Benninghoff/Goerttler: Lehrbuch der Anatomie des Menschen, Bd. 2, 12. Aufl. [Hgg. H. Ferner und J. Staubesand]. Urban & Schwarzenberg, München–Wien–Baltimore 1979.)

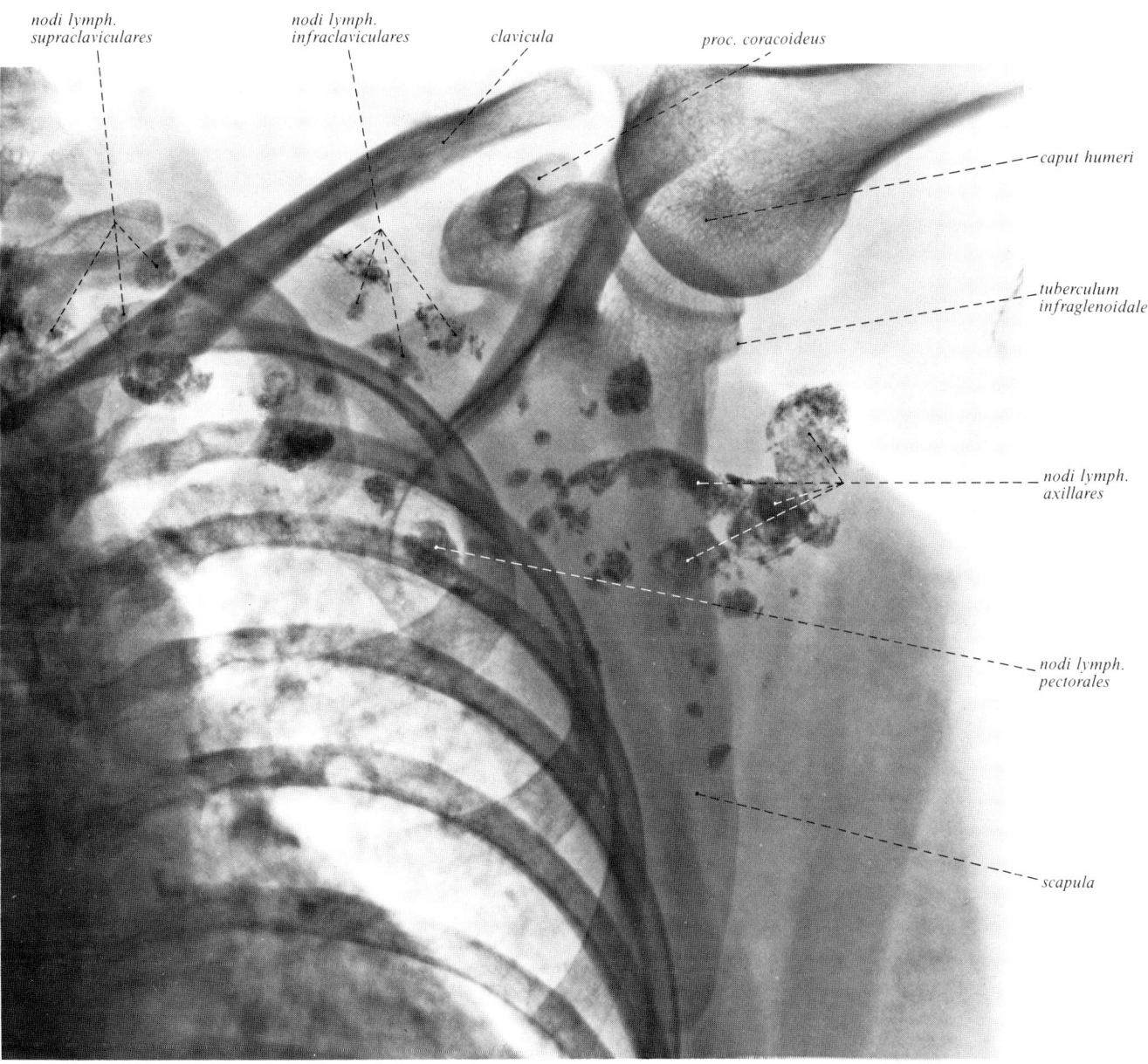

Abb. 18. Lymphadenogramm pektoraler und axillärer Lymphknoten (Speicherphase). (Aus L. WICKE, Atlas der Röntgenanatomie, 2. Aufl. Urban & Schwarzenberg, München–Wien–Baltimore 1980.)

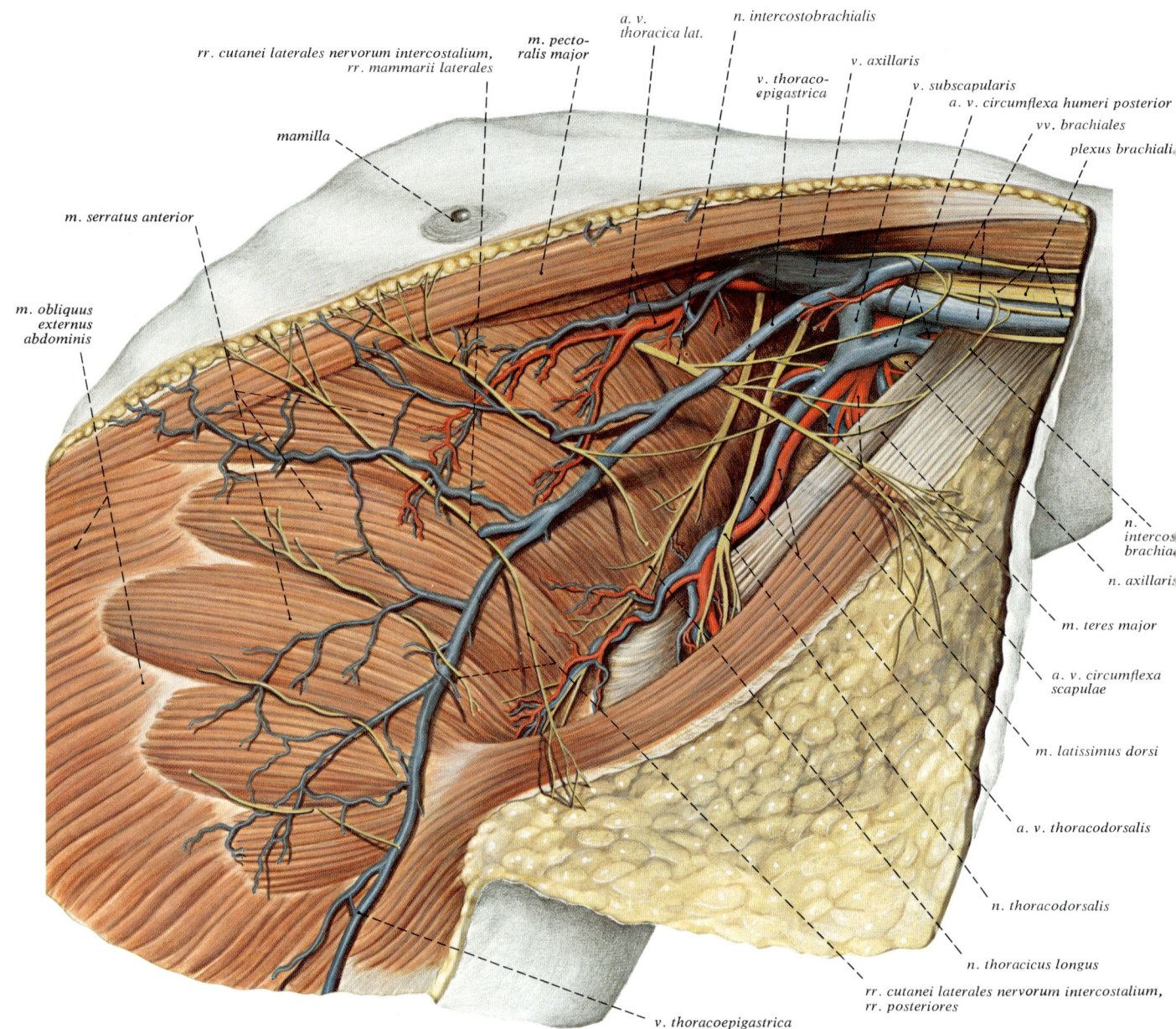

rr. cutanei laterales nervorum intercostalium,
rr. mammarii laterales

mamilla

m. pecto-
ralis major

a. v.
thoracica lat.

n. intercostobrachialis

v. thoraco-
epigastrica

v. axillaris

v. subscapularis

a. v. circumflexa humeri posterior

vv. brachiales

plexus brachiali.

m. serratus anterior

m. obliquus
externus
abdominis

n.
intercos
brachia

n. axillaris

m. teres major

a. v. circumflexa
scapulae

m. latissimus dorsi

a. v. thoracodorsalis

n. thoracodorsalis

n. thoracicus longus

rr. cutanei laterales nervorum intercostalium,
rr. posteriores

v. thoracoepigastrica

Abb. 19. Oberflächliche Schicht der Nerven und Gefäße der linken Achselhöhle und der linken seitlichen Brustwand. Haut und Fett vom lateralen Rand des m. pectoralis major an zurückgelegt, oberflächliche Faszie entfernt.

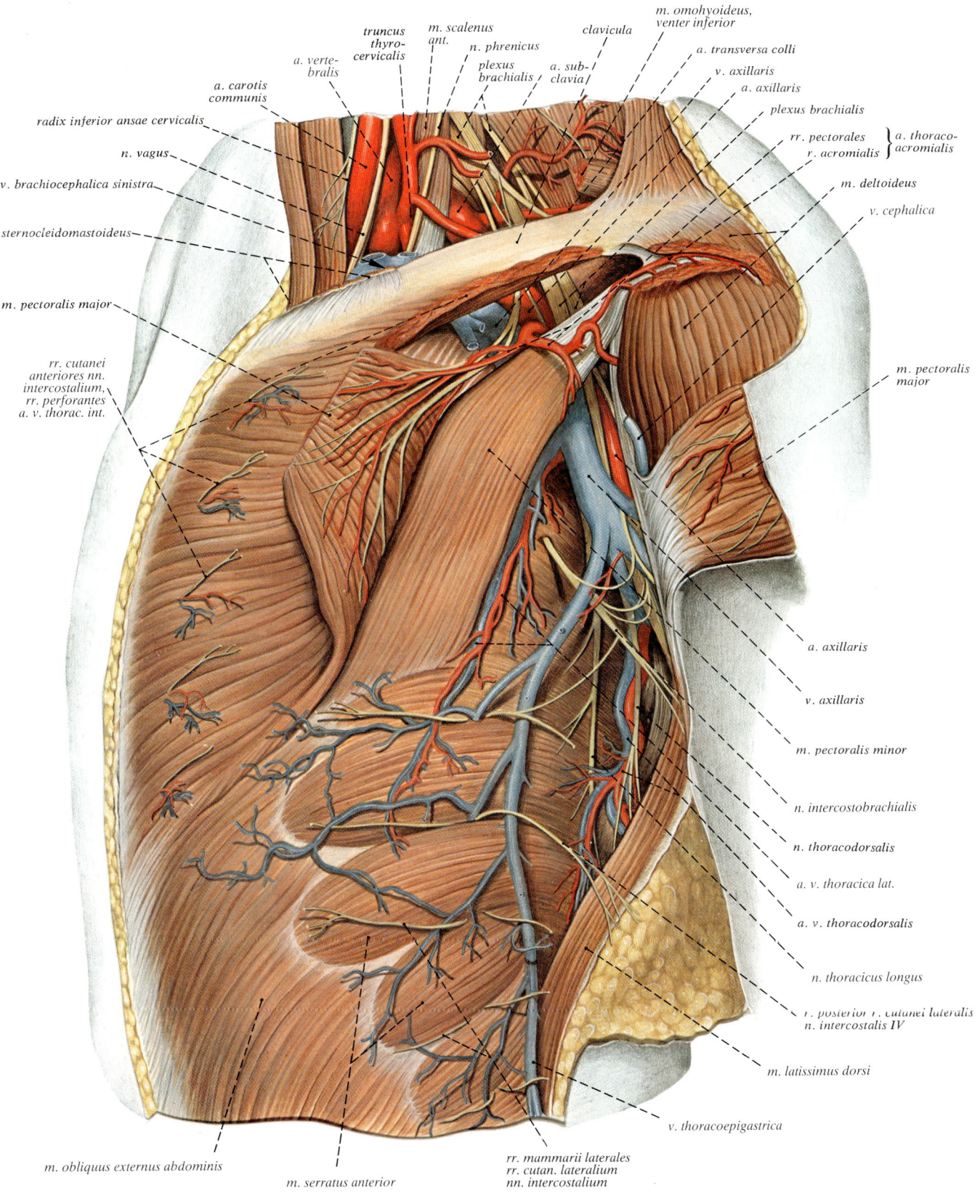

truncus thyro-cervicalis

m. scalenus ant.

n. phrenicus

clavicula

m. omohyoideus, venter inferior

a. transversa colli

a. vertebralis

plexus brachialis

a. sub-clavia

v. axillaris

a. axillaris

a. carotis communis

plexus brachialis

radix inferior ansae cervicalis

rr. pectorales
r. acromialis } a. thoraco-acromialis

n. vagus

m. deltoideus

v. brachiocephalica sinistra

v. cephalica

m. sternocleidomastoideus

m. pectoralis major

m. pectoralis major

rr. cutanei anteriores nn. intercostalium, rr. perforantes a. v. thorac. int.

a. axillaris

v. axillaris

m. pectoralis minor

n. intercostobrachialis

n. thoracodorsalis

a. v. thoracica lat.

a. v. thoracodorsalis

n. thoracicus longus

r. posterior r. cutanei lateralis
n. intercostalis IV

m. latissimus dorsi

v. thoracoepigastrica

m. obliquus externus abdominis

m. serratus anterior

rr. mammarii laterales
rr. cutan. lateralium
nn. intercostalium

Abb. 20. Tiefere Schicht der Nerven und Gefäße der linken Achselhöhle und der linken seitlichen Brustwand. M. pectoralis major durchgeschnitten.

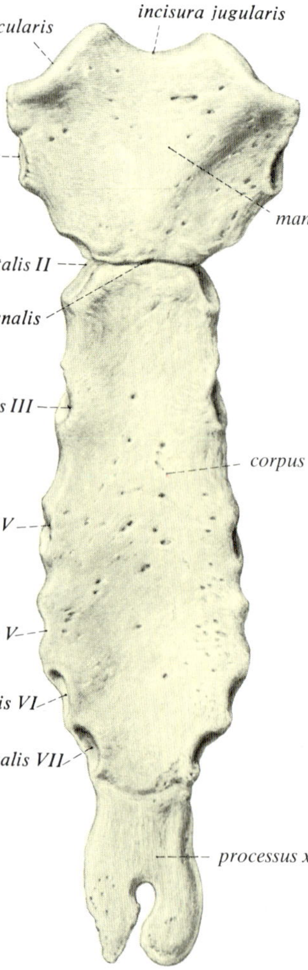

incisura jugularis

incisura clavicularis

incisura costalis I

incisura costalis II

synchondrosis sternalis

incisura costalis III

manubrium sterni

corpus sterni

incisura costalis IV

incisura costalis V

incisura costalis VI

incisura costalis VII

processus xiphoideus

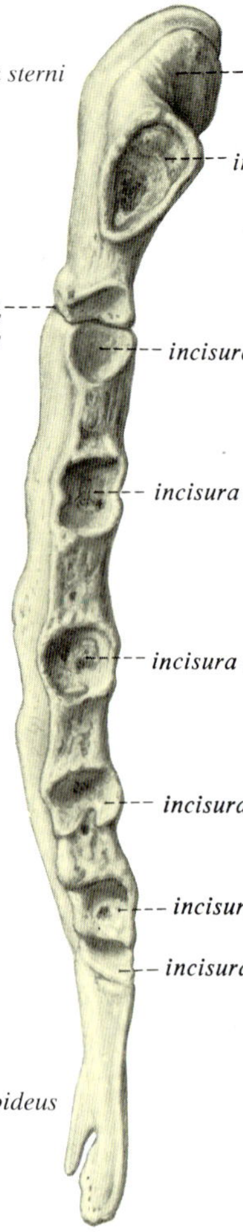

manubrium sterni

incisura clavicularis

incisura costalis I

angulus sterni, synchondrosis sternalis

incisura costalis II

incisura costalis III

incisura costalis IV

corpus sterni

incisura costalis V

incisura costalis VI

incisura costalis VII

processus xiphoideus

Abb. 21. Brustbein, sternum, eines Erwachsenen. Ventralansicht.   **Abb. 22.** Brustbein, sternum, eines Erwachsenen. Lateralansicht.

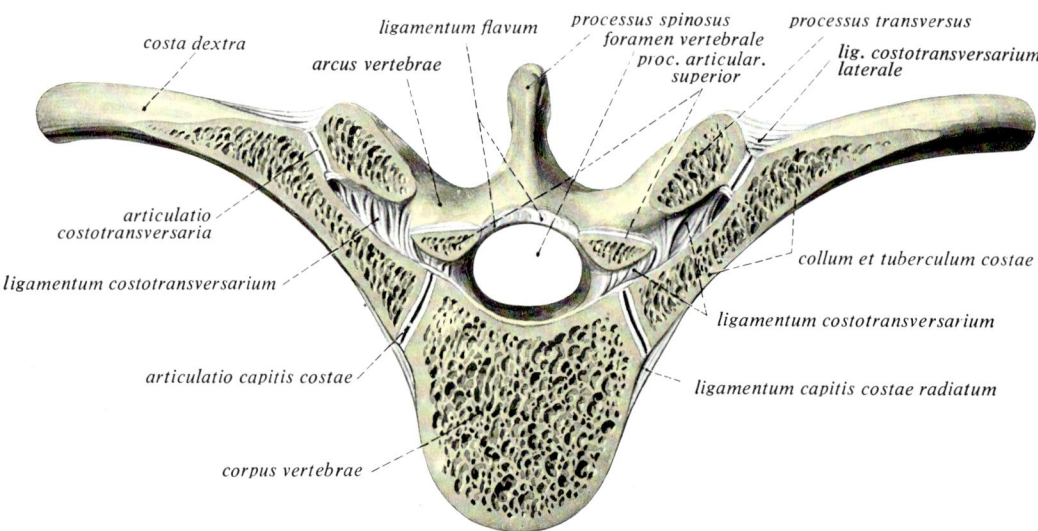

ligamentum flavum

processus spinosus
foramen vertebrale
proc. articular. superior

processus transversus

costa dextra

arcus vertebrae

lig. costotransversarium laterale

articulatio costotransversaria

ligamentum costotransversarium

collum et tuberculum costae

ligamentum costotransversarium

articulatio capitis costae

ligamentum capitis costae radiatum

corpus vertebrae

Abb. 23. Horizontalschnitt eines Brustwirbels mit Rippengelenken, articulationes costarum.

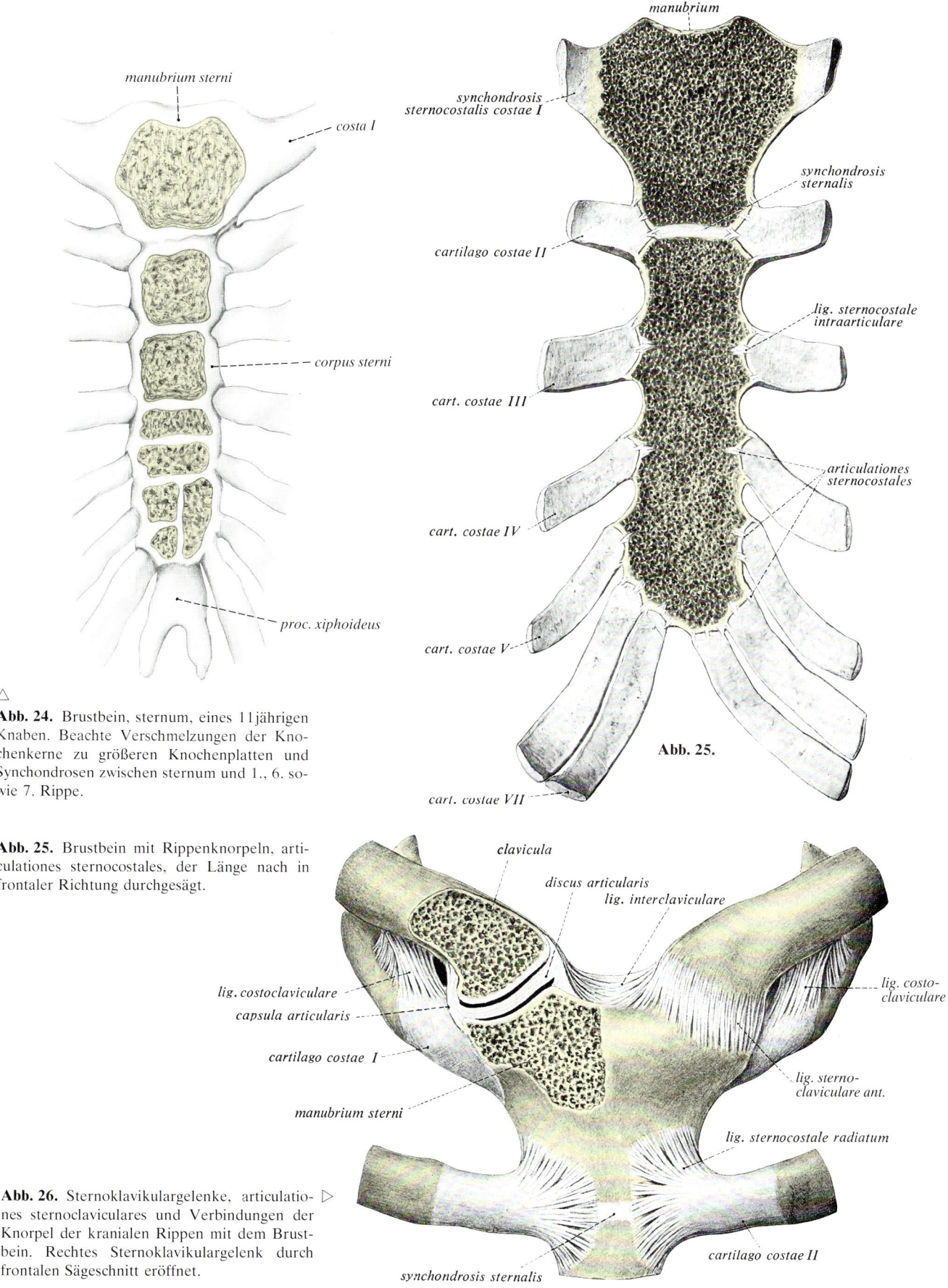

manubrium sterni

costa I

corpus sterni

proc. xiphoideus

manubrium

synchondrosis
sternocostalis costae I

synchondrosis
sternalis

cartilago costae II

lig. sternocostale
intraarticulare

cart. costae III

articulationes
sternocostales

cart. costae IV

cart. costae V

Abb. 25.

cart. costae VII

△

Abb. 24. Brustbein, sternum, eines 11jährigen Knaben. Beachte Verschmelzungen der Knochenkerne zu größeren Knochenplatten und Synchondrosen zwischen sternum und 1., 6. sowie 7. Rippe.

Abb. 25. Brustbein mit Rippenknorpeln, articulationes sternocostales, der Länge nach in frontaler Richtung durchgesägt.

clavicula

discus articularis
lig. interclaviculare

lig. costoclaviculare

capsula articularis

lig. costo-
claviculare

cartilago costae I

lig. sterno-
claviculare ant.

manubrium sterni

lig. sternocostale radiatum

Abb. 26. Sternoklavikulargelenke, articulationes sternoclaviculares und Verbindungen der Knorpel der kranialen Rippen mit dem Brustbein. Rechtes Sternoklavikulargelenk durch frontalen Sägeschnitt eröffnet. ▷

cartilago costae II

synchondrosis sternalis

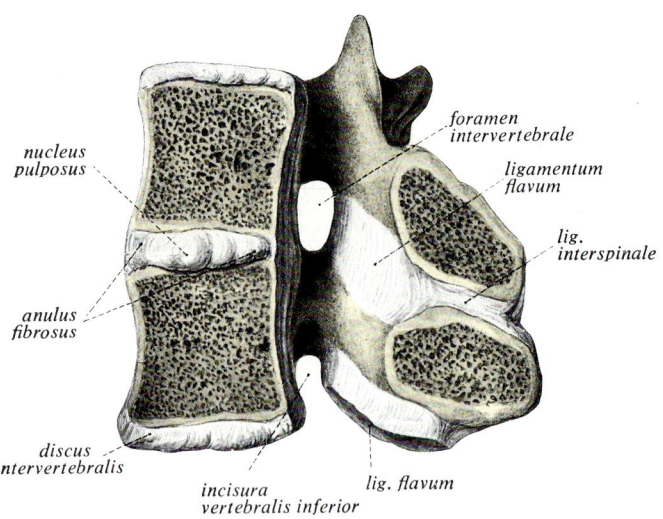

nucleus
pulposus

foramen
intervertebrale

ligamentum
flavum

lig.
interspinale

anulus
fibrosus

discus
intervertebralis

incisura
vertebralis inferior

lig. flavum

Abb. 27. Zwei Brustwirbel, in der Medianebene durchgeschnitten, mit ihren Bändern.

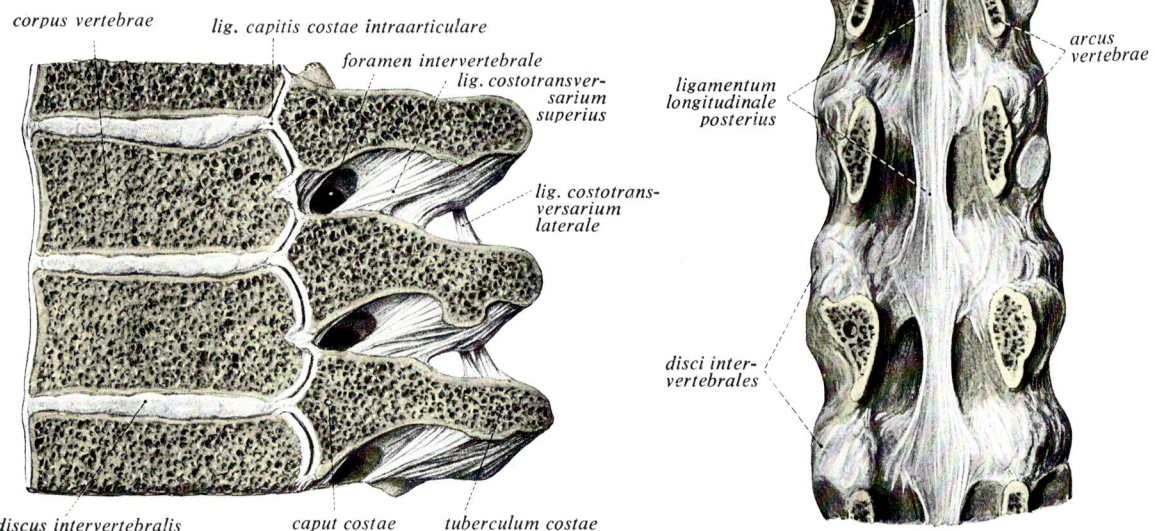

corpus vertebrae

lig. capitis costae intraarticulare

foramen intervertebrale
lig. costotransver-
sarium
superius

lig. costotrans-
versarium
laterale

discus intervertebralis

caput costae

tuberculum costae

corpus vertebrae
thoracicae

arcus
vertebrae

ligamentum
longitudinale
posterius

disci inter-
vertebrales

Abb. 28. Sägeschnitt durch die Wirbelkörper, die articulationes costovertebrales und die vertebralen Enden der Rippen. Der Schnitt ist im Winkel von 45° zur Medianebene geführt. Die crista capitis costae ist durch ein ligamentum intraarticulare mit dem discus intervertebralis verhaftet. Die Rippe gehört zu dem jeweils darunterliegenden Wirbel.

Abb. 29. Ligamentum longitudinale posterius und disci intervertebrales. Kaudaler Bereich der Brustwirbelsäule. Wirbelkanal durch Abtragung der Wirbelbögen von dorsal eröffnet.

Beachte: Die Köpfchen der Rippen artikulieren mit ihrem zugehörigen Wirbel am oberen Rand des Wirbelkörpers in der fovea costalis superior, an der Zwischenwirbelscheibe mit der crista capitis costae und am unteren Rand des nächst höheren Wirbelkörpers in der fovea costalis inferior. Nur der 11. und 12. Brustwirbel haben eine ganze fovea costalis auf der oberen seitlichen Fläche des Wirbelkörpers. Die Besonderheit des 1. Brustwirbels besteht u. a. darin, daß er neben einer ganzen fovea costalis für die 1. Rippe eine fovea costalis inferior für die 2. Rippe besitzt.

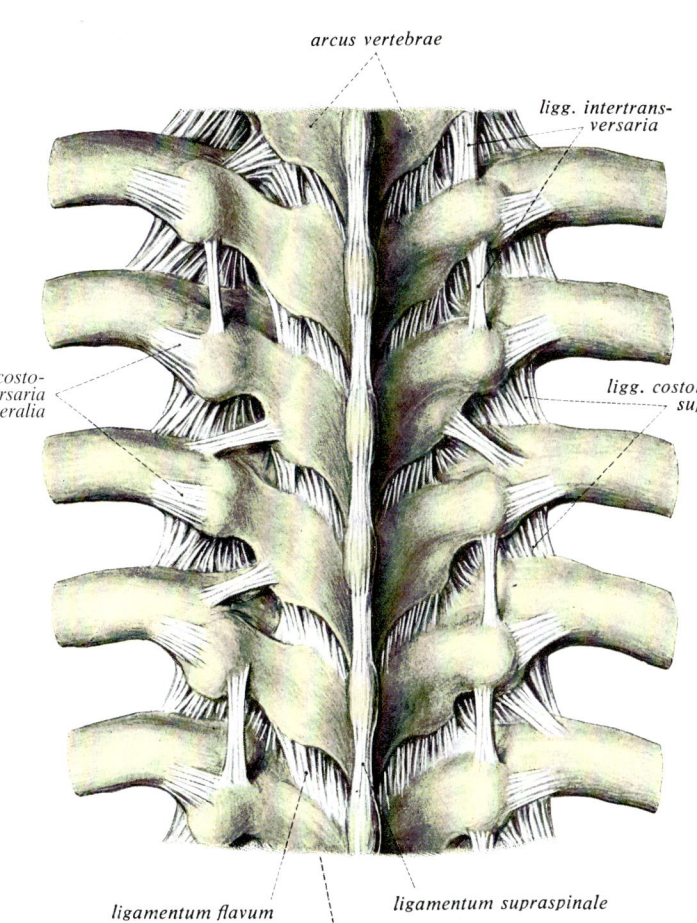

arcus vertebrae

ligg. intertrans-
versaria

ligg. costo-
transversaria
lateralia

ligg. costotransversaria
superiora

ligamentum flavum

ligamentum supraspinale

lamina arcus vertebrae

Abb. 30. Bandpräparat der mittleren und kaudalen Brustwirbel und Rippen, articulationes vertebrarum, Dorsalansicht.

Beachte: Die 2.–9. Brustwirbel besitzen jederseits drei Gelenkflächen für Rippen: je eine obere (halbe) am Körper für die zugehörige Rippe, je eine untere (halbe) am Körper für die folgende Rippe und je eine am Querfortsatz für die zugehörige Rippe.

fovea
costalis
transversalis

ligg. costo-
transversaria

ligamenta
flava

costae

arcus
vertebrae

Abb. 31. Ligamenta flava der Brustwirbel. Ansicht vom Innern des canalis vertebralis aus; die Wirbelkörper sind durch Sägeschnitte im Bereich der Bogenwurzeln abgetrennt. Links sind die Rippen aus den Gelenken entfernt, rechts im natürlichen Zusammenhang.

23

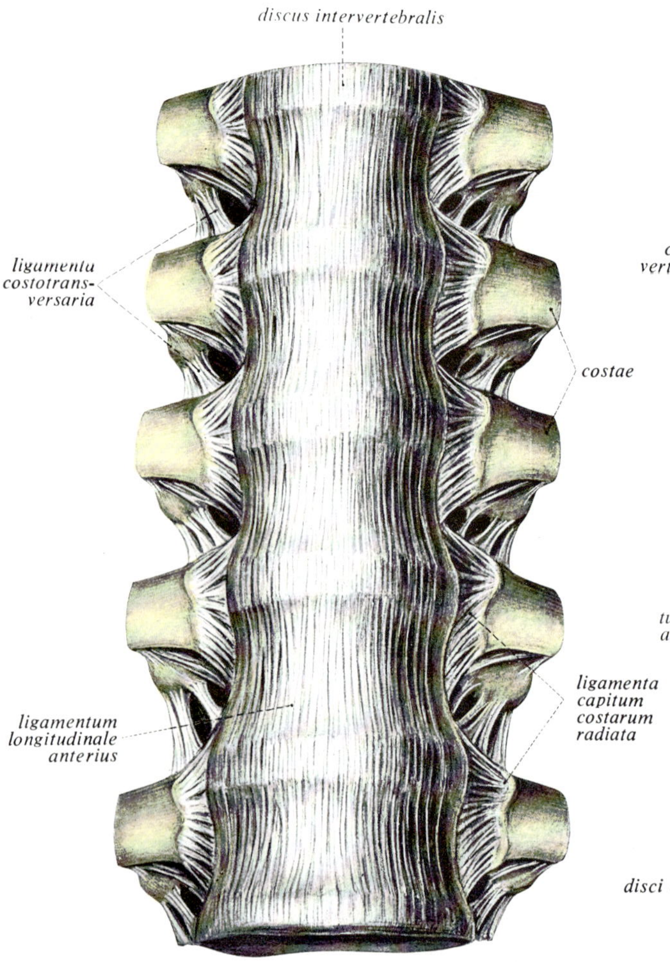

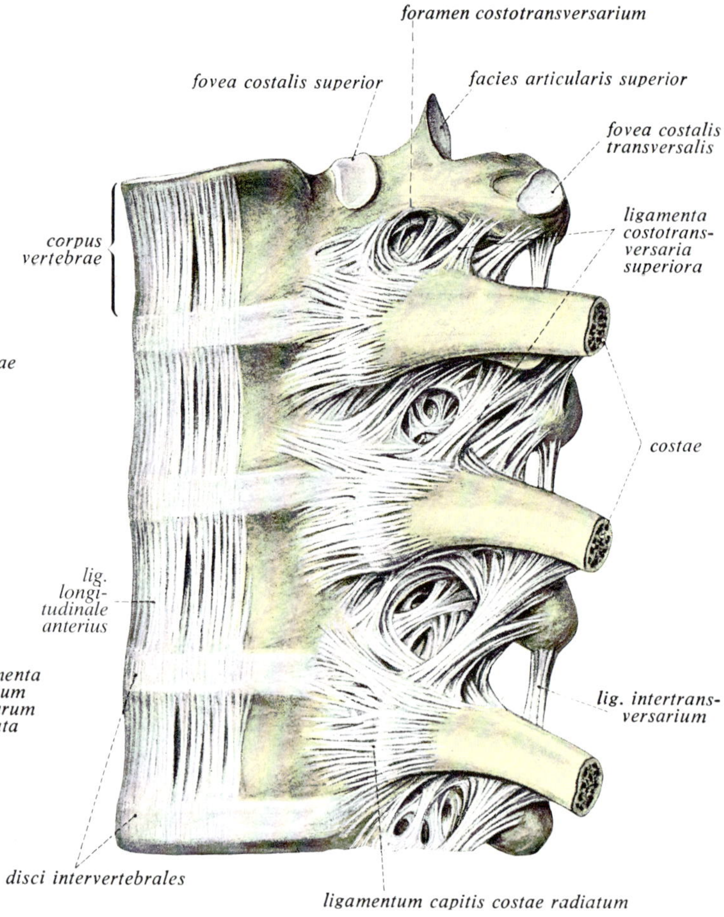

discus intervertebralis

foramen costotransversarium

fovea costalis superior

facies articularis superior

fovea costalis transversalis

ligamenta costotransversaria

corpus vertebrae

ligamenta costotransversaria superiora

costae

costae

lig. longitudinale anterius

ligamenta capitum costarum radiata

ligamentum longitudinale anterius

lig. intertransversarium

disci intervertebrales

ligamentum capitis costae radiatum

Abb. 32. Bandpräparat des kaudalen Abschnittes der Brustwirbelsäule mit den vertebralen Enden der Rippen. Ventralansicht.

Abb. 33. Bandpräparat der mittleren und kaudalen Brustwirbel und der Rippen, Ansicht von der linken Seite. Die am weitesten kranial gelegene, zugehörige Rippe ist aus ihren Gelenken entfernt.

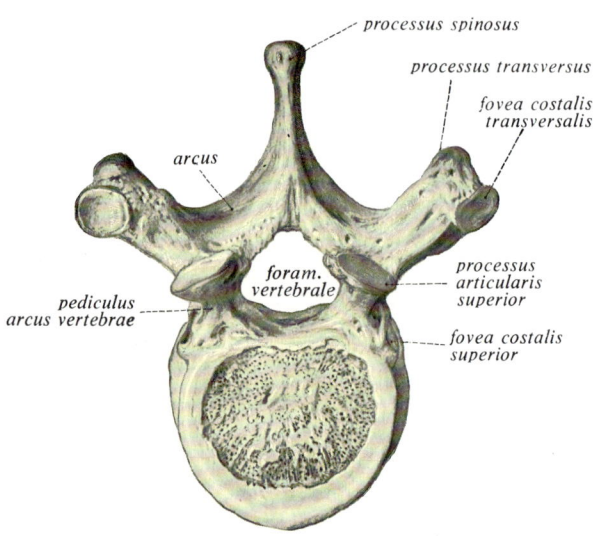

processus spinosus

processus transversus

fovea costalis transversalis

arcus

foram. vertebrale

processus articularis superior

pediculus arcus vertebrae

fovea costalis superior

Abb. 34. 6. Brustwirbel, vertebra thoracica. Ansicht von oben.

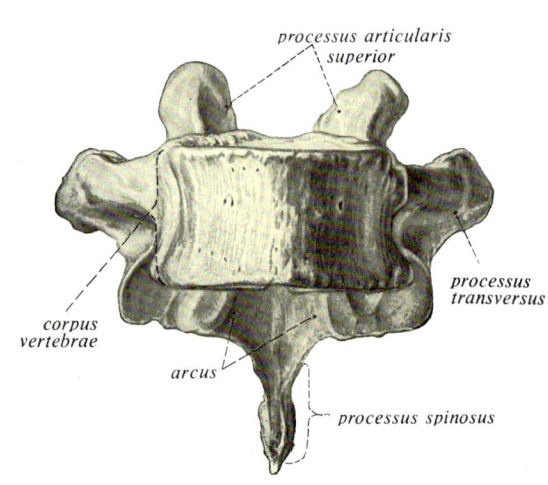

processus articularis superior

corpus vertebrae

processus transversus

arcus

processus spinosus

Abb. 35. 10. Brustwirbel, vertebra thoracica. Ansicht von vorn.

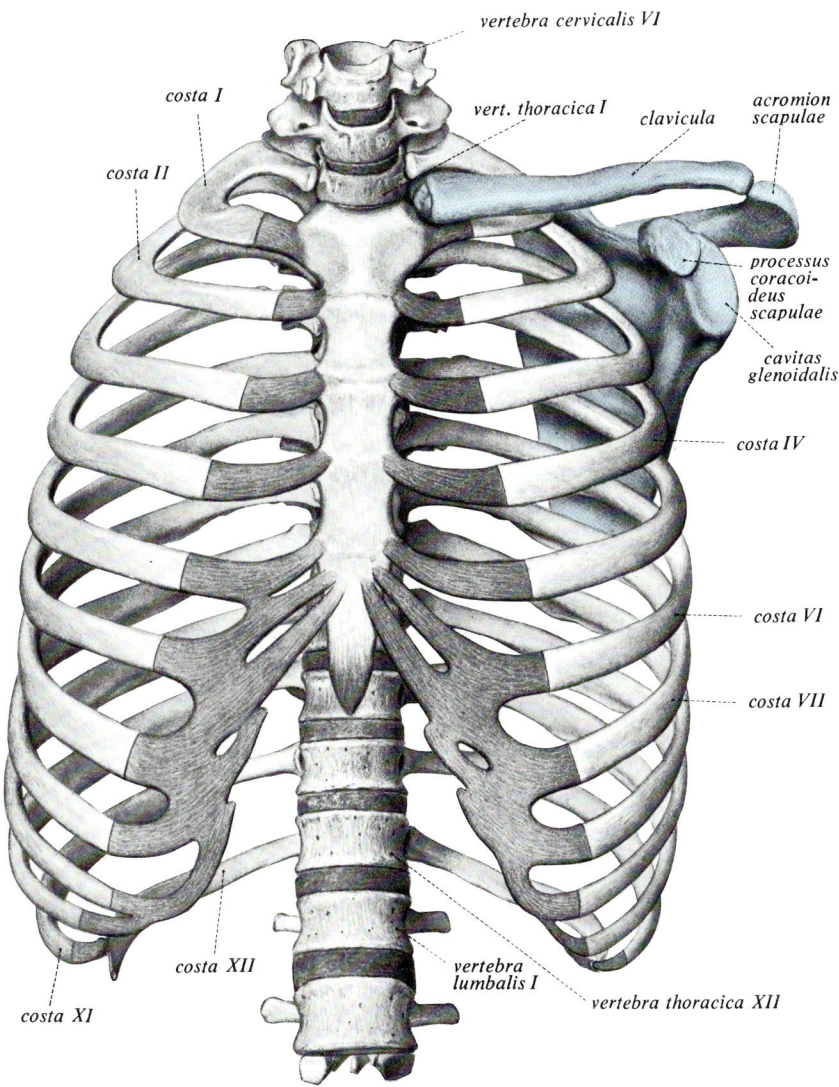

vertebra cervicalis VI

costa I

costa II

vert. thoracica I

clavicula

acromion scapulae

processus coracoideus scapulae

cavitas glenoidalis

costa IV

costa VI

costa VII

costa XII

vertebra lumbalis I

vertebra thoracica XII

costa XI

Abb. 36. Brustkorb, thorax, (leichte Inspirationsstellung) mit linkem Schultergürtel (blau). Ventralansicht.

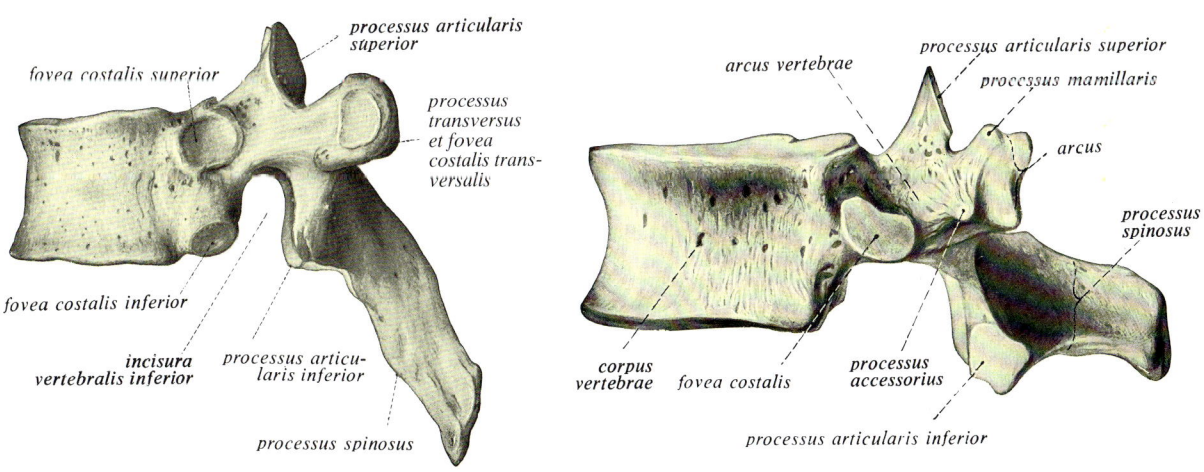

fovea costalis superior

processus articularis superior

processus transversus et fovea costalis transversalis

fovea costalis inferior

incisura vertebralis inferior

processus articularis inferior

processus spinosus

arcus vertebrae

processus articularis superior

processus mamillaris

arcus

processus spinosus

corpus vertebrae

fovea costalis

processus accessorius

processus articularis inferior

Abb. 37. 6. Brustwirbel, vertebra thoracica. Ansicht von links.

Abb. 38. 12. Brustwirbel, vertebra thoracica. Ansicht von links.

25

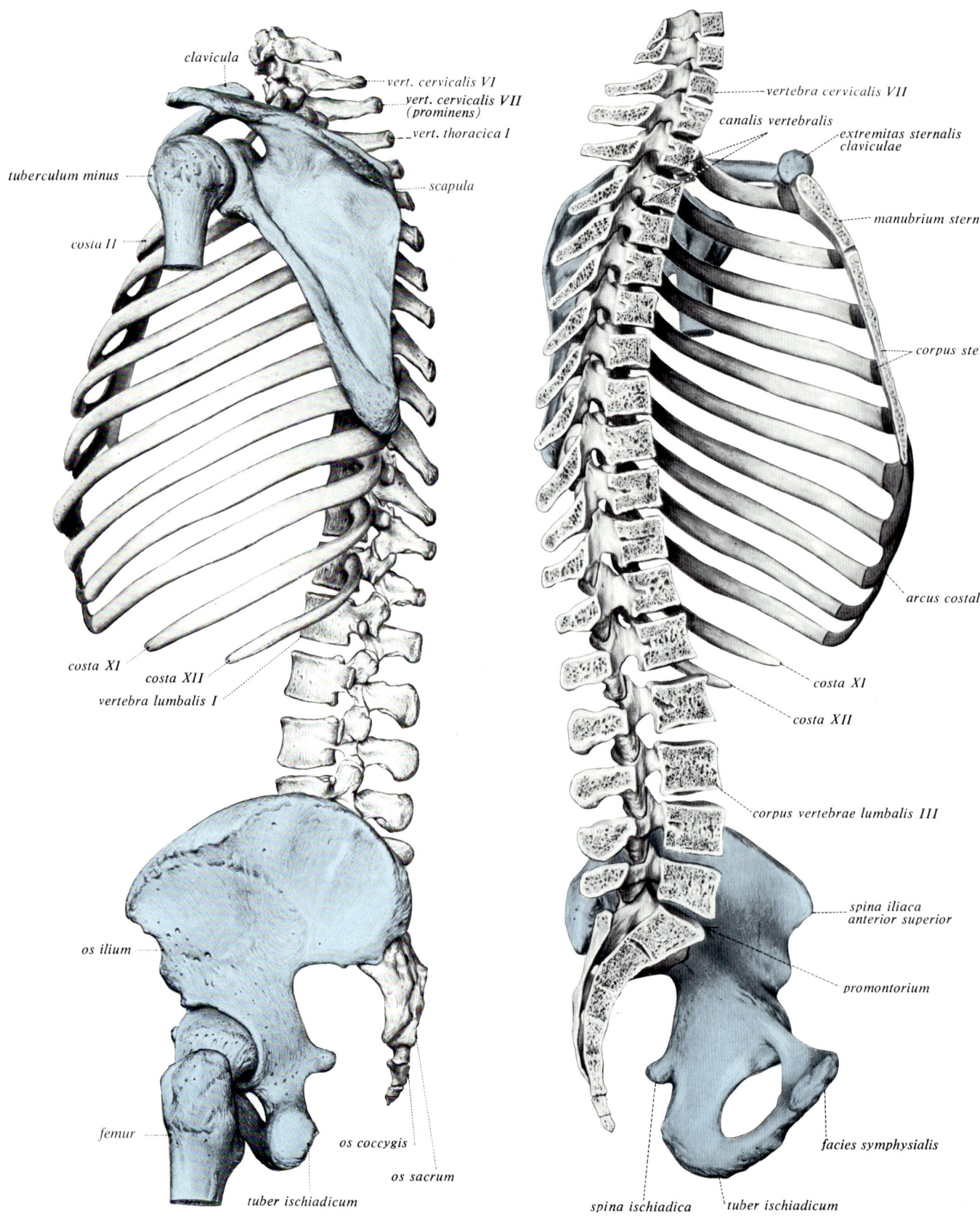

clavicula

vert. cervicalis VI

vert. cervicalis VII
(prominens)

vert. thoracica I

tuberculum minus

scapula

costa II

costa XI

costa XII

vertebra lumbalis I

os ilium

femur

os coccygis

tuber ischiadicum

os sacrum

vertebra cervicalis VII

canalis vertebralis

extremitas sternalis
claviculae

manubrium sterni

corpus sterr

arcus costalis

costa XI

costa XII

corpus vertebrae lumbalis III

spina iliaca
anterior superior

promontorium

facies symphysialis

spina ischiadica

tuber ischiadicum

Abb. 39. Ansicht des median halbierten Rumpfskeletts mit Schulter- und Beckengürtel (linke Hälfte) von lateral. Schultergürtelknochen, os coxae und proximales Femurstück blau.

Abb. 40. Ansicht des median halbierten Rumpfskeletts mit Schulter- und Beckengürtel (linke Hälfte) von median. Schultergürtelknochen und os coxae blau.

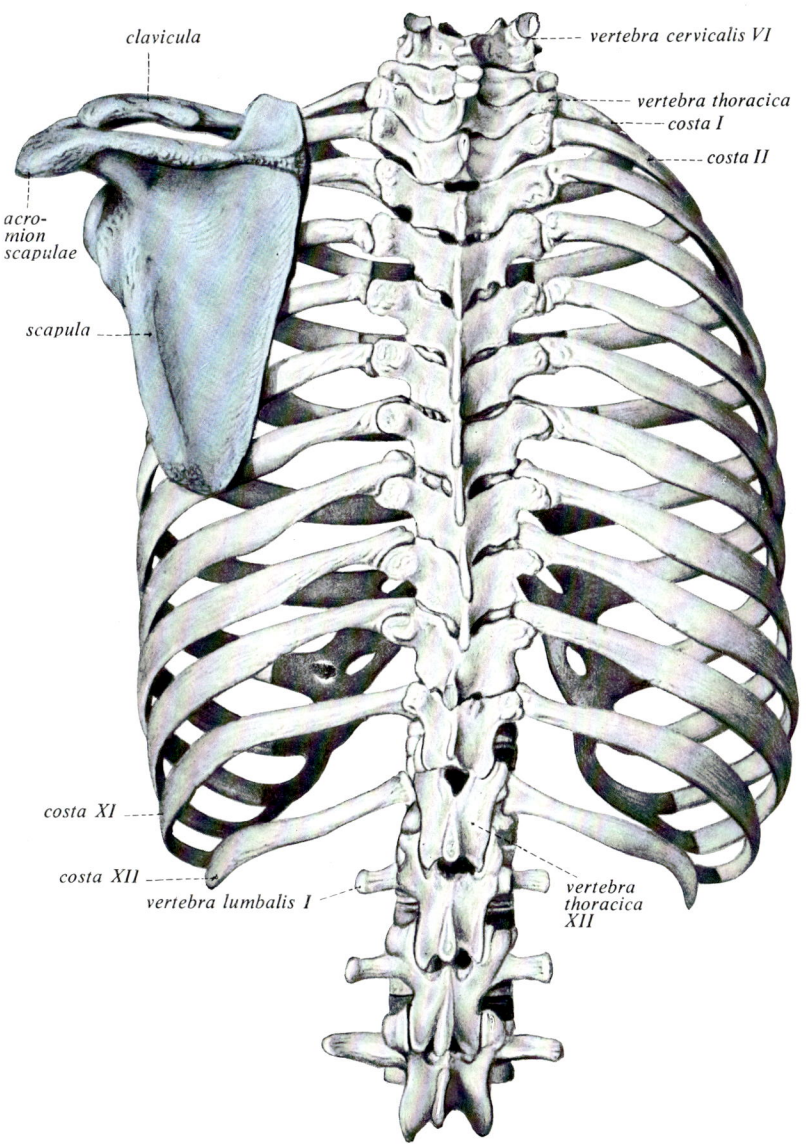

clavicula

vertebra cervicalis VI

vertebra thoracica
costa I

costa II

acro-
mion
scapulae

scapula

costa XI

costa XII

vertebra lumbalis I

vertebra
thoracica
XII

Abb. 41. Brustkorb, thorax, (leichte Inspirationsstellung) mit linkem Schultergürtel (blau). Dorsalansicht.

Beachte: Der Ansatz der 2. Rippe entspricht dem angulus sterni, d. h. der Verbindungsstelle (synchondrosis) von manubrium und corpus sterni. Dieser Querwulst am sternum ist meist unter der Haut tastbar und gestattet es, die seitlich davon gelegene 2. Rippe beim Lebenden zu bestimmen.

Beachte: Die obere Thoraxapertur, apertura thoracis superior, wird vom 1. Brustwirbel der 1. Rippe und dem manubrium sterni mit seiner incisura jugularis begrenzt. Die untere Thoraxapertur, apertura thoracis inferior, ist vom 12. Brustwirbel, der 12. Rippe und dem knorpeligen Rippenbogen, arcus costalis, umrandet.

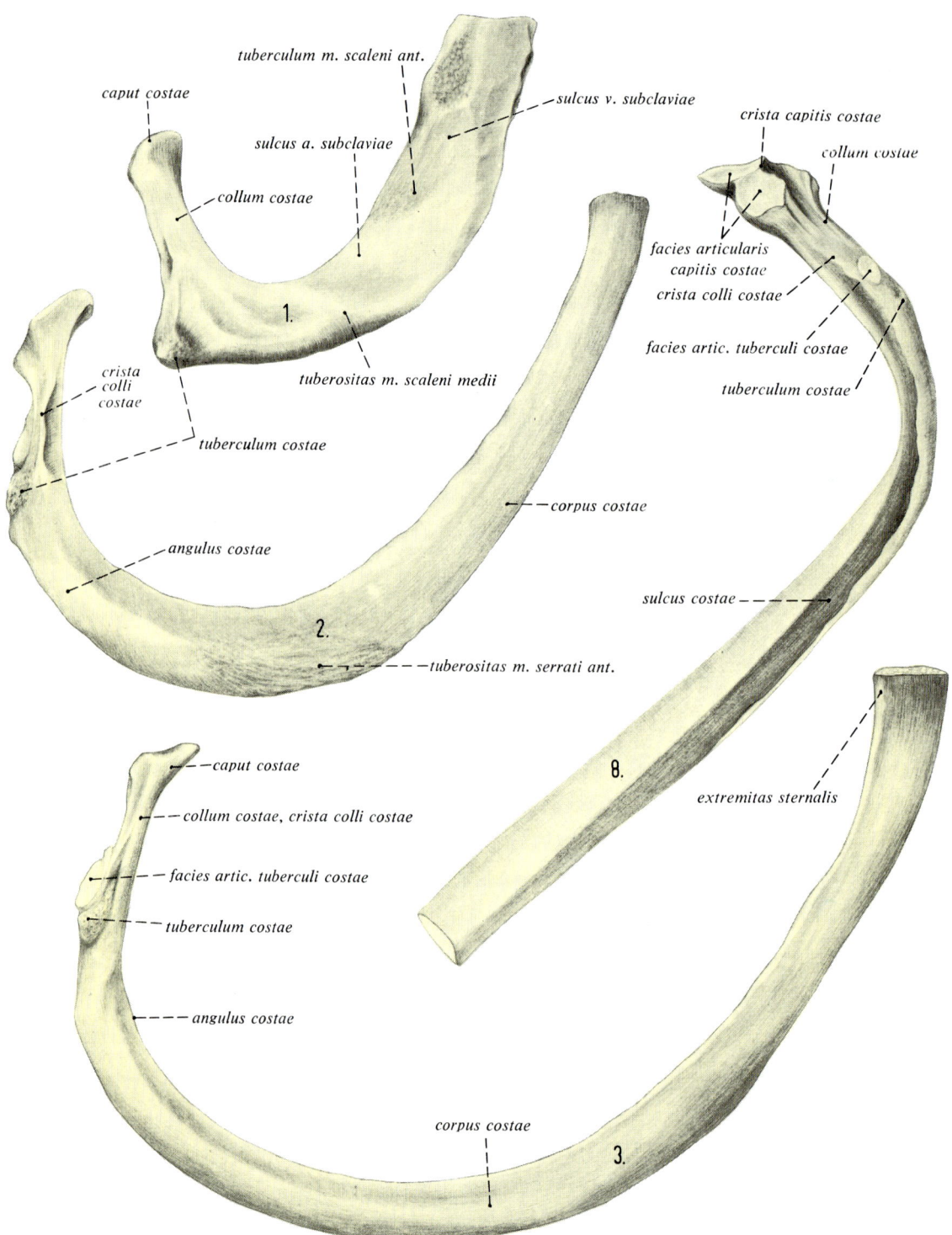

Abb. 42. 1., 2., 3. und 8. Rippe der rechten Thoraxseite von oben ohne Rippenknorpel, cartilagines costales. Die gekürzte 8. Rippe von der Unterseite her gesehen.

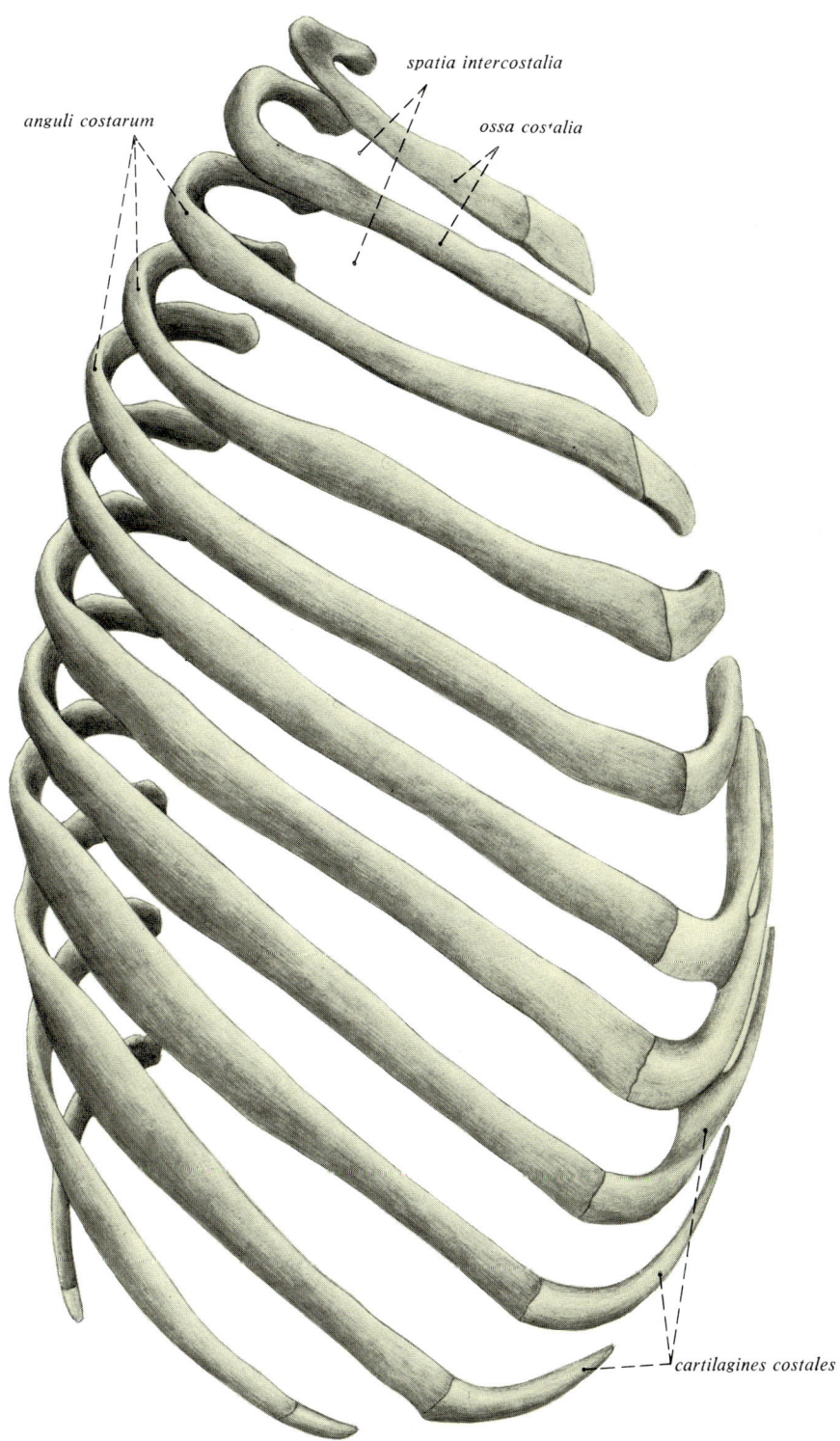

anguli costarum

spatia intercostalia

ossa cos*alia

cartilagines costales

Abb. 43. Die Rippen der rechten Thoraxseite in ihren natürlichen Abständen.

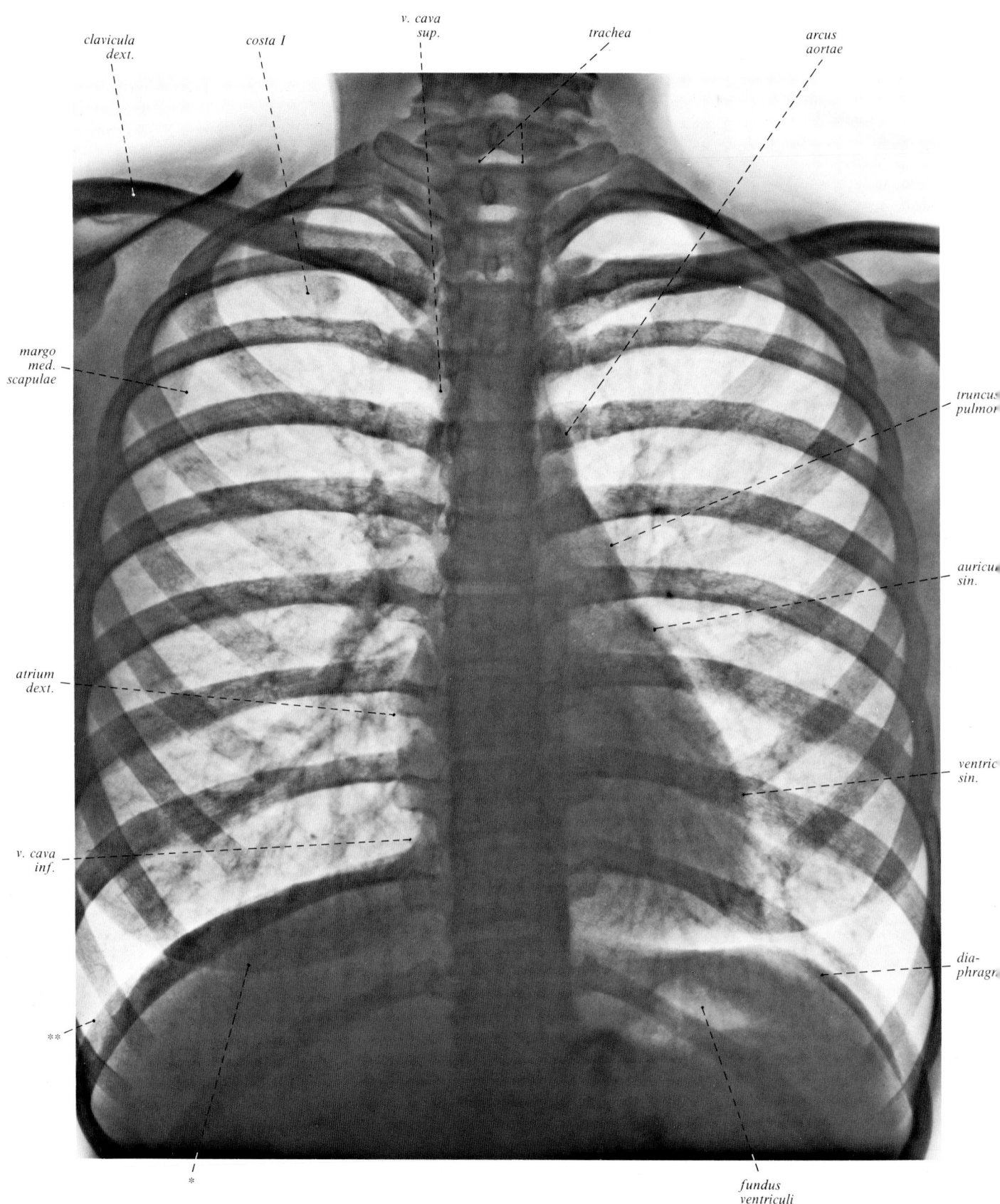

clavicula
dext.

costa I

v. cava
sup.

trachea

arcus
aortae

margo
med.
scapulae

truncus
pulmor

auricu
sin.

atrium
dext.

ventric
sin.

v. cava
inf.

dia-
phragr

**

*

fundus
ventriculi

Abb. 44. Röntgenbild des thorax im sagittalen Strahlengang. (Aus L. WICKE, Atlas der Röntgenanatomie, 2. Aufl. Urban & Schwarzenberg, München–Wien–Baltimore 1980.) * Mammaschatten. ** recessus costodiaphragmaticus

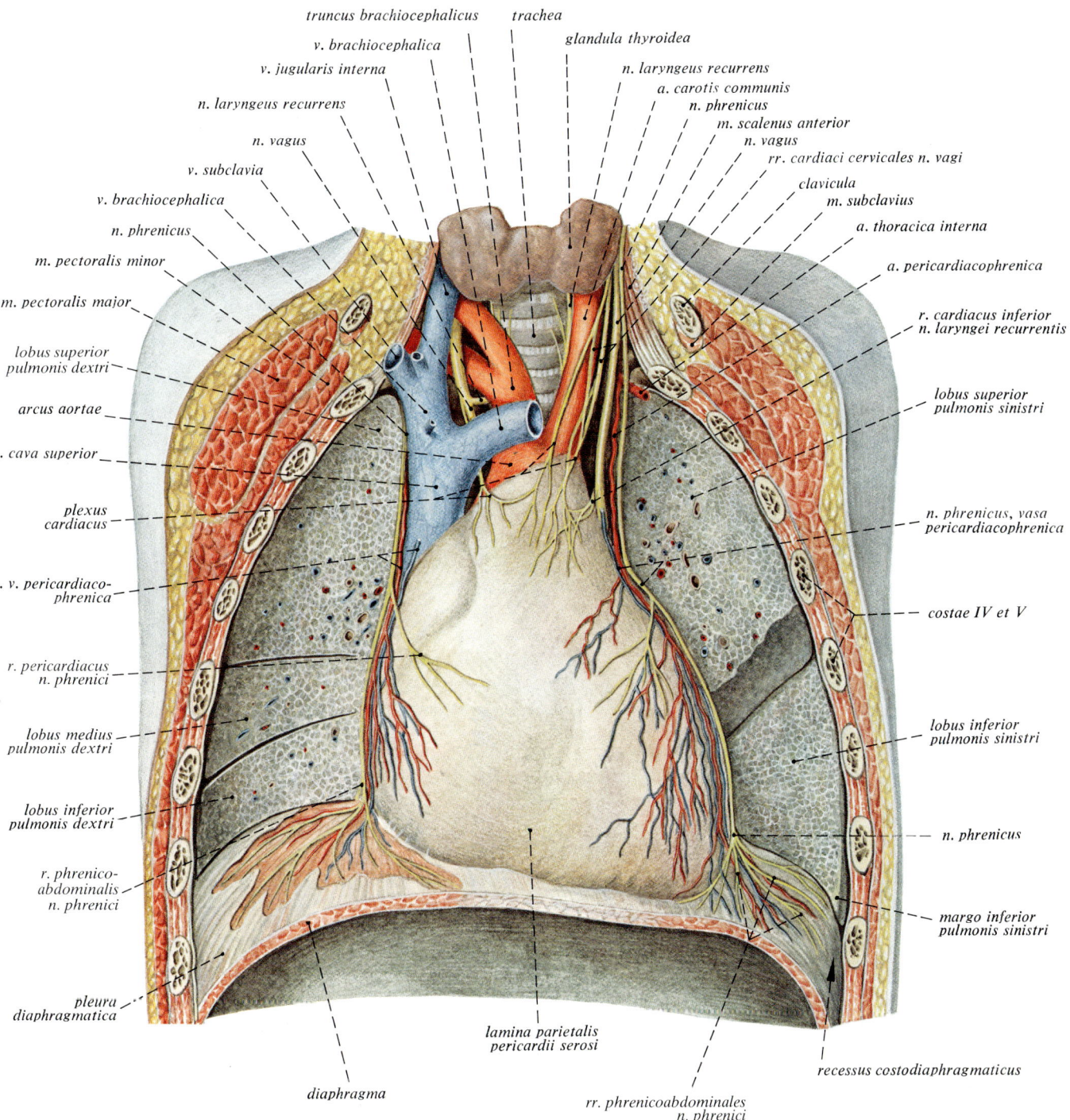

truncus brachiocephalicus

trachea

glandula thyroidea

v. brachiocephalica

n. laryngeus recurrens

v. jugularis interna

a. carotis communis

n. phrenicus

n. laryngeus recurrens

m. scalenus anterior

n. vagus

n. vagus

v. subclavia

rr. cardiaci cervicales n. vagi

v. brachiocephalica

clavicula

n. phrenicus

m. subclavius

m. pectoralis minor

a. thoracica interna

m. pectoralis major

a. pericardiacophrenica

lobus superior
pulmonis dextri

r. cardiacus inferior
n. laryngei recurrentis

arcus aortae

lobus superior
pulmonis sinistri

v. cava superior

plexus
cardiacus

n. phrenicus, vasa
pericardiacophrenica

a. v. pericardiaco-
phrenica

costae IV et V

r. pericardiacus
n. phrenici

lobus inferior
pulmonis sinistri

lobus medius
pulmonis dextri

lobus inferior
pulmonis dextri

n. phrenicus

r. phrenico-
abdominalis
n. phrenici

margo inferior
pulmonis sinistri

pleura
diaphragmatica

recessus costodiaphragmaticus

lamina parietalis
pericardii serosi

diaphragma

rr. phrenicoabdominales
n. phrenici

Abb. 45. Brusteingeweide eines Erwachsenen von ventral nach Entfernung der vorderen Thoraxwand. Die rechte Lunge ist bis zur Schnittebene vollständig, die linke teilweise noch weiter abgetragen. Die pleura mediastinalis ist vom Herzbeutel abgelöst, um die nn. phrenici sowie die a. et v. pericardiacophrenica darzustellen; thymus vollständig entfernt.

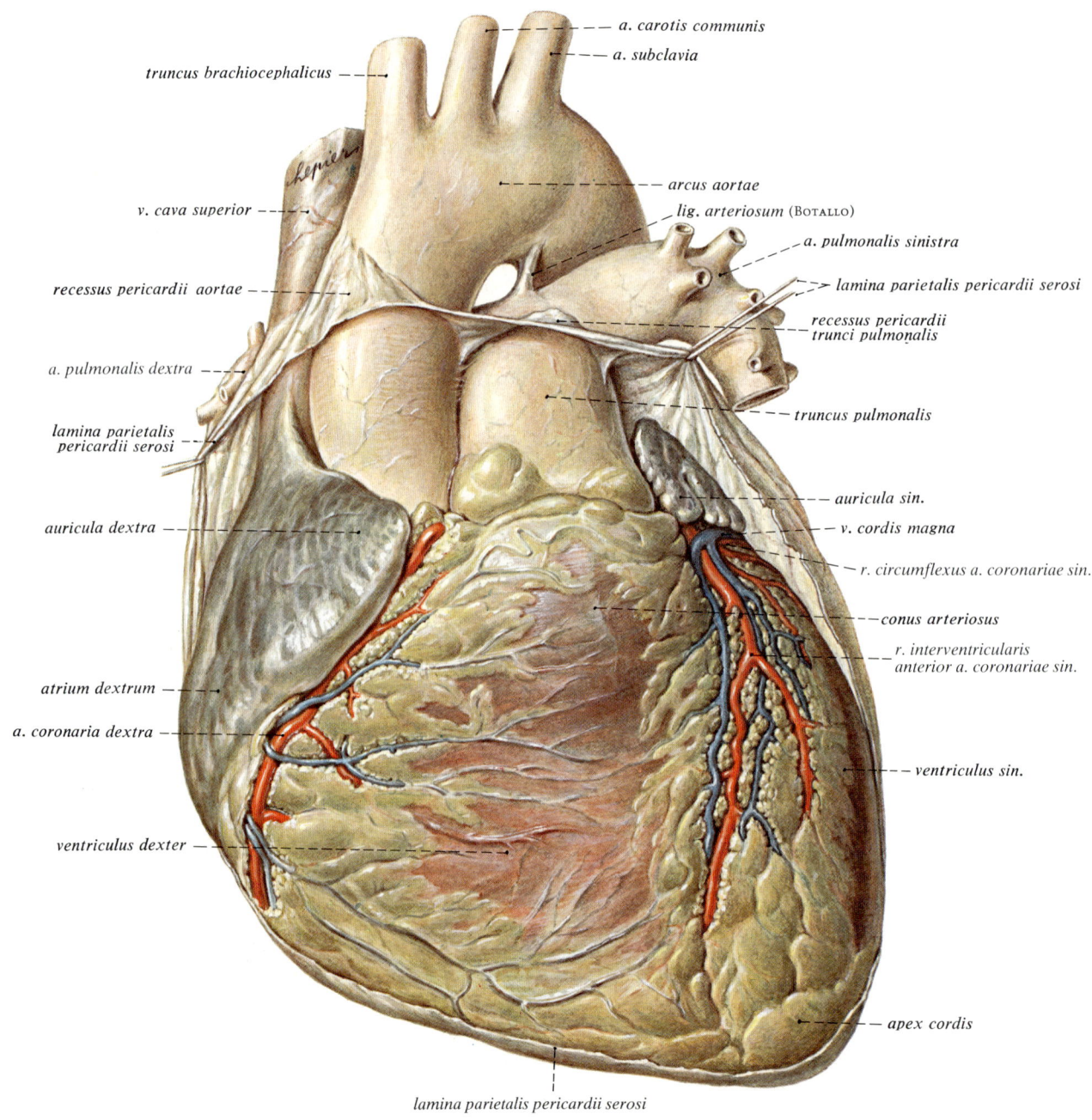

a. carotis communis

a. subclavia

truncus brachiocephalicus

arcus aortae

lig. arteriosum (BOTALLO)

v. cava superior

a. pulmonalis sinistra

recessus pericardii aortae

lamina parietalis pericardii serosi

recessus pericardii trunci pulmonalis

a. pulmonalis dextra

truncus pulmonalis

lamina parietalis pericardii serosi

auricula sin.

auricula dextra

v. cordis magna

r. circumflexus a. coronariae sin.

conus arteriosus

r. interventricularis anterior a. coronariae sin.

atrium dextrum

a. coronaria dextra

ventriculus sin.

ventriculus dexter

apex cordis

lamina parietalis pericardii serosi

Abb. 46. Ansicht des Herzens und der großen Gefäßstämme von ventral. Herzbeutel eröffnet und parietales Blatt, lamina parietalis pericardii serosi, weitgehend entfernt. Die größeren Äste der Kranzgefäße sind freigelegt. Beachte die Taschen des Perikards an den Umschlagstellen auf truncus pulmonalis und aorta.

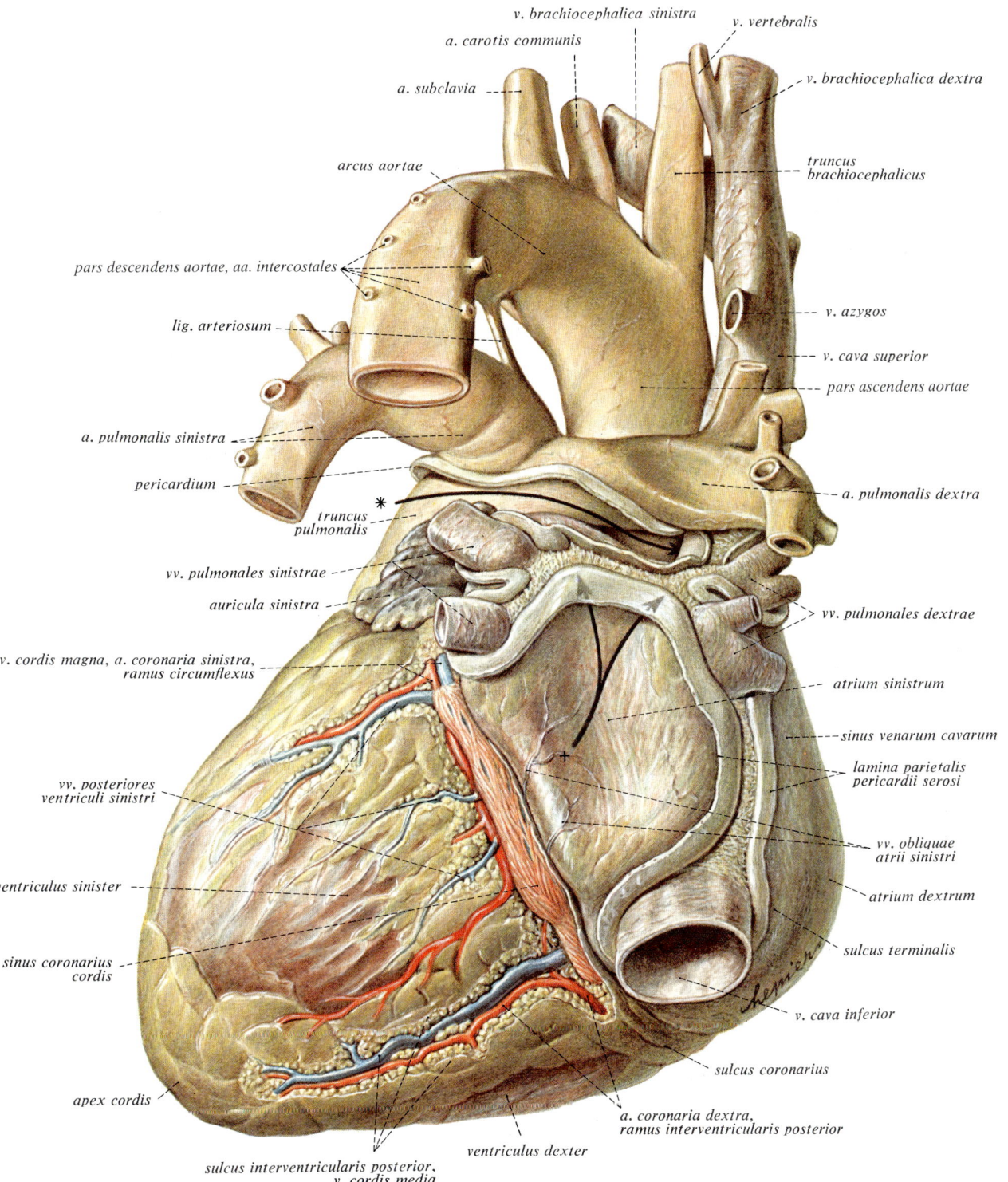

v. brachiocephalica sinistra

a. carotis communis

v. vertebralis

a. subclavia

v. brachiocephalica dextra

arcus aortae

truncus brachiocephalicus

pars descendens aortae, aa. intercostales

v. azygos

lig. arteriosum

v. cava superior

pars ascendens aortae

a. pulmonalis sinistra

a. pulmonalis dextra

pericardium

*

truncus pulmonalis

vv. pulmonales sinistrae

vv. pulmonales dextrae

auricula sinistra

atrium sinistrum

v. cordis magna, a. coronaria sinistra, ramus circumflexus

sinus venarum cavarum

lamina parietalis pericardii serosi

vv. posteriores ventriculi sinistri

vv. obliquae atrii sinistri

ventriculus sinister

atrium dextrum

sinus coronarius cordis

sulcus terminalis

v. cava inferior

sulcus coronarius

apex cordis

a. coronaria dextra, ramus interventricularis posterior

sulcus interventricularis posterior, v. cordis media

ventriculus dexter

Abb. 47. Ansicht des Herzens und der großen Gefäßstämme von dorsal. Die größeren Äste der Kranzgefäße freigelegt.
* Pfeil zeigt in den sinus transversus pericardii.
+ Doppelpfeil zeigt in den sinus obliquus pericardii.

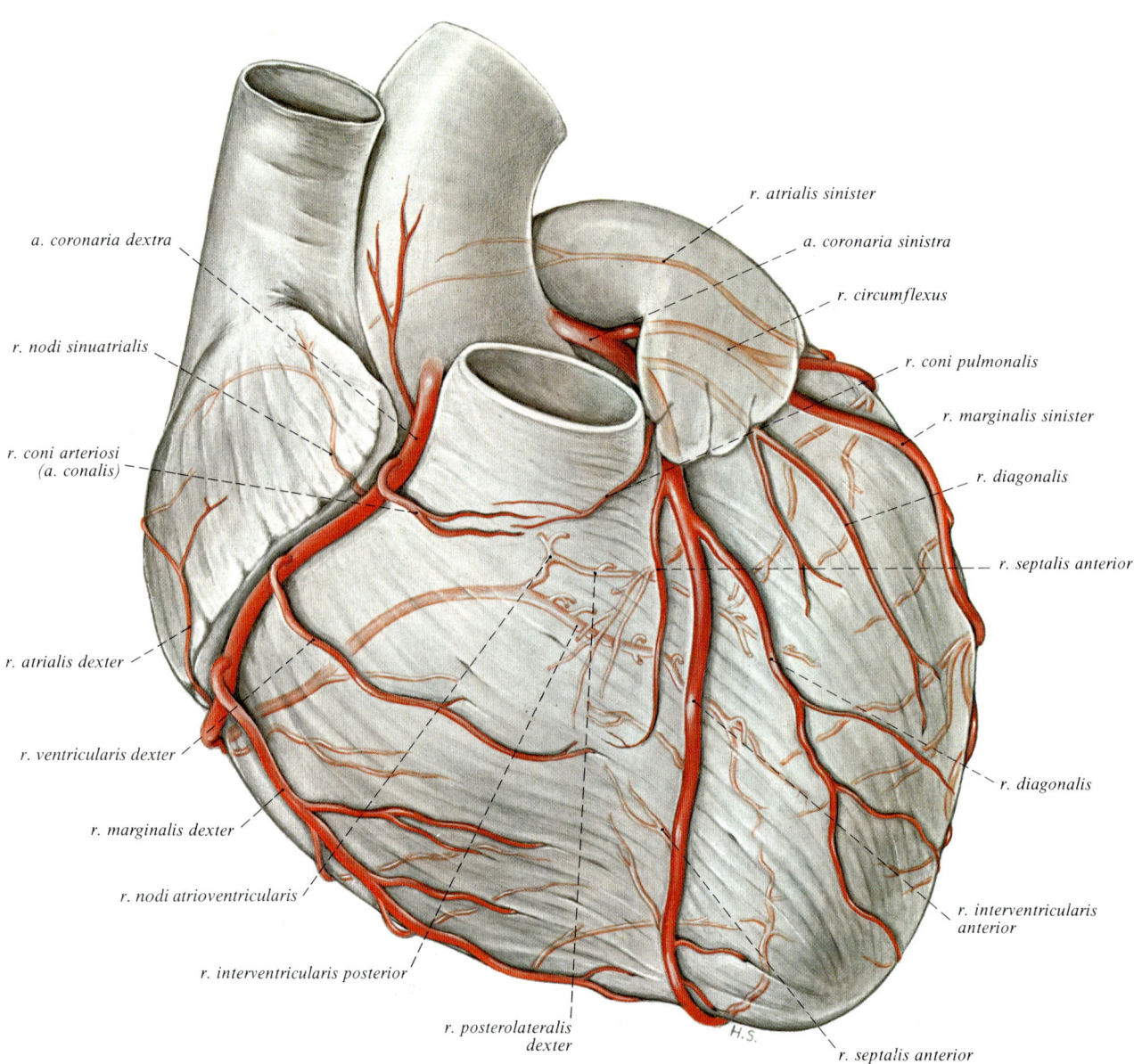

a. coronaria dextra

r. atrialis sinister

a. coronaria sinistra

r. circumflexus

r. nodi sinuatrialis

r. coni pulmonalis

r. coni arteriosi
(a. conalis)

r. marginalis sinister

r. diagonalis

r. septalis anterior

r. atrialis dexter

r. diagonalis

r. ventricularis dexter

r. marginalis dexter

r. nodi atrioventricularis

r. interventricularis
anterior

r. interventricularis posterior

r. posterolateralis
dexter

r. septalis anterior

Abb. 48. Herzkranzarterien, aa. coronariae, nach einem Injektionspräparat. (Original FERNER)

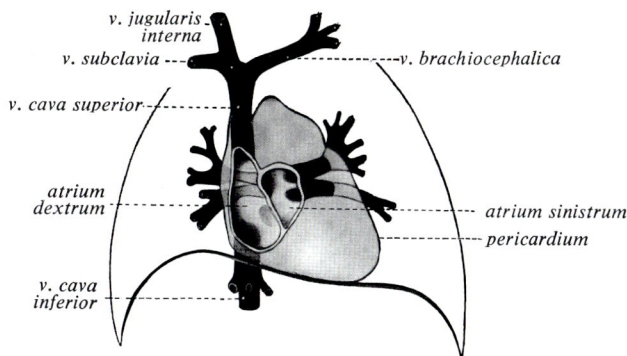

Abb. 49. Venenkreuz der herznahen Venen. Der Längsbalken des Venenkreuzes wird von der vena cava sup., dem Sinusteil des rechten Vorhofs und der vena cava inf. gebildet. Der Querbalken besteht aus den zwei rechten und zwei linken Lungenvenen und deren Mündungsgebiet im linken Vorhof (nach BENNINGHOFF).

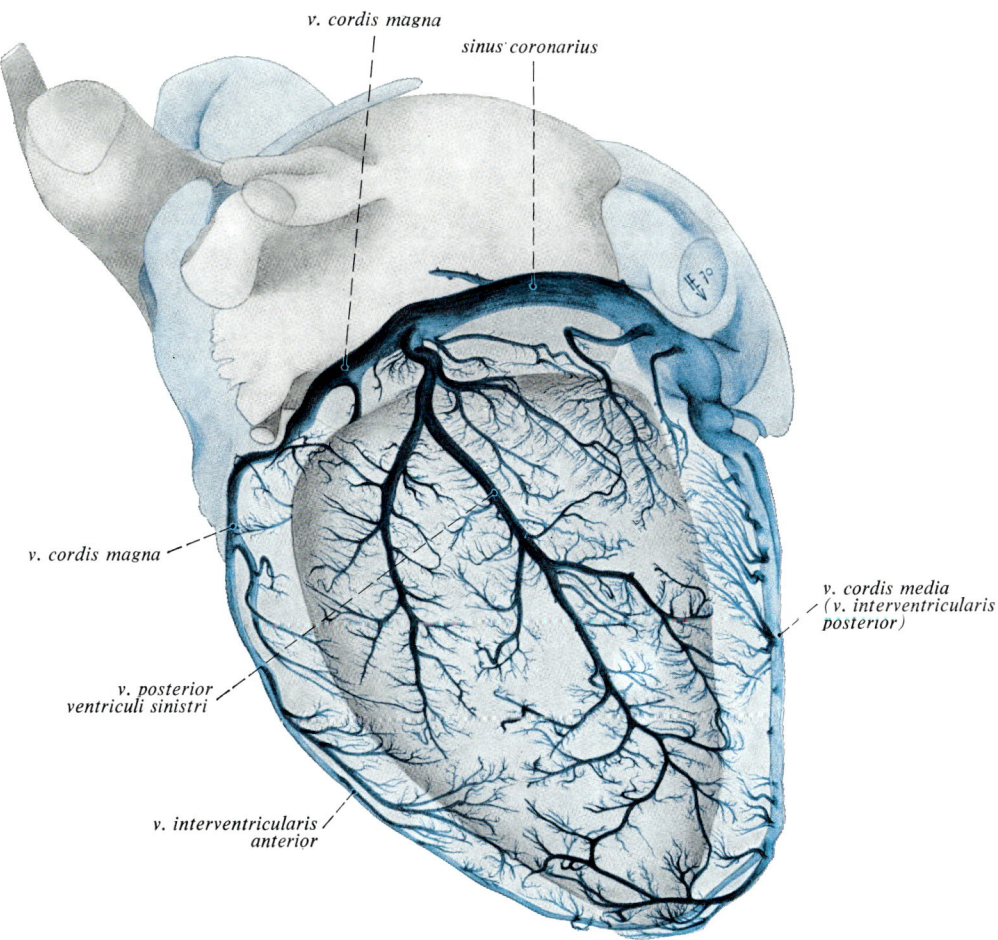

Abb. 50. Ansicht des Herzens von der linken Seite. Darstellung der in den sinus coronarius einmündenden Venen der Herzwand. Beachte die venovenösen Anastomosen im Bereich der Herzspitze. Binnenraum des linken Ventrikels grau dargestellt.

Für Diagnose und Therapie der Koronargefäßerkrankungen hat die Koronarangiographie fortschreitend größere Bedeutung gewonnen. Mit ihrer Hilfe werden der individuelle Versorgungstyp (»ausgeglichener koronarer Versorgungstyp«: Abb. 51, »koronarer Linksversorgungstyp«: Abb. 52, »koronarer Rechtsversorgungstyp«: Abb. 53) ebenso erkannt wie Stenosen und Gefäßverschlüsse, deren genaue Kenntnis für einen evtl. erforderlichen koronarchirurgischen Eingriff von entscheidender Bedeutung ist. Aus den von M. Kaltenbach und F. Spahn (1975) übernommenen Schemata gehen die koronaren Hauptversorgungstypen hervor. M. Kaltenbach und F. Spahn: Koronarographische Nomenklatur und Typologie der Koronararterien des Menschen. Z. Kardiol. 64 (1975).

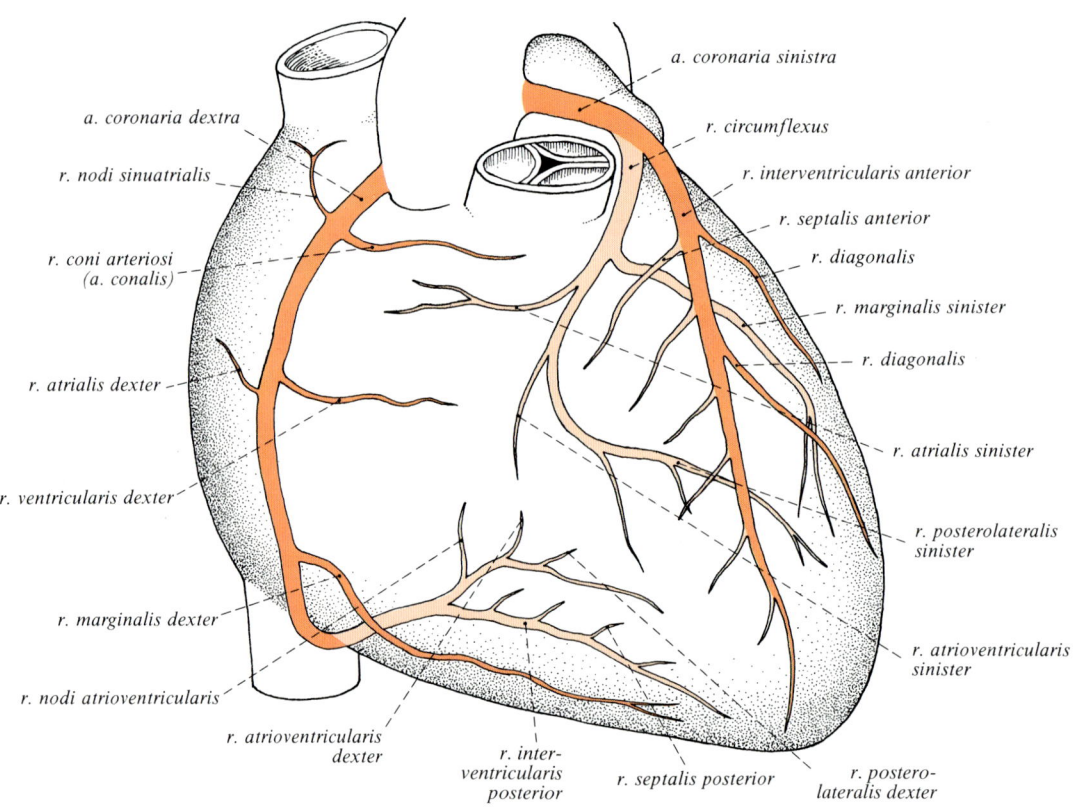

Abb. 51. Ausgeglichener koronarer Versorgungstyp. Die a. coronaria dextra gibt den r. interventricularis posterior ab, und die diaphragmale Hinterwand des linken Ventrikels wird vom r. posterolateralis dexter versorgt.

Abb. 52. Koronarer Linksversorgungstyp. Die a. coronaria sinistra versorgt allein den linken Ventrikel und das septum interventriculare. ▷ Der r. interventricularis posterior ist hier ein Ast der a. coronaria sinistra.

Abb. 53. Koronarer Rechtsversorgungstyp. Der r. posterolateralis dexter ist stark entwickelt, der r. circumflexus um so geringer. Die Hinterwand des linken Ventrikels wird überwiegend von rechts versorgt.

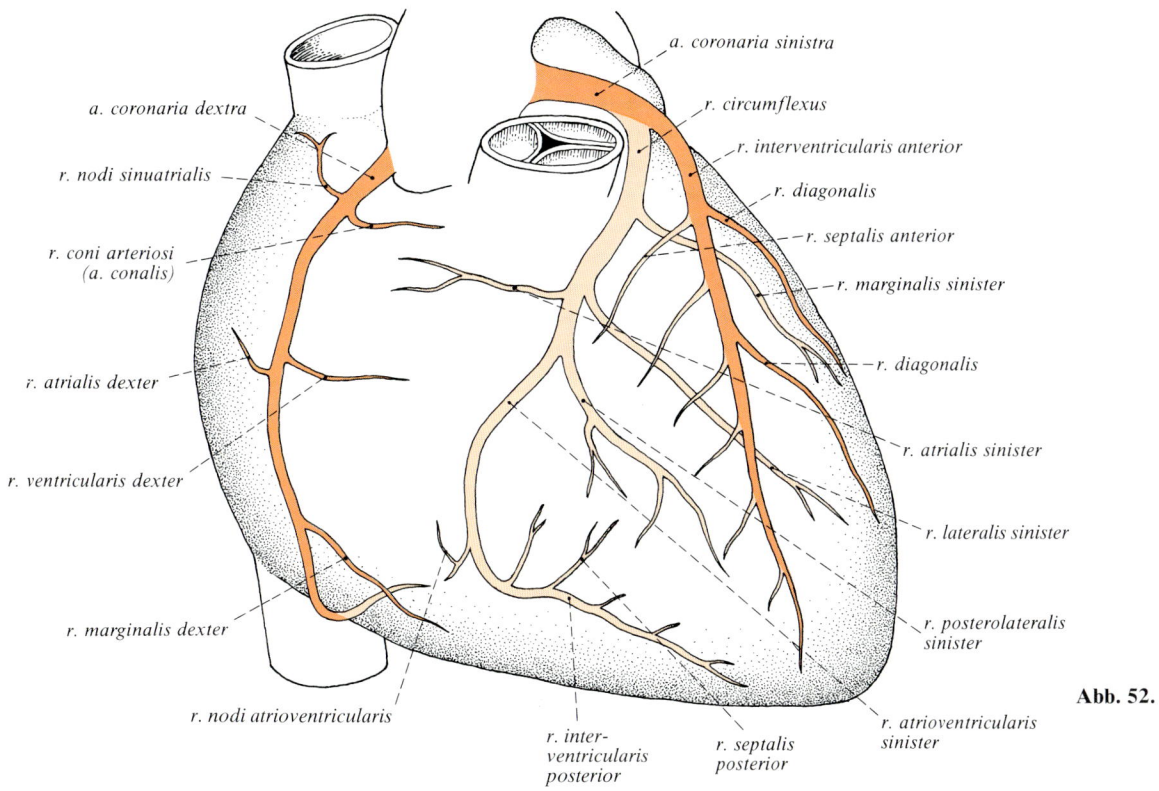

a. coronaria dextra

r. nodi sinuatrialis

r. coni arteriosi
(a. conalis)

r. atrialis dexter

r. ventricularis dexter

r. marginalis dexter

r. nodi atrioventricularis

a. coronaria sinistra

r. circumflexus

r. interventricularis anterior

r. diagonalis

r. septalis anterior

r. marginalis sinister

r. diagonalis

r. atrialis sinister

r. lateralis sinister

r. posterolateralis
sinister

r. atrioventricularis
sinister

r. inter-
ventricularis
posterior

r. septalis
posterior

Abb. 52.

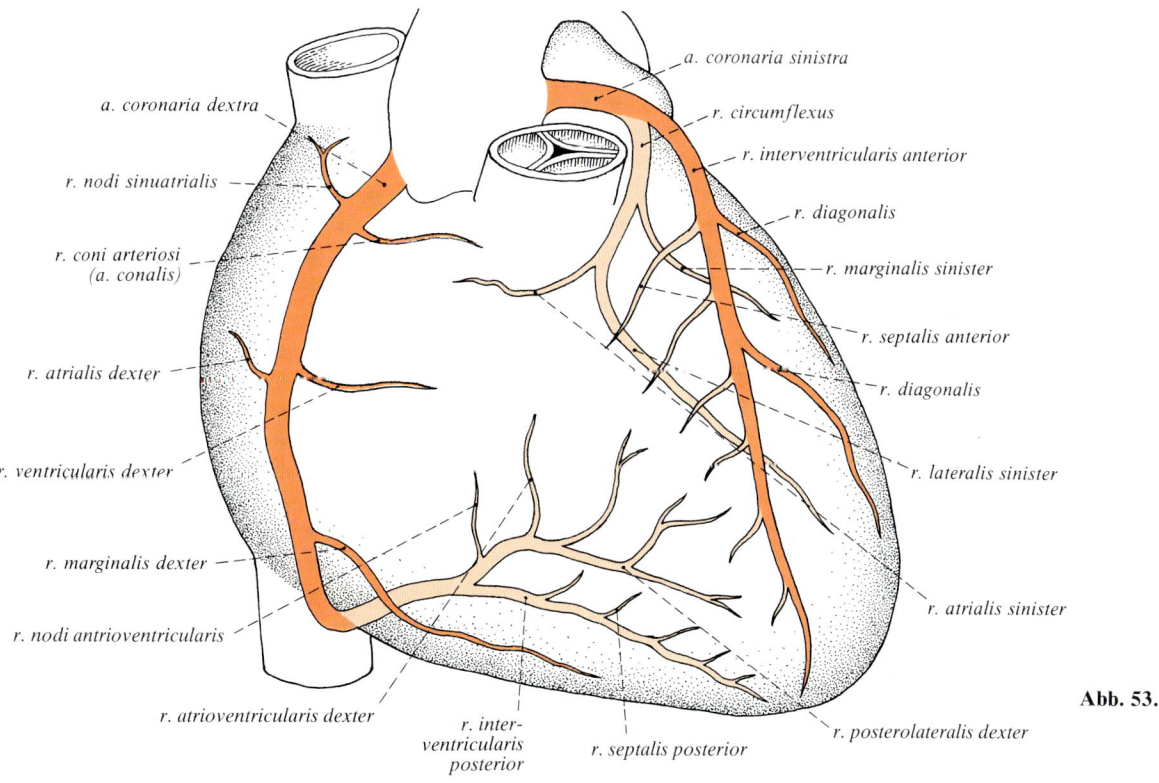

a. coronaria dextra

r. nodi sinuatrialis

r. coni arteriosi
(a. conalis)

r. atrialis dexter

r. ventricularis dexter

r. marginalis dexter

r. nodi antrioventricularis

r. atrioventricularis dexter

r. inter-
ventricularis
posterior

r. septalis posterior

a. coronaria sinistra

r. circumflexus

r. interventricularis anterior

r. diagonalis

r. marginalis sinister

r. septalis anterior

r. diagonalis

r. lateralis sinister

r. atrialis sinister

r. posterolateralis dexter

Abb. 53.

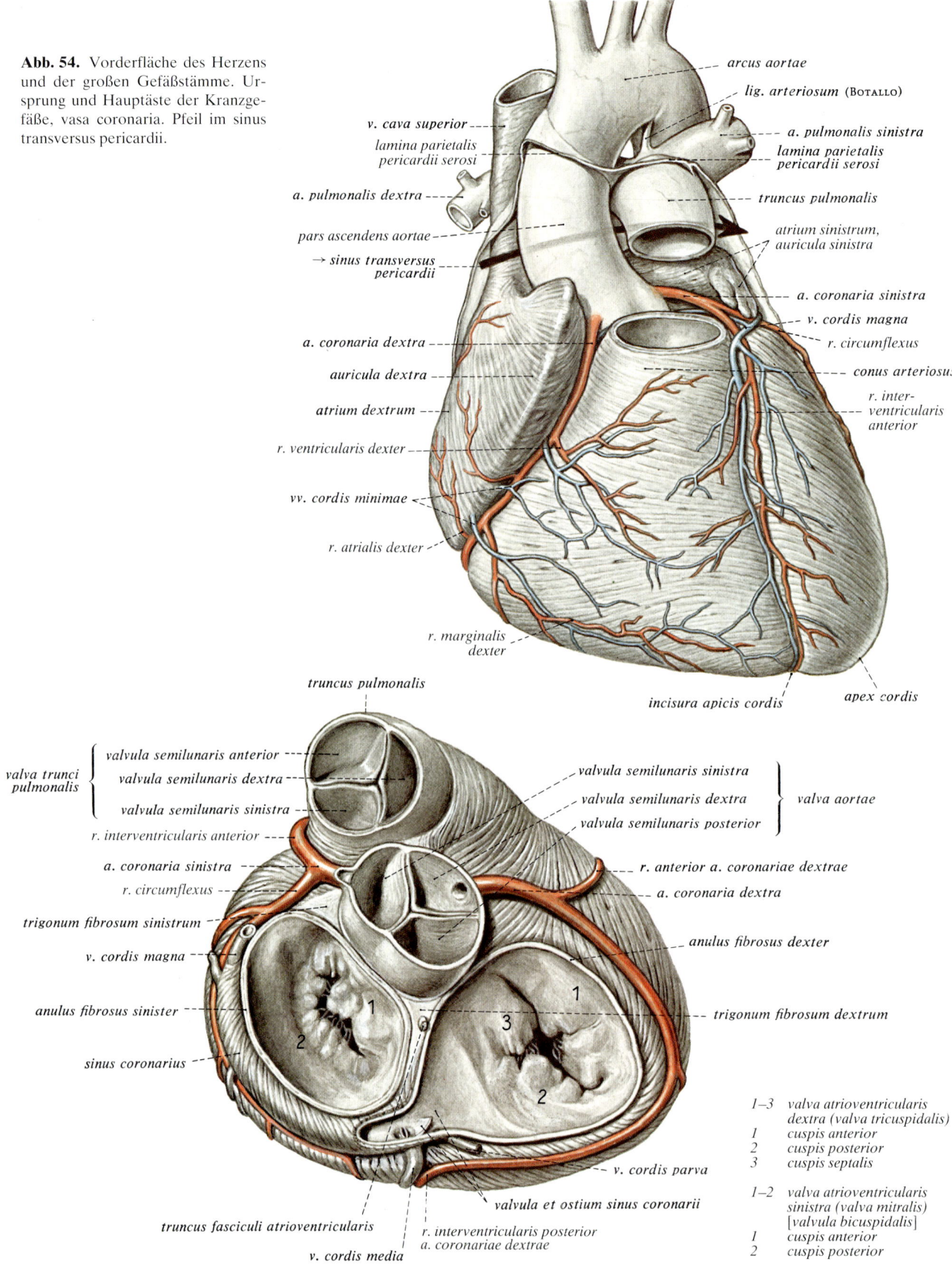

Abb. 54. Vorderfläche des Herzens und der großen Gefäßstämme. Ursprung und Hauptäste der Kranzgefäße, vasa coronaria. Pfeil im sinus transversus pericardii.

arcus aortae

lig. arteriosum (BOTALLO)

v. cava superior

lamina parietalis pericardii serosi

a. pulmonalis dextra

pars ascendens aortae

→ sinus transversus pericardii

a. pulmonalis sinistra

lamina parietalis pericardii serosi

truncus pulmonalis

atrium sinistrum, auricula sinistra

a. coronaria sinistra

v. cordis magna

r. circumflexus

conus arteriosus

r. inter-ventricularis anterior

a. coronaria dextra

auricula dextra

atrium dextrum

r. ventricularis dexter

vv. cordis minimae

r. atrialis dexter

r. marginalis dexter

incisura apicis cordis

apex cordis

truncus pulmonalis

valva trunci pulmonalis
{
valvula semilunaris anterior

valvula semilunaris dextra

valvula semilunaris sinistra
}

valvula semilunaris sinistra

valvula semilunaris dextra

valvula semilunaris posterior
} valva aortae

r. interventricularis anterior

a. coronaria sinistra

r. circumflexus

trigonum fibrosum sinistrum

v. cordis magna

anulus fibrosus sinister

sinus coronarius

r. anterior a. coronariae dextrae

a. coronaria dextra

anulus fibrosus dexter

trigonum fibrosum dextrum

v. cordis parva

valvula et ostium sinus coronarii

truncus fasciculi atrioventricularis

r. interventricularis posterior
a. coronariae dextrae

v. cordis media

1–3	valva atrioventricularis dextra (valva tricuspidalis)
1	cuspis anterior
2	cuspis posterior
3	cuspis septalis
1–2	valva atrioventricularis sinistra (valva mitralis) [valvula bicuspidalis]
1	cuspis anterior
2	cuspis posterior

Abb. 55. Klappenapparat des Herzens in der Ansicht von oben nach Entfernung der Vorhöfe und Durchtrennung des truncus pulmonalis und der aorta. Ursprung, Verlauf und Hauptäste der Kranzgefäße. Mündung des sinus coronarius.

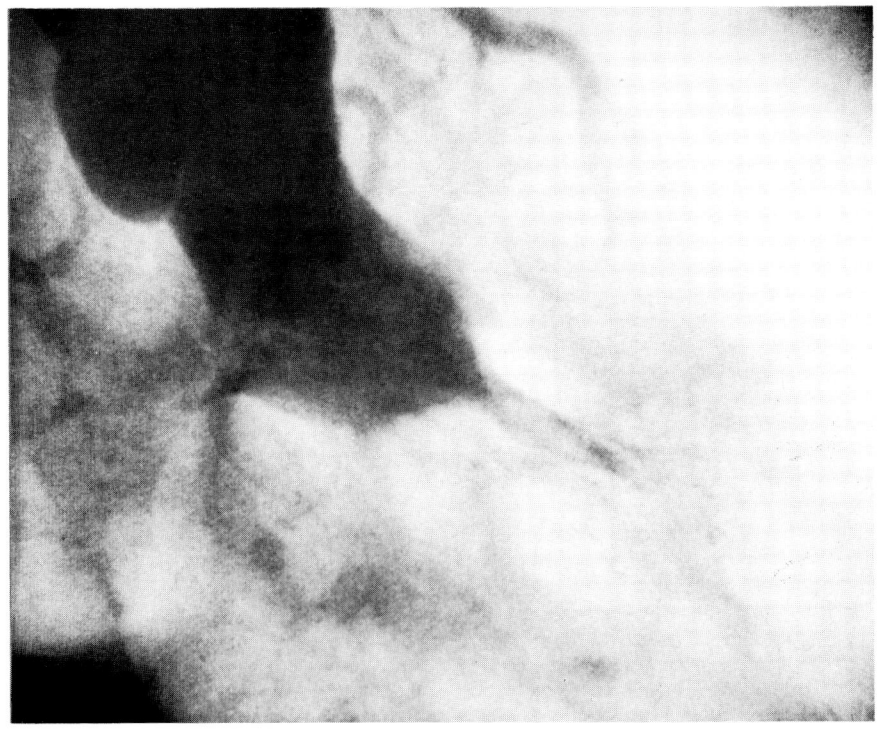

Abb. 56. Kontrastmitteldarstellung des linken Ventrikels in der systolischen Phase (Laevogramm). Original: Prof. Dr. H. Roskamm, Bad Krozingen.

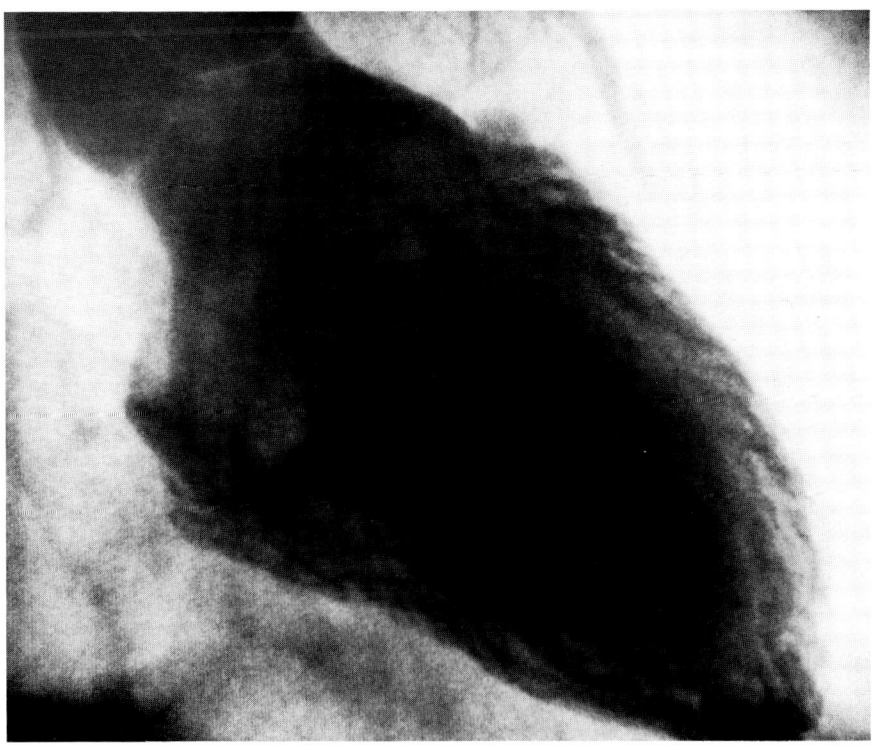

Abb. 57. Kontrastmitteldarstellung des linken Ventrikels in der diastolischen Phase (Laevogramm). Original: Prof. Dr. H. Roskamm, Bad Krozingen.

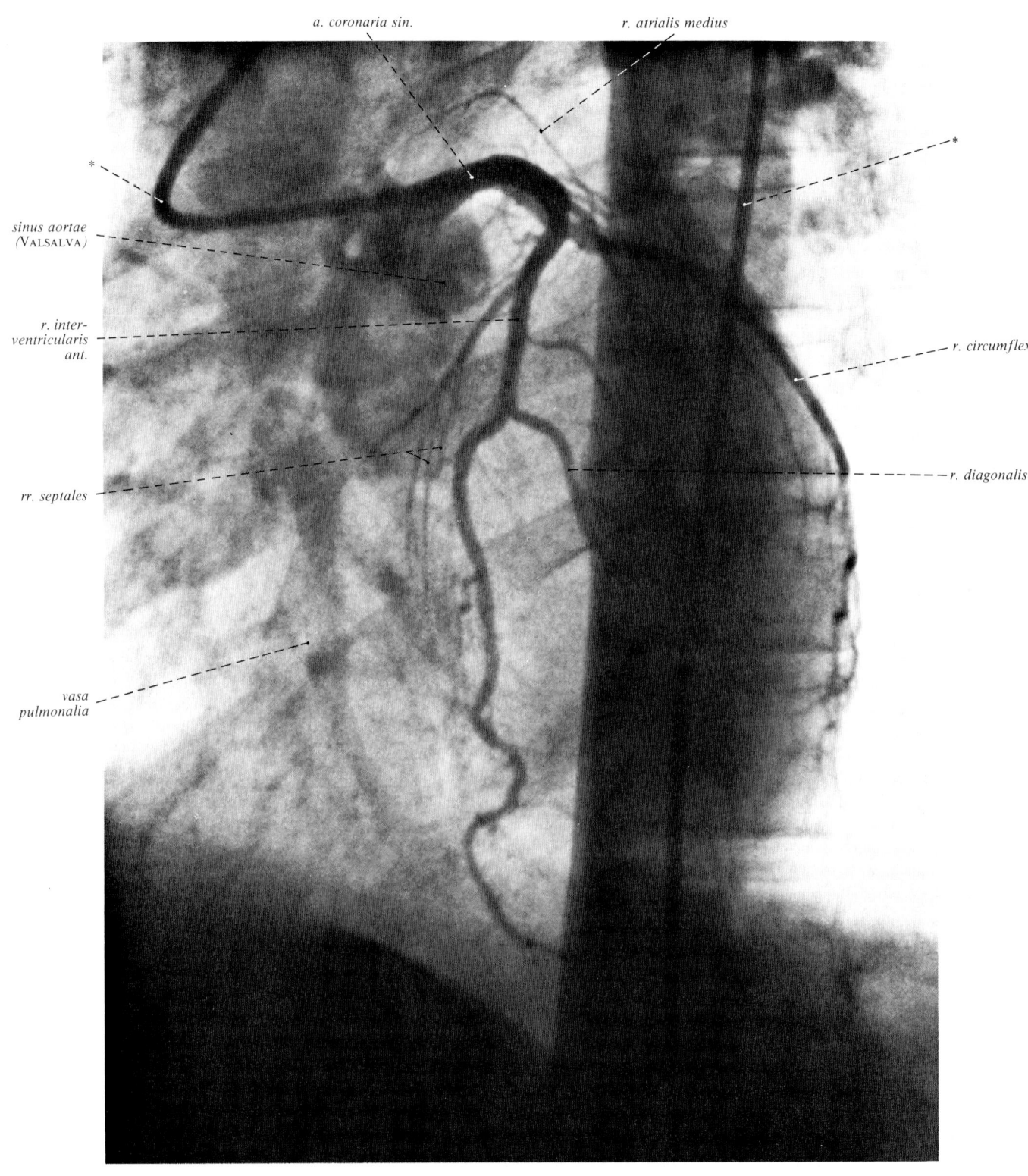

a. coronaria sin.

r. atrialis medius

*

sinus aortae
(VALSALVA)

r. inter-
ventricularis
ant.

*

r. circumflex.

r. diagonalis

rr. septales

vasa
pulmonalia

Abb. 58. Koronarangiographie links (2. Schrägdurchmesser). (Aus L. WICKE: Atlas der Röntgenanatomie, 2. Aufl. Urban & Schwarzen-berg, München–Wien–Baltimore 1980.) * = Katheter

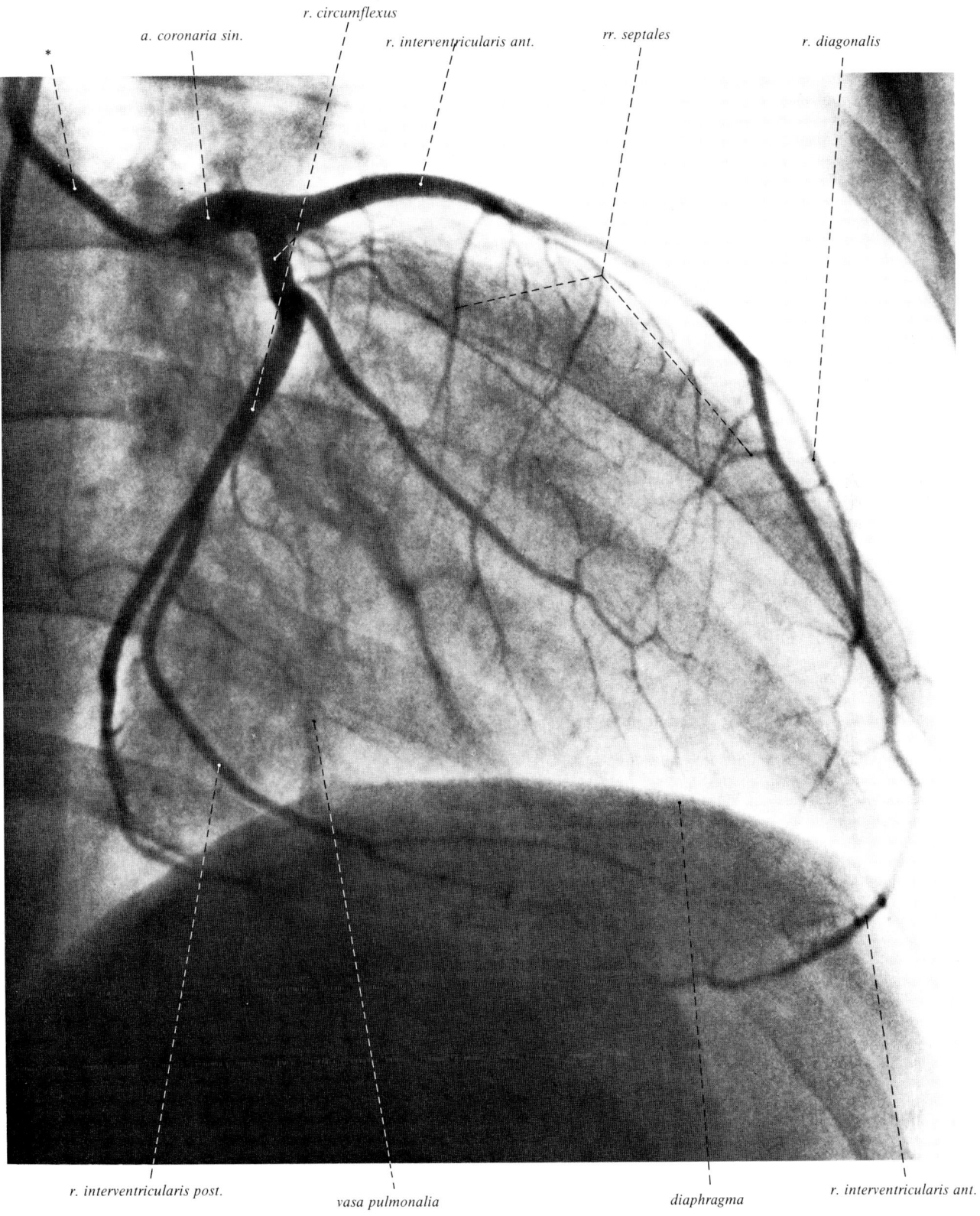

a. coronaria sin.   r. circumflexus   r. interventricularis ant.   rr. septales   r. diagonalis

*

r. interventricularis post.   vasa pulmonalia   diaphragma   r. interventricularis ant.

Abb. 59. Koronarangiographie links (1. Schrägdurchmesser). Ausgeprägter ramus interventricularis posterior; es liegt hier ein Linksversorgungstyp vor. (Aus L. Wicke: Atlas der Röntgenanatomie, 2. Aufl. Urban & Schwarzenberg, München–Wien–Baltimore 1980.)
* = Katheter

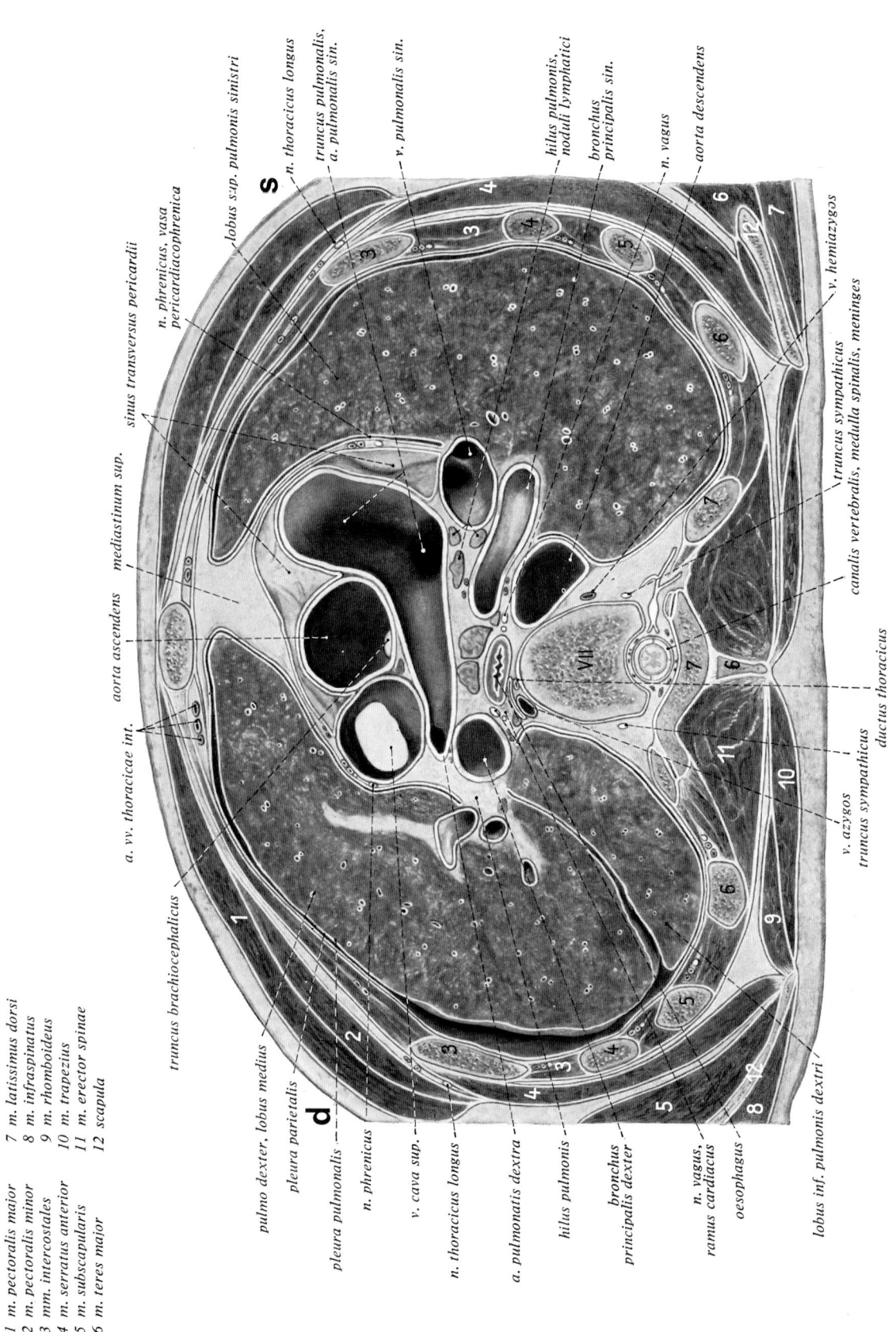

1 m. pectoralis maior
2 m. pectoralis minor
3 mm. intercostales
4 m. serratus anterior
5 m. subscapularis
6 m. teres maior

7 m. latissimus dorsi
8 m. infraspinatus
9 m. rhomboideus
10 m. trapezius
11 m. erector spinae
12 scapula

Abb. 60. Transversalschnitt durch den thorax in Höhe des VII. Brustwirbels, vertebra thoracica VII. Die arabischen Zahlen 3 – 7 auf beiden Seiten entsprechen der jeweiligen Rippe. 7 in der dorsalen Mittellinie bezeichnet den Wirbelbogen dieses Brustwirbels, 6 den processus spinosus des 6. Brustwirbels. Blick auf die Unterfläche.

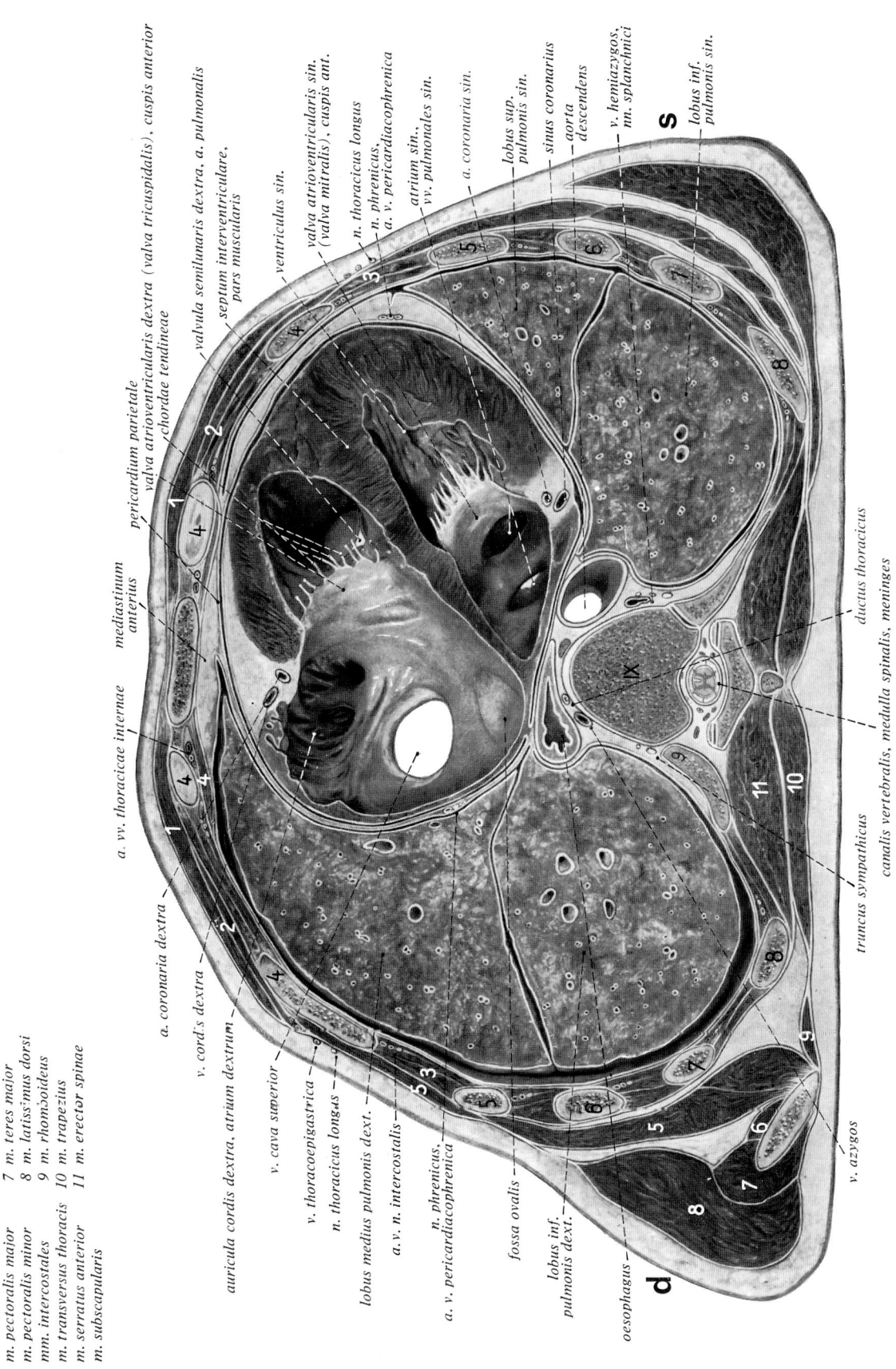

1 m. pectoralis maior
2 m. pectoralis minor
3 mn. intercostales
4 m. transversus thoracis
5 m. serratus anterior
6 m. subscapularis

7 m. teres maior
8 m. latissimus dorsi
9 m. rhomboideus
10 m. trapezius
11 m. erector spinae

Abb. 61. Transversalschnitt durch den thorax in Höhe des IX. Brustwirbelkörpers, vertebra thoracica IX. Die arabischen Zahlen 4–9 geben die im Schnitt getroffenen Rippen an. Blick auf die Unterfläche.

pericardium parietale
valva atrioventricularis dextra (valva tricuspidalis), cuspis anterior
chordae tendineae
valvula semilunaris dextra, a. pulmonalis
septum interventriculare, pars muscularis
ventriculus sin.
valva atrioventricularis sin. (valva mitralis), cuspis ant.
n. thoracicus longus
n. phrenicus, a. v. pericardiacophrenica
atrium sin., vv. pulmonales sin.
a. coronaria sin.
lobus sup. pulmonis sin.
sinus coronarius
aorta descendens
v. hemiazygos, nn. splanchnici
lobus inf. pulmonis sin.

mediastinum anterius

a. vv. thoracicae internae

a. coronaria dextra

v. cordis dextra

auricula cordis dextra, atrium dextrum

v. thoracoepigastrica

n. thoracicus longus

lobus medius pulmonis dext.

a. v. n. intercostalis

n. phrenicus, a. v. pericardiacophrenica

fossa ovalis

lobus inf. pulmonis dext.

oesophagus

v. cava superior

ductus thoracicus

truncus sympathicus

canalis vertebralis, medulla spinalis, meninges

v. azygos

d

s

IX

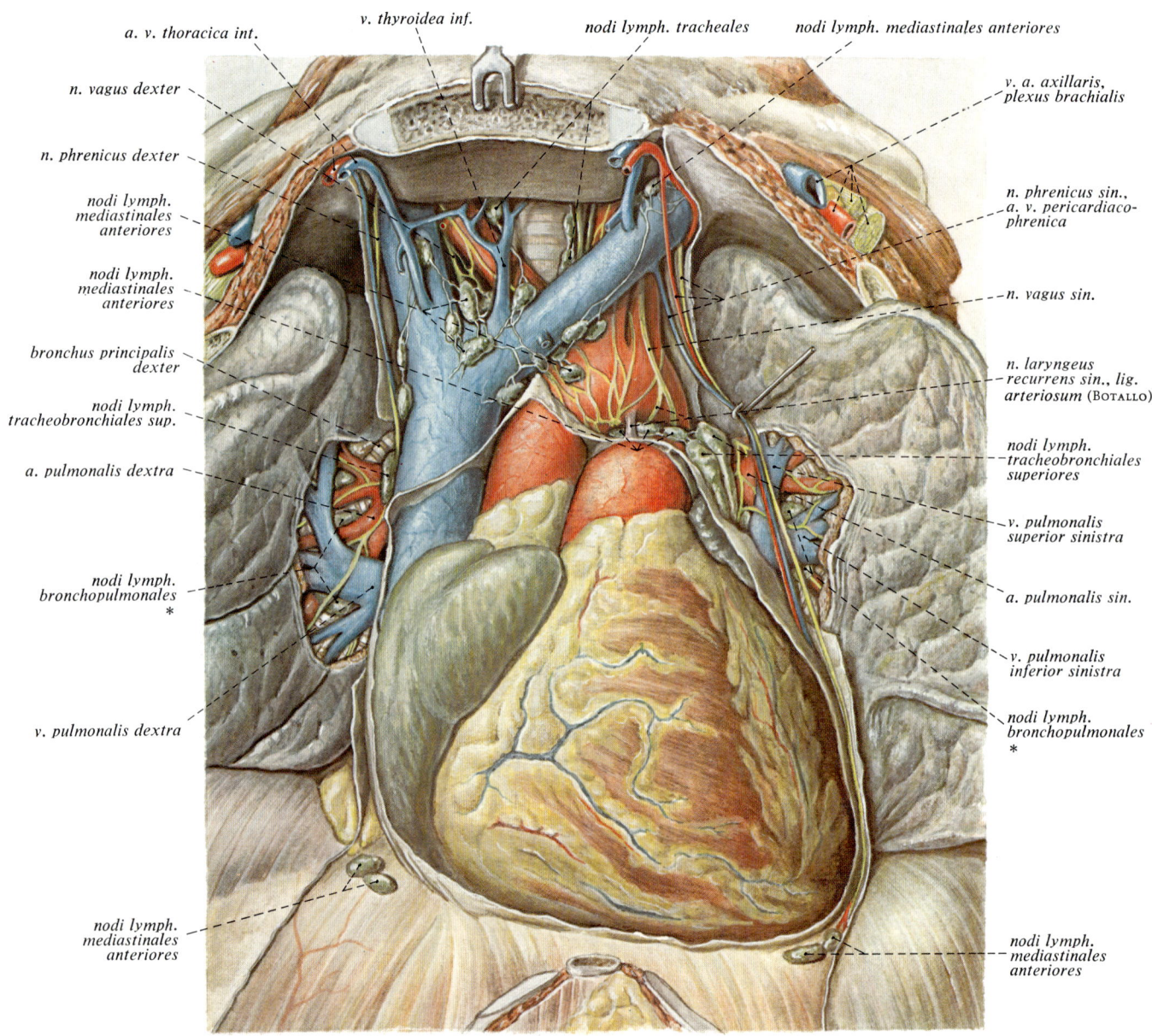

a. v. thoracica int. — *v. thyroidea inf.* — *nodi lymph. tracheales* — *nodi lymph. mediastinales anteriores*

n. vagus dexter — *v. a. axillaris, plexus brachialis*

n. phrenicus dexter — *n. phrenicus sin., a. v. pericardiaco-phrenica*

nodi lymph. mediastinales anteriores — *n. vagus sin.*

nodi lymph. mediastinales anteriores — *n. laryngeus recurrens sin., lig. arteriosum* (BOTALLO)

bronchus principalis dexter

nodi lymph. tracheobronchiales sup. — *nodi lymph. tracheobronchiales superiores*

a. pulmonalis dextra — *v. pulmonalis superior sinistra*

nodi lymph. bronchopulmonales * — *a. pulmonalis sin.*

v. pulmonalis inferior sinistra

v. pulmonalis dextra — *nodi lymph. bronchopulmonales* *

nodi lymph. mediastinales anteriores — *nodi lymph. mediastinales anteriores*

Abb. 62. Lymphknoten der Brustorgane, Ventralansicht. Brustkorb von vorne eröffnet, manubrium sterni durchgesägt und nach oben gewinkelt, thymus entfernt, facies sternocostalis des Herzbeutels abgetragen und Vorderfläche der Lungenwurzel freigelegt. * »Hilusdrüsen«.

Abb. 63. Lymphknoten der Brustorgane. Dorsalansicht. Lungen an der Lungenwurzel entfernt. Am Herzbeutel ist ein Stück des Zwerch- ▷
fells mit den Durchtrittsstellen von v. cava inferior und oesophagus stehengeblieben, aorta thoracica und v. azygos sind abgeschnitten.

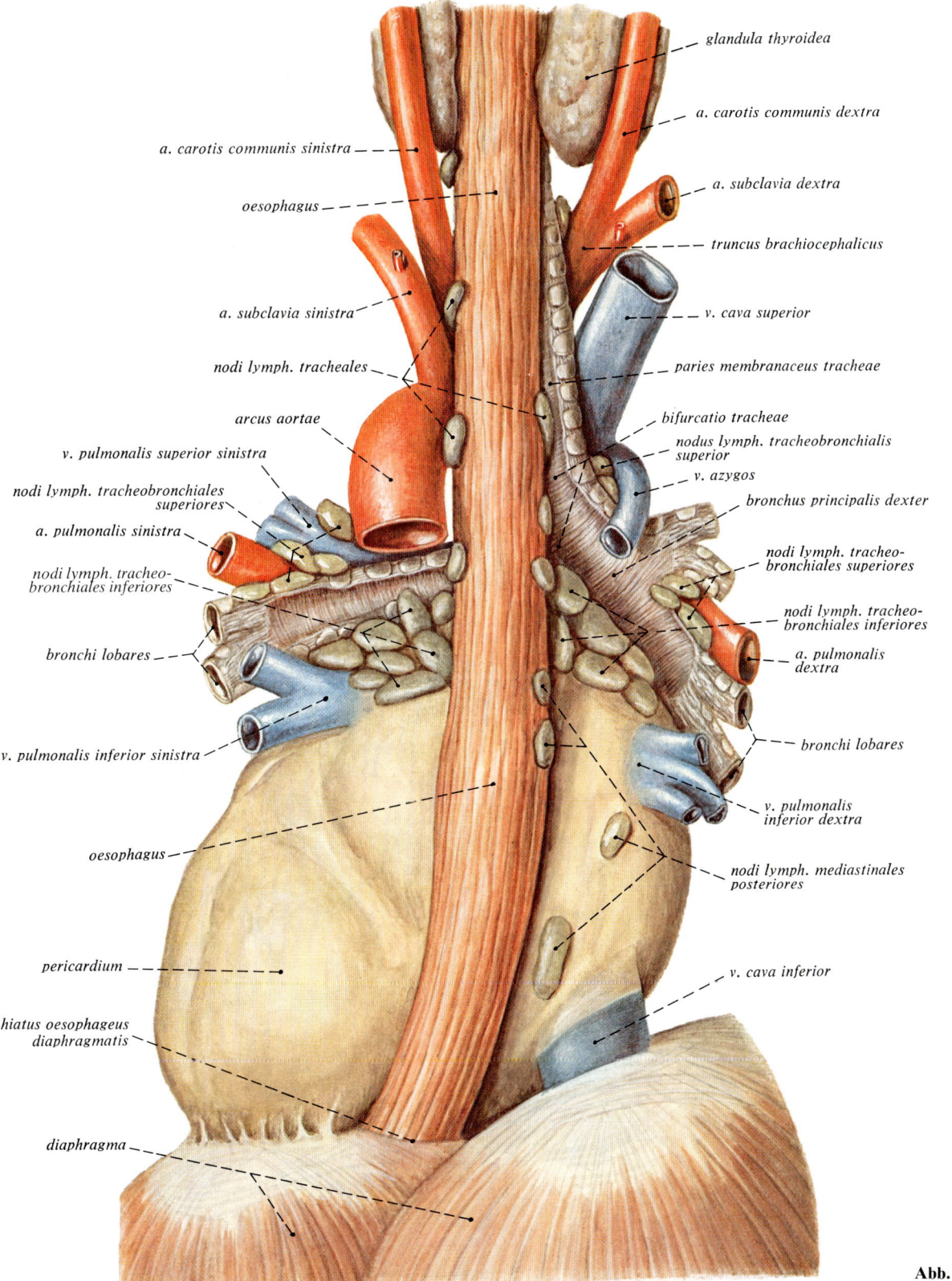

glandula thyroidea

a. carotis communis dextra

a. subclavia dextra

truncus brachiocephalicus

v. cava superior

paries membranaceus tracheae

bifurcatio tracheae

nodus lymph. tracheobronchialis superior

v. azygos

bronchus principalis dexter

nodi lymph. tracheobronchiales superiores

nodi lymph. tracheobronchiales inferiores

a. pulmonalis dextra

bronchi lobares

v. pulmonalis inferior dextra

nodi lymph. mediastinales posteriores

v. cava inferior

a. carotis communis sinistra

oesophagus

a. subclavia sinistra

nodi lymph. tracheales

arcus aortae

v. pulmonalis superior sinistra

nodi lymph. tracheobronchiales superiores

a. pulmonalis sinistra

nodi lymph. tracheobronchiales inferiores

bronchi lobares

v. pulmonalis inferior sinistra

oesophagus

pericardium

hiatus oesophageus diaphragmatis

diaphragma

Abb. 63.

45

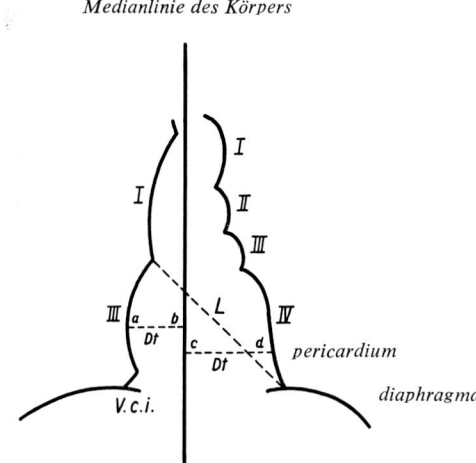

Abb. 64. Herzschatten im Röntgenbild bei sagittalem Strahlengang (nach Schultze-Lubosch). Rechts: I rechter Gefäßbogen = v. cava superior und pars ascendens aortae; III rechter Vorhofbogen. Links: I pars descendens aortae mit »Aortenknopf«; II Pulmonalisbogen; III linker Vorhofbogen (linkes Herzohr); IV linker Ventrikelbogen. v. c. i. = v. cava inferior. Dt. Transversaldurchmesser. Diameter transversa a b + c d im Durchschnitt 13–14 cm. L Längsachse des Herzens = Länge vom oberen Ende des rechten Vorhofbogens zur Herzspitze im Durchschnitt 15–16 cm.

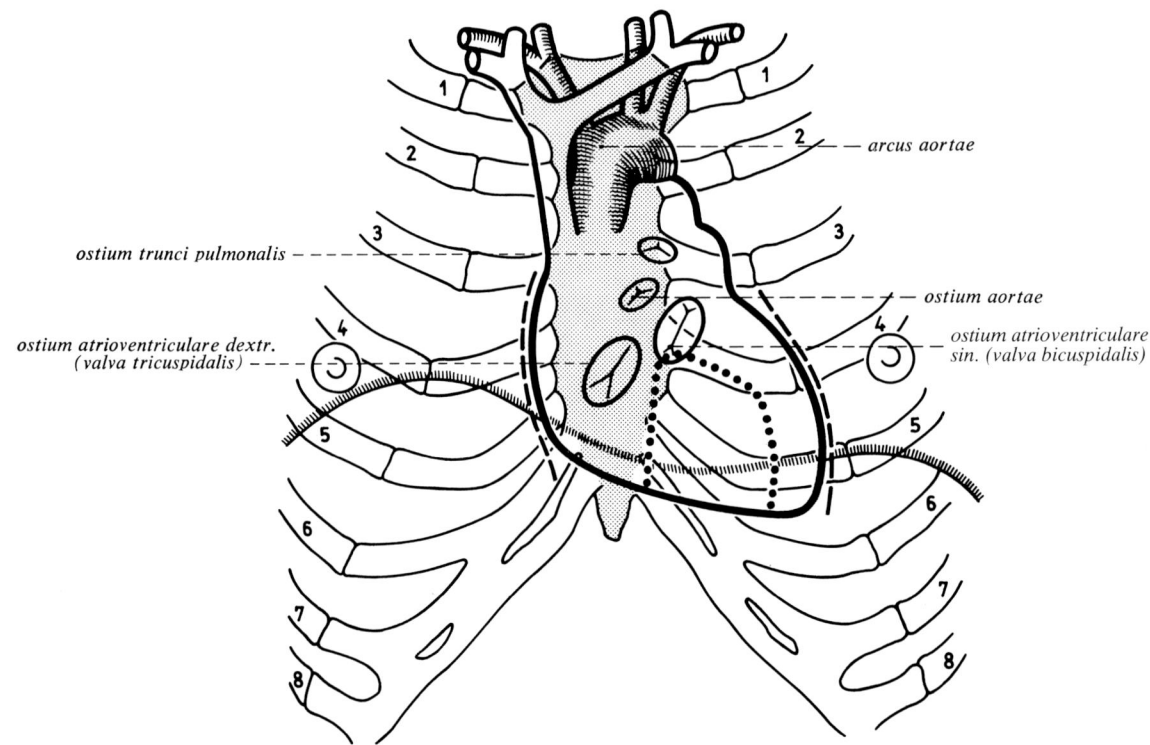

Abb. 65. Projektion des Herzens und der Herzklappen auf die vordere Brustwand. Gestrichelte Linie: seitliche Begrenzung der relativen Herzdämpfung. Punktierte Linie: Begrenzung der absoluten Herzdämpfung. Bei der Perkussion spielt die Bestimmung der relativen und absoluten Herzdämpfung eine bedeutende Rolle.

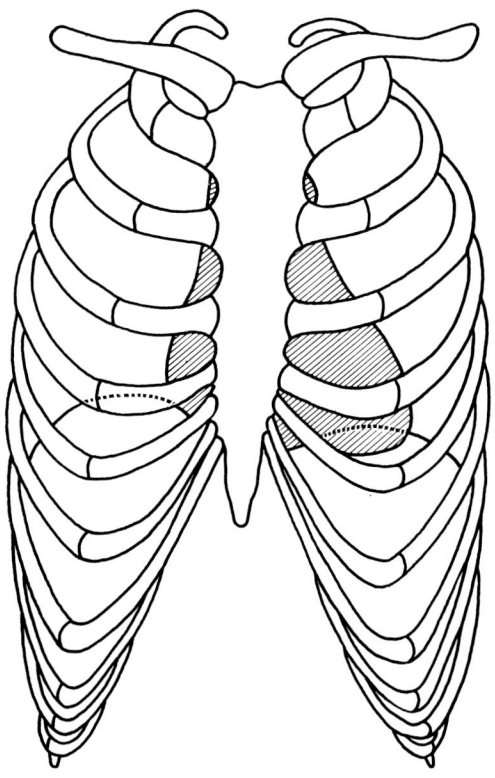

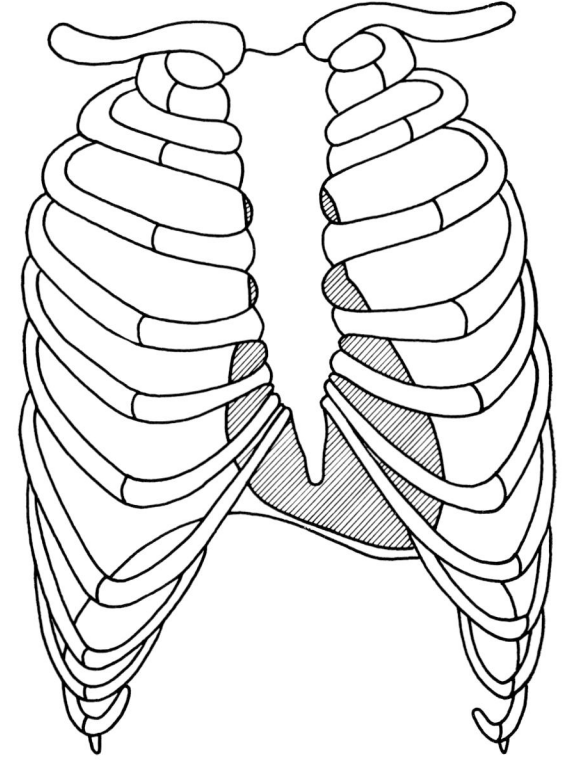

Abb. 66. Herz bei Exspirationsstellung.

Abb. 67. Herz bei Inspirationsstellung.

Standardpunkte zur Herzauskultation[1]

Für die Herzauskultation haben sich seit langem 7 Abhörstellen bewährt, über deren topographische Lage die nebenstehende Skizze unterrichtet. Sie werden mit den Abkürzungen S 1–S 7 in der folgenden Weise bezeichnet:

S 1: Gegend der absoluten Herzdämpfung im linken IV. ICR parasternal (Mitralklappe).

S 2: Über der Herzspitze in der Medioklavikulargegend des linken V. ICR (Mitralklappe).

S 3: Über dem Sternalende des rechten II. ICR (Aortenklappe).

S 4: Über dem Sternalende des linken II. ICR (Aorten- bzw. Pulmonalklappe).

S 5: Zusätzliche Auskultationsstelle (5. Punkt nach ERB) über dem Sternalende des linken III. ICR (Aortenklappe).

S 6: Über dem Sternalende des rechten V. ICR (Trikuspidalklappe).

S 7: Vordere Axillarlinie links (Mitralklappe).

[1] Aus J. SCHMIDT-VOIGT: Herzauskultation audiovisuell.
J. F. Lehmann, München, 1973.

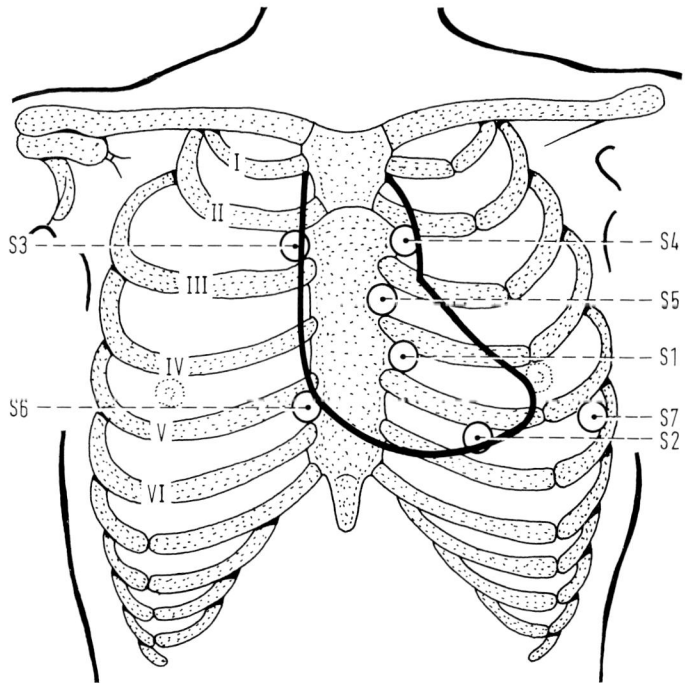

Abb. 68. Standardpunkte zur Auskultation über dem Herzen.

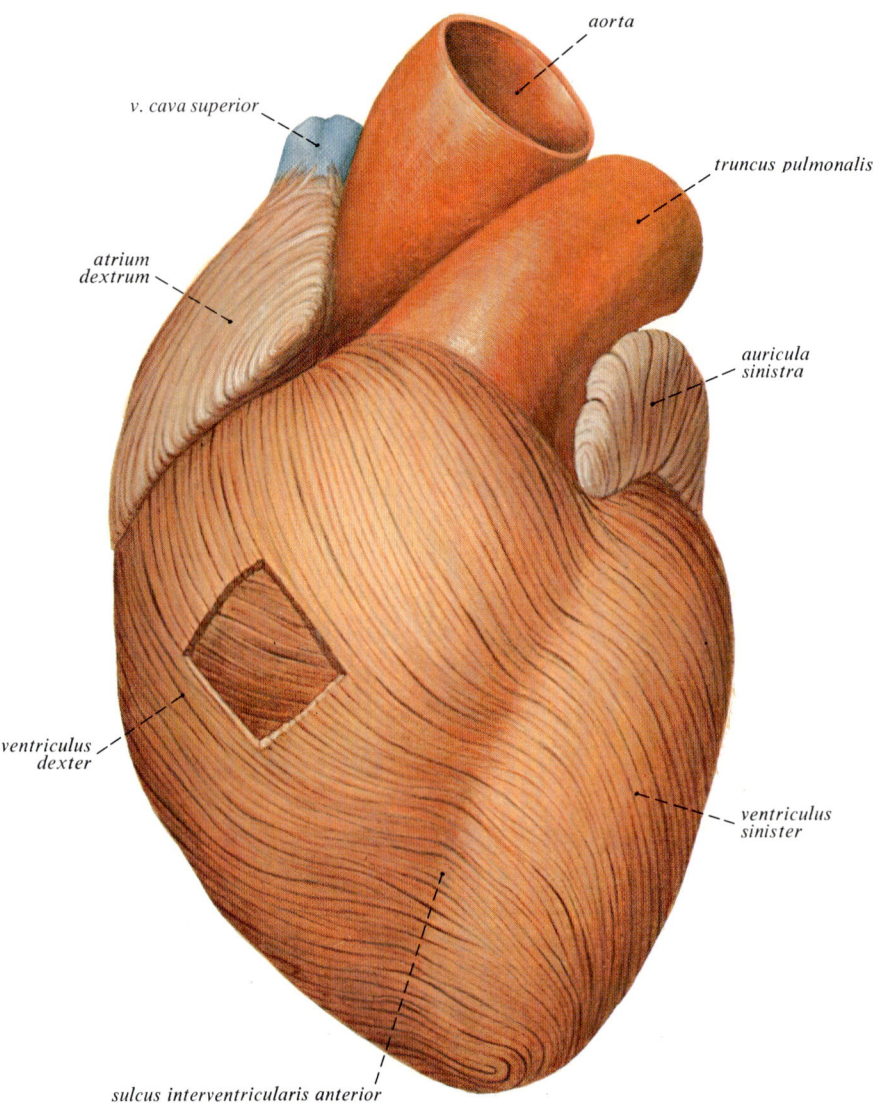

aorta

v. cava superior

truncus pulmonalis

atrium dextrum

auricula sinistra

ventriculus dexter

ventriculus sinister

sulcus interventricularis anterior

Abb. 69. Die Muskulatur des Herzens, Ventralansicht. Im Bereich der Wand des rechten Ventrikels ist ein Teil der oberflächlichen Schicht entfernt, um die tiefere Lage zu zeigen.

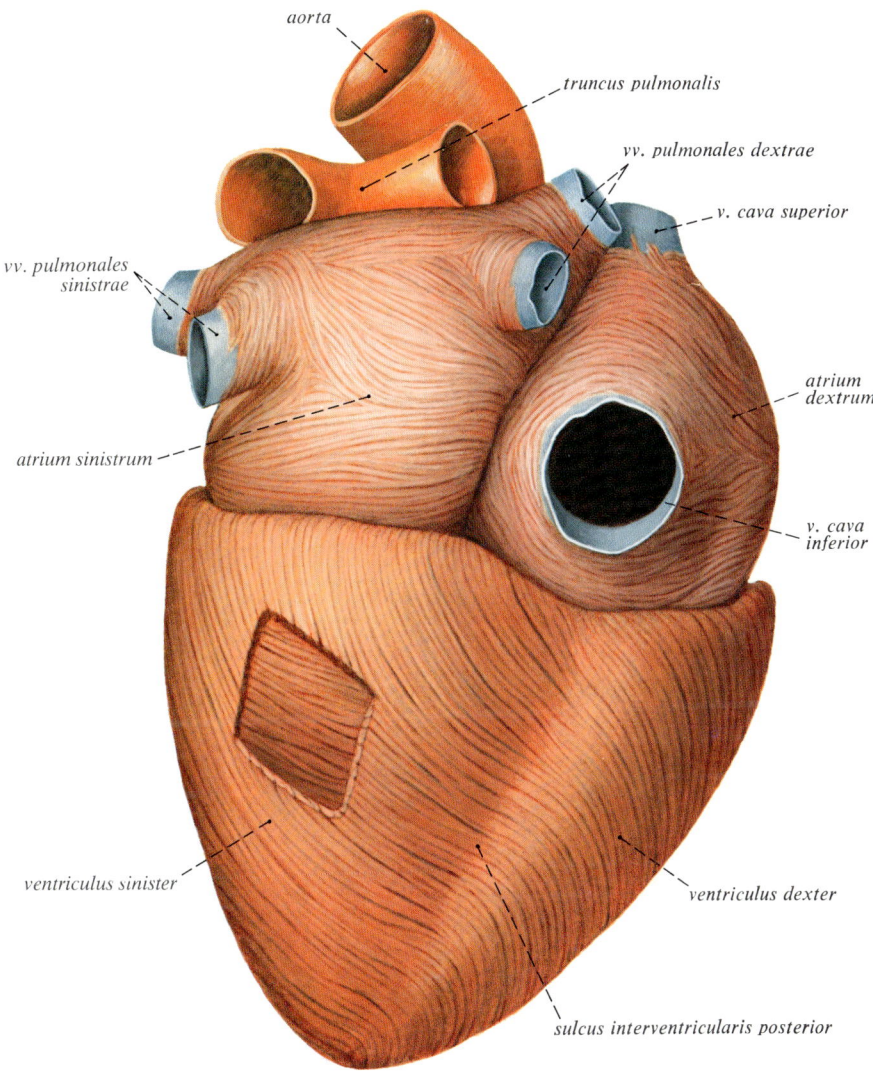

aorta

truncus pulmonalis

vv. pulmonales dextrae

v. cava superior

vv. pulmonales sinistrae

atrium dextrum

atrium sinistrum

v. cava inferior

ventriculus sinister

ventriculus dexter

sulcus interventricularis posterior

Abb. 70. Die Muskulatur des Herzens, Dorsalansicht. Im Bereich der Wand des linken Ventrikels ist ein Teil der oberflächlichen Schicht entfernt, um die tiefere Lage zu zeigen.

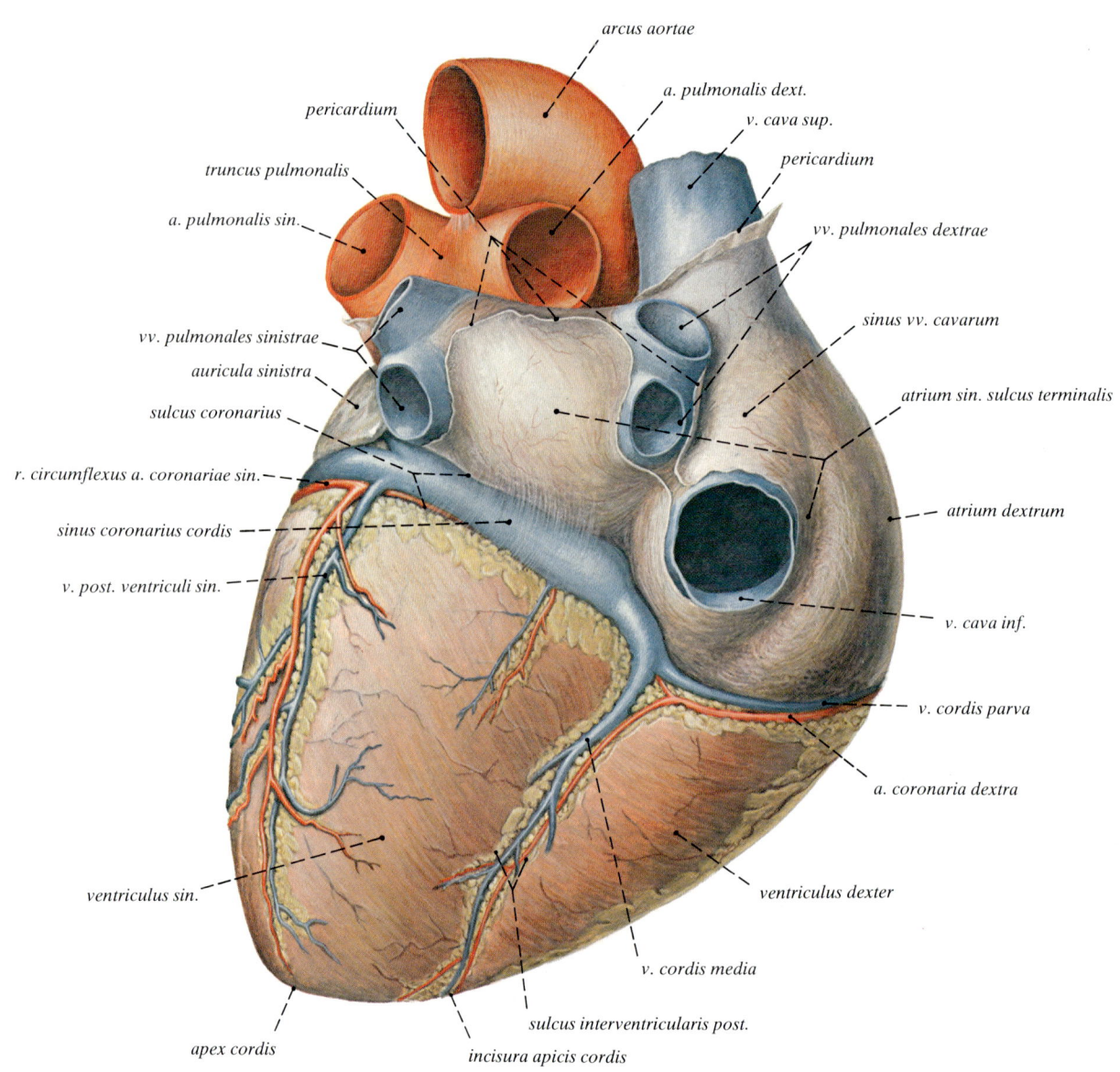

arcus aortae

pericardium

a. pulmonalis dext.

v. cava sup.

pericardium

truncus pulmonalis

a. pulmonalis sin.

vv. pulmonales dextrae

vv. pulmonales sinistrae

sinus vv. cavarum

auricula sinistra

atrium sin. sulcus terminalis

sulcus coronarius

r. circumflexus a. coronariae sin.

atrium dextrum

sinus coronarius cordis

v. post. ventriculi sin.

v. cava inf.

v. cordis parva

a. coronaria dextra

ventriculus sin.

ventriculus dexter

v. cordis media

sulcus interventricularis post.

apex cordis

incisura apicis cordis

Abb. 71. Facies diaphragmatica des Herzens. Der Herzbeutel ist bis auf die Ansatzstelle an den großen Gefäßen entfernt.

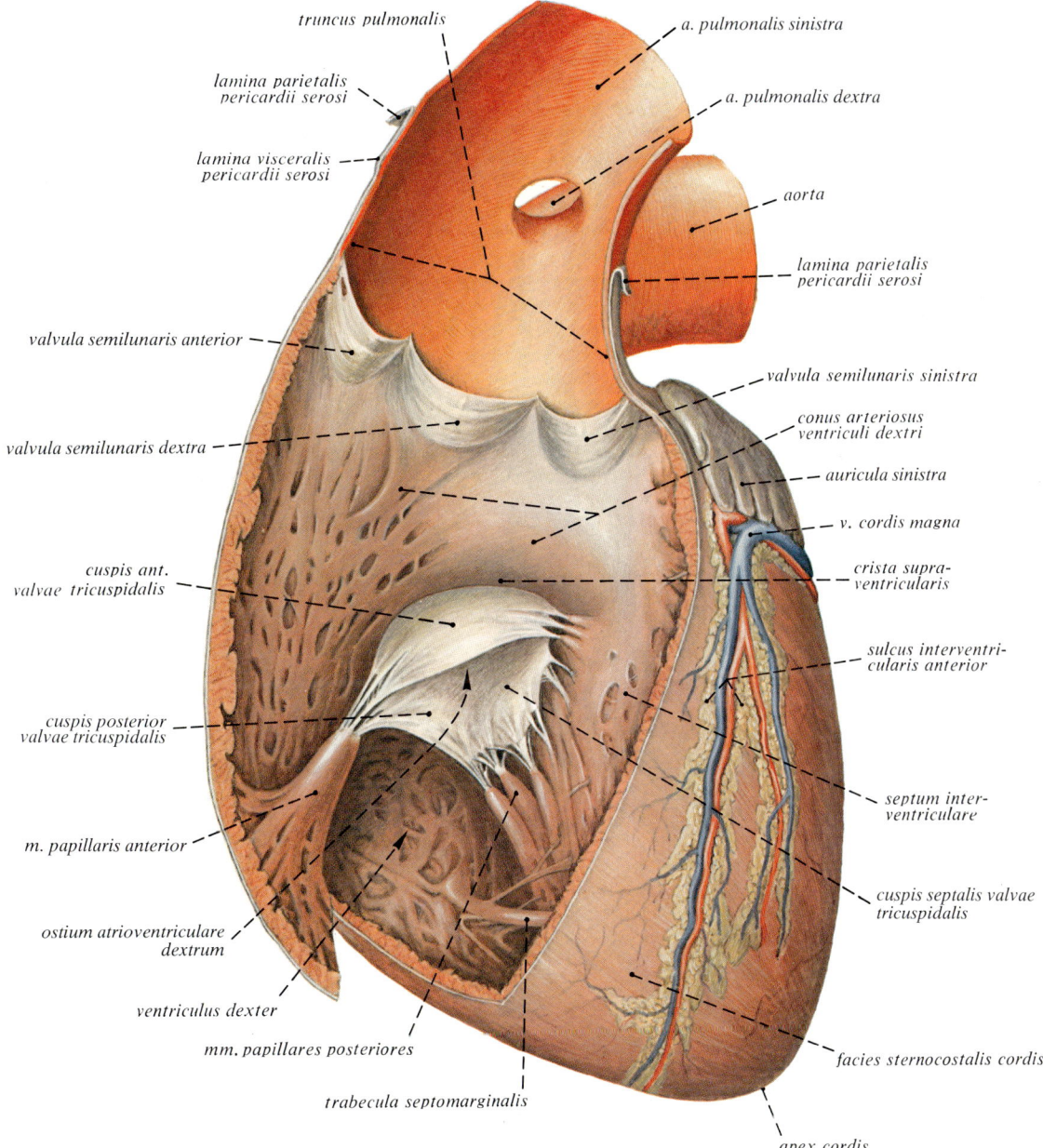

truncus pulmonalis

a. pulmonalis sinistra

lamina parietalis pericardii serosi

a. pulmonalis dextra

lamina visceralis pericardii serosi

aorta

lamina parietalis pericardii serosi

valvula semilunaris anterior

valvula semilunaris sinistra

conus arteriosus ventriculi dextri

valvula semilunaris dextra

auricula sinistra

v. cordis magna

cuspis ant. valvae tricuspidalis

crista supraventricularis

sulcus interventricularis anterior

cuspis posterior valvae tricuspidalis

septum interventriculare

m. papillaris anterior

cuspis septalis valvae tricuspidalis

ostium atrioventriculare dextrum

ventriculus dexter

facies sternocostalis cordis

mm. papillares posteriores

trabecula septomarginalis

apex cordis

Abb. 72. Rechter Ventrikel und truncus pulmonalis durch einen am margo dexter und einen zweiten, in der Gegend der Mitte der facies sternocostalis cordis geführten Schnitt eröffnet. Blick in den rechten Ventrikel auf das ostium atrioventriculare dextrum mit der valva tricuspidalis und auf die valva trunci pulmonalis, gebildet aus den drei valvulae semilunares.

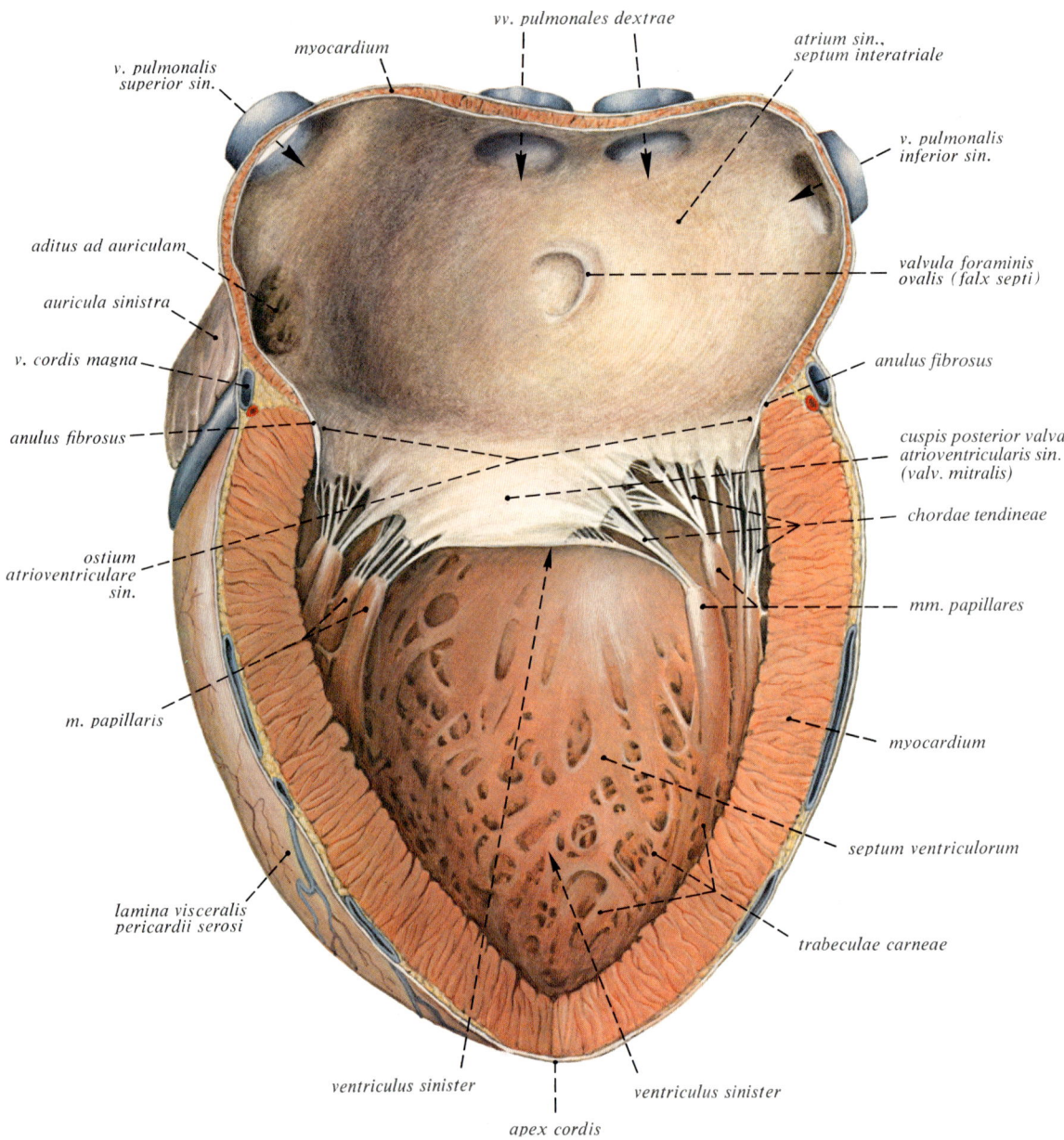

vv. pulmonales dextrae

myocardium

atrium sin.,
septum interatriale

v. pulmonalis
superior sin.

v. pulmonalis
inferior sin.

aditus ad auriculam

valvula foraminis
ovalis (falx septi)

auricula sinistra

v. cordis magna

anulus fibrosus

anulus fibrosus

cuspis posterior valvae
atrioventricularis sin.
(valv. mitralis)

chordae tendineae

ostium
atrioventriculare
sin.

mm. papillares

myocardium

m. papillaris

septum ventriculorum

lamina visceralis
pericardii serosi

trabeculae carneae

ventriculus sinister

ventriculus sinister

apex cordis

Abb. 73. Einblick in das durch einen Längsschnitt eröffnete linke Herz. Das ostium atrioventriculare sinistrum ist aufgeschnitten und auseinandergezogen, so daß das hintere Segel der valva atrioventricularis sinistra von oben her zu sehen ist.

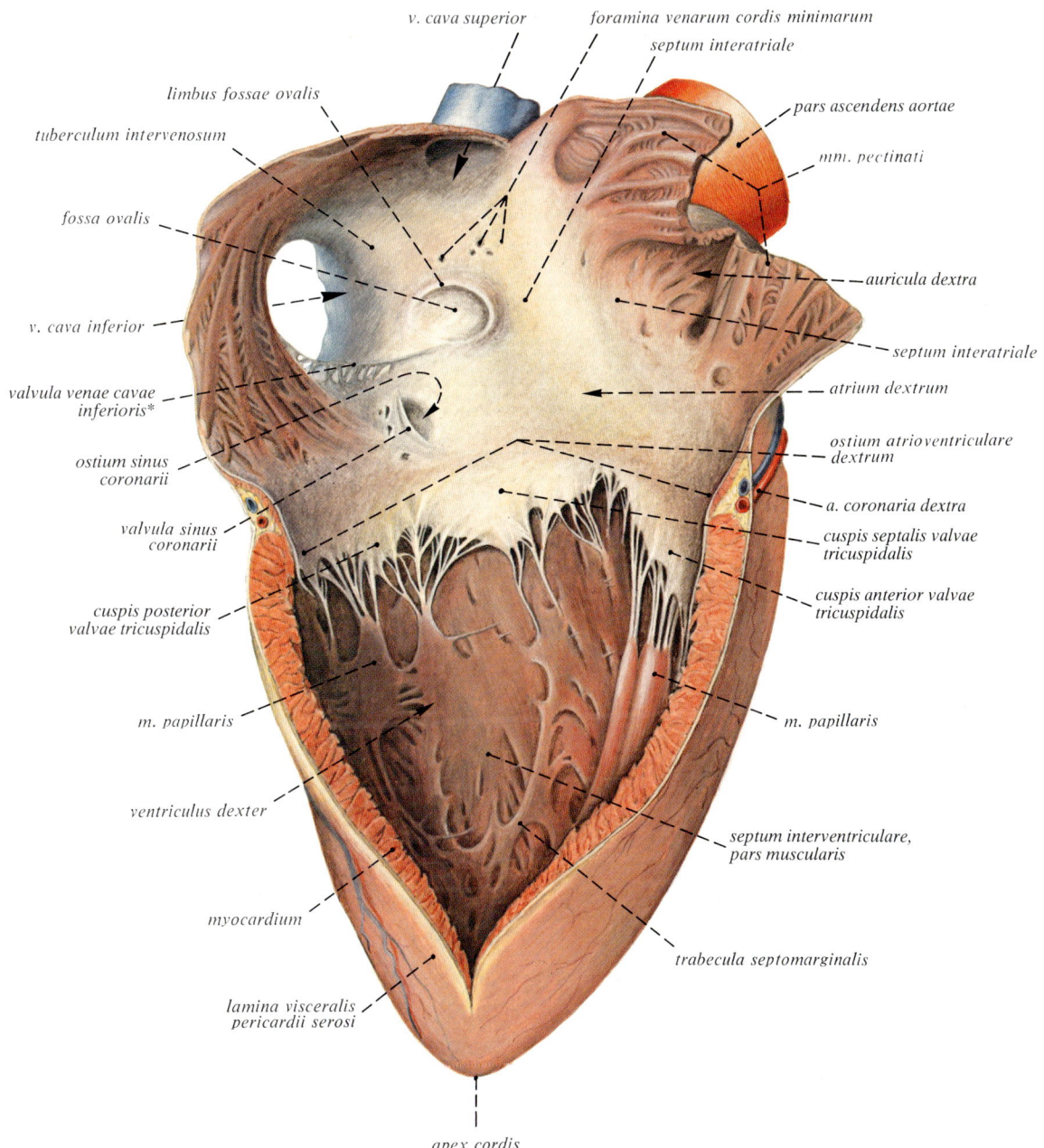

v. cava superior

foramina venarum cordis minimarum

septum interatriale

limbus fossae ovalis

pars ascendens aortae

tuberculum intervenosum

mm. pectinati

fossa ovalis

auricula dextra

v. cava inferior

septum interatriale

valvula venae cavae
inferioris*

atrium dextrum

ostium atrioventriculare
dextrum

ostium sinus
coronarii

a. coronaria dextra

valvula sinus
coronarii

cuspis septalis valvae
tricuspidalis

cuspis posterior
valvae tricuspidalis

cuspis anterior valvae
tricuspidalis

m. papillaris

m. papillaris

ventriculus dexter

septum interventriculare,
pars muscularis

myocardium

trabecula septomarginalis

lamina visceralis
pericardii serosi

apex cordis

Abb. 74. Einblick in das durch einen Längsschnitt entlang des margo acutus eröffnete rechte Herz. Das ostium atrioventriculare dextrum ist aufgeschnitten und auseinandergezogen, so daß die Segel der valva atrioventricularis dextra von oben her zu sehen sind.
* Valvula EUSTACHII.

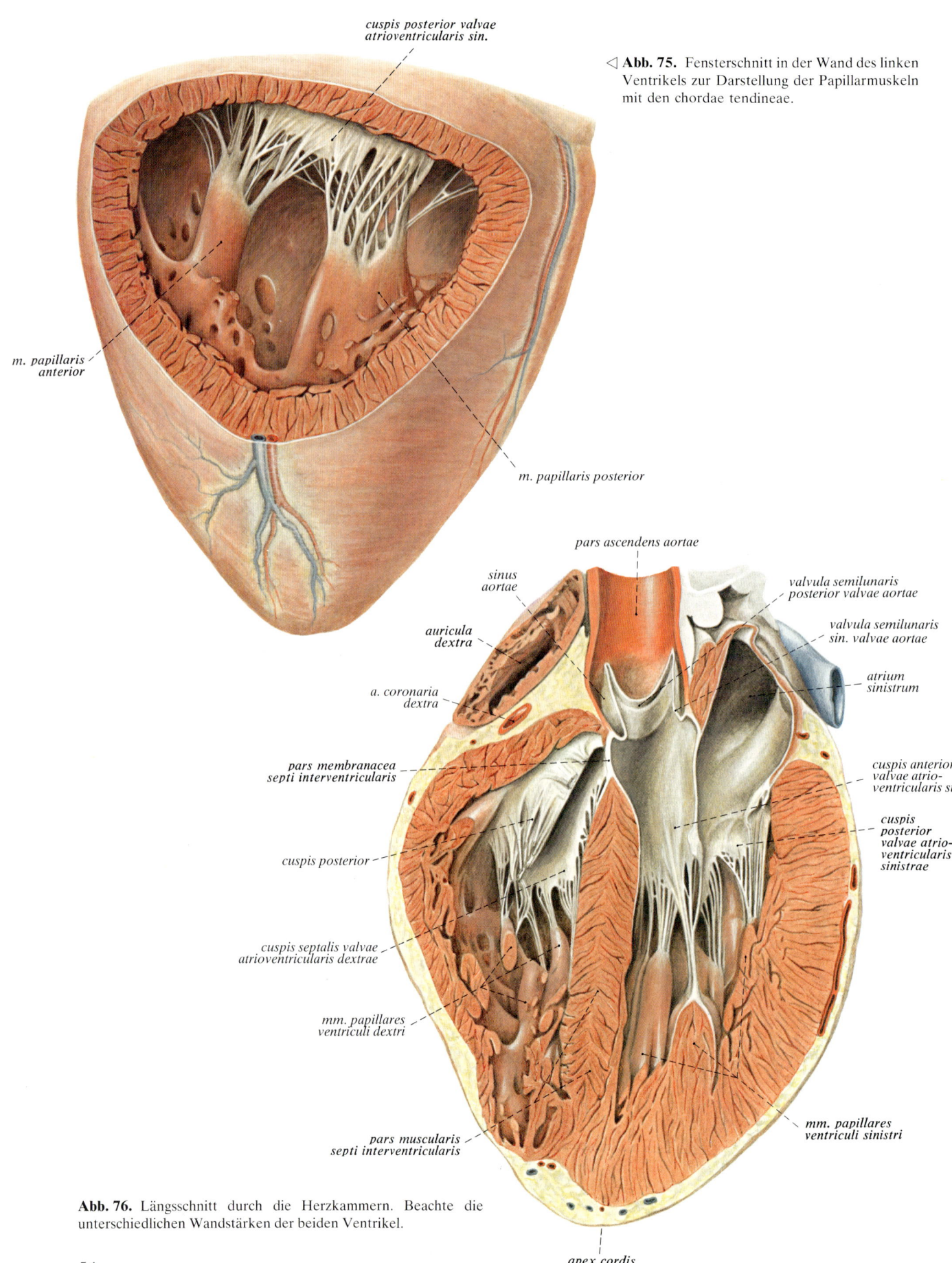

cuspis posterior valvae
atrioventricularis sin.

◁ **Abb. 75.** Fensterschnitt in der Wand des linken
Ventrikels zur Darstellung der Papillarmuskeln
mit den chordae tendineae.

m. papillaris
anterior

m. papillaris posterior

pars ascendens aortae

sinus
aortae

valvula semilunaris
posterior valvae aortae

auricula
dextra

valvula semilunaris
sin. valvae aortae

a. coronaria
dextra

atrium
sinistrum

pars membranacea
septi interventricularis

cuspis anterior
valvae atrio-
ventricularis sin

cuspis
posterior
valvae atrio-
ventricularis
sinistrae

cuspis posterior

cuspis septalis valvae
atrioventricularis dextrae

mm. papillares
ventriculi dextri

mm. papillares
ventriculi sinistri

pars muscularis
septi interventricularis

Abb. 76. Längsschnitt durch die Herzkammern. Beachte die
unterschiedlichen Wandstärken der beiden Ventrikel.

apex cordis

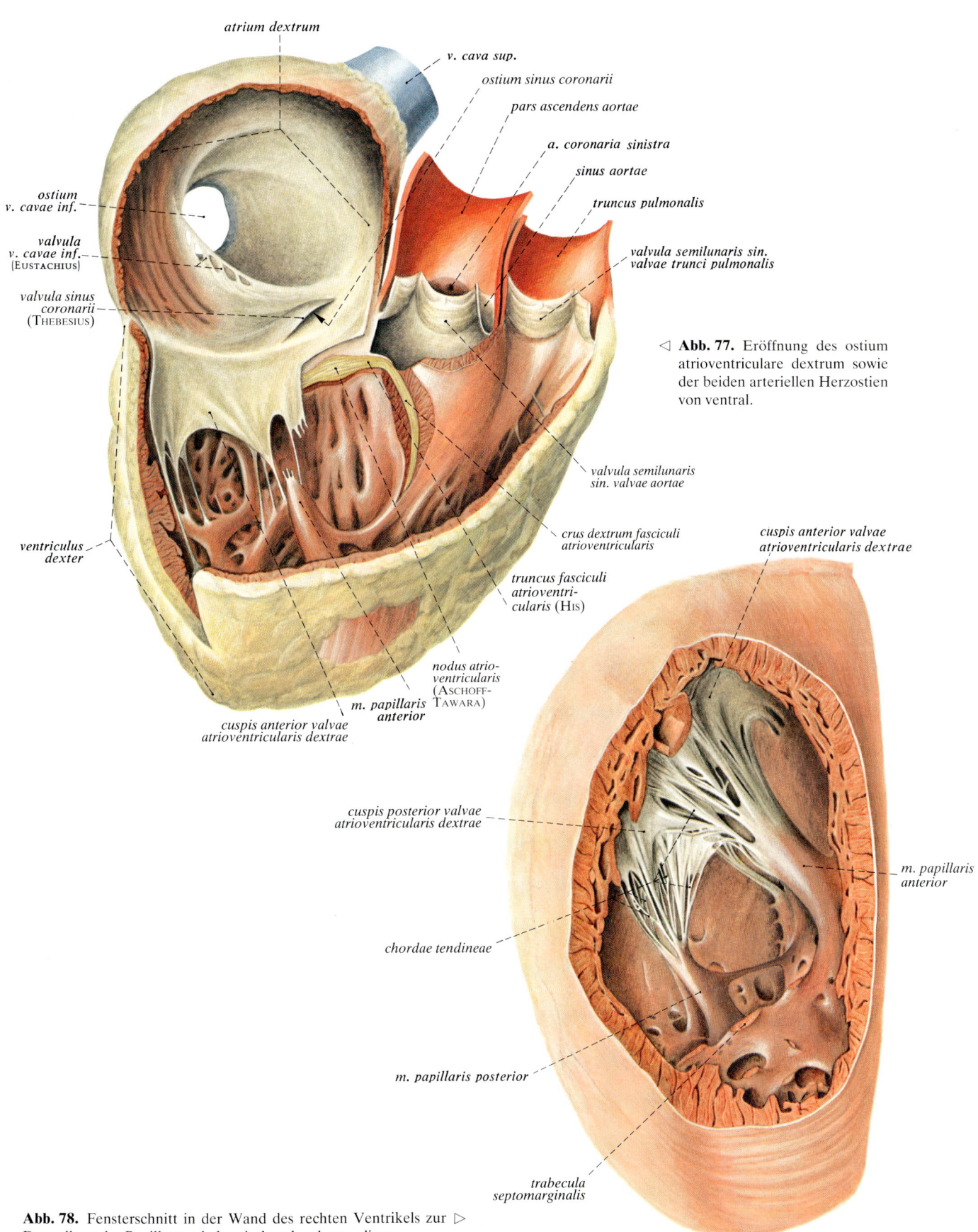

atrium dextrum

v. cava sup.

ostium sinus coronarii

pars ascendens aortae

a. coronaria sinistra

sinus aortae

truncus pulmonalis

valvula semilunaris sin.
valvae trunci pulmonalis

ostium
v. cavae inf.

valvula
v. cavae inf.
(EUSTACHIUS)

valvula sinus
coronarii
(THEBESIUS)

◁ **Abb. 77.** Eröffnung des ostium
atrioventriculare dextrum sowie
der beiden arteriellen Herzostien
von ventral.

valvula semilunaris
sin. valvae aortae

crus dextrum fasciculi
atrioventricularis

truncus fasciculi
atrioventri-
cularis (HIS)

nodus atrio-
ventricularis
(ASCHOFF-
TAWARA)

ventriculus
dexter

m. papillaris
anterior

cuspis anterior valvae
atrioventricularis dextrae

cuspis anterior valvae
atrioventricularis dextrae

cuspis posterior valvae
atrioventricularis dextrae

m. papillaris
anterior

chordae tendineae

m. papillaris posterior

trabecula
septomarginalis

Abb. 78. Fensterschnitt in der Wand des rechten Ventrikels zur ▷
Darstellung der Papillarmuskeln mit den chordae tendineae.

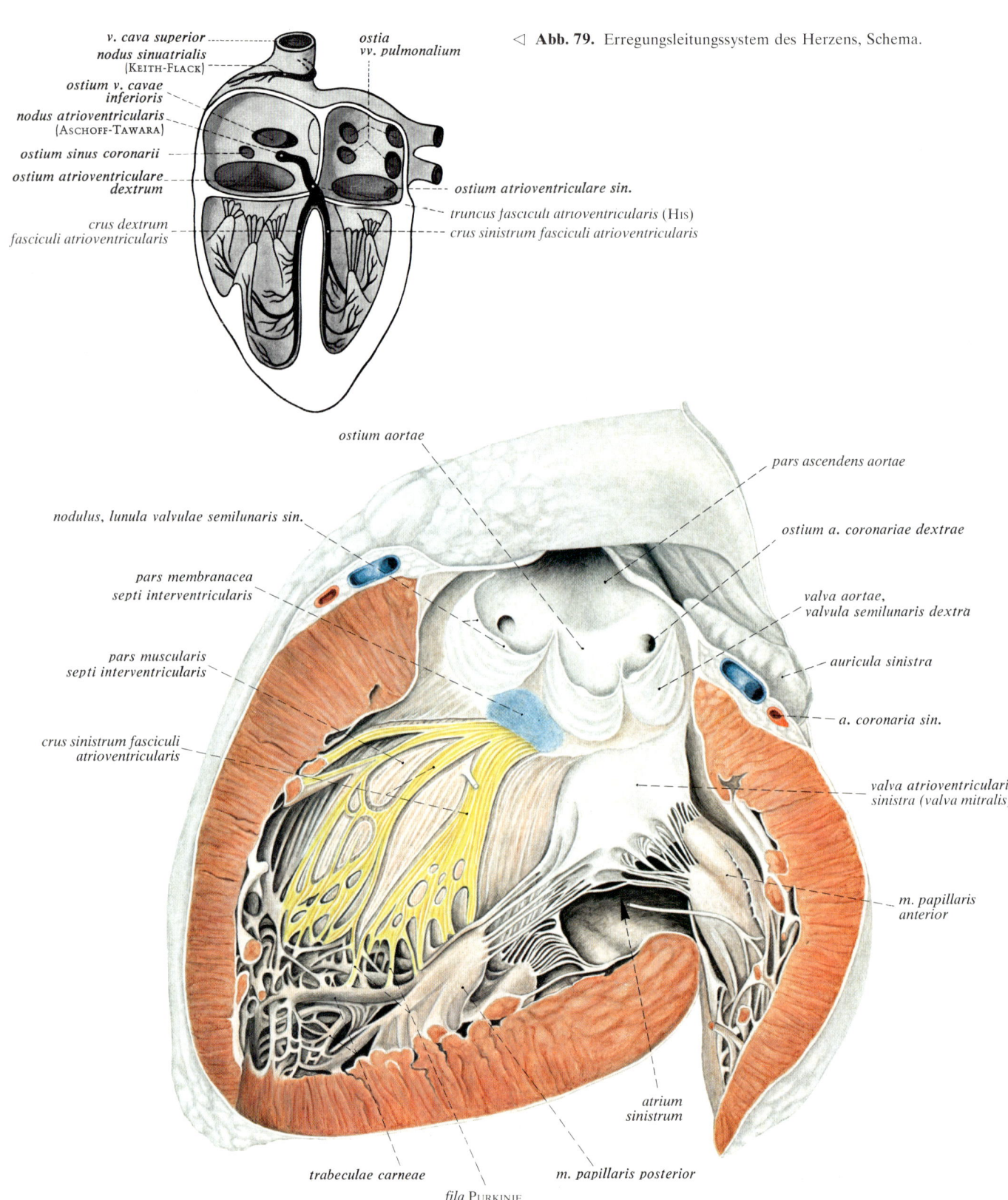

v. cava superior
nodus sinuatrialis
(KEITH-FLACK)
ostium v. cavae
inferioris
nodus atrioventricularis
(ASCHOFF-TAWARA)
ostium sinus coronarii
ostium atrioventriculare
dextrum
crus dextrum
fasciculi atrioventricularis

ostia
vv. pulmonalium

◁ **Abb. 79.** Erregungsleitungssystem des Herzens, Schema.

ostium atrioventriculare sin.
truncus fasciculi atrioventricularis (HIS)
crus sinistrum fasciculi atrioventricularis

ostium aortae

pars ascendens aortae

nodulus, lunula valvulae semilunaris sin.

ostium a. coronariae dextrae

pars membranacea
septi interventricularis

valva aortae,
valvula semilunaris dextra

pars muscularis
septi interventricularis

auricula sinistra

a. coronaria sin.

crus sinistrum fasciculi
atrioventricularis

valva atrioventricularis
sinistra (valva mitralis)

m. papillaris
anterior

atrium
sinistrum

trabeculae carneae

m. papillaris posterior

fila PURKINJE

Abb. 80. Linker Ventrikel eröffnet, Blick auf das septum interventriculare mit dem crus sinistrum fasciculi atrioventricularis und auf das ostium aortae. (Nach PERNKOPF: Atlas der topographischen und angewandten Anatomie des Menschen, Bd. 2, 2. Aufl. [Hrsg. H. FERNER]. Urban & Schwarzenberg, München–Wien–Baltimore 1980.)

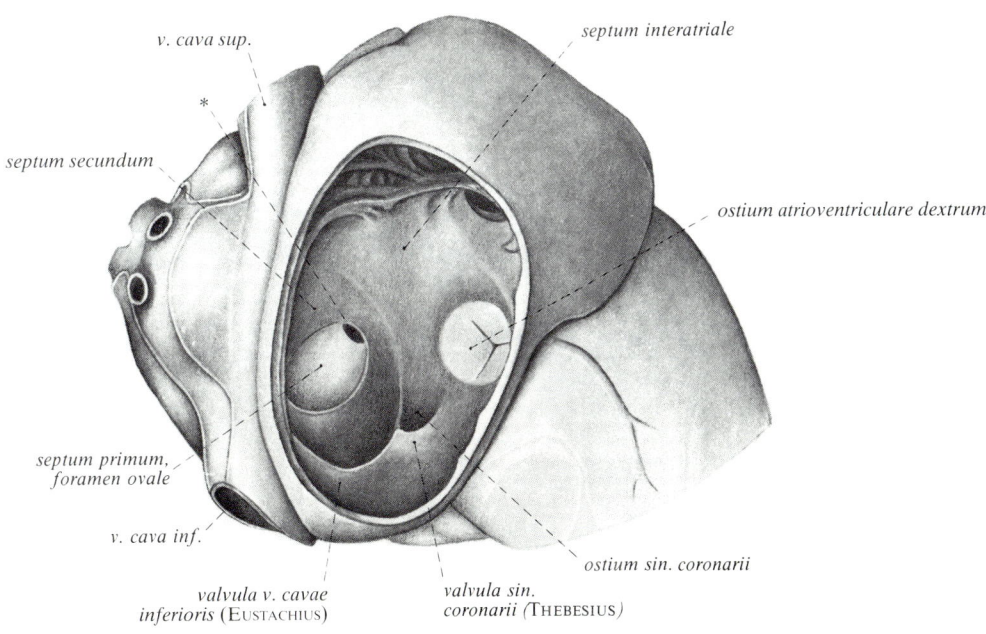

v. cava sup.

septum interatriale

*

septum secundum

ostium atrioventriculare dextrum

*septum primum,
foramen ovale*

v. cava inf.

ostium sin. coronarii

*valvula v. cavae
inferioris* (EUSTACHIUS)

*valvula sin.
coronarii (*THEBESIUS*)*

Abb. 81. Einblick in den rechten Vorhof bei einem 310 mm langen menschlichen Embryo (nach BORN und TANDLER) auf das Foramen ovale. * = offene Verbindung zwischen rechtem und linkem Vorhof

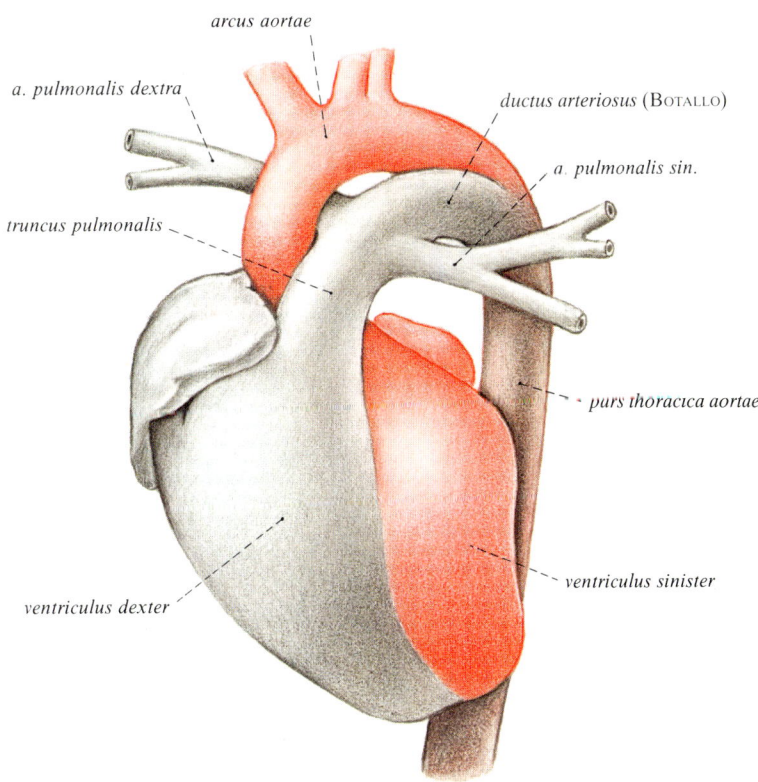

arcus aortae

a. pulmonalis dextra

ductus arteriosus (BOTALLO)

a. pulmonalis sin.

truncus pulmonalis

pars thoracica aortae

ventriculus dexter

ventriculus sinister

Abb. 82. Herz eines Neugeborenen, Mischung des Blutes in der Aorta descendens durch Aufnahme des Ductus arteriosus [BOTALLO].

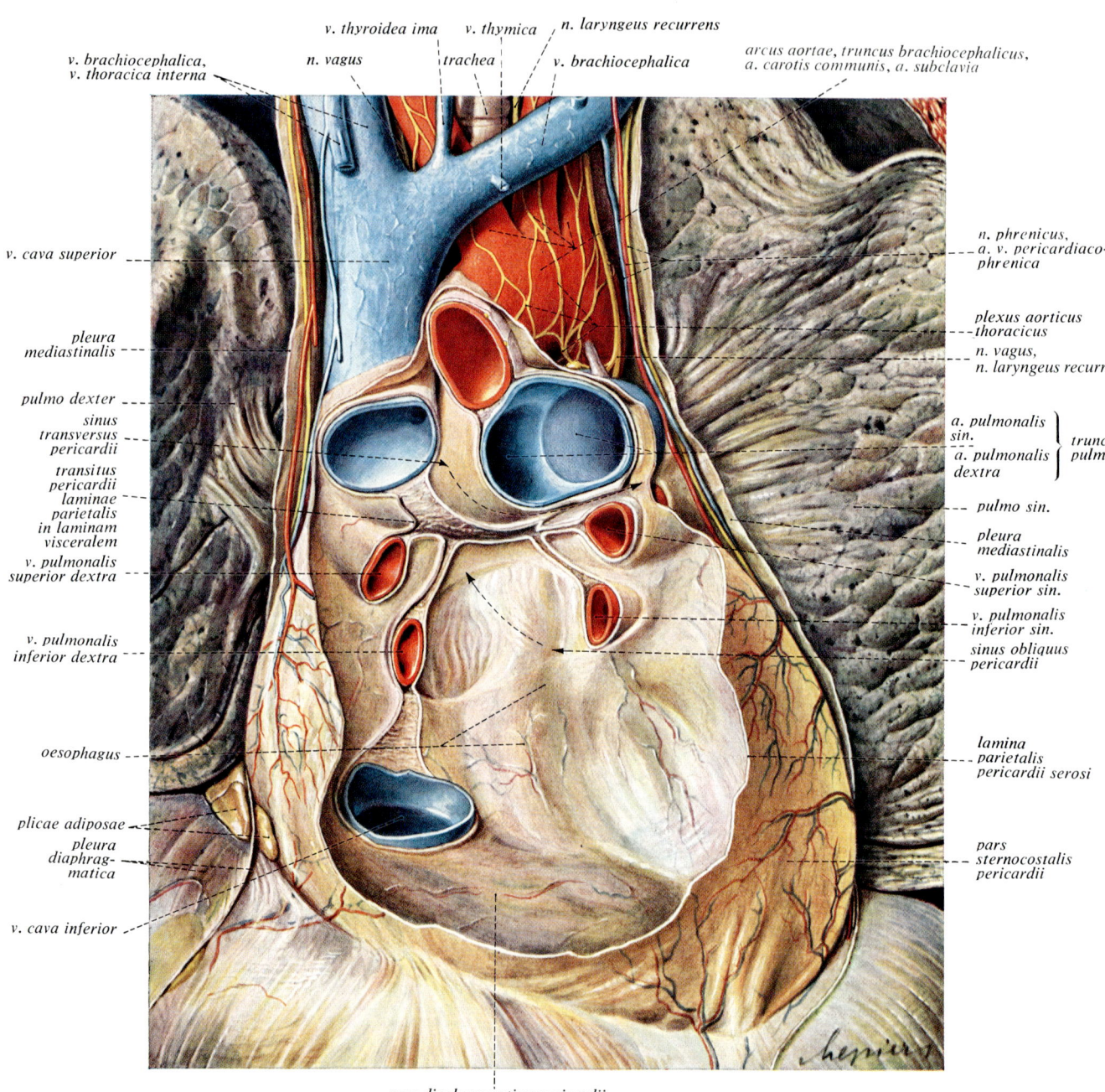

v. brachiocephalica,
v. thoracica interna

v. thyroidea ima   v. thymica   n. laryngeus recurrens

n. vagus   trachea   v. brachiocephalica

arcus aortae, truncus brachiocephalicus,
a. carotis communis, a. subclavia

v. cava superior

pleura
mediastinalis

pulmo dexter

sinus
transversus
pericardii

transitus
pericardii
laminae
parietalis
in laminam
visceralem

v. pulmonalis
superior dextra

v. pulmonalis
inferior dextra

oesophagus

plicae adiposae
pleura
diaphrag-
matica

v. cava inferior

n. phrenicus,
a. v. pericardiaco-
phrenica

plexus aorticus
thoracicus

n. vagus,
n. laryngeus recurre

a. pulmonalis
sin.
a. pulmonalis
dextra

truncu
pulmo.

pulmo sin.

pleura
mediastinalis

v. pulmonalis
superior sin.

v. pulmonalis
inferior sin.

sinus obliquus
pericardii

lamina
parietalis
pericardii serosi

pars
sternocostalis
pericardii

pars diaphragmatica pericardii

Abb. 83. Ansicht des von ventral eröffneten Herzbeutels, pericardium, nach Herausnahme des Herzens. Die ventrale Wand des Herzbeutels ist in kranio-kaudaler Richtung eröffnet und z. T. entfernt. Die acht Gefäße, die vom Herzen ausgehen bzw. in dieses einmünden, sind durchgeschnitten. Vgl. mit Abb. 45.

Gefäßstämme

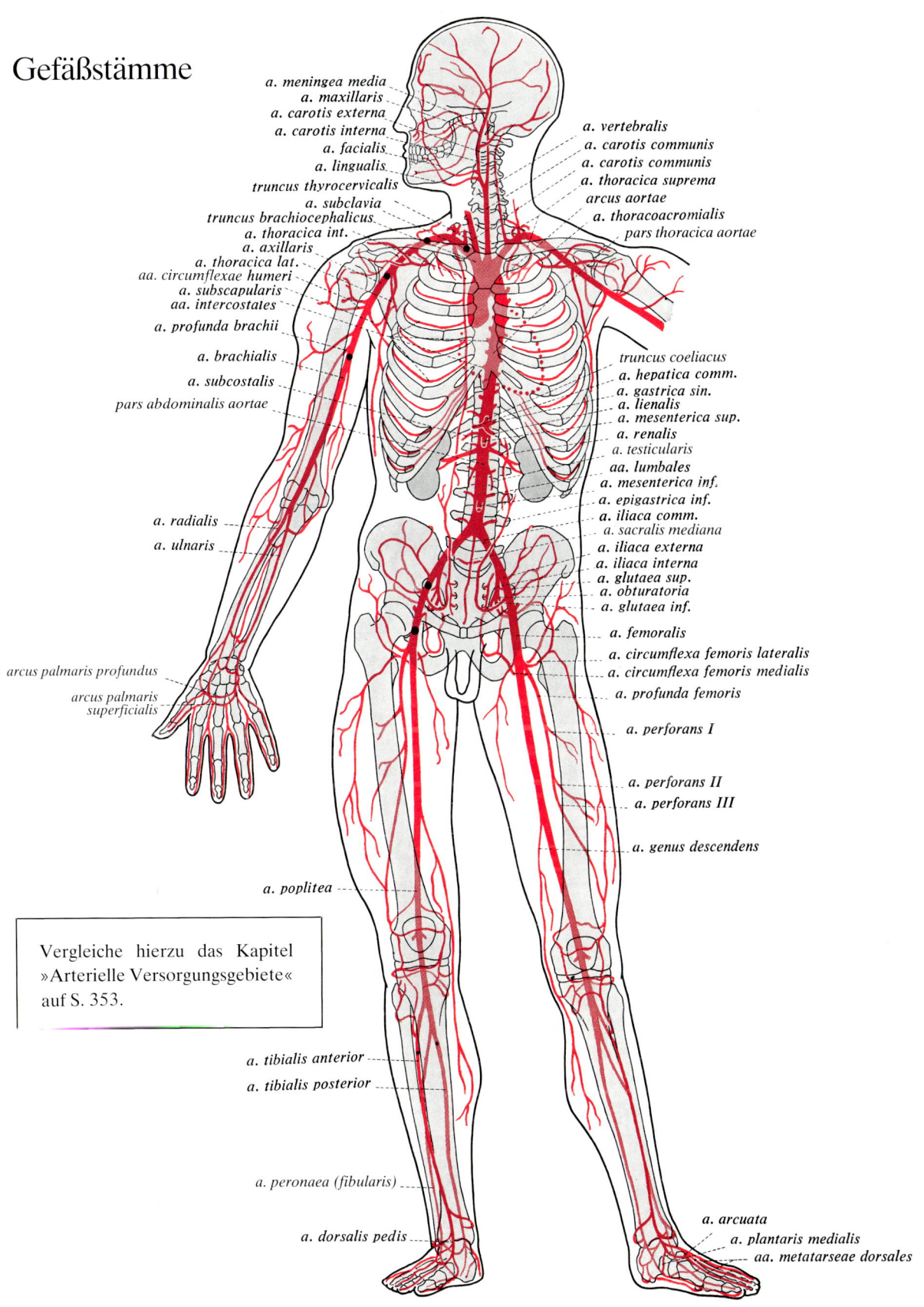

a. meningea media
a. maxillaris
a. carotis externa
a. carotis interna
a. facialis
a. lingualis
truncus thyrocervicalis
a. subclavia
truncus brachiocephalicus
a. thoracica int.
a. axillaris
a. thoracica lat.
aa. circumflexae humeri
a. subscapularis
aa. intercostates
a. profunda brachii

a. brachialis

a. subcostalis

pars abdominalis aortae

a. radialis
a. ulnaris

arcus palmaris profundus

arcus palmaris
superficialis

a. vertebralis
a. carotis communis
a. carotis communis
a. thoracica suprema
arcus aortae
a. thoracoacromialis
pars thoracica aortae

truncus coeliacus
a. hepatica comm.
a. gastrica sin.
a. lienalis
a. mesenterica sup.
a. renalis
a. testicularis
aa. lumbales
a. mesenterica inf.
a. epigastrica inf.
a. iliaca comm.
a. sacralis mediana
a. iliaca externa
a. iliaca interna
a. glutaea sup.
a. obturatoria
a. glutaea inf.

a. femoralis
a. circumflexa femoris lateralis
a. circumflexa femoris medialis
a. profunda femoris

a. perforans I

a. perforans II
a. perforans III

a. genus descendens

a. poplitea

Vergleiche hierzu das Kapitel
»Arterielle Versorgungsgebiete«
auf S. 353.

a. tibialis anterior
a. tibialis posterior

a. peronaea (fibularis)

a. dorsalis pedis

a. arcuata
a. plantaris medialis
aa. metatarseae dorsales

Abb. 84. Übersichtsbild der Hauptäste der Arterien des Körperkreislaufs. Herzgrenzen rot punktiert. Die schwarzen Punkte in den Gefäßen entsprechen den in der Chirurgie gebräuchlichen Unterbindungsstellen an den Extremitätenarterien.

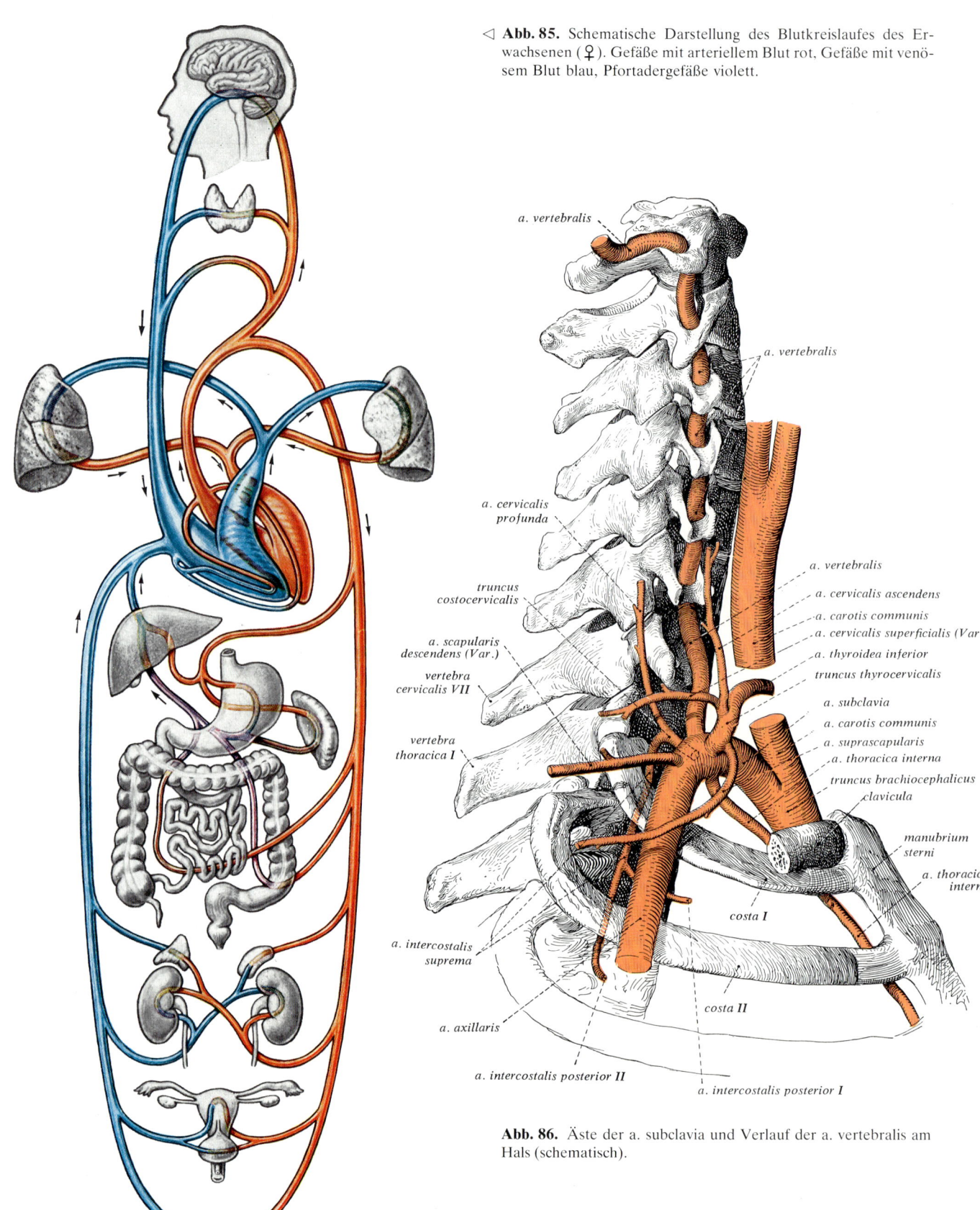

Abb. 85. Schematische Darstellung des Blutkreislaufes des Erwachsenen (♀). Gefäße mit arteriellem Blut rot, Gefäße mit venösem Blut blau, Pfortadergefäße violett.

a. vertebralis

a. vertebralis

a. cervicalis
profunda

truncus
costocervicalis

a. scapularis
descendens (Var.)

vertebra
cervicalis VII

vertebra
thoracica I

a. intercostalis
suprema

a. axillaris

a. intercostalis posterior II

a. vertebralis
a. cervicalis ascendens
a. carotis communis
a. cervicalis superficialis (Var
a. thyroidea inferior
truncus thyrocervicalis

a. subclavia
a. carotis communis
a. suprascapularis
a. thoracica interna
truncus brachiocephalicus
clavicula

manubrium
sterni

a. thoracic
interr

costa I

costa II

a. intercostalis posterior I

Abb. 86. Äste der a. subclavia und Verlauf der a. vertebralis am Hals (schematisch).

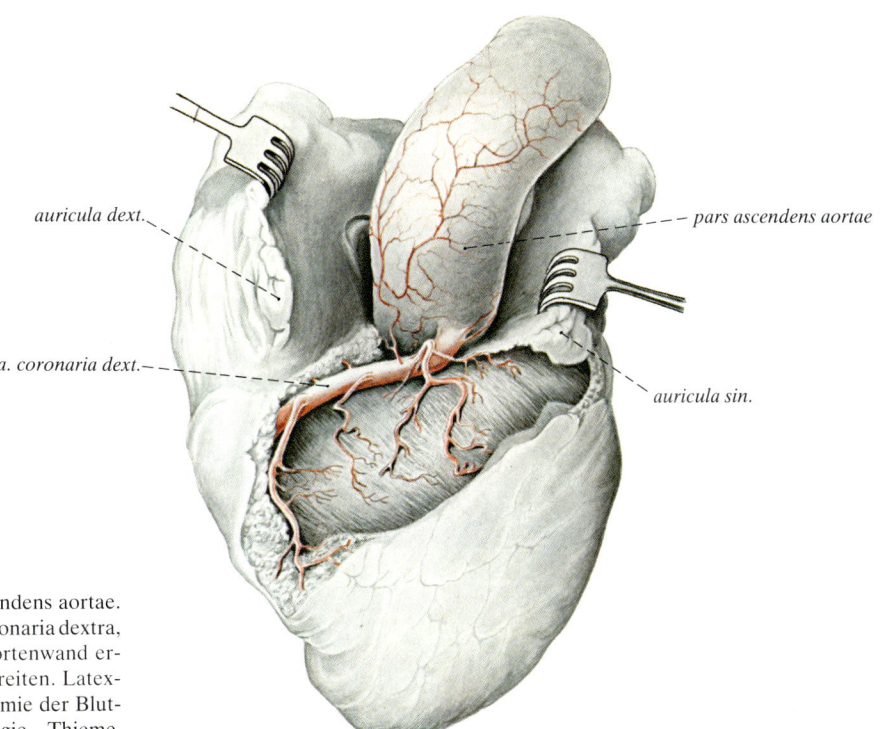

auricula dext.

a. coronaria dext.

pars ascendens aortae

auricula sin.

Abb. 87. Vasa vasorum der pars ascendens aortae. Präparation des Anfangsteils der a. coronaria dextra, aus der kleine Äste rückläufig die Aortenwand erreichen und sich hier netzförmig ausbreiten. Latex-Injektion. (Aus J. Staubesand: Anatomie der Blutgefäße. In: M. Ratschow: Angiologie. Thieme, Stuttgart 1959.)

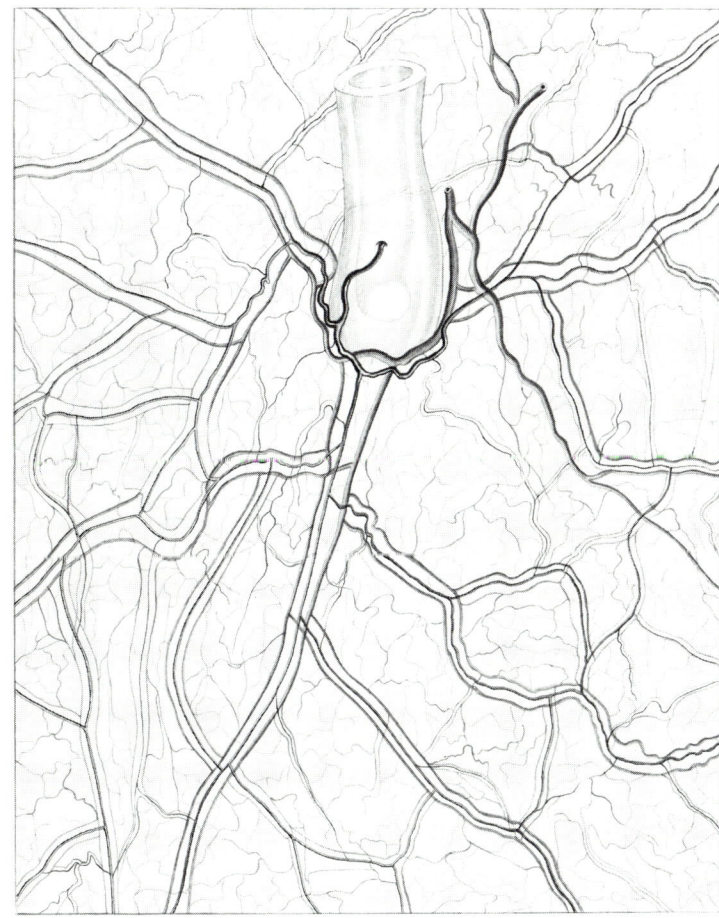

Abb. 88. Brustaorta, aufgehelltes Totalpräparat, das nach Tuscheinjektion der vasa vasis und Ablösung der adventitia gewonnen wurde. Aus dem Stamm einer Interkostalarterie zweigt ein rückläufiger Ast ab, der in das Netz der arteriae vasis übergeht. Darunter erkennt man den Kapillarschwamm in den äußeren Schichten der Media. (Aus J. Staubesand: Anat. Anz. 107, 332–339, 1959.)

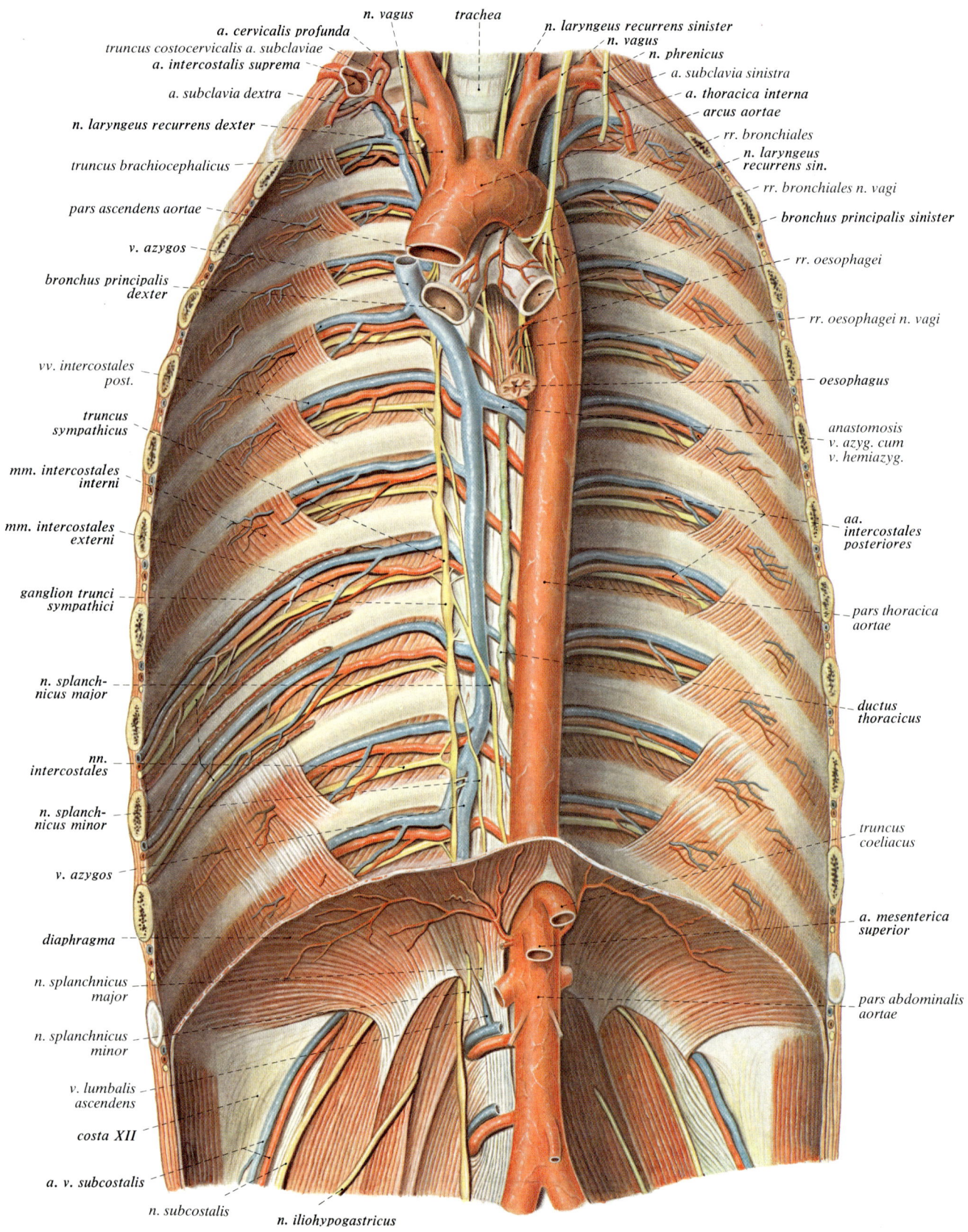

a. cervicalis profunda
truncus costocervicalis a. subclaviae
a. intercostalis suprema
a. subclavia dextra
n. laryngeus recurrens dexter
truncus brachiocephalicus
pars ascendens aortae
v. azygos
bronchus principalis dexter
vv. intercostales post.
truncus sympathicus
mm. intercostales interni
mm. intercostales externi
ganglion trunci sympathici
n. splanchnicus major
nn. intercostales
n. splanchnicus minor
v. azygos
diaphragma
n. splanchnicus major
n. splanchnicus minor
v. lumbalis ascendens
costa XII
a. v. subcostalis
n. subcostalis
n. iliohypogastricus

n. vagus
trachea
n. laryngeus recurrens sinister
n. vagus
n. phrenicus
a. subclavia sinistra
a. thoracica interna
arcus aortae
rr. bronchiales
n. laryngeus recurrens sin.
rr. bronchiales n. vagi
bronchus principalis sinister
rr. oesophagei
rr. oesophagei n. vagi
oesophagus
anastomosis v. azyg. cum v. hemiazyg.
aa. intercostales posteriores
pars thoracica aortae
ductus thoracicus
truncus coeliacus
a. mesenterica superior
pars abdominalis aortae

Abb. 89. Pars thoracica et abdominalis aortae mit Hauptästen. Leitungsbahnen der Interkostalräume und des hinteren mediastinum, Grenzstrang des Sympathikus, truncus sympathicus. Ansicht von ventral.

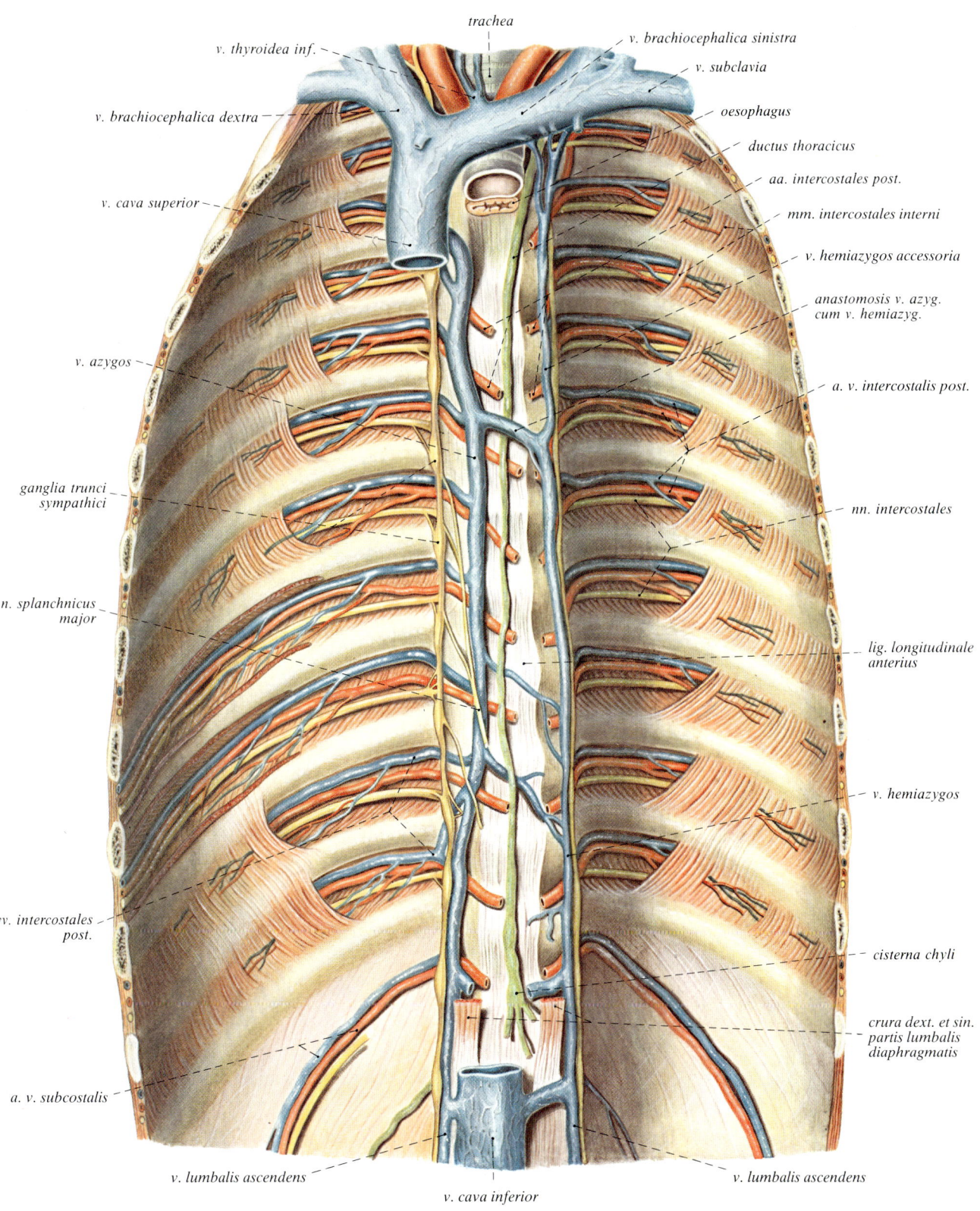

trachea

v. thyroidea inf.

v. brachiocephalica sinistra

v. subclavia

v. brachiocephalica dextra

oesophagus

ductus thoracicus

aa. intercostales post.

v. cava superior

mm. intercostales interni

v. hemiazygos accessoria

anastomosis v. azyg. cum v. hemiazyg.

v. azygos

a. v. intercostalis post.

ganglia trunci sympathici

nn. intercostales

n. splanchnicus major

lig. longitudinale anterius

v. hemiazygos

vv. intercostales post.

cisterna chyli

crura dext. et sin. partis lumbalis diaphragmatis

a. v. subcostalis

v. lumbalis ascendens

v. lumbalis ascendens

v. cava inferior

Abb. 90. Nerven und Gefäße der Interkostalräume und des hinteren mediastinum, Milchbrustgang, ductus thoracicus. Aorta entfernt, v. cava sup. vor Eintritt in den Herzbeutel, v. cava inf. kaudal vom Zwerchfell abgeschnitten.

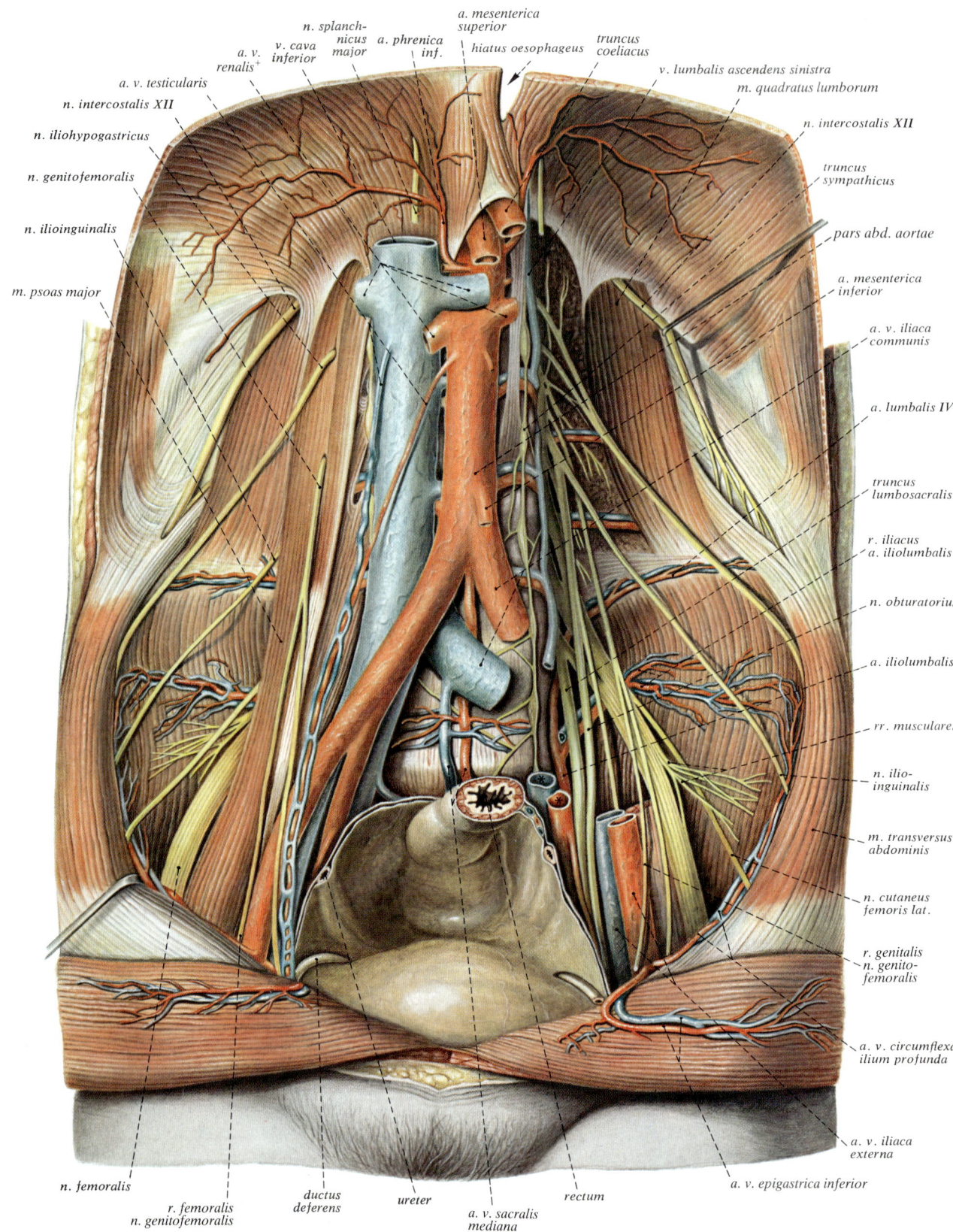

a. mesenterica superior

n. splanch-nicus major

a. phrenica inf.

hiatus oesophageus

truncus coeliacus

a. v. renalis⁺

v. cava inferior

a. v. testicularis

v. lumbalis ascendens sinistra

m. quadratus lumborum

n. intercostalis XII

n. intercostalis XII

n. iliohypogastricus

truncus sympathicus

n. genitofemoralis

pars abd. aortae

n. ilioinguinalis

a. mesenterica inferior

m. psoas major

a. v. iliaca communis

a. lumbalis IV

truncus lumbosacralis

r. iliacus a. iliolumbalis

n. obturatorius

a. iliolumbalis

rr. musculares

n. ilio-inguinalis

m. transversus abdominis

n. cutaneus femoris lat.

r. genitalis n. genito-femoralis

a. v. circumflexa ilium profunda

a. v. iliaca externa

n. femoralis

r. femoralis n. genitofemoralis

ductus deferens

ureter

a. v. sacralis mediana

rectum

a. v. epigastrica inferior

Abb. 91. Nerven und Blutgefäße der hinteren Bauchwand und plexus lumbalis. Zu deren Darstellung sind auf der linken Seite des Präparates der m. psoas major weitgehend und Teile der a. und v. iliaca communis entfernt *, * = a. v. iliaca interna. ⁺ a. renalis dextra verläuft in der Regel *hinter* der v. cava inf. (vgl. Abb. 261).

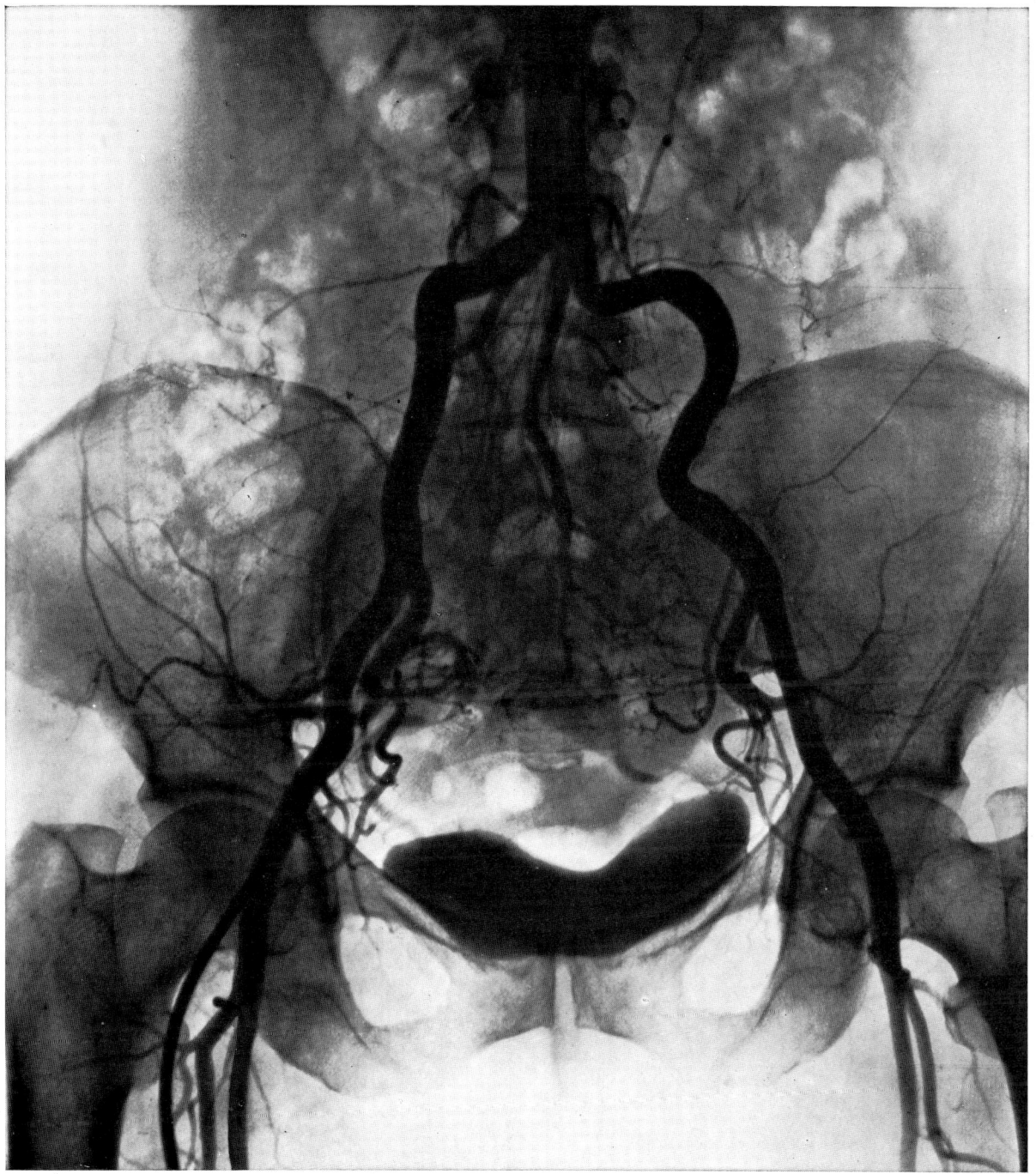

Abb. 92. Arteriogramm der unteren pars abdominalis aortae, der aa. iliacae und ihrer Aufzweigungen. Beachte den Verlauf der a. sacralis mediana und ihrer Äste. In der Harnblase bereits über die Nieren ausgeschiedenes Kontrastmittel. Röntgenbild, sagittaler Strahlengang (Aufnahme: Dr. H. Schmidt, Pforzheim).

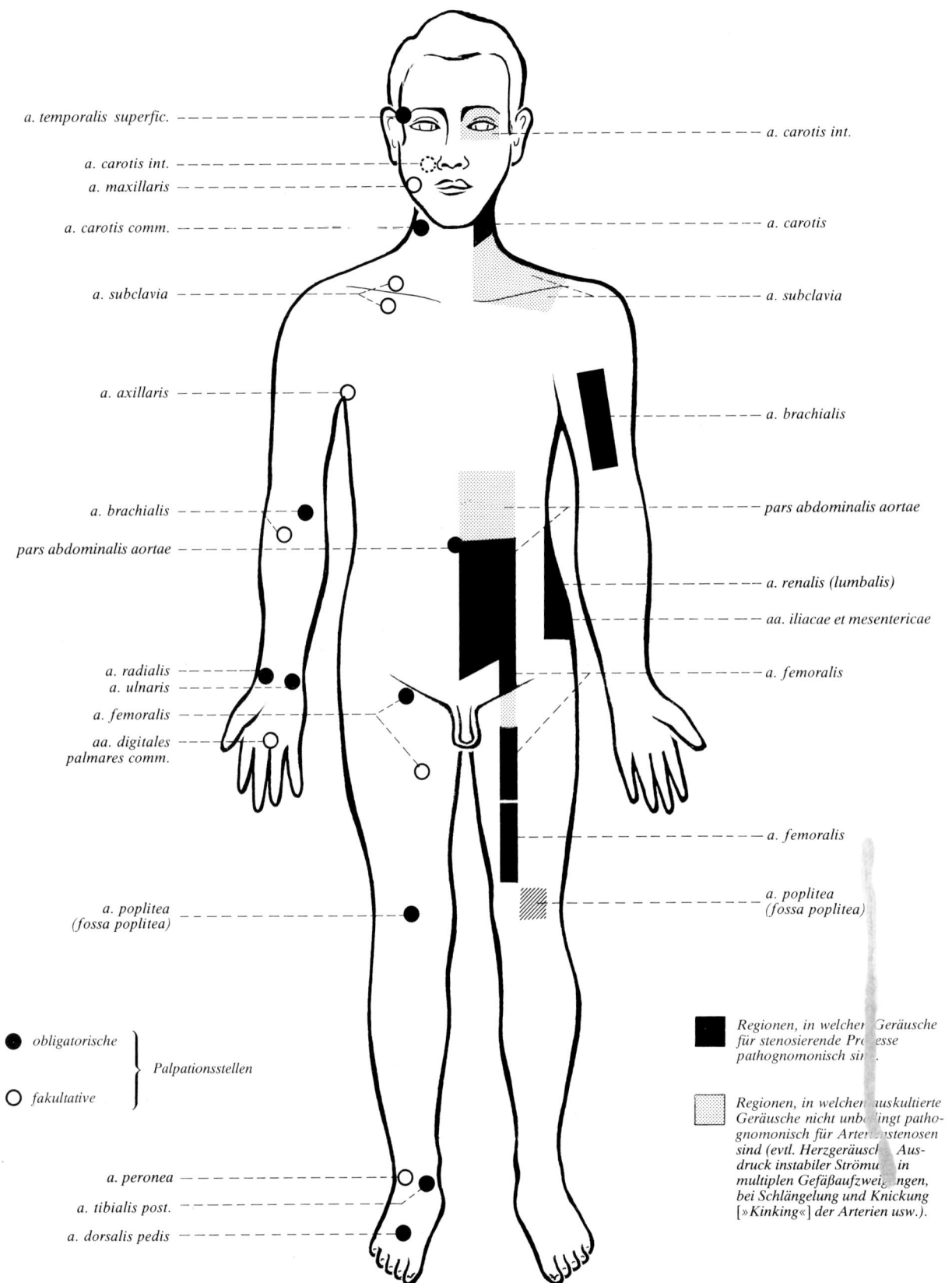

a. temporalis superfic.

a. carotis int.

a. maxillaris

a. carotis comm.

a. subclavia

a. axillaris

a. brachialis

pars abdominalis aortae

a. radialis
a. ulnaris

a. femoralis

aa. digitales
palmares comm.

a. poplitea
(fossa poplitea)

a. carotis int.

a. carotis

a. subclavia

a. brachialis

pars abdominalis aortae

a. renalis (lumbalis)

aa. iliacae et mesentericae

a. femoralis

a. femoralis

a. poplitea
(fossa poplitea)

● obligatorische
}
○ fakultative
Palpationsstellen

■ Regionen, in welchen Geräusche
für stenosierende Prozesse
pathognomonisch sind.

▨ Regionen, in welchen auskultierte
Geräusche nicht unbedingt pathognomonisch für Arterienstenosen
sind (evtl. Herzgeräusch, Aus-
druck instabiler Strömung in
multiplen Gefäßaufzweigungen,
bei Schlängelung und Knickung
[»Kinking«] der Arterien usw.).

a. peronea

a. tibialis post.

a. dorsalis pedis

Abb. 93. Typische Stellen der Arterienpalpation und -auskulation. (Aus A. KAPPERT: Lehrbuch und Atlas der Angiologie. 10. Aufl., Huber, Bern–Stuttgart–Wien 1981.)

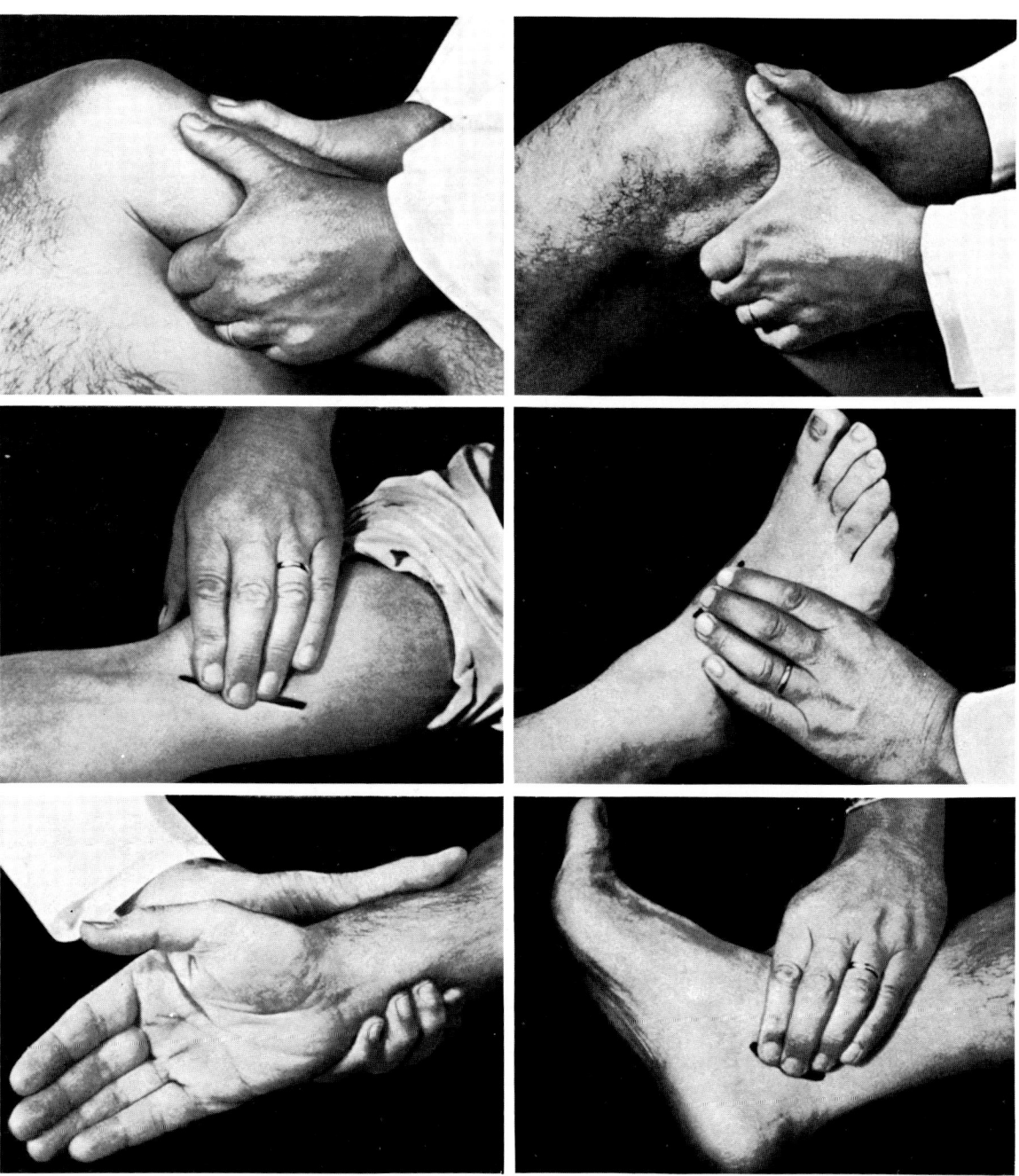

Abb. 94. Palpation der Arterienpulse. Von oben nach unten: links a. axillaris, a. brachialis, a. ulnaris; rechts a. poplitea, a. dorsalis pedis, a. tibialis post. (Aus A. KAPPERT: Lehrbuch und Atlas der Angiologie. 10. Aufl., Huber, Bern–Stuttgart–Wien 1981.)

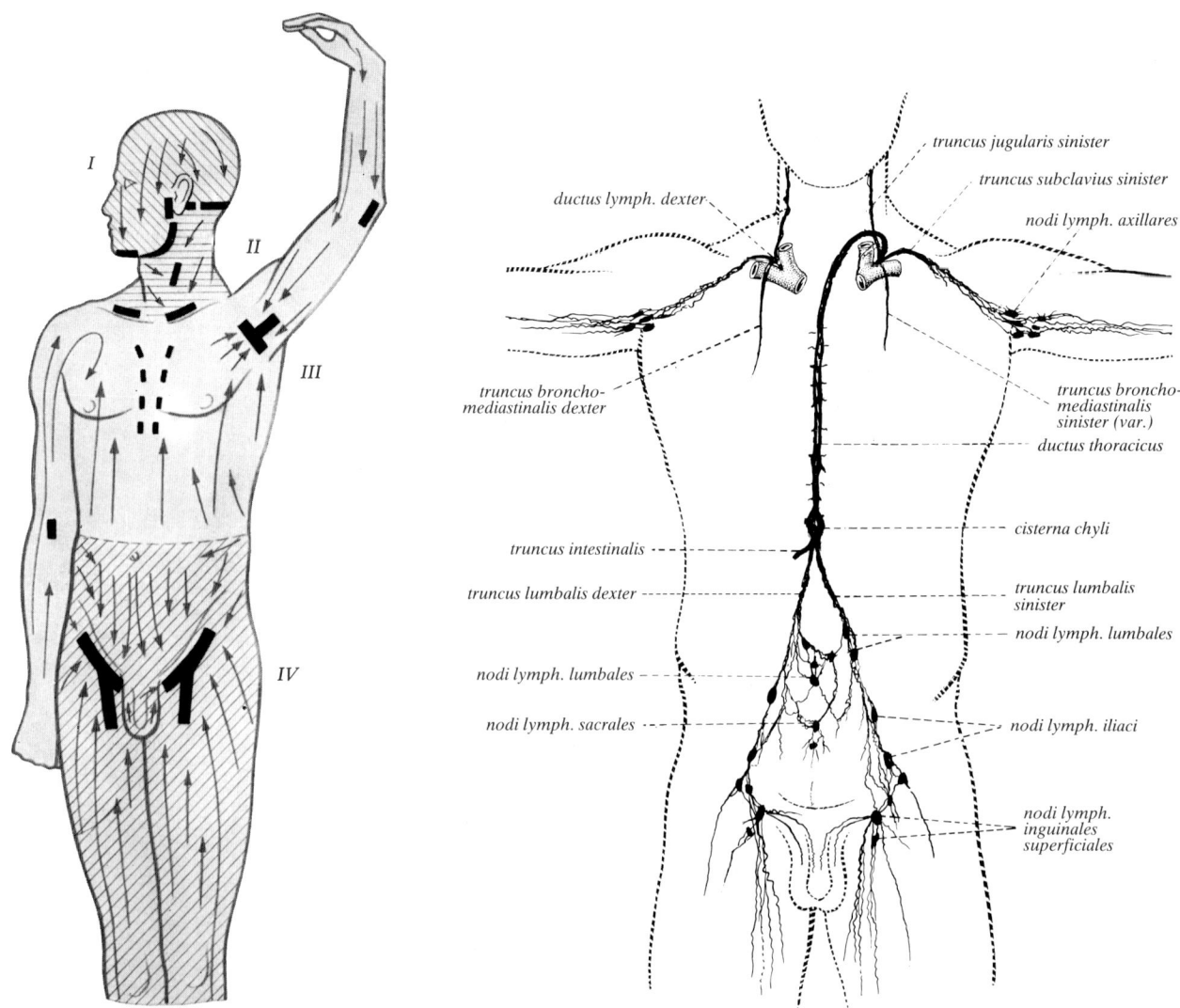

Abb. 95. Schematische Darstellung wichtigster regionärer Lymphknotengruppen (■) und ihrer Zuflüsse (→). (Aus B. LEIBER: Der menschliche Lymphknoten. Urban & Schwarzenberg, München–Berlin 1961.) Siehe untenstehende Tabelle.

Abb. 96. Schema der großen Lymphstämme des Körpers. (Aus BENNINGHOFF/GOERTTLER: Lehrbuch der Anatomie des Menschen, 2. Bd., 12. Aufl. [Hgg. H. FERNER und J. STAUBESAND]. Urban & Schwarzenberg, München–Wien–Baltimore 1979.)

Region	Name	Lage
Kopf (I)	nodi lymph. submentales nodi lymph. submandibulares nodi lymph. parotidei superfic. et prof. nodi lymph. retroauriculares nodi lymph. occipitales	unter dem Kinn an der gl. submandibularis vor dem Ohr, auf und in der gl. parotis hinter dem Ohr über dem Ansatz des m. trapezius
Hals (II)	nodi lymph. cervicales superfic. sup. nodi lymph. cervicales superfic. inf.	auf dem m. sternocleidomastoideus nahe dem Kieferwinkel im seitlichen Halsdreieck über der clavicula
Brustwand und obere Extremität (III)	nodi lymph. axillares superfic.	präfaszial in der Achselhöhle
untere Körperhälfte (IV)	nodi lymph. inguinales superfic.	präfaszial in der Leistenbeuge

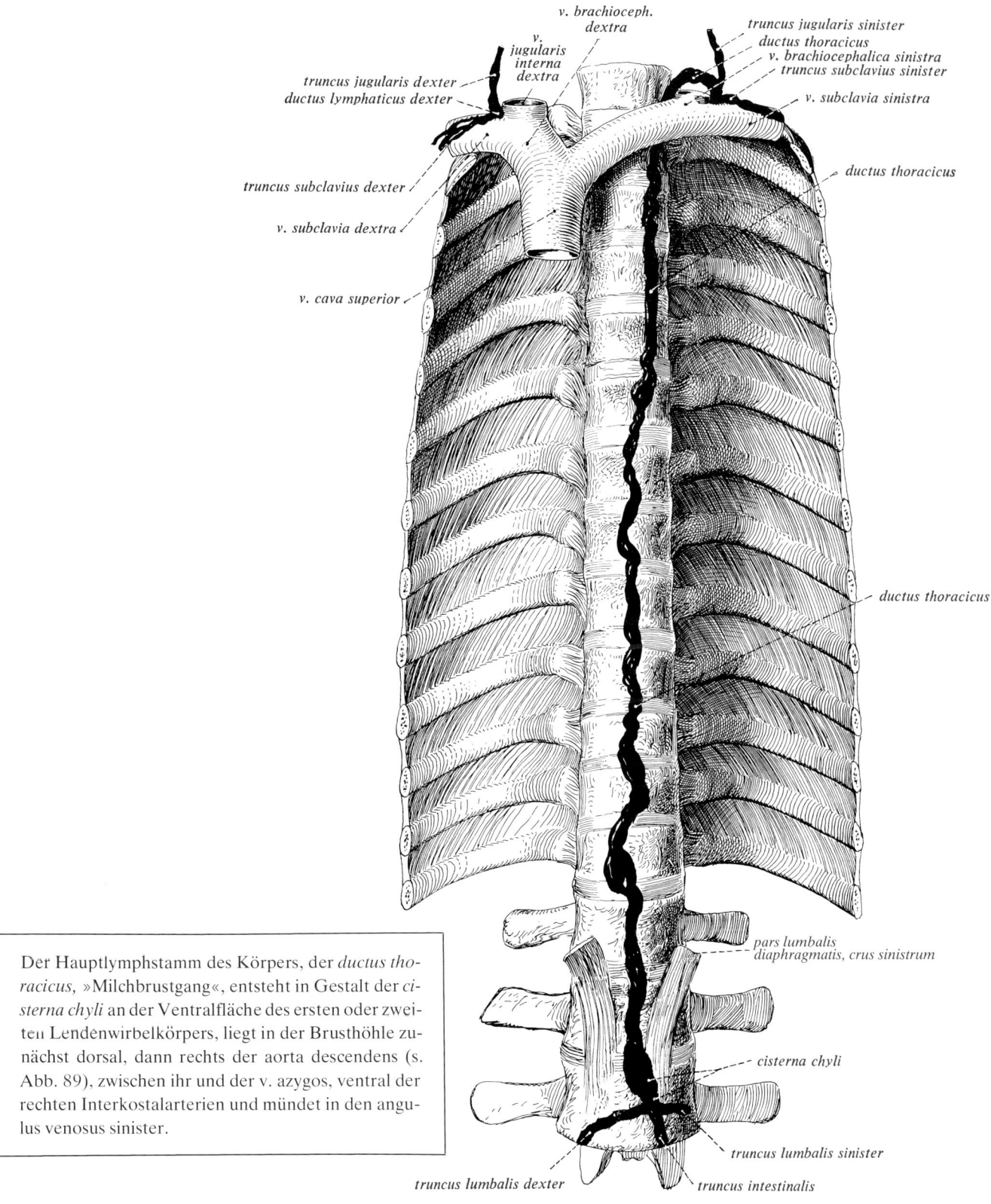

v. brachioceph.
dextra

v.
jugularis
interna
dextra

truncus jugularis sinister
ductus thoracicus
v. brachiocephalica sinistra
truncus subclavius sinister

truncus jugularis dexter
ductus lymphaticus dexter

v. subclavia sinistra

truncus subclavius dexter

ductus thoracicus

v. subclavia dextra

v. cava superior

ductus thoracicus

Der Hauptlymphstamm des Körpers, der *ductus tho-racicus*, »Milchbrustgang«, entsteht in Gestalt der *ci-sterna chyli* an der Ventralfläche des ersten oder zwei-ten Lendenwirbelkörpers, liegt in der Brusthöhle zu-nächst dorsal, dann rechts der aorta descendens (s. Abb. 89), zwischen ihr und der v. azygos, ventral der rechten Interkostalarterien und mündet in den angu-lus venosus sinister.

pars lumbalis
diaphragmatis, crus sinistrum

cisterna chyli

truncus lumbalis sinister

truncus lumbalis dexter

truncus intestinalis

Abb. 97. Schema der Hauptlymphgefäßstämme. Der truncus bronchomediastinalis dexter und die thorakalen Zuflüsse des ductus thoraci-cus sind nicht dargestellt (vgl. hierzu Abb. 89 u. 90).

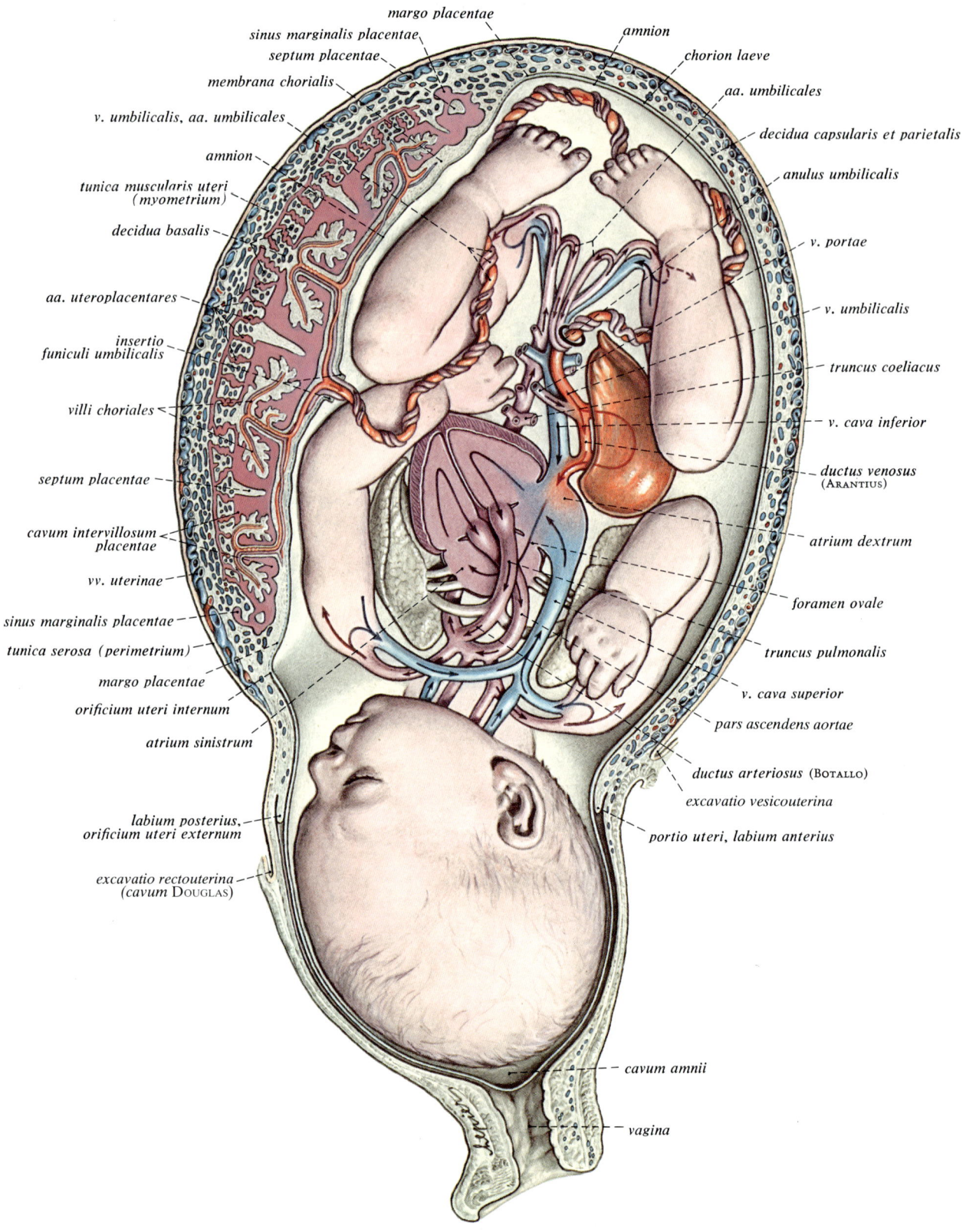

margo placentae

sinus marginalis placentae

septum placentae

membrana chorialis

v. umbilicalis, aa. umbilicales

amnion

tunica muscularis uteri
(myometrium)

decidua basalis

aa. uteroplacentares

insertio
funiculi umbilicalis

villi choriales

septum placentae

cavum intervillosum
placentae

vv. uterinae

sinus marginalis placentae

tunica serosa (perimetrium)

margo placentae

orificium uteri internum

atrium sinistrum

labium posterius,
orificium uteri externum

excavatio rectouterina
(cavum DOUGLAS)

amnion

chorion laeve

aa. umbilicales

decidua capsularis et parietalis

anulus umbilicalis

v. portae

v. umbilicalis

truncus coeliacus

v. cava inferior

ductus venosus
(ARANTIUS)

atrium dextrum

foramen ovale

truncus pulmonalis

v. cava superior

pars ascendens aortae

ductus arteriosus (BOTALLO)

excavatio vesicouterina

portio uteri, labium anterius

cavum amnii

vagina

Abb. 98. Schematische Darstellung des fetalen Blutkreislaufes. Die Haltung des Feten entspricht nicht der Normalhaltung am Ende der Schwangerschaft. Arterielles Blut rot, venöses Blut blau, Mischblut violett (vgl. hierzu Abb. 317 u. 318).

Brusteingeweide

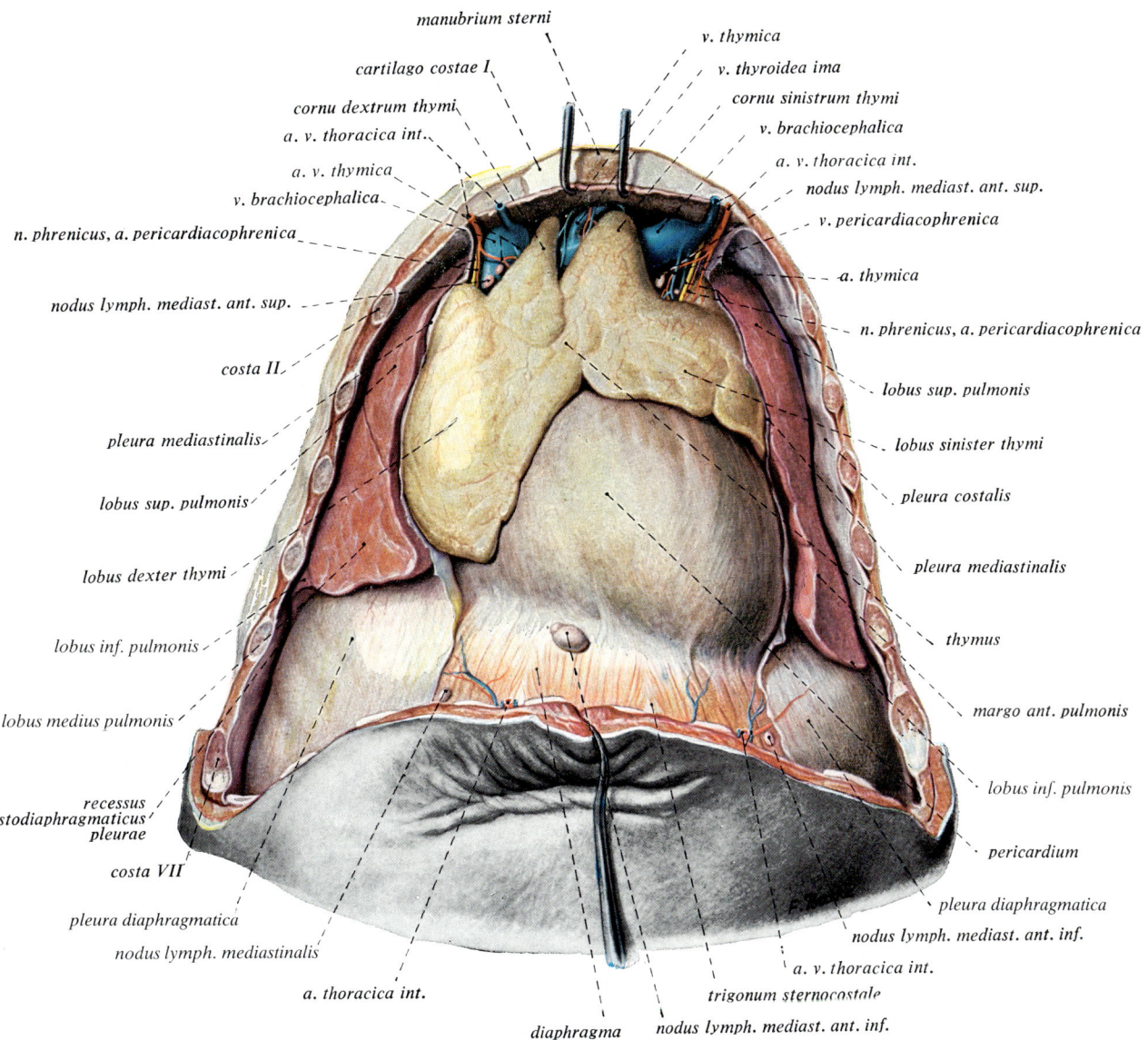

manubrium sterni

v. thymica

cartilago costae I

v. thyroidea ima

cornu dextrum thymi

cornu sinistrum thymi

a. v. thoracica int.

v. brachiocephalica

a. v. thymica

a. v. thoracica int.

v. brachiocephalica

nodus lymph. mediast. ant. sup.

n. phrenicus, a. pericardiacophrenica

v. pericardiacophrenica

nodus lymph. mediast. ant. sup.

a. thymica

n. phrenicus, a. pericardiacophrenica

costa II

lobus sup. pulmonis

pleura mediastinalis

lobus sinister thymi

lobus sup. pulmonis

pleura costalis

lobus dexter thymi

pleura mediastinalis

lobus inf. pulmonis

thymus

lobus medius pulmonis

margo ant. pulmonis

lobus inf. pulmonis

recessus costodiaphragmaticus pleurae

pericardium

costa VII

pleura diaphragmatica

pleura diaphragmatica

nodus lymph. mediast. ant. inf.

nodus lymph. mediastinalis

a. v. thoracica int.

a. thoracica int.

trigonum sternocostale

diaphragma

nodus lymph. mediast. ant. inf.

Abb. 99. Brusteingeweide eines Neugeborenen von ventral nach Entfernung der vorderen Thoraxwand. Der noch relativ große thymus überlagert von oben her den Herzbeutel, pericardium. (Aus PERNKOPF: Atlas der topographischen und angewandten Anatomie des Menschen, Bd. 2, 2. Aufl. [Hrsg. H. FERNER]. Urban & Schwarzenberg, München–Wien–Baltimore 1981.)

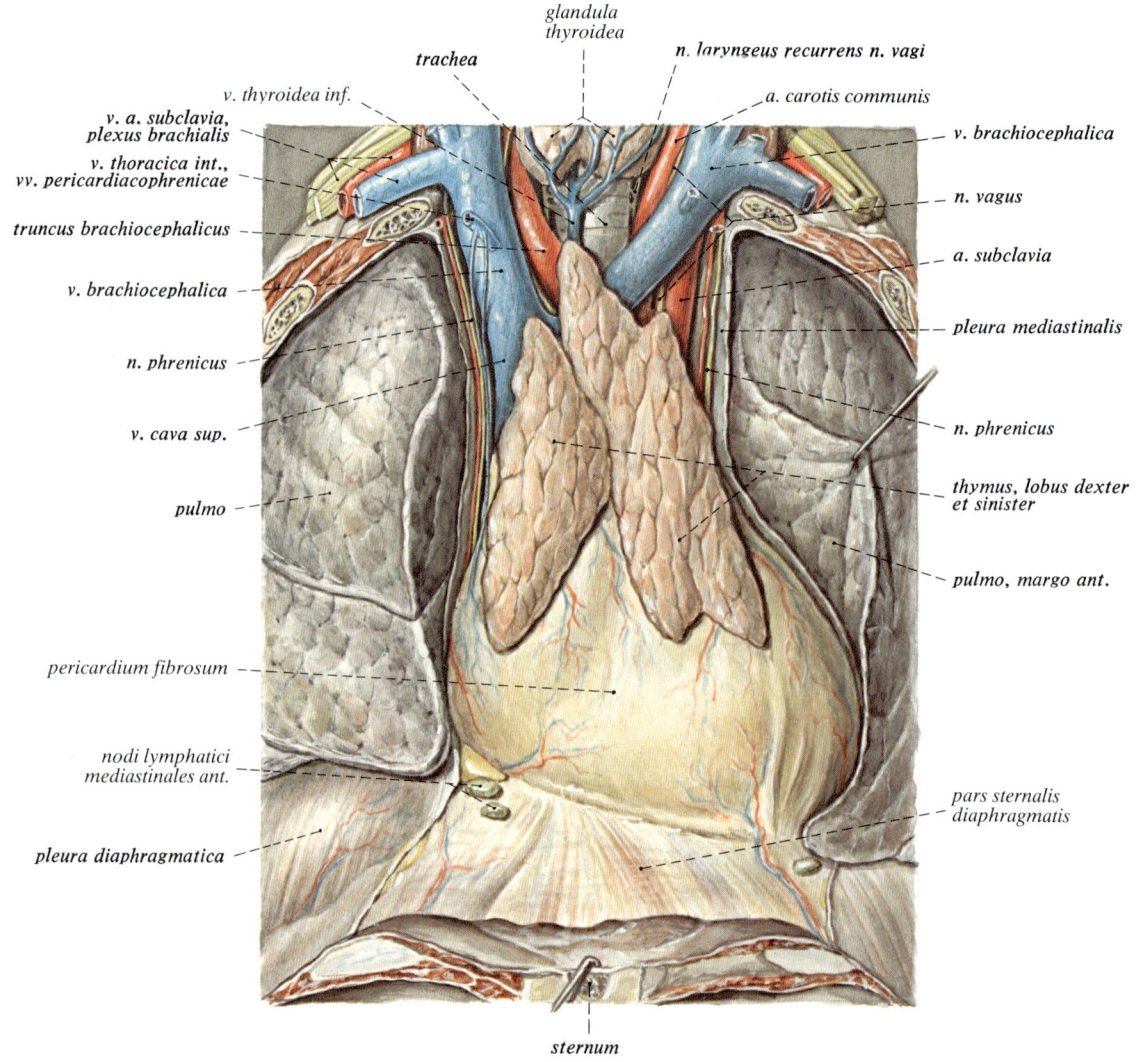

glandula
thyroidea

trachea

n. laryngeus recurrens n. vagi

v. thyroidea inf.

a. carotis communis

v. a. subclavia,
plexus brachialis

v. brachiocephalica

v. thoracica int.,
vv. pericardiacophrenicae

n. vagus

truncus brachiocephalicus

a. subclavia

v. brachiocephalica

pleura mediastinalis

n. phrenicus

n. phrenicus

v. cava sup.

thymus, lobus dexter
et sinister

pulmo

pulmo, margo ant.

pericardium fibrosum

nodi lymphatici
mediastinales ant.

pars sternalis
diaphragmatis

pleura diaphragmatica

sternum

Abb. 100. Thymus eines Jugendlichen in situ. Ventralansicht. Die vordere Brustwand ist nach Durchschneidung von Rippen und Interko-stalmuskulatur nach unten umgelegt. Pleura costalis und pleura mediastinalis sind eröffnet und im präparierten Bezirk abgetragen. Der Herzbeutel ist geschlossen. In der Halsgegend, oberhalb der oberen Brustapertur, sind der untere Teil der Schilddrüse mit ihren Gefäßen, die Luftröhre und die großen Gefäßstämme der unteren Halsgegend, im oberen mediastinum der thymus freigelegt.

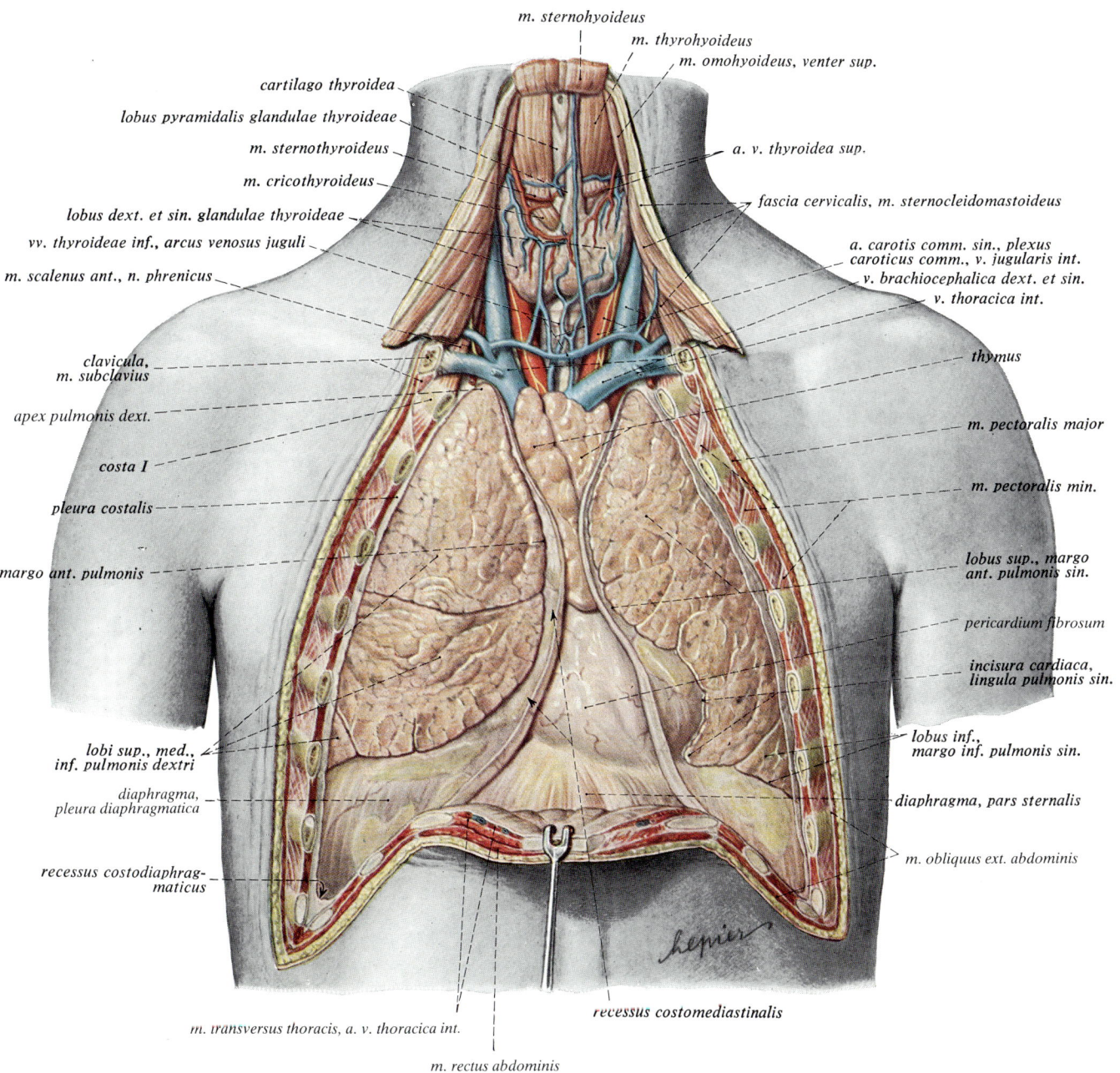

m. sternohyoideus

m. thyrohyoideus

m. omohyoideus, venter sup.

cartilago thyroidea

lobus pyramidalis glandulae thyroideae

m. sternothyroideus

a. v. thyroidea sup.

m. cricothyroideus

lobus dext. et sin. glandulae thyroideae

fascia cervicalis, m. sternocleidomastoideus

vv. thyroideae inf., arcus venosus juguli

a. carotis comm. sin., plexus
caroticus comm., v. jugularis int.
v. brachiocephalica dext. et sin.
v. thoracica int.

m. scalenus ant., n. phrenicus

clavicula,
m. subclavius

thymus

apex pulmonis dext.

m. pectoralis major

costa I

m. pectoralis min.

pleura costalis

margo ant. pulmonis

lobus sup., margo
ant. pulmonis sin.

pericardium fibrosum

incisura cardiaca,
lingula pulmonis sin.

lobi sup., med.,
inf. pulmonis dextri

lobus inf.,
margo inf. pulmonis sin.

diaphragma,
pleura diaphragmatica

diaphragma, pars sternalis

m. obliquus ext. abdominis

recessus costodiaphrag-
maticus

recessus costomediastinalis

m. transversus thoracis, a. v. thoracica int.

m. rectus abdominis

Abb. 101. Thymus eines Erwachsenen. Ventralansicht. Pleura costalis beiderseits entsprechend dem abgetragenen Teil der vorderen Brustwand geöffnet.

Rumpf

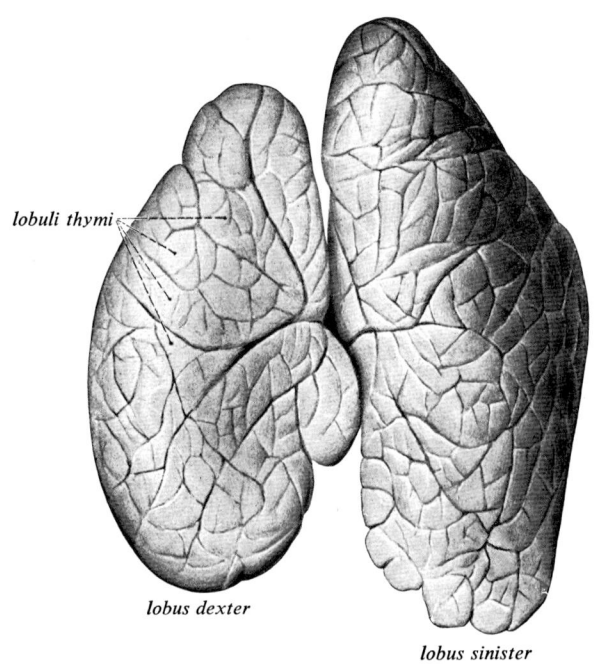

lobuli thymi

lobus dexter

lobus sinister

Abb. 102. Thymus eines zweijährigen Kindes. Ventralansicht.

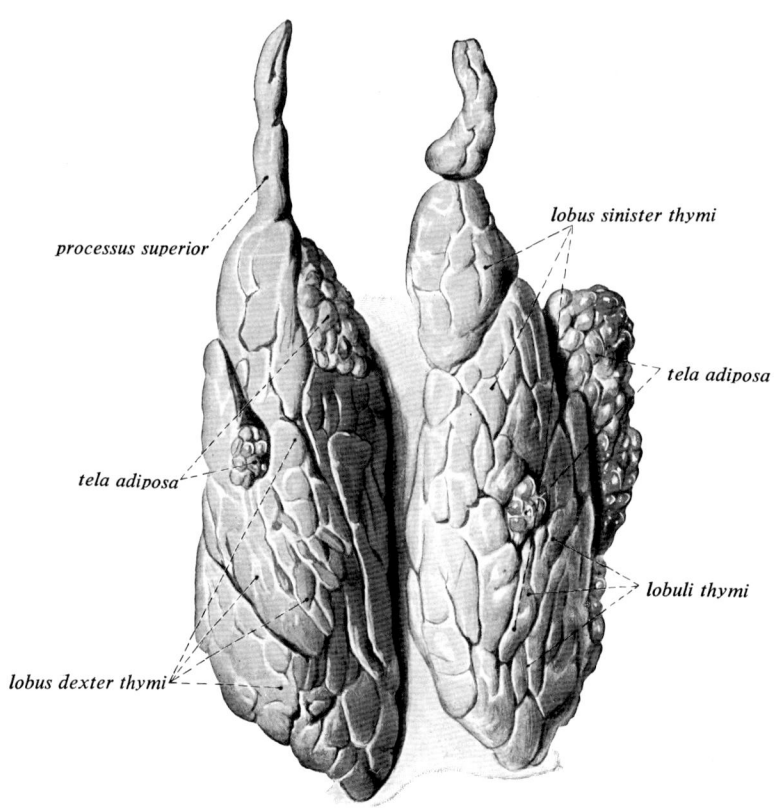

processus superior

lobus sinister thymi

tela adiposa

tela adiposa

lobuli thymi

lobus dexter thymi

Abb. 103. Der Form nach für dieses Alter gut erhaltener thymus eines 24jährigen Mannes nach Entfernung des umliegenden Fettgewebes. Ventralansicht.

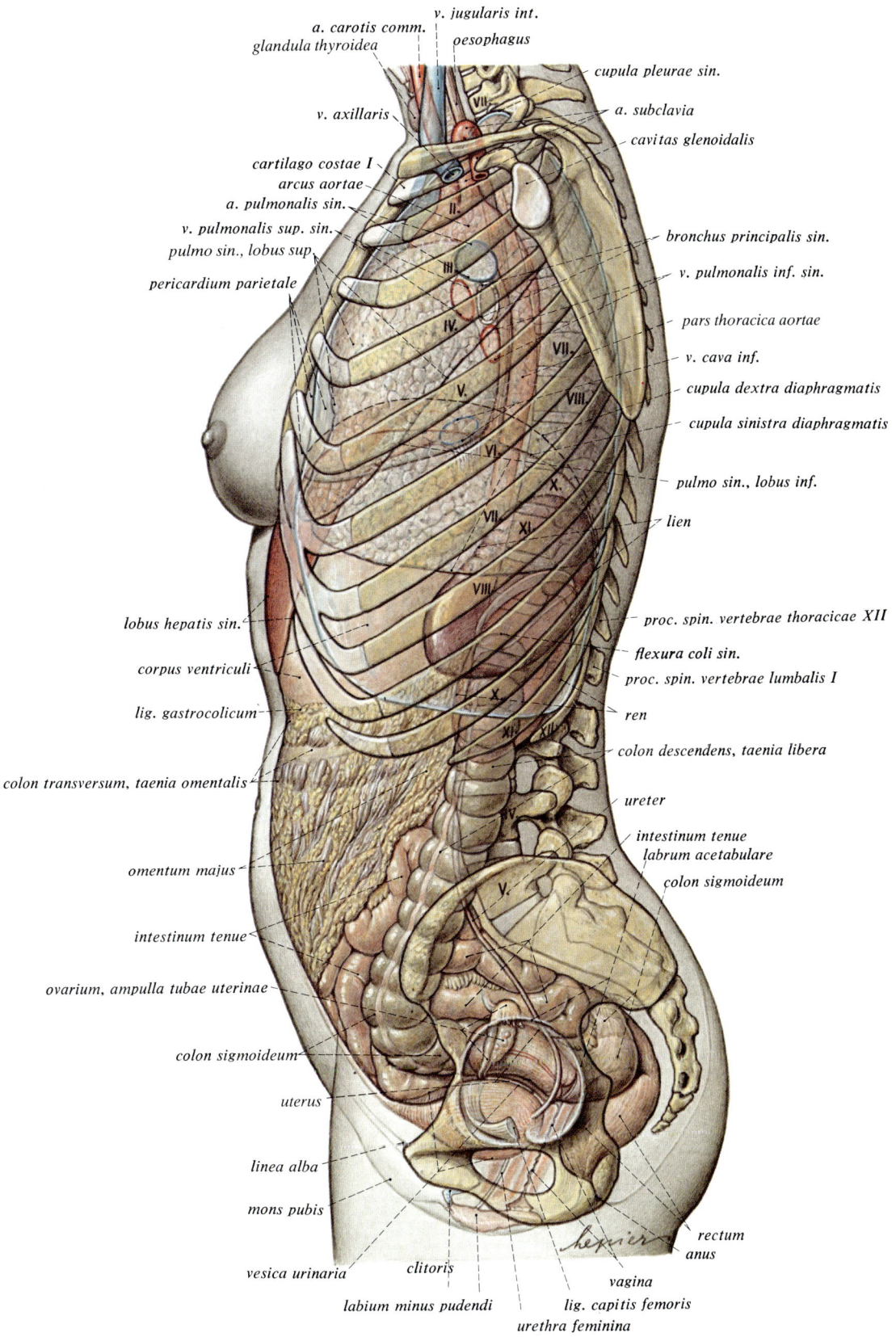

a. carotis comm.

v. jugularis int.

glandula thyroidea

oesophagus

cupula pleurae sin.

v. axillaris

a. subclavia

cavitas glenoidalis

cartilago costae I

arcus aortae

a. pulmonalis sin.

v. pulmonalis sup. sin.

pulmo sin., lobus sup

pericardium parietale

bronchus principalis sin.

v. pulmonalis inf. sin.

pars thoracica aortae

v. cava inf.

cupula dextra diaphragmatis

cupula sinistra diaphragmatis

pulmo sin., lobus inf.

lien

proc. spin. vertebrae thoracicae XII

flexura coli sin.

proc. spin. vertebrae lumbalis I

ren

colon descendens, taenia libera

ureter

intestinum tenue

labrum acetabulare

colon sigmoideum

lobus hepatis sin.

corpus ventriculi

lig. gastrocolicum

colon transversum, taenia omentalis

omentum majus

intestinum tenue

ovarium, ampulla tubae uterinae

colon sigmoideum

uterus

linea alba

mons pubis

vesica urinaria

clitoris

labium minus pudendi

urethra feminina

vagina

lig. capitis femoris

rectum

anus

Abb. 104. Projektionsfelder und Kontaktflächen der Brust- und Bauchorgane einer Frau. Ansicht von der linken Seite. In der fossa acetabuli ist ein Teil des lig. capitis femoris dargestellt. Urethra, vagina und pudendum externum sind im Mediosagittalschnitt gezeichnet (nach
TANDLER und PERNKOPF.

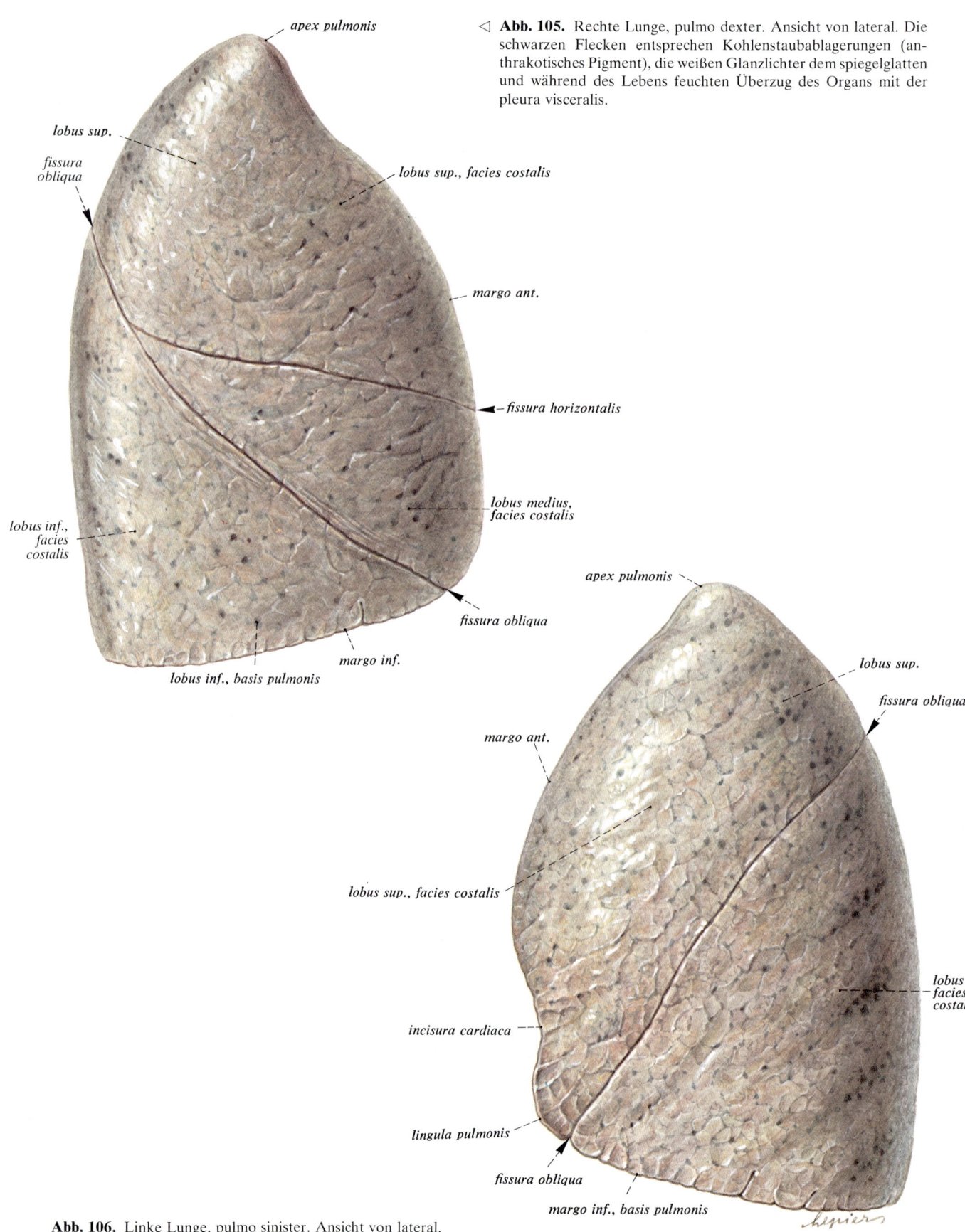

apex pulmonis

lobus sup.

fissura
obliqua

lobus sup., facies costalis

margo ant.

fissura horizontalis

lobus medius,
facies costalis

lobus inf.,
facies
costalis

fissura obliqua

margo inf.

lobus inf., basis pulmonis

◁ **Abb. 105.** Rechte Lunge, pulmo dexter. Ansicht von lateral. Die schwarzen Flecken entsprechen Kohlenstaubablagerungen (anthrakotisches Pigment), die weißen Glanzlichter dem spiegelglatten und während des Lebens feuchten Überzug des Organs mit der pleura visceralis.

apex pulmonis

lobus sup.

fissura obliqua

margo ant.

lobus sup., facies costalis

lobus
facies
costal

incisura cardiaca

lingula pulmonis

fissura obliqua

margo inf., basis pulmonis

Abb. 106. Linke Lunge, pulmo sinister. Ansicht von lateral.

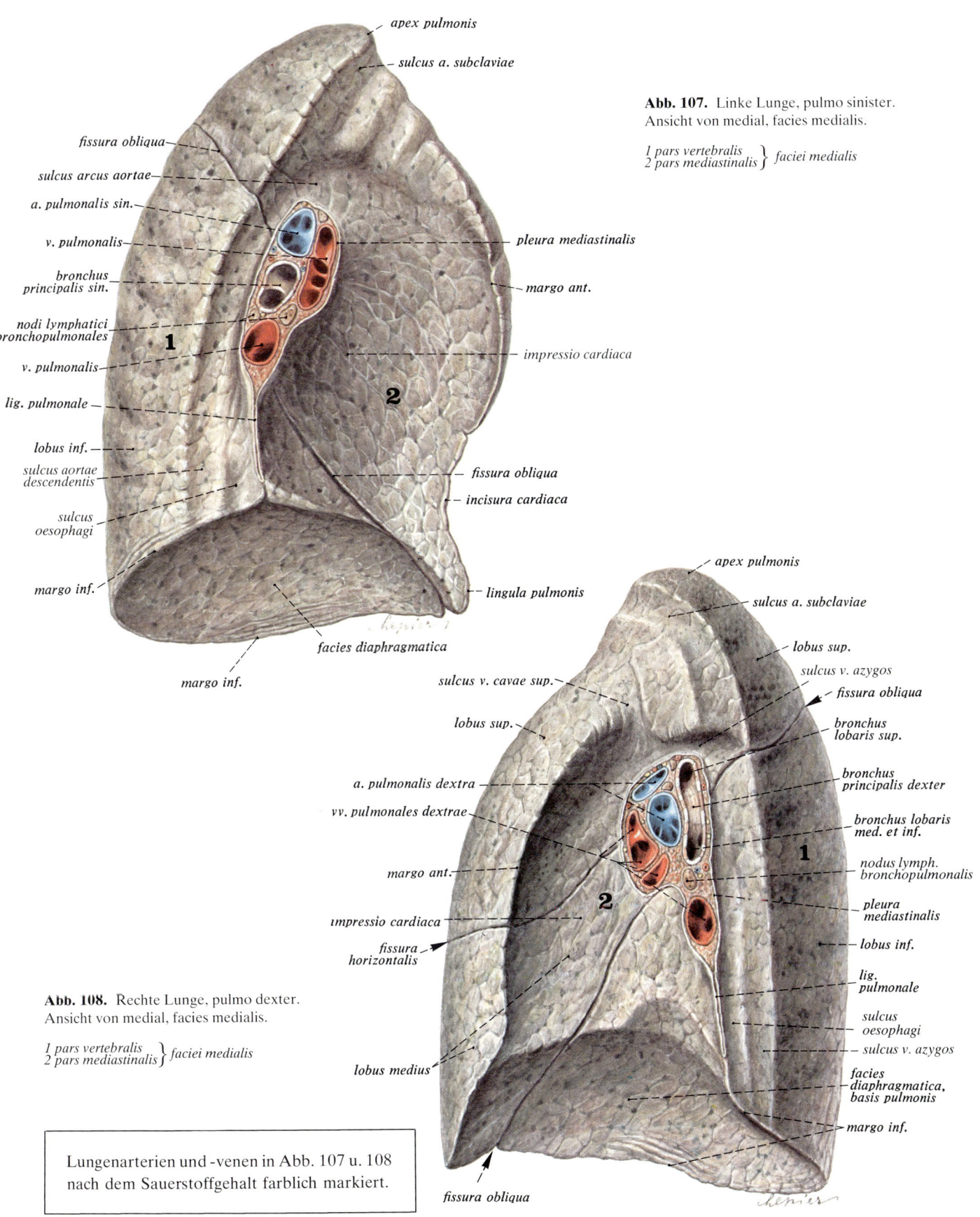

apex pulmonis

sulcus a. subclaviae

fissura obliqua

sulcus arcus aortae

a. pulmonalis sin.

v. pulmonalis

bronchus principalis sin.

nodi lymphatici bronchopulmonales

v. pulmonalis

lig. pulmonale

lobus inf.

sulcus aortae descendentis

sulcus oesophagi

margo inf.

pleura mediastinalis

margo ant.

impressio cardiaca

fissura obliqua

incisura cardiaca

lingula pulmonis

facies diaphragmatica

margo inf.

Abb. 107. Linke Lunge, pulmo sinister. Ansicht von medial, facies medialis.

1 pars vertebralis
2 pars mediastinalis } faciei medialis

apex pulmonis

sulcus a. subclaviae

lobus sup.

sulcus v. azygos

fissura obliqua

bronchus lobaris sup.

bronchus principalis dexter

bronchus lobaris med. et inf.

nodus lymph. bronchopulmonalis

pleura mediastinalis

lobus inf.

lig. pulmonale

sulcus oesophagi

sulcus v. azygos

facies diaphragmatica, basis pulmonis

margo inf.

sulcus v. cavae sup.

lobus sup.

a. pulmonalis dextra

vv. pulmonales dextrae

margo ant.

impressio cardiaca

fissura horizontalis

lobus medius

fissura obliqua

Abb. 108. Rechte Lunge, pulmo dexter. Ansicht von medial, facies medialis.

1 pars vertebralis
2 pars mediastinalis } faciei medialis

Lungenarterien und -venen in Abb. 107 u. 108 nach dem Sauerstoffgehalt farblich markiert.

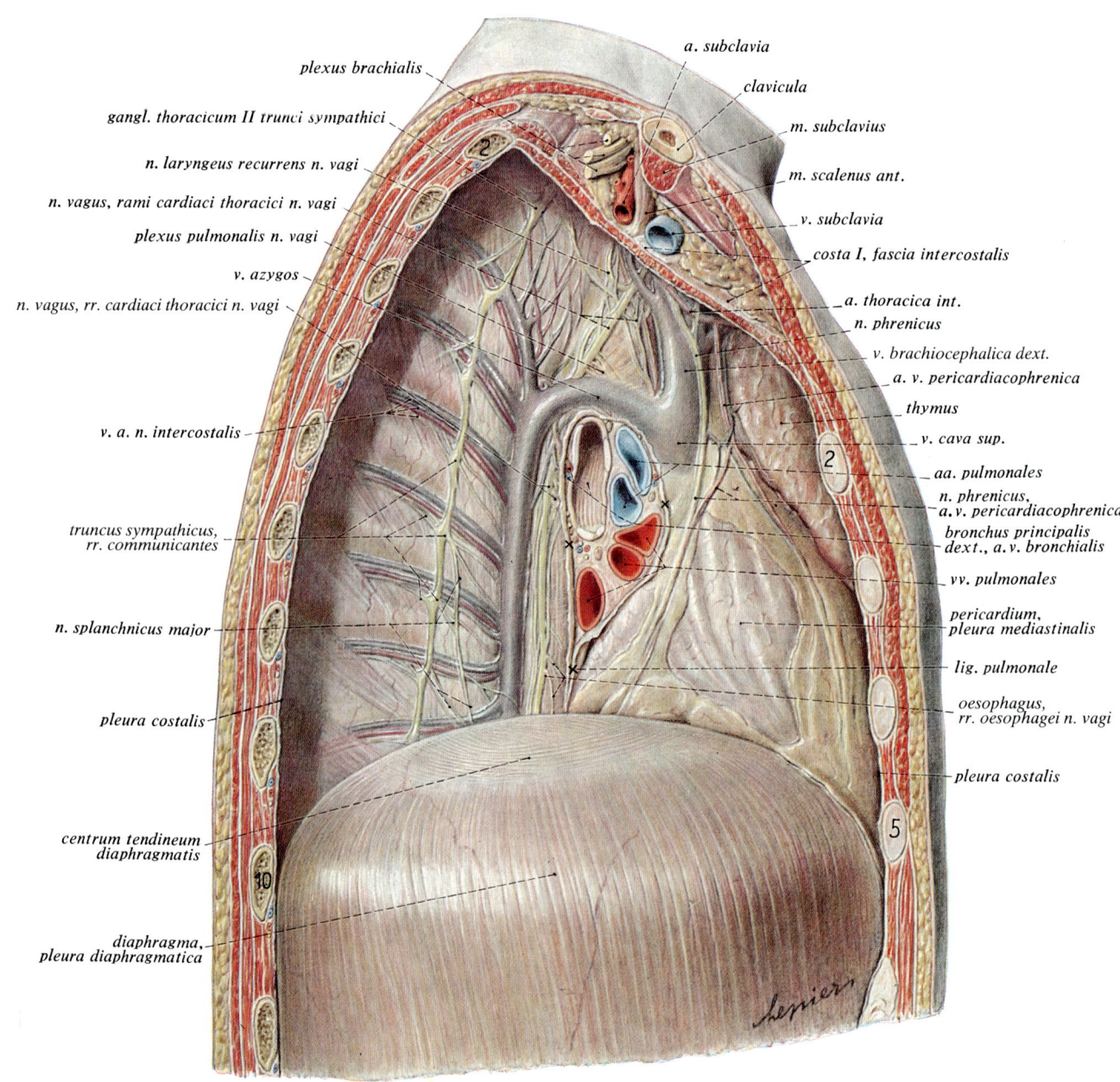

plexus brachialis

gangl. thoracicum II trunci sympathici

n. laryngeus recurrens n. vagi

n. vagus, rami cardiaci thoracici n. vagi

plexus pulmonalis n. vagi

v. azygos

n. vagus, rr. cardiaci thoracici n. vagi

v. a. n. intercostalis

truncus sympathicus,
rr. communicantes

n. splanchnicus major

pleura costalis

centrum tendineum
diaphragmatis

diaphragma,
pleura diaphragmatica

a. subclavia

clavicula

m. subclavius

m. scalenus ant.

v. subclavia

costa I, fascia intercostalis

a. thoracica int.

n. phrenicus

v. brachiocephalica dext.

a. v. pericardiacophrenica

thymus

v. cava sup.

aa. pulmonales

n. phrenicus,
a. v. pericardiacophrenica

bronchus principalis
dext., a. v. bronchialis

vv. pulmonales

pericardium,
pleura mediastinalis

lig. pulmonale

oesophagus,
rr. oesophagei n. vagi

pleura costalis

Abb. 109. Rechte Pleurahöhle nach Entfernung der seitlichen Brustwand und der rechten Lunge. × × × = Umschlagrand der pleura an der Lungenwurzel und am ligamentum pulmonale. Lungenarterien und -venen hier und in Abb. 110 nach dem Sauerstoffgehalt farblich markiert.

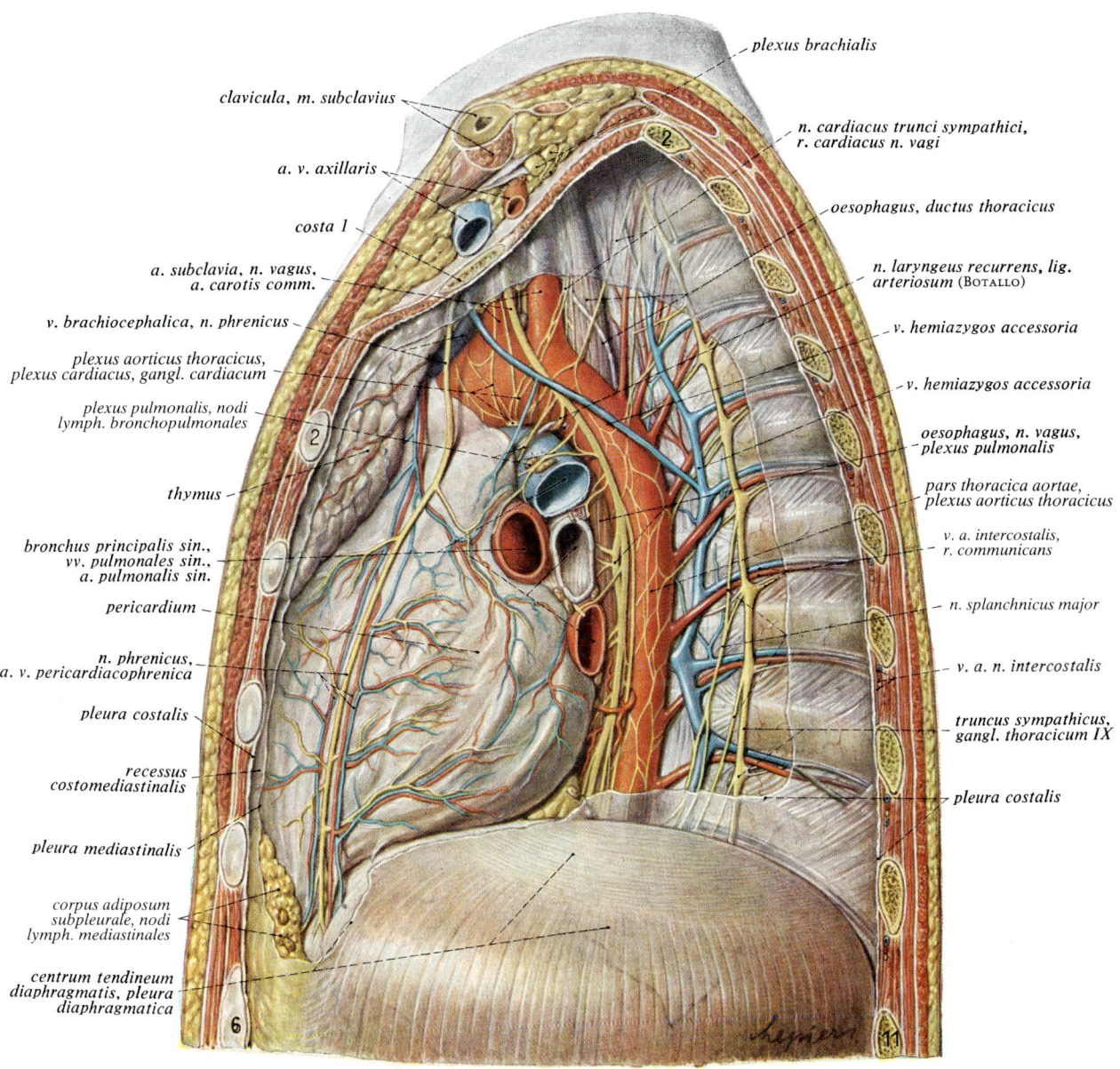

plexus brachialis

clavicula, m. subclavius

n. cardiacus trunci sympathici,
r. cardiacus n. vagi

a. v. axillaris

oesophagus, ductus thoracicus

costa 1

n. laryngeus recurrens, lig.
arteriosum (BOTALLO)

a. subclavia, n. vagus,
a. carotis comm.

v. brachiocephalica, n. phrenicus

v. hemiazygos accessoria

plexus aorticus thoracicus,
plexus cardiacus, gangl. cardiacum

v. hemiazygos accessoria

plexus pulmonalis, nodi
lymph. bronchopulmonales

oesophagus, n. vagus,
plexus pulmonalis

thymus

pars thoracica aortae,
plexus aorticus thoracicus

bronchus principalis sin.,
vv. pulmonales sin.,
a. pulmonalis sin.

v. a. intercostalis,
r. communicans

pericardium

n. splanchnicus major

n. phrenicus,
a. v. pericardiacophrenica

v. a. n. intercostalis

pleura costalis

truncus sympathicus,
gangl. thoracicum IX

recessus
costomediastinalis

pleura costalis

pleura mediastinalis

corpus adiposum
subpleurale, nodi
lymph. mediastinales

centrum tendineum
diaphragmatis, pleura
diaphragmatica

Abb. 110. Linke Pleurahöhle nach Entfernung der seitlichen Brustwand und der linken Lunge. Ein großer Teil der pars mediastinalis und der pars costalis, ein kleiner Teil der pars diaphragmatica pleurae sind entfernt. Der Herzbeutel ist geschlossen.

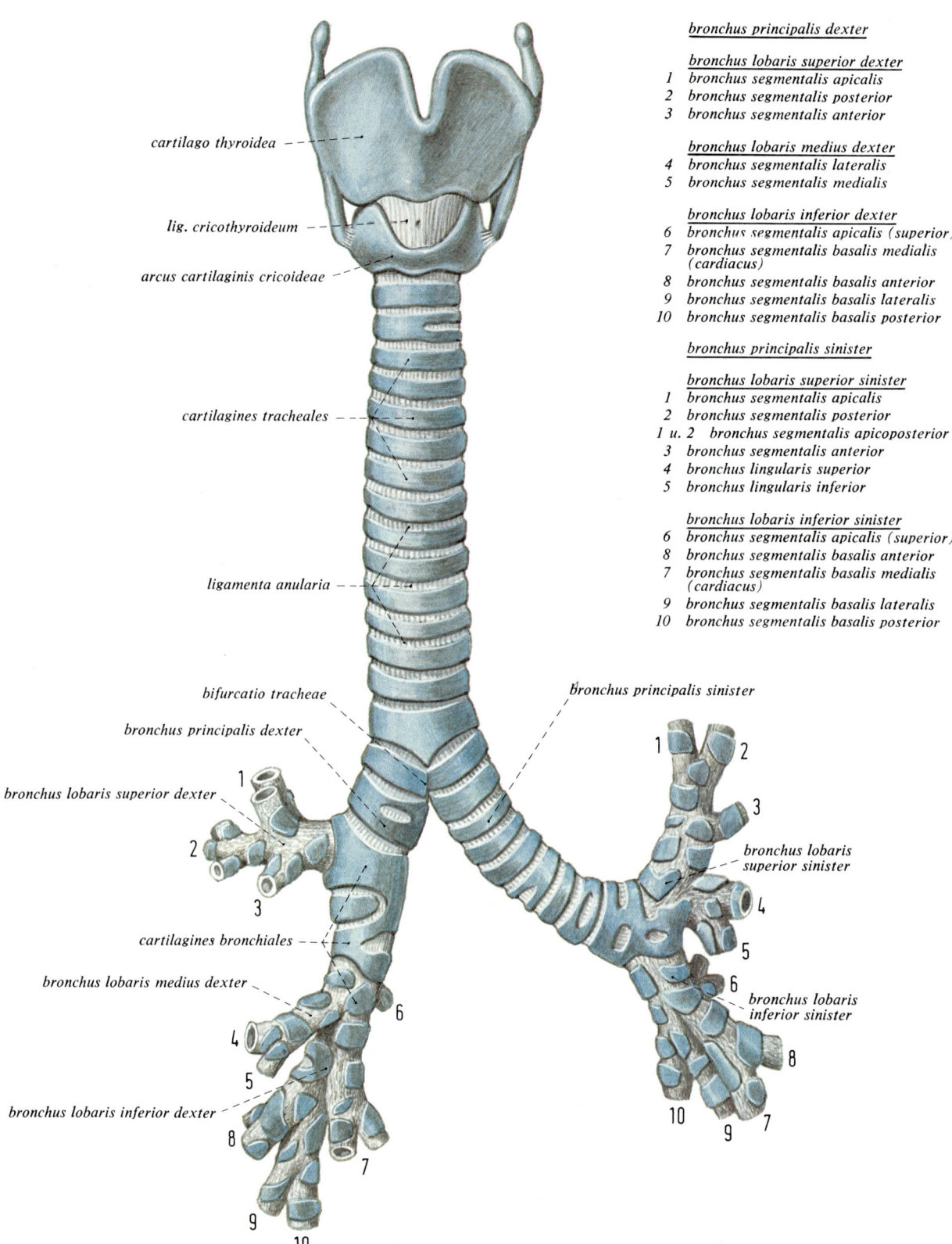

bronchus principalis dexter

bronchus lobaris superior dexter
1 bronchus segmentalis apicalis
2 bronchus segmentalis posterior
3 bronchus segmentalis anterior

bronchus lobaris medius dexter
4 bronchus segmentalis lateralis
5 bronchus segmentalis medialis

bronchus lobaris inferior dexter
6 bronchus segmentalis apicalis (superior)
7 bronchus segmentalis basalis medialis (cardiacus)
8 bronchus segmentalis basalis anterior
9 bronchus segmentalis basalis lateralis
10 bronchus segmentalis basalis posterior

bronchus principalis sinister

bronchus lobaris superior sinister
1 bronchus segmentalis apicalis
2 bronchus segmentalis posterior
1 u. 2 bronchus segmentalis apicoposterior
3 bronchus segmentalis anterior
4 bronchus lingularis superior
5 bronchus lingularis inferior

bronchus lobaris inferior sinister
6 bronchus segmentalis apicalis (superior)
8 bronchus segmentalis basalis anterior
7 bronchus segmentalis basalis medialis (cardiacus)
9 bronchus segmentalis basalis lateralis
10 bronchus segmentalis basalis posterior

cartilago thyroidea

lig. cricothyroideum

arcus cartilaginis cricoideae

cartilagines tracheales

ligamenta anularia

bifurcatio tracheae

bronchus principalis dexter

bronchus principalis sinister

bronchus lobaris superior dexter

bronchus lobaris superior sinister

cartilagines bronchiales

bronchus lobaris medius dexter

bronchus lobaris inferior sinister

bronchus lobaris inferior dexter

Abb. 111. Ventralansicht des Kehlkopfes, larynx, der Luftröhre, trachea, der bifurcatio tracheae, des rechten und linken Stammbronchus, bronchus principalis dexter et sinister, und deren weiterer Verästelungen. Die Zahlen 1–10 geben die Aufteilung der bronchi lobares in die bronchi segmentales an. S. Abb. 117–120, segmenta bronchopulmonalia. In der linken Lunge fehlen oft der 7. Bronchus und das 7. Segment.

bronchus principalis sinister

bronchus lobaris superior sinister

1 *bronchus segmentalis apicalis*
2 *bronchus segmentalis post.*
1 u. 2 *bronchus segmentalis apicoposterior*
3 *bronchus segmentalis ant.*
4 *bronchus lingularis sup.*
5 *bronchus lingularis inf.*

bronchus lobaris inferior sinister

6 *bronchus segmentalis apicalis (superior)*
7 *bronchus segmentalis basalis medialis (cardiacus)*
8 *bronchus segmentalis basalis anterior*
9 *bronchus segmentalis basalis lat.*
10 *bronchus segmentalis basalis post.*

bronchus principalis dexter

bronchus lobaris superior dexter

1 *bronchus segmentalis apicalis*
2 *bronchus segmentalis post.*
3 *bronchus segmentalis ant.*
bronchus lobaris medius dexter
4 *bronchus segmentalis lateralis*
5 *bronchus segmentalis medialis*

bronchus lobaris inferior dexter

6 *bronchus segmentalis apicalis (superior)*
7 *bronchus segmentalis basalis medialis (cardiacus)*
8 *bronchus segmentalis basalis ant.*
9 *bronchus segmentalis basalis lat.*
10 *bronchus segmentalis basalis post.*

cartilago thyroidea

cartilago corniculata

cartilago arytenoidea

lamina cartilaginis cricoideae

paries membranaceus

cartilagines tracheales

glandulae tracheales

ligamenta anularia

bifurcatio tracheae

bronchus principalis dexter

bronchus lobaris superior dexter

bronchus lobaris superior sinister

bronchus principalis sinister

bronchus lobaris inferior sinister

bronchus lobaris inferior dexter

bronchus lobaris medius dexter

Abb. 112. Dorsalansicht des Kehlkopfes, larynx, der Luftröhre, trachea, der bifurcatio tracheae und der weiteren Teilung in bronchi lobares (rechts drei, links zwei) und bronchi segmentales (1–10). Unterhalb des ← ist die oberflächliche Schicht des paries membranaceus entfernt, so daß das stratum musculare mit horizontalem oder schrägem, verflochtenem Verlauf der Muskelbündel sichtbar ist. Beachte die leichte Erweiterung der Luftröhre etwa in der Mitte ihrer Länge.

81

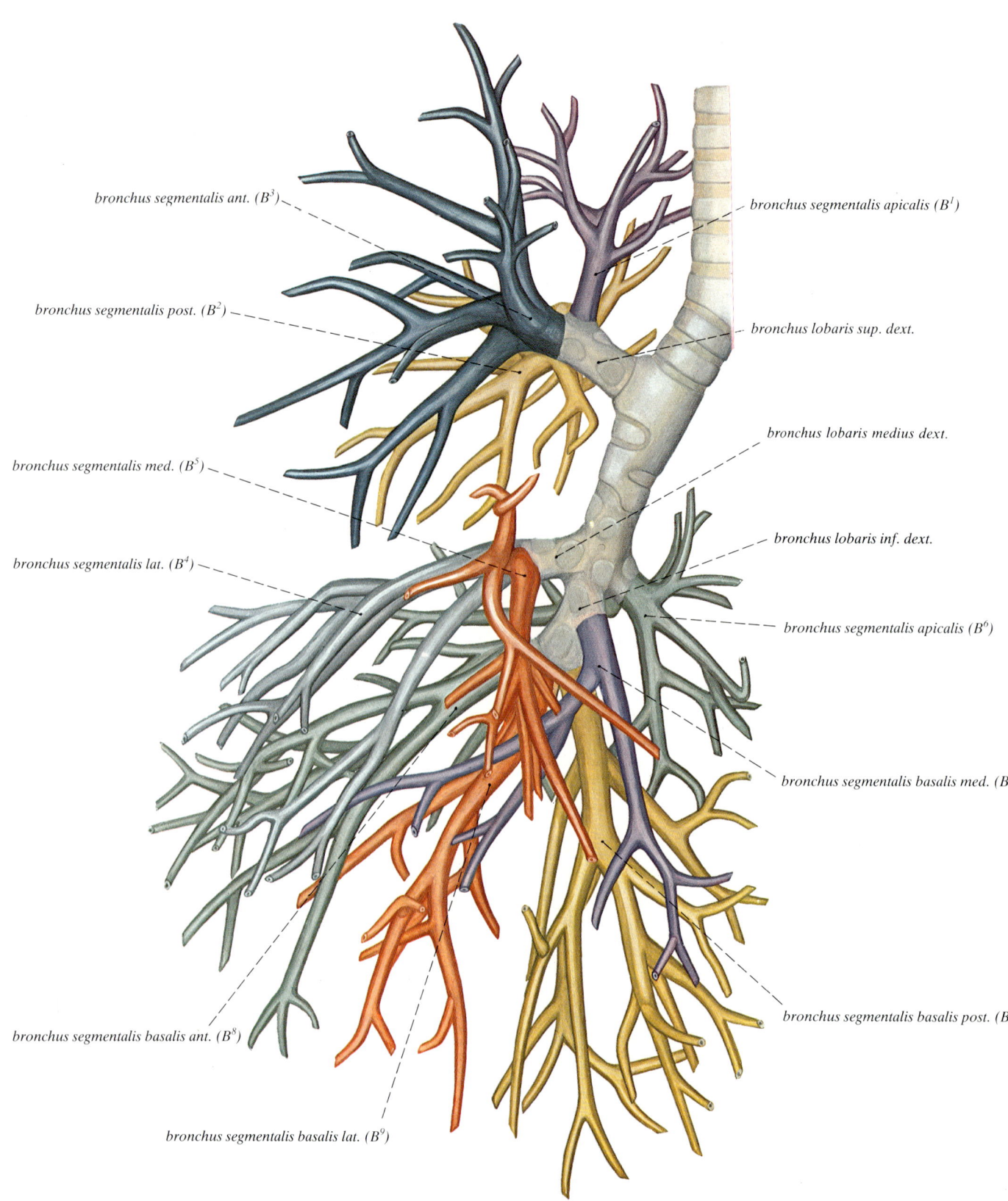

bronchus segmentalis ant. (B³)

bronchus segmentalis post. (B²)

bronchus segmentalis med. (B⁵)

bronchus segmentalis lat. (B⁴)

bronchus segmentalis apicalis (B¹)

bronchus lobaris sup. dext.

bronchus lobaris medius dext.

bronchus lobaris inf. dext.

bronchus segmentalis apicalis (B⁶)

bronchus segmentalis basalis med. (B

bronchus segmentalis basalis post. (B

bronchus segmentalis basalis ant. (B⁸)

bronchus segmentalis basalis lat. (B⁹)

Abb. 113. Tracheobronchialbaum mit Segmentbronchien in verschiedenen Farben. Rechte Lunge. Ansicht von ventral. Präparat: Anatomisches Institut der Universität Wien. (Aus PERNKOPF: Atlas der topographischen und angewandten Anatomie des Menschen, Bd. 2, 2. Aufl. [Hg. H. FERNER]. Urban & Schwarzenberg, München–Wien–Baltimore 1980.)

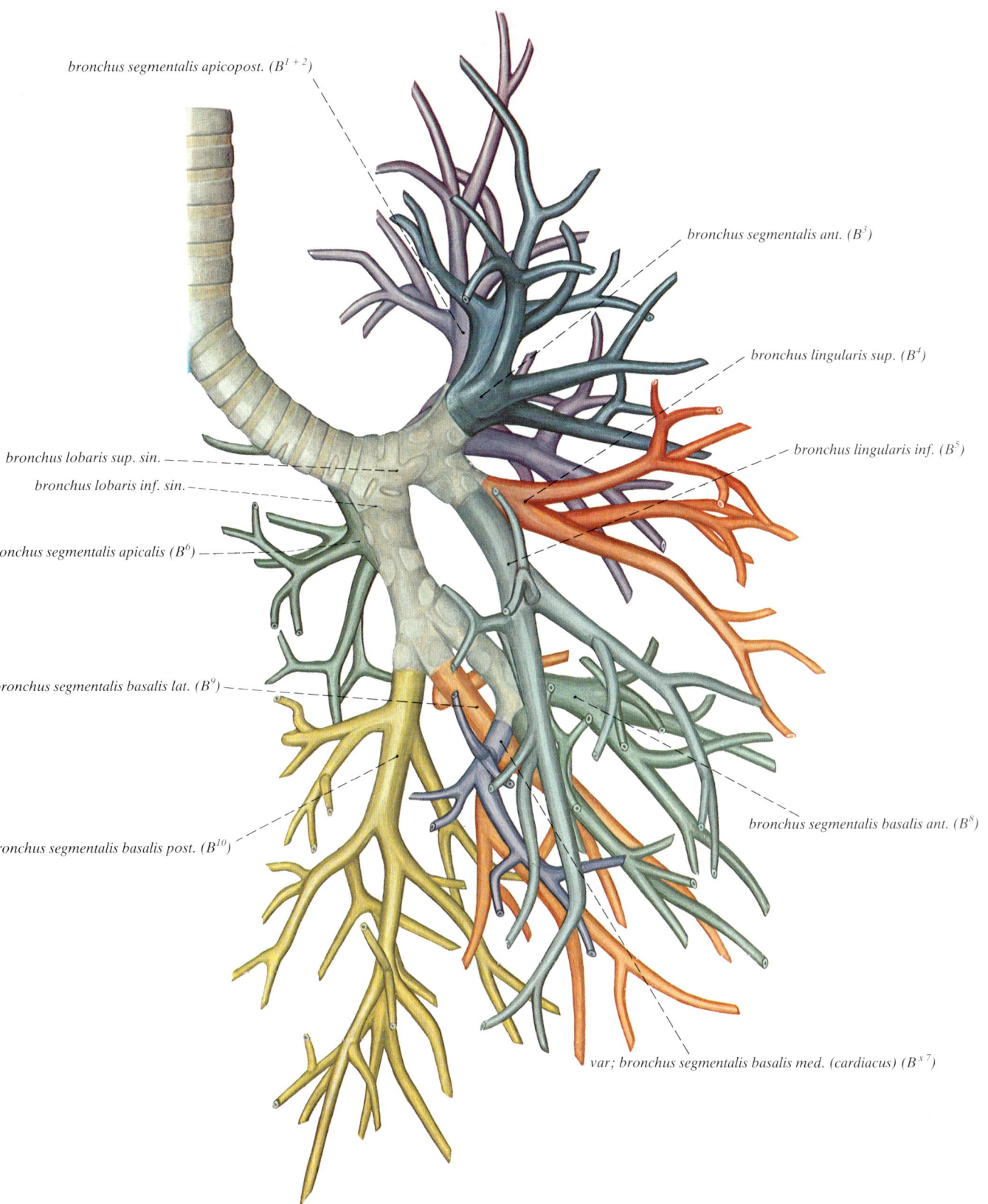

bronchus segmentalis apicopost. (B^{1+2})

bronchus segmentalis ant. (B^3)

bronchus lingularis sup. (B^4)

bronchus lingularis inf. (B^5)

bronchus lobaris sup. sin.

bronchus lobaris inf. sin.

bronchus segmentalis apicalis (B^6)

bronchus segmentalis basalis lat. (B^9)

bronchus segmentalis basalis ant. (B^8)

bronchus segmentalis basalis post. (B^{10})

var; bronchus segmentalis basalis med. (cardiacus) (B^{x7})

Abb. 114. Tracheobronchialbaum mit Segmentbronchien in verschiedenen Farben. Linke Lunge. Ansicht von ventral. Präparat: Anatomisches Institut der Universität Wien. (Aus PERNKOPF: Atlas der topographischen und angewandten Anatomie des Menschen, Bd. 2, 2. Aufl. [Hg. H. FERNER]. Urban & Schwarzenberg, München–Wien–Baltimore 1980.)

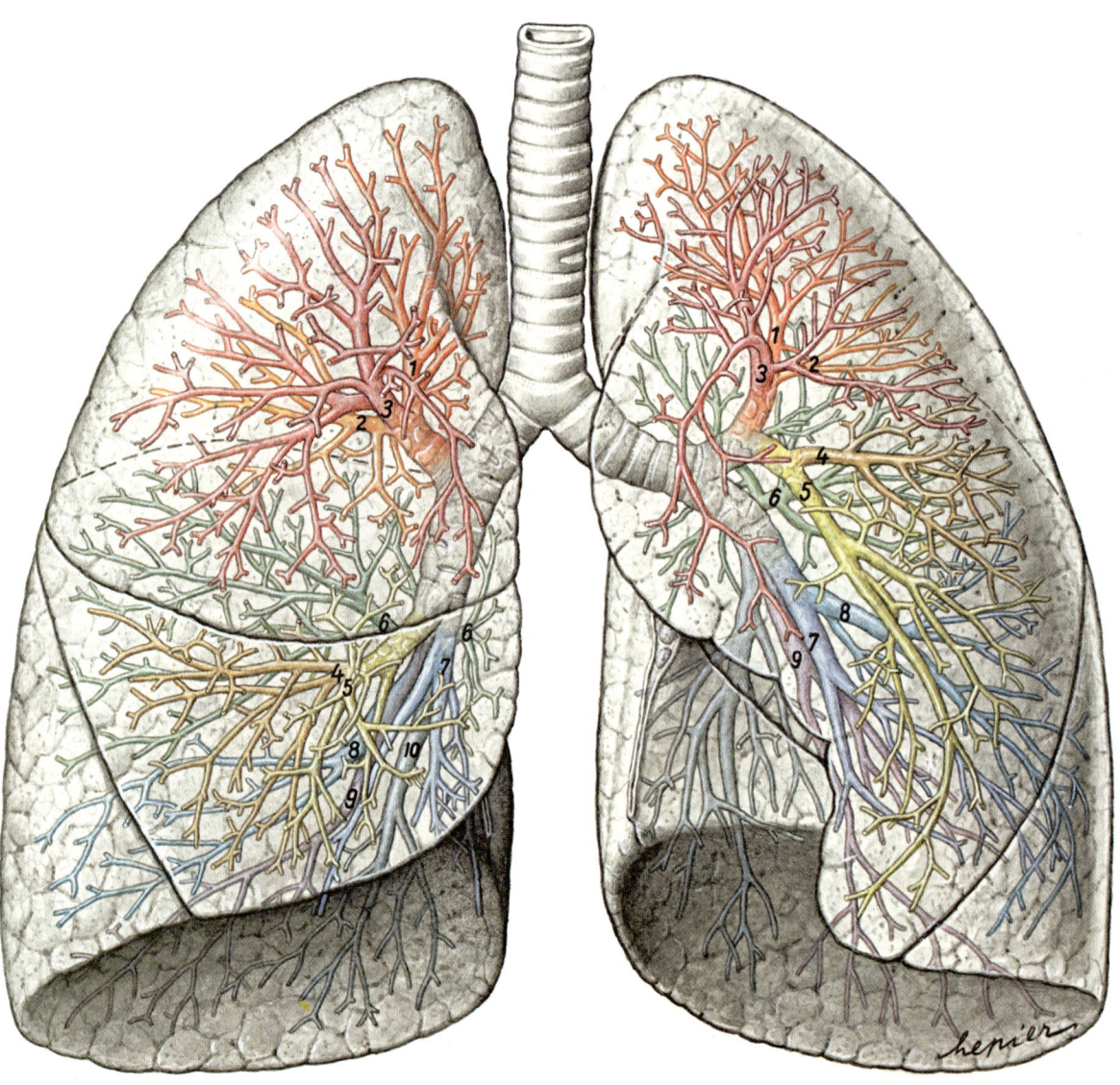

Abb. 115. Projektion des Bronchialbaumes auf die äußere Form der Lungen und ihre Lappen. Die zehn bronchi segmentales jederseits sind mit verschiedenen, jedoch rechts und links entsprechenden Farben dargestellt und zahlenmäßig (1–10) bezeichnet. Die Abbildung ist nach einem Ausguß des Bronchialbaumes angefertigt. Auf der linken Seite entspringen das apikale und das posteriore Oberlappensegment meist aus einem gemeinsamen Stamm. Das mediobasale Segment des Unterlappens ist in der Regel nicht ausgebildet.

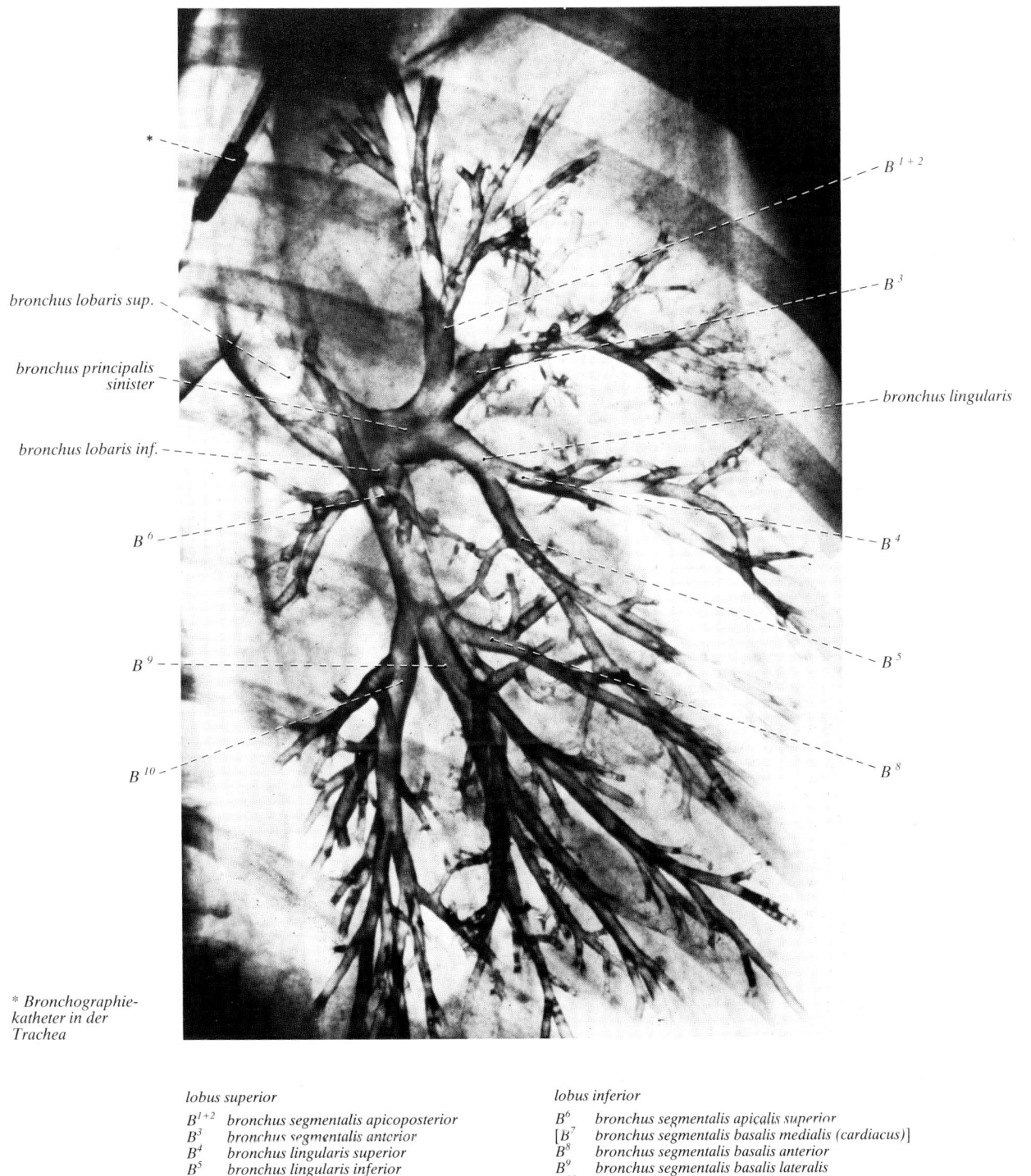

* Bronchographie-
katheter in der
Trachea

* — B¹⁺²

— B³

— bronchus lingularis

— B⁴

— B⁵

— B⁸

bronchus lobaris sup.

bronchus principalis
sinister

bronchus lobaris inf. —

B⁶ —

B⁹ —

B¹⁰ —

lobus superior	
B¹⁺²	bronchus segmentalis apicoposterior
B³	bronchus segmentalis anterior
B⁴	bronchus lingularis superior
B⁵	bronchus lingularis inferior

lobus inferior	
B⁶	bronchus segmentalis apicalis superior
[B⁷	bronchus segmentalis basalis medialis (cardiacus)]
B⁸	bronchus segmentalis basalis anterior
B⁹	bronchus segmentalis basalis lateralis
B¹⁰	bronchus segmentalis basalis posterior

Abb. 116. Bronchographie links.
Aus dem Oberlappenbronchus der linken Lunge zweigen die Segmentbronchien B¹ und B² meist mit einem gemeinsamen Stamm als api-koposteriores Oberlappensegment ab. Durch den Raum, den das Herz in der linken Thoraxseite beansprucht, sind die Segmente der lingula übereinander angeordnet (B⁴ = bronchus lingularis superior, B⁵ = bronchus lingularis inferior), während die Mittellappensegmente der rechten Lunge nebeneinanderliegen (B⁴ = bronchus segmentalis lateralis, B⁵ bronchus segmentalis medialis). Ein Segmentbronchus B⁷ (bronchus segmentalis basalis medialis) ist auf der linken Seite meist nicht vorhanden. (Original: PD Dr. W. S. RAU, Zentrum Radiologie im Klinikum der Universität Freiburg i. Br.)

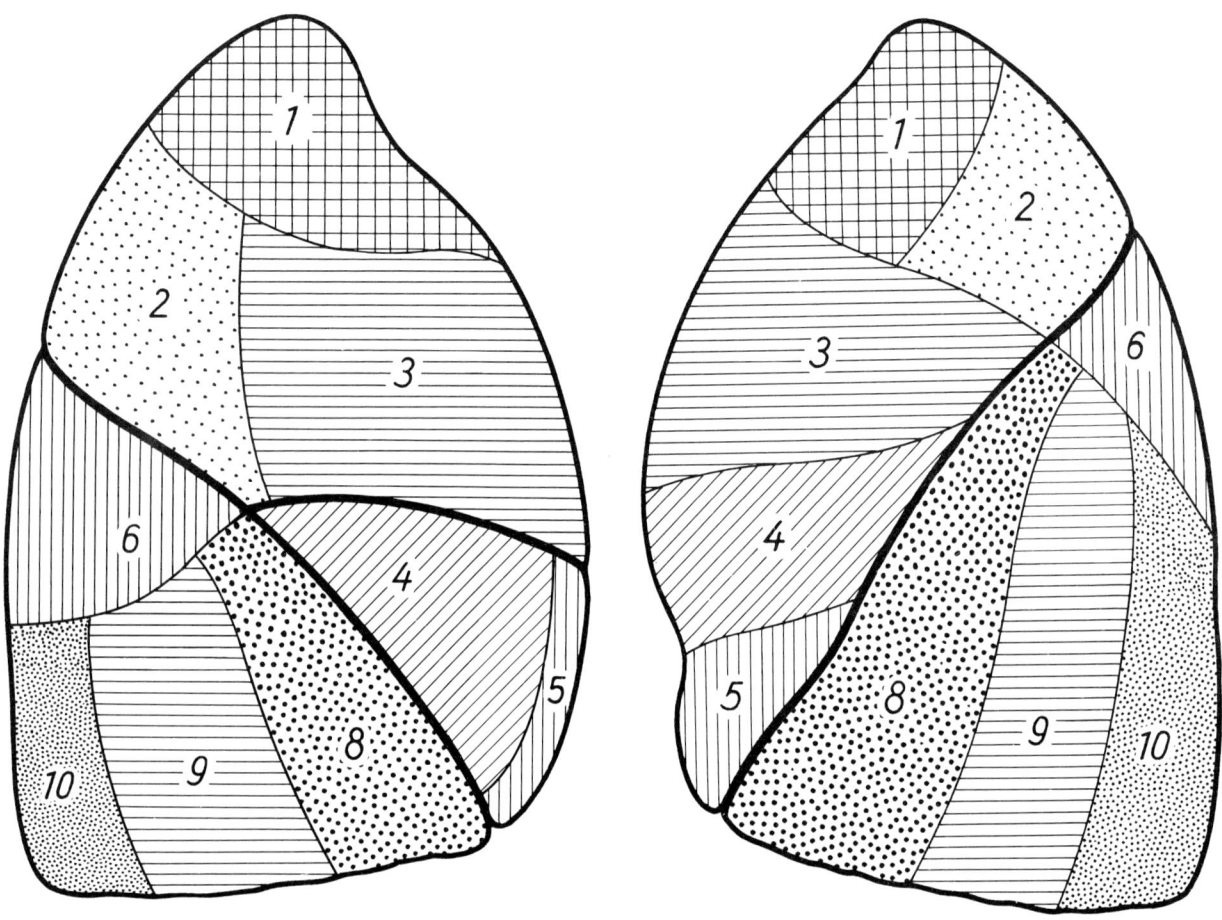

Abb. 117. Die bronchopulmonalen Segmente der rechten Lunge, segmenta bronchopulmonalia dextra (laterale Fläche).

Abb. 118. Die bronchopulmonalen Segmente der linken Lunge, segmenta bronchopulmonalia sinistra (laterale Fläche).

pulmo dexter

lobus superior
1 *segmentum apicale*
2 *segmentum posterius*
3 *segmentum anterius*

lobus medius
(4) *segmentum laterale*
5 *segmentum mediale*

lobus inferior
6 *segmentum apicale*
  (superius)
8 *segmentum basale anterius*
9 *segmentum basale laterale*
10 *segmentum basale posterius*

pulmo sinister

lobus superior
1 *segmentum apicale¹*
2 *segmentum posterius¹*
3 *segmentum anterius*
4 *segmentum lingulare superius*
5 *segmentum lingulare inferius*

lobus inferior
6 *segmentum apicale*
  (superius)
8 *segmentum basale anterius*
9 *segmentum basale laterale*
10 *segmentum basale posterius*

¹) *1 und 2   gemeinsam als segmentum apicoposterius*

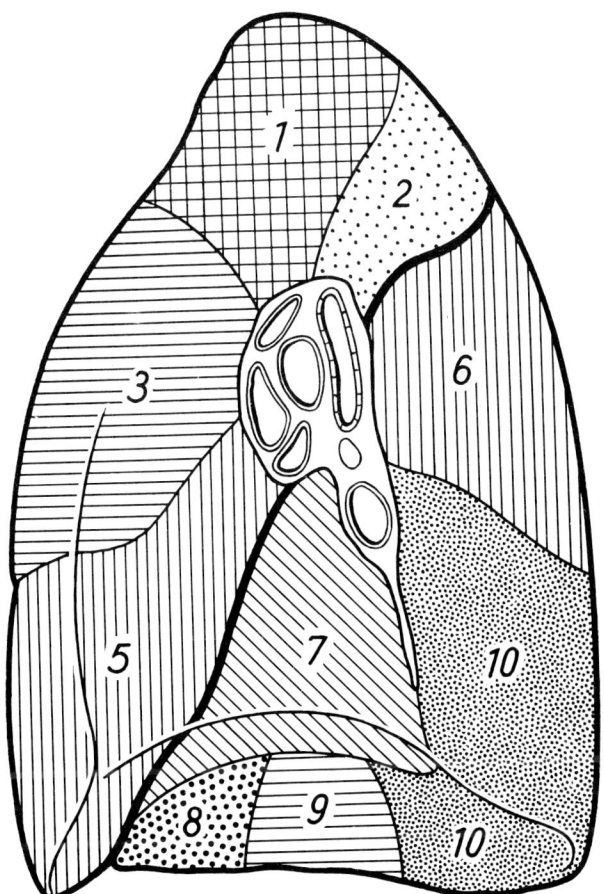

Abb. 119. Die bronchopulmonalen Segmente der rechten Lunge, segmenta bronchopulmonalia dextra (mediale Fläche).

Abb. 120. Die bronchopulmonalen Segmente der linken Lunge, segmenta bronchopulmonalia sinistra (mediale Fläche). Das Segment x7 findet sich in der linken Lunge nur ausnahmsweise.

pulmo dexter

lobus superior
1 *segmentum apicale*
2 *segmentum posterius*
3 *segmentum anterius*

lobus medius
4 *segmentum laterale*
5 *segmentum mediale*

lobus inferior
6 *segmentum apicale (superius)*
7 *segmentum basale mediale (cardiacum)*
8 *segmentum basale anterius*
9 *segmentum basale laterale*
10 *segmentum basale posterius*

pulmo sinister

lobus superior
1 *segmentum apicale*[1]
2 *segmentum posterius*[1]
3 *segmentum anterius*
4 *segmentum lingulare superius*
5 *segmentum lingulare inferius*

lobus inferior
6 *segmentum apicale (superius)*
x7 *segmentum basale mediale (cardiacum)*
8 *segmentum basale anterius*
9 *segmentum basale laterale*
10 *segmentum basale posterius*

[1] *1 und 2 gemeinsam als segmentum apicoposterius*

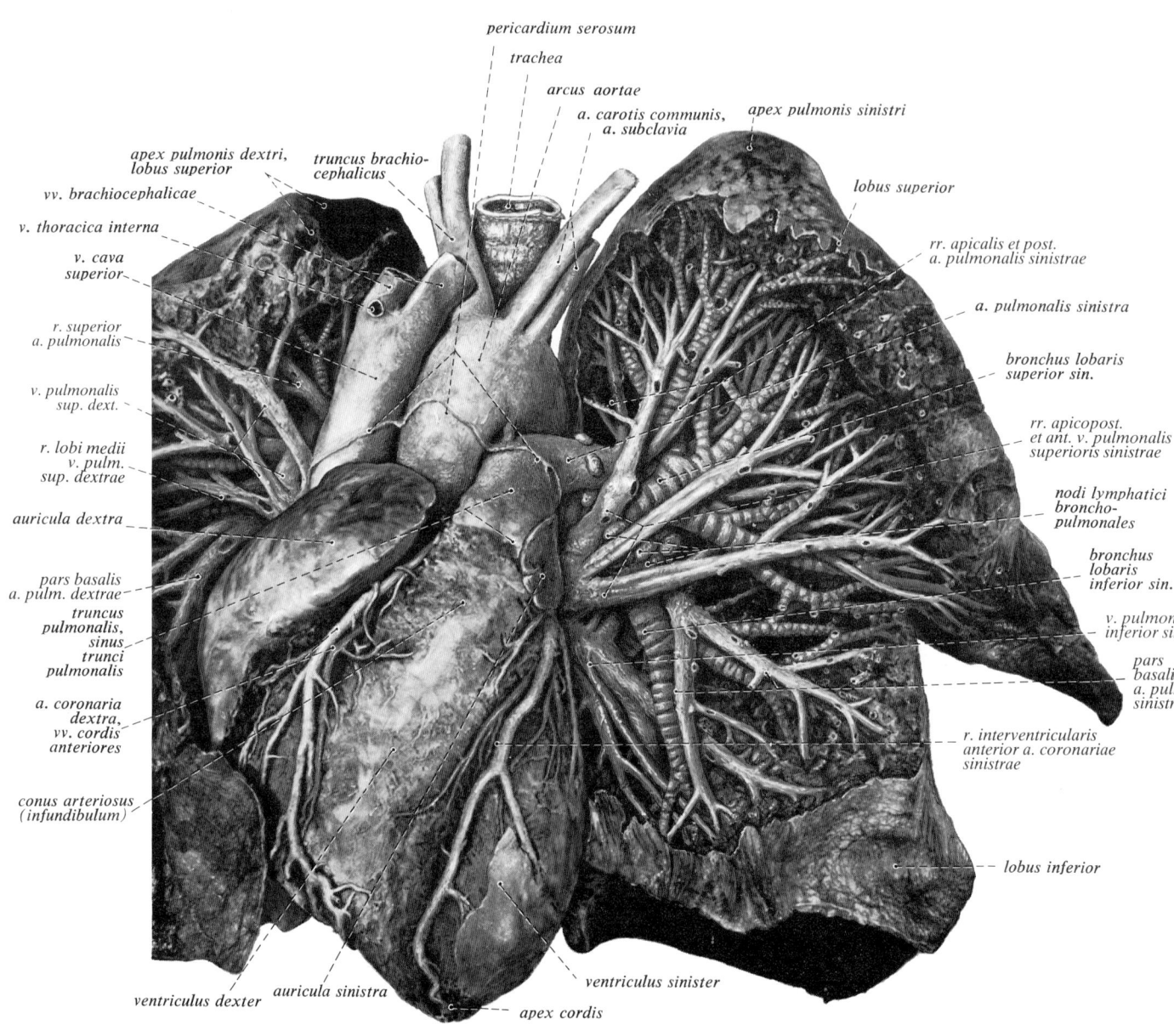

pericardium serosum

trachea

arcus aortae

a. carotis communis,
a. subclavia

apex pulmonis sinistri

apex pulmonis dextri,
lobus superior

truncus brachio-
cephalicus

vv. brachiocephalicae

v. thoracica interna

v. cava
superior

r. superior
a. pulmonalis

v. pulmonalis
sup. dext.

r. lobi medii
v. pulm.
sup. dextrae

auricula dextra

pars basalis
a. pulm. dextrae

truncus
pulmonalis,
sinus
trunci
pulmonalis

a. coronaria
dextra,
vv. cordis
anteriores

conus arteriosus
(infundibulum)

lobus superior

rr. apicalis et post.
a. pulmonalis sinistrae

a. pulmonalis sinistra

bronchus lobaris
superior sin.

rr. apicopost.
et ant. v. pulmonalis
superioris sinistrae

nodi lymphatici
broncho-
pulmonales

bronchus
lobaris
inferior sin.

v. pulmon
inferior si

pars
basali
a. pul
sinistr

r. interventricularis
anterior a. coronariae
sinistrae

lobus inferior

ventriculus dexter

auricula sinistra

ventriculus sinister

apex cordis

Abb. 121. Herz-Lungen-Präparat. Ansicht von ventral. Darstellung der Kranzgefäße, der Herz-Lungen-Gefäße und des Bronchialbaumes sowie einiger Lymphknoten in der Gegend der linken Lungenwurzel.

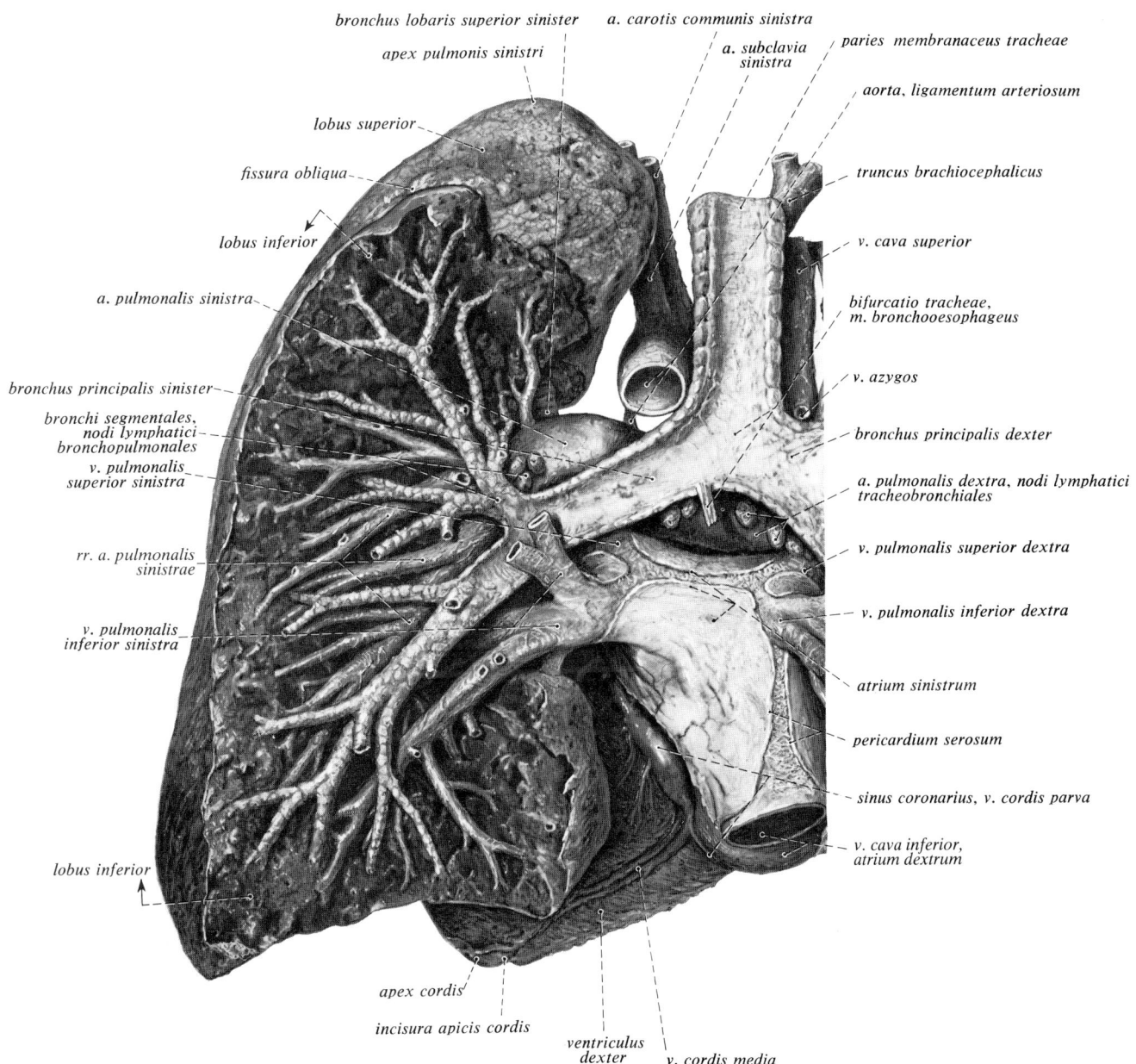

bronchus lobaris superior sinister

apex pulmonis sinistri

lobus superior

fissura obliqua

lobus inferior

a. pulmonalis sinistra

bronchus principalis sinister

bronchi segmentales,
nodi lymphatici
bronchopulmonales

v. pulmonalis
superior sinistra

rr. a. pulmonalis
sinistrae

v. pulmonalis
inferior sinistra

lobus inferior

apex cordis

incisura apicis cordis

ventriculus
dexter

v. cordis media

a. carotis communis sinistra

a. subclavia
sinistra

paries membranaceus tracheae

aorta, ligamentum arteriosum

truncus brachiocephalicus

v. cava superior

bifurcatio tracheae,
m. bronchooesophageus

v. azygos

bronchus principalis dexter

a. pulmonalis dextra, nodi lymphatici
tracheobronchiales

v. pulmonalis superior dextra

v. pulmonalis inferior dextra

atrium sinistrum

pericardium serosum

sinus coronarius, v. cordis parva

v. cava inferior,
atrium dextrum

Abb. 122. Herz-Lungen-Präparat. Ansicht von dorsal. Darstellung des Bronchialbaumes, der Herzkranzgefäße und der Herz-Lungen-Gefäße sowie der regionalen Lymphknoten.

Abb. 123–126. Lungengrenzen (rot) und Pleuragrenzen (blau) in Projektion zu Rippen, costae, Brustbein, sternum, und Wirbelsäule, columna vertebralis. – Beachte die Differenz im Verlauf der Lungen- und Pleuragrenzen. Stärkste Dissoziation im Bereich der Axillarlinie (handbreit).

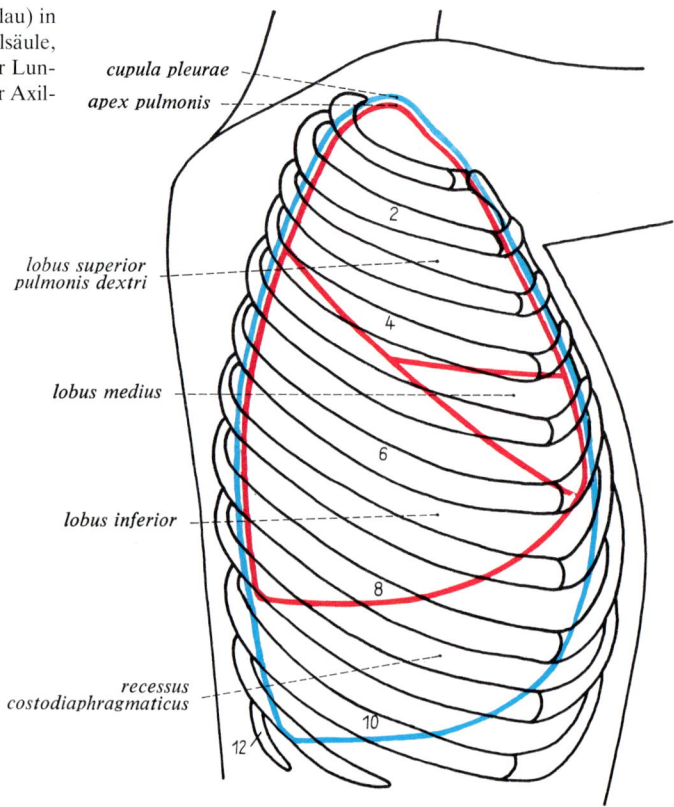

cupula pleurae

apex pulmonis

lobus superior pulmonis dextri

lobus medius

lobus inferior

recessus costodiaphragmaticus

Abb. 123. Lateralansicht von rechts.

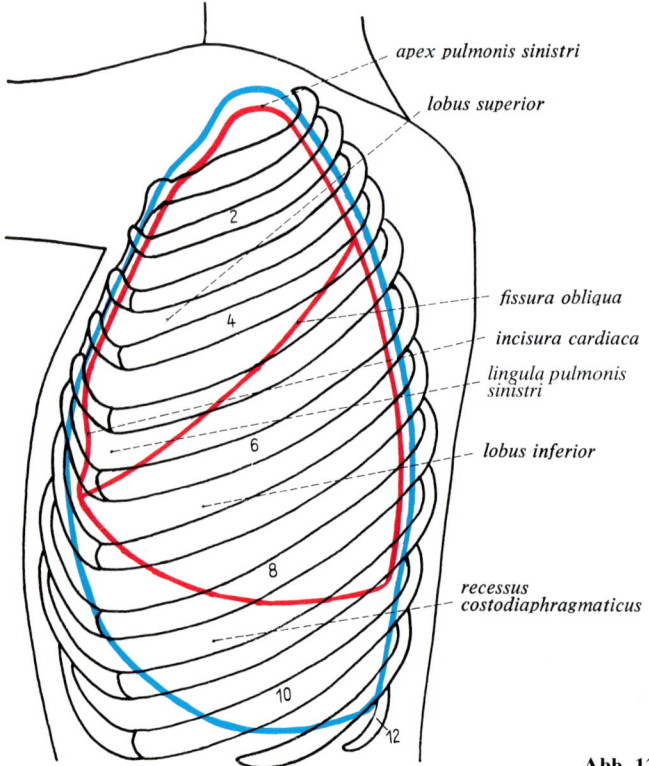

apex pulmonis sinistri

lobus superior

fissura obliqua

incisura cardiaca

lingula pulmonis sinistri

lobus inferior

recessus costodiaphragmaticus

Abb. 124. Lateralansicht von links.

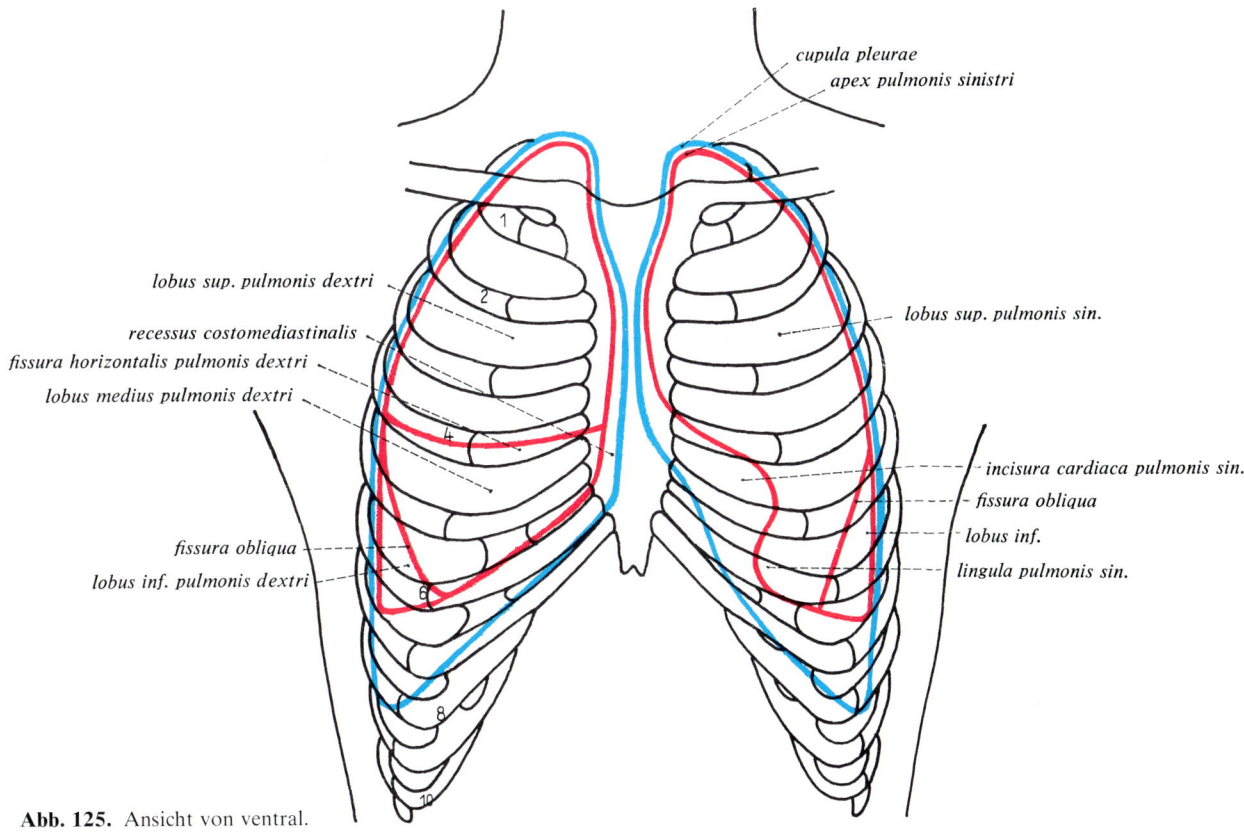

cupula pleurae
apex pulmonis sinistri

lobus sup. pulmonis dextri

recessus costomediastinalis

fissura horizontalis pulmonis dextri

lobus medius pulmonis dextri

lobus sup. pulmonis sin.

incisura cardiaca pulmonis sin.

fissura obliqua

lobus inf.

lingula pulmonis sin.

fissura obliqua

lobus inf. pulmonis dextri

Abb. 125. Ansicht von ventral.

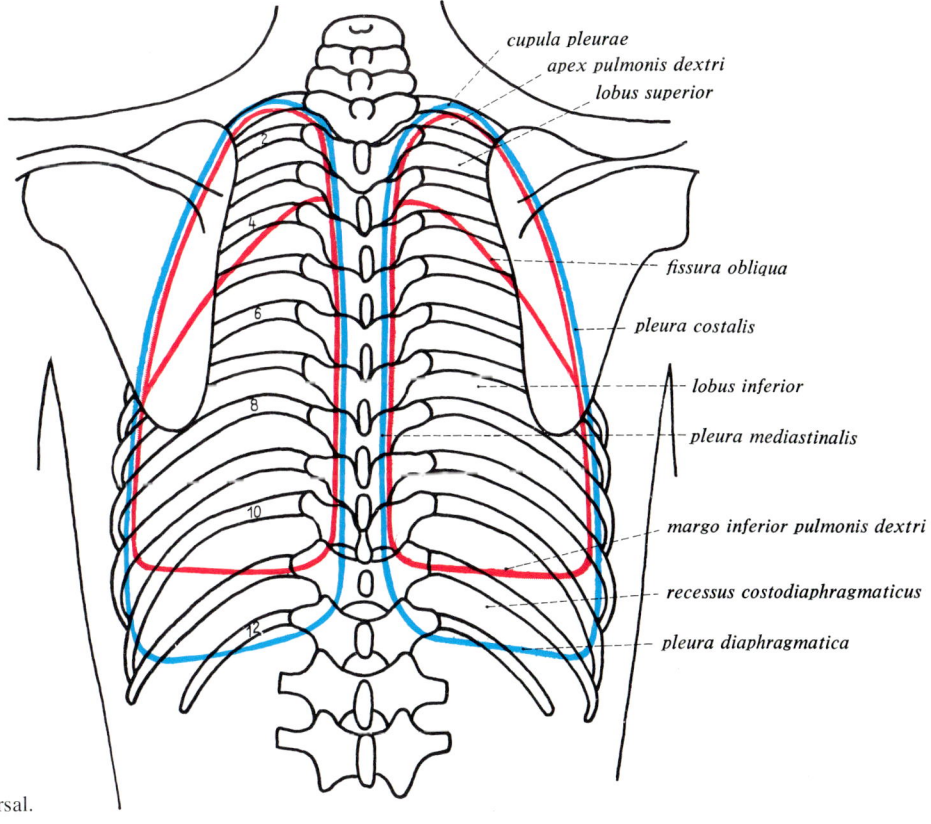

cupula pleurae
apex pulmonis dextri
lobus superior

fissura obliqua

pleura costalis

lobus inferior

pleura mediastinalis

margo inferior pulmonis dextri

recessus costodiaphragmaticus

pleura diaphragmatica

Abb. 126. Ansicht von dorsal.

Abb. 127–129. Schematische Transversalschnitte durch den thorax. Pleura rot, pericardium serosum blau.

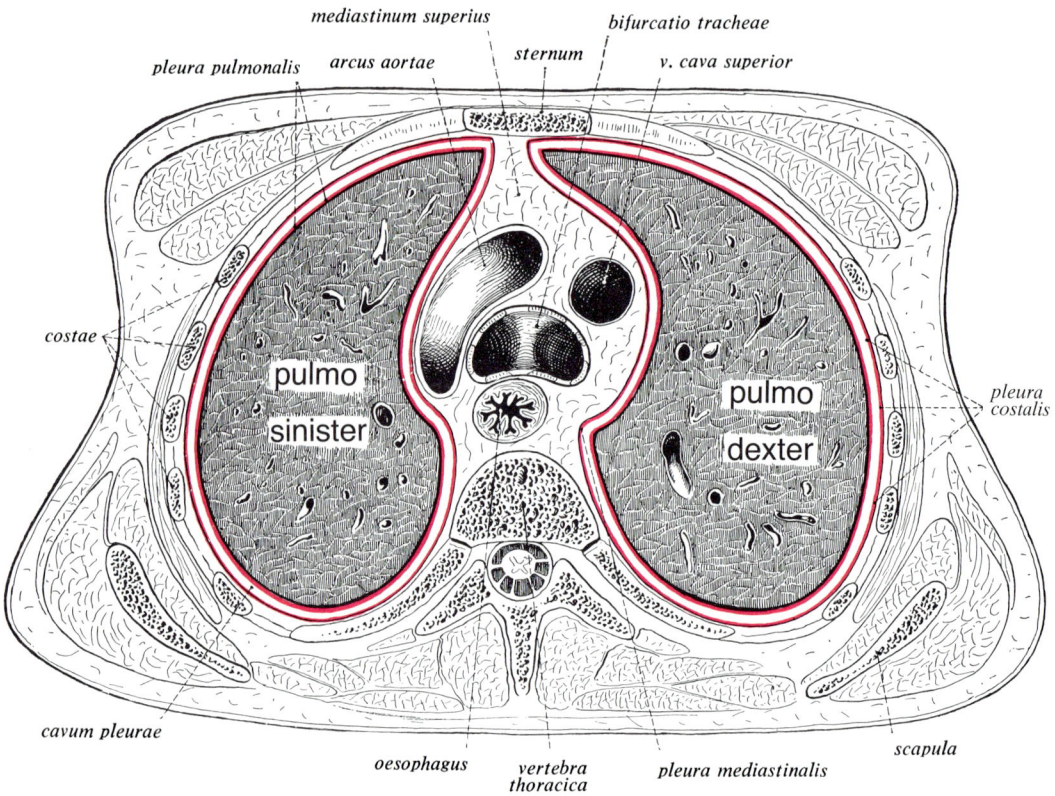

Abb. 127. Schnitt in Höhe der bifurcatio tracheae.

Recessus pleurales

Von der pleura parietalis gebildete Nischen, in die sich die Lungen bei maximaler Inspiration hineinentfalten können (Komplementärräume):
– recessus costodiaphragmaticus zwischen Zwerchfell und Thoraxseitenwand,
– recessus costomediastinalis zwischen pleura costalis und pleura mediastinalis (links tiefer als rechts).

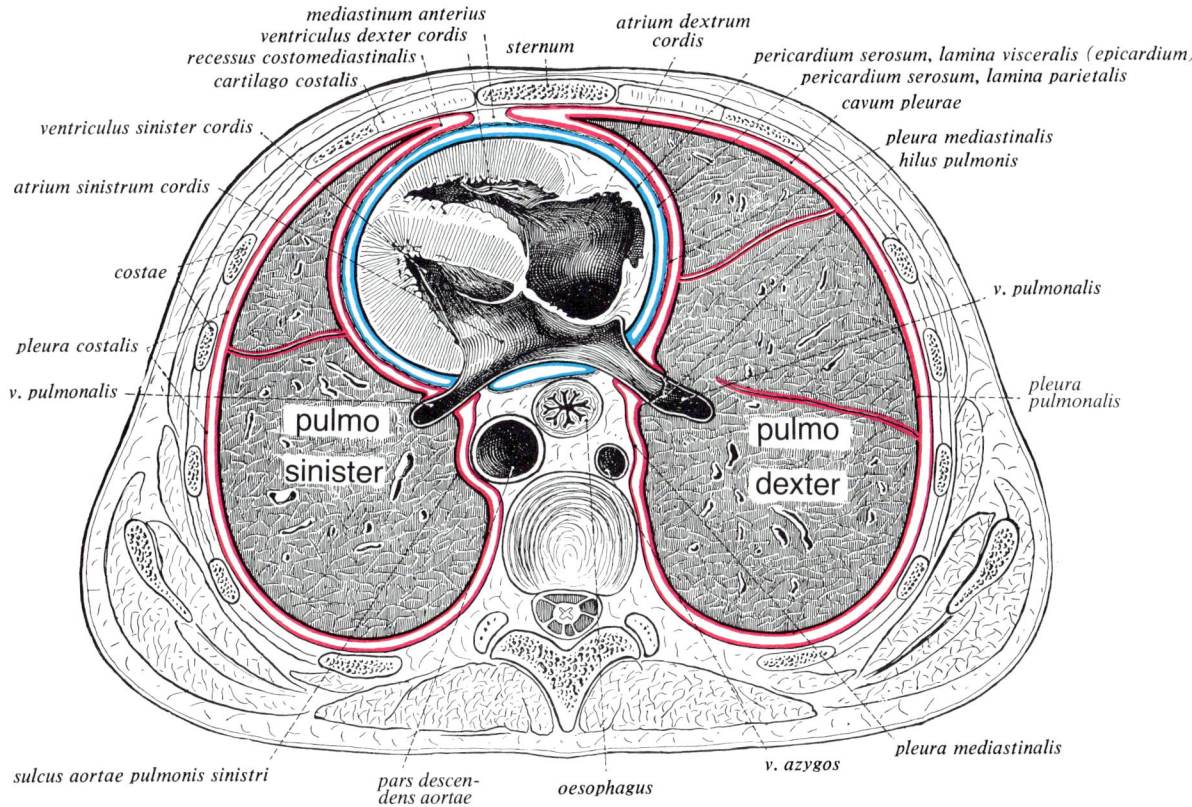

mediastinum anterius
ventriculus dexter cordis
recessus costomediastinalis
cartilago costalis
sternum
atrium dextrum cordis
pericardium serosum, lamina visceralis (epicardium)
pericardium serosum, lamina parietalis
cavum pleurae
ventriculus sinister cordis
pleura mediastinalis
hilus pulmonis
atrium sinistrum cordis
costae
v. pulmonalis
pleura costalis
v. pulmonalis
pulmo sinister
pulmo dexter
pleura pulmonalis
sulcus aortae pulmonis sinistri
pars descendens aortae
oesophagus
v. azygos
pleura mediastinalis

Abb. 128. Schnitt in Höhe des Lungenhilus.

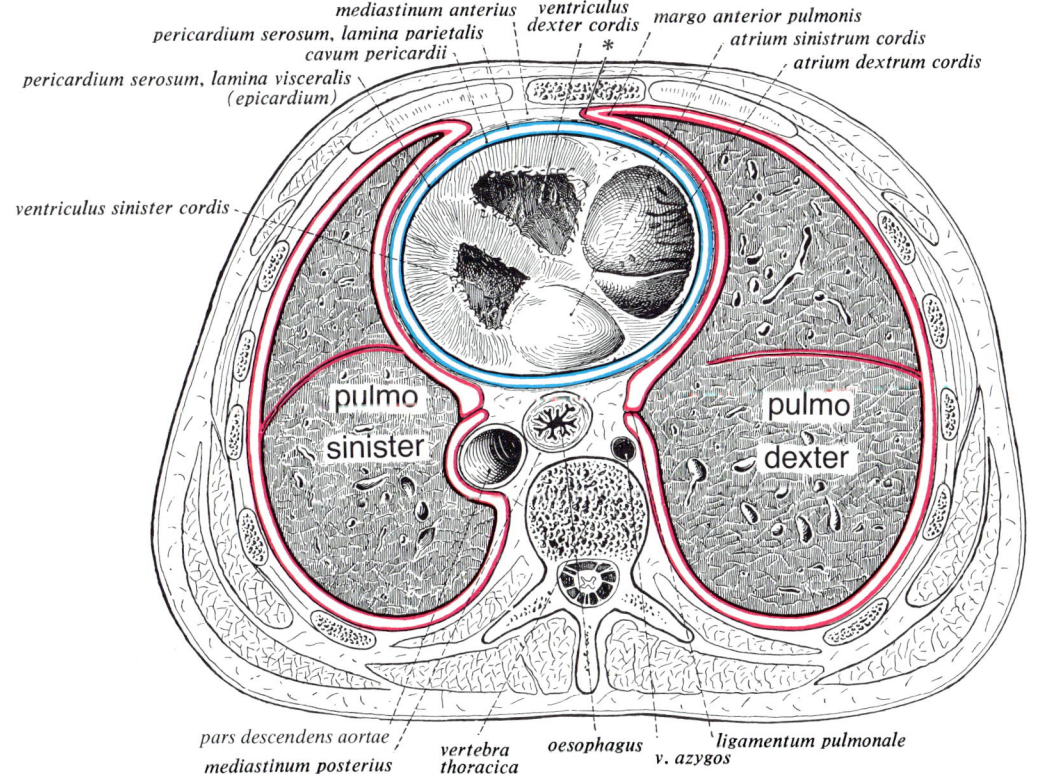

mediastinum anterius
pericardium serosum, lamina parietalis
cavum pericardii
ventriculus dexter cordis
*
margo anterior pulmonis
atrium sinistrum cordis
atrium dextrum cordis
pericardium serosum, lamina visceralis (epicardium)
ventriculus sinister cordis
pulmo sinister
pulmo dexter
pars descendens aortae
mediastinum posterius
vertebra thoracica
oesophagus
v. azygos
ligamentum pulmonale

Abb. 129. Schnitt kaudal des Lungenhilus. * sinus costomediastinalis.

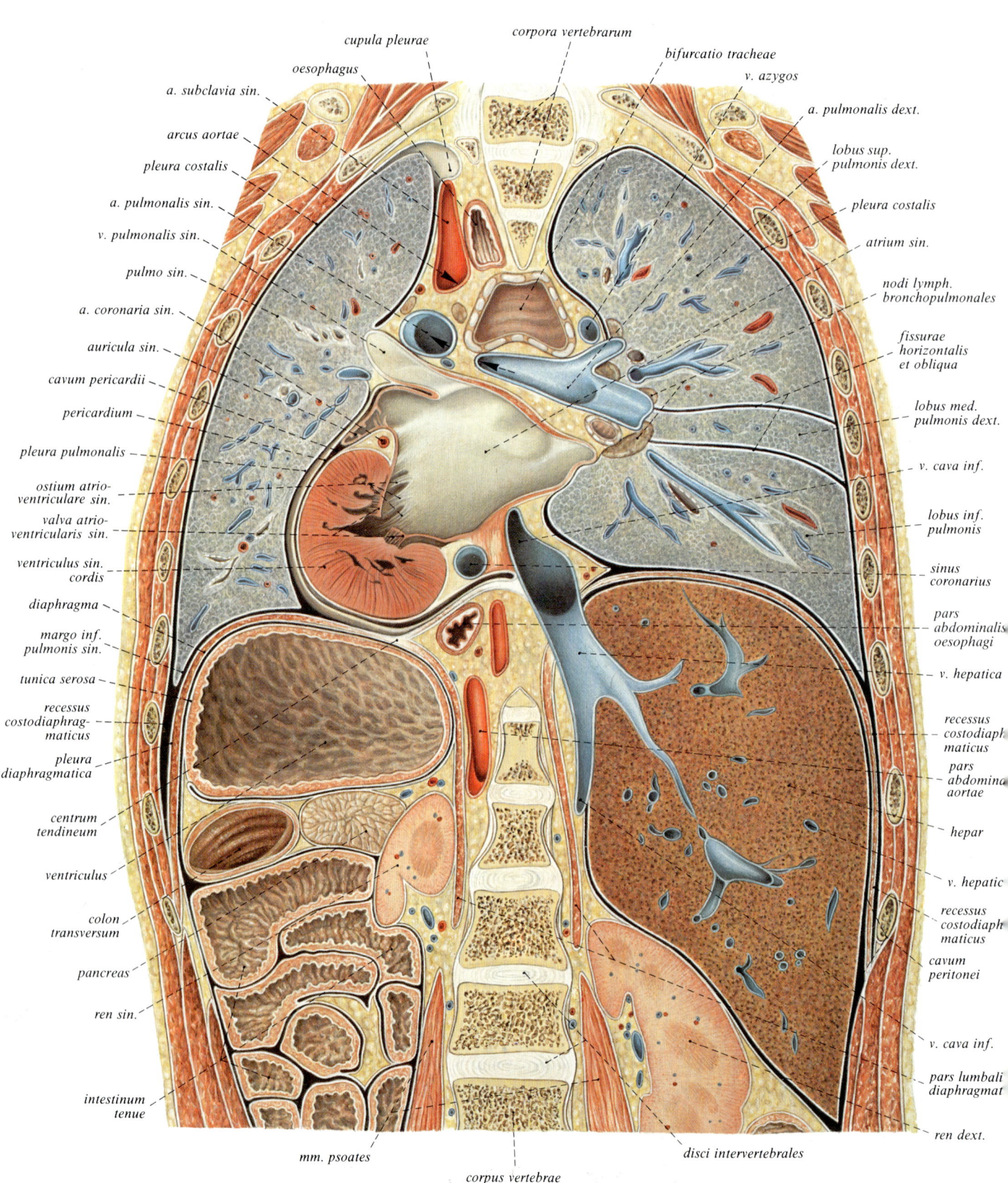

cupula pleurae

corpora vertebrarum

oesophagus

bifurcatio tracheae

a. subclavia sin.

v. azygos

arcus aortae

a. pulmonalis dext.

pleura costalis

lobus sup. pulmonis dext.

a. pulmonalis sin.

pleura costalis

v. pulmonalis sin.

atrium sin.

pulmo sin.

nodi lymph. bronchopulmonales

a. coronaria sin.

fissurae horizontalis et obliqua

auricula sin.

cavum pericardii

lobus med. pulmonis dext.

pericardium

v. cava inf.

pleura pulmonalis

lobus inf. pulmonis

ostium atrio-ventriculare sin.

valva atrio-ventricularis sin.

sinus coronarius

ventriculus sin. cordis

pars abdominalis oesophagi

diaphragma

v. hepatica

margo inf. pulmonis sin.

tunica serosa

recessus costodiaph maticus

recessus costodiaphragmaticus

pars abdomina aortae

pleura diaphragmatica

centrum tendineum

hepar

ventriculus

v. hepatic

colon transversum

recessus costodiaph maticus

pancreas

cavum peritonei

ren sin.

v. cava inf.

intestinum tenue

pars lumbali diaphragmat

ren dext.

mm. psoates

disci intervertebrales

corpus vertebrae

Abb. 130. Frontaler Gefrierschnitt der Brust- und Bauchhöhle. Ansicht von dorsal.

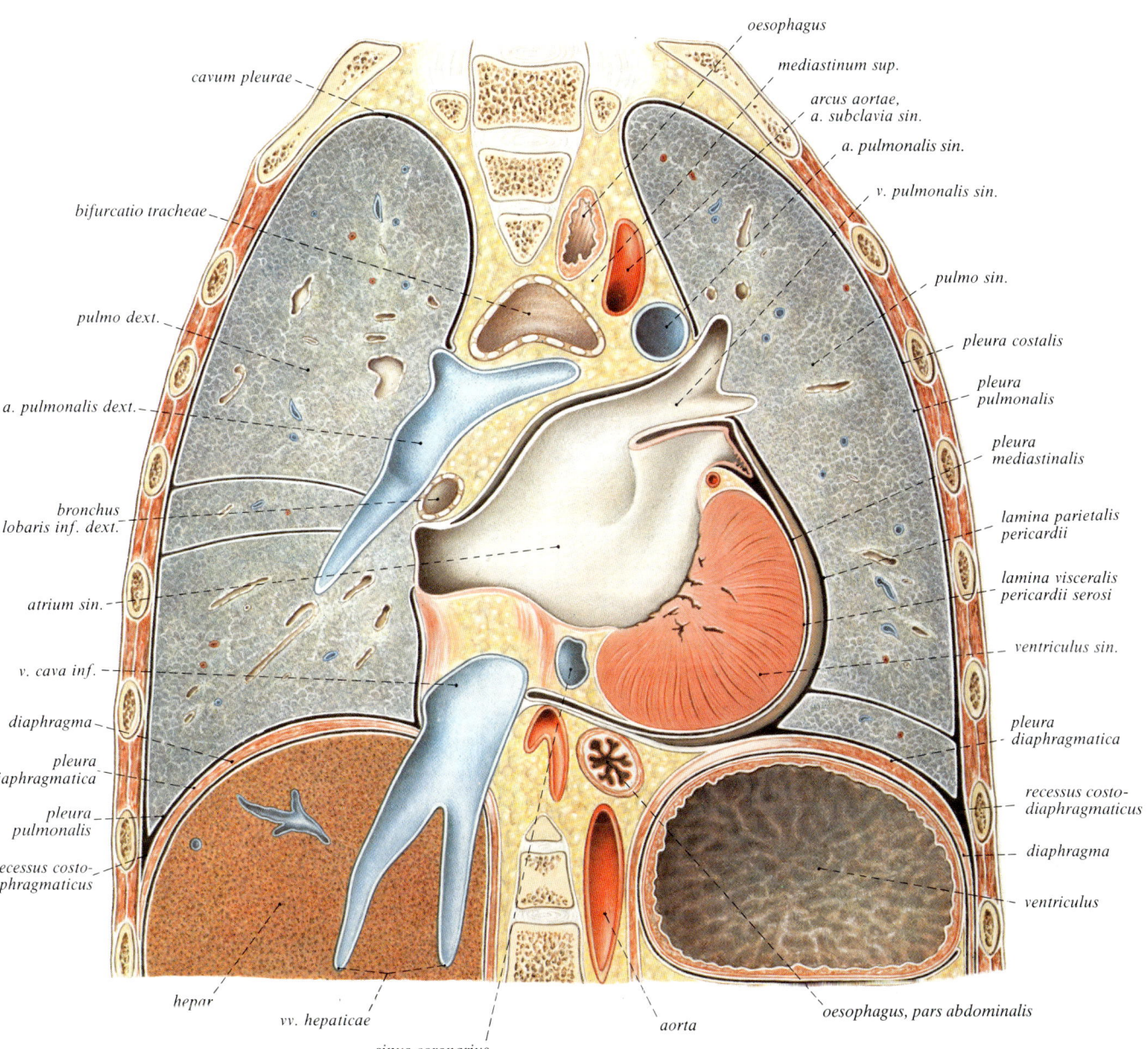

oesophagus

mediastinum sup.

arcus aortae,
a. subclavia sin.

a. pulmonalis sin.

v. pulmonalis sin.

pulmo sin.

pleura costalis

pleura
pulmonalis

pleura
mediastinalis

lamina parietalis
pericardii

lamina visceralis
pericardii serosi

ventriculus sin.

pleura
diaphragmatica

recessus costo-
diaphragmaticus

diaphragma

ventriculus

cavum pleurae

bifurcatio tracheae

pulmo dext.

a. pulmonalis dext.

bronchus
lobaris inf. dext.

atrium sin.

v. cava inf.

diaphragma

pleura
diaphragmatica

pleura
pulmonalis

recessus costo-
diaphragmaticus

hepar

vv. hepaticae

sinus coronarius

aorta

oesophagus, pars abdominalis

Abb. 131. Schematische Darstellung von pleura und pericardium. Frontalschnitt. Ansicht von ventral. Pleuren rot, Perikard blau.

Rumpf

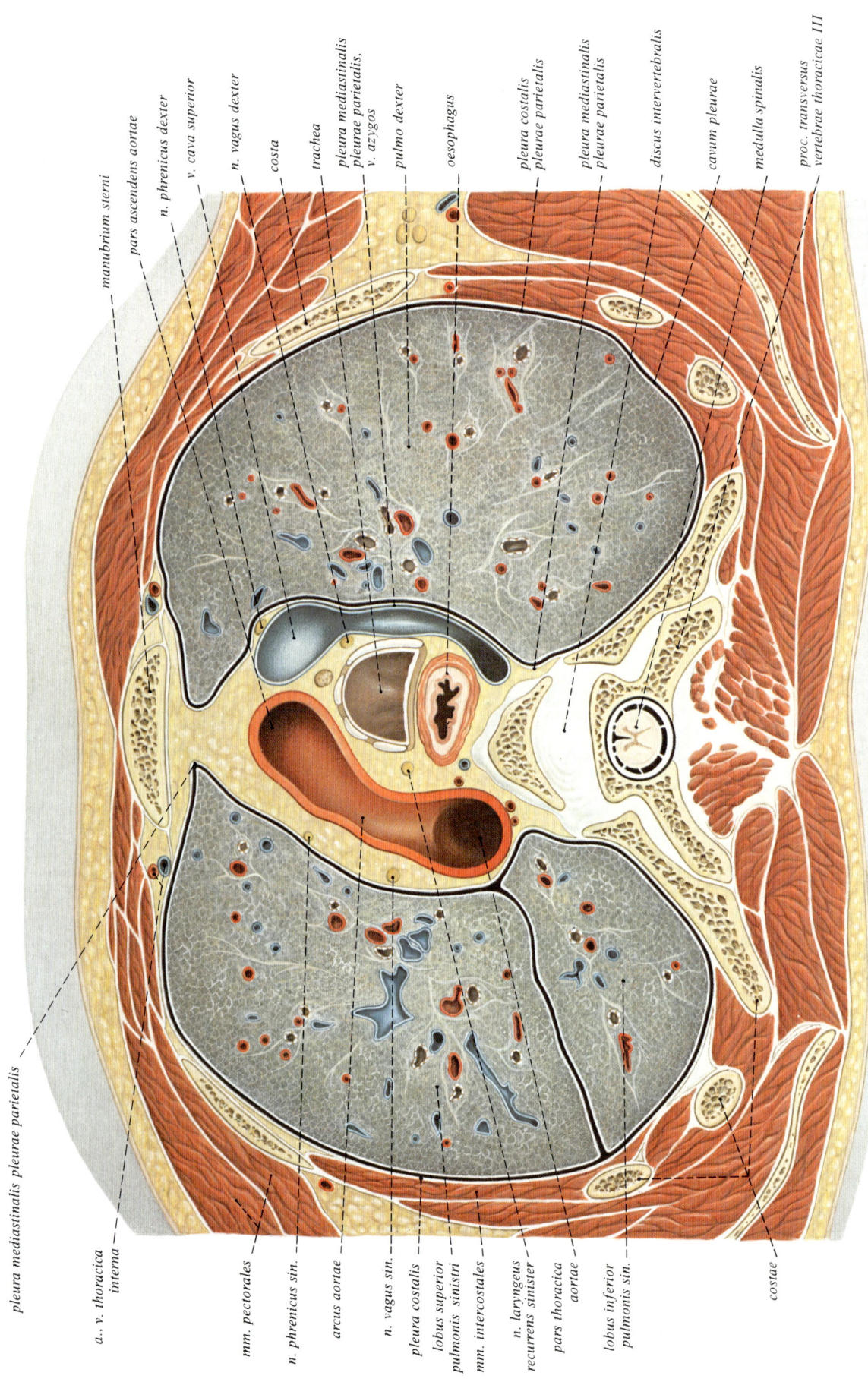

manubrium sterni

pars ascendens aortae

n. phrenicus dexter

v. cava superior

n. vagus dexter

costa

trachea

pleura mediastinalis
pleurae parietalis,
v. azygos

pulmo dexter

oesophagus

pleura costalis
pleurae parietalis

pleura mediastinalis
pleurae parietalis

discus intervertebralis

cavum pleurae

medulla spinalis

proc. transversus
vertebrae thoracicae III

pleura mediastinalis pleurae parietalis

a., v. thoracica
interna

mm. pectorales

n. phrenicus sin.

arcus aortae

n. vagus sin.

pleura costalis

lobus superior
pulmonis sinistri

mm. intercostales

n. laryngeus
recurrens sinister

pars thoracica
aortae

lobus inferior
pulmonis sin.

costae

Abb. 132. Horizontalschnitt durch den kranialen Teil der Brusthöhle. Schnitt in Höhe des discus intervertebralis zwischen dem 3. und 4. Brustwirbel. Blick von kranial auf die kaudale Schnittfläche. Pleurasäcke, Lungen, Eingeweide, Gefäße und Nerven im mediastinum superius getroffen. Das zur vena cava superior laufende bogenförmige Mündungsstück der vena azygos ist fast seiner ganzen Länge nach eröffnet. Der arcus aortae ist so angeschnitten, daß die Konvexität des Bogens oberhalb der Schnittebene liegt.

96

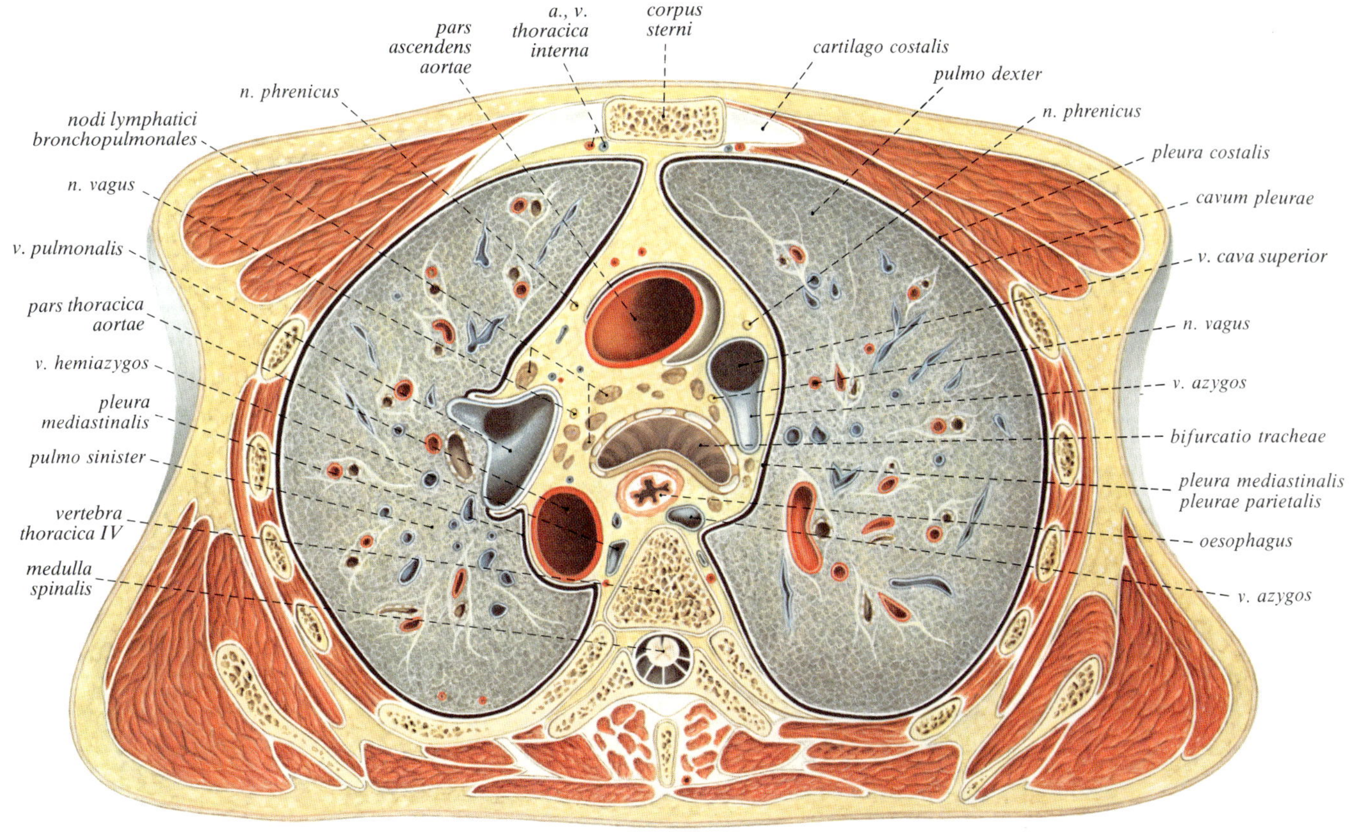

pars
ascendens
aortae

a., v.
thoracica
interna

corpus
sterni

cartilago costalis

pulmo dexter

n. phrenicus

n. phrenicus

nodi lymphatici
bronchopulmonales

pleura costalis

n. vagus

cavum pleurae

v. pulmonalis

v. cava superior

pars thoracica
aortae

n. vagus

v. hemiazygos

v. azygos

pleura
mediastinalis

bifurcatio tracheae

pulmo sinister

pleura mediastinalis
pleurae parietalis

vertebra
thoracica IV

oesophagus

medulla
spinalis

v. azygos

Abb. 133. Querschnitt der Brusthöhle in Höhe des 4. Brustwirbels.

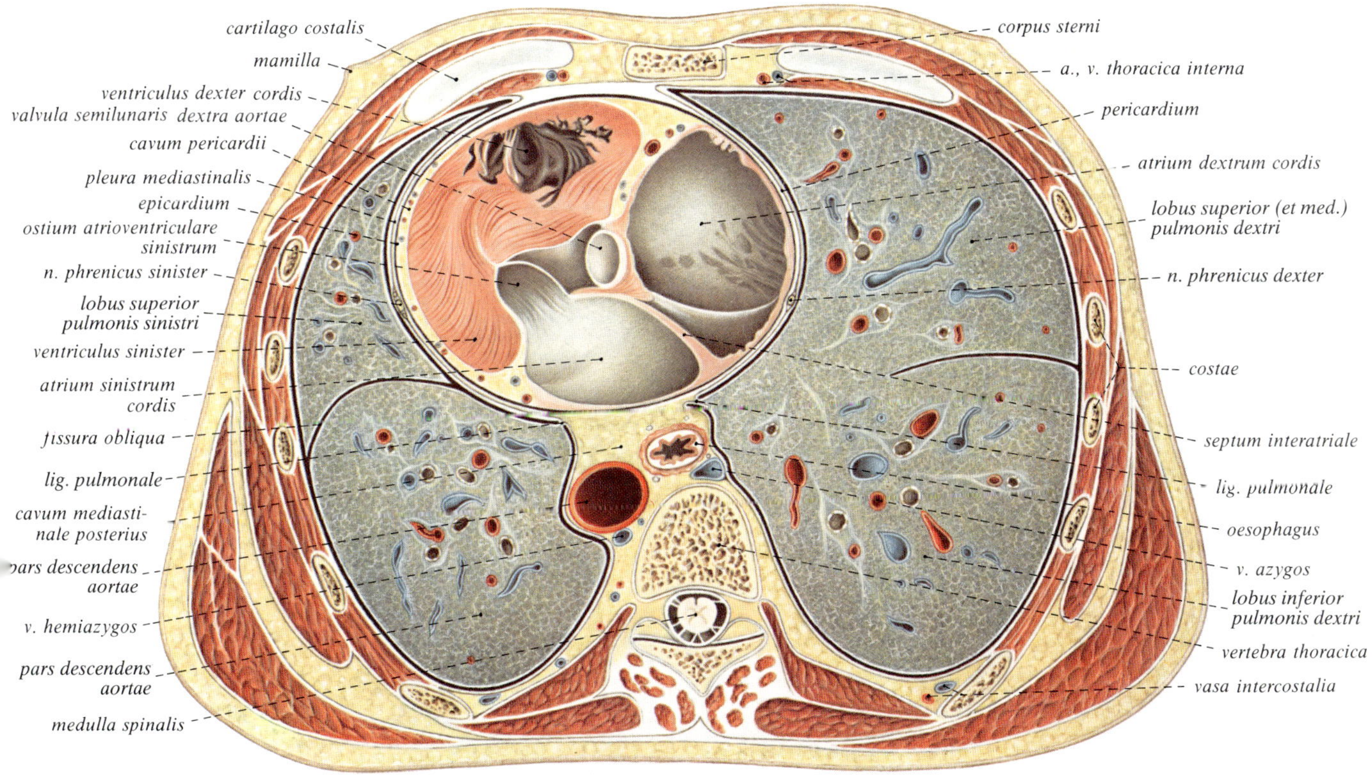

cartilago costalis

corpus sterni

mamilla

a., v. thoracica interna

ventriculus dexter cordis

pericardium

valvula semilunaris dextra aortae

cavum pericardii

atrium dextrum cordis

pleura mediastinalis

lobus superior (et med.)
pulmonis dextri

epicardium

ostium atrioventriculare
sinistrum

n. phrenicus dexter

n. phrenicus sinister

lobus superior
pulmonis sinistri

costae

ventriculus sinister

septum interatriale

atrium sinistrum
cordis

fissura obliqua

lig. pulmonale

lig. pulmonale

oesophagus

cavum mediasti-
nale posterius

v. azygos

pars descendens
aortae

lobus inferior
pulmonis dextri

v. hemiazygos

vertebra thoracica

pars descendens
aortae

vasa intercostalia

medulla spinalis

Abb. 134. Querschnitt der Brusthöhle in Höhe der Brustwarzen.

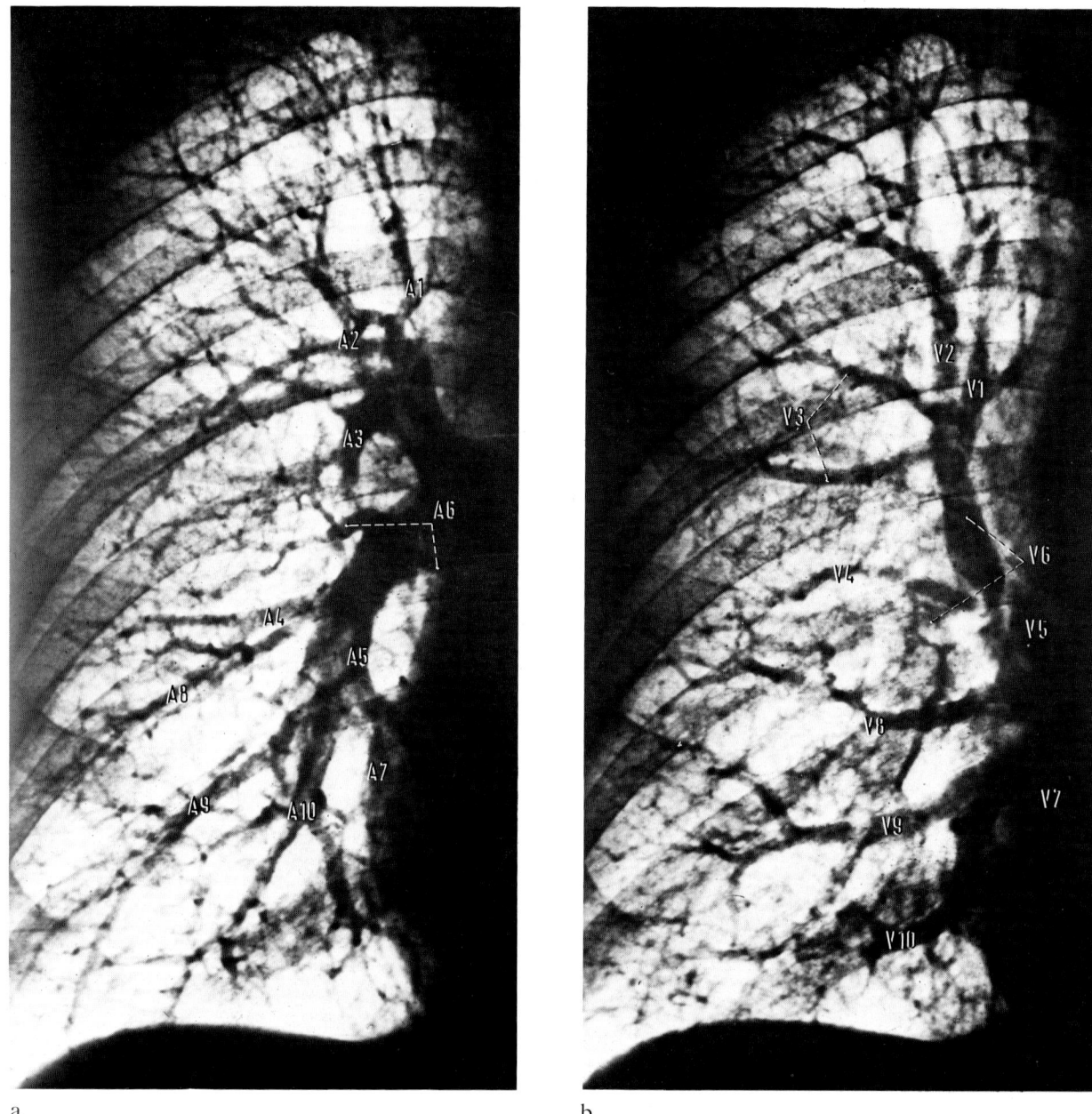

a   b

Abb. 135. Pulmonalisangiographie rechts. Kontrastmittelinjektion in einen Katheter, der aus der v. brachialis über die v. cava superior durch den rechten Vorhof in den rechten Ventrikel eingeführt wurde. Arterielle Phase (a) und nach Passage des Kontrastmittels durch die Lungenkapillaren venöse Phase (b). Die Arterien folgen dem Verlauf der Bronchien und verzweigen sich dichotom. Die Segmentäste der Venen verlaufen mehr horizontal und lassen bei ihren weiteren Teilungsschritten eine nahezu monopodiale Hauptachse erkennen (Originale: PD Dr. W. S. Rau, Zentrum Radiologie am Klinikum der Universität Freiburg i. Br.).

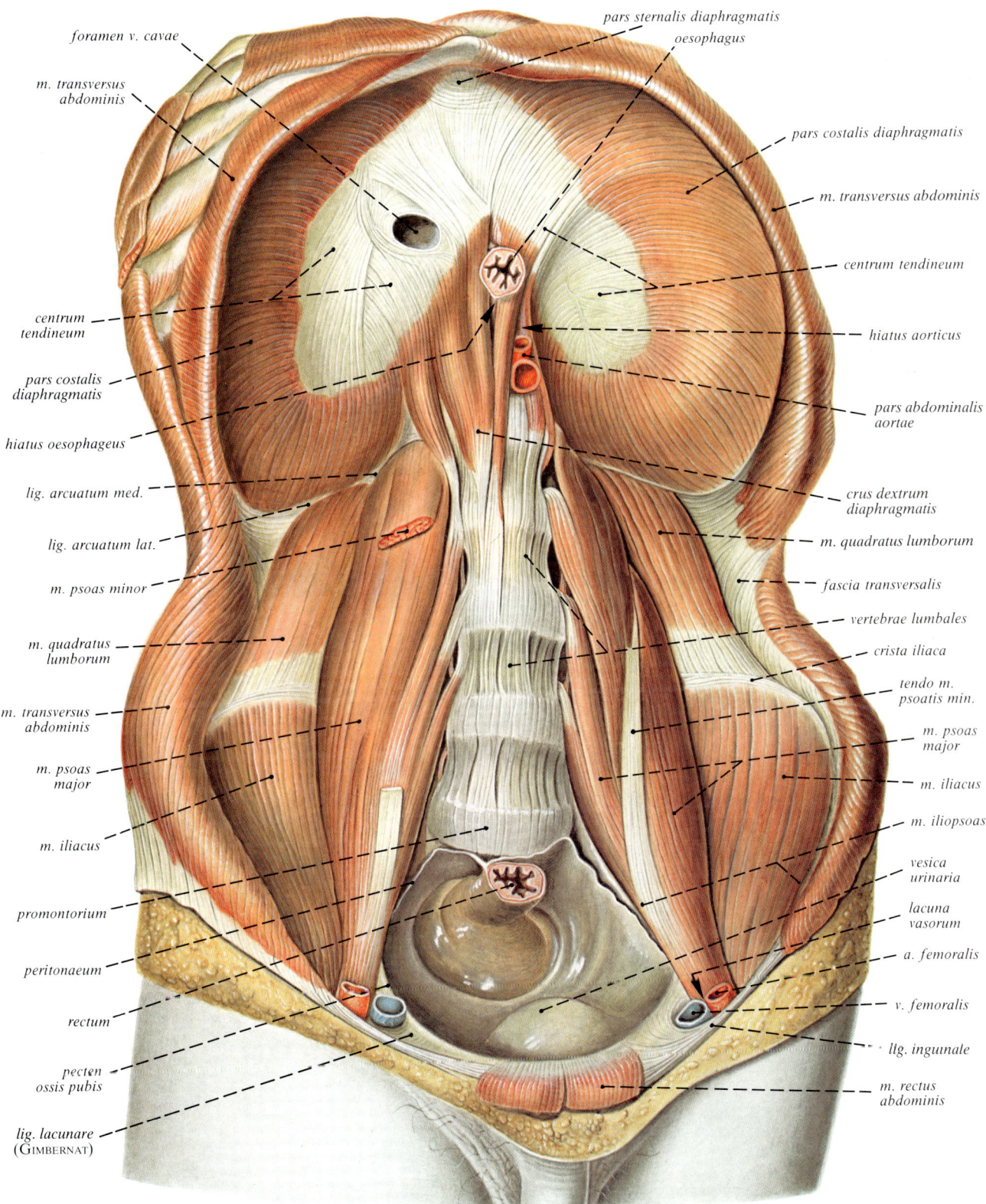

foramen v. cavae

m. transversus
abdominis

centrum
tendineum

pars costalis
diaphragmatis

hiatus oesophageus

lig. arcuatum med.

lig. arcuatum lat.

m. psoas minor

m. quadratus
lumborum

m. transversus
abdominis

m. psoas
major

m. iliacus

promontorium

peritonaeum

rectum

pecten
ossis pubis

lig. lacunare
(GIMBERNAT)

pars sternalis diaphragmatis

oesophagus

pars costalis diaphragmatis

m. transversus abdominis

centrum tendineum

hiatus aorticus

pars abdominalis
aortae

crus dextrum
diaphragmatis

m. quadratus lumborum

fascia transversalis

vertebrae lumbales

crista iliaca

tendo m.
psoatis min.

m. psoas
major

m. iliacus

m. iliopsoas

vesica
urinaria

lacuna
vasorum

a. femoralis

v. femoralis

llg. inguinale

m. rectus
abdominis

Abb. 136. Zwerchfell und Muskeln der hinteren Bauchwand. Innenansicht. Bauchdecken eröffnet, platte Bauchmuskeln zurückgeschlagen. Inhalt der Bauchhöhle entfernt. Thorax der Leiche stark nach abwärts gelagert, so daß man in die Zwerchfellkuppel voll hineinsieht. Lendenwirbelsäule stark nach vorn gekrümmt. Auf der linken Bildseite ist aus dem m. psoas minor ein Stück herausgeschnitten.

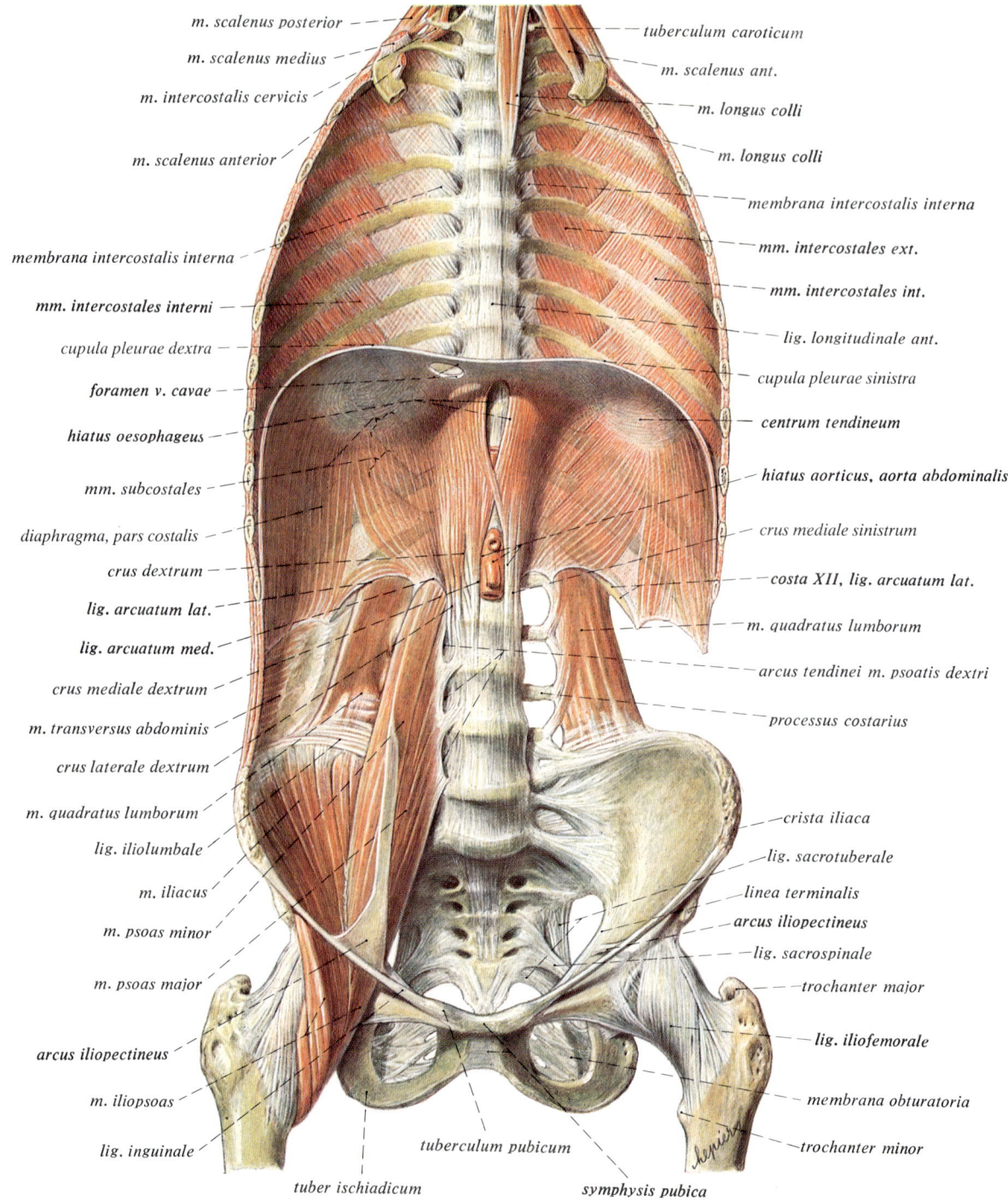

m. scalenus posterior

m. scalenus medius

m. intercostalis cervicis

m. scalenus anterior

membrana intercostalis interna

mm. intercostales interni

cupula pleurae dextra

foramen v. cavae

hiatus oesophageus

mm. subcostales

diaphragma, pars costalis

crus dextrum

lig. arcuatum lat.

lig. arcuatum med.

crus mediale dextrum

m. transversus abdominis

crus laterale dextrum

m. quadratus lumborum

lig. iliolumbale

m. iliacus

m. psoas minor

m. psoas major

arcus iliopectineus

m. iliopsoas

lig. inguinale

tuber ischiadicum

tuberculum caroticum

m. scalenus ant.

m. longus colli

m. longus colli

membrana intercostalis interna

mm. intercostales ext.

mm. intercostales int.

lig. longitudinale ant.

cupula pleurae sinistra

centrum tendineum

hiatus aorticus, aorta abdominalis

crus mediale sinistrum

costa XII, lig. arcuatum lat.

m. quadratus lumborum

arcus tendinei m. psoatis dextri

processus costarius

crista iliaca

lig. sacrotuberale

linea terminalis

arcus iliopectineus

lig. sacrospinale

trochanter major

lig. iliofemorale

membrana obturatoria

trochanter minor

tuberculum pubicum

symphysis pubica

Abb. 137. Einblick in den Brustraum, cavum thoracis. Ansicht von ventral, auf das Zwerchfell, diaphragma, die dorsale Lendenmuskulatur, und in das Becken, pelvis.

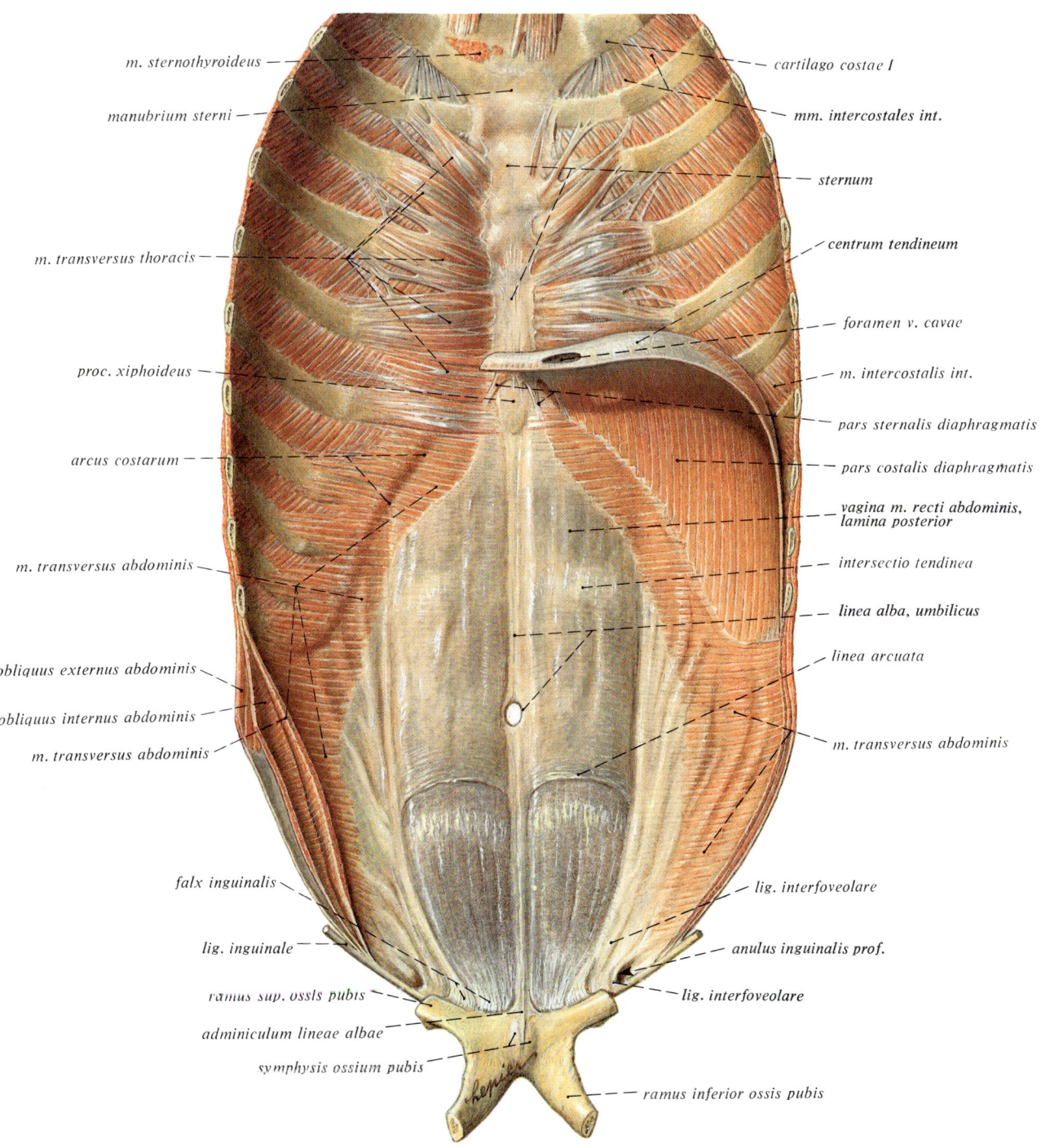

m. sternothyroideus

manubrium sterni

m. transversus thoracis

proc. xiphoideus

arcus costarum

m. transversus abdominis

m. obliquus externus abdominis

m. obliquus internus abdominis

m. transversus abdominis

falx inguinalis

lig. inguinale

ramus sup. ossis pubis

adminiculum lineae albae

symphysis ossium pubis

cartilago costae I

mm. intercostales int.

sternum

centrum tendineum

foramen v. cavae

m. intercostalis int.

pars sternalis diaphragmatis

pars costalis diaphragmatis

vagina m. recti abdominis,
lamina posterior

intersectio tendinea

linea alba, umbilicus

linea arcuata

m. transversus abdominis

lig. interfoveolare

anulus inguinalis prof.

lig. interfoveolare

ramus inferior ossis pubis

Abb. 138. Innenansicht der ventralen Brust- und Bauchwand. Beachte die ventralen Ursprünge der pars costalis diaphragmatis.

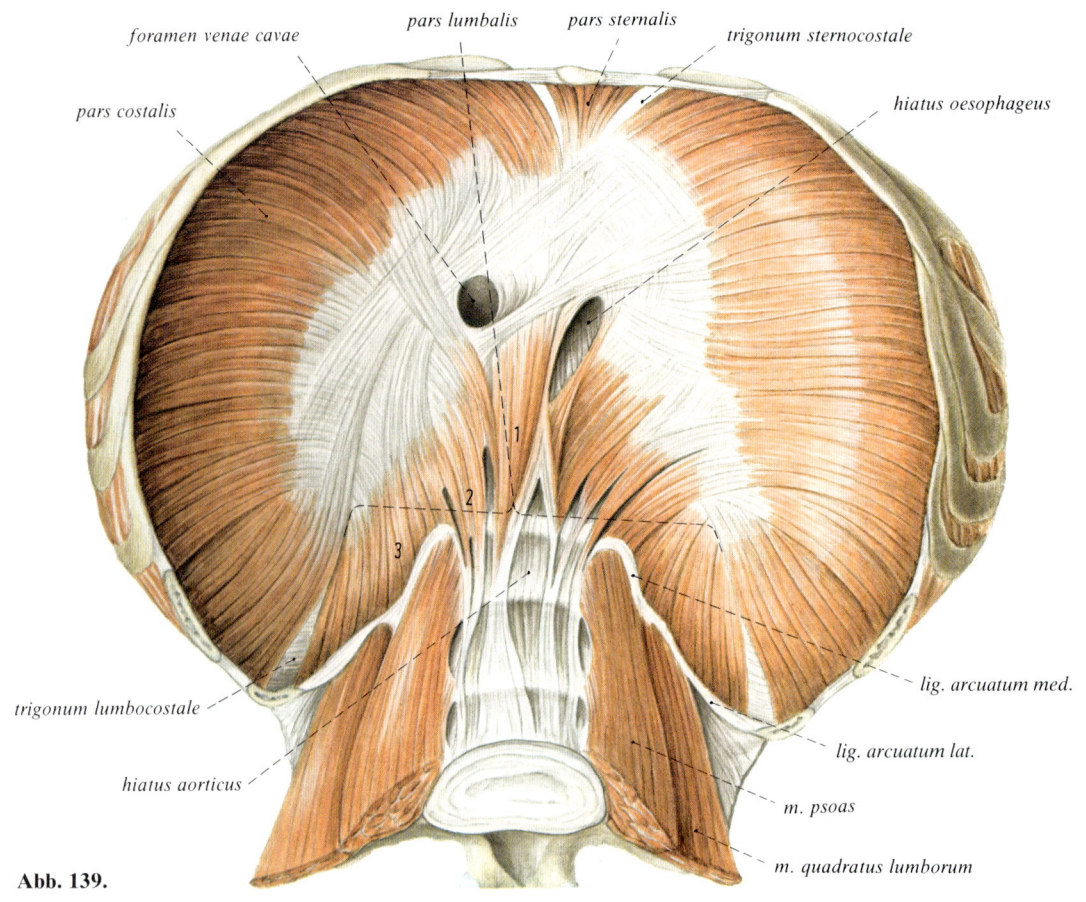

foramen venae cavae pars lumbalis pars sternalis trigonum sternocostale

pars costalis hiatus oesophageus

trigonum lumbocostale lig. arcuatum med.

hiatus aorticus lig. arcuatum lat.

m. psoas

m. quadratus lumborum

Abb. 139.

Zwerchfell, diaphragma, und **m. quadratus lumborum**

Name	Ursprung	Ansatz
pars sternalis	Innenfläche des proc. xiphoideus	im centrum tendineum das *foramen venae cavae;* in der pars lumbalis der *hiatus oesophageus*
pars costalis	Innenfläche der 6 kaudalen Rippen (-knorpel)	
pars lumbalis medialer Teil des crus dextrum	sehnig von der Ventralfläche des 4. bis 1. Lendwirbelkörpers und den disci intervertebrales	
medialer Teil des crus sinistrum	sehnig von der Ventralfläche des 3. bis 1. Lendenwirbelkörpers und den disci intervertebrales	
lateraler Teil von crus dextrum und sinistrum	vom lig. arcuatum mediale (Psoasarkade), d. h. von der Seitenfläche des 1. oder 2. Lendenwirbels bis zur Spitze des proc. costarius, und vom lig. arcuatum laterale (Quadratusarkade), d. h. vom proc. costarius bis zur Spitze der 12. Rippe	

Innervation: n. phrenicus aus dem plexus cervicalis, C 4 (3–5)

Funktion: Atemmuskel (Zwerchfellatmung), wirkt inspiratorisch, unterstützt Bauchpresse

Name	Ursprung	Ansatz
m. quadratus lumborum hinterer Bauchmuskel	labium internum cristae iliacae, lig. iliolumbale	12. Rippe (medialer Bereich), processus costarii der 4 kranialen Lendenwirbel

Innervation: rr. musculares plexus lumbalis; n. intercostalis XII

Funktion: zieht letzte Rippe kaudalwärts (Exspiration); biegt Wirbelsäule und damit Brustkorb seitwärts

◁ **Abb. 139.** Zwerchfell, diaphragma, von abdominal; 1–3 verschiedene Ursprungsteile des crus dextrum.

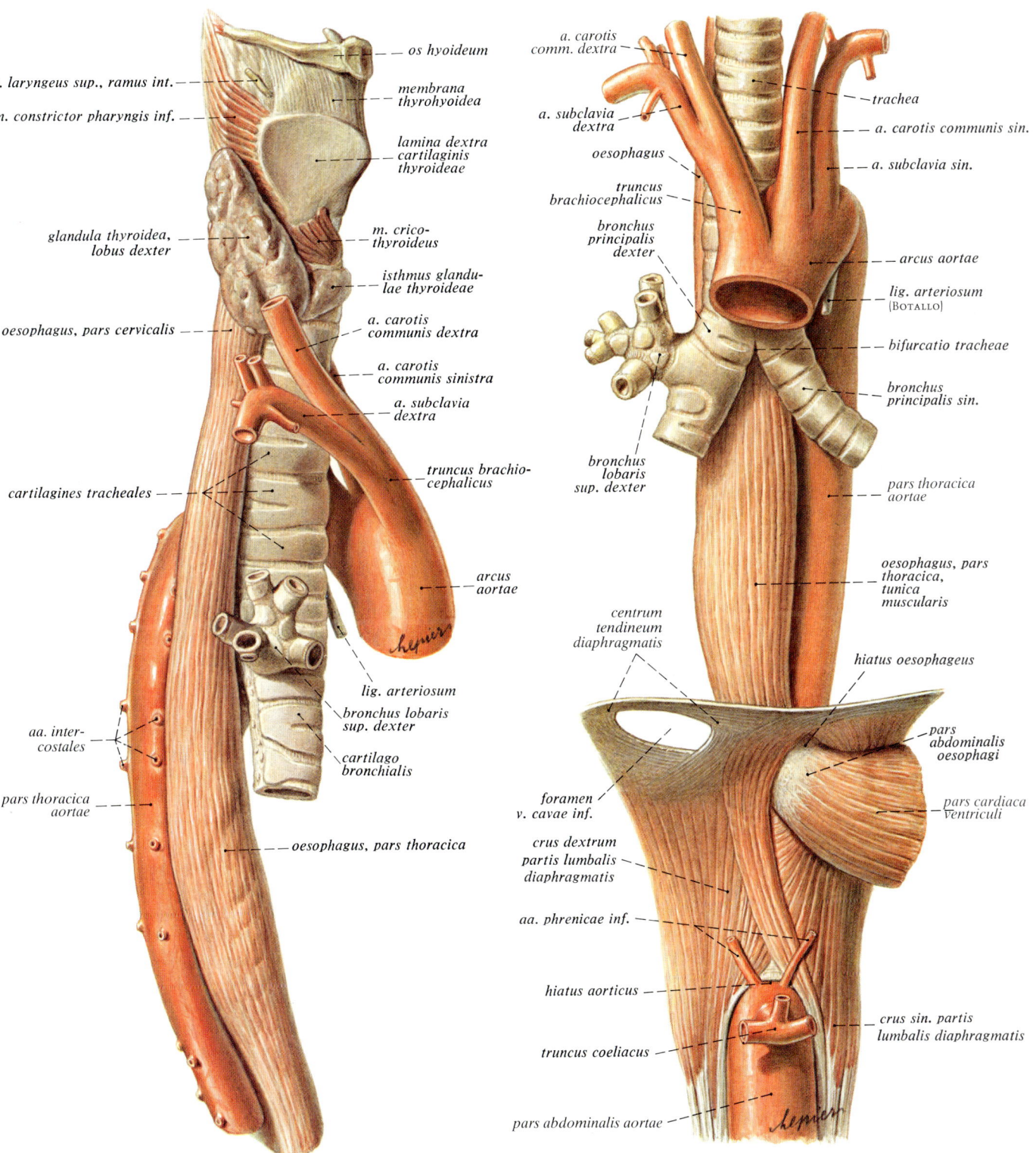

1. laryngeus sup., ramus int.
n. constrictor pharyngis inf.
glandula thyroidea, lobus dexter
oesophagus, pars cervicalis
cartilagines tracheales
aa. inter-costales
pars thoracica aortae

os hyoideum
membrana thyrohyoidea
lamina dextra cartilaginis thyroideae
m. crico-thyroideus
isthmus glandulae thyroideae
a. carotis communis dextra
a. carotis communis sinistra
a. subclavia dextra
truncus brachio-cephalicus
arcus aortae
lig. arteriosum
bronchus lobaris sup. dexter
cartilago bronchialis
oesophagus, pars thoracica

a. carotis comm. dextra
a. subclavia dextra
oesophagus
truncus brachiocephalicus
bronchus principalis dexter
bronchus lobaris sup. dexter
centrum tendineum diaphragmatis
foramen v. cavae inf.
crus dextrum partis lumbalis diaphragmatis
aa. phrenicae inf.
hiatus aorticus
truncus coeliacus
pars abdominalis aortae

trachea
a. carotis communis sin.
a. subclavia sin.
arcus aortae
lig. arteriosum (Botallo)
bifurcatio tracheae
bronchus principalis sin.
pars thoracica aortae
oesophagus, pars thoracica, tunica muscularis
hiatus oesophageus
pars abdominalis oesophagi
pars cardiaca ventriculi
crus sin. partis lumbalis diaphragmatis

Abb. 140. Luft- und Speisewege in Hals- und Brustgegend; ihre Beziehungen zu einigen Nachbarorganen. Ansicht von rechts.

Abb. 141. Ventralansicht von Speiseröhre, oesophagus, Luftröhre, trachea, Aorta und Teilen des Zwerchfells, diaphragma, mit den großen Durchtrittsöffnungen.

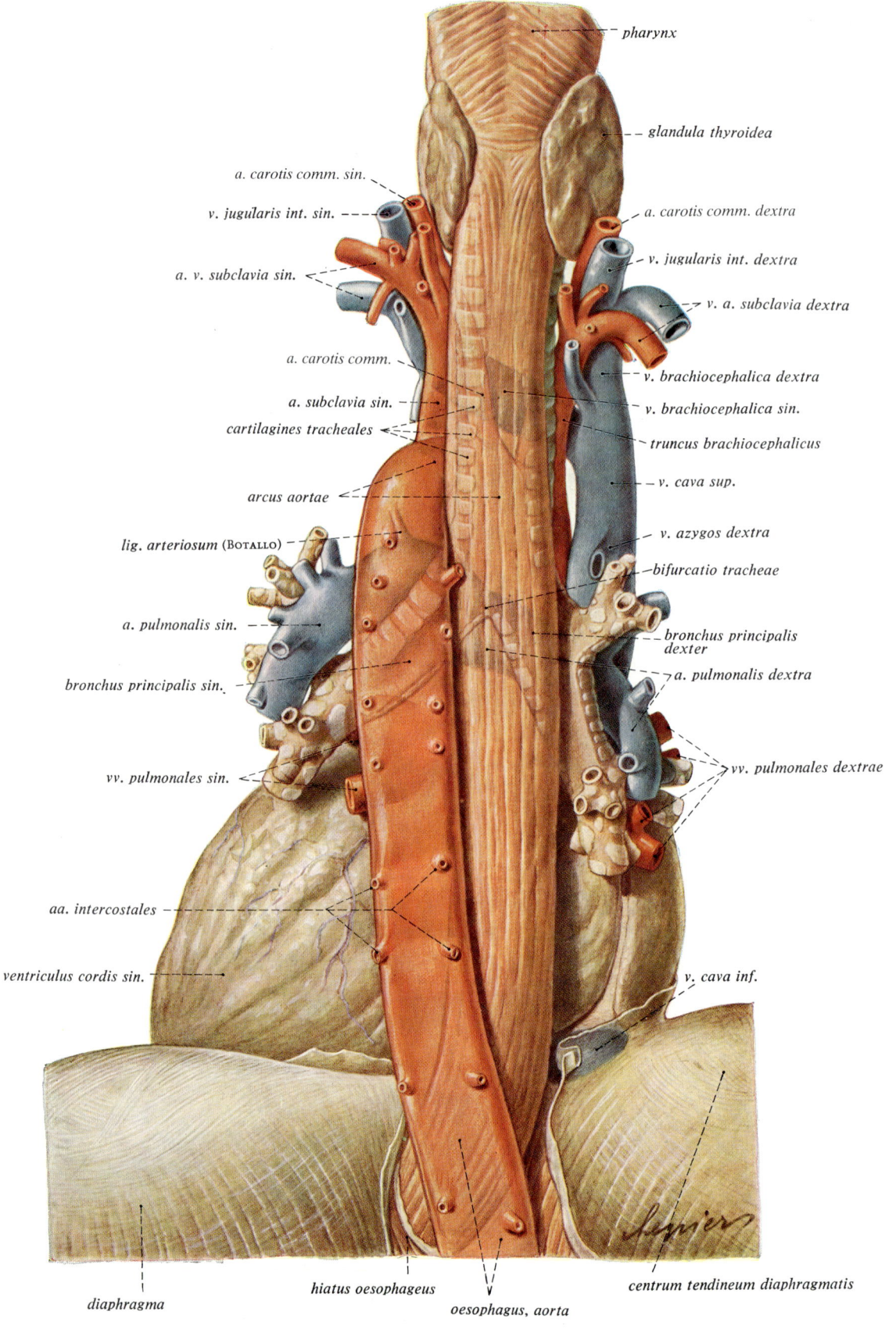

Abb. 142. Dorsalansicht der Speiseröhre, oesophagus. Ihre Lagebeziehungen zur Schilddrüse, Luftröhre und deren Ästen, zum Herzen und den herznahen Gefäßen, zur pars thoracica aortae und zum Zwerchfell.

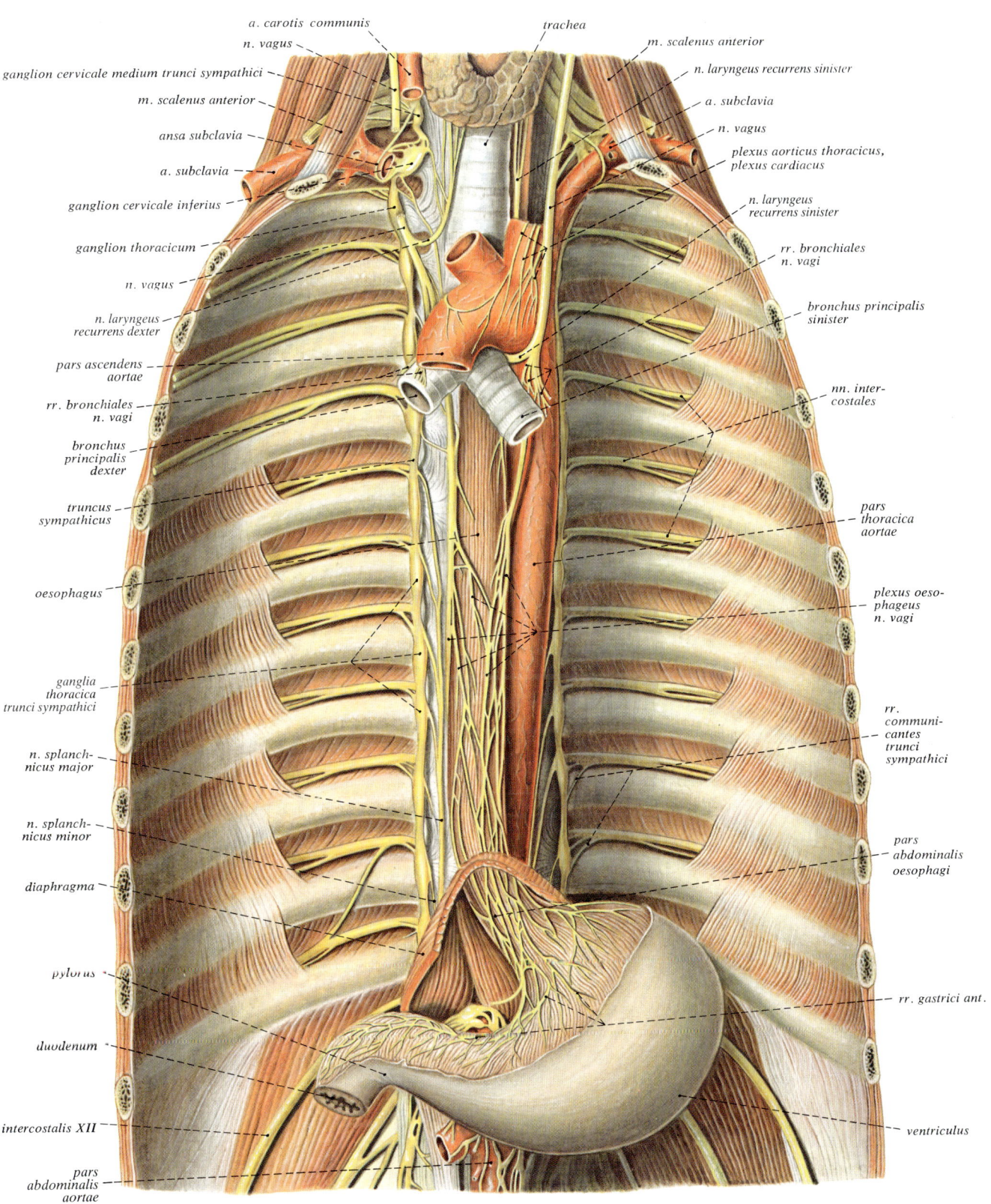

a. carotis communis

n. vagus

ganglion cervicale medium trunci sympathici

m. scalenus anterior

ansa subclavia

a. subclavia

ganglion cervicale inferius

ganglion thoracicum

n. vagus

n. laryngeus recurrens dexter

pars ascendens aortae

rr. bronchiales n. vagi

bronchus principalis dexter

truncus sympathicus

oesophagus

ganglia thoracica trunci sympathici

n. splanchnicus major

n. splanchnicus minor

diaphragma

pylorus

duodenum

n. intercostalis XII

pars abdominalis aortae

trachea

m. scalenus anterior

n. laryngeus recurrens sinister

a. subclavia

n. vagus

plexus aorticus thoracicus, plexus cardiacus

n. laryngeus recurrens sinister

rr. bronchiales n. vagi

bronchus principalis sinister

nn. intercostales

pars thoracica aortae

plexus oesophageus n. vagi

rr. communicantes trunci sympathici

pars abdominalis oesophagi

rr. gastrici ant.

ventriculus

Abb. 143. Speiseröhre, oesophagus, von ventral mit plexus oesephageus, n. vagi und Grenzstrang, truncus sympathicus.

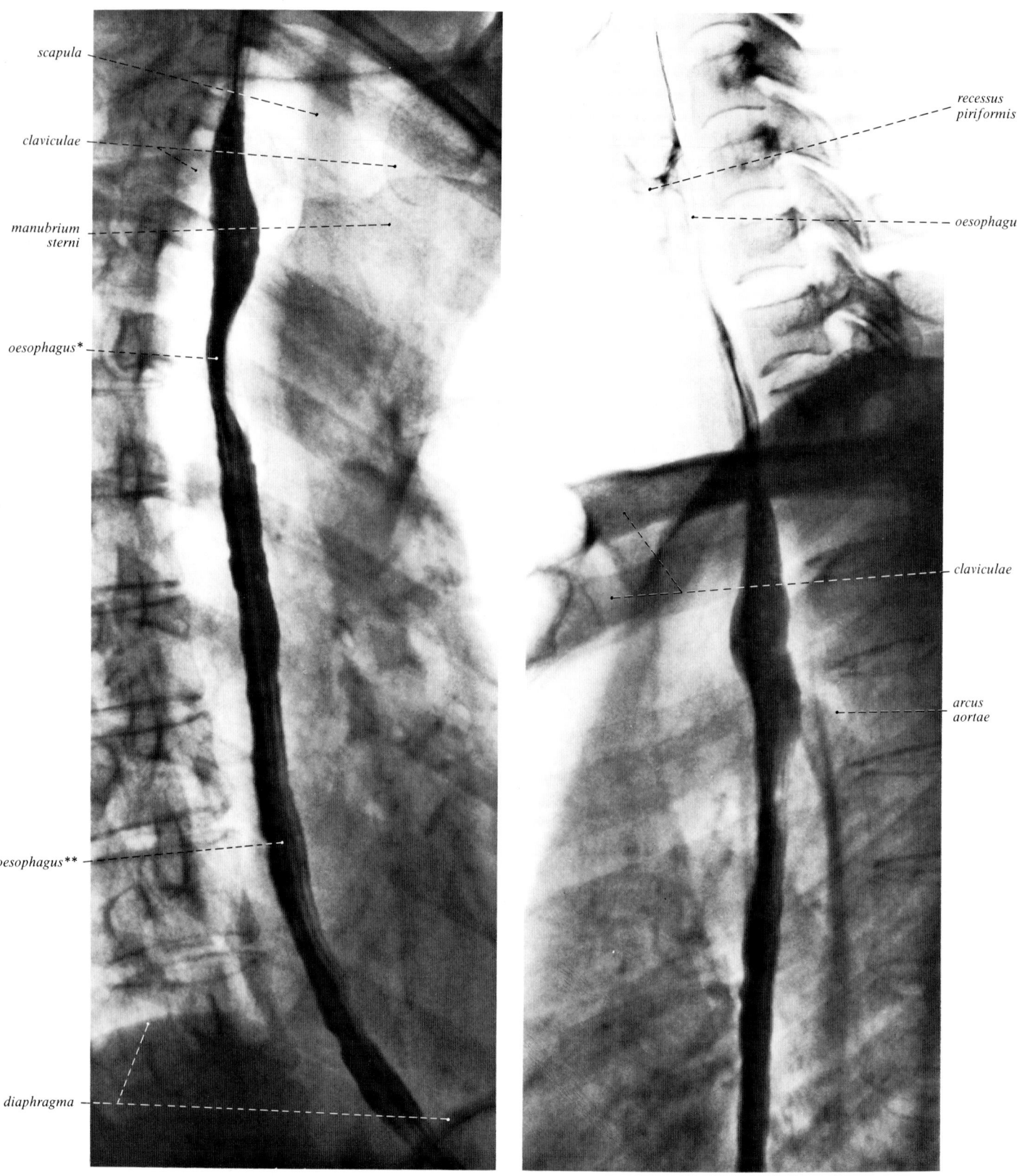

scapula

claviculae

manubrium
sterni

oesophagus*

oesophagus**

diaphragma

recessus
piriformis

oesophagus

claviculae

arcus
aortae

Abb. 144. Röntgenbilder des oesophagus im 1. und 2. Schrägdurchmesser. (Aus L. WICKE: Atlas der Röntgenanatomie, 2. Aufl. Urban & Schwarzenberg, München–Wien–Baltimore 1980.) * 2. Oesophagusenge, bedingt durch den arcus aortae. ** retrokardial gelegener Teil des oesophagus. *** Oesophagusmund (1. Enge).

Vordere Bauchwand

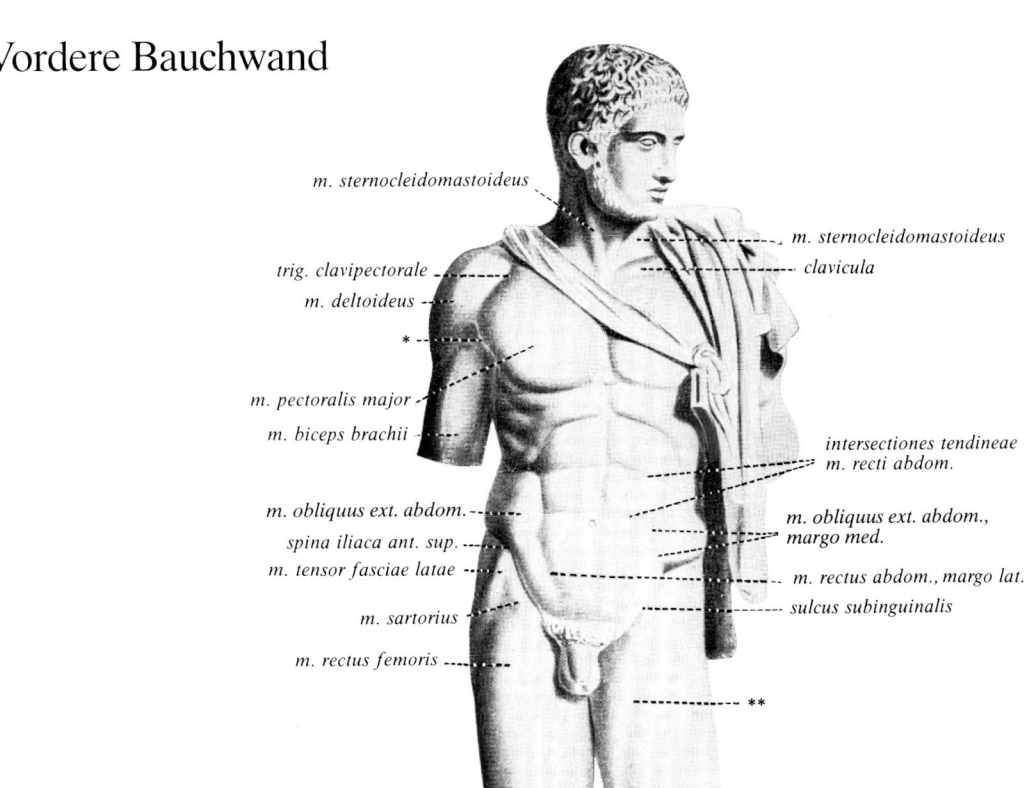

Abb. 145. Oberflächenrelief der vorderen Bauchwand. Statue des Diomedes. * vordere Begrenzung der Achselgrube. * * Furche einwärts vom m. sartorius. (Aus BENNINGHOFF/GOERTTLER: Lehrbuch der Anatomie des Menschen, Bd. 1, 13. Aufl. [Hgg. H. FERNER und J. STAUBE-SAND]. Urban & Schwarzenberg, München–Wien–Baltimore 1980.)

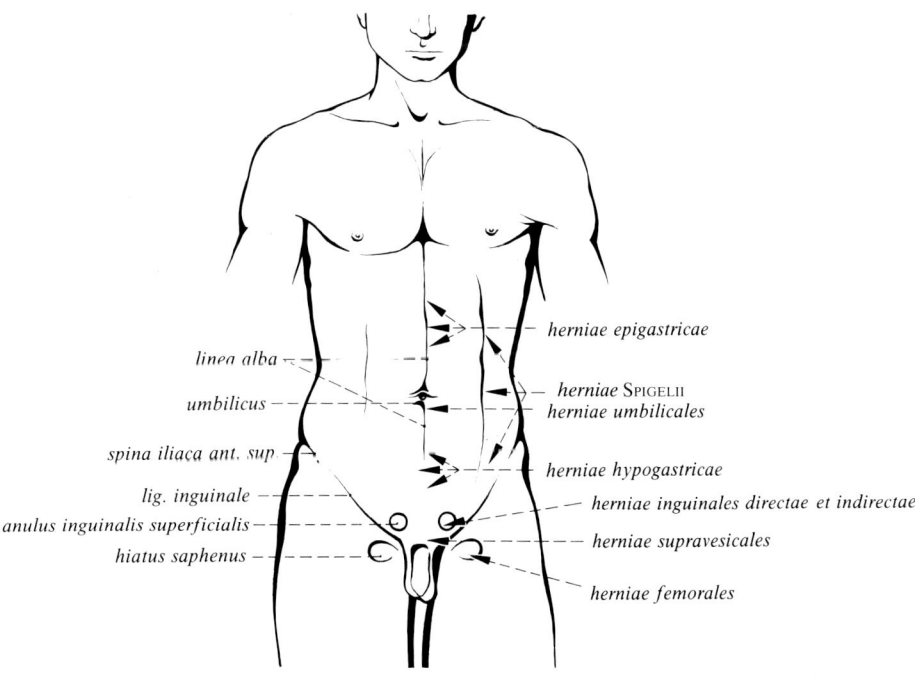

Abb. 146. Bruchpforten im Bereich der vorderen Bauchwand und am Oberschenkel (hiatus saphenus). (Aus BENNINGHOFF/GOERTTLER: Lehrbuch der Anatomie des Menschen, Bd. 1, 13. Aufl. [Hgg. H. FERNER und J. STAUBESAND]. Urban & Schwarzenberg, München–Wien–Baltimore 1980.)

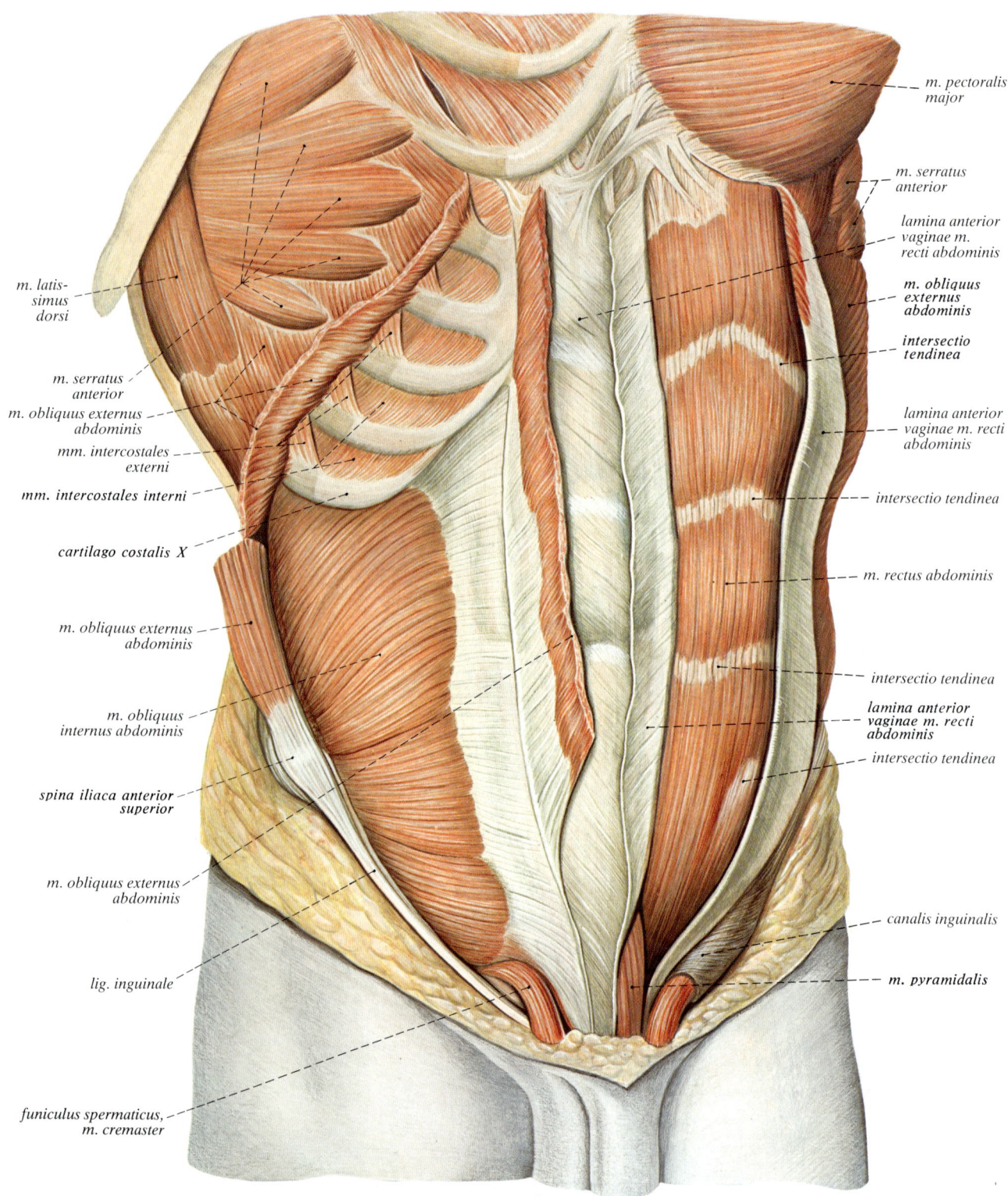

m. pectoralis major

m. serratus anterior

lamina anterior vaginae m. recti abdominis

m. obliquus externus abdominis

intersectio tendinea

lamina anterior vaginae m. recti abdominis

intersectio tendinea

m. rectus abdominis

intersectio tendinea

lamina anterior vaginae m. recti abdominis

intersectio tendinea

canalis inguinalis

m. pyramidalis

m. latis- simus dorsi

m. serratus anterior

m. obliquus externus abdominis

mm. intercostales externi

mm. intercostales interni

cartilago costalis X

m. obliquus externus abdominis

m. obliquus internus abdominis

spina iliaca anterior superior

m. obliquus externus abdominis

lig. inguinale

funiculus spermaticus, m. cremaster

Abb. 147. Bauchmuskulatur in der Ansicht von ventral und rechts. Links sind das äußere Blatt der Rektusscheide parallel der Mittellinie gespalten, m. rectus abdominis und m. pyramidalis freigelegt. Rechts sind der m. obliquus externus abdominis durchgeschnitten (T-Schnitt) und der m. obliquus internus abdominis freigelegt.

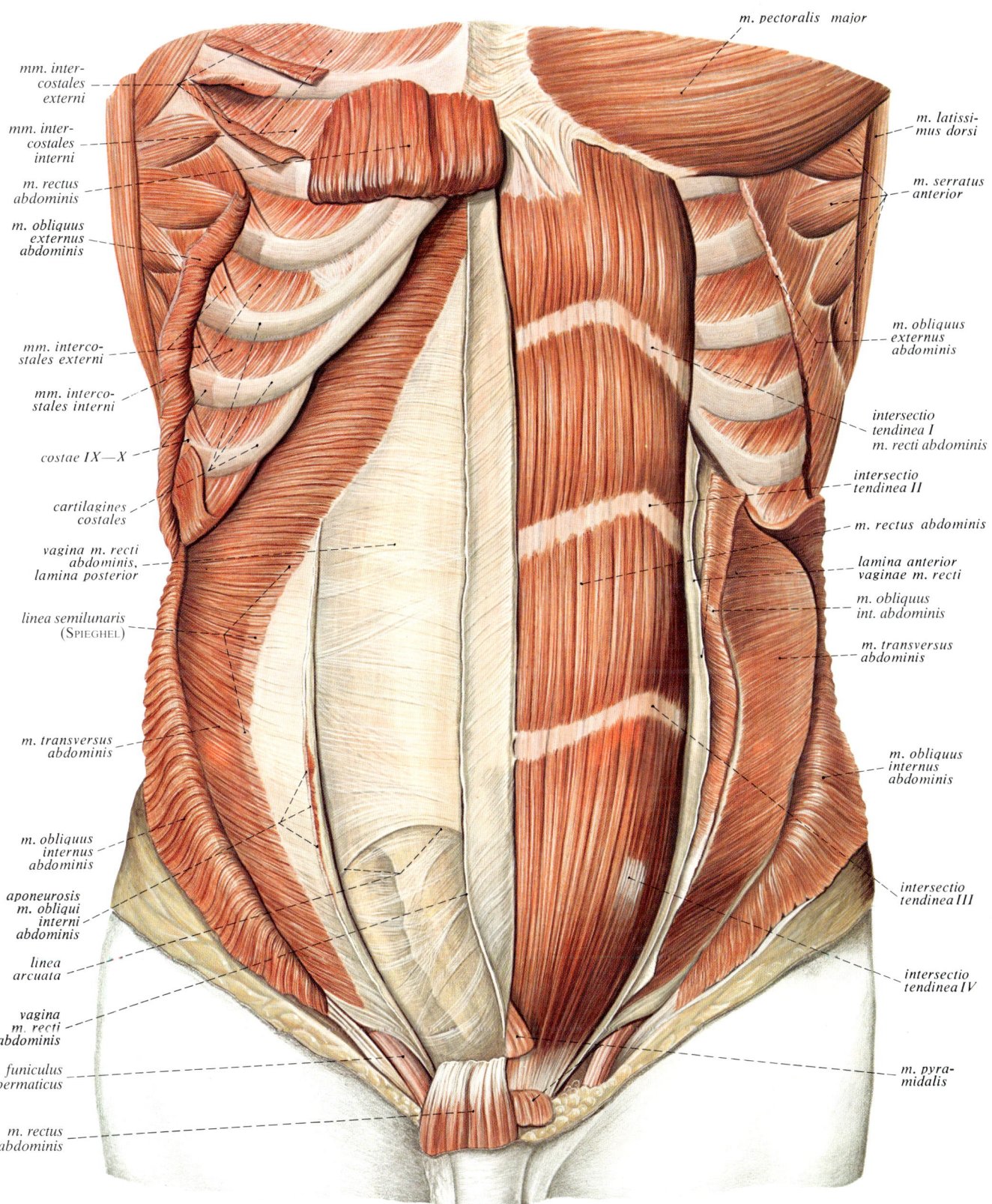

Abb. 148. Tiefere Schicht der Bauchmuskulatur. Links ist der m. pyramidalis durchgeschnitten, um die Sehne des freigelegten m. rectus abdominis zu zeigen; der m. obliquus internus abdominis ist durchgetrennt. Rechts m. rectus abdominis und m. obliquus internus abdominis durchgeschnitten, um den m. transversus abdominis und das hintere Blatt der Rektusscheide mit der linea arcuata sowie der linea semilunaris (= Spiegelsche Linie) darzustellen.

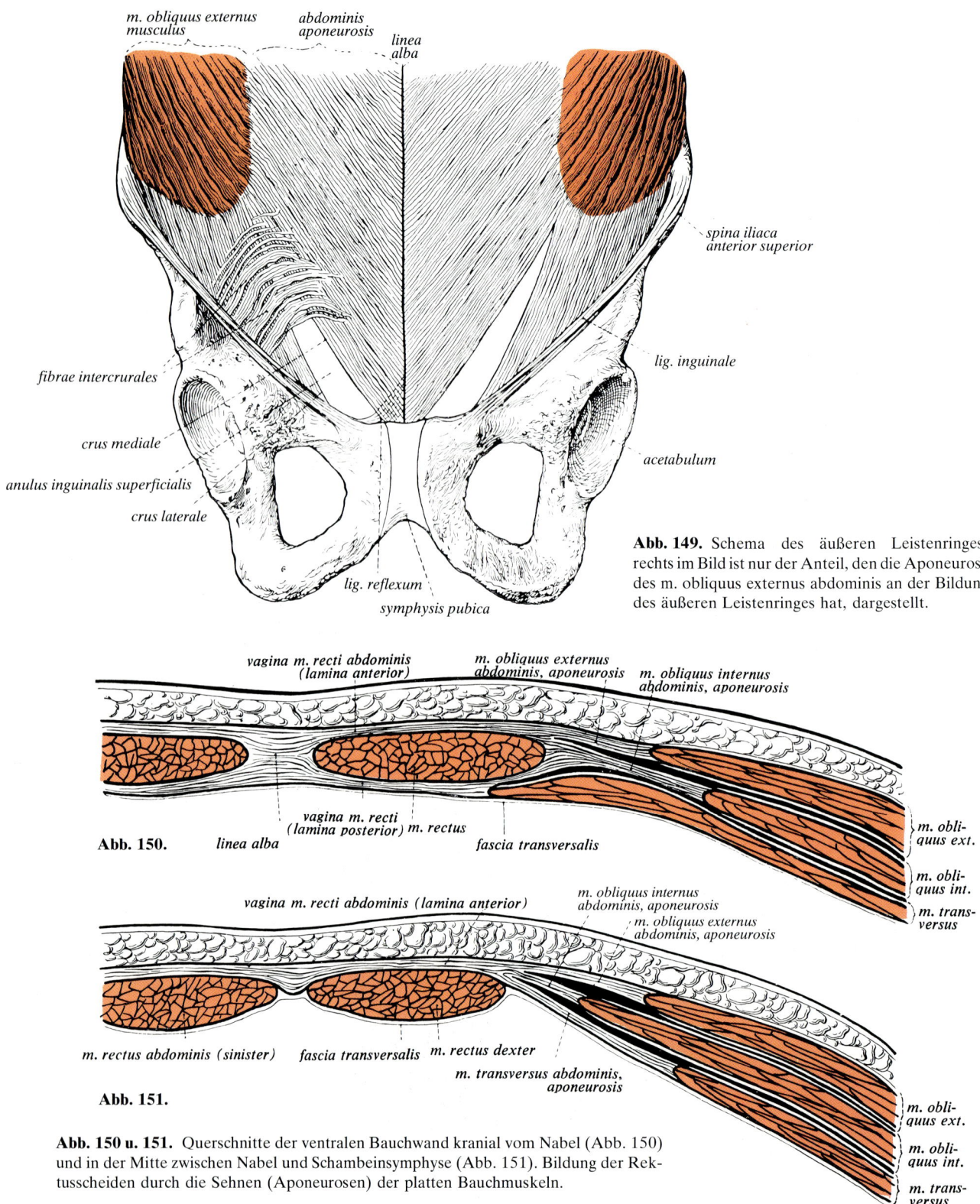

Abb. 149. Schema des äußeren Leistenringes; rechts im Bild ist nur der Anteil, den die Aponeurose des m. obliquus externus abdominis an der Bildung des äußeren Leistenringes hat, dargestellt.

Abb. 150.

Abb. 151.

Abb. 150 u. 151. Querschnitte der ventralen Bauchwand kranial vom Nabel (Abb. 150) und in der Mitte zwischen Nabel und Schambeinsymphyse (Abb. 151). Bildung der Rektusscheiden durch die Sehnen (Aponeurosen) der platten Bauchmuskeln.

Beachte: Die Rektusscheide wird oberhalb der linea arcuata von den Aponeurosen der 3 breiten Bauchmuskeln gebildet, indem der m. obliquus ext. und die Hälfte des m. obliquus int. das vordere Blatt, die andere Hälfte des m. obliquus int. und der m. transversus das hintere Blatt bilden. Unterhalb der linea arcuata sind alle 3 Aponeurosen vorne, die Rückwand bildet hier nur noch die fascia transversalis.

Gerade Bauchmuskeln (Abb. 147, 148, 150, 151)

Name	Ursprung	Ansatz
1. m. rectus abdominis (besitzt 3–4 intersectiones tendineae)	Außenfläche der Knorpel der 5. bis 7. Rippe und des processus xiphoideus	kranialer Rand des Schambeins zwischen tuberculum pubicum und Symphyse
Innervation: mittlere und kaudale Interkostalnerven (seltener kraniale Lumbalnerven)		
Funktion: zieht thorax gegen Becken, beugt also den Rumpf oder (umgekehrt) hebt Becken (Antagonist der langen Rückenmuskeln); Bauchpresse		
2. m. pyramidalis (inkonstant)	ventral vom Ansatz von 1.	linea alba, kranial der Symphyse
Innervation: kaudale Interkostalnerven		
Funktion: Spannmuskel der linea alba; die Größe des dreieckigen Muskels variiert		

Platte Bauchmuskeln (Abb. 147, 148, 150, 151)

Name	Ursprung	Ansatz
1. m. obliquus externus abdominis (Faserverlauf von lateral-kranial nach medial-kaudal)	mit sieben bis acht fleischigen Zacken von der Außenfläche der 5. oder 6. bis 12. Rippe	am labium externum cristae iliacae fleischig, breitsehnig am ligamentum inguinale und am äußeren Blatt der Rektusscheide
Innervation: kaudale Interkostalnerven und Äste des plexus lumbalis (n. iliohypogastricus, n. ilioinguinalis)		
Funktion: Bauchpresse, Neigung des Rumpfes nach vorn; Hebung des Beckens; bei einseitiger Innervation Drehung des Rumpfes (thorax) nach der entgegengesetzten Seite (zusammen mit Rückenmuskeln)		
2. m. obliquus internus abdominis (Faserverlauf umgekehrt wie 1)	linea intermedia cristae iliacae, fascia thoracolumbalis, laterale zwei Drittel des ligamentum inguinale	kaudale Ränder der 3 kaudalen Rippen (fleischig), linea alba sehnig (Sehne beteiligt sich an der Bildung der Rektusscheide, s. Abb. 150, 151)
Innervation: kaudale Interkostalnerven, Äste aus dem plexus lumbalis (n. iliohypogastricus, n. ilioinguinalis)		
Funktion: wie m. obliquus externus; aber Drehung nach der gleichen Seite, unterstützt den externus der entgegengesetzten Seite, beugt Rumpf seitlich		
3. m. cremaster	geht aus den kaudalen Fasern von 2 (nicht selten auch 4) hervor	zieht mit dem Samenstrang zum Hoden
Innervation: ramus genitalis n. genitofemoralis		
Funktion: zieht den Hoden mit seinen Hüllen aufwärts		
4. m. transversus abdominis	1. Innenfläche der 6 kaudalen Rippen (-knorpel) (fleischig); 2. mittels der fascia thoracolumbalis von den Querfortsätzen der Lendenwirbel; 3. labium internum cristae iliacae und laterales Drittel des ligamentum inguinale (fleischig)	geht kranial der linea arcuata in das innere (hintere), kaudalwärts in das äußere Blatt der vagina m. recti abdominis über
Innervation: kaudale Interkostalnerven und Äste aus dem plexus lumbalis (n. iliohypogastricus, n. ilioinguinalis, n. genitofemoralis)		
Funktion: Einziehung und Spannung der Bauchwand; Bauchpresse		

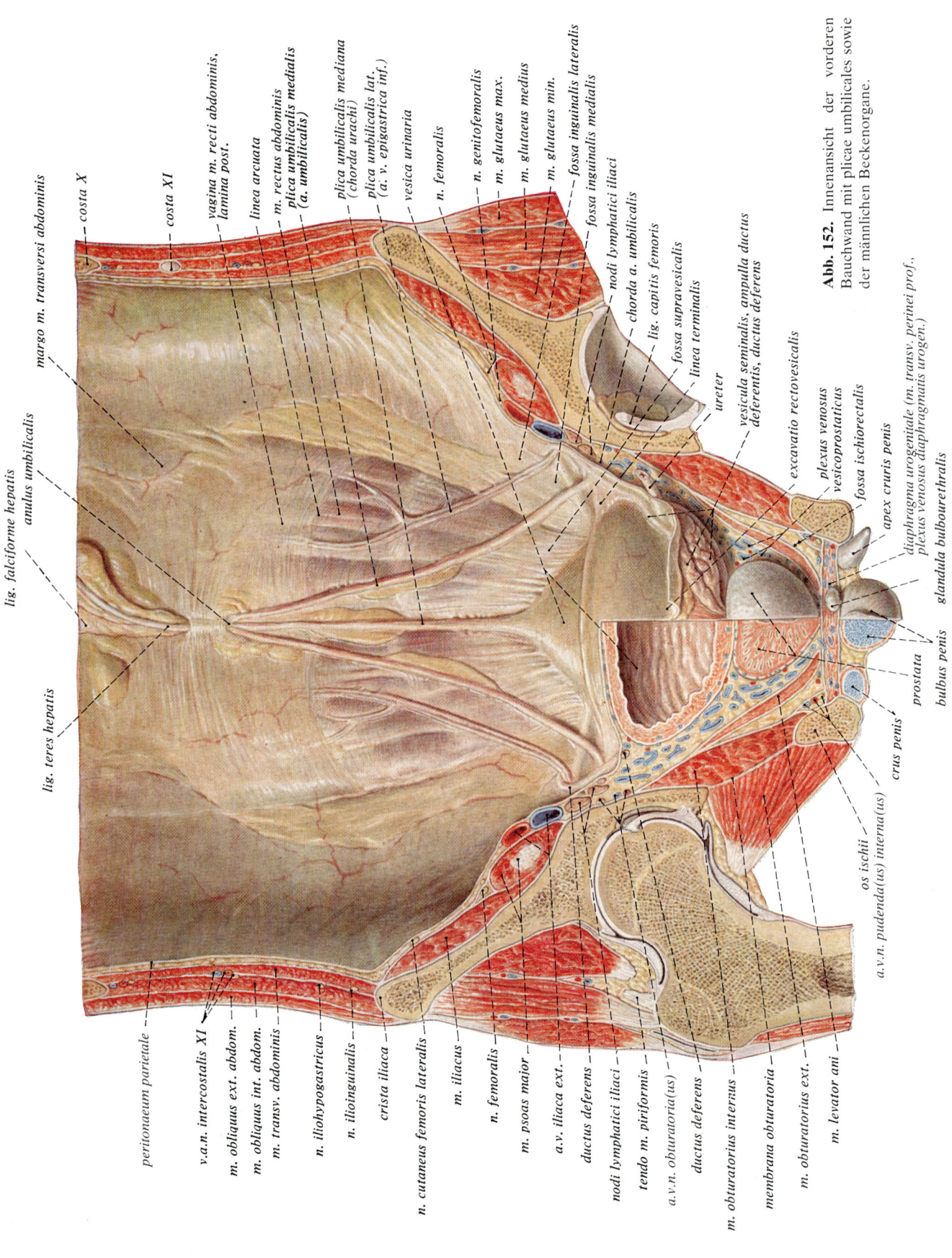

costa X

costa XI

vagina m. recti abdominis, lamina post.

linea arcuata

m. rectus abdominis

plica umbilicalis medialis (a. umbilicalis)

plica umbilicalis mediana (chorda urachi)

plica umbilicalis lat. (a. v. epigastrica inf.)

vesica urinaria

n. femoralis

n. genitofemoralis

m. glutaeus max.

m. glutaeus medius

m. glutaeus min.

fossa inguinalis lateralis

fossa inguinalis medialis

nodi lymphatici iliaci

chorda a. umbilicalis

lig. capitis femoris

fossa supravesicalis

linea terminalis

ureter

vesicula seminalis, ampulla ductus deferentis, ductus deferens

excavatio rectovesicalis

plexus venosus vesicoprostaticus

fossa ischiorectalis

apex cruris penis

diaphragma urogenitale (m. transv. perinei prof., plexus venosus diaphragmatis urogen.)

glandula bulbourethralis

prostata

bulbus penis

crus penis

a.v.n. pudenda(us) interna(us)

os ischii

m. levator ani

m. obturatorius ext.

membrana obturatoria

m. obturatorius internus

ductus deferens

a.v.n. obturatoria(us)

tendo m. piriformis

nodi lymphatici iliaci

ductus deferens

a.v. iliaca ext.

m. psoas major

n. femoralis

m. iliacus

n. cutaneus femoris lateralis

crista iliaca

n. ilioinguinalis

n. iliohypogastricus

m. transv. abdominis

m. obliquus int. abdom.

m. obliquus ext. abdom.

v.a.n. intercostalis XI

peritonaeum parietale

lig. teres hepatis

lig. falciforme hepatis

anulus umbilicalis

margo m. transversi abdominis

Abb. 152. Innenansicht der vorderen Bauchwand mit plicae umbilicales sowie der männlichen Beckenorgane.

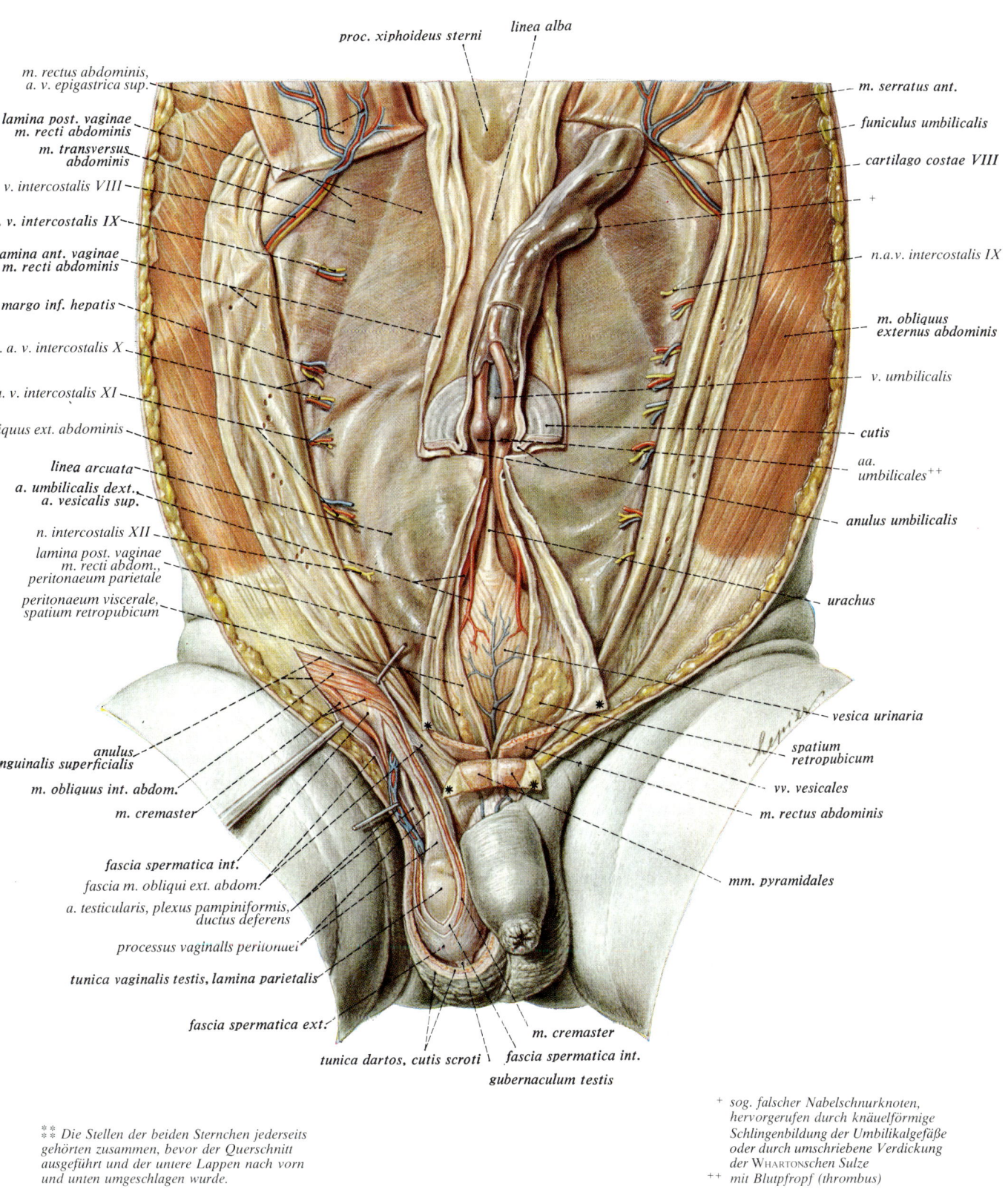

proc. xiphoideus sterni

linea alba

m. rectus abdominis,
a. v. epigastrica sup.

lamina post. vaginae
m. recti abdominis

m. transversus
abdominis

v. intercostalis VIII

v. intercostalis IX

amina ant. vaginae
m. recti abdominis

margo inf. hepatis

. a. v. intercostalis X

. v. intercostalis XI

quus ext. abdominis

linea arcuata
a. umbilicalis dext.,
a. vesicalis sup.

n. intercostalis XII

lamina post. vaginae
m. recti abdom.,
peritonaeum parietale

peritonaeum viscerale,
spatium retropubicum

anulus
nguinalis superficialis

m. obliquus int. abdom.

m. cremaster

fascia spermatica int.

fascia m. obliqui ext. abdom.

a. testicularis, plexus pampiniformis,
ductus deferens

processus vaginalis peritonaei

tunica vaginalis testis, lamina parietalis

fascia spermatica ext.

tunica dartos, cutis scroti

gubernaculum testis

fascia spermatica int.

m. cremaster

m. serratus ant.

funiculus umbilicalis

cartilago costae VIII

+

n.a.v. intercostalis IX

m. obliquus
externus abdominis

v. umbilicalis

cutis

aa.
umbilicales++

anulus umbilicalis

urachus

vesica urinaria

spatium
retropubicum

vv. vesicales

m. rectus abdominis

mm. pyramidales

+ sog. falscher Nabelschnurknoten,
hervorgerufen durch knäuelförmige
Schlingenbildung der Umbilikalgefäße
oder durch umschriebene Verdickung
der WHARTONschen Sulze
++ mit Blutpfropf (thrombus)

** Die Stellen der beiden Sternchen jederseits
gehörten zusammen, bevor der Querschnitt
ausgeführt und der untere Lappen nach vorn
und unten umgeschlagen wurde.

Abb. 153. Schichten der vorderen Bauchwand beim Neugeborenen. Ansatzstelle der Nabelschnur und Durchtritt ihrer Gefäße am Nabelring. Zwischen Nabel und Symphyse sind Harnblase und urachus sichtbar. In der regio inguinalis dextra die Bestandteile des Leistenkanals
sowie die Hodenhüllen freigelegt.

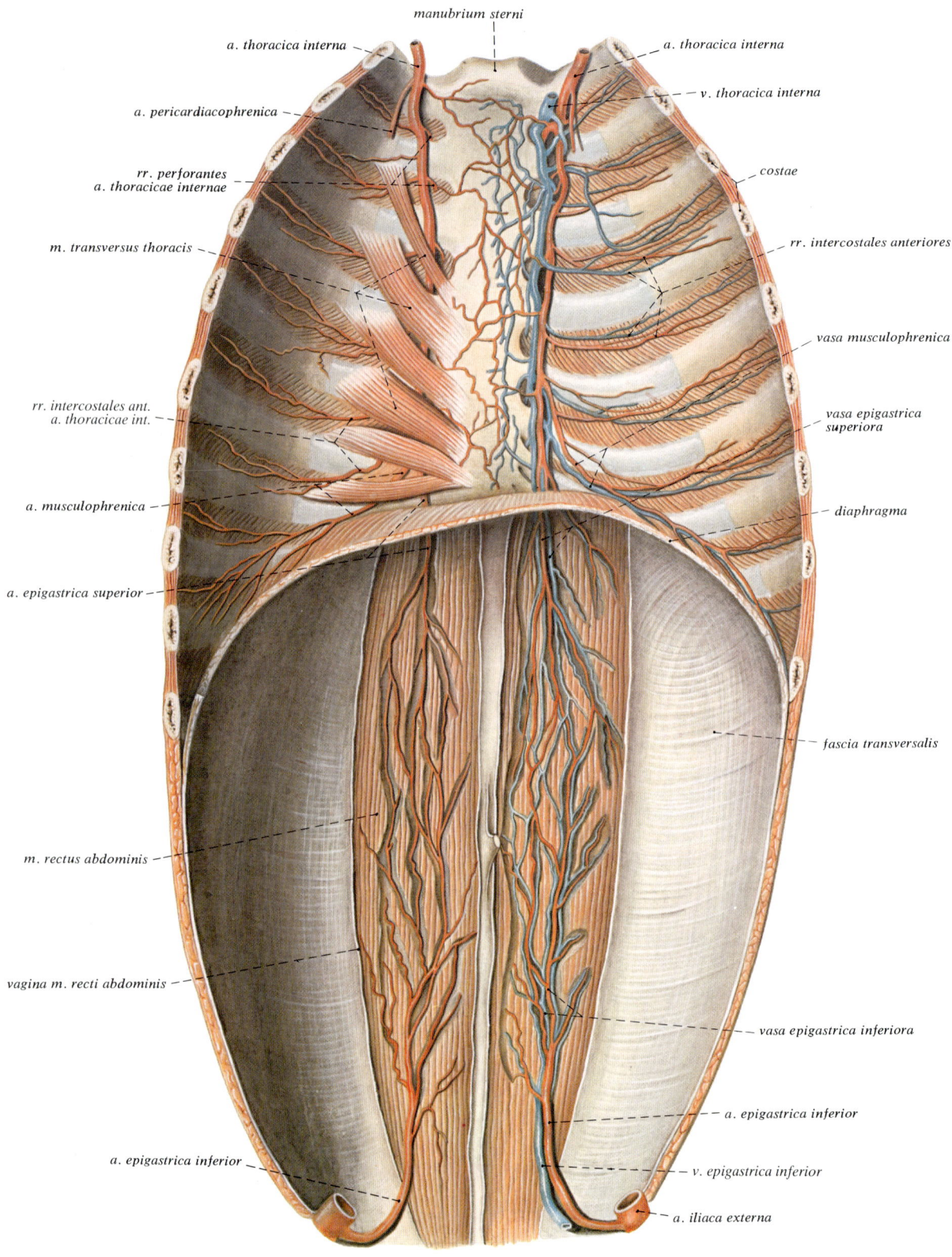

manubrium sterni

a. thoracica interna

a. thoracica interna

a. pericardiacophrenica

v. thoracica interna

rr. perforantes
a. thoracicae internae

costae

m. transversus thoracis

rr. intercostales anteriores

vasa musculophrenica

rr. intercostales ant.
a. thoracicae int.

vasa epigastrica
superiora

a. musculophrenica

diaphragma

a. epigastrica superior

fascia transversalis

m. rectus abdominis

vagina m. recti abdominis

vasa epigastrica inferiora

a. epigastrica inferior

a. epigastrica inferior

v. epigastrica inferior

a. iliaca externa

Abb. 154. Blutgefäße der vorderen Brust- und Bauchwand. Innenansicht. Rechts ist der m. transversus entfernt, um die vasa thoracica interna zeigen zu können. Äste und Anastomosen der vasa epigastrica sup. und inf. sind innerhalb des m. rectus abdominis freigelegt.

Drüsen- und Darmbauch

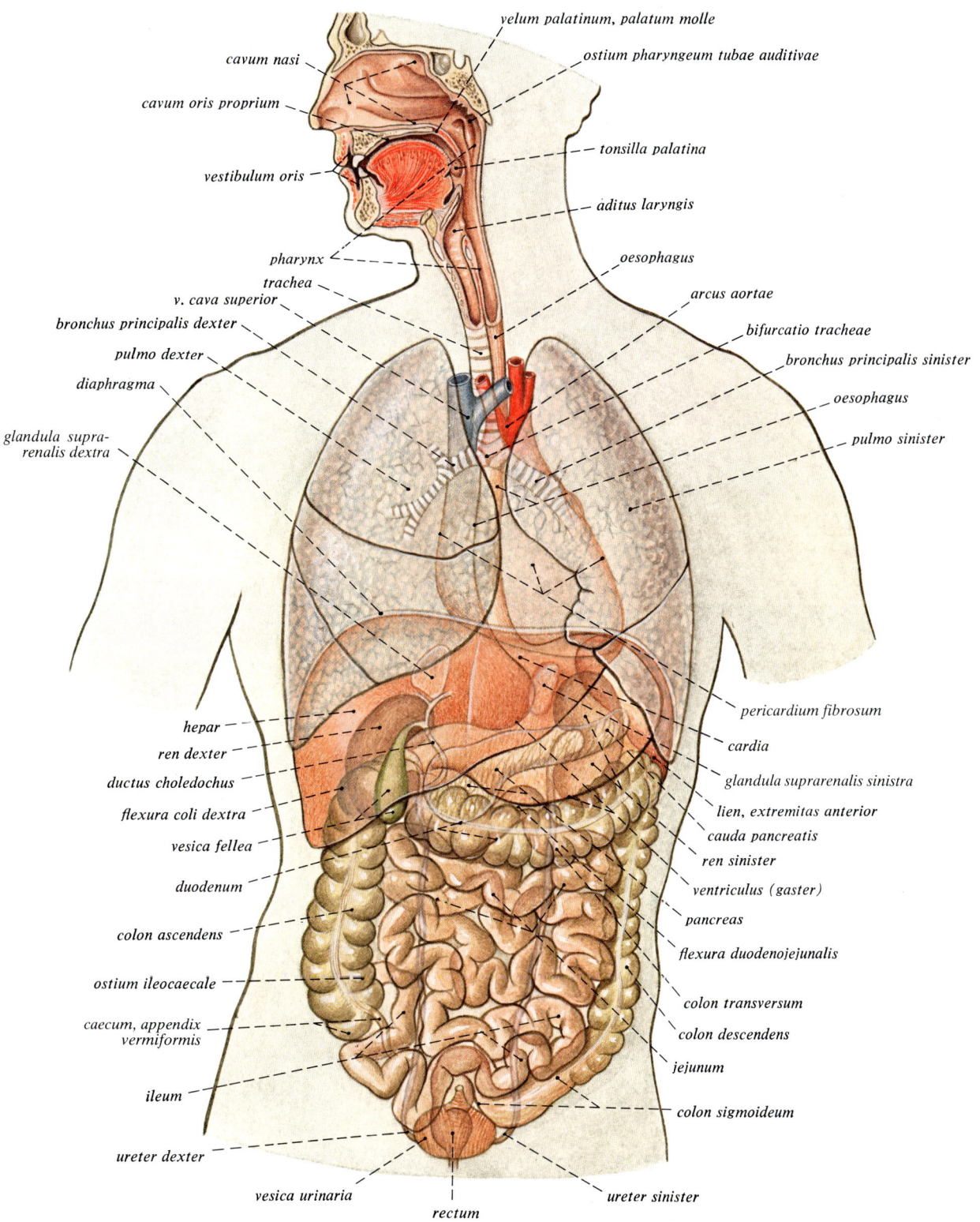

velum palatinum, palatum molle
ostium pharyngeum tubae auditivae
cavum nasi
cavum oris proprium
tonsilla palatina
vestibulum oris
aditus laryngis
pharynx
oesophagus
trachea
arcus aortae
v. cava superior
bifurcatio tracheae
bronchus principalis dexter
bronchus principalis sinister
pulmo dexter
oesophagus
diaphragma
pulmo sinister
glandula supra-
renalis dextra
pericardium fibrosum
hepar
cardia
ren dexter
glandula suprarenalis sinistra
ductus choledochus
lien, extremitas anterior
flexura coli dextra
cauda pancreatis
vesica fellea
ren sinister
duodenum
ventriculus (gaster)
pancreas
colon ascendens
flexura duodenojejunalis
ostium ileocaecale
colon transversum
caecum, appendix
vermiformis
colon descendens
jejunum
ileum
colon sigmoideum
ureter dexter
vesica urinaria
ureter sinister
rectum

Abb. 155. Schema des Verdauungs-, Atmungs- und Harnapparates.

115

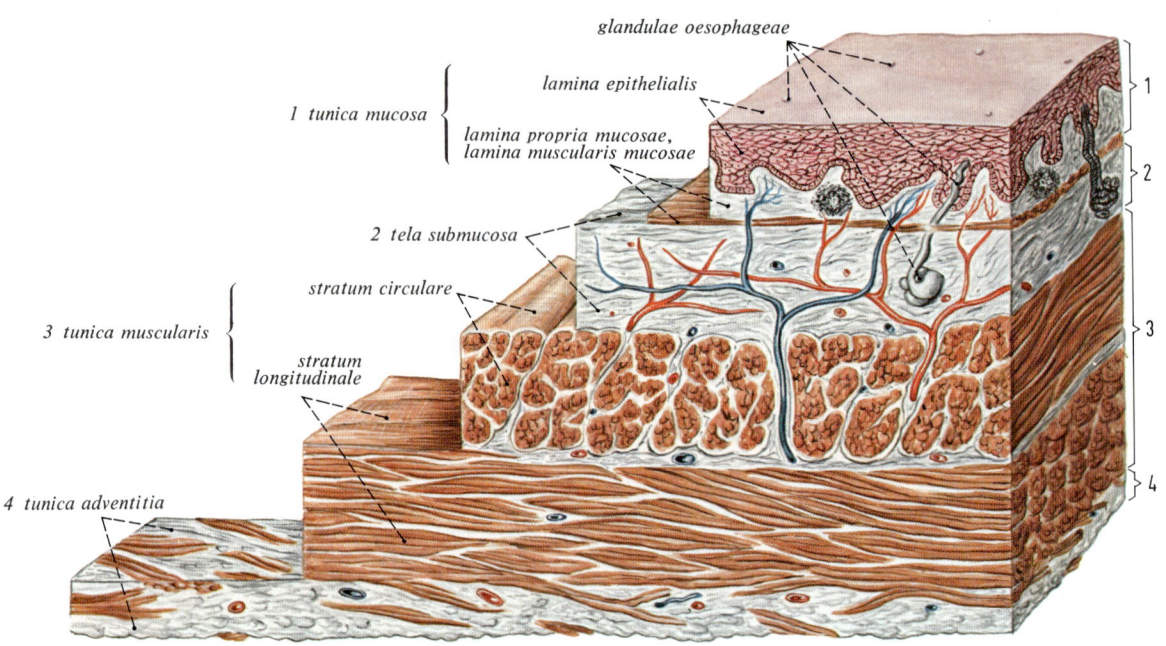

glandulae oesophageae

lamina epithelialis

1 tunica mucosa

lamina propria mucosae,
lamina muscularis mucosae

2 tela submucosa

stratum circulare

3 tunica muscularis

stratum
longitudinale

4 tunica adventitia

1

2

3

4

Abb. 156. Schichten der Oesophaguswand, stufenweise abgetragen, Schema, Lupenvergrößerung.

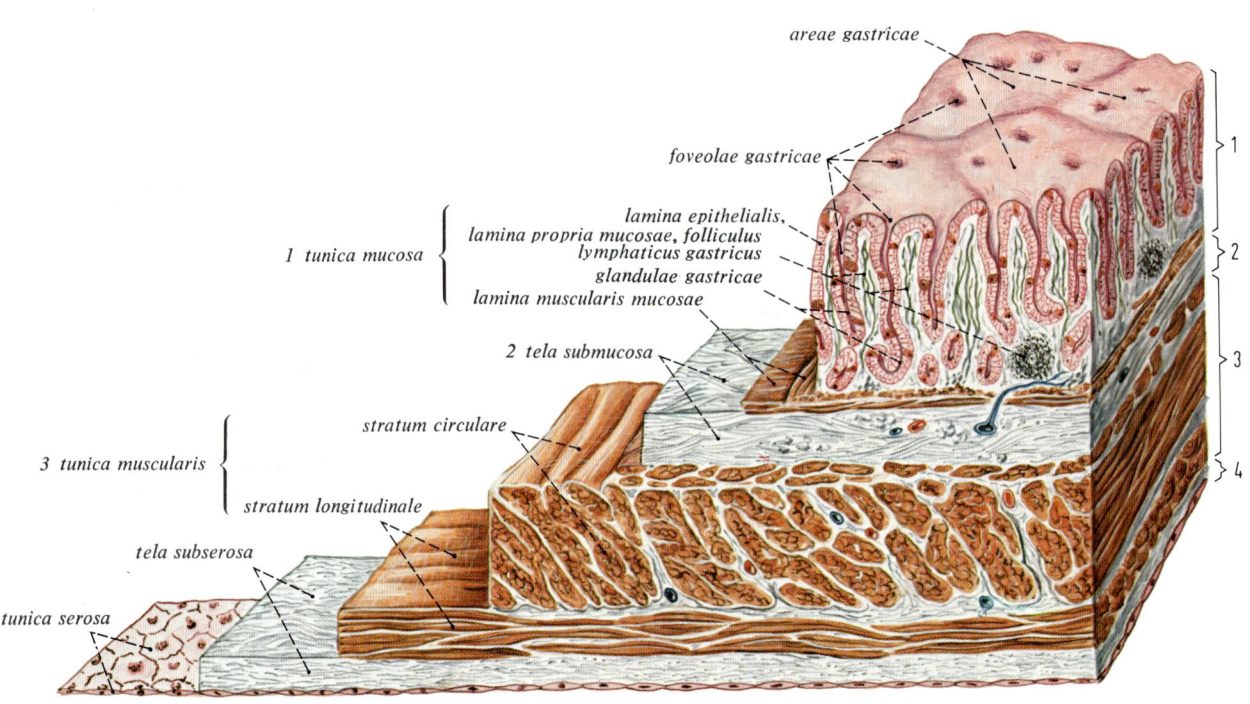

areae gastricae

foveolae gastricae

1 tunica mucosa

lamina epithelialis,
lamina propria mucosae, folliculus
lymphaticus gastricus
glandulae gastricae
lamina muscularis mucosae

2 tela submucosa

stratum circulare

3 tunica muscularis

stratum longitudinale

tela subserosa

4 tunica serosa

1

2

3

4

Abb. 157. Schichten der Magenwand, Fundusregion, stufenweise abgetragen, Schema, Lupenvergrößerung.

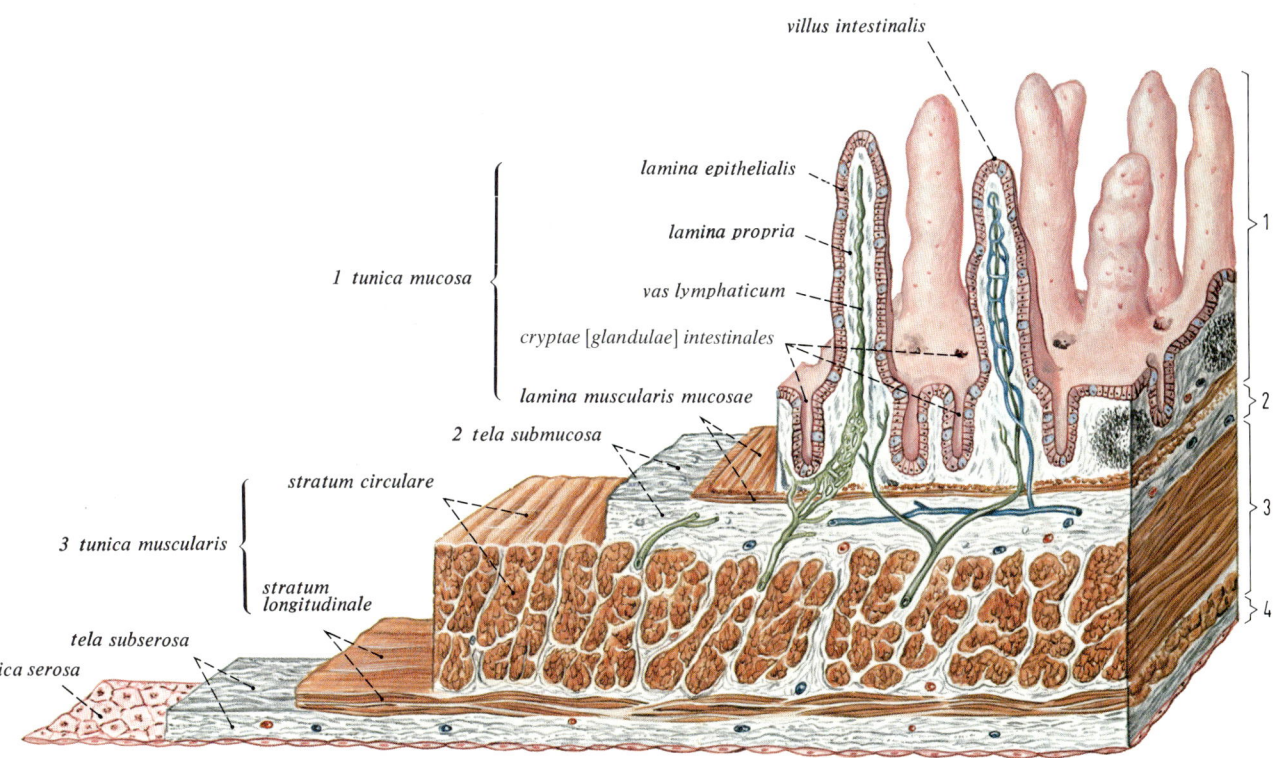

villus intestinalis

lamina epithelialis

lamina propria

vas lymphaticum

cryptae [glandulae] intestinales

lamina muscularis mucosae

1 tunica mucosa

2 tela submucosa

stratum circulare

3 tunica muscularis

stratum longitudinale

tela subserosa

tunica serosa

1

2

3

4

Abb. 158. Schichten der Dünndarmwand, stufenweise abgetragen, Schema, Lupenvergrößerung. In der lamina propria der Schleimhaut folliculi lymphatici solitarii. Im stroma der beiden angeschnittenen Zotten sind das zentrale Chylusgefäß bzw. die Zottenkapillaren dargestellt.

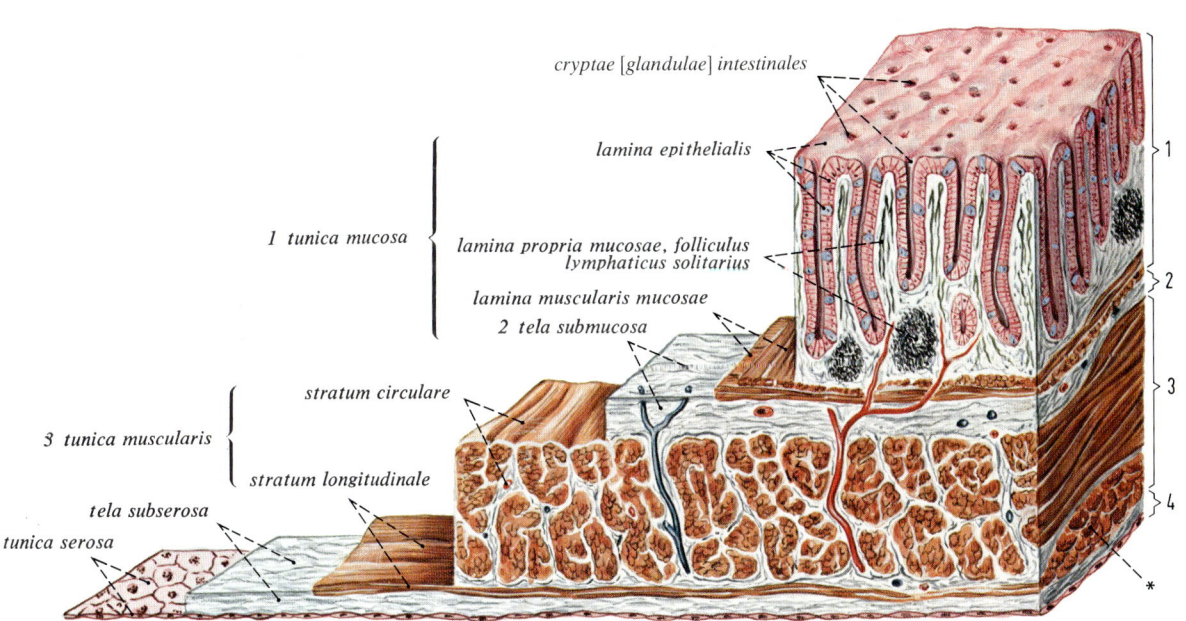

cryptae [glandulae] intestinales

lamina epithelialis

lamina propria mucosae, folliculus lymphaticus solitarius

lamina muscularis mucosae

2 tela submucosa

1 tunica mucosa

stratum circulare

3 tunica muscularis

stratum longitudinale

tela subserosa

4 tunica serosa

1

2

3

4

*

Abb. 159. Schichten der Dickdarmwand, stufenweise abgetragen, Schema, Lupenvergrößerung. Im Bereich der retroperitonäalen Dickdarmstrecken tritt an die Stelle der tunica serosa eine tunica adventitia. * Verdickung der Längsmuskulatur, taenia coli.

117

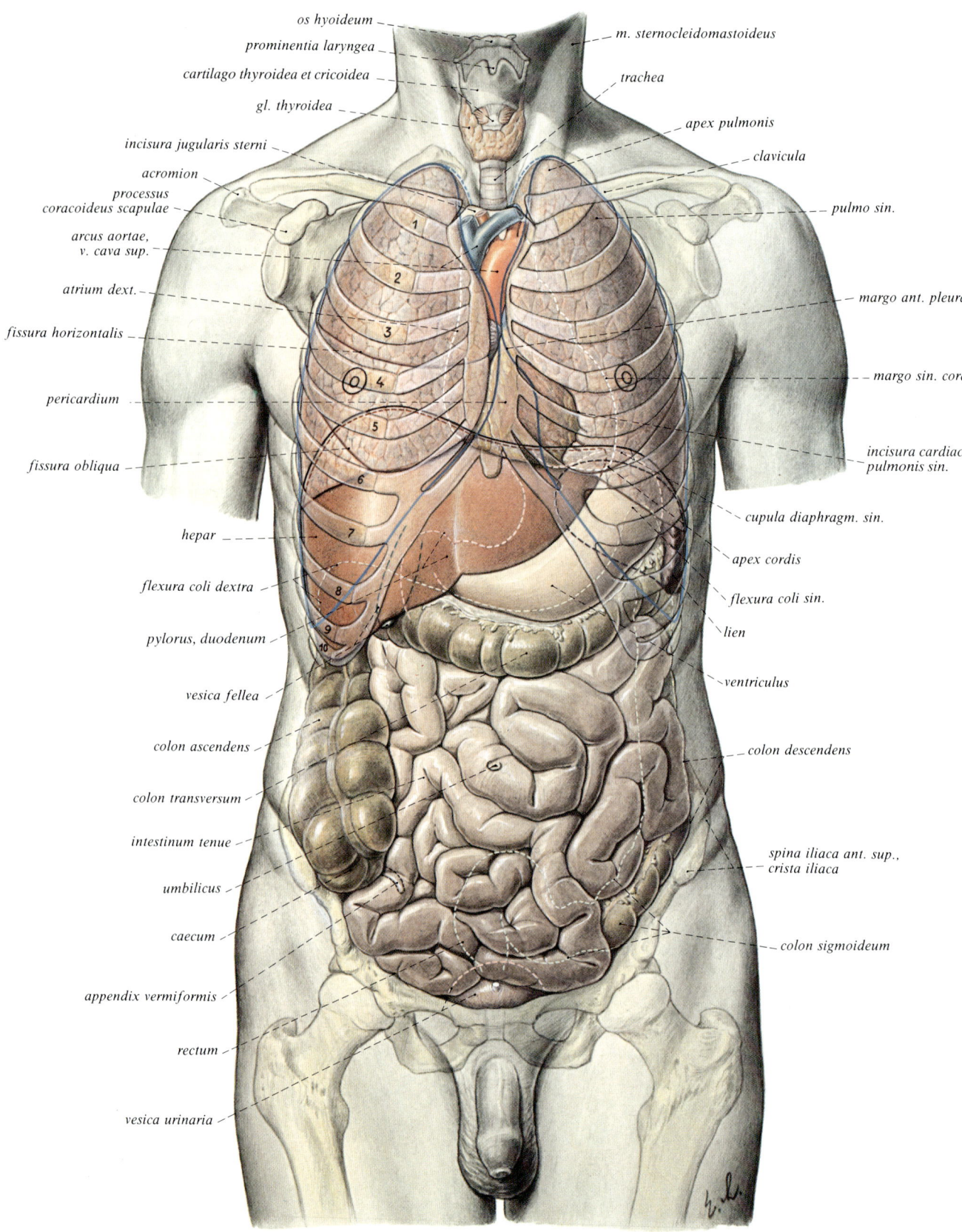

os hyoideum

prominentia laryngea

cartilago thyroidea et cricoidea

gl. thyroidea

incisura jugularis sterni

acromion

processus
coracoideus scapulae

arcus aortae,
v. cava sup.

atrium dext.

fissura horizontalis

pericardium

fissura obliqua

hepar

flexura coli dextra

pylorus, duodenum

vesica fellea

colon ascendens

colon transversum

intestinum tenue

umbilicus

caecum

appendix vermiformis

rectum

vesica urinaria

m. sternocleidomastoideus

trachea

apex pulmonis

clavicula

pulmo sin.

margo ant. pleurae

margo sin. cordis

incisura cardiaca
pulmonis sin.

cupula diaphragm. sin.

apex cordis

flexura coli sin.

lien

ventriculus

colon descendens

spina iliaca ant. sup.,
crista iliaca

colon sigmoideum

Abb. 160. Projektionsfelder und Kontaktflächen der Brust- und Baucheingeweide. Ansicht von ventral. (Aus PERNKOPF, Atlas der topographischen und angewandten Antomie des Menschen, Bd. 2, 2. Aufl. [Hrsg. H. FERNER]. Urban & Schwarzenberg, München–Wien–Baltimore 1980.)

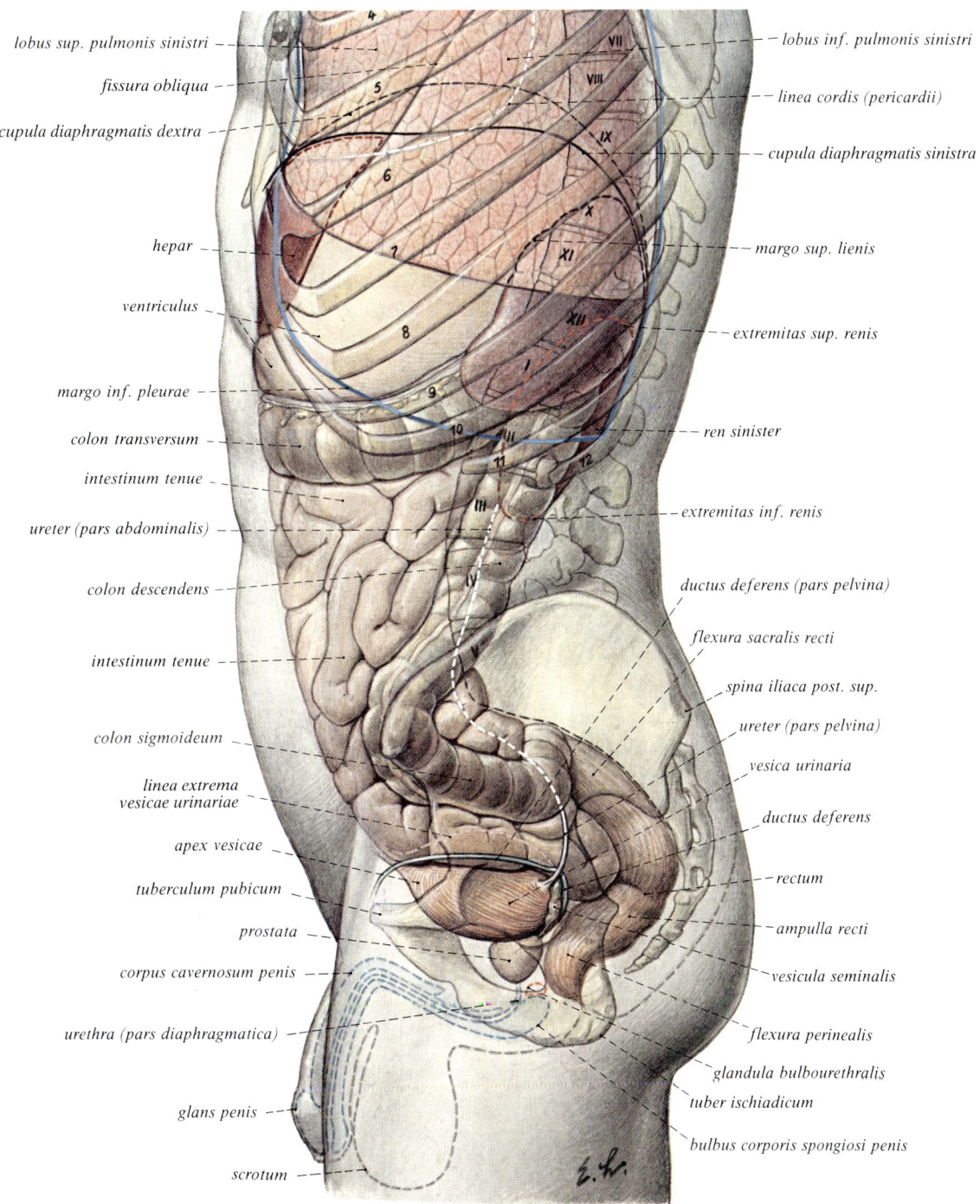

lobus sup. pulmonis sinistri

fissura obliqua

cupula diaphragmatis dextra

hepar

ventriculus

margo inf. pleurae

colon transversum

intestinum tenue

ureter (pars abdominalis)

colon descendens

intestinum tenue

colon sigmoideum

linea extrema
vesicae urinariae

apex vesicae

tuberculum pubicum

prostata

corpus cavernosum penis

urethra (pars diaphragmatica)

glans penis

scrotum

lobus inf. pulmonis sinistri

linea cordis (pericardii)

cupula diaphragmatis sinistra

margo sup. lienis

extremitas sup. renis

ren sinister

extremitas inf. renis

ductus deferens (pars pelvina)

flexura sacralis recti

spina iliaca post. sup.

ureter (pars pelvina)

vesica urinaria

ductus deferens

rectum

ampulla recti

vesicula seminalis

flexura perinealis

glandula bulbourethralis

tuber ischiadicum

bulbus corporis spongiosi penis

Abb. 161. Projektionsfelder und Kontaktflächen der Baucheingeweide. Ansicht von links. Ergänzte Konturen gestrichelt. (Aus Pernkopf, Atlas der topographischen und angewandten Anatomie des Menschen, 2. Bd., 2. Aufl. [Hrsg. H. Ferner]. Urban & Schwarzenberg, München–Wien–Baltimore 1980.)

119

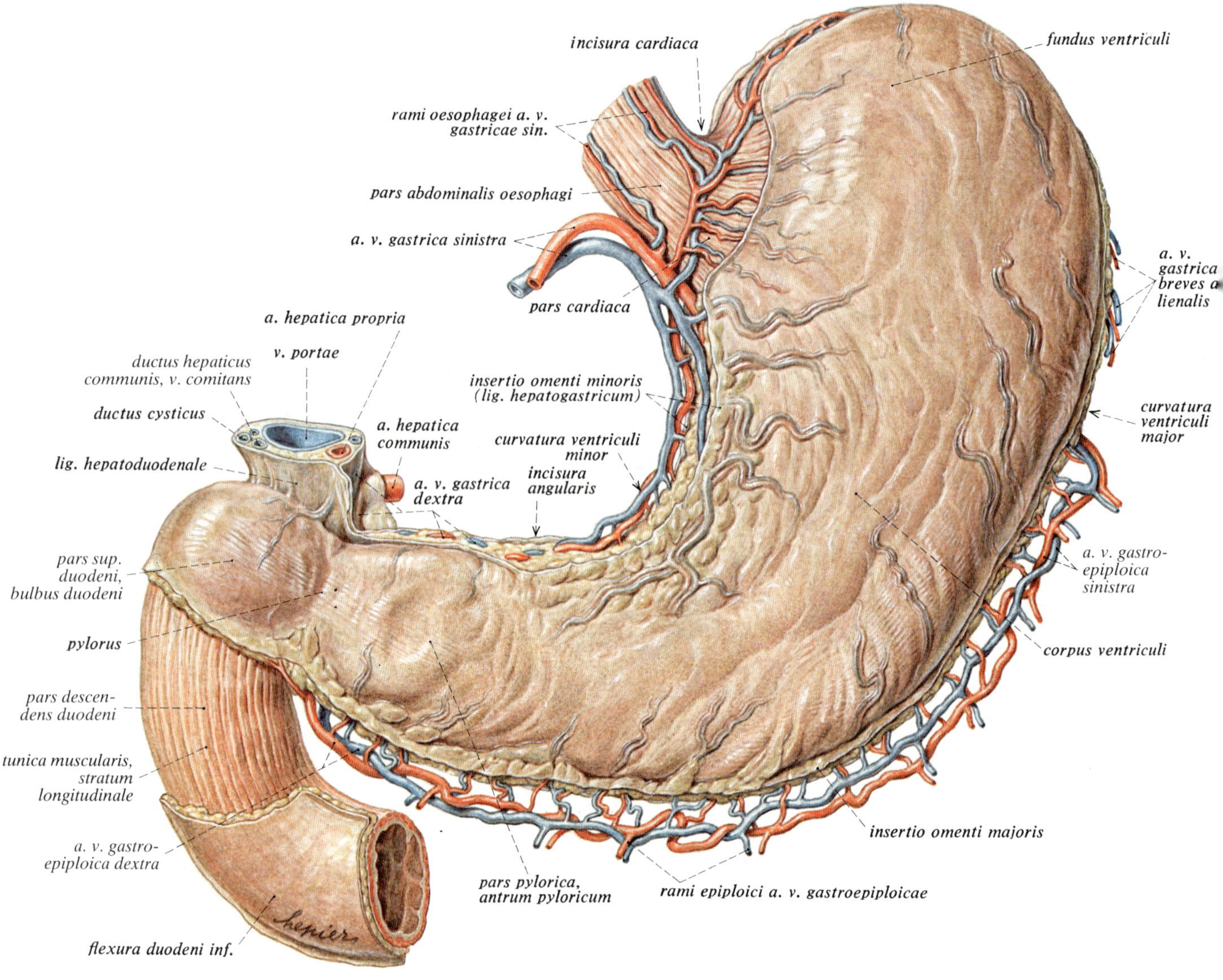

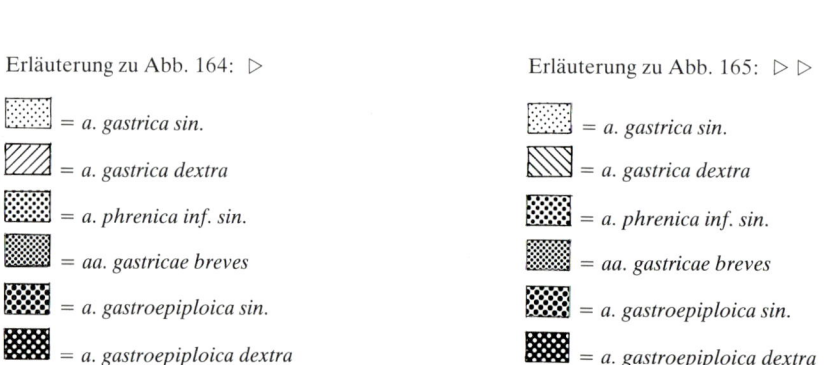

incisura cardiaca

fundus ventriculi

rami oesophagei a. v. gastricae sin.

pars abdominalis oesophagi

a. v. gastrica sinistra

pars cardiaca

a. hepatica propria

v. portae

ductus hepaticus communis, v. comitans

ductus cysticus

a. hepatica communis

lig. hepatoduodenale

insertio omenti minoris (lig. hepatogastricum)

curvatura ventriculi minor

incisura angularis

a. v. gastrica dextra

a. v. gastrica breves a lienalis

curvatura ventriculi major

pars sup. duodeni, bulbus duodeni

pylorus

pars descendens duodeni

tunica muscularis, stratum longitudinale

a. v. gastro-epiploica dextra

flexura duodeni inf.

a. v. gastro-epiploica sinistra

corpus ventriculi

insertio omenti majoris

pars pylorica, antrum pyloricum

rami epiploici a. v. gastroepiploicae

Abb. 162. Vorderfläche des Magens, paries anterior ventriculi, einschließlich der pars abdominalis oesophagi, der pars superior und der pars descendens duodeni sowie der Blutgefäße des Magens. Im Bereich der pars descendens duodeni sieht man auf die Längsmuskulatur, weil hier mit dem mesocolon transversum bedeckendes Binde- und Fettgewebe abgelöst worden sind.

Abb. 164 u. 165. Schematische Darstellung der arteriellen Versorgung des Magens. (Nach EL-EISHI, H. I., S. F. AYOUB and M. ABD-EL- ▷ KHALEK: The arterial supply of the human stomach. Acta anat. 86, 1973.)

Erläuterung zu Abb. 164: ▷

= a. gastrica sin.

= a. gastrica dextra

= a. phrenica inf. sin.

= aa. gastricae breves

= a. gastroepiploica sin.

= a. gastroepiploica dextra

Erläuterung zu Abb. 165: ▷ ▷

= a. gastrica sin.

= a. gastrica dextra

= a. phrenica inf. sin.

= aa. gastricae breves

= a. gastroepiploica sin.

= a. gastroepiploica dextra

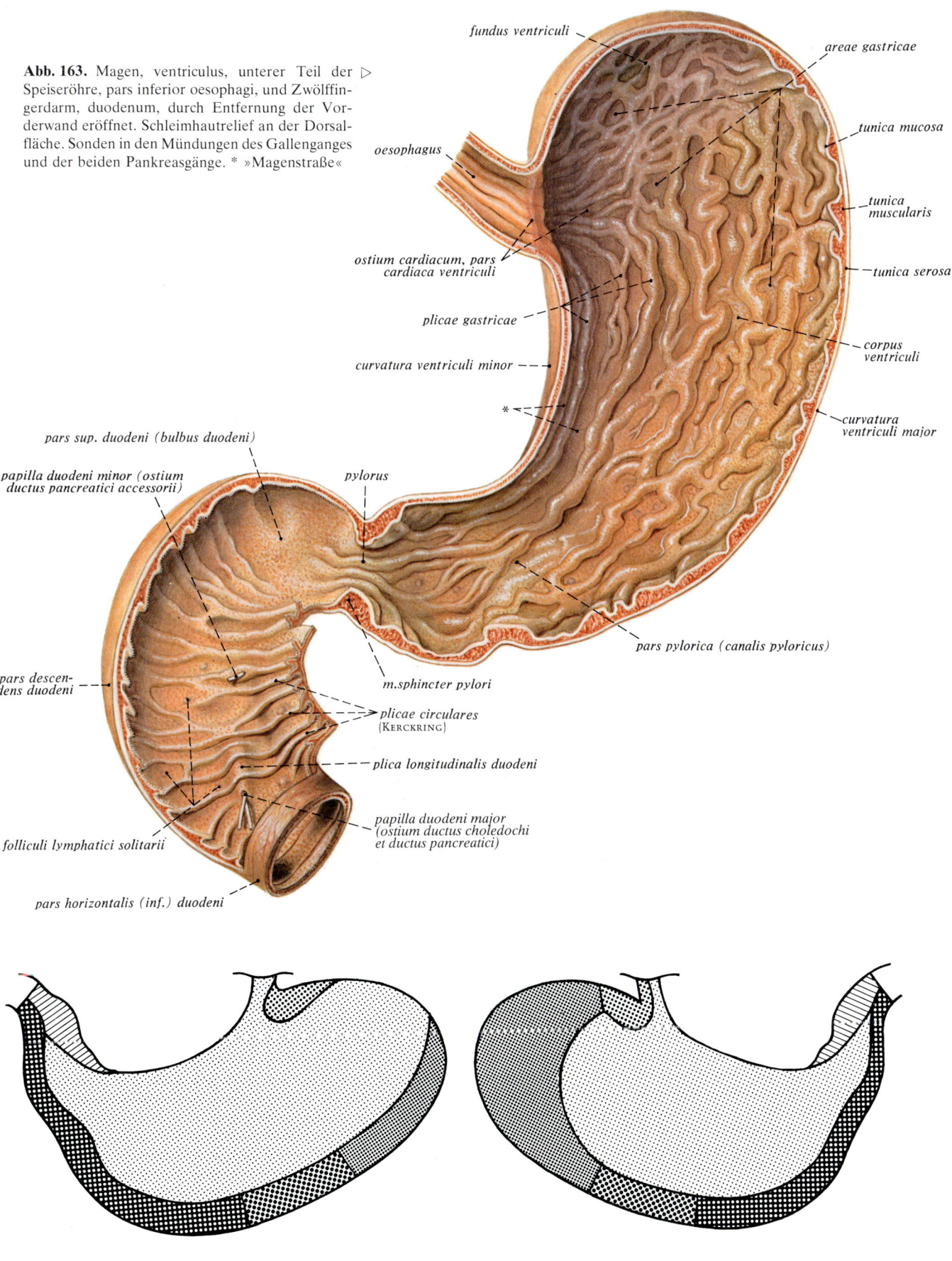

Abb. 163. Magen, ventriculus, unterer Teil der ▷ Speiseröhre, pars inferior oesophagi, und Zwölffingerdarm, duodenum, durch Entfernung der Vorderwand eröffnet. Schleimhautrelief an der Dorsalfläche. Sonden in den Mündungen des Gallenganges und der beiden Pankreasgänge. * »Magenstraße«

fundus ventriculi

oesophagus

ostium cardiacum, pars cardiaca ventriculi

plicae gastricae

curvatura ventriculi minor

*

areae gastricae

tunica mucosa

tunica muscularis

tunica serosa

corpus ventriculi

curvatura ventriculi major

pars sup. duodeni (bulbus duodeni)

papilla duodeni minor (ostium ductus pancreatici accessorii)

pylorus

pars descendens duodeni

m.sphincter pylori

plicae circulares (KERCKRING)

plica longitudinalis duodeni

papilla duodeni major (ostium ductus choledochi et ductus pancreatici)

folliculi lymphatici solitarii

pars horizontalis (inf.) duodeni

pars pylorica (canalis pyloricus)

Abb. 164. Magen von ventral.

Abb. 165. Magen von dorsal.

121

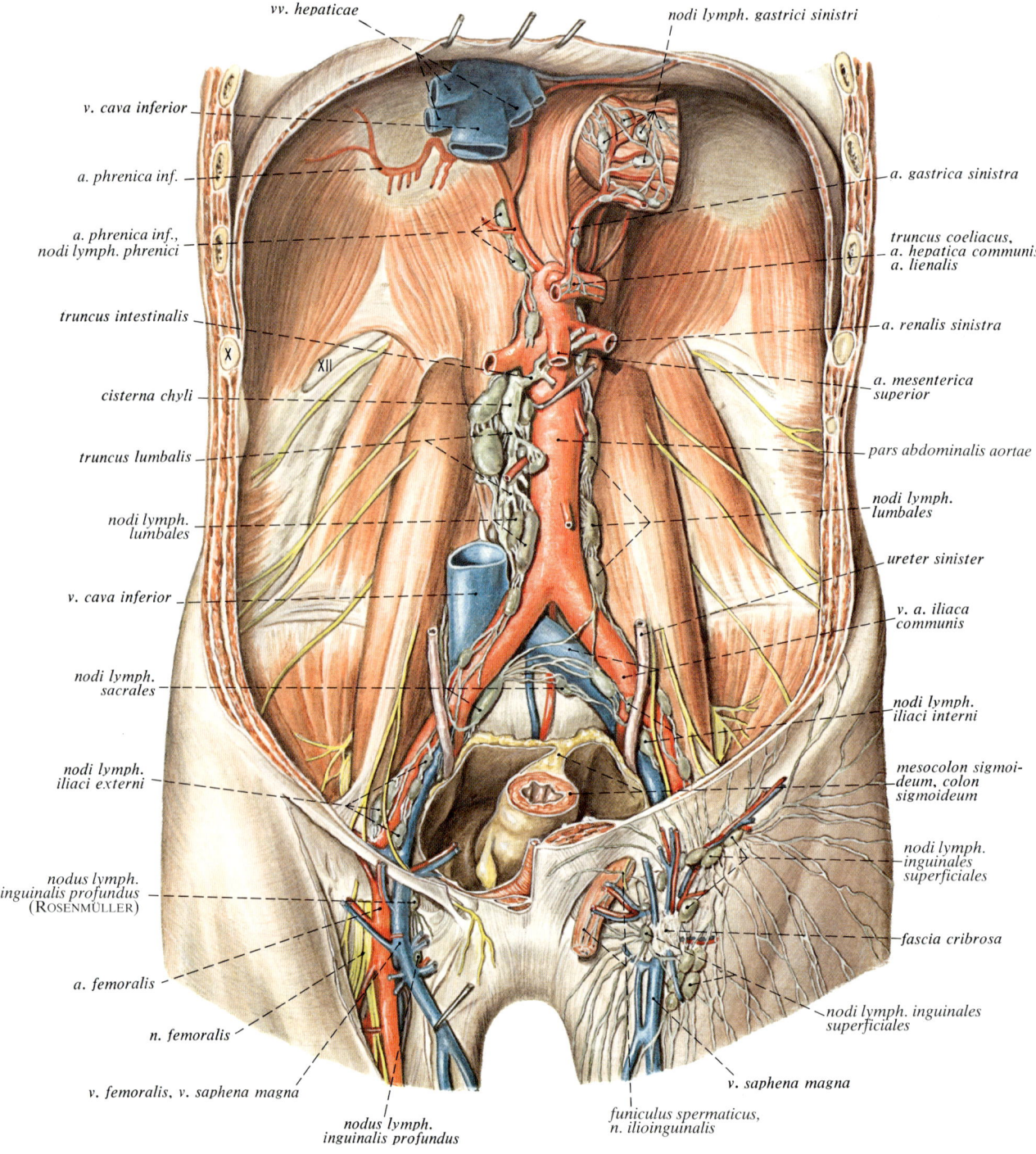

vv. hepaticae

nodi lymph. gastrici sinistri

v. cava inferior

a. phrenica inf.

a. phrenica inf.,
nodi lymph. phrenici

truncus intestinalis

cisterna chyli

truncus lumbalis

nodi lymph.
lumbales

v. cava inferior

nodi lymph.
sacrales

nodi lymph.
iliaci externi

nodus lymph.
inguinalis profundus
(ROSENMÜLLER)

a. femoralis

n. femoralis

v. femoralis, v. saphena magna

nodus lymph.
inguinalis profundus

a. gastrica sinistra

truncus coeliacus,
a. hepatica communis,
a. lienalis

a. renalis sinistra

a. mesenterica
superior

pars abdominalis aortae

nodi lymph.
lumbales

ureter sinister

v. a. iliaca
communis

nodi lymph.
iliaci interni

mesocolon sigmoi-
deum, colon
sigmoideum

nodi lymph.
inguinales
superficiales

fascia cribrosa

nodi lymph. inguinales
superficiales

v. saphena magna

funiculus spermaticus,
n. ilioinguinalis

Abb. 166. Die Lymphgefäße und Lymphknoten der dorsalen Bauchwand und ihre Verbindungen mit den Lymphgefäßen der unteren Extremität. Vgl. mit Abb. 247 u. 248. * Schrägzug (»horizontale Kette«) ** Längszug (»vertikale Kette«)

Abb. 167. Lymphknoten und Lymphgefäße von Magen, pancreas und Leberpforte.   ▷

Abb. 168. Lymphgefäße und Lymphknoten des Dünndarmgekröses. Tuscheinjektion.   ▷

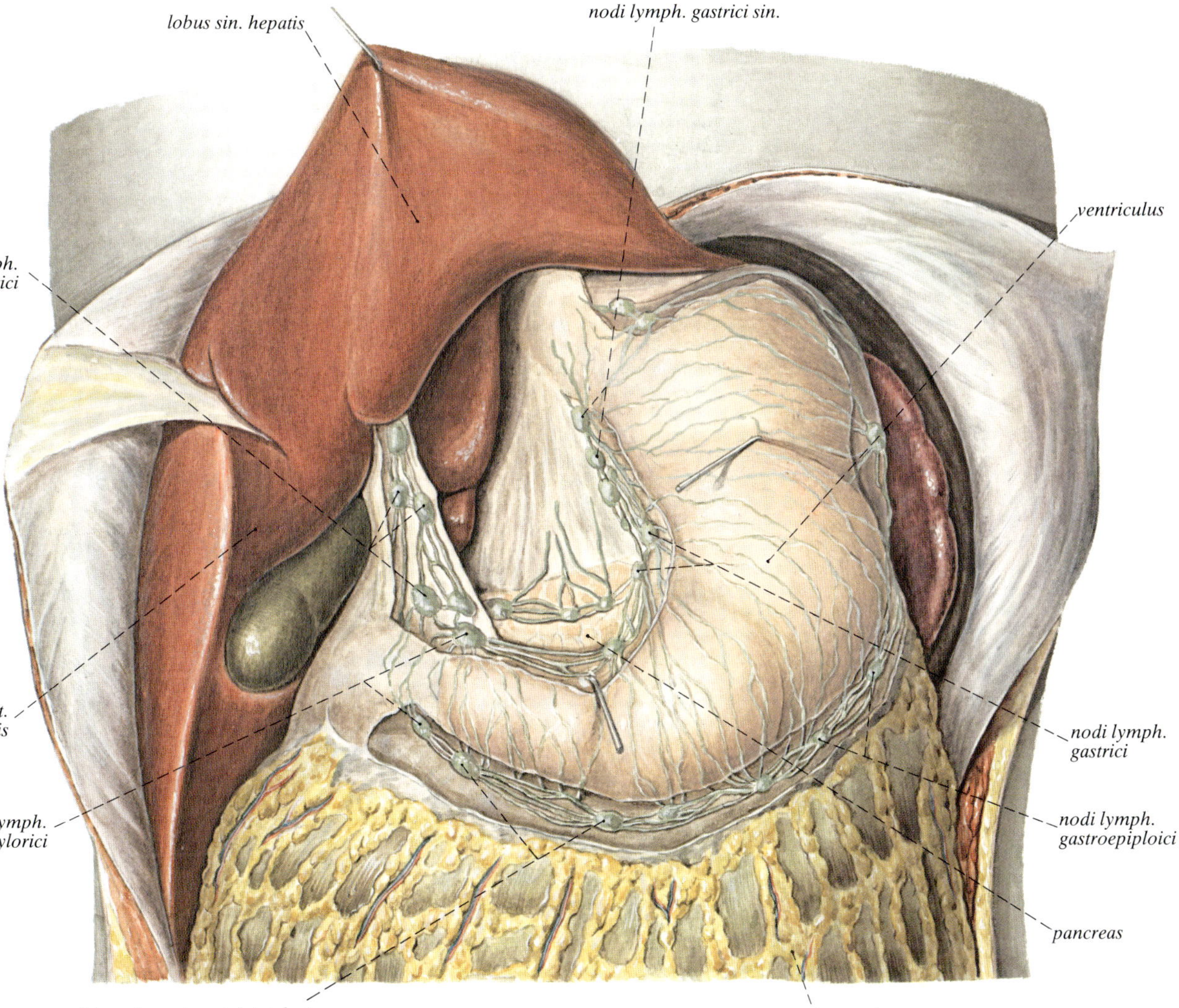

lobus sin. hepatis

nodi lymph. gastrici sin.

ventriculus

nodi lymph.
hepatici

lobus dext.
hepatis

nodi lymph.
pylorici

nodi lymph.
gastrici

nodi lymph.
gastroepiploici sin.

pancreas

nodi lymph. gastroepiploici dext.

omentum majus

Abb. 167.

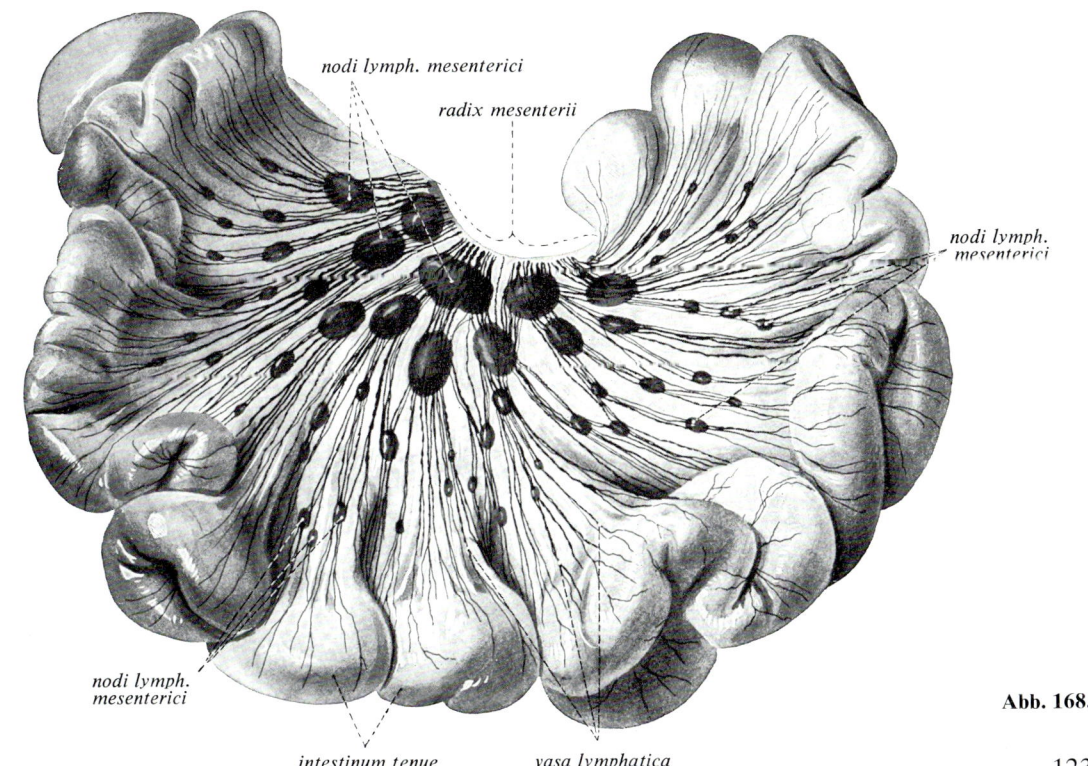

nodi lymph. mesenterici

radix mesenterii

nodi lymph.
mesenterici

nodi lymph.
mesenterici

intestinum tenue

vasa lymphatica

Abb. 168.

123

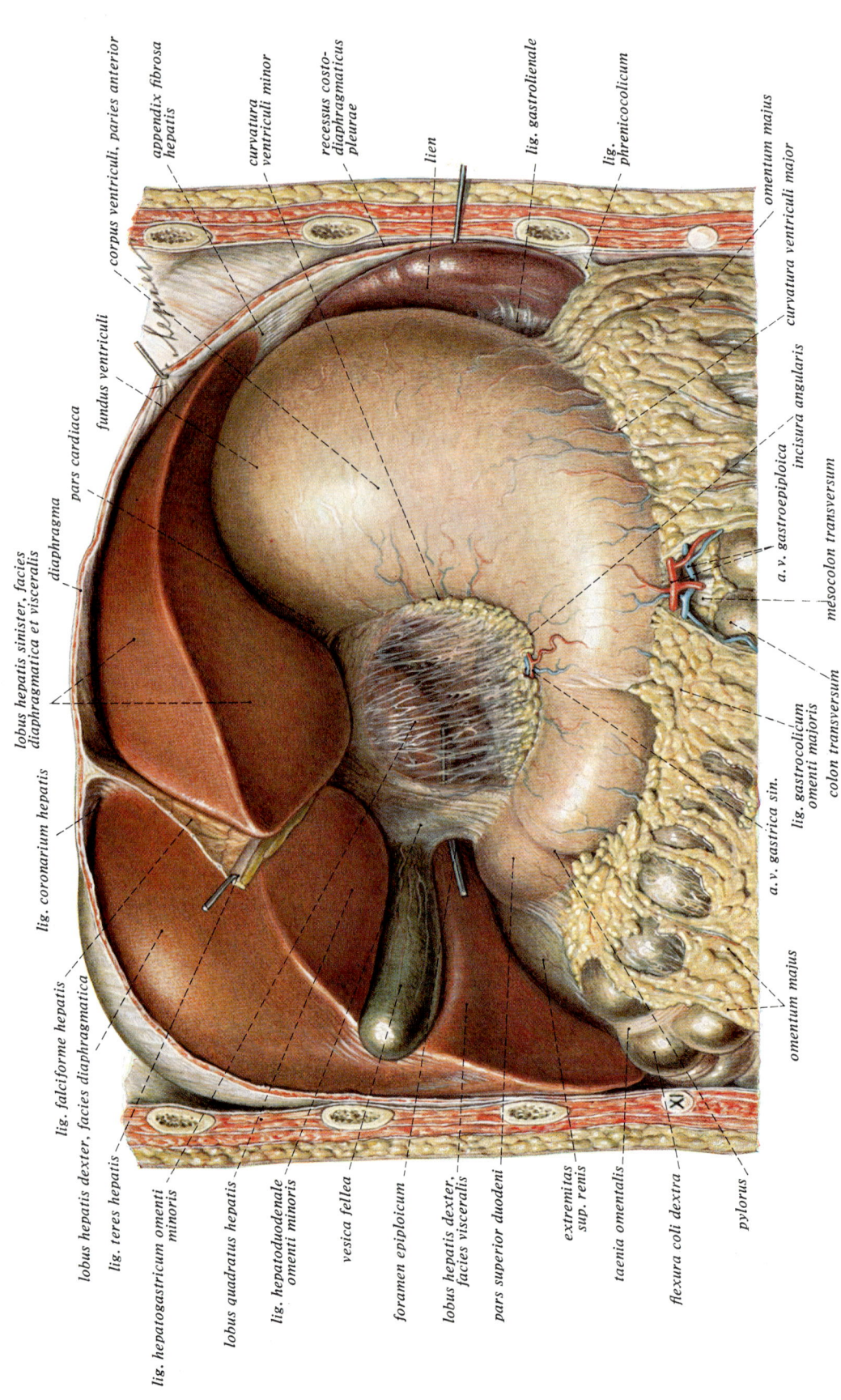

corpus ventriculi, paries anterior

appendix fibrosa hepatis

curvatura ventriculi minor

recessus costo-diaphragmaticus pleurae

lien

lig. gastrolienale

lig. phrenicocolicum

omentum majus

curvatura ventriculi major

a. v. gastroepiploica

incisura angularis

mesocolon transversum

lig. gastrocolicum omenti majoris

colon transversum

a. v. gastrica sin.

omentum majus

fundus ventriculi

pars cardiaca

diaphragma

lobus hepatis sinister, facies diaphragmatica et visceralis

lig. coronarium hepatis

lig. falciforme hepatis

lig. teres hepatis

lig. hepatogastricum omenti minoris

lobus quadratus hepatis

lig. hepatoduodenale omenti minoris

vesica fellea

foramen epiploicum

lobus hepatis dexter, facies visceralis

pars superior duodeni

extremitas sup. renis

taenia omentalis

flexura coli dextra

pylorus

Abb. 169. Lage der Baucheingeweide. Situs viscerum. Intraperitonäale Organe des Oberbauches. »Drüsenbauch«. Leber mit Gallenblase, Magen, Milz. Leber nach oben gehoben. Sonde im foramen epiploicum (WINSLOW) und im vestibulum bursae omentalis, omentum minus gespannt, Magen gefüllt. Magengefäße an der kleinen Kurvatur streckenweise freigelegt.

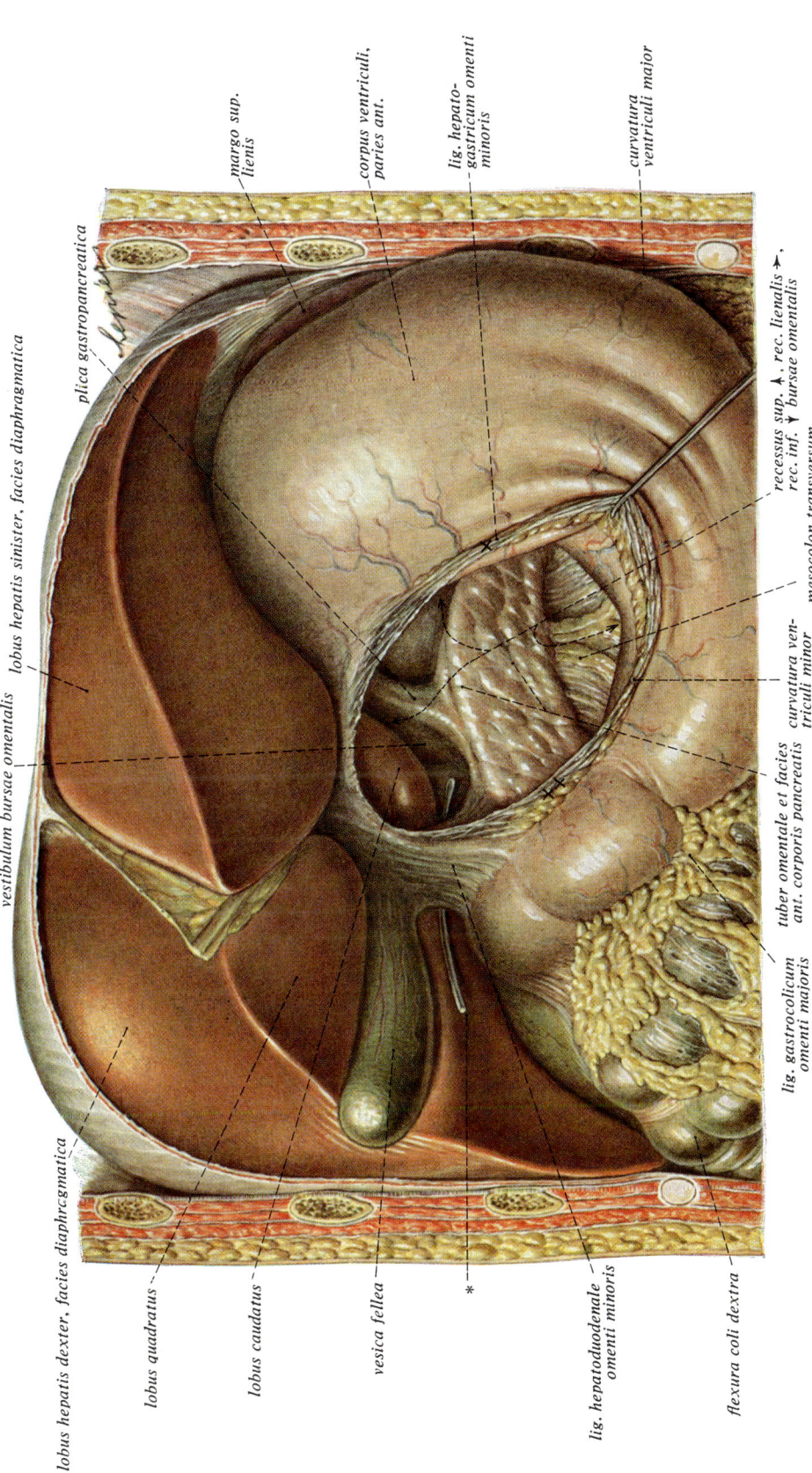

margo sup. lienis

corpus ventriculi, paries ant.

lig. hepato-gastricum omenti minoris

curvatura ventriculi maior

plica gastropancreatica

lobus hepatis sinister, facies diaphragmatica

vestibulum bursae omentalis

recessus sup. ▲, *rec. lienalis* ➤, *rec. inf.* ▼ *bursae omentalis*

mesocolon transversum

curvatura ven-triculi minor

tuber omentale et facies ant. corporis pancreatis

lig. gastrocolicum omenti maioris

lobus hepatis dexter, facies diaphragmatica

lobus quadratus

lobus caudatus

vesica fellea

*

lig. hepatoduodenale omenti minoris

flexura coli dextra

Abb. 170. Lage der Baucheingeweide. Situs viscerum. Organe des Oberbauchraums, »Drüsenbauch«. Die Leber ist nach oben gekantet, so daß facies visceralis und Gallenblase sichtbar werden. Der Magen ist mit einem in die kleine Kurvatur eingesetzten Haken nach links unten gezogen, die bursa omentalis nach Durchtrennung des lig. hepatogastricum des omentum minus eröffnet. Der Einblick in die bursa omentalis umfaßt das vestibulum bursae omentalis (unter dem lobus caudatus der Leber) und den anschließenden Hauptteil der bursa. Die Grenze bildet die plica gastropancreatica. Die Pfeile zeigen in die Richtung der drei recessus bursae omentalis. In das foramen epiploicum ist eine Sonde eingeführt, deren Spitze in das vestibulum bursae omentalis reicht und zwischen dem lobus caudatus der Leber und dem tuber omentale des pancreas liegt. ×, ×× Durchtrennungsstrecken des lig. hepatogastricum. * Sonde im foramen epiploicum.

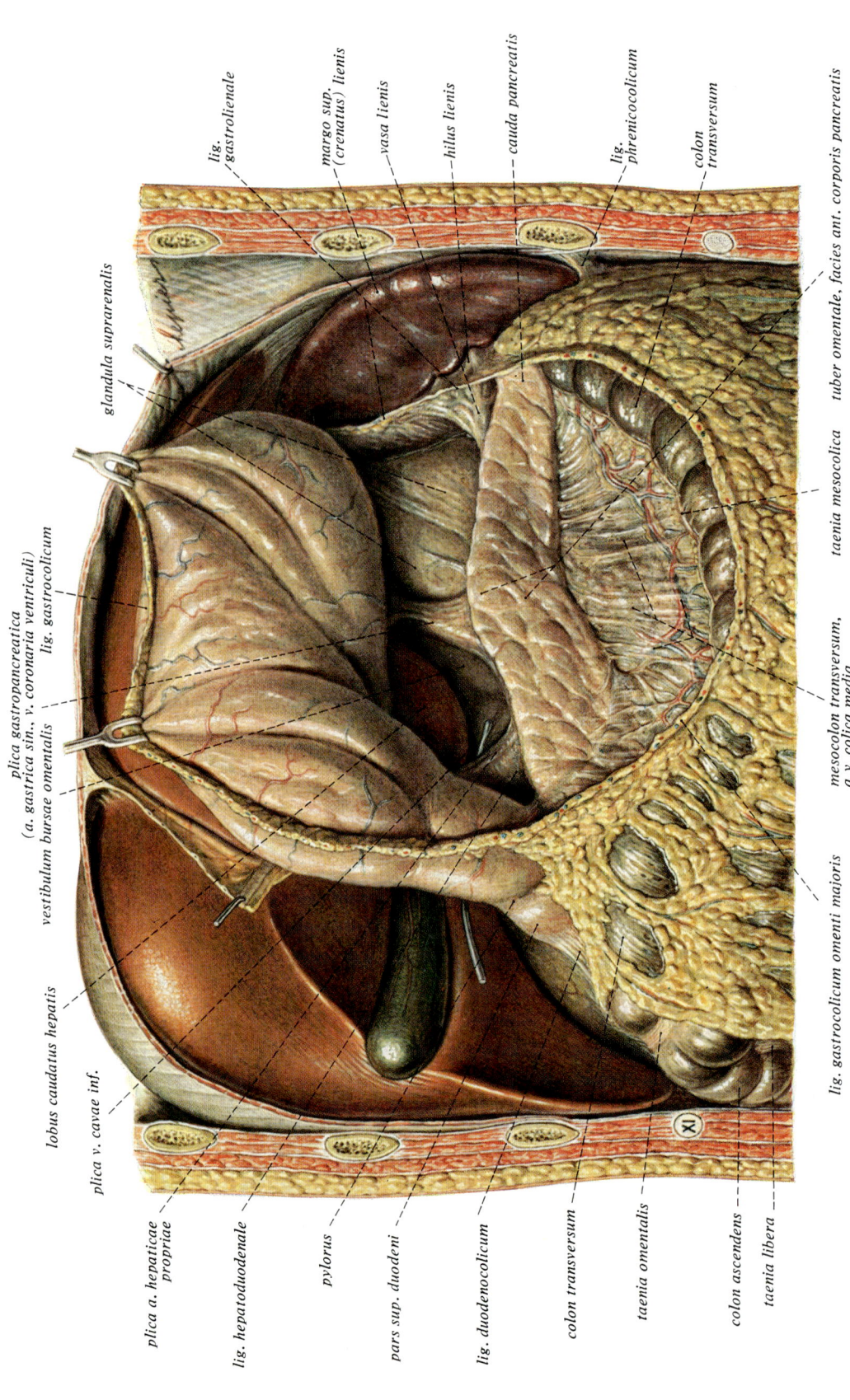

Abb. 171. Lage der Baucheingeweide. Situs viscerum. Intraperitonäale Organe des Oberbauchs, »Drüsenbauch«. Das lig. gastrocolicum ist an der großen Kurvatur des Magens durchgeschnitten und der Magen nach oben gezogen. So ist die bursa omentalis in ganzer Ausdehnung zu übersehen. Sie reicht nach oben bis zum lobus caudatus der Leber, nach links bis zum hilus der Milz, nach unten beim Erwachsenen nach der sekundären Verklebung der vier Blätter des omentum majus bis zum colon transversum. Vor der Verklebung der vier Blätter des omentum majus reicht die bursa omentalis bis in den Grund des großen Netzes. Die Verklebung kann unterschiedliche Ausmaße erreichen.

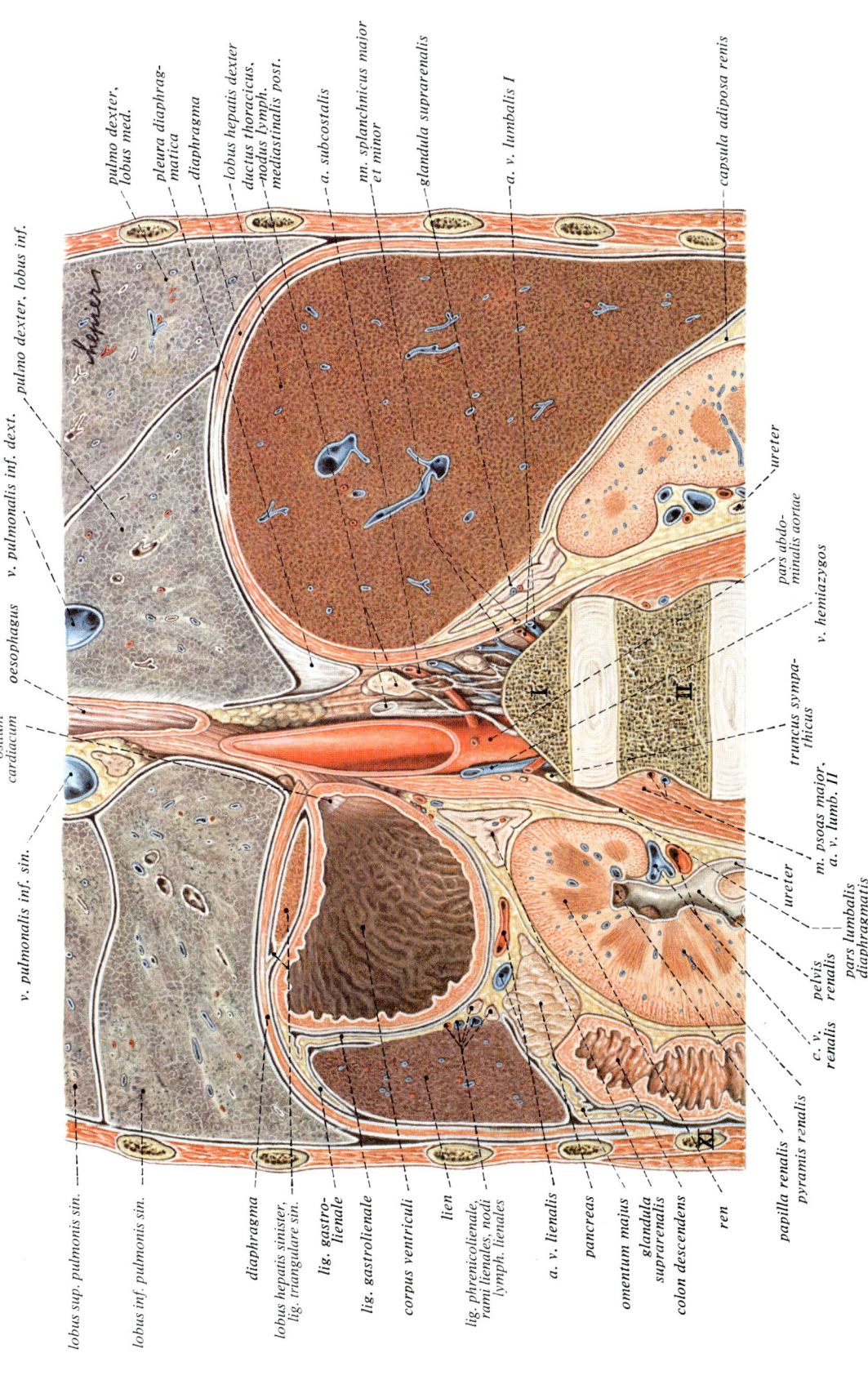

pulmo dexter, lobus med.

pleura diaphragmatica

diaphragma

lobus hepatis dexter ductus thoracicus, nodus lymph. mediastinalis post.

a. subcostalis

nn. splanchnicus maior et minor

glandula suprarenalis

a. v. lumbalis 1

capsula adiposa renis

pulmo dexter, lobus inf.

v. pulmonalis inf. dext.

ureter

pars abdominalis aortae

v. hemiazygos

truncus sympathicus

m. psoas maior, a. v. lumb. II

ureter

pars lumbalis diaphragmatis

c. v. renalis

pelvis renalis

oesophagus

v. pulmonalis inf. sin.

ostium cardiacum

lobus sup. pulmonis sin.

lobus inf. pulmonis sin.

diaphragma

lobus hepatis sinister, lig. triangulare sin.

lig. gastrolienale

lig. gastrolienale

corpus ventriculi

lien

lig. phrenicolienale, rami lienales, nodi lymph. lienales

a. v. lienalis

pancreas

omentum maius

glandula suprarenalis

colon descendens

ren

papilla renalis

pyramis renalis

Abb. 172. Frontalschnitt durch den Rumpf. Ansicht des vorderen Schnittsegmentes von dorsal. Aorta unterkreuzt die Speiseröhre, oesophagus. Im unteren Teil des Bildes sind die ersten beiden Lendenwirbel angeschnitten (Lendenlordose!). Im Bereiche der Brusthöhle sieht man zwischen den beiden Lungen bzw. Pleurahöhlen das mediastinum posterius mit der Speiseröhre; diese ist axial getroffen und erscheint auffällig gedehnt. Auf ihrer linken Seite ist die Brustaorta eine Strecke weit an- bzw. aufgeschnitten; es ist die Stelle der spitzwinkligen Kreuzung beider Organe. Kaudal vom Zwerchfell, im Gebiete der Bauchhöhle, sieht man den kurzen Teil der Speiseröhre (pars abdominalis), der vor der Einmündung in den Magen scharf nach links biegt; ferner die Mündung selbst, ostium cardiacum. XI = Anschnitt der 11. Rippe.

127

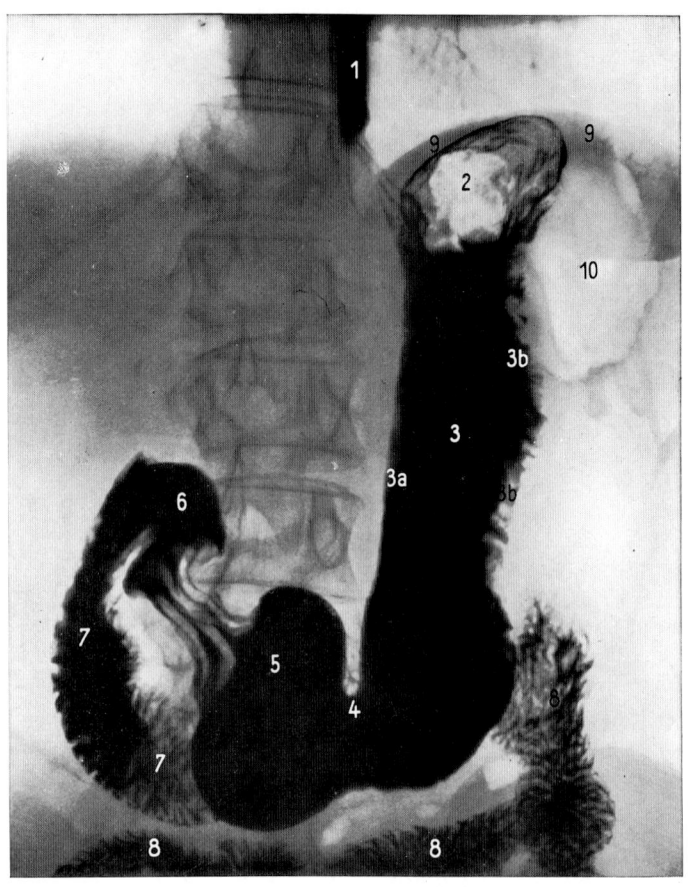

Abb. 173. Unterer Teil der Speiseröhre, oesophagus, Magen, ventriculus, Zwölffingerdarm, duodenum, obere Schlingen des Leerdarms, jejunum, Röntgenbild, sagittaler Strahlengang.

1 *oesophagus mit Kontrastbrei, am Übergang in den fundus ventriculi sind die Faltenrinnen als dunkle Streifen sichtbar (durch den Belag mit Kontrastbrei)*

2 *fundus ventriculi mit Luftblase*

3a *curvatura ventriculi minor*

3b *curvatura ventriculi major. In der Begrenzung der letzteren Aussparungen entsprechend dem Relief der Schleimhautfalten*

4 *peristaltische Einschnürung an der incisura angularis*

5 *pars pylorica vor der Weitergabe eines Schubes Mageninhalt*

6 *bulbus duodeni*

7 *pars descendens duodeni mit plicae circulares*

8 *jejunum*

9 *linke Zwerchfellkuppel*

10 *flexura coli sin. (luftgefüllt)*

1 *oesophagus*

2 *Luftblase im fundus ventriculi*

3 *Kontraktionsfurche an der incisura angularis*

4 *Kontraktionsfurche im Bereich des antrum pylori – »sphincter antri«*

5 *pylorus in Abb. 174 geschlossen, in Abb. 175 bei Beginn der Öffnung*

6 *bulbus duodeni*

Abb. 174.

Abb. 175.

Abb. 174 u. 175. Schleimhautrelief des Magens nach Röntgenbildern beim Lebenden im Stehen. Die Abb. 174 und 175 zeigen aufeinanderfolgende Stadien der Fortbewegung des Kontrastbreies. Die Längslinien und die gezähnelte Begrenzung der Kurvaturen entsprechen dem Schleimhautrelief.

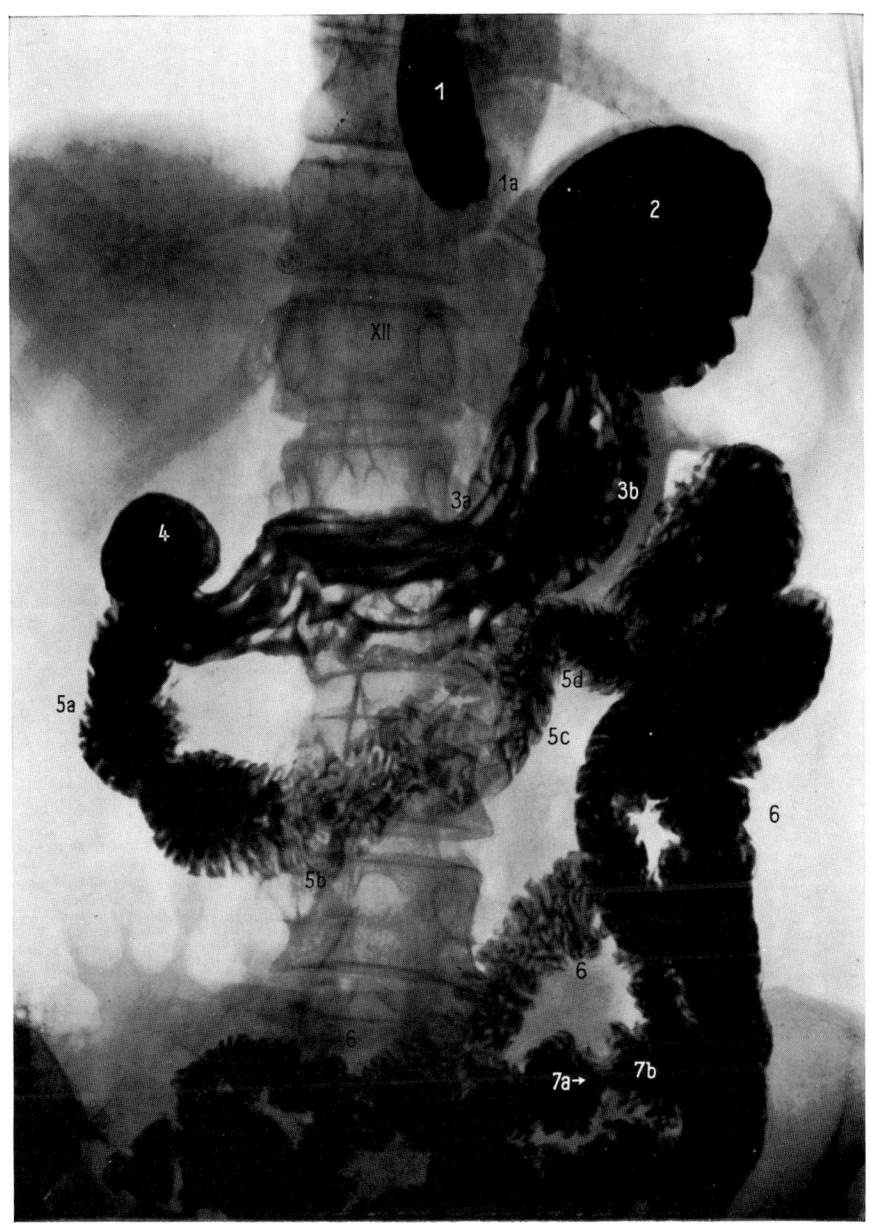

XII vertebra thoracica 12

1	*oesophagus. 1a ostium cardiacum geschlossen, Schleimhautfalten mit Kontrastmasse belegt*
2	*fundus ventriculi (gefüllt)*
3a	*curvatura ventriculi minor mit plicae gastricae (»Magenstraße«)*
3b	*curvatura ventriculi major, plicae gastricae, areae gastricae*

4	*bulbus duodeni, pars superior duodeni*
5a	*pars descendens*
5b	*pars horizontalis (inferior)* } *duodeni*
5c	*pars ascendens*
5d	*flexura duodenojejunalis*
6	*jejunum, plicae circulares*
7	*peristaltische Kontraktionswelle von 7a zu 7b*

Abb. 176. Unteres Drittel der Speiseröhre, oesophagus, Magen, ventriculus, Zwölffingerdarm, duodenum, Leerdarm, jejunum. Röntgenbild, sagittaler Strahlengang (vgl. mit Abb. 162).

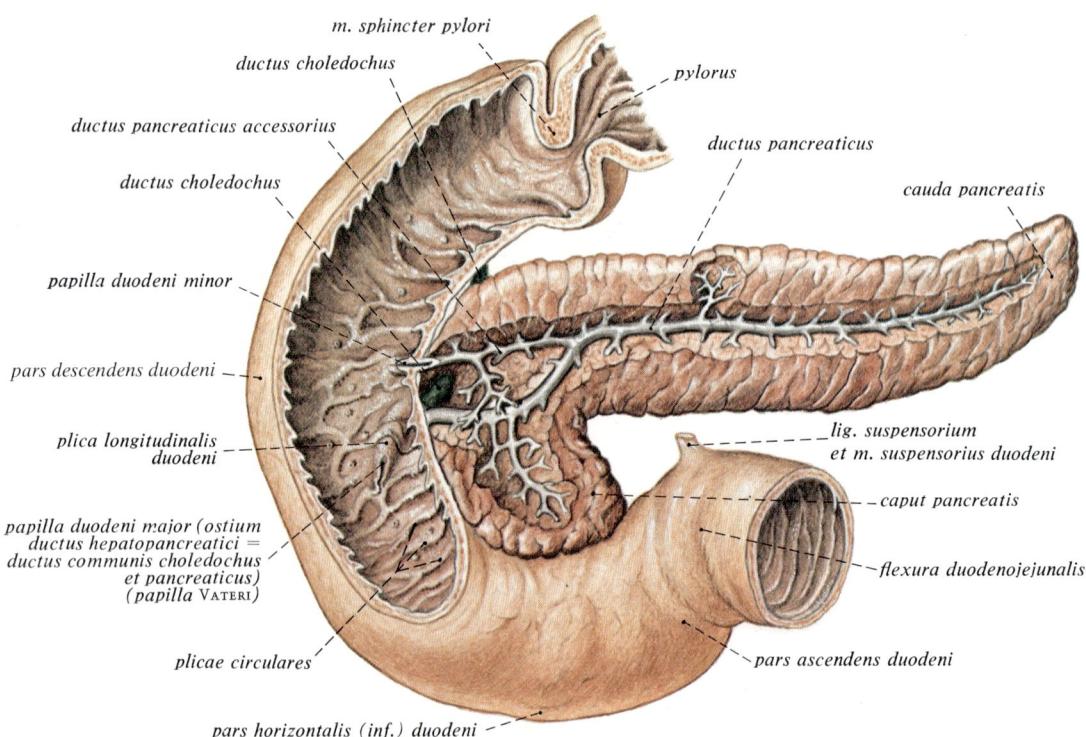

m. sphincter pylori

ductus choledochus

ductus pancreaticus accessorius

ductus choledochus

papilla duodeni minor

pars descendens duodeni

plica longitudinalis duodeni

papilla duodeni major (ostium ductus hepatopancreatici = ductus communis choledochus et pancreaticus) (papilla VATERI)

plicae circulares

pars horizontalis (inf.) duodeni

pylorus

ductus pancreaticus

cauda pancreatis

lig. suspensorium et m. suspensorius duodeni

caput pancreatis

flexura duodenojejunalis

pars ascendens duodeni

Abb. 177. Magenpförtner, pars pylorica ventriculi, Zwölffingerdarm, duodenum, und Bauchspeicheldrüse, pancreas. Ventralansicht. Die vordere Wand des pylorus und des oberen Teils des duodenum sind entfernt, die größeren Ausführungsgänge des pancreas durch Spaltung des Organs von der Ventralfläche freigelegt.

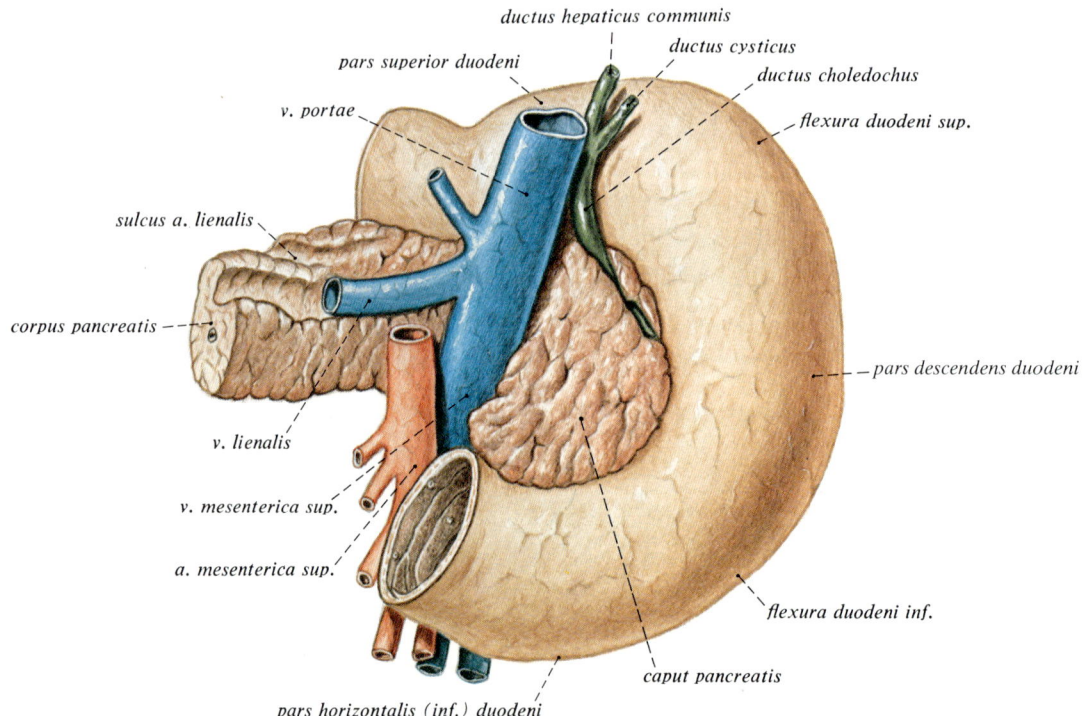

ductus hepaticus communis

pars superior duodeni

ductus cysticus

ductus choledochus

v. portae

flexura duodeni sup.

sulcus a. lienalis

corpus pancreatis

pars descendens duodeni

v. lienalis

v. mesenterica sup.

a. mesenterica sup.

flexura duodeni inf.

caput pancreatis

pars horizontalis (inf.) duodeni

Abb. 178. Caput und corpus pancreatis mit ductus choledochus und Blutgefäßen (v. portae, v. lienalis, a. und v. mesenterica sup.). Dorsalansicht. Unter der Hinweislinie zum corpus pancreatis ist der ductus pancreaticus zu erkennen.

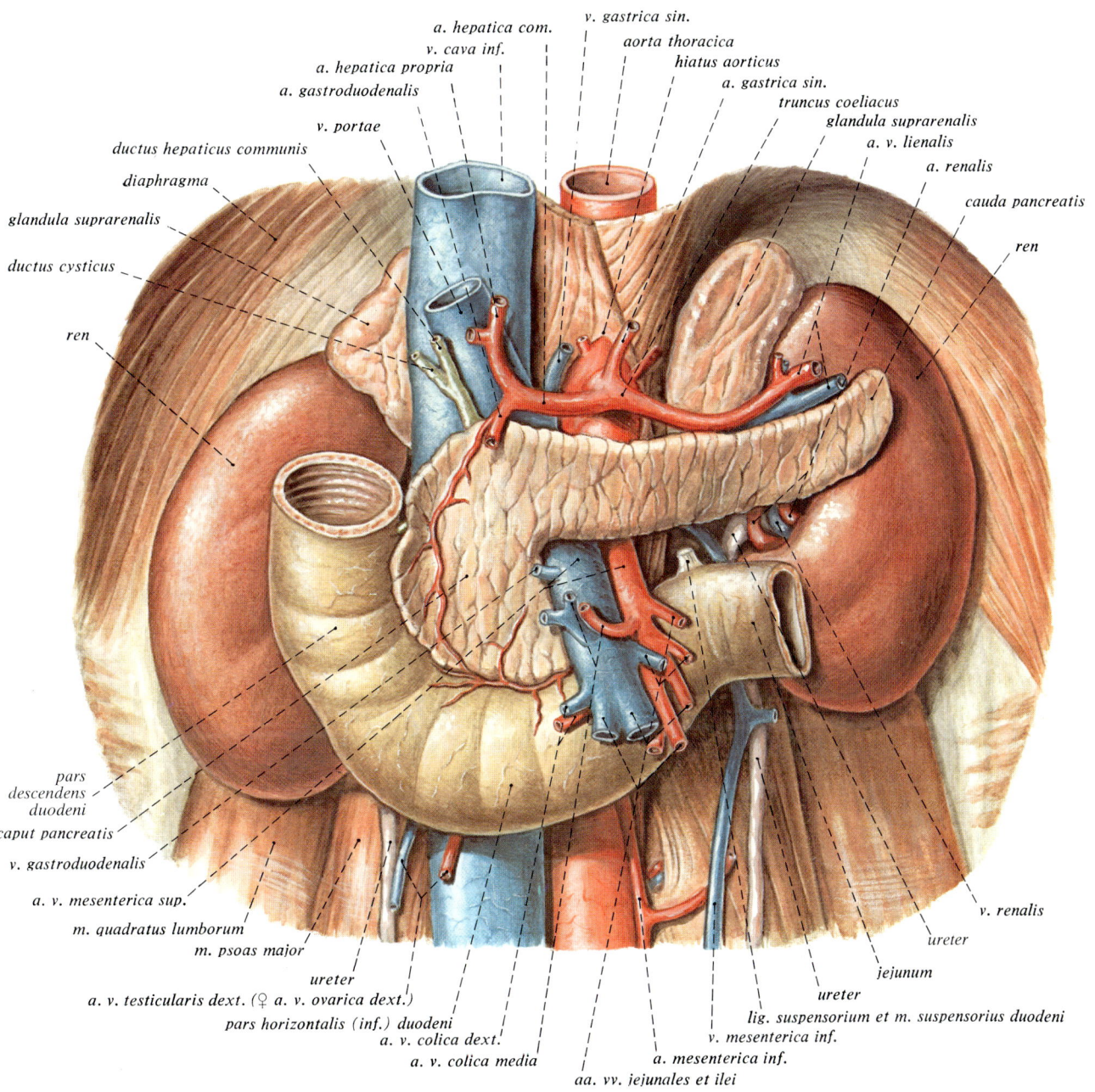

a. hepatica com.

v. gastrica sin.

v. cava inf.

aorta thoracica

a. hepatica propria

hiatus aorticus

a. gastroduodenalis

a. gastrica sin.

truncus coeliacus

v. portae

glandula suprarenalis

ductus hepaticus communis

a. v. lienalis

diaphragma

a. renalis

glandula suprarenalis

cauda pancreatis

ductus cysticus

ren

ren

pars
descendens
duodeni

caput pancreatis

v. gastroduodenalis

a. v. mesenterica sup.

m. quadratus lumborum

v. renalis

m. psoas major

ureter

ureter

jejunum

a. v. testicularis dext. (♀ a. v. ovarica dext.)

ureter

pars horizontalis (inf.) duodeni

lig. suspensorium et m. suspensorius duodeni

a. v. colica dext.

v. mesenterica inf.

a. v. colica media

a. mesenterica inf.

aa. vv. jejunales et ilei

Abb. 179. Die retroperitonäalen Organe des Oberbauches. Ventralansicht.

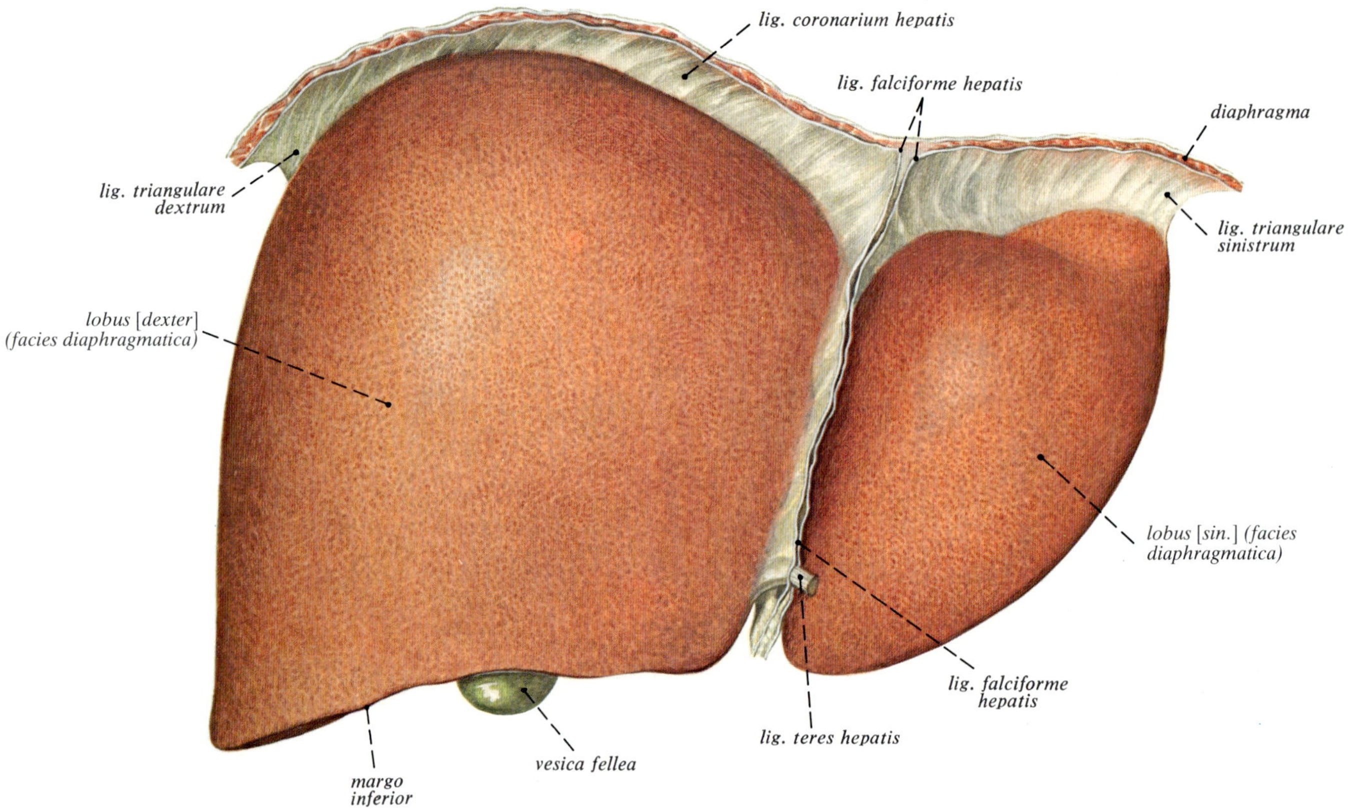

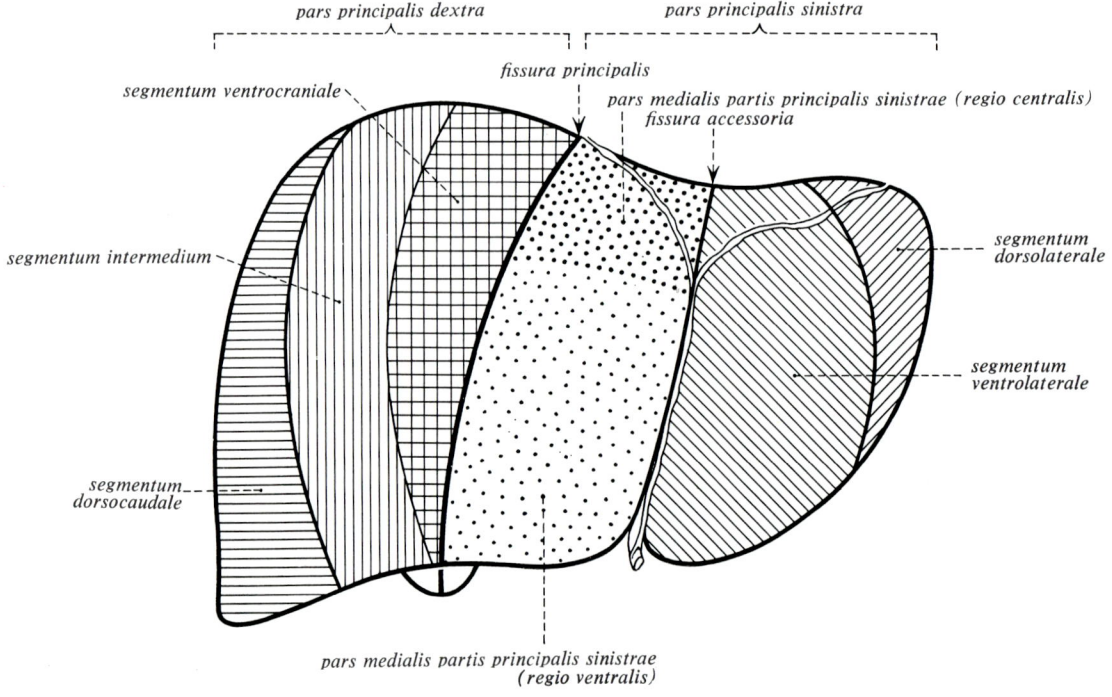

lig. coronarium hepatis

lig. falciforme hepatis

diaphragma

lig. triangulare
dextrum

lig. triangulare
sinistrum

lobus [dexter]
(facies diaphragmatica)

lobus [sin.] (facies
diaphragmatica)

lig. falciforme
hepatis

lig. teres hepatis

vesica fellea

margo
inferior

Abb. 180. Ventralfläche der Leber, facies diaphragmatica hepatis, pars anterior, mit einem Teil des Zwerchfells.

pars principalis dextra

pars principalis sinistra

fissura principalis

segmentum ventrocraniale

pars medialis partis principalis sinistrae (regio centralis)
fissura accessoria

segmentum
dorsolaterale

segmentum intermedium

segmentum
ventrolaterale

segmentum
dorsocaudale

pars medialis partis principalis sinistrae
(regio ventralis)

Abb. 181. Die Lebersegmente nach C. H. Hjortsjö. Facies diaphragmatica hepatis, Ventralfläche der Leber.

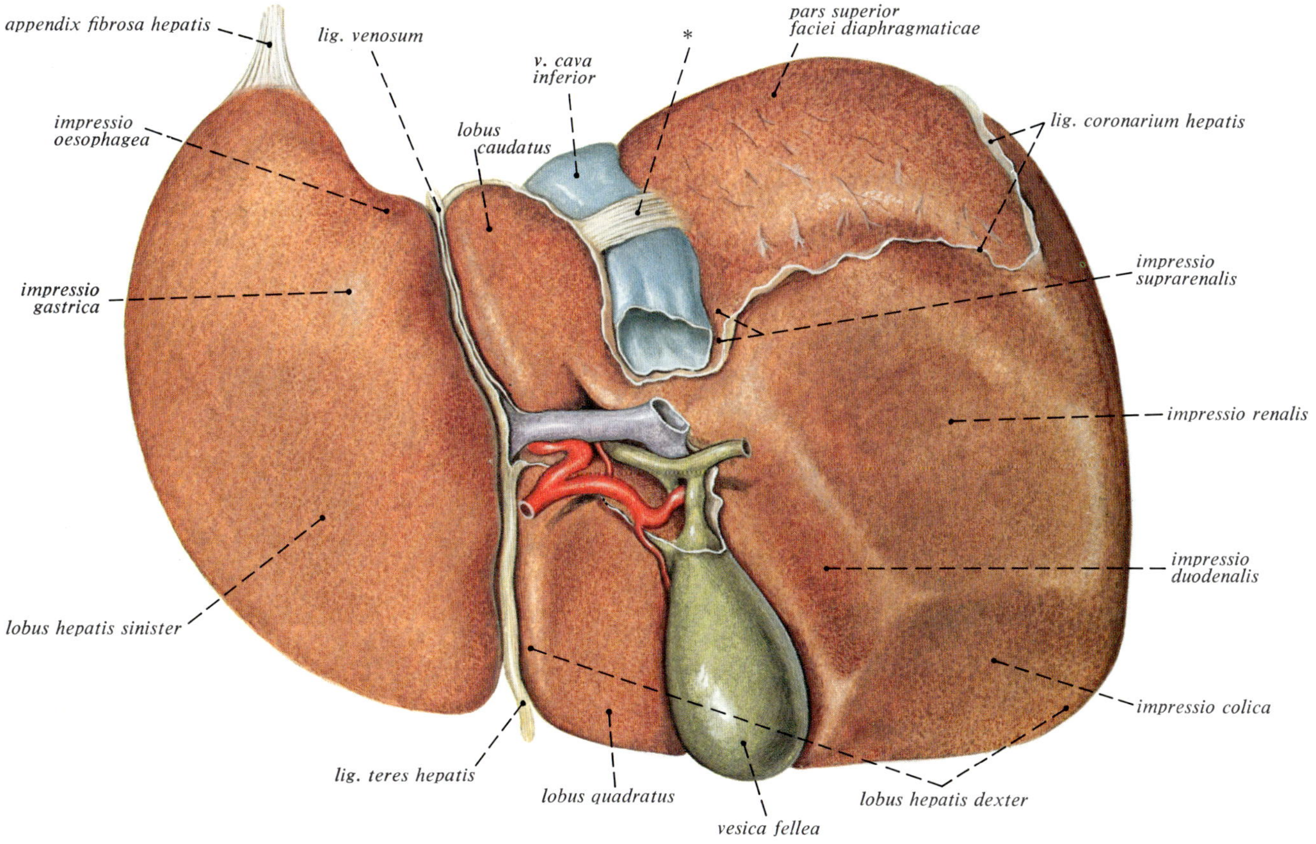

appendix fibrosa hepatis

lig. venosum

lobus caudatus

v. cava inferior

*

pars superior faciei diaphragmaticae

impressio oesophagea

lig. coronarium hepatis

impressio gastrica

impressio suprarenalis

impressio renalis

impressio duodenalis

lobus hepatis sinister

impressio colica

lig. teres hepatis

lobus quadratus

lobus hepatis dexter

vesica fellea

Abb. 182. Dorsalfläche der Leber, facies visceralis hepatis. Leberpforte, porta hepatis, und Verwachsungsfläche der Leber mit dem diaphragma, area nuda, ohne Peritonäalüberzug. * sog. lig. venae cavae

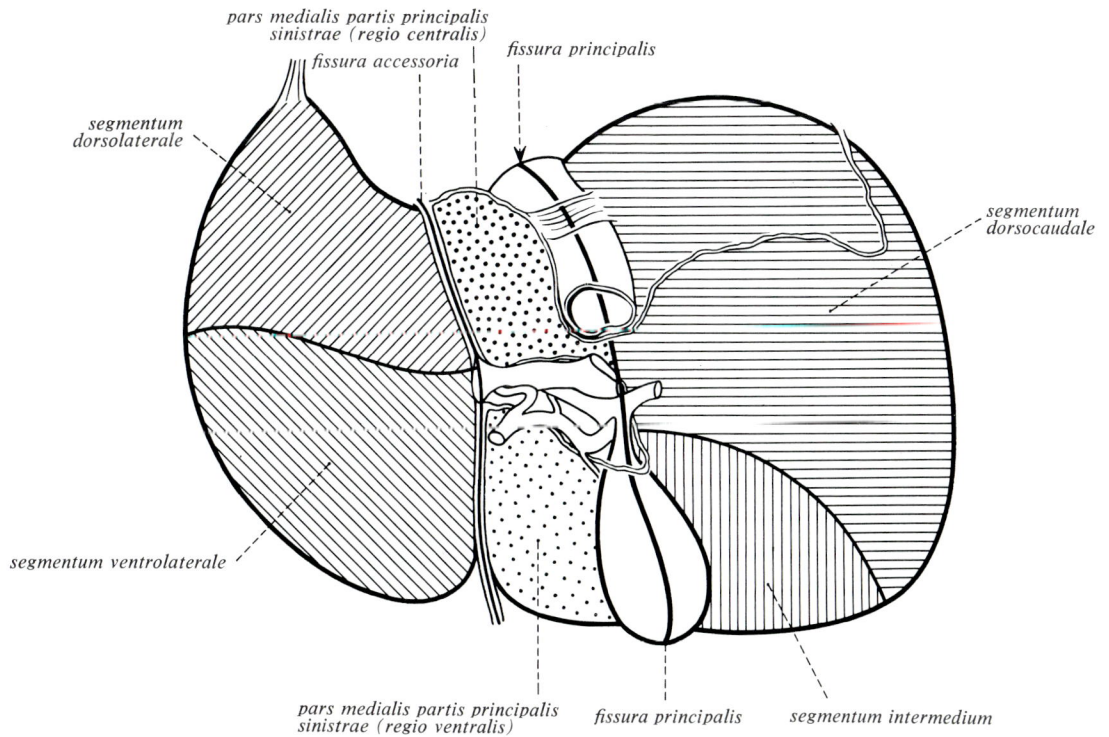

pars medialis partis principalis sinistrae (regio centralis)

fissura accessoria

fissura principalis

segmentum dorsolaterale

segmentum dorsocaudale

segmentum ventrolaterale

pars medialis partis principalis sinistrae (regio ventralis)

fissura principalis

segmentum intermedium

Abb. 183. Die Lebersegmente nach C. H. Hjortsjö. Facies visceralis hepatis, Dorsalfläche der Leber.

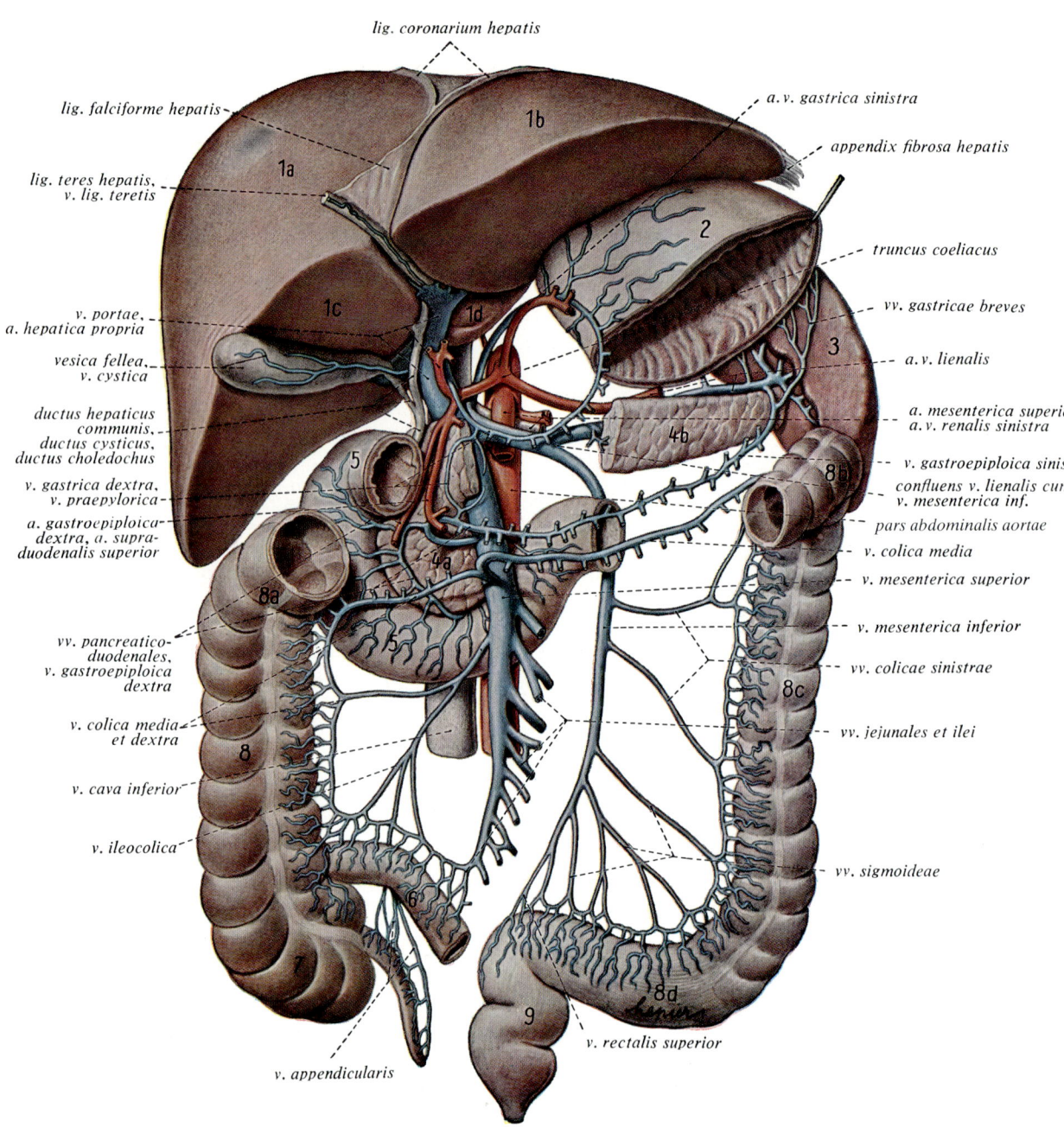

lig. coronarium hepatis

lig. falciforme hepatis

lig. teres hepatis,
v. lig. teretis

v. portae,
a. hepatica propria

vesica fellea,
v. cystica

ductus hepaticus
communis,
ductus cysticus,
ductus choledochus

v. gastrica dextra,
v. praepylorica

a. gastroepiploica
dextra, a. supra-
duodenalis superior

vv. pancreatico-
duodenales,
v. gastroepiploica
dextra

v. colica media
et dextra

v. cava inferior

v. ileocolica

v. appendicularis

a.v. gastrica sinistra

appendix fibrosa hepatis

truncus coeliacus

vv. gastricae breves

a.v. lienalis

a. mesenterica superior,
a.v. renalis sinistra

v. gastroepiploica sinistra

confluens v. lienalis cum
v. mesenterica inf.

pars abdominalis aortae

v. colica media

v. mesenterica superior

v. mesenterica inferior

vv. colicae sinistrae

vv. jejunales et ilei

vv. sigmoideae

v. rectalis superior

1 a hepar, lobus dexter	3 lien	7 caecum, appendix vermiformis	8 d colon sigmoideum
1 b hepar, lobus sinister	4 a caput pancreatis	8 colon ascendens	9 rectum
1 c hepar, lobus quadratus	4 b cauda pancreatis	8 a flexura coli dextra	↖ = confluens v. mesentericae sup.
1 d hepar, lobus caudatus	5 duodenum	8 b flexura coli sinistra	cum vena lienali = v. portae
2 fundus ventriculi	6 ileum	8 c colon descendens	

Abb. 184. Die Wurzeln der Pfortader.

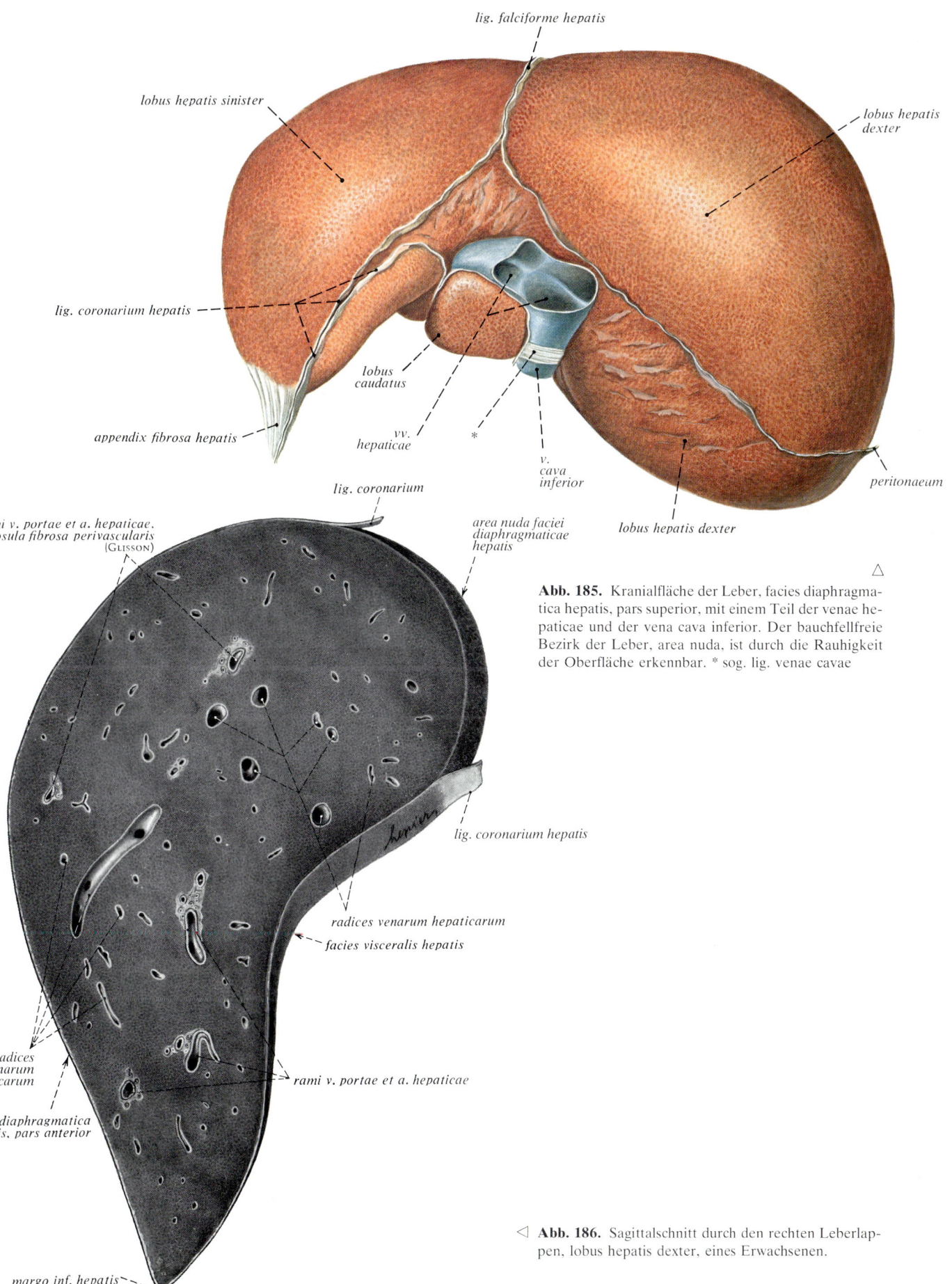

lig. falciforme hepatis

lobus hepatis sinister

lobus hepatis dexter

lig. coronarium hepatis

lobus caudatus

appendix fibrosa hepatis

vv. hepaticae

*

v. cava inferior

peritonaeum

lobus hepatis dexter

lig. coronarium

ni v. portae et a. hepaticae, osula fibrosa perivascularis (GLISSON)

area nuda faciei diaphragmaticae hepatis

Abb. 185. Kranialfläche der Leber, facies diaphragmatica hepatis, pars superior, mit einem Teil der venae hepaticae und der vena cava inferior. Der bauchfellfreie Bezirk der Leber, area nuda, ist durch die Rauhigkeit der Oberfläche erkennbar. * sog. lig. venae cavae

lig. coronarium hepatis

radices venarum hepaticarum

facies visceralis hepatis

radices narum carum

rami v. portae et a. hepaticae

diaphragmatica is, pars anterior

Abb. 186. Sagittalschnitt durch den rechten Leberlappen, lobus hepatis dexter, eines Erwachsenen.

margo inf. hepatis

135

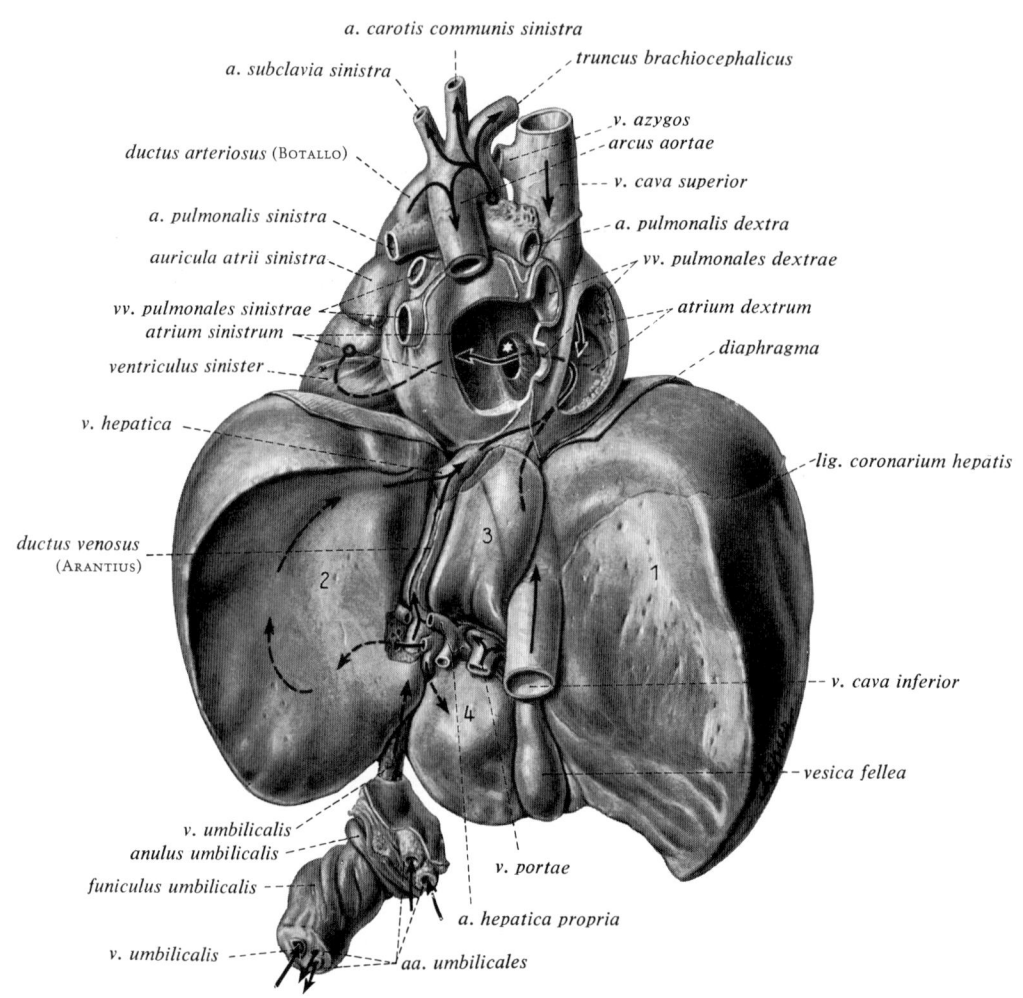

Abb. 187. Nabelvene, v. umbilicalis, und ductus venosus (ARANTIUS) an der facies visceralis hepatis beim Feten. Die Pfeile geben die Richtung des Blutstroms im fetalen Kreislauf an.

1 = lobus dexter; 2 = lobus sinister; 3 = lobus caudatus; 4 = lobus quadratus hepatis. * foramen ovale

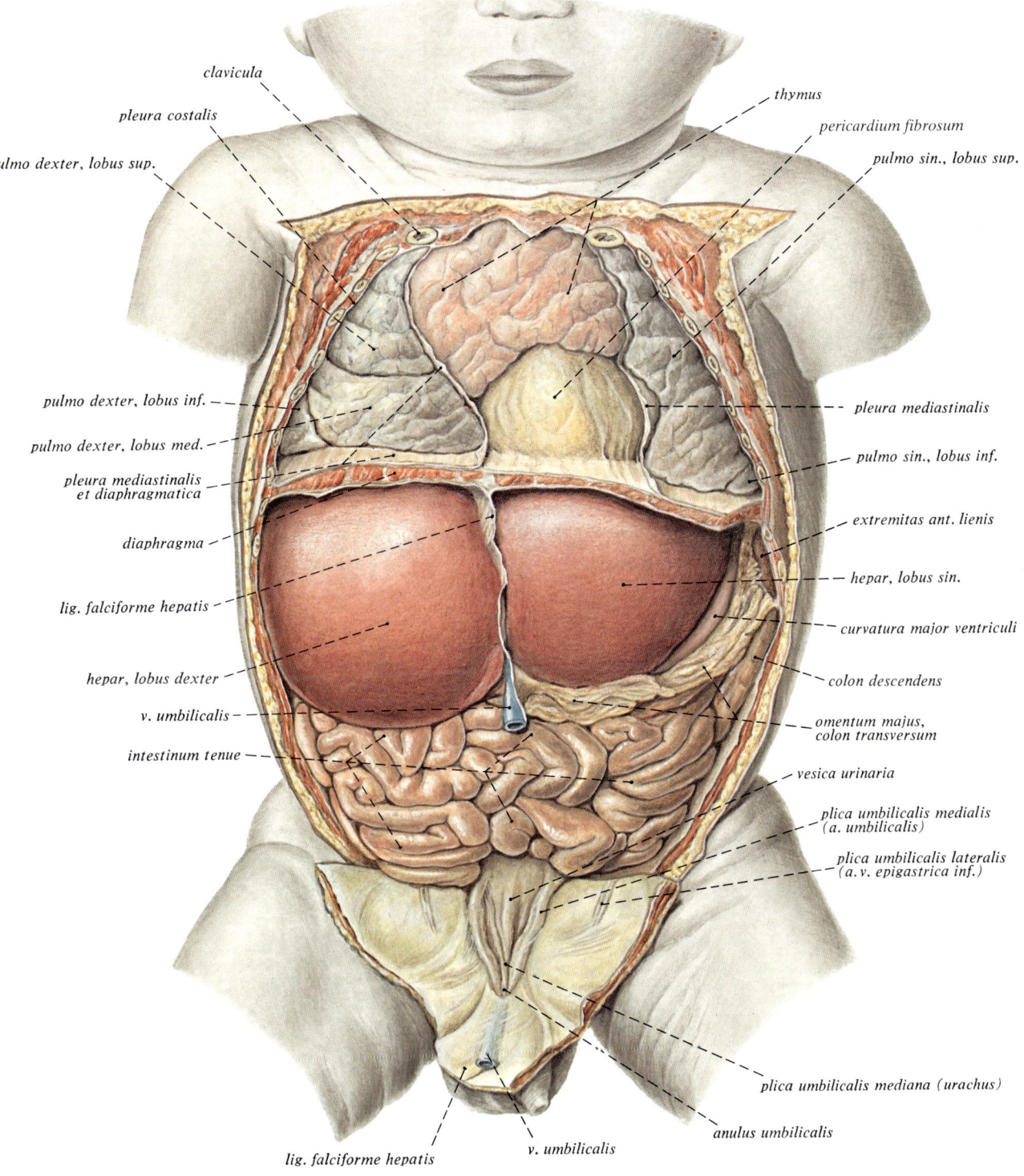

clavicula

pleura costalis

pulmo dexter, lobus sup.

thymus

pericardium fibrosum

pulmo sin., lobus sup.

pulmo dexter, lobus inf.

pulmo dexter, lobus med.

pleura mediastinalis
et diaphragmatica

diaphragma

lig. falciforme hepatis

hepar, lobus dexter

v. umbilicalis

intestinum tenue

pleura mediastinalis

pulmo sin., lobus inf.

extremitas ant. lienis

hepar, lobus sin.

curvatura major ventriculi

colon descendens

omentum majus,
colon transversum

vesica urinaria

plica umbilicalis medialis
(a. umbilicalis)

plica umbilicalis lateralis
(a.v. epigastrica inf.)

plica umbilicalis mediana (urachus)

anulus umbilicalis

lig. falciforme hepatis

v. umbilicalis

Abb. 188. Leber des Neugeborenen in situ. Die vordere Rumpfwand ist breit eröffnet und zum größten Teil entfernt. Der untere Teil der Bauchwand ist als dreieckiger Lappen nach unten geschlagen, so daß der Nabelring und die zum Nabel ziehenden Falten sichtbar sind. Beachte den Umfang der Leber, deren Gewicht im Verhältnis zum Gesamtgewicht des Körpers beim Neugeborenen etwa doppelt so groß ist wie beim Erwachsenen.

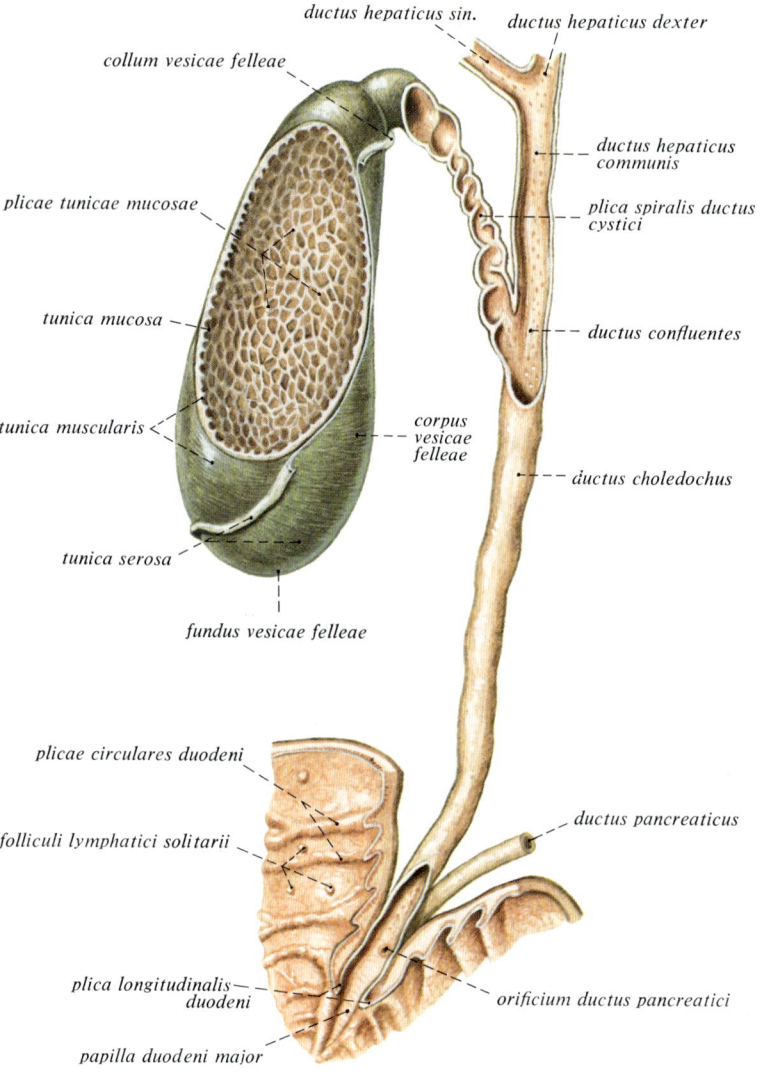

ductus hepaticus sin.

ductus hepaticus dexter

collum vesicae felleae

plicae tunicae mucosae

tunica mucosa

tunica muscularis

corpus vesicae felleae

ductus hepaticus communis

plica spiralis ductus cystici

ductus confluentes

ductus choledochus

tunica serosa

fundus vesicae felleae

plicae circulares duodeni

folliculi lymphatici solitarii

ductus pancreaticus

plica longitudinalis duodeni

orificium ductus pancreatici

papilla duodeni major

Abb. 189. Gallenblase, vesica fellea, extrahepatische Gallenwege und Einmündung des ductus choledochus in das duodenum. Die plica longitudinalis duodeni ist gespalten, so daß die Mündungen der Ausführungsgänge von Leber und pancreas sichtbar sind.

1 corpus und fundus vesicae felleae
2 collum vesicae felleae und ductus cysticus mit plica spiralis
3 ductus hepaticus communis
4 spitzwinklige Vereinigung von ductus cysticus und ductus hepaticus communis zum ductus choledochus
5 Kontrastmasse im duodenum

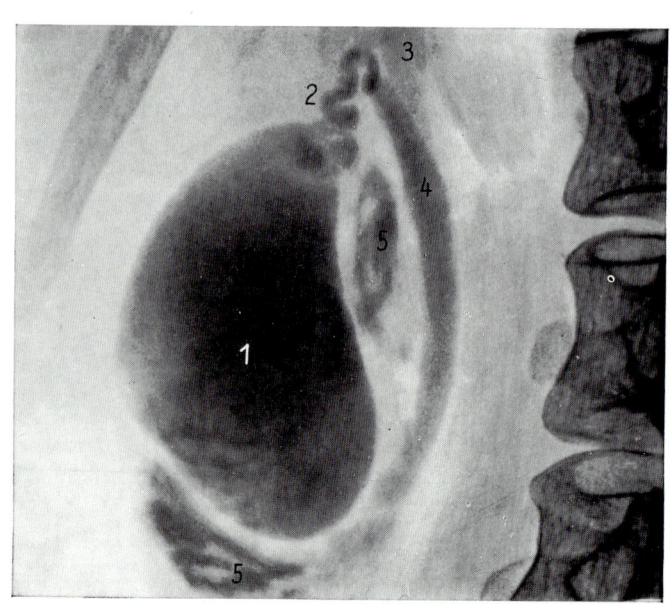

Abb. 190. Röntgenbild einer mit Kontrastmasse prall gefüllten Gallenblase und der extrahepatischen Gallenwege.

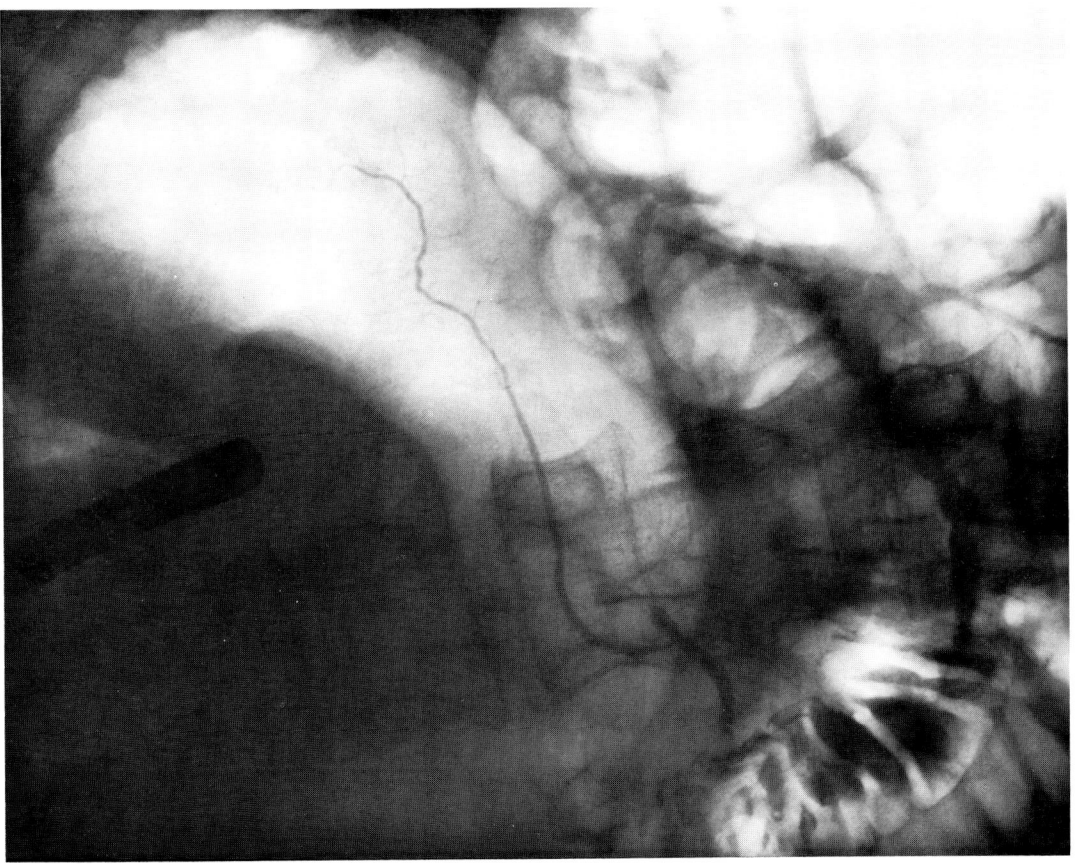

Abb. 192. Röntgendarstellung des ductus pancreaticus in seiner ganzen Länge. Durch Luftfüllung des Magens sind alle Einzelheiten bis zu den Pankreasgängen 2. Grades sichtbar. (Original: Prof. Dr. J. ALTARAS, Zentrum für Radiologie am Klinikum der Universität Gießen.)

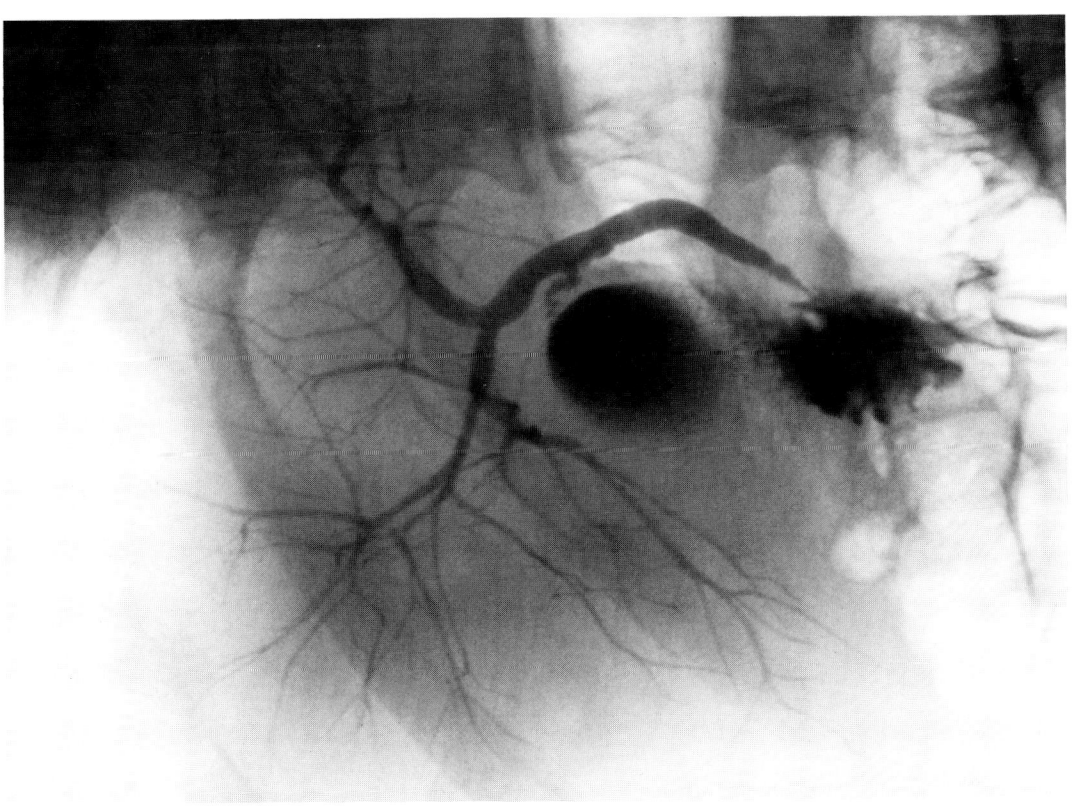

Abb. 191. Retrograde Röntgendarstellung der extra- und intrahepatischen Gallenwege und der Gallenblase. (Original: Prof. Dr. J. ALTARAS, Zentrum für Radiologie am Klinikum der Universität Gießen.)

Rumpf

Abb. 193–195. Variationen des Verlaufs und der Vereinigung von ductus hepaticus und ductus cysticus zum ductus choledochus und dessen Mündung in der papilla duodeni an der dorsalen Wand der pars descendens duodeni. Leber und Gallenblase sind hochgeschlagen. Pars descendens duodeni in Höhe der papilla duodeni major gefenstert.

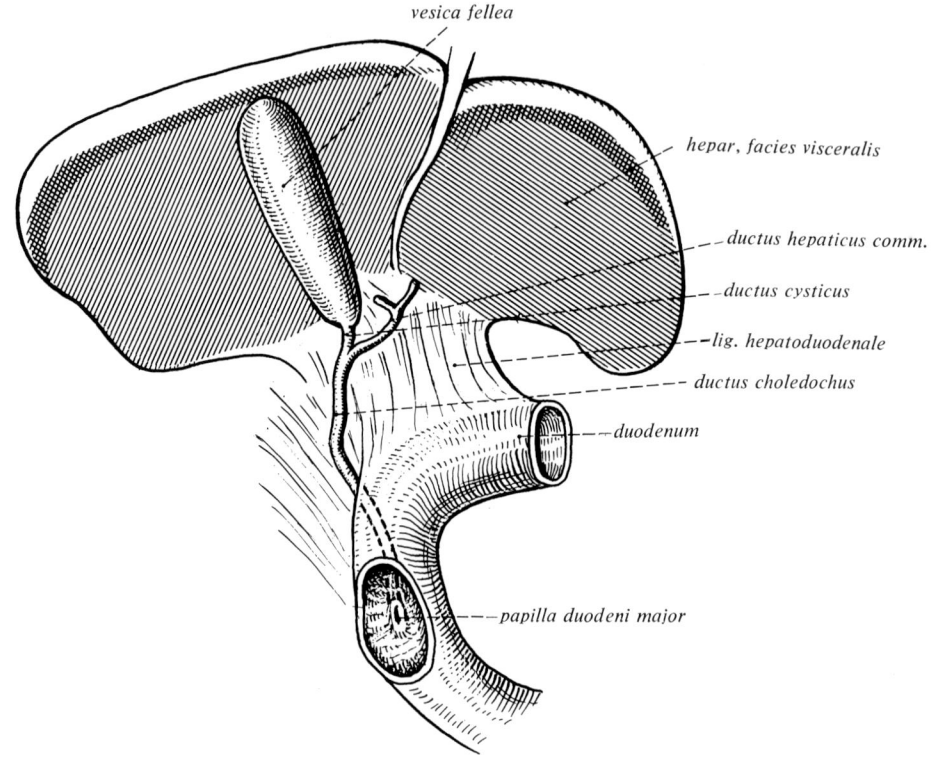

vesica fellea

hepar, facies visceralis

ductus hepaticus comm.

ductus cysticus

lig. hepatoduodenale

ductus choledochus

duodenum

papilla duodeni major

Abb. 193. Hohe Vereinigung des ductus hepaticus comm. mit dem ductus cysticus.

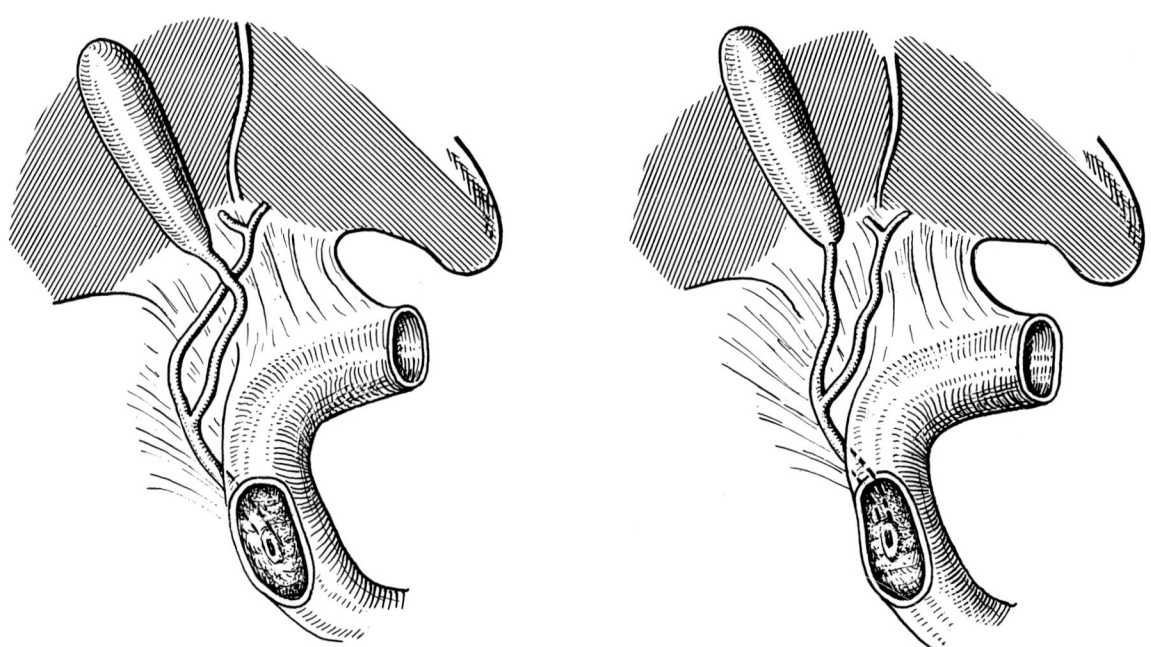

Abb. 194. Tiefe Vereinigung beider Gänge und Überkreuzung des ductus cysticus mit dem ductus hepaticus comm.

Abb. 195. Tiefe Vereinigung beider Gänge.

Variationen der Mündungen der Ausführungsgänge von Leber, hepar, und Bauchspeicheldrüse, pancreas.

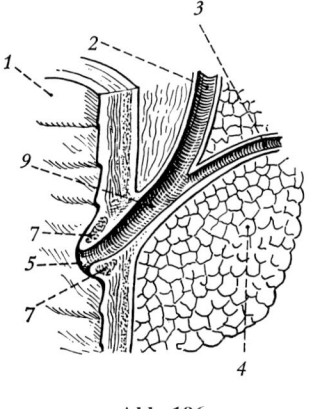
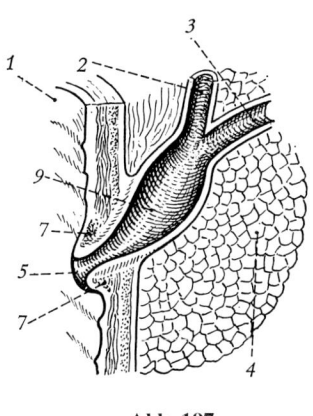
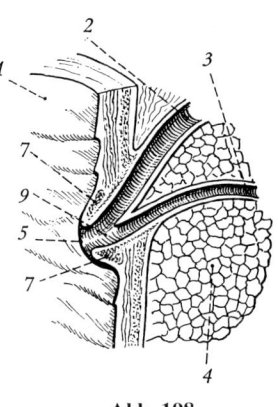

Abb. 196.   **Abb. 197.**   **Abb. 198.**

Abb. 196. Langes, gemeinsames Endstück = ductus hepatopancreaticus.
Abb. 197. Ampulläre Erweiterung des gemeinsamen Endstückes vor der Mündung = ampulla hepatopancreatica.
Abb. 198. Kurzes, gemeinsames Endstück.

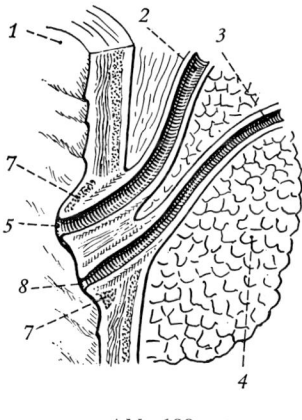
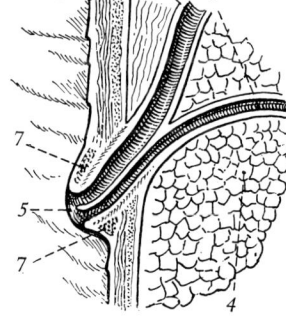
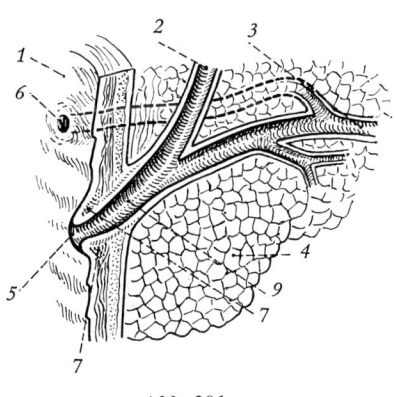

Abb. 199.   **Abb. 200.**   **Abb. 201.**

Abb. 199. Getrennte Mündungen des ductus choledochus und des ductus pancreaticus (WIRSUNG) auf einer papilla bipartita.
Abb. 200. Einheitliche Mündung mit Septierung des ductus hepatopancreaticus.
Abb. 201. Gemeinsames Endstück des ductus hepatopancreaticus mit ductus pancreaticus accessorius.

1 duodenum
2 ductus choledochus
3 ductus pancreaticus
4 pancreas
5 papilla duodeni major
6 papilla duodeni minor, ductus pancreaticus accessorius (SANTORINI)
7 m. sphincter (ODDI) *ductus choledochi*
8 ductus pancreaticus (WIRSUNG) *auf papilla bipartita*
9 ductus hepatopancreaticus

Rumpf

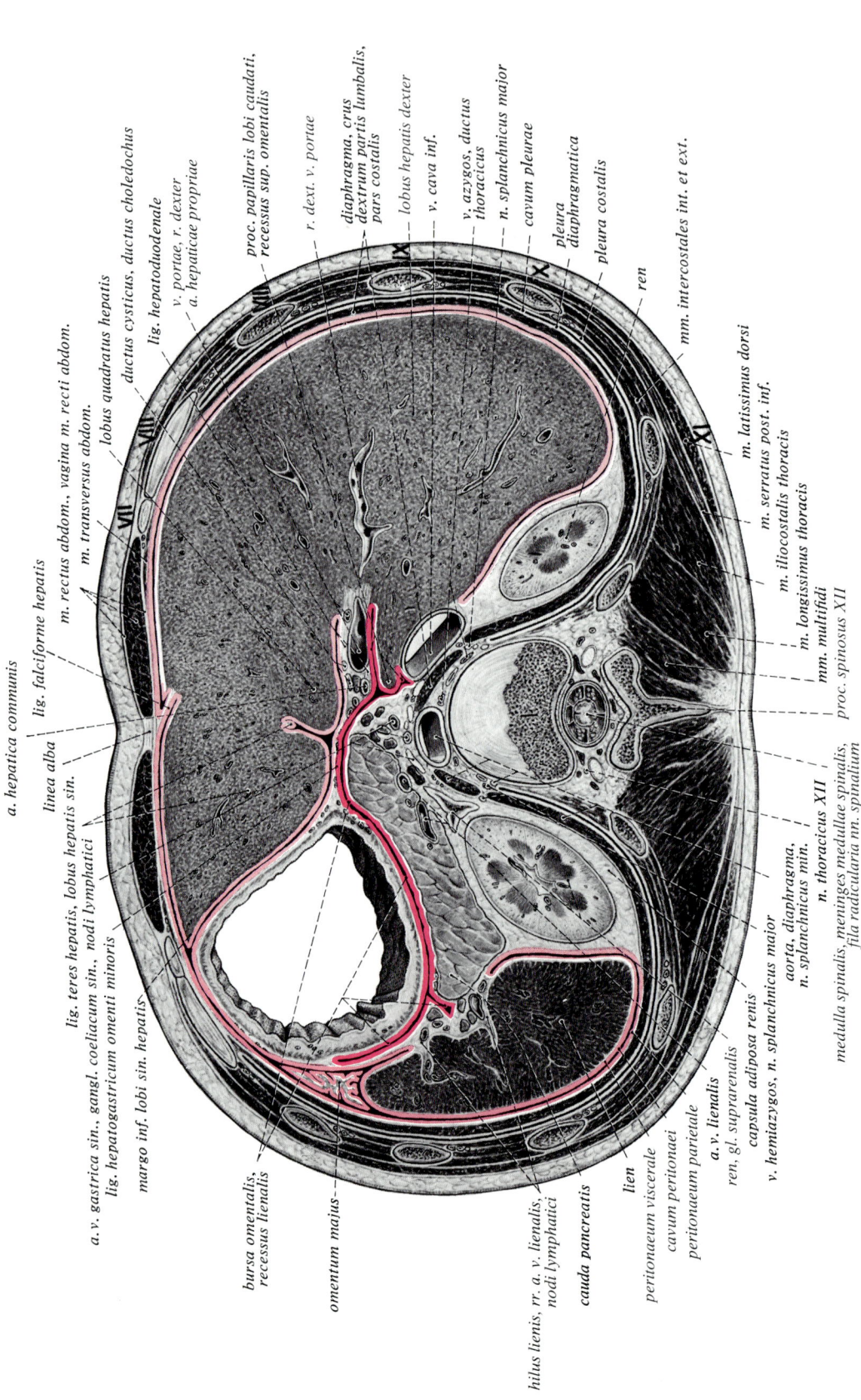

Abb. 202. Transversalschnitt des Oberbauches. Scheibenpräparat, in Höhe des discus intervertebralis zwischen vertebra thoracica XII und vertebra lumbalis I. Das peritonaeum des großen Bauchfellraumes ist mit hellroter Linie, das des kleinen Bauchfellraumes, bursa omentalis, mit dunkelroter Linie gezeichnet. Beide »Räume« sind schmale Spalten, da die Organe das cavum abdominis hier fast vollständig ausfüllen. Der Magen war gefüllt, er ist auf Grund der Fixierung des Präparates im gedehnten Zustand geblieben, der Inhalt aber herausgenommen. Lig. hepatoduodenale und lig. hepatogastricum bilden gemeinsam das omentum minus.
Beachte die intraperitonäale Position von Leber und Milz sowie die unterschiedliche Höhenlage der Nieren: linke höher (Th. XI – L. II), rechte tiefer (Th. XII – L. III), I = vertebra lumbalis I. VII–XII = costae.

142

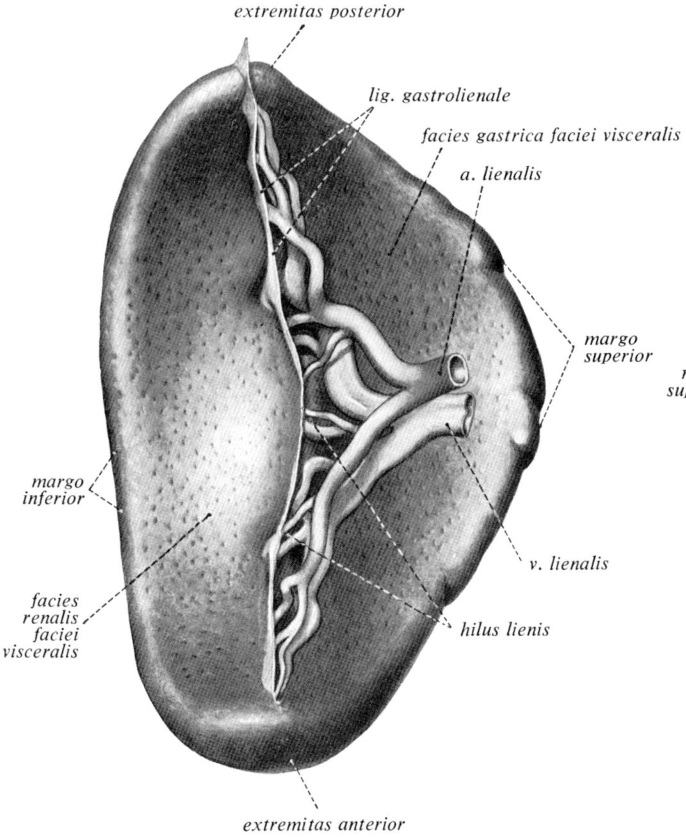

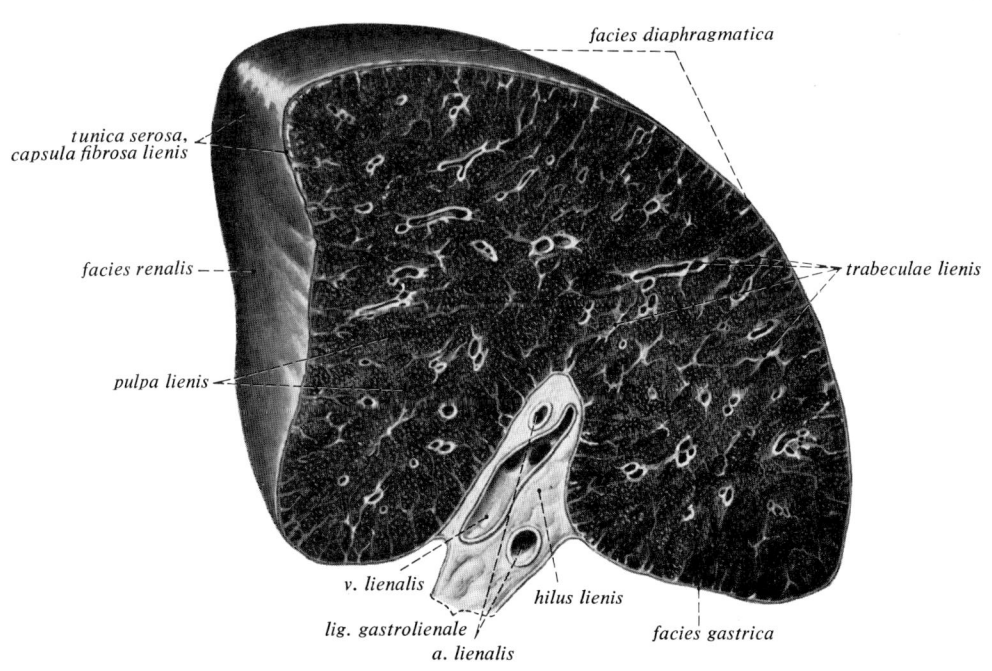

extremitas posterior

lig. gastrolienale

facies gastrica faciei visceralis

a. lienalis

margo
superior

margo
inferior

facies
renalis
faciei
visceralis

v. lienalis

hilus lienis

extremitas anterior

Abb. 203. Milz, lien, facies visceralis.

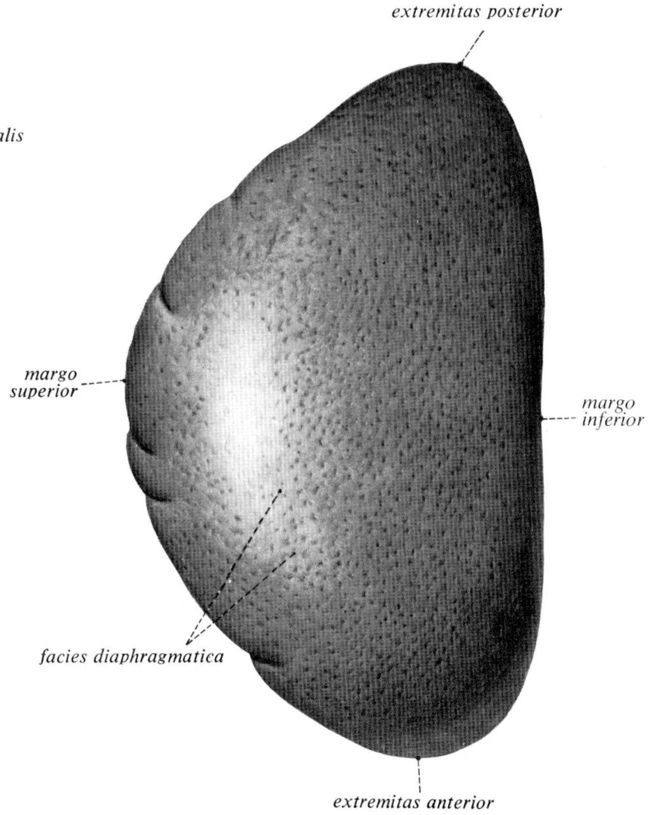

extremitas posterior

margo
superior

margo
inferior

facies diaphragmatica

extremitas anterior

Abb. 204. Milz, lien, facies diaphragmatica.

facies diaphragmatica

tunica serosa,
capsula fibrosa lienis

facies renalis

pulpa lienis

trabeculae lienis

v. lienalis

lig. gastrolienale

a. lienalis

hilus lienis

facies gastrica

Abb. 205. Querschnitt durch die Milz, lien.

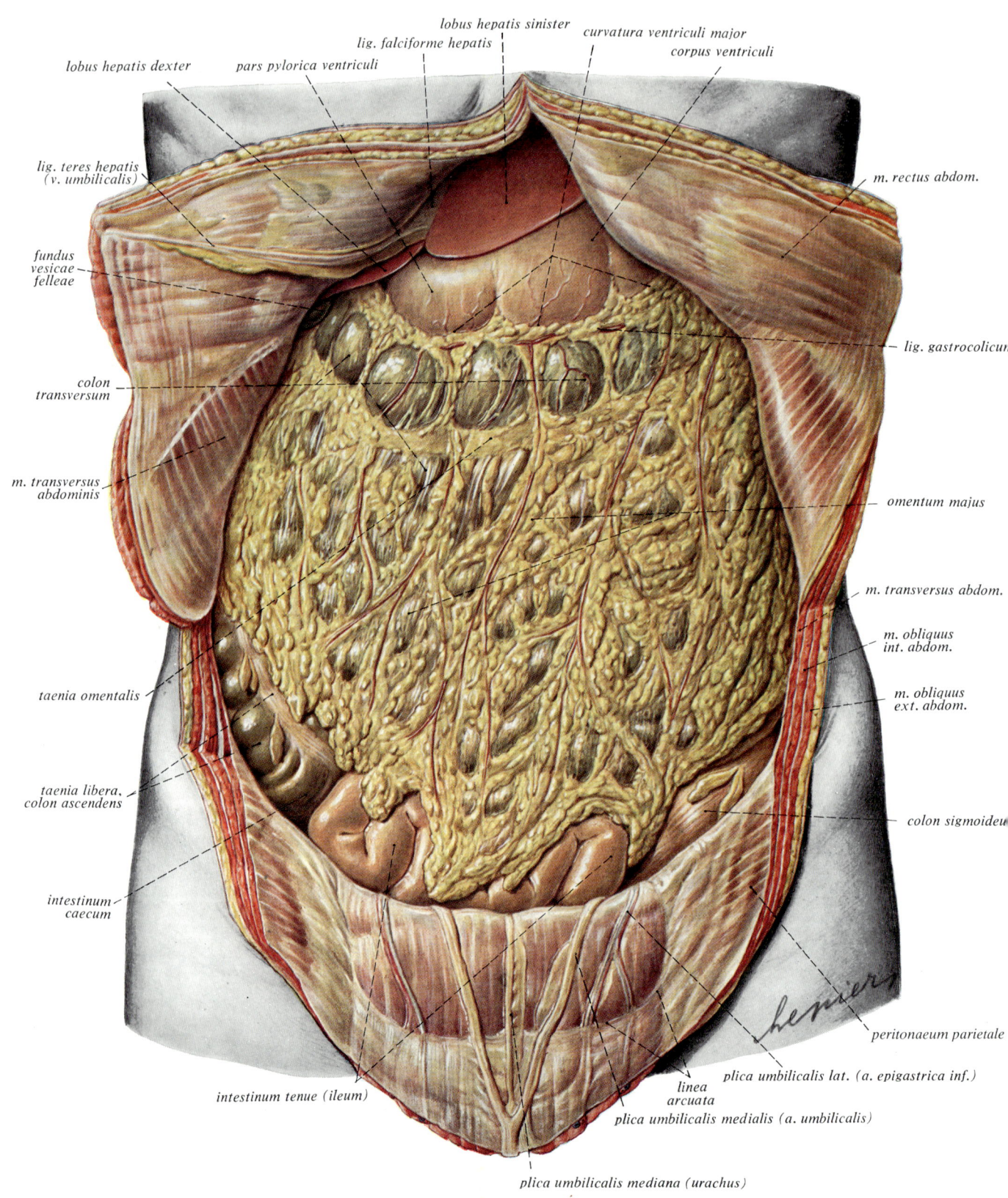

lobus hepatis sinister

lig. falciforme hepatis

curvatura ventriculi major

corpus ventriculi

lobus hepatis dexter

pars pylorica ventriculi

lig. teres hepatis
(v. umbilicalis)

m. rectus abdom.

fundus
vesicae
felleae

colon
transversum

lig. gastrocolicu...

m. transversus
abdominis

omentum majus

m. transversus abdom.

m. obliquus
int. abdom.

taenia omentalis

m. obliquus
ext. abdom.

taenia libera,
colon ascendens

colon sigmoideu...

intestinum
caecum

peritonaeum parietale

intestinum tenue (ileum)

plica umbilicalis lat. (a. epigastrica inf.)

linea
arcuata

plica umbilicalis medialis (a. umbilicalis)

plica umbilicalis mediana (urachus)

Abb. 206. Lage der Baucheingeweide; situs viscerum; »Darmbauch«; Lage des großen Netzes, omentum majus.

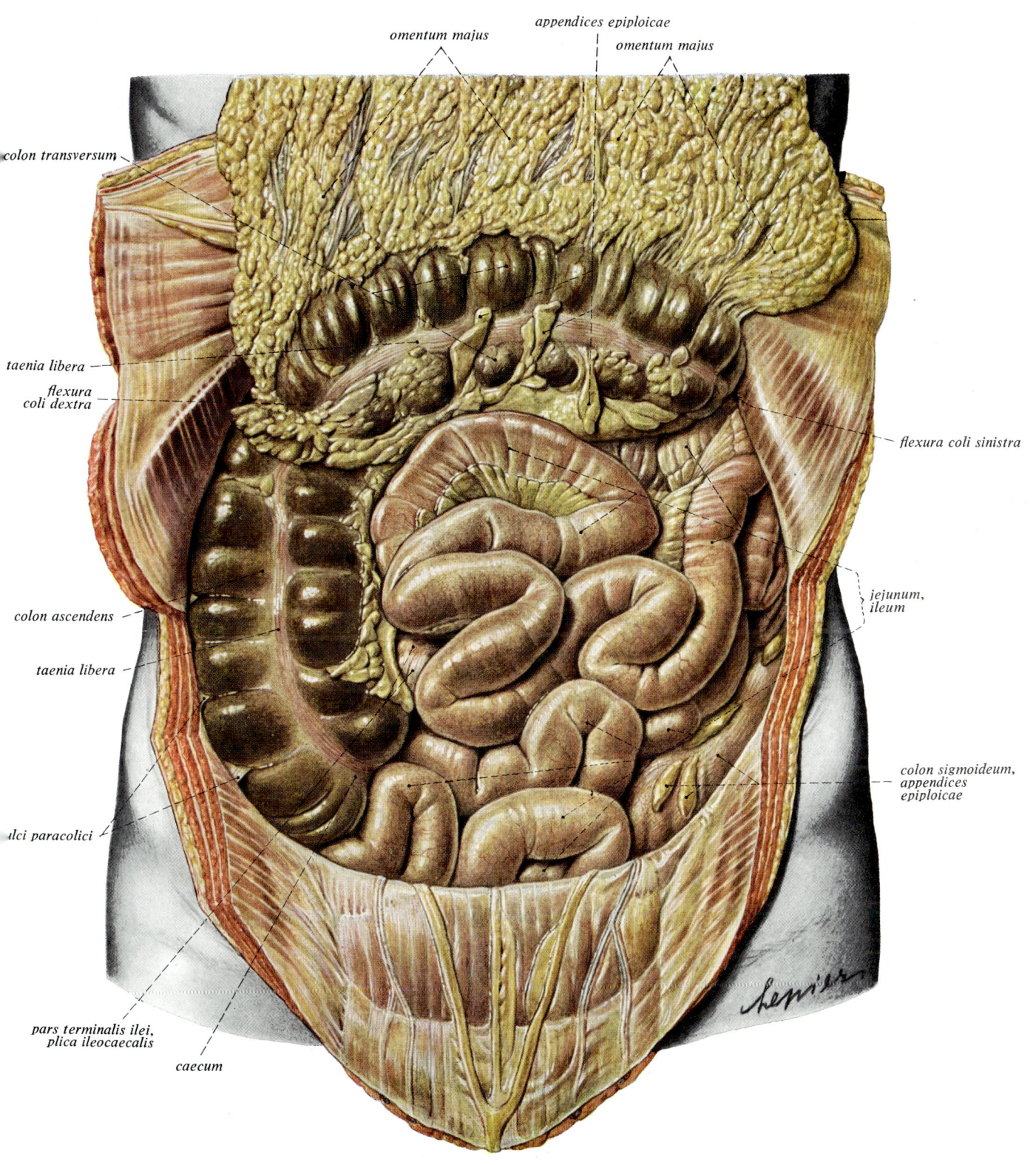

omentum majus   appendices epiploicae   omentum majus

colon transversum

taenia libera

flexura
coli dextra

flexura coli sinistra

jejunum,
ileum

colon ascendens

taenia libera

colon sigmoideum,
appendices
epiploicae

ilci paracolici

pars terminalis ilei,
plica ileocaecalis

caecum

Abb. 207. Lage der Baucheingeweide; situs viscerum; »Darmbauch«; omentum majus und colon transversum nach oben gelegt, so daß die intraperitonäalen Organe des mittleren und unteren Bauchraums zu übersehen sind.

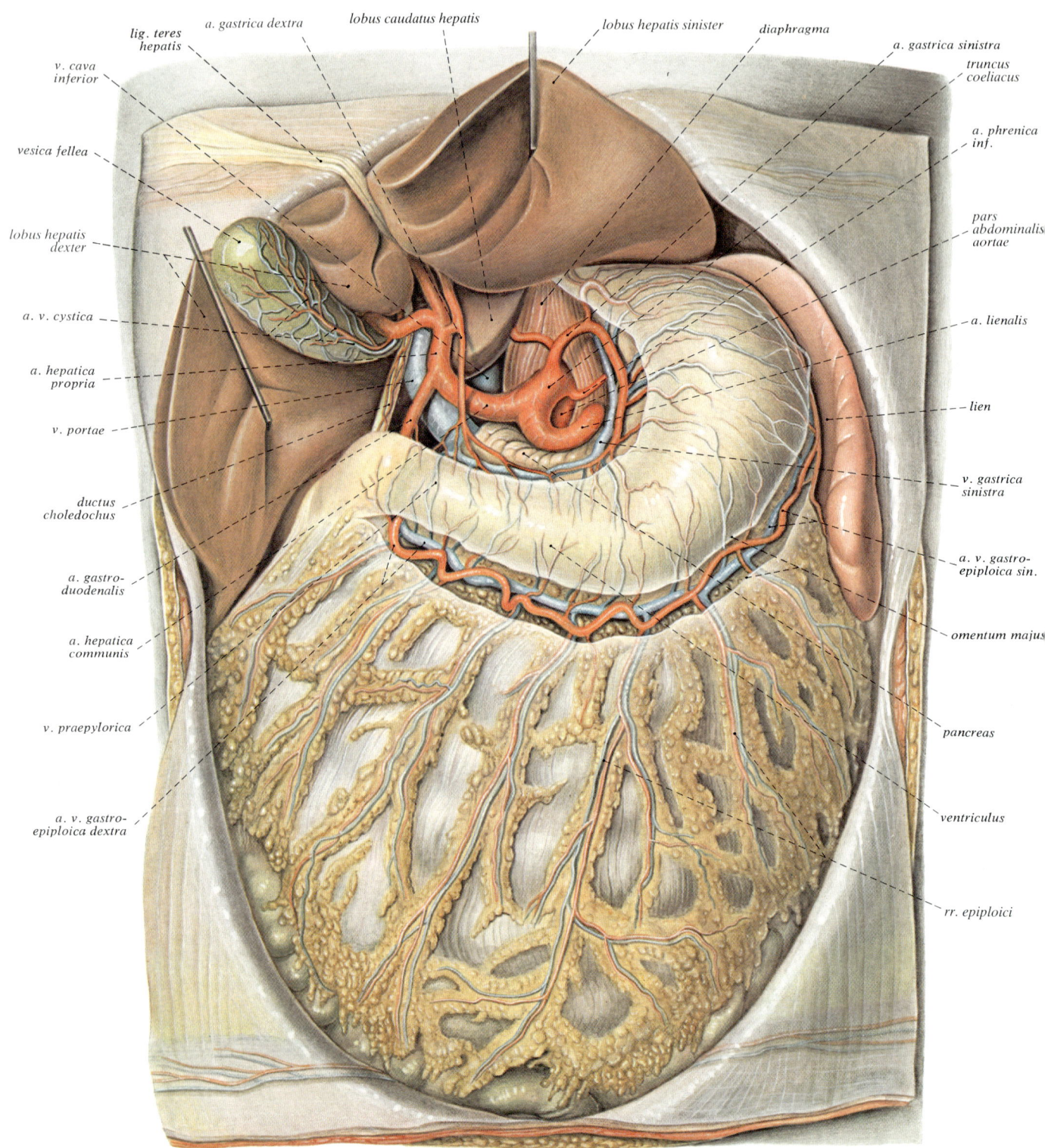

lig. teres
hepatis

a. gastrica dextra

lobus caudatus hepatis

lobus hepatis sinister

diaphragma

a. gastrica sinistra

truncus
coeliacus

v. cava
inferior

a. phrenica
inf.

vesica fellea

pars
abdominalis
aortae

lobus hepatis
dexter

a. lienalis

a. v. cystica

lien

a. hepatica
propria

v. portae

v. gastrica
sinistra

ductus
choledochus

a. v. gastro-
epiploica sin.

a. gastro-
duodenalis

omentum majus

a. hepatica
communis

pancreas

v. praepylorica

ventriculus

a. v. gastro-
epiploica dextra

rr. epiploici

Abb. 208. Blutgefäße des Magens und der Leber. Truncus coeliacus freigelegt; die ventrale Platte des großen Netzes entlang der großen Magenkurvatur zur Darstellung der vasa gastroepiploica eröffnet; kleines Netz und Bauchfell im Bereich des vestibulum bursae omentalis entfernt.

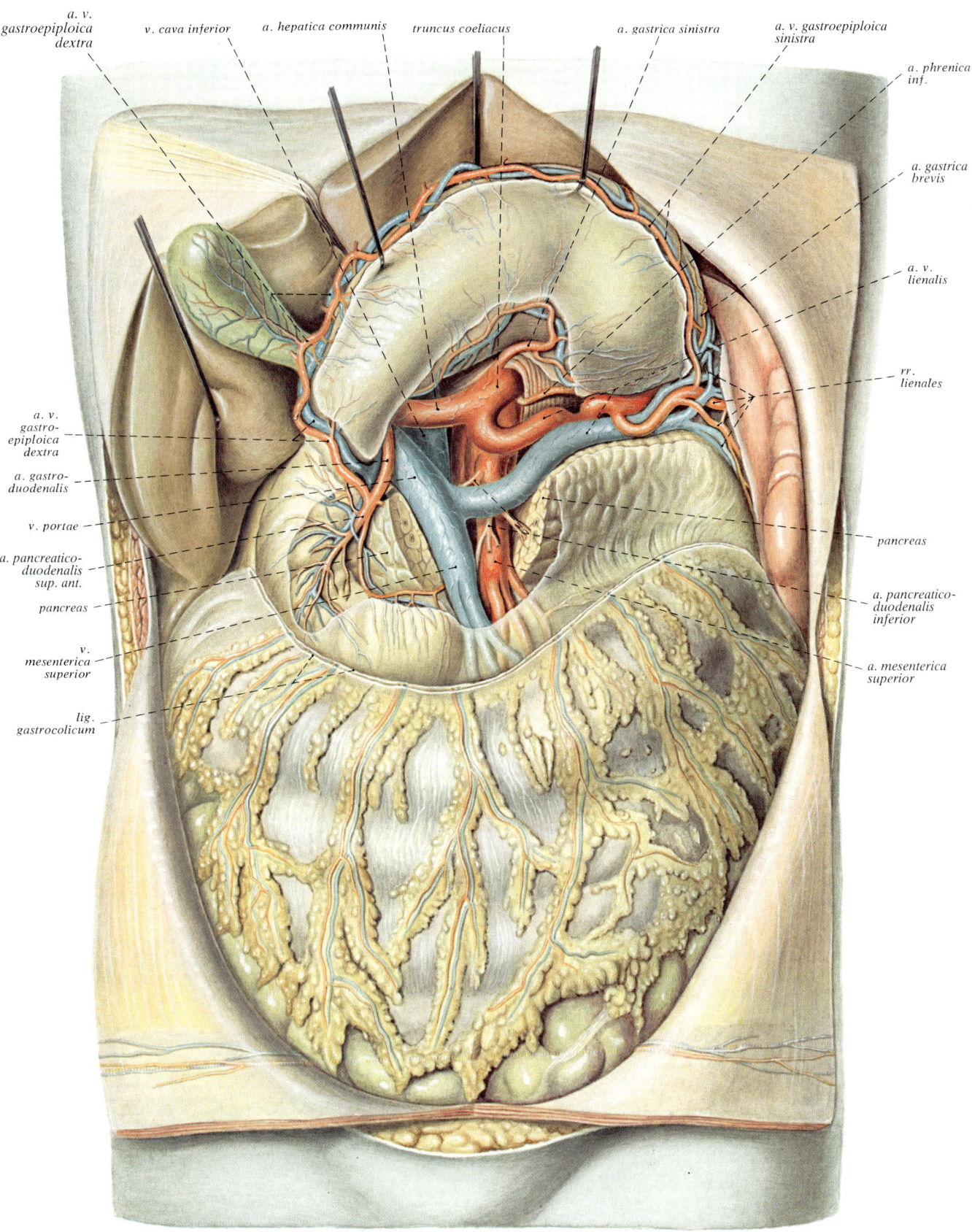

a. v. gastroepiploica dextra

v. cava inferior

a. hepatica communis

truncus coeliacus

a. gastrica sinistra

a. v. gastroepiploica sinistra

a. phrenica inf.

a. gastrica brevis

a. v. lienalis

rr. lienales

a. v. gastro-epiploica dextra

a. gastro-duodenalis

v. portae

a. pancreatico-duodenalis sup. ant.

pancreas

v. mesenterica superior

lig. gastrocolicum

pancreas

a. pancreatico-duodenalis inferior

a. mesenterica superior

Abb. 209. Blutgefäße des Magens, Wurzeln der Pfortader, Äste des truncus coeliacus (»tripus HALLERI«). Magen nach Durchtrennung des großen Netzes in die Höhe gezogen, so daß seine Hinterwand zu sehen ist. Ein Teil des pancreas zur Darstellung der a. und v. mesenterica superior entfernt.

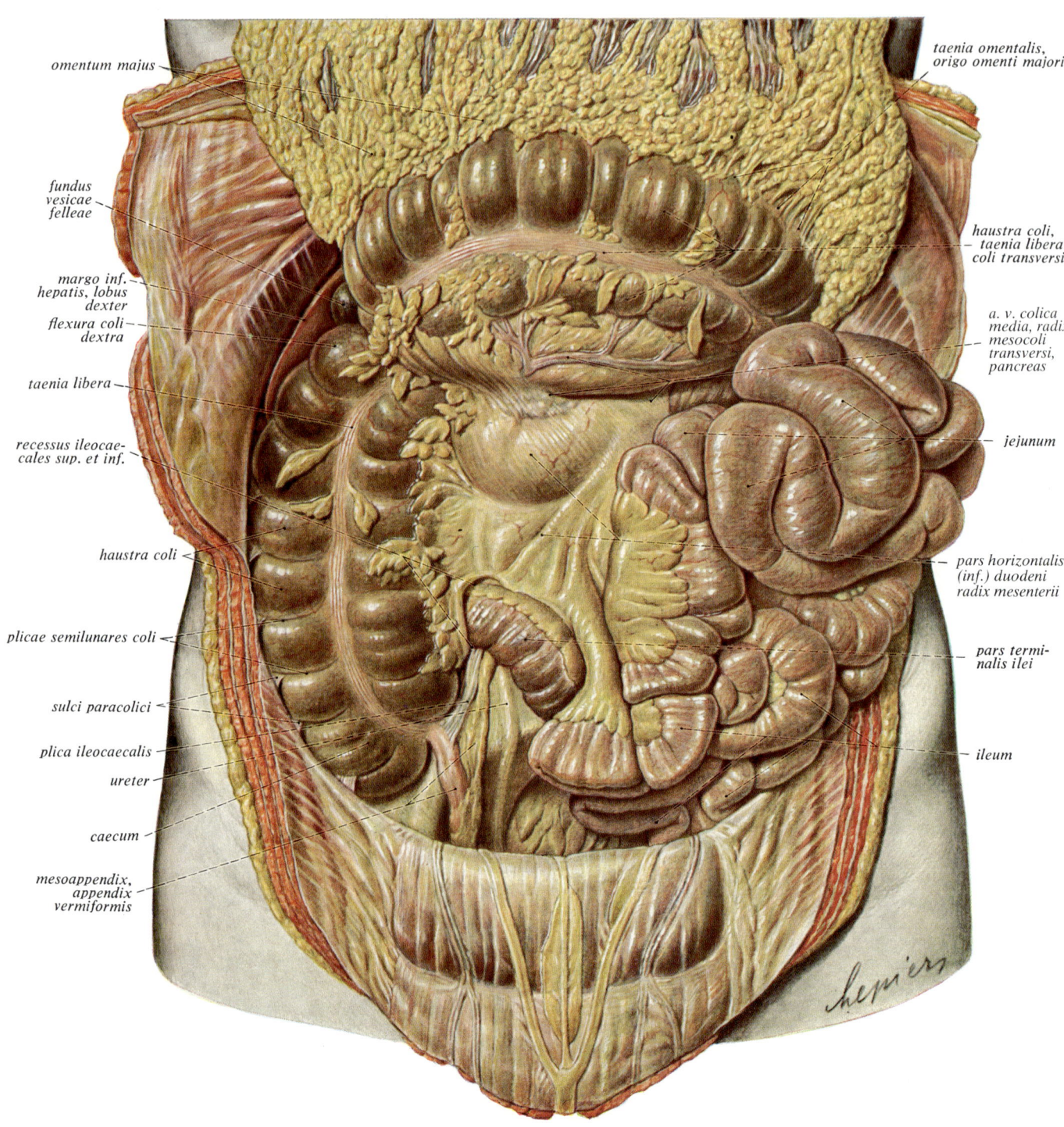

omentum majus

taenia omentalis,
origo omenti majoris

fundus
vesicae
felleae

haustra coli,
taenia libera
coli transversi

margo inf.
hepatis, lobus
dexter

a. v. colica
media, radix
mesocoli
transversi,
pancreas

flexura coli
dextra

taenia libera

jejunum

recessus ileocae-
cales sup. et inf.

haustra coli

pars horizontalis
(inf.) duodeni
radix mesenterii

plicae semilunares coli

pars termi-
nalis ilei

sulci paracolici

plica ileocaecalis

ileum

ureter

caecum

mesoappendix,
appendix
vermiformis

Abb. 210. Lage der Baucheingeweide; situs viscerum; »Darmbauch«. Die Lappen der vorderen Bauchwand sind zurückgeschlagen, omentum majus und colon transversum nach oben, Dünndarmschlingen nach links gelegt. Appendix vermiformis und pars terminalis ilei sind im Bereich der regio dextra zu erkennen, ebenso im hypochondrium dextrum der scharfe untere Rand des rechten Leberlappens und der fundus der Gallenblase.

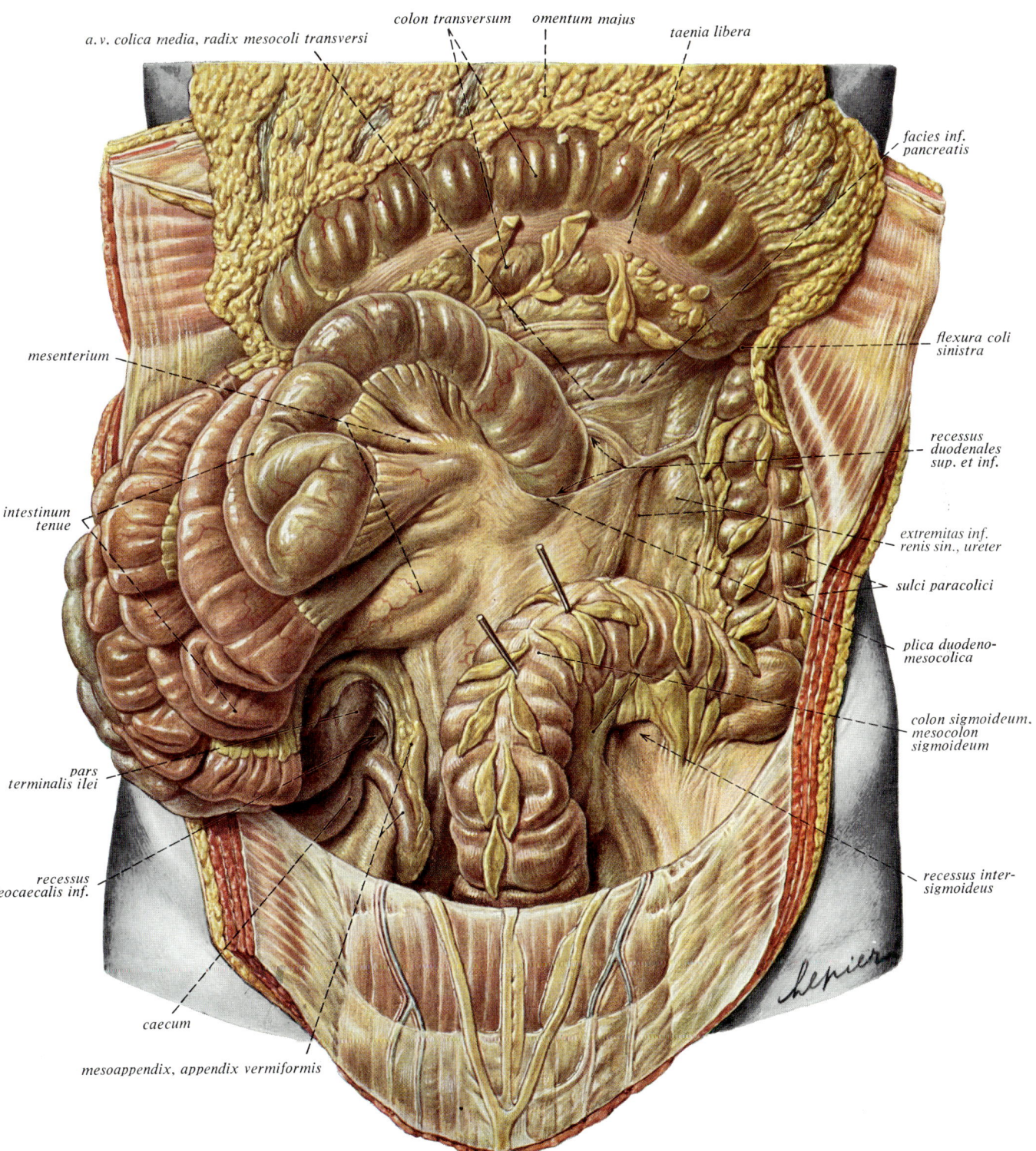

a.v. colica media, radix mesocoli transversi

colon transversum

omentum majus

taenia libera

facies inf. pancreatis

flexura coli sinistra

recessus duodenales sup. et inf.

extremitas inf. renis sin., ureter

sulci paracolici

plica duodeno-mesocolica

colon sigmoideum, mesocolon sigmoideum

recessus inter-sigmoideus

mesenterium

intestinum tenue

pars terminalis ilei

recessus ileocaecalis inf.

caecum

mesoappendix, appendix vermiformis

Abb. 211. Lage der Baucheingeweide; situs viscerum; »Darmbauch«. Die Lappen der vorderen Bauchwand nach oben-seitlich und unten auseinandergelegt. Omentum majus und colon transversum sind nach oben geschlagen, das Konvolut der Dünndarmschlingen ist nach rechts gelagert, das colon sigmoideum mit Haken nach vorn und oben gezogen.

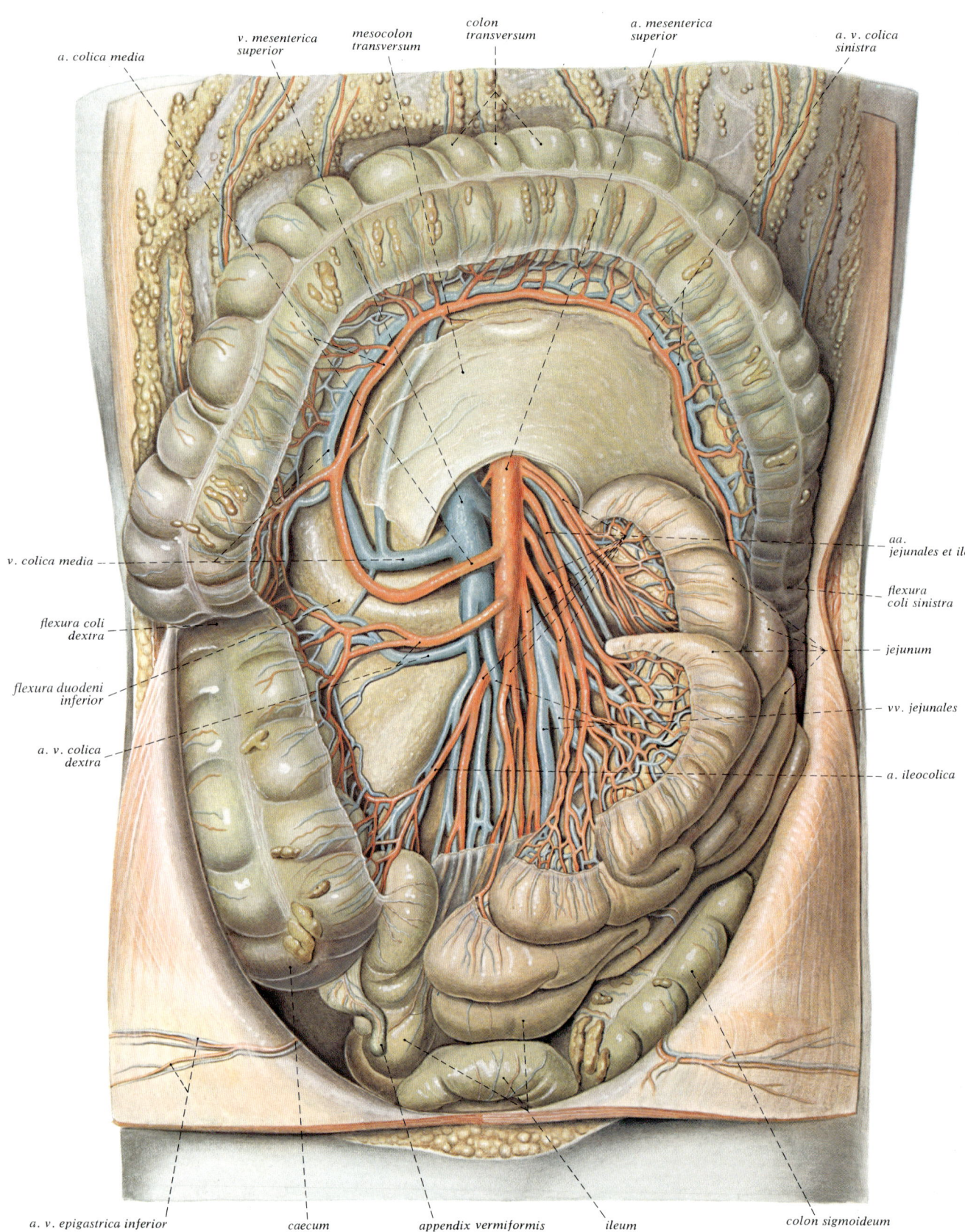

a. colica media

v. mesenterica superior

mesocolon transversum

colon transversum

a. mesenterica superior

a. v. colica sinistra

v. colica media

flexura coli dextra

flexura duodeni inferior

a. v. colica dextra

aa. jejunales et ilei

flexura coli sinistra

jejunum

vv. jejunales

a. ileocolica

a. v. epigastrica inferior

caecum

appendix vermiformis

ileum

colon sigmoideum

Abb. 212. A. und v. mesenterica superior. Colon transversum mit omentum majus in die Höhe geschlagen, Dünndarmschlingen nach links gewälzt; parietales Bauchfell zur Darstellung der Blutgefäße teilweise entfernt.

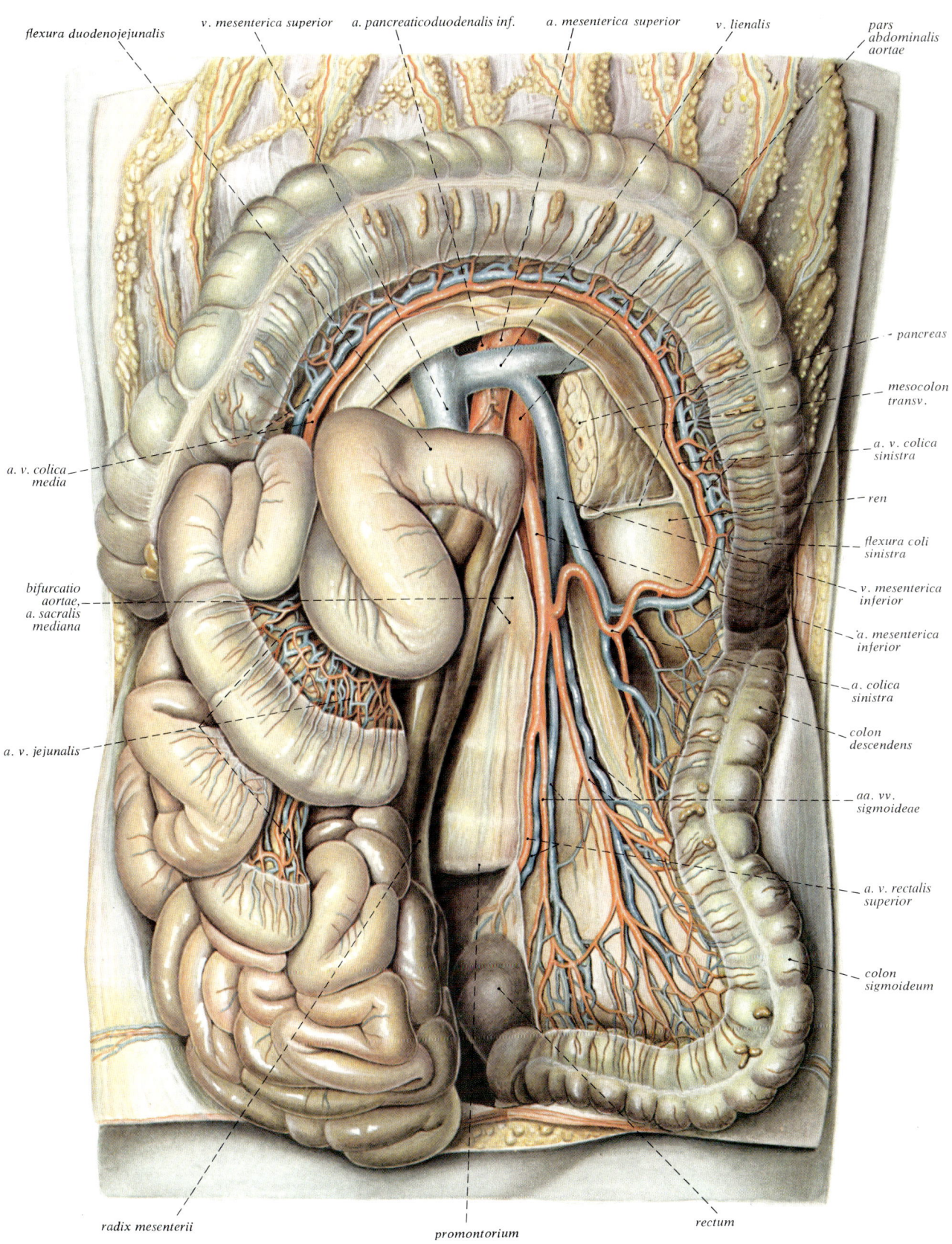

flexura duodenojejunalis

v. mesenterica superior

a. pancreaticoduodenalis inf.

a. mesenterica superior

v. lienalis

pars abdominalis aortae

pancreas

mesocolon transv.

a. v. colica sinistra

ren

flexura coli sinistra

v. mesenterica inferior

a. mesenterica inferior

a. colica sinistra

colon descendens

aa. vv. sigmoideae

a. v. rectalis superior

colon sigmoideum

a. v. colica media

bifurcatio aortae, a. sacralis mediana

a. v. jejunalis

radix mesenterii

promontorium

rectum

Abb. 213. A. und v. mesenterica inferior. Präparation wie in Abb. 212; Dünndarmschlingen hier nach rechts gelegt.

151

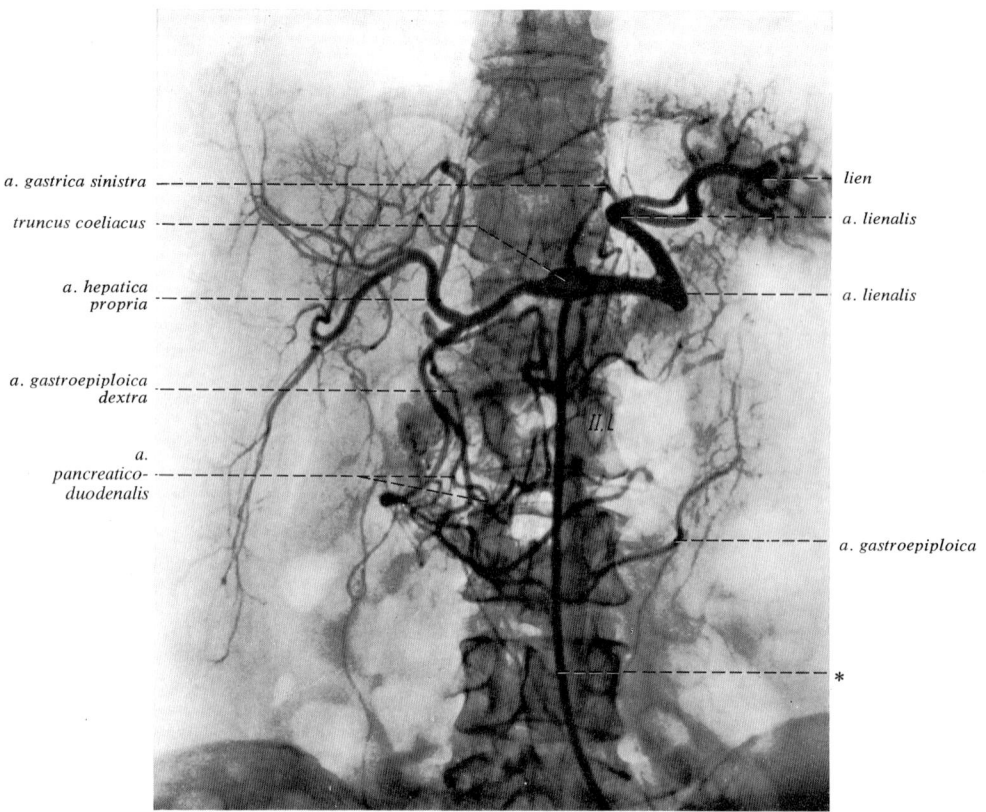

a. gastrica sinistra

truncus coeliacus

a. hepatica
propria

a. gastroepiploica
dextra

a.
pancreatico-
duodenalis

lien

a. lienalis

a. lienalis

a. gastroepiploica

*

Abb. 214.

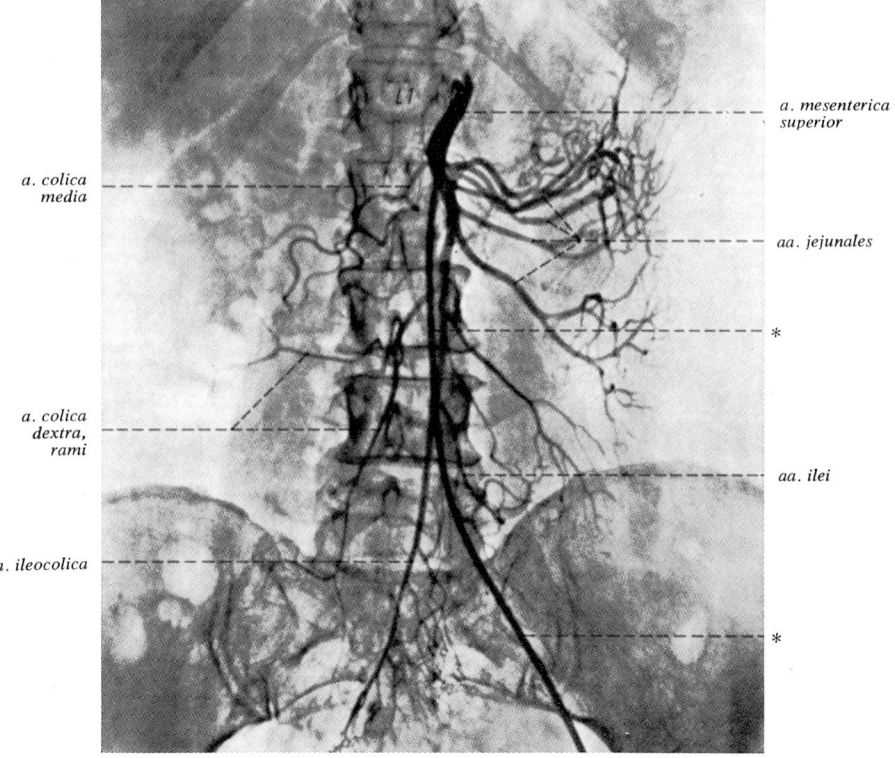

a. colica
media

a. colica
dextra,
rami

a. ileocolica

a. mesenterica
superior

aa. jejunales

*

aa. ilei

*

Abb. 215.

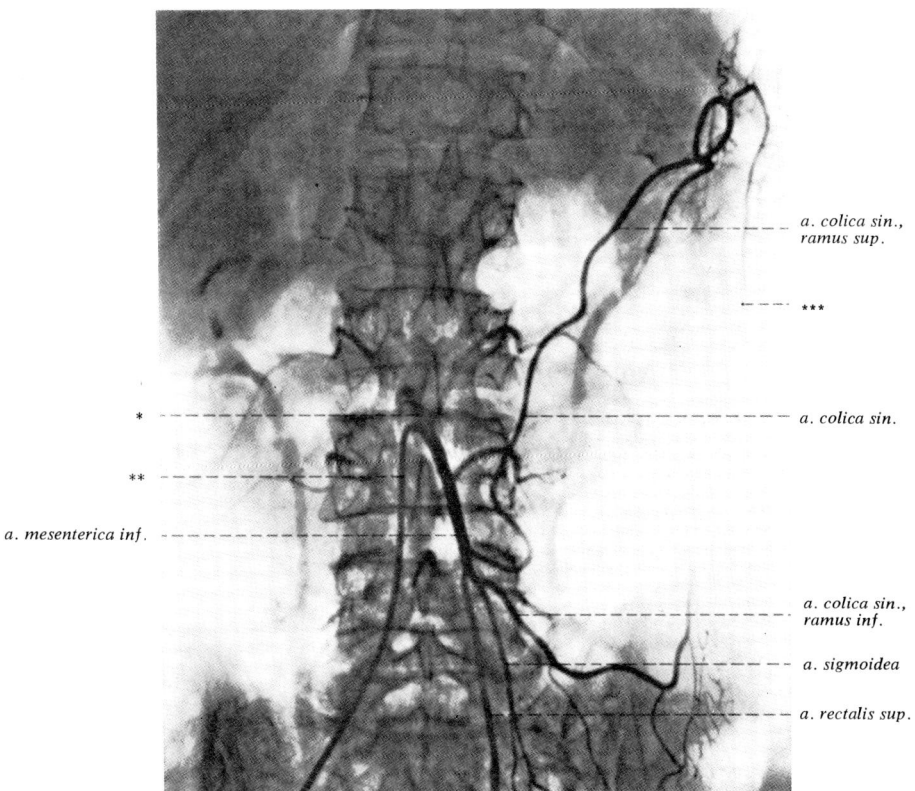

*a. colica sin.,
ramus sup.*

***

a. colica sin.

*

**

a. mesenterica inf.

*a. colica sin.,
ramus inf.*

a. sigmoidea

a. rectalis sup.

Abb. 216. Arteriogramm der a. mesenterica inferior. * = Abgang der a. mesenterica inferior; ** = Katheter; *** = Längsanastomose.

◁ **Abb. 214.** Normales Arteriogramm der Äste des truncus coeliacus. * = Katheter in der aorta, Spitze am Abgang des truncus coeliacus. (Aus BENNINGHOFF/GOERTTLER: Lehrbuch der Anatomie des Menschen, 2. Bd., 12. Aufl. [Hgg. H. FERNER und J. STAUBESAND]. Urban & Schwarzenberg, München–Wien–Baltimore 1979.)

Abb. 215. Arteriogramm der a. mesenterica superior. * Katheter in der pars abdominalis aortae.

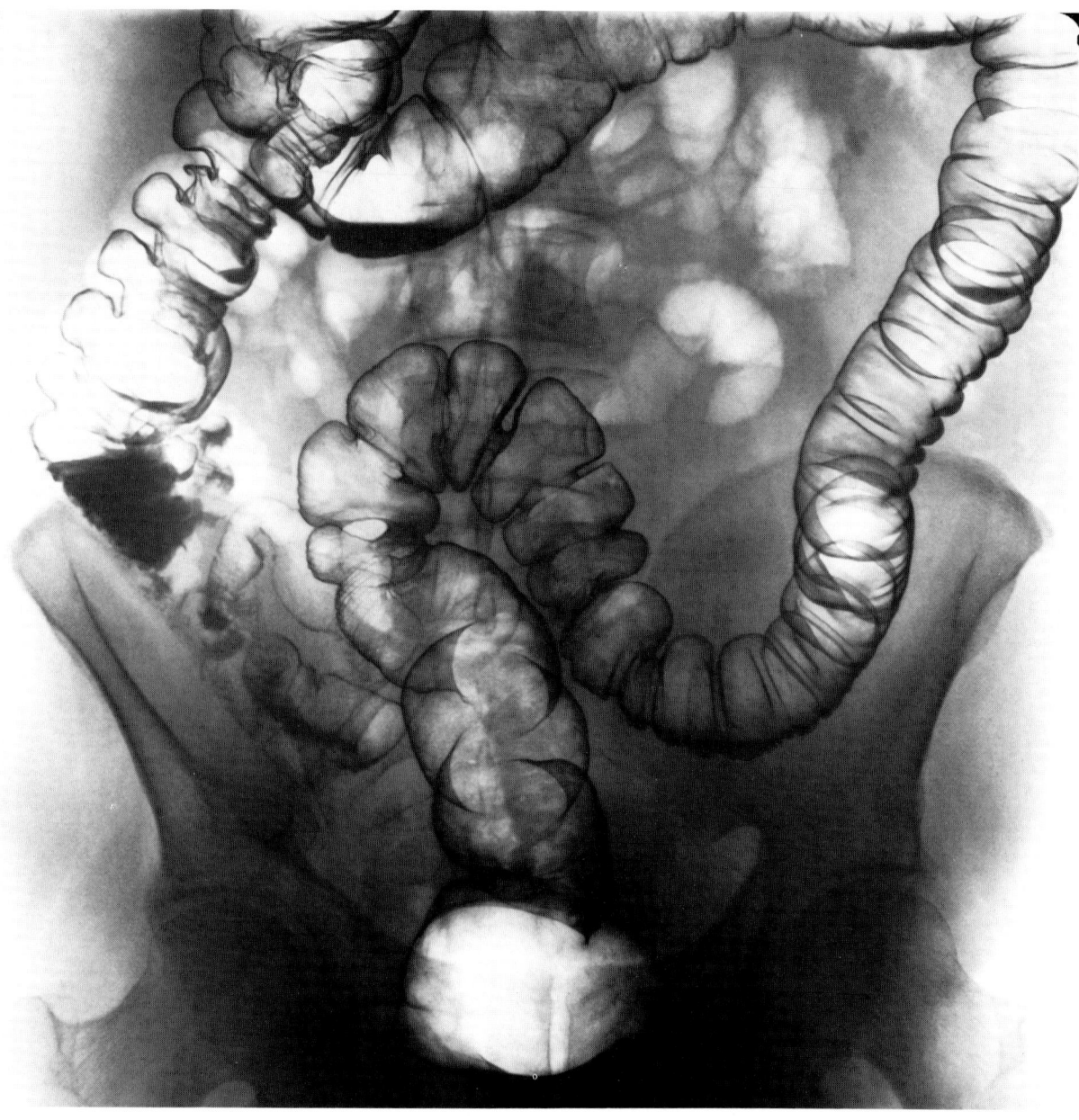

Abb. 217. Übersichts-Röntgenaufnahme des Dickdarms: flexura coli dextra, colon transversum, flexura coli sinistra, colon descendens, colon sigmoideum und rectum. Doppelkontrastmethode. (Original: Prof. Dr. J. ALTARAS, Zentrum für Radiologie am Klinikum der Universität Gießen.)

Der Dickdarm, colon, intestinum crassum, ist röntgenologisch optimal mit der Methode des Doppelkontrasts zu untersuchen. Nach Prallfüllung aller Dickdarmabschnitte mit einem positiven Kontrastmittel, nachfolgender Entleerung und Luftinsufflation läßt sich der Dickdarm zu einem transparenten Rohr entfalten. Die Transparenz ermöglicht eine räumliche Vorstellung vom gesamten colon, dessen Innenwand gleichzeitig en profil und en face betrachtet werden kann. Dadurch ergibt sich die Möglichkeit, organische Veränderungen nicht nur nach ihrer Lokalisation, sondern auch hinsichtlich ihrer Größe und Form zu beurteilen.

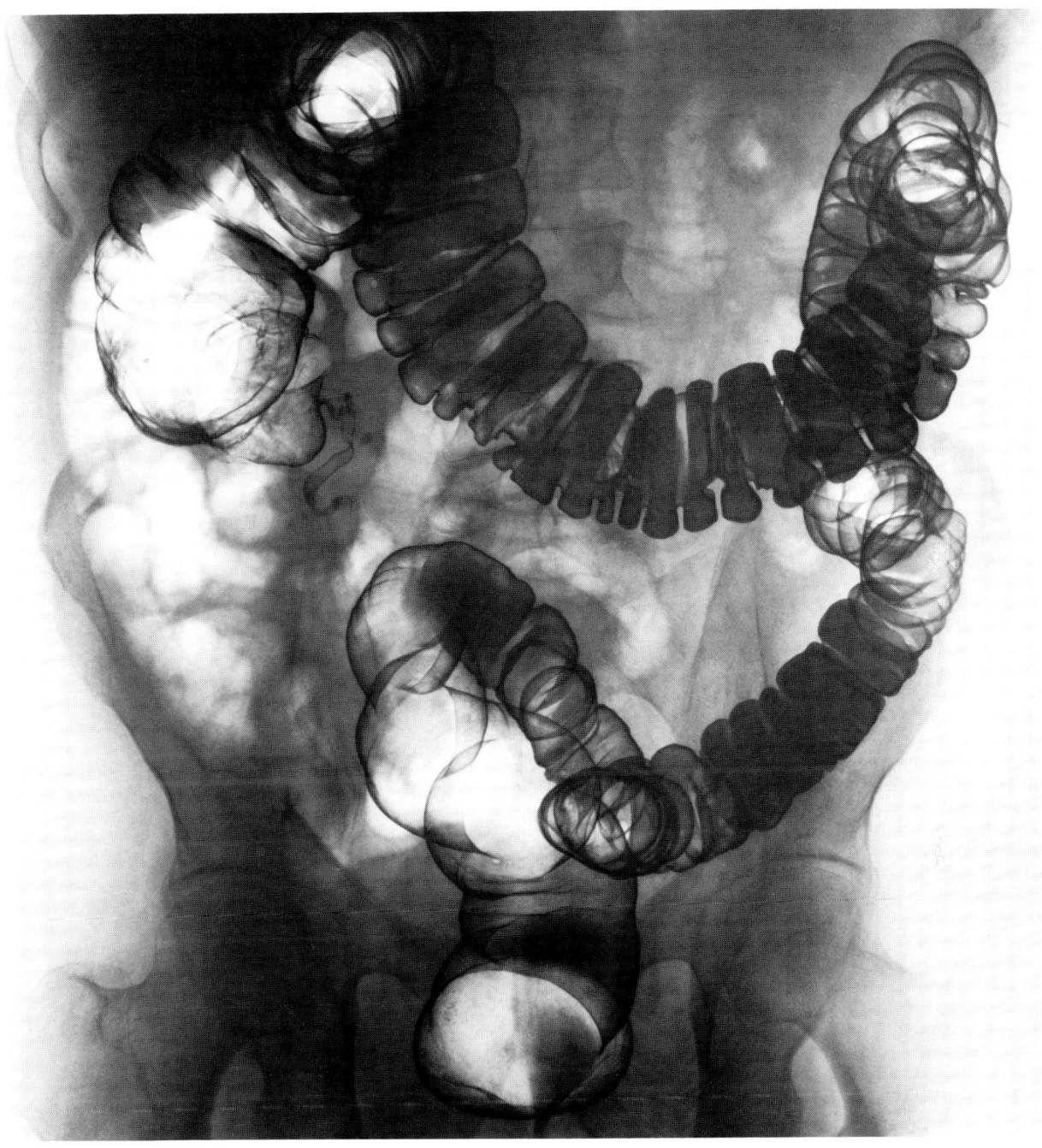

Abb. 218. Röntgenaufnahme von recto-sigmoid. Doppelkontrastmethode. (Original: Prof. Dr. J. ALTARAS, Zentrum für Radiologie am Klinikum der Universität Gießen.)

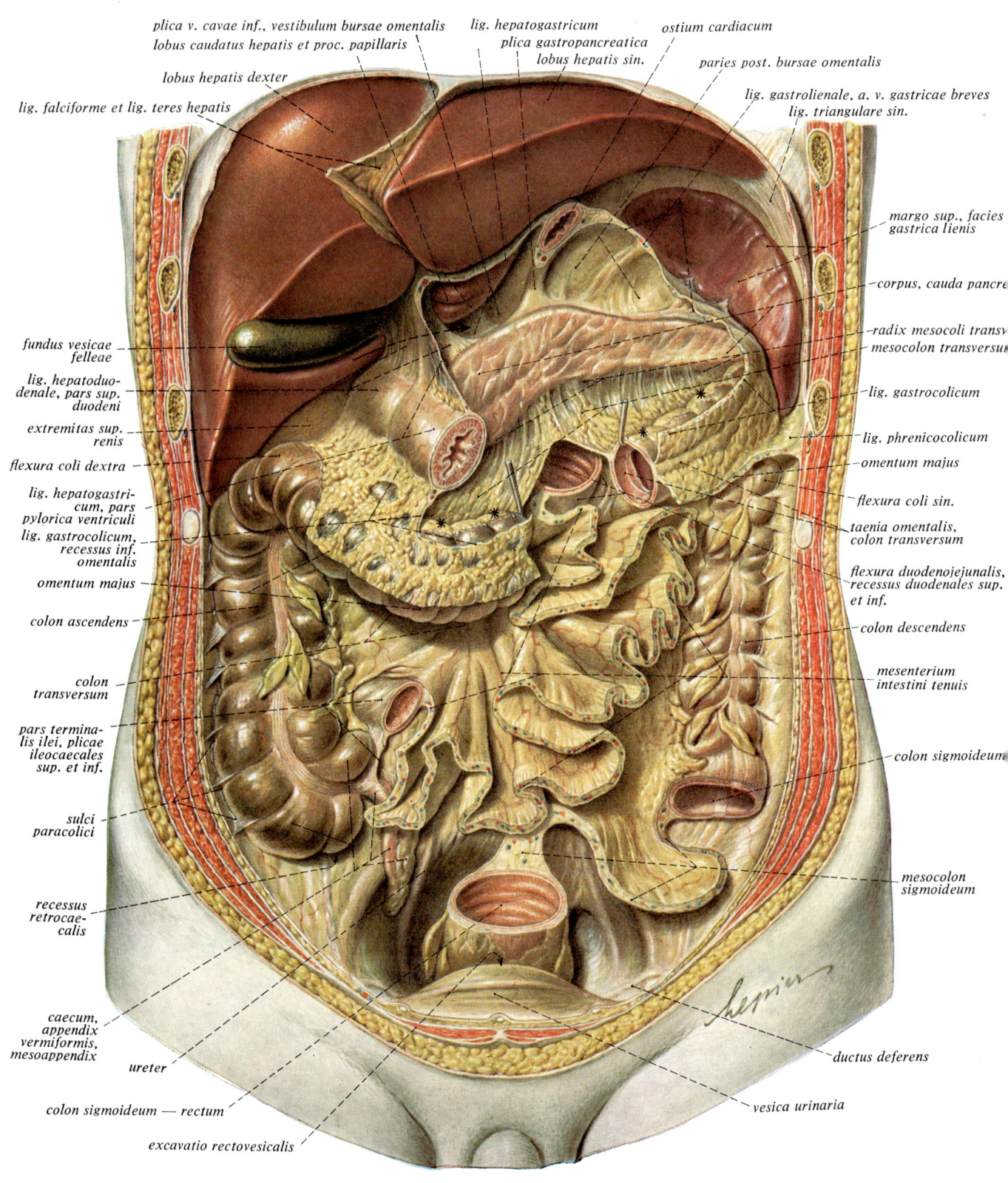

plica v. cavae inf., vestibulum bursae omentalis
lobus caudatus hepatis et proc. papillaris

lig. hepatogastricum
plica gastropancreatica
lobus hepatis sin.

ostium cardiacum

lobus hepatis dexter

paries post. bursae omentalis

lig. falciforme et lig. teres hepatis

lig. gastrolienale, a. v. gastricae breves
lig. triangulare sin.

margo sup., facies
gastrica lienis

corpus, cauda pancre

fundus vesicae
felleae

radix mesocoli transv
mesocolon transversu

lig. hepatoduo-
denale, pars sup.
duodeni

lig. gastrocolicum

extremitas sup.
renis

lig. phrenicocolicum

omentum majus

flexura coli dextra

flexura coli sin.

lig. hepatogastri-
cum, pars
pylorica ventriculi
lig. gastrocolicum,
recessus inf.
omentalis

taenia omentalis,
colon transversum

flexura duodenojejunalis,
recessus duodenales sup.
et inf.

omentum majus

colon descendens

colon ascendens

mesenterium
intestini tenuis

colon
transversum

pars termina-
lis ilei, plicae
ileocaecales
sup. et inf.

colon sigmoideum

sulci
paracolici

recessus
retrocae-
calis

mesocolon
sigmoideum

caecum,
appendix
vermiformis,
mesoappendix

ductus deferens

ureter

colon sigmoideum — rectum

vesica urinaria

excavatio rectovesicalis

**** = Ansatz des mesocolon transversum am Querkolon

Abb. 219. Lage der Baucheingeweide; situs viscerum; »Darmbauch«. Der Magen ist von der pars cardiaca bis zur pars pylorica entfernt. Dadurch liegt die bursa omentalis in ganzer Ausdehnung frei. → in der bursa omentalis.

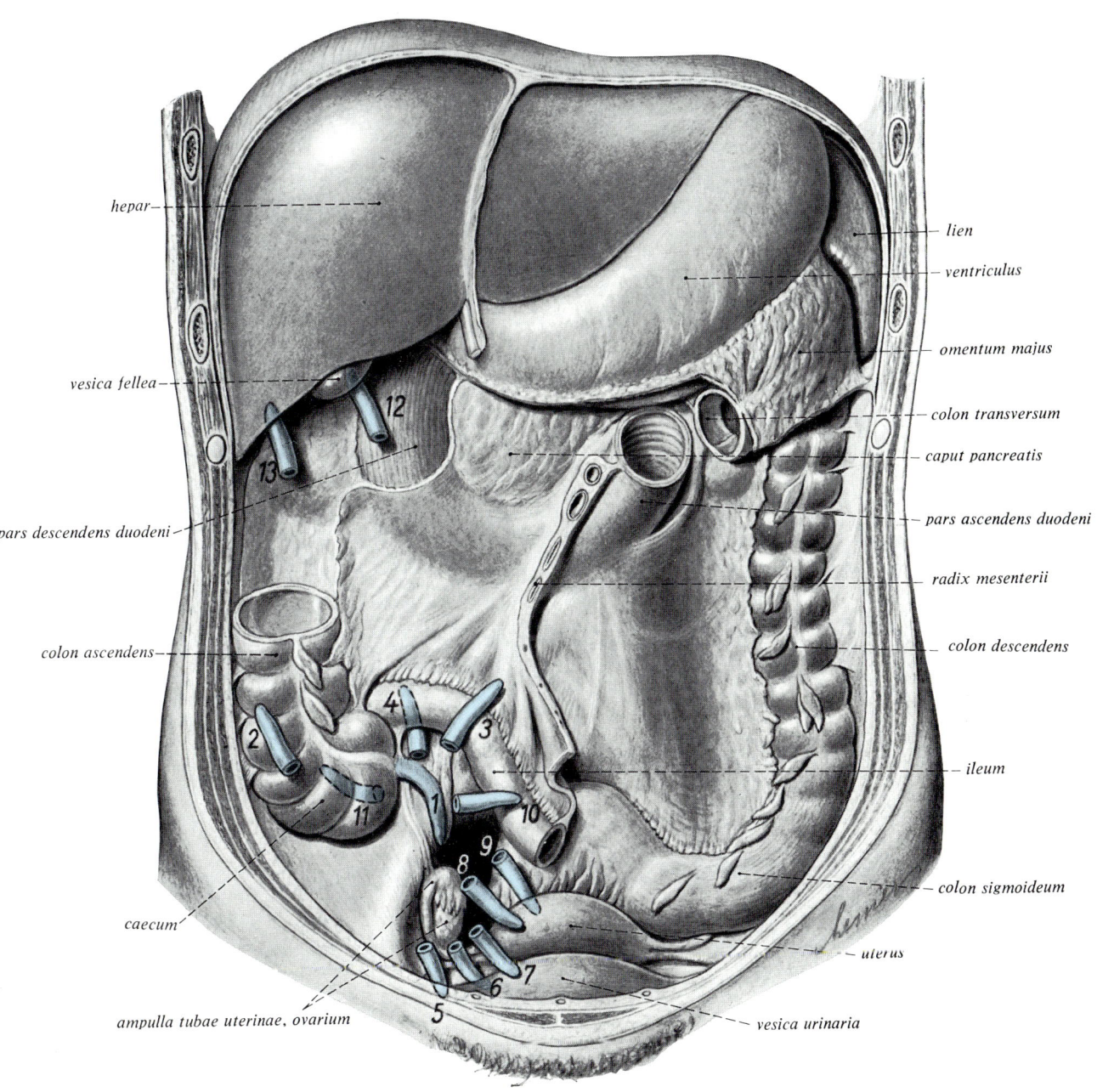

hepar

lien

ventriculus

omentum majus

vesica fellea

colon transversum

caput pancreatis

pars descendens duodeni

pars ascendens duodeni

radix mesenterii

colon ascendens

colon descendens

ileum

caecum

colon sigmoideum

uterus

ampulla tubae uterinae, ovarium

vesica urinaria

1 normal	*6 in der excavatio vesicouterina*	*10 ileumwärts und zur Gegend des colon*
2 lateral	*7 an der Harnblase*	* sigmoideum*
3 nabelwärts und nach der radix mesenterii	*8 am uterus und an den Adnexen*	*11 retrocaecal*
4 hinter der pars terminalis des ileum	* (ovarium, tuba uterina)*	*12 gallenblasenwärts*
5 in der regio inguinalis	*9 in der excavatio rectouterina*	*13 leberwärts*
	* (Douglasscher Raum)*	

Abb. 220. Lagevariationen des Wurmfortsatzes, appendix vermiformis. Die Voraussetzungen für die Abweichungen größeren Ausmaßes von der »Normallage« (1) sind die Länge des Wurmfortsatzes und die Beweglichkeit des caecum (caecum mobile).

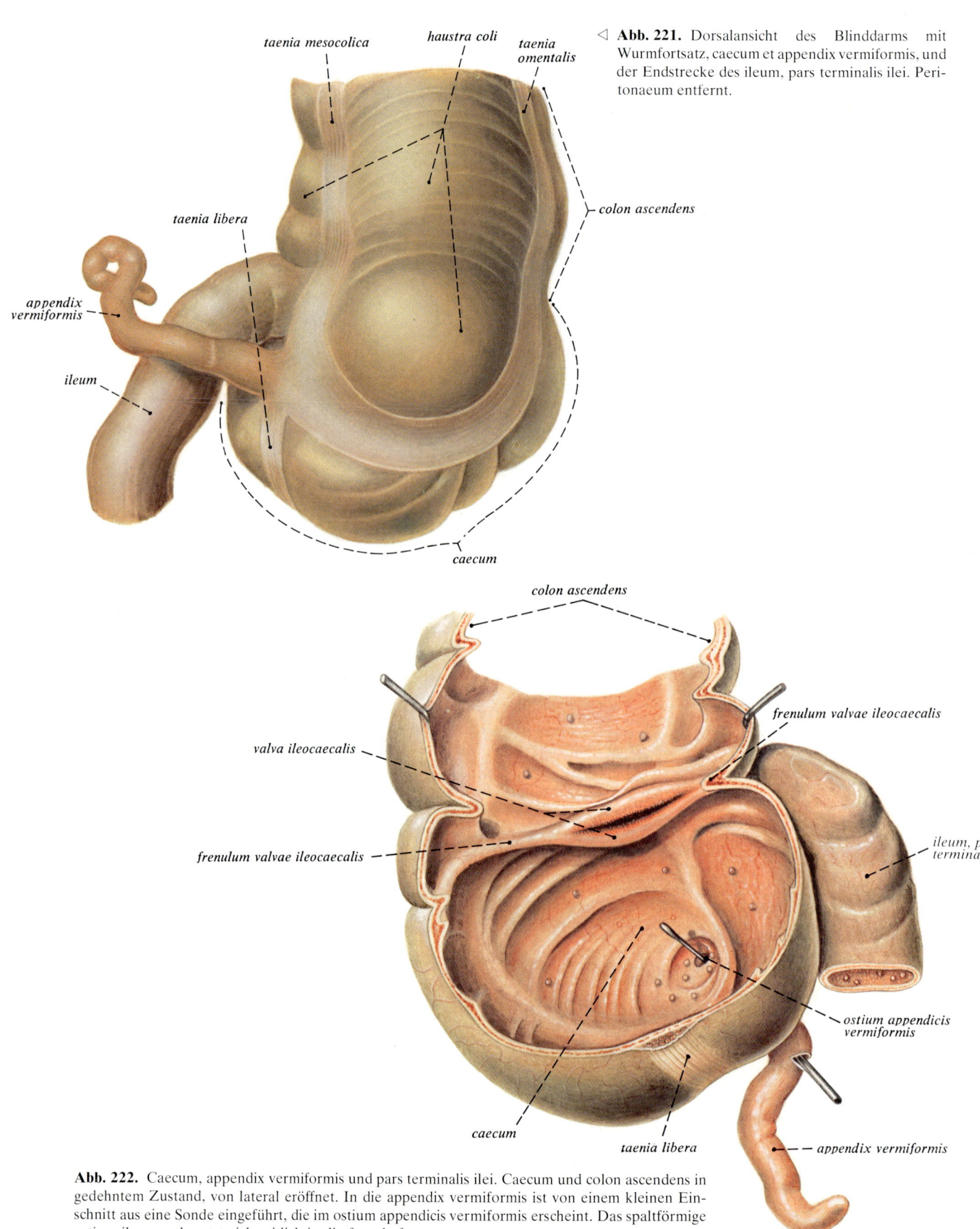

taenia mesocolica

haustra coli

taenia omentalis

◁ **Abb. 221.** Dorsalansicht des Blinddarms mit Wurmfortsatz, caecum et appendix vermiformis, und der Endstrecke des ileum, pars terminalis ilei. Peritonaeum entfernt.

colon ascendens

taenia libera

appendix vermiformis

ileum

caecum

colon ascendens

frenulum valvae ileocaecalis

valva ileocaecalis

frenulum valvae ileocaecalis

ileum, p. terminal.

ostium appendicis vermiformis

caecum

taenia libera

appendix vermiformis

Abb. 222. Caecum, appendix vermiformis und pars terminalis ilei. Caecum und colon ascendens in gedehntem Zustand, von lateral eröffnet. In die appendix vermiformis ist von einem kleinen Einschnitt aus eine Sonde eingeführt, die im ostium appendicis vermiformis erscheint. Das spaltförmige ostium ileocaecale setzt sich seitlich in die frenula fort.

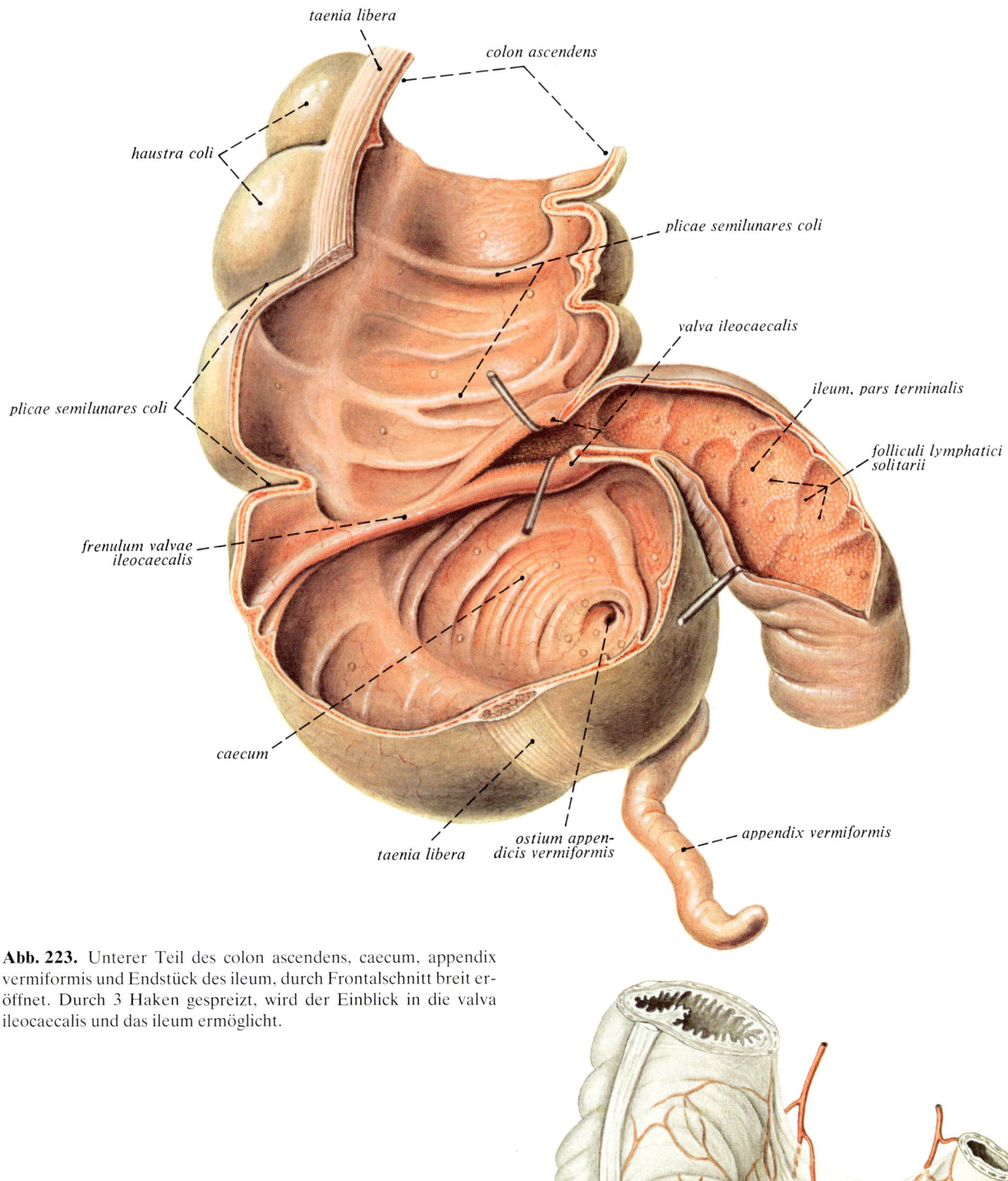

taenia libera

colon ascendens

haustra coli

plicae semilunares coli

valva ileocaecalis

ileum, pars terminalis

plicae semilunares coli

folliculi lymphatici solitarii

frenulum valvae ileocaecalis

caecum

taenia libera

ostium appen-dicis vermiformis

appendix vermiformis

Abb. 223. Unterer Teil des colon ascendens, caecum, appendix vermiformis und Endstück des ileum, durch Frontalschnitt breit eröffnet. Durch 3 Haken gespreizt, wird der Einblick in die valva ileocaecalis und das ileum ermöglicht.

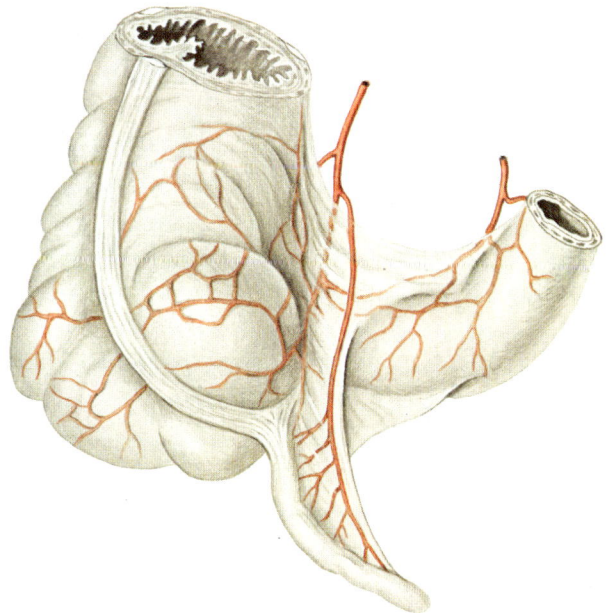

Abb. 224. Gefäßversorgung der appendix vermiformis durch die arkadenlose a. appendicularis. Das Ostiumsegment wird durch einen Ast aus der a. ileocolica versorgt. (Nach F. STELZNER und W. LIERSE, Langenbecks Arch. Chir. 330, 1979.)

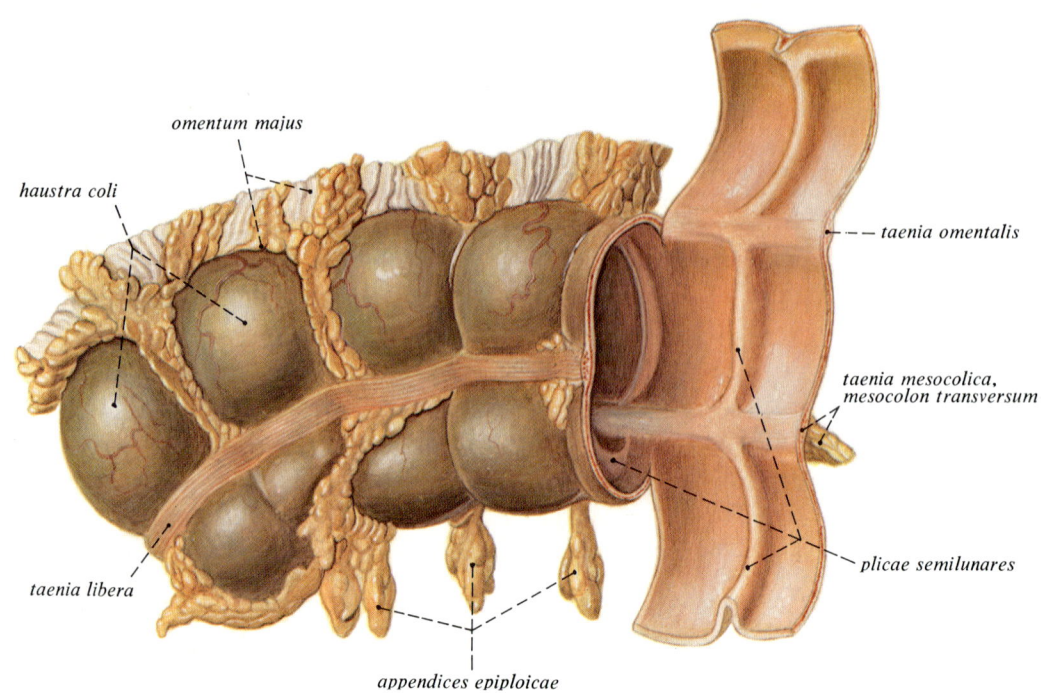

haustra coli

omentum majus

taenia omentalis

taenia mesocolica, mesocolon transversum

plicae semilunares

taenia libera

appendices epiploicae

Abb. 225. Teil des colon transversum. Ansicht von ventrokaudal. Omentum majus nach oben geschlagen und in der Nähe der Verklebungsfläche mit dem colon transversum abgeschnitten, am rechten Ende eröffnet und aufgeklappt.

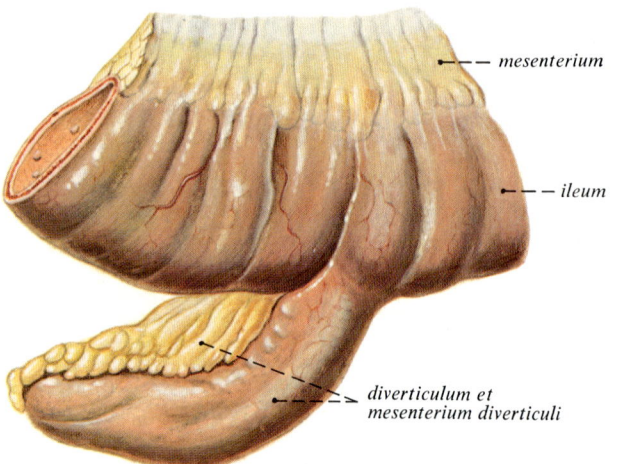

mesenterium

ileum

diverticulum et mesenterium diverticuli

Abb. 226. Diverticulum ilei (MECKELsches Darmdivertikel). Als Rest des ductus omphaloentericus beim Menschen in 3% der Fälle zu beobachten. Das Divertikel findet sich etwa 80 cm bis 1 m oberhalb der Einmündung des ileum in das caecum (vgl. mit Abb. 227).

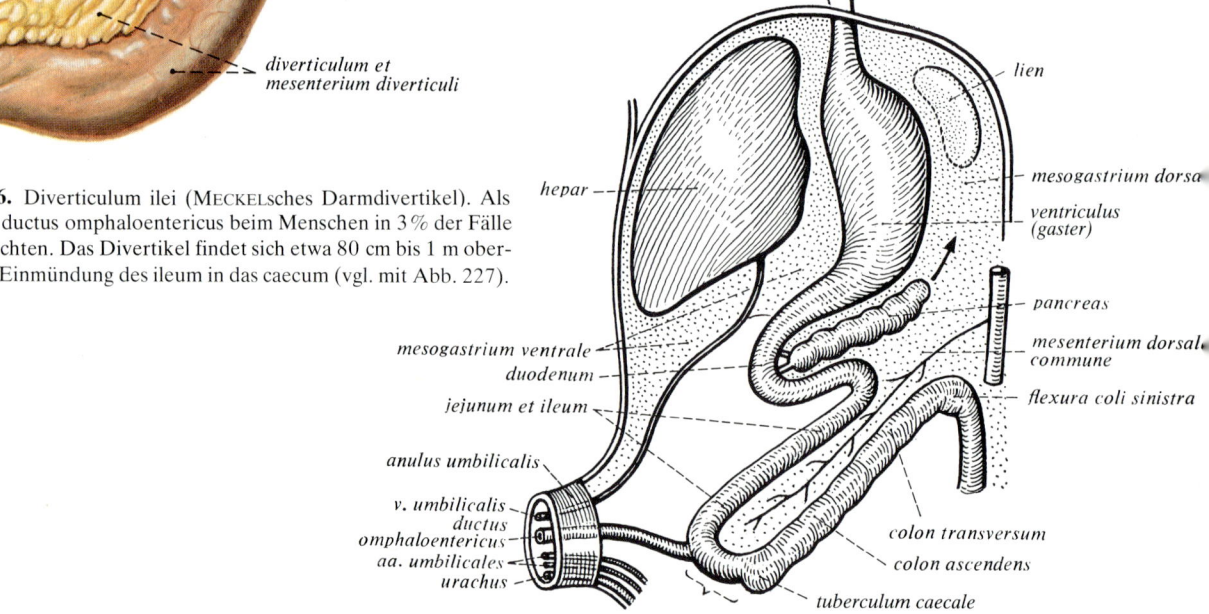

lien

hepar

mesogastrium dorsa

ventriculus (gaster)

pancreas

mesogastrium ventrale

duodenum

mesenterium dorsal commune

jejunum et ileum

flexura coli sinistra

anulus umbilicalis

v. umbilicalis

ductus omphaloentericus

aa. umbilicales

urachus

colon transversum

colon ascendens

tuberculum caecale

Abb. 227. Frühes Entwicklungsstadium des Drüsen- und Darmbauches. Organe des Drüsenbauches (Leber, Magen, Milz) liegen noch in einer Sagittalen, erst durch die »Magendrehung« erhalten sie die definitive topographische Lage. Das MECKELsche Divertikel ist ein Rest, der vom ductus omphaloentericus bestehen bleiben kann. In der Nabelschleife verläuft die a. mesenterica sup.

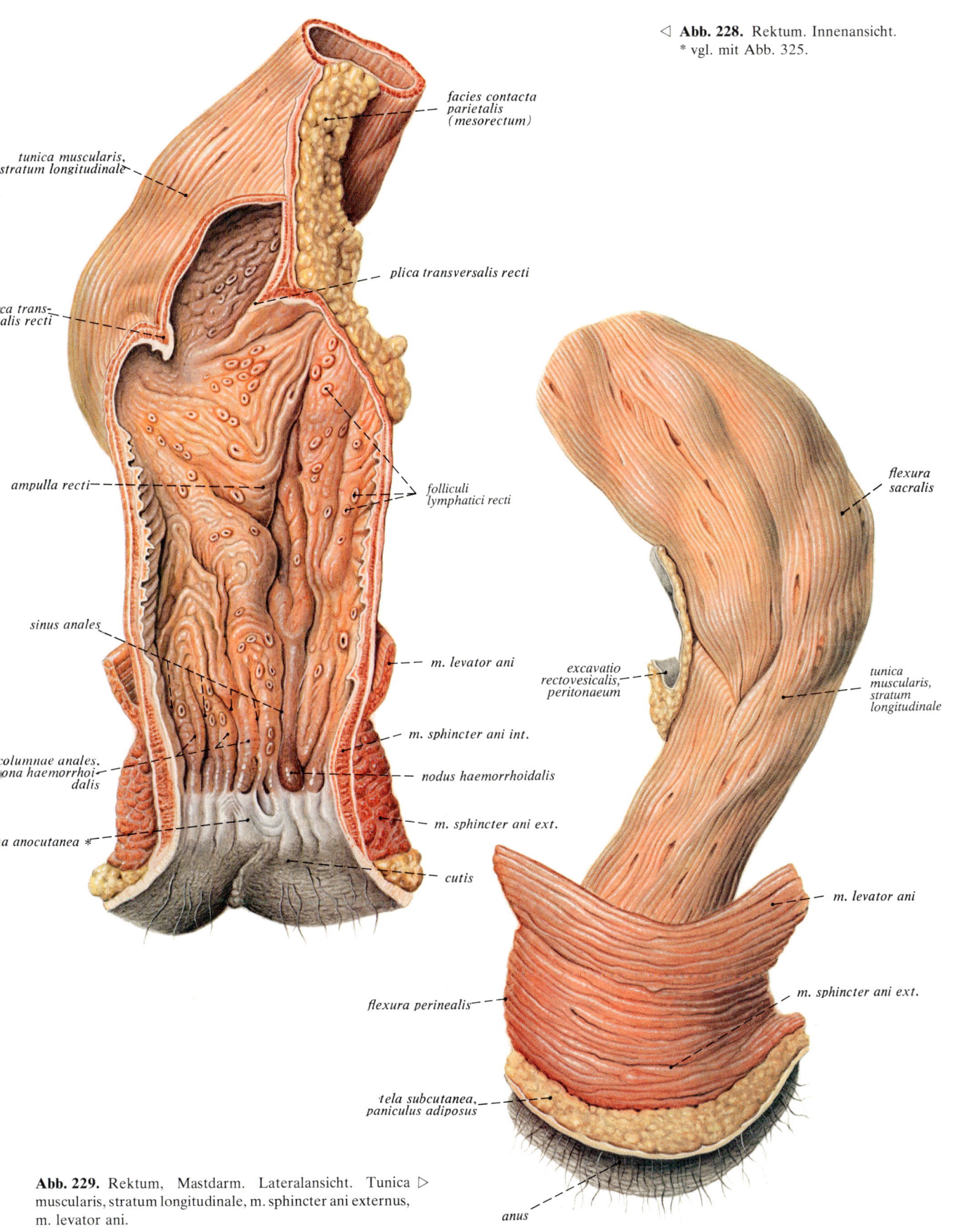

facies contacta
parietalis
(mesorectum)

tunica muscularis,
stratum longitudinale

plica transversalis recti

ca trans-
alis recti

folliculi
lymphatici recti

ampulla recti

flexura
sacralis

sinus anales

m. levator ani

excavatio
rectovesicalis,
peritonaeum

tunica
muscularis,
stratum
longitudinale

m. sphincter ani int.

columnae anales,
ona haemorrhoi-
dalis

nodus haemorrhoidalis

a anocutanea *

m. sphincter ani ext.

cutis

m. levator ani

m. sphincter ani ext.

flexura perinealis

tela subcutanea,
paniculus adiposus

Abb. 229. Rektum, Mastdarm. Lateralansicht. Tunica ▷
muscularis, stratum longitudinale, m. sphincter ani externus,
m. levator ani.

anus

161

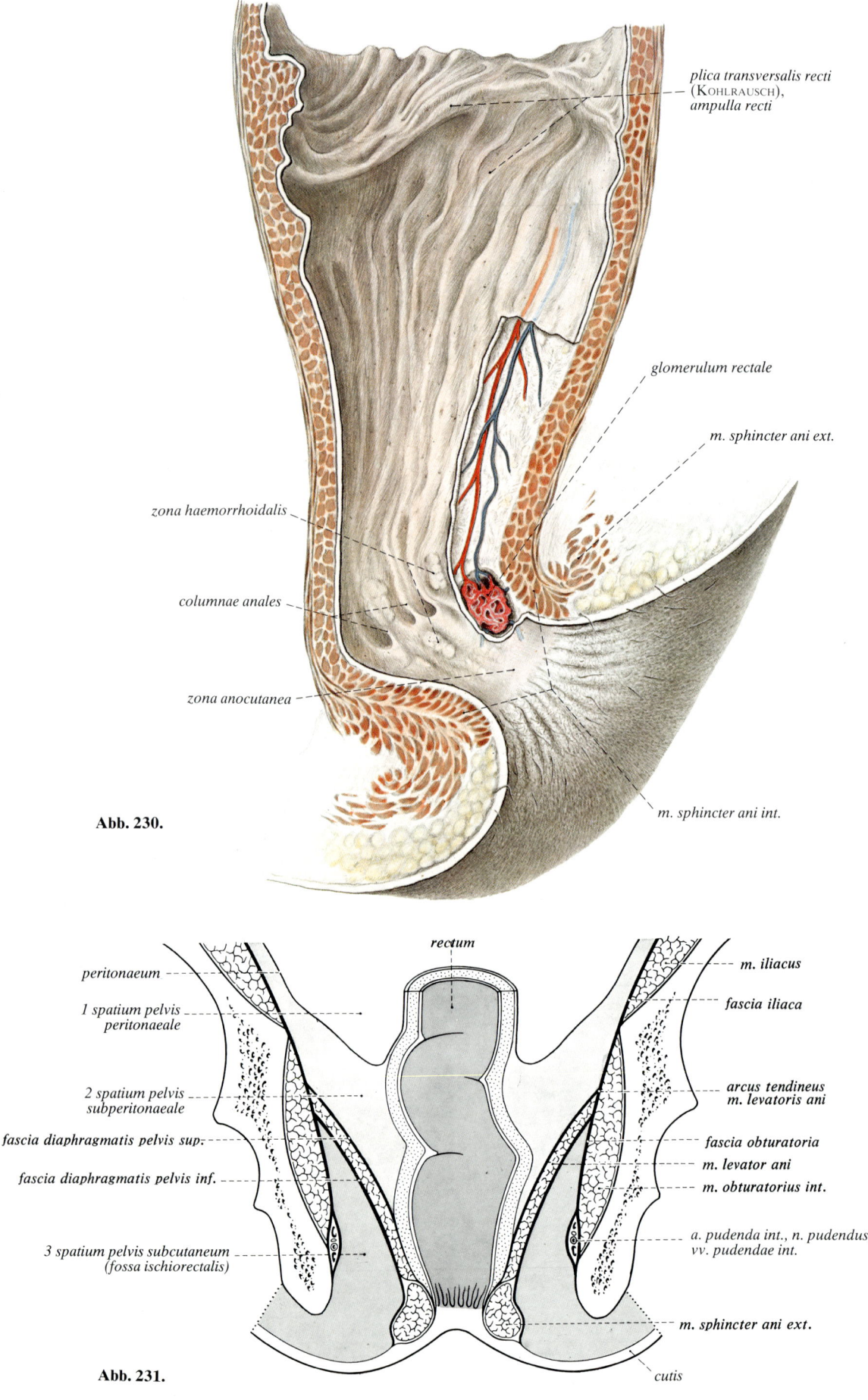

plica transversalis recti
(KOHLRAUSCH),
ampulla recti

glomerulum rectale

m. sphincter ani ext.

zona haemorrhoidalis

columnae anales

zona anocutanea

m. sphincter ani int.

Abb. 230.

rectum

peritonaeum — — — — — — — — — — — *m. iliacus*

1 spatium pelvis — — — — — — — — — *fascia iliaca*
peritonaeale

2 spatium pelvis — — — — — — — — *arcus tendineus*
subperitonaeale — — — — — — — — *m. levatoris ani*

fascia diaphragmatis pelvis sup. — — — — — — *fascia obturatoria*

fascia diaphragmatis pelvis inf. — — — — — — *m. levator ani*
— — — — — — *m. obturatorius int.*

3 spatium pelvis subcutaneum — — — — — *a. pudenda int., n. pudendus,*
(fossa ischiorectalis) — — — — — *vv. pudendae int.*

— — — — — *m. sphincter ani ext.*

cutis

Abb. 231.

Abb. 230. Corpus cavernosum recti, Medianschnitt durch das Rektum. Die Schleimhaut ist zur Darstellung der submukösen zu- und ableitenden Gefäße eines glomerulum rectale abgelöst. (Aus J. STAUBESAND, Phlebol. u. Proktol. 1, 55–68, 1972)

Abb. 231. Frontalschnitt durch das Becken in der Ebene des rectum. 1, 2, 3: Die drei Beckenetagen. Schema. Beachte a. pudenda int., n. pudendus und vv. pudendae int. im ALCOCKschen Kanal.

> Das corpus cavernosum recti besteht aus der Summe der glomerula rectalia (Abb. 230). Ihm kommt eine wesentliche Bedeutung beim muskulären und mukösen Verschluß des anus zu (»Kontinenzorgan«). Die arterio-venösen glomerula rectalia bilden die normalanatomische Grundlage für die inneren Hämorrhoiden, die somit pathogenetisch nicht als erweiterte Venen bzw. Varikositäten beurteilt werden dürfen.

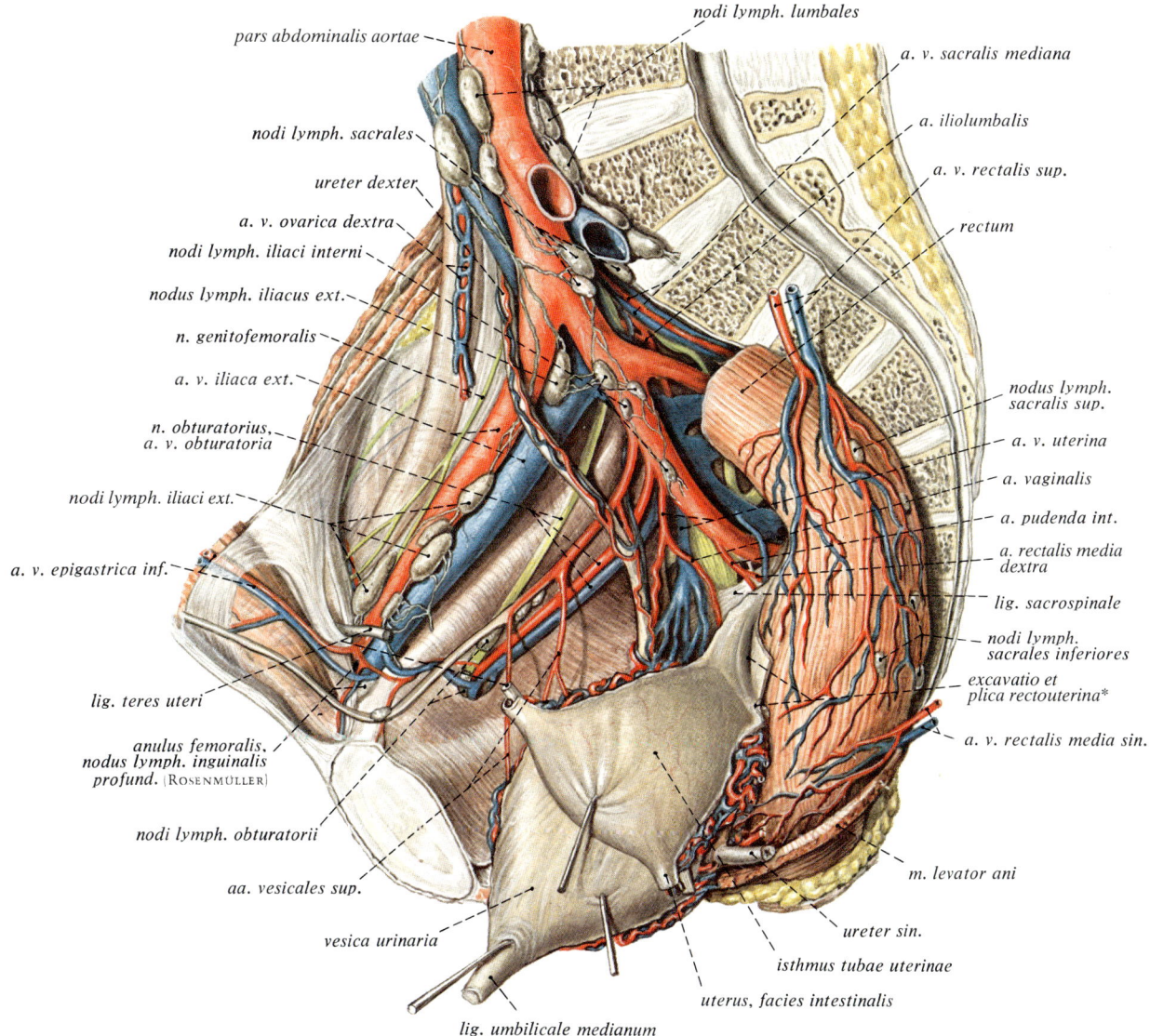

Abb. 232. Lymphgefäße und Lymphknoten an der rechten Seitenwand des großen und kleinen Beckens. Das Becken ist in der Medianlinie durchgetrennt, Harnblase, uterus und rectum sind erhalten, Blutgefäße und Nerven dargestellt. Vgl. mit Abb. 247 u. 248.
* DOUGLASscher Raum

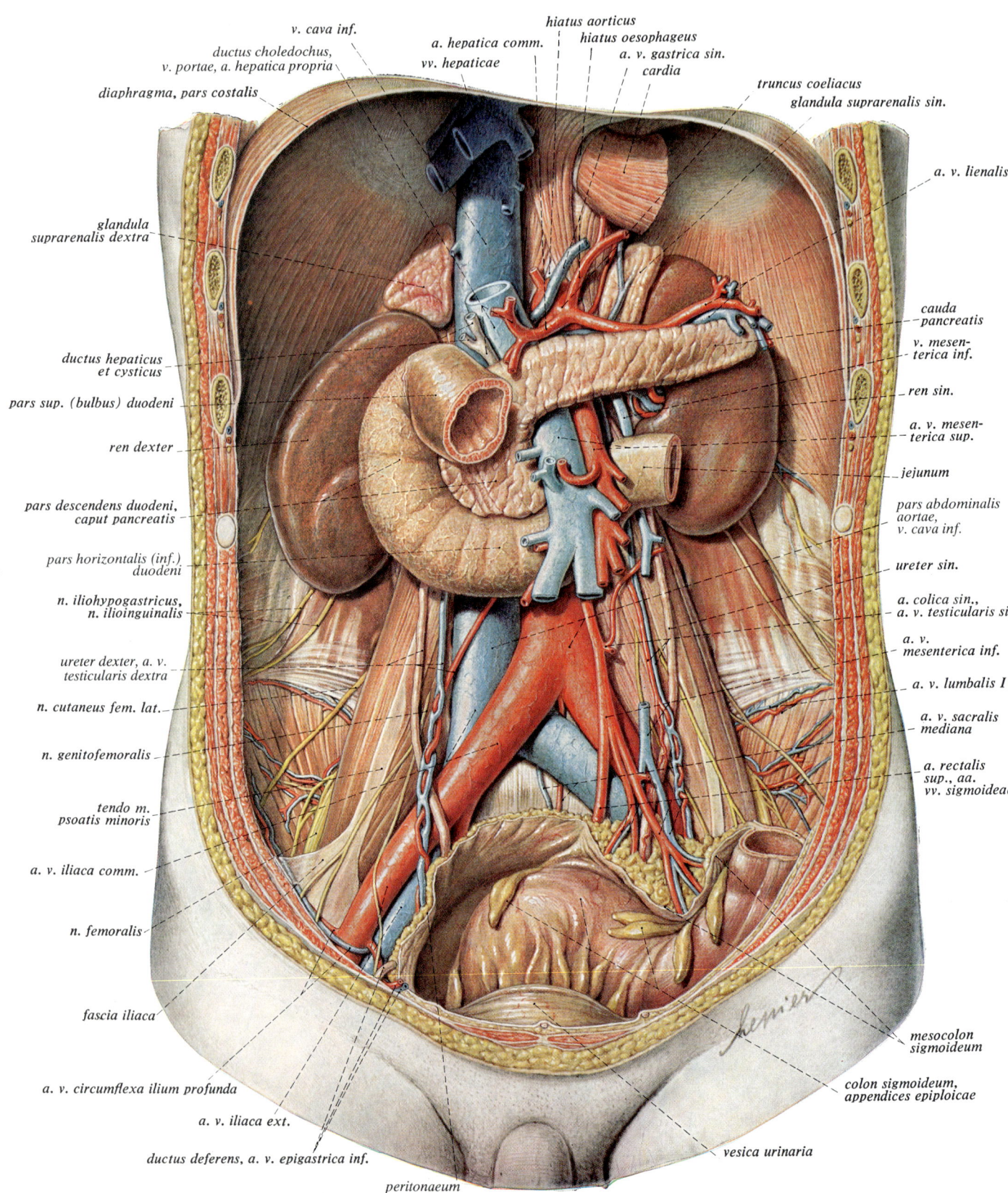

v. cava inf.

a. hepatica comm.

hiatus aorticus

hiatus oesophageus

ductus choledochus,
v. portae, a. hepatica propria

vv. hepaticae

a. v. gastrica sin.

cardia

truncus coeliacus

glandula suprarenalis sin.

diaphragma, pars costalis

a. v. lienalis

glandula
suprarenalis dextra

cauda
pancreatis

v. mesen-
terica inf.

ductus hepaticus
et cysticus

ren sin.

pars sup. (bulbus) duodeni

a. v. mesen-
terica sup.

ren dexter

jejunum

pars descendens duodeni,
caput pancreatis

pars abdominalis
aortae,
v. cava inf.

pars horizontalis (inf.)
duodeni

ureter sin.

n. iliohypogastricus,
n. ilioinguinalis

a. colica sin.,
a. v. testicularis si

a. v.
mesenterica inf.

ureter dexter, a. v.
testicularis dextra

a. v. lumbalis I

n. cutaneus fem. lat.

a. v. sacralis
mediana

n. genitofemoralis

a. rectalis
sup., aa.
vv. sigmoideae

tendo m.
psoatis minoris

a. v. iliaca comm.

n. femoralis

mesocolon
sigmoideum

fascia iliaca

colon sigmoideum,
appendices epiploicae

a. v. circumflexa ilium profunda

a. v. iliaca ext.

vesica urinaria

ductus deferens, a. v. epigastrica inf.

peritonaeum

Abb. 233. Retrositus eines Mannes. Peritonaeum und fascia transversalis so weit entfernt, daß die großen Gefäßstämme, die Ureteren, Äste des plexus lumbalis und ein Stück des rechten ductus deferens zu sehen sind.

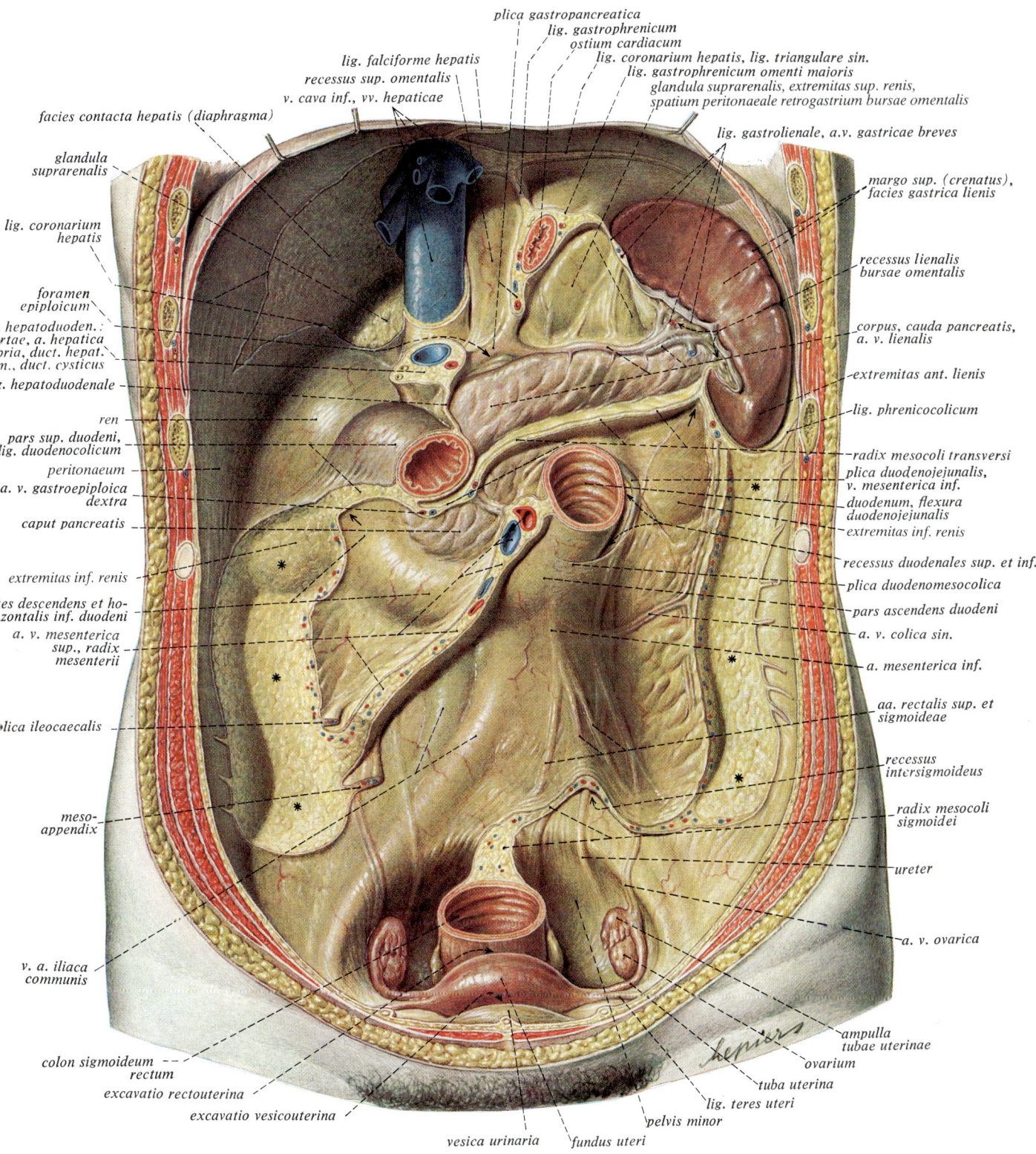

plica gastropancreatica
lig. gastrophrenicum
ostium cardiacum
lig. coronarium hepatis, lig. triangulare sin.
lig. gastrophrenicum omenti maioris
glandula suprarenalis, extremitas sup. renis,
spatium peritonaeale retrogastrium bursae omentalis

lig. falciforme hepatis
recessus sup. omentalis
v. cava inf., vv. hepaticae

lig. gastrolienale, a.v. gastricae breves

facies contacta hepatis (diaphragma)

margo sup. (crenatus),
facies gastrica lienis

glandula
suprarenalis

recessus lienalis
bursae omentalis

lig. coronarium
hepatis

corpus, cauda pancreatis,
a. v. lienalis

foramen
epiploicum

extremitas ant. lienis

hepatoduoden.:
rtae, a. hepatica
ria, duct. hepat.
n., duct. cysticus

lig. phrenicocolicum

z. hepatoduodenale

radix mesocoli transversi
plica duodenojejunalis,
v. mesenterica inf.
duodenum, flexura
duodenojejunalis
extremitas inf. renis

ren
pars sup. duodeni,
lig. duodenocolicum

peritonaeum
a. v. gastroepiploica
dextra

recessus duodenales sup. et inf.

caput pancreatis

plica duodenomesocolica

extremitas inf. renis

pars ascendens duodeni

es descendens et ho-
zontalis inf. duodeni

a. v. colica sin.

a. v. mesenterica
sup., radix
mesenterii

a. mesenterica inf.

aa. rectalis sup. et
sigmoideae

lica ileocaecalis

recessus
intersigmoideus

meso-
appendix

radix mesocoli
sigmoidei

ureter

a. v. ovarica

v. a. iliaca
communis

ampulla
tubae uterinae

colon sigmoideum
rectum

ovarium

tuba uterina

excavatio rectouterina

lig. teres uteri

excavatio vesicouterina

pelvis minor

vesica urinaria

fundus uteri

Abb. 234. Retrositus einer erwachsenen Frau. Hinter dem quer durchgetrennten lig. hepatoduodenale zeigt ein Pfeil in das foramen epiploicum (WINSLOW). Verlötungsstellen von colon ascendens und descendens mit der hinteren Bauchwand durch * markiert. Pfeile weisen
in rechte und linke Colonnische an den Colonflexuren.

Die Computer-Tomographie ist ein Röntgenschichtverfahren, das zum Bildaufbau einen Computer verwendet. Ein dünn fokussiertes Strahlenbündel (Schichtdicke 1,5–10 mm) rotiert um den Körper. Ein gegenüberliegender Detektorkranz mißt die Intensitätsminderung der Röntgenstrahlen hinter dem Objekt in verschiedenen Winkeleinstellungen. Zirka 300 000 Einzelwerte pro Schicht werden von dem Computer in Graustufen eines Monitorbildes umgewandelt. Das computertomographische Bild ist ein topographisch genaues Abbild eines Schnittes durch den Körper. Die Computer-Tomographie hat in den letzten Jahren den führenden Platz in der Röntgendiagnostik des Schädels eingenommen und gewinnt zunehmende Bedeutung auch für die Untersuchung der Leibeshöhlen und inneren Organe. Spezielle Computerprogramme erlauben ohne zusätzliche Strahlenbelastung die Anfertigung sogenannter Computer-Reformationen, ein »Rearrangement« der Computerdaten zu Schnittbildern in jeder beliebigen Ebene und damit eine exakte dreidimensionale Orientierung. Unabdingbare Voraussetzung für die korrekte Interpretation computertomographischer Bilder und die optimale Anwendung der Reformationstechnik ist neben der Beachtung untersuchungstechnischer Gesichtspunkte *die detaillierte Kenntnis der Topographie* der verschiedenen Körperregionen.

Abdominelle Computertomogramme
Topographie der inneren Organe
Die von Fett umgebenen abdominellen und retroperitonäalen Organe stellen sich scharf begrenzt dar.
Durch Gabe verdünnter Gastrografinlösungen und nierengängiger Kontrastmittel lassen sich Magen-Darm-Trakt, Nieren und ableitende Harnwege besser darstellen. Beachte die detaillierte Darstellung von aorta, v. cava inferior, Milz- und Nierengefäßen. Aufnahmen: Radiologische Abteilung Elisabeth-Krankenhaus Neuwied. Zusammenstellung: Dr. R. UNSÖLD, Univ.-Augenklinik, Freiburg i. Br.

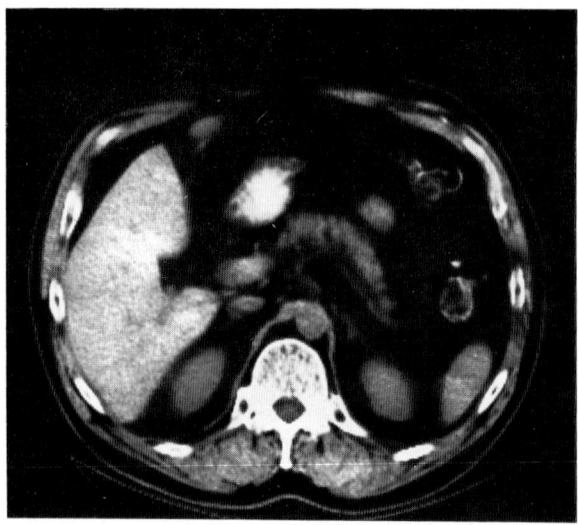

Abb. 235. Darstellung des oberen Pankreasrandes sowie einer Schlinge der a. lienalis, ferner von Leber, Milz, oberen Nierenpolen und Nebennieren.

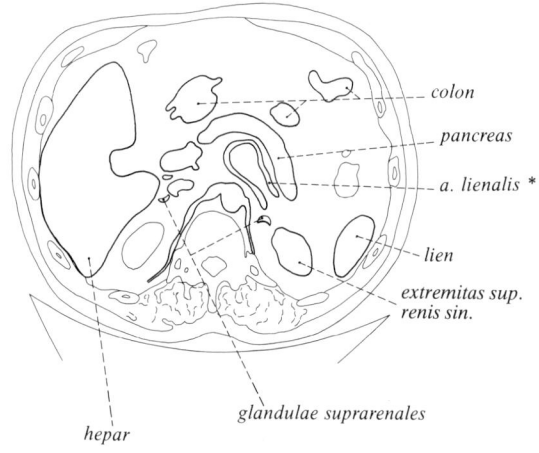

colon

pancreas

a. lienalis *

lien

extremitas sup. renis sin.

glandulae suprarenales

hepar

Abb. 236. Umrißskizze zu Abb. 235. * = Schlinge der a. lienalis

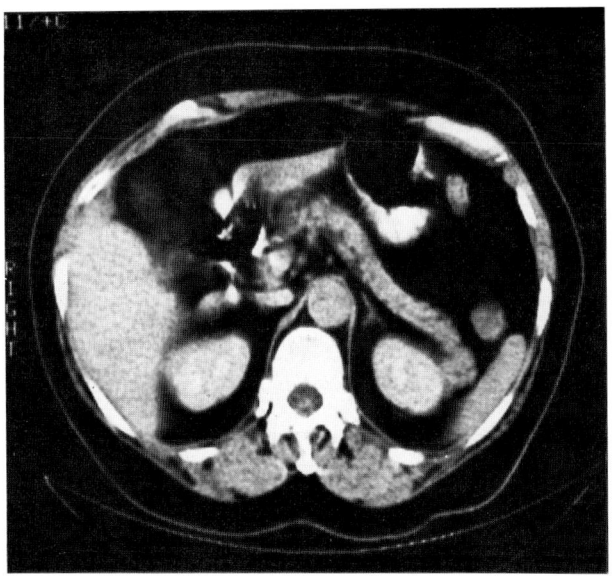

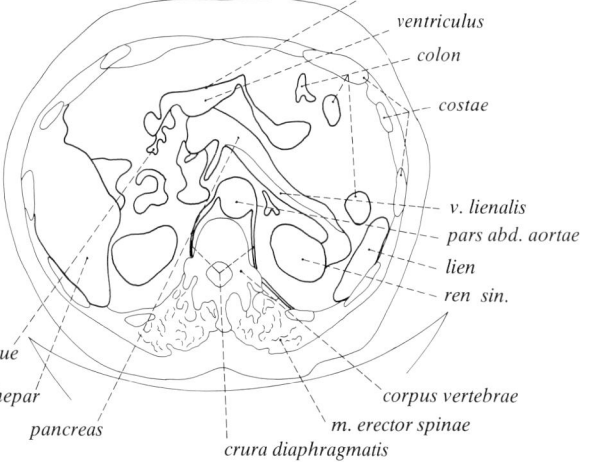

Abb. 237. Darstellung von Pankreas, v. lienalis, Leber, oberen Nierenpolen und linker Nebenniere.

ventriculus
colon
costae
v. lienalis
pars abd. aortae
lien
ren sin.
intestinum tenue
hepar
pancreas
crura diaphragmatis
m. erector spinae
corpus vertebrae

Abb. 238. Umrißskizze zu Abb. 237. * = Luft-Kontrastmittel-Spiegel

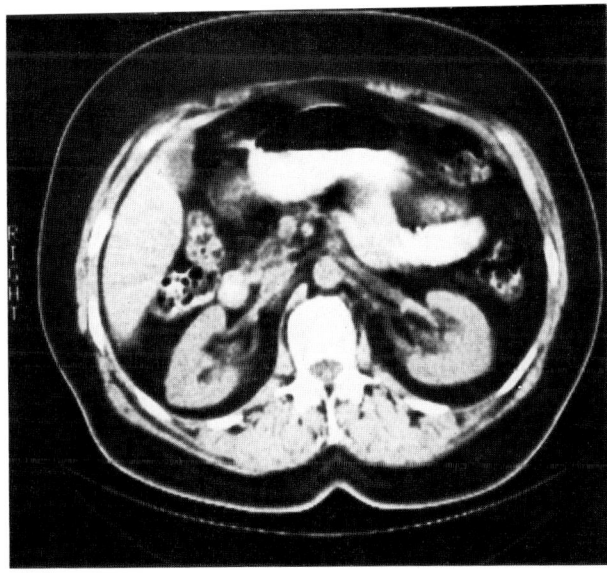

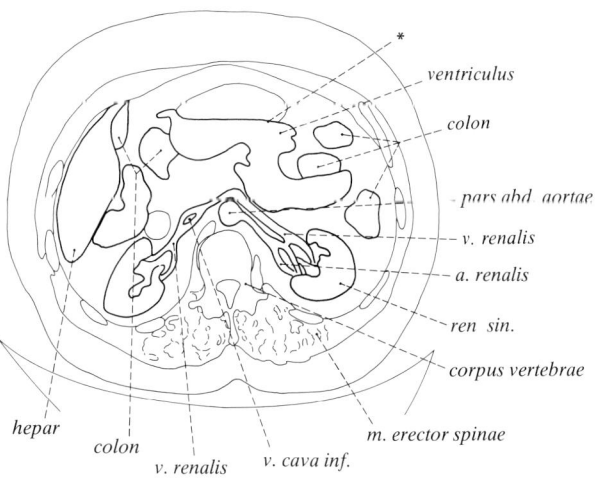

Abb. 239. Darstellung von Magen, Niere und Nierengefäßen.

ventriculus
colon
pars abd. aortae
v. renalis
a. renalis
ren sin.
corpus vertebrae
hepar
colon
v. renalis
v. cava inf.
m. erector spinae

Abb. 240. Umrißskizze zu Abb. 239. * = Luft-Kontrastmittel-Spiegel

167

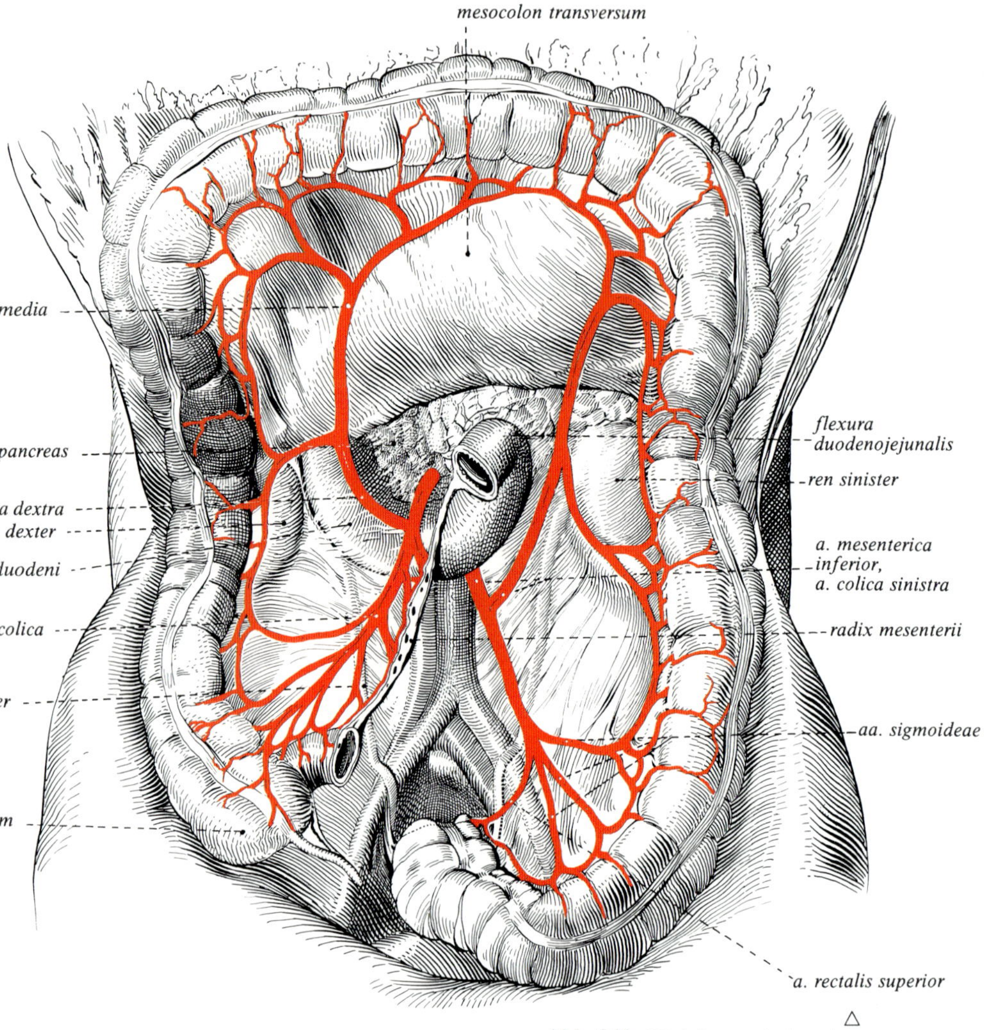

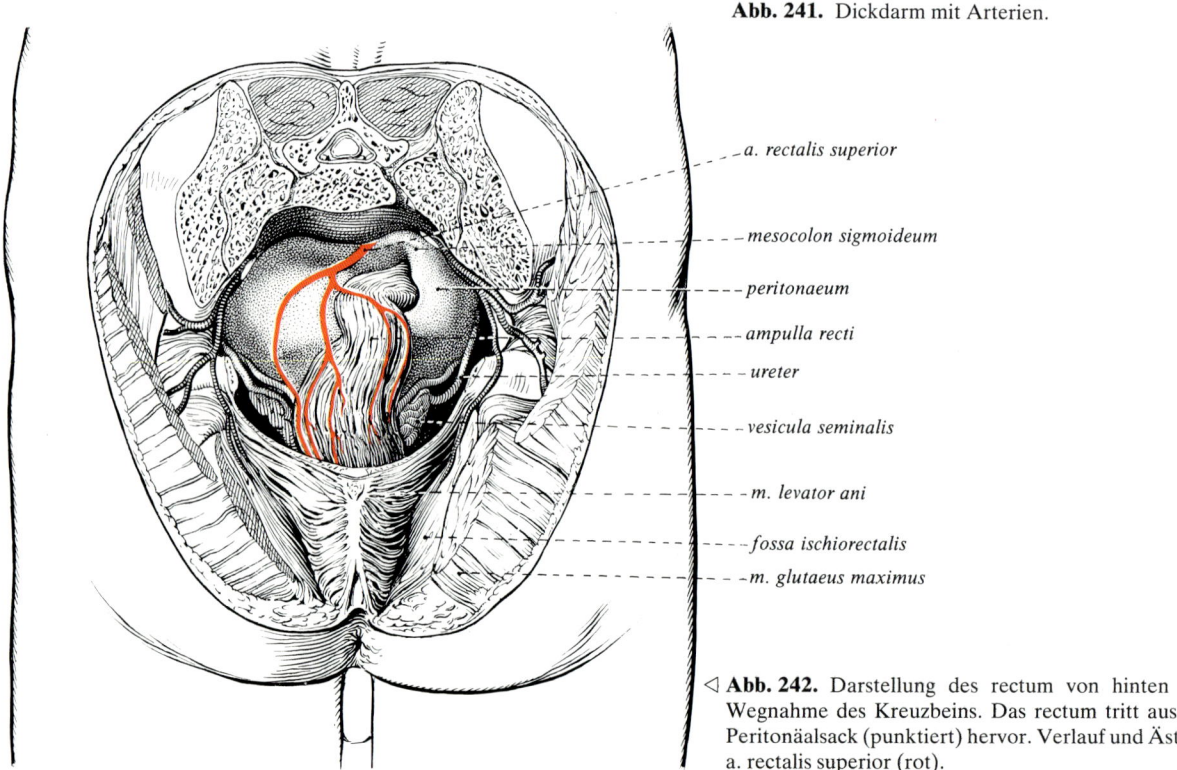

mesocolon transversum

a. colica media

pancreas

a. colica dextra
ren dexter

pars descendens duodeni

a. ileocolica

ureter dexter

caecum

flexura duodenojejunalis

ren sinister

a. mesenterica inferior, a. colica sinistra

radix mesenterii

aa. sigmoideae

a. rectalis superior

△
Abb. 241. Dickdarm mit Arterien.

a. rectalis superior

mesocolon sigmoideum

peritonaeum

ampulla recti

ureter

vesicula seminalis

m. levator ani

fossa ischiorectalis

m. gluteus maximus

◁ **Abb. 242.** Darstellung des rectum von hinten nach Wegnahme des Kreuzbeins. Das rectum tritt aus dem Peritonäalsack (punktiert) hervor. Verlauf und Äste der a. rectalis superior (rot).

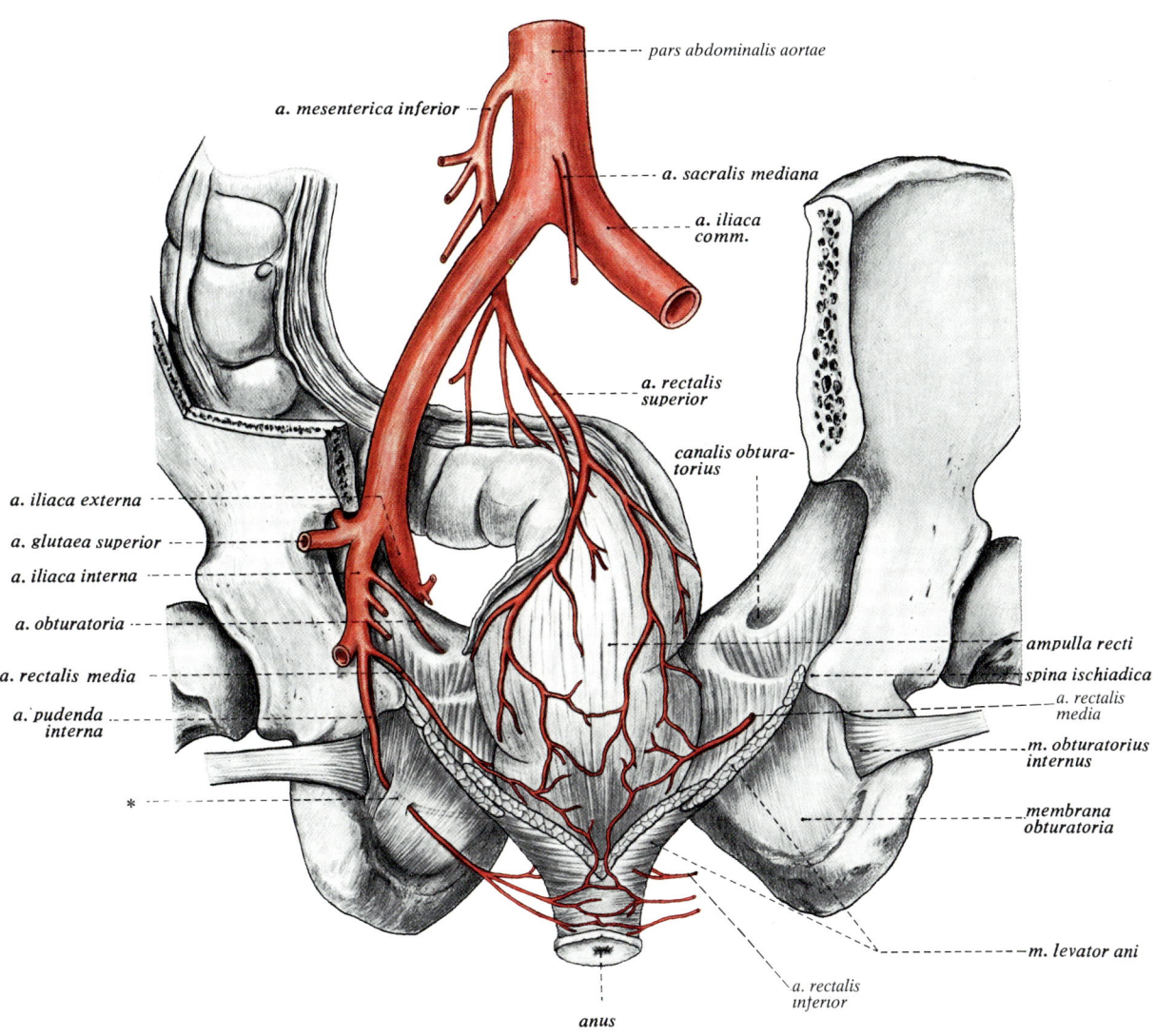

pars abdominalis aortae

a. mesenterica inferior

a. sacralis mediana

a. iliaca comm.

a. rectalis superior

canalis obturatorius

a. iliaca externa

a. glutaea superior

a. iliaca interna

a. obturatoria

a. rectalis media

a. pudenda interna

*

ampulla recti

spina ischiadica

a. rectalis media

m. obturatorius internus

membrana obturatoria

m. levator ani

a. rectalis inferior

anus

Abb. 243. Schematische Darstellung der arteriellen Versorgung des rectum. Ansicht von dorsal auf die ampulla recti. Beachte den Abgang der a. rectalis superior aus der a. mesenterica inferior, die Abzweigung der a. rectalis media aus der a. iliaca interna und den Ursprung der a. rectalis inferior aus der a. pudenda interna im Alcockschen Kanal. Unter Verwendung einer Abbildung von F. H. Netter (1969). (Aus H. Schmidt und J. Staubesand, Fortschr. Röntgenstr. 116, 297–305, 1972.) * Abzweigung der a. rectalis inferior im Alcockschen Kanal

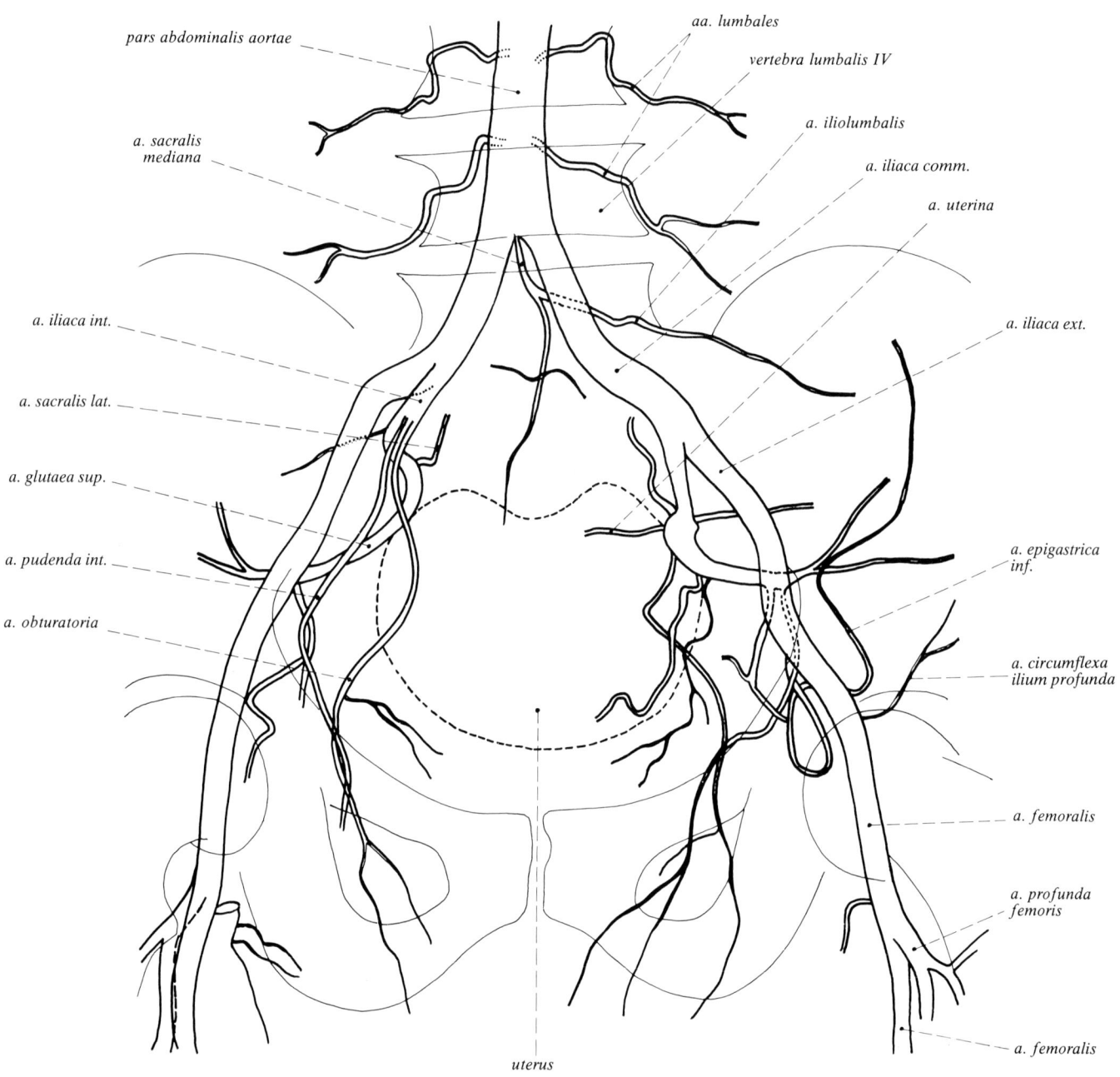

pars abdominalis aortae

aa. lumbales

vertebra lumbalis IV

a. sacralis mediana

a. iliolumbalis

a. iliaca comm.

a. uterina

a. iliaca int.

a. iliaca ext.

a. sacralis lat.

a. glutaea sup.

a. pudenda int.

a. epigastrica inf.

a. obturatoria

a. circumflexa ilium profunda

a. femoralis

a. profunda femoris

a. femoralis

uterus

Abb. 244. Erklärende Strichzeichnung zu Abb. 245.

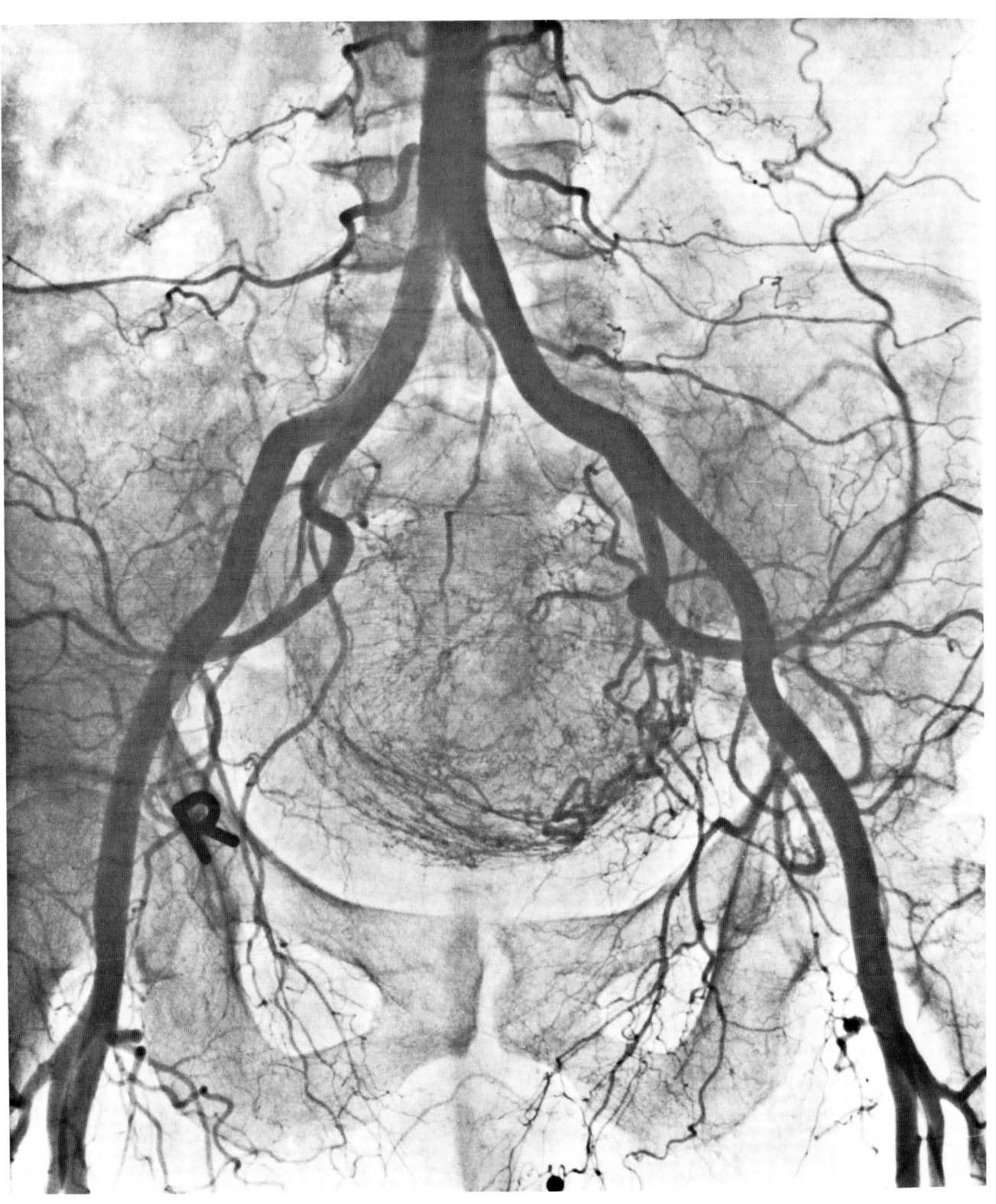

Abb. 245. Angiographische Darstellung der unteren Bauchaorta, der aa. iliacae comm., ext. und int. sowie ihrer Äste. Sagittaler Strahlengang. (Aus L. WICKE, Atlas der Röntgenanatomie, 2. Aufl. Urban & Schwarzenberg, München–Wien–Baltimore 1980.)

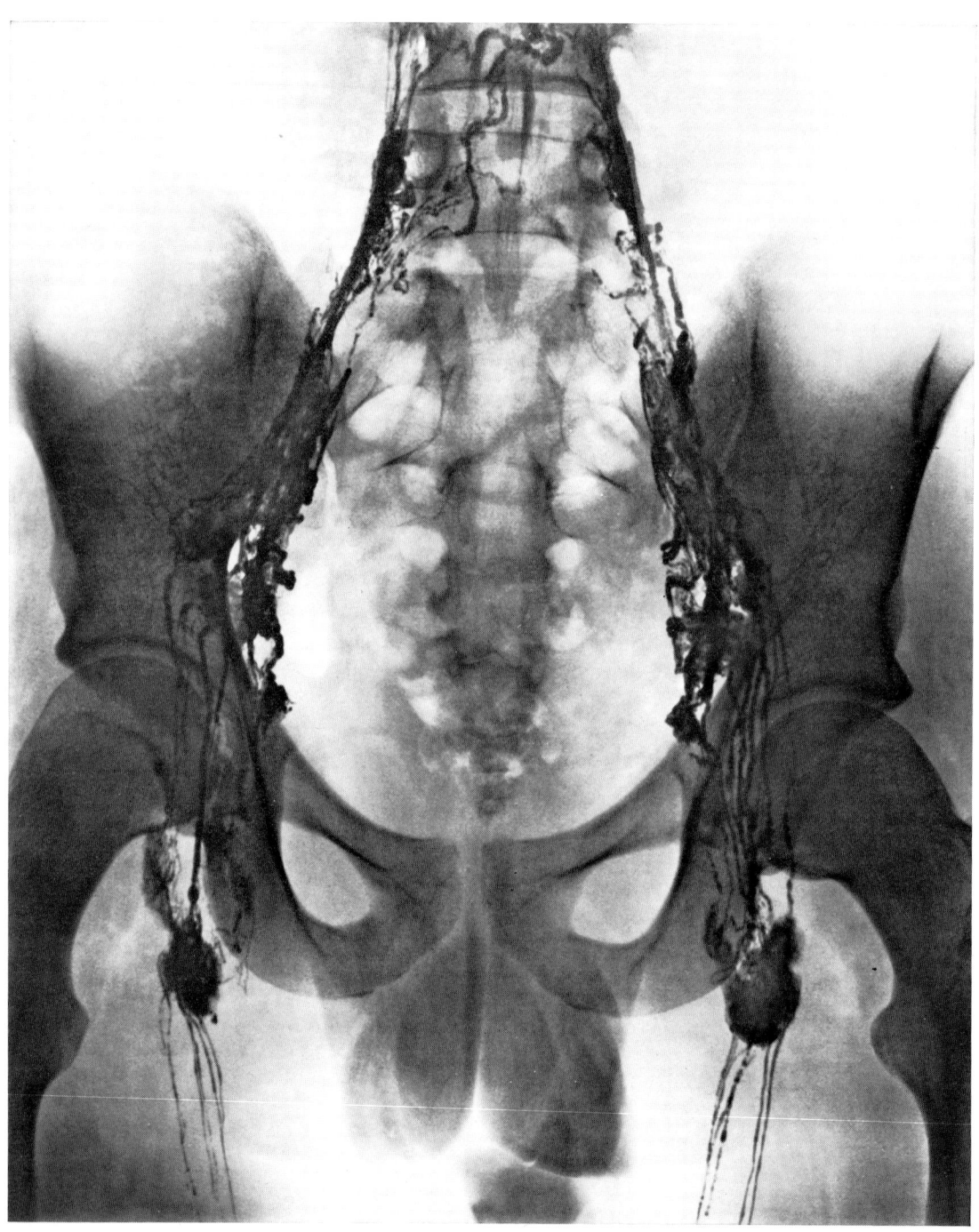

Abb. 246. Lymphangiogramm eines 18jährigen; sagittaler Strahlengang. Darstellung der inguinalen, iliakalen und lumbalen Lymphgefäße sowie der prävertebralen Anastomosen durch ein jodhaltiges öliges Kontrastmittel (Lipiodol®). Die perlschnurartigen Auftreibungen der Lymphgefäße sind durch die hintereinandergeschalteten Klappensegmente hervorgerufen. Beginnende Kontrastmittelspeicherung in einzelnen Lymphknoten, vor allem der Inguinalregion (Aufnahme: Dr. L. BAUMEISTER, Zentrum Radiologie am Klinikum der Universität Freiburg i. Br.).

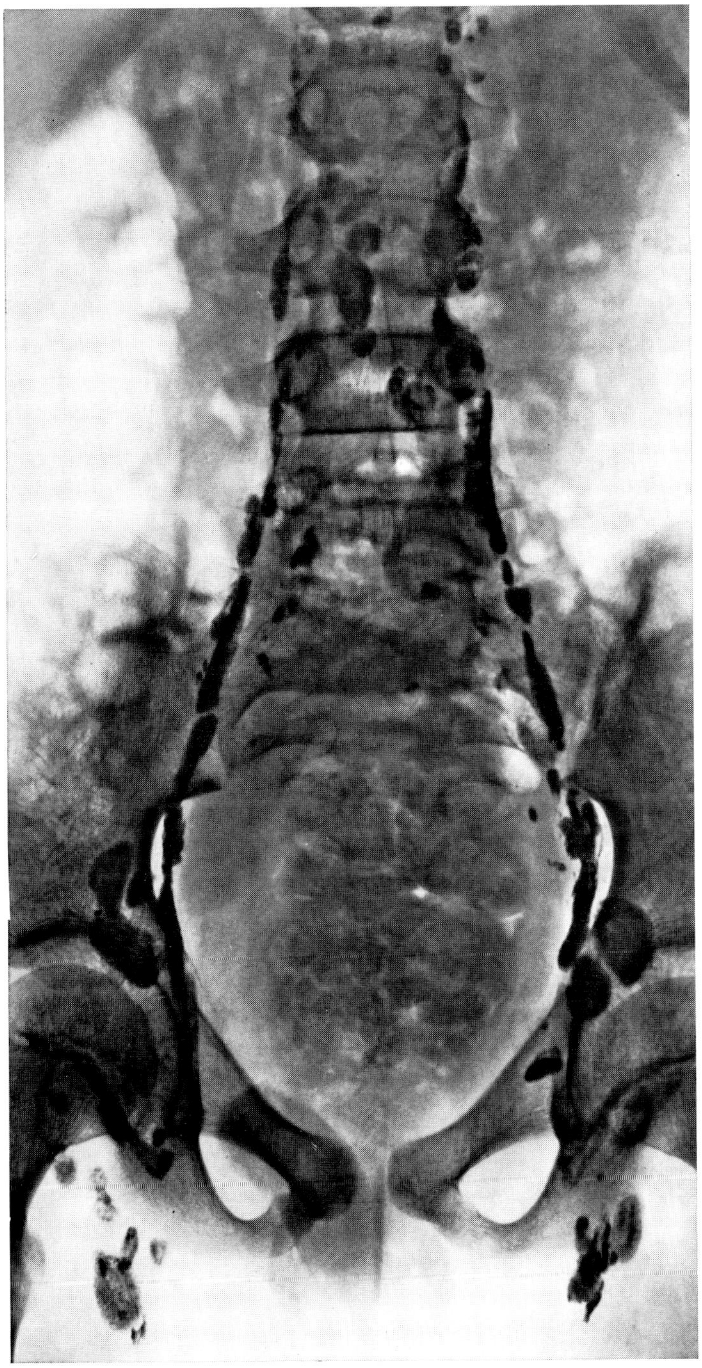

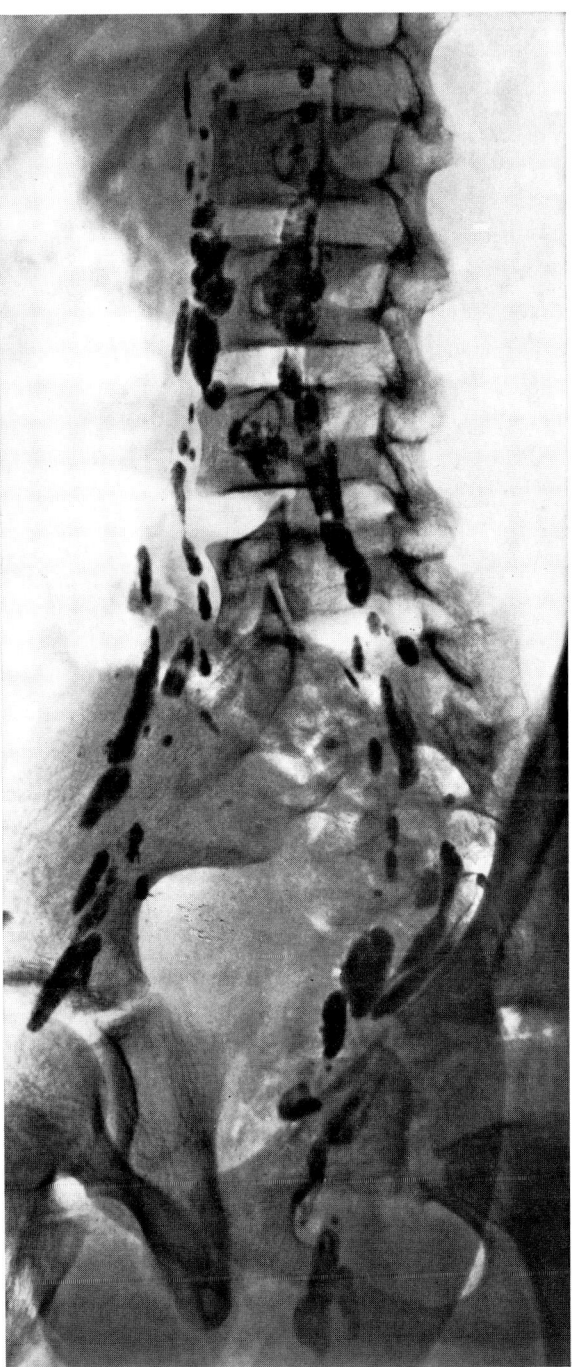

Abb. 247.

Abb. 248.

Abb. 247 u. 248. Lymphadenogramm eines Zehnjährigen in Rückenlage (Abb. 247) und in linker vorderer Schräglage (Abb. 248). Speicherung eines jodhaltigen öligen Kontrastmittels (Lipiodol®) in nodi lymphatici inguinales, nodi lymphatici iliaci externi, nodi lymphatici iliaci communes und nodi lymphatici lumbales. Die Kombination beider Aufnahmerichtungen ermöglicht die genauere Lokalisierung der einzelnen Lymphknoten (Aufnahme: Dr. L. BAUMEISTER, Zentrum Radiologie am Klinikum der Universität Freiburg i. Br.).

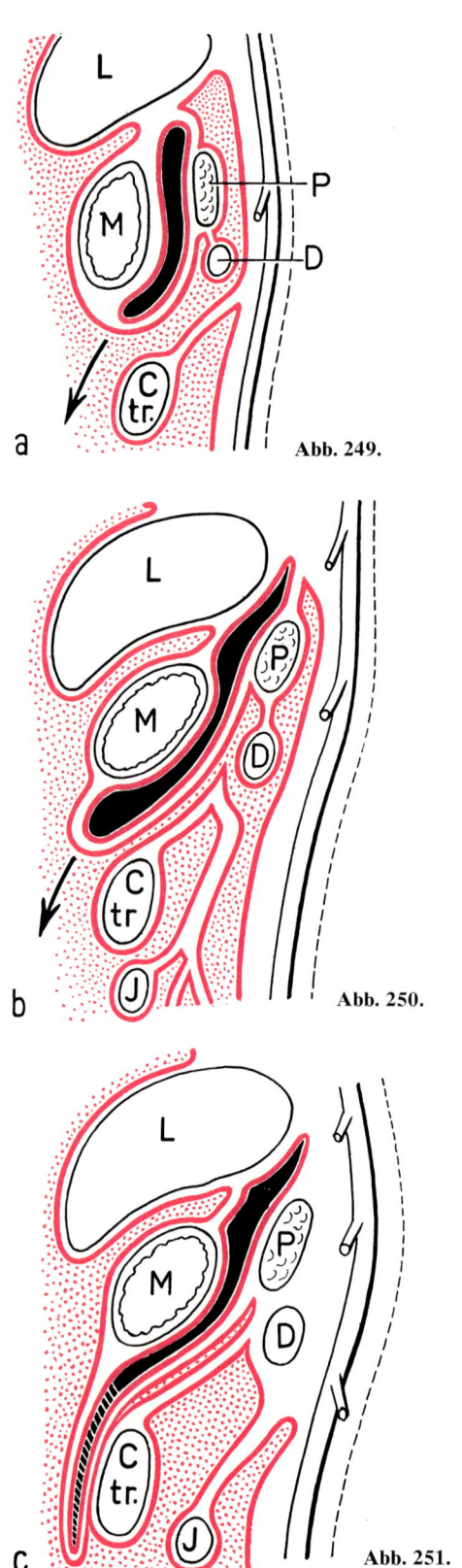

a **Abb. 249.**

b **Abb. 250.**

c **Abb. 251.**

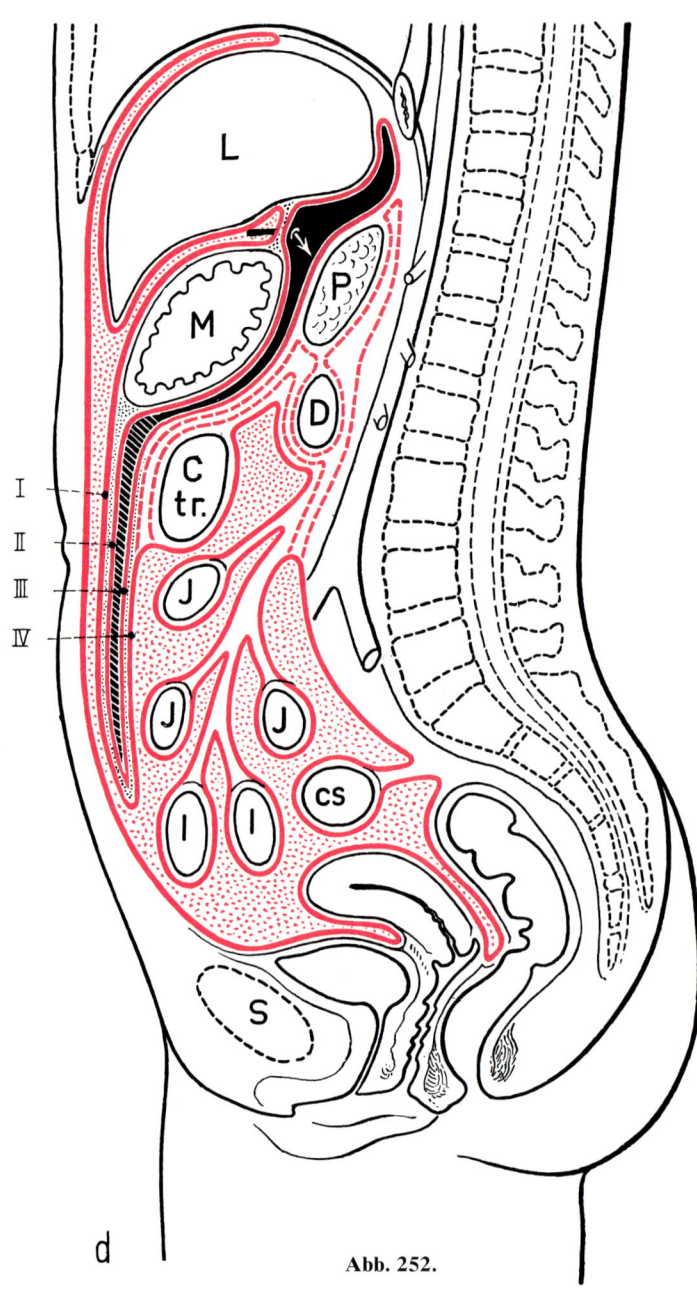

d **Abb. 252.**

Abb. 249–252. Entstehung und Umwandlung der serösen Säcke des Bauchraums sowie Verlauf des peritonaeum, schematische Mediansagittalschnitte. – Peritonaeum = rote Linie, cavum peritonaei = rot punktiert. Abb. 249–251 embryonale Stadien. Abb. 252 endgültiger Zustand (weiblicher situs) vor Verklebung der vier Blätter (I–IV) des großen Netzes. Rot gestrichelte Linie = ursprünglicher Verlauf des Bauchfells. Pfeil im Netzbeutel, bursa omentalis.

I–IV die vier Blätter des omentum majus	M = Magen, ventriculus (gaster)	P = pancreas	I = ileum
L = Leber, hepar	C tr = colon transversum	D = duodenum	CS = colon sigmoideum
		J = jejunum	S = symphysis pubica

Urogenitalsystem

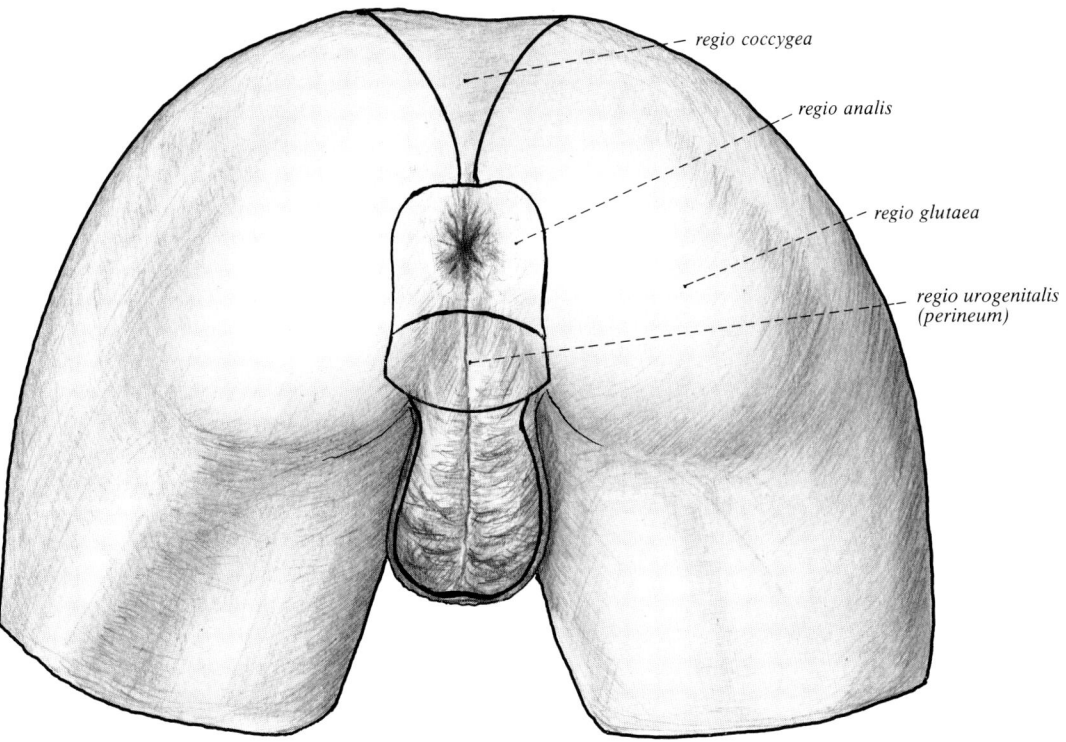

regio coccygea

regio analis

regio glutaea

regio urogenitalis (perineum)

Abb. 253. Regionen des Damms, perineum, männlich.

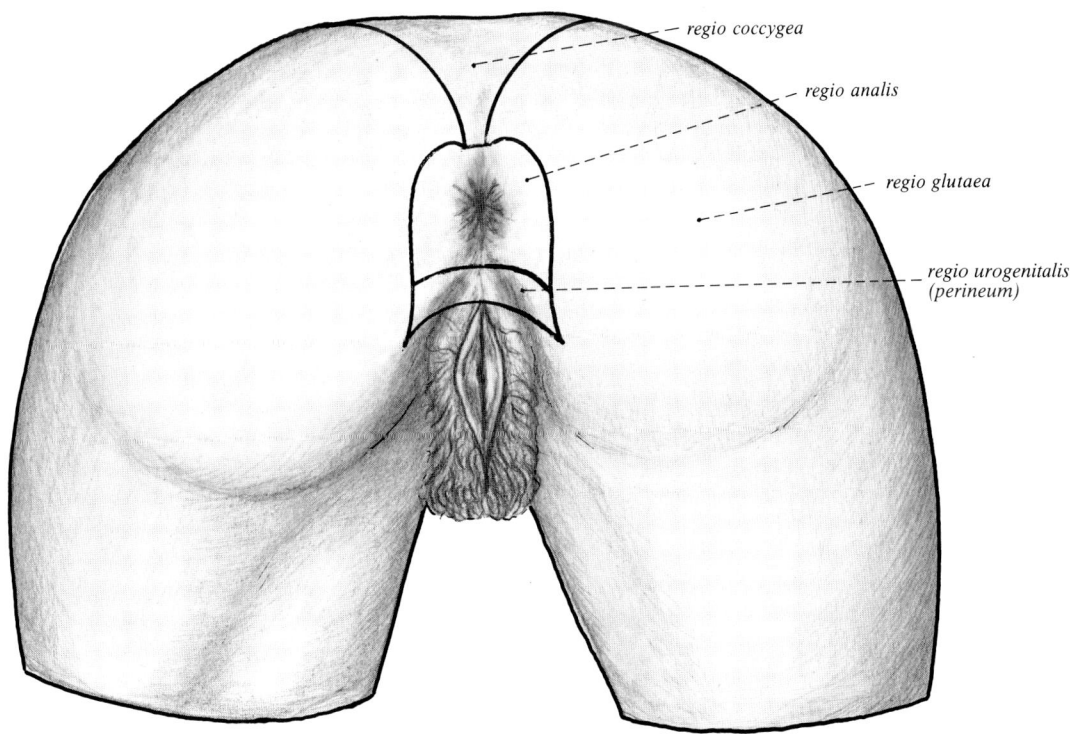

regio coccygea

regio analis

regio glutaea

regio urogenitalis (perineum)

Abb. 254. Regionen des Damms, perineum, weiblich.

175

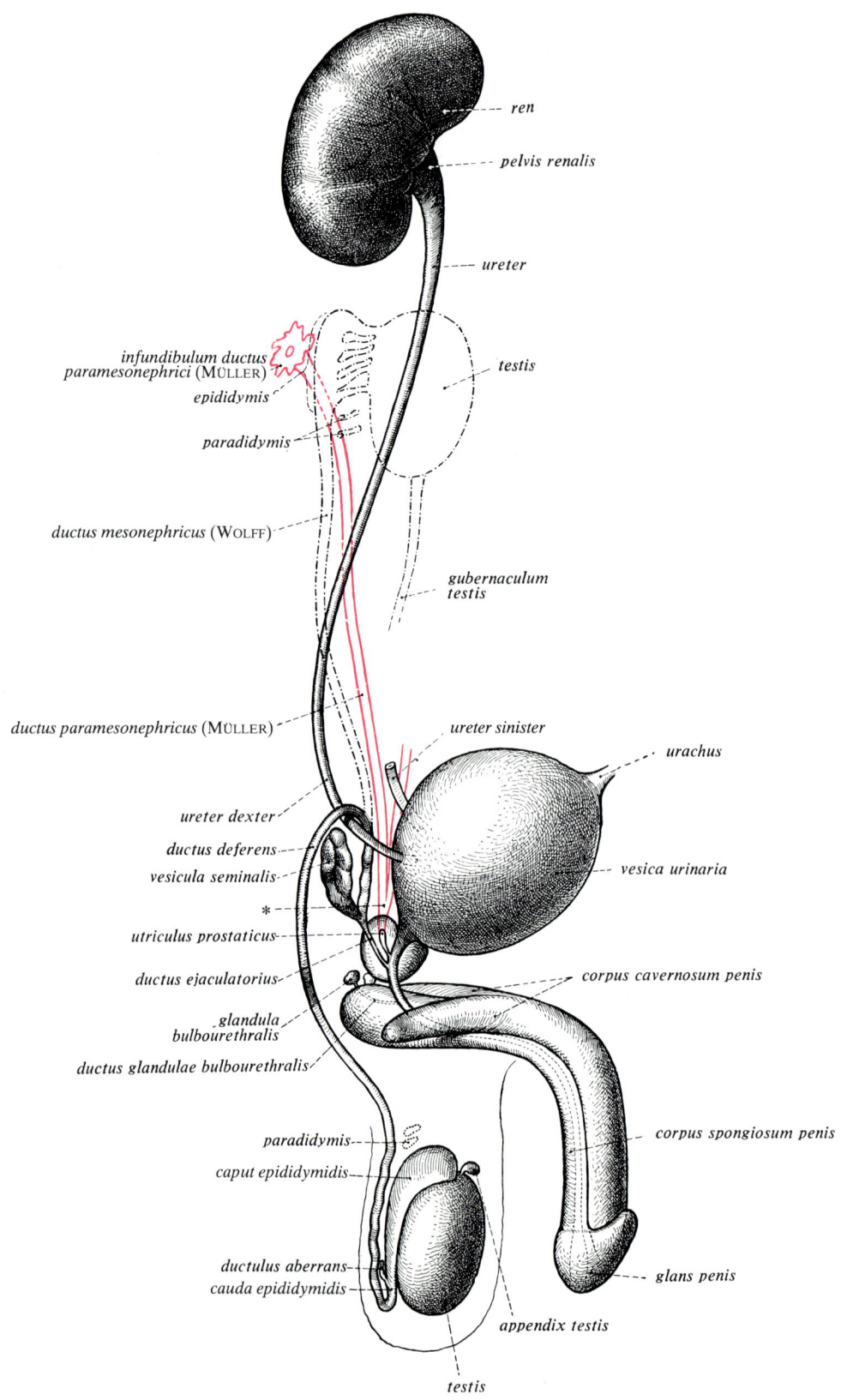

ren

pelvis renalis

ureter

infundibulum ductus
paramesonephrici (Müller)

epididymis

testis

paradidymis

ductus mesonephricus (Wolff)

gubernaculum
testis

ductus paramesonephricus (Müller)

ureter sinister

urachus

ureter dexter

ductus deferens

vesicula seminalis

vesica urinaria

*

utriculus prostaticus

corpus cavernosum penis

ductus ejaculatorius

glandula
bulbourethralis

ductus glandulae bulbourethralis

corpus spongiosum penis

paradidymis

caput epididymidis

glans penis

ductulus aberrans

cauda epididymidis

appendix testis

testis

Abb. 255. Schematisches Übersichtsbild des männlichen Urogenitalapparates mit Berücksichtigung seiner Entwicklung. Rot: Zugrunde-
gehende Teile. Gestrichelte Konturen: Lage vor dem descensus testis. Epididymis = Geschlechtsteil der Urniere; paradidymis = Nierenteil
der Urniere; * = Vereinigungsstelle der Müllerschen Gänge, ductus paramesonephrici.

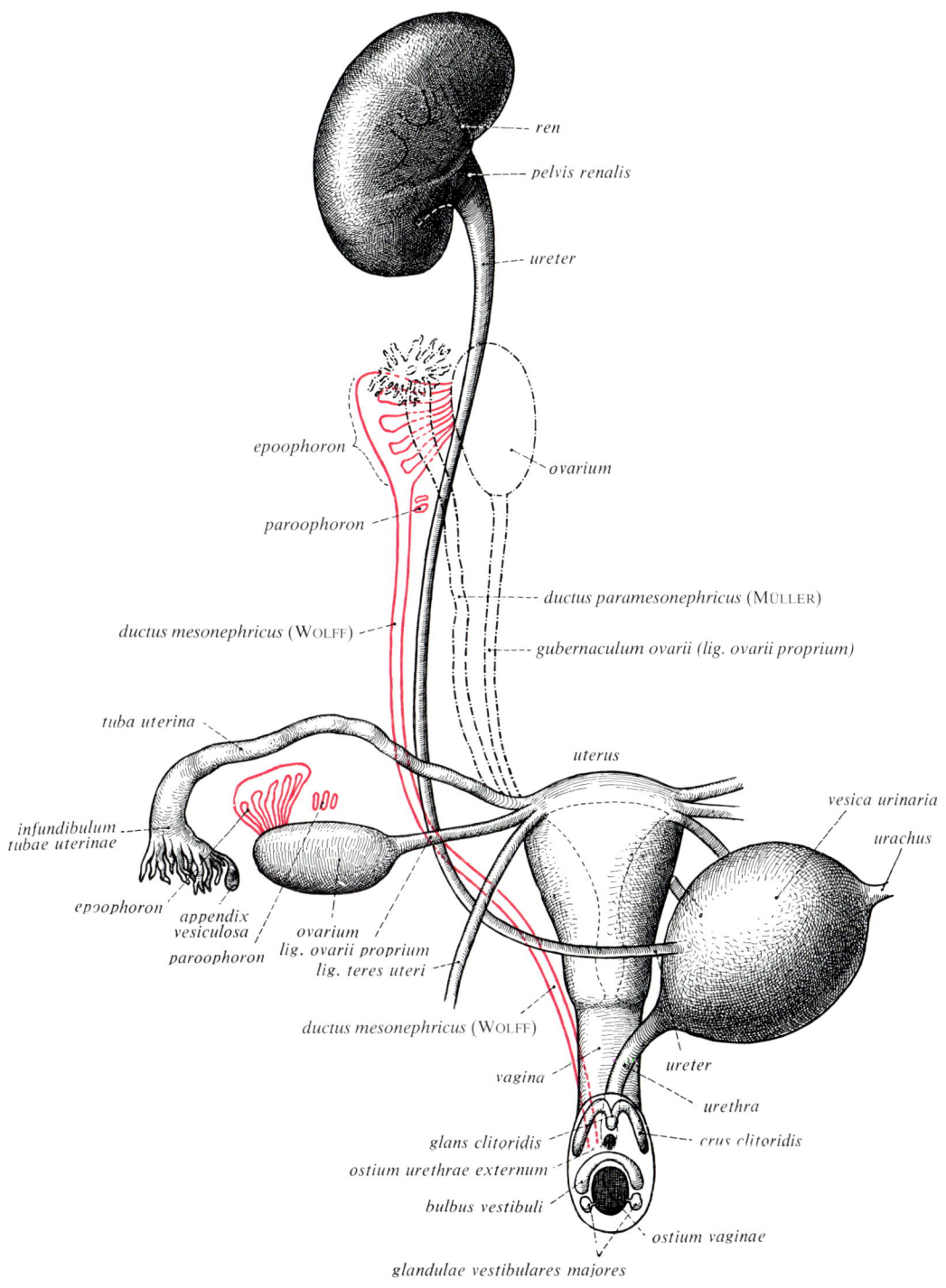

ren

pelvis renalis

ureter

epoophoron

ovarium

paroophoron

ductus paramesonephricus (MÜLLER)

ductus mesonephricus (WOLFF)

gubernaculum ovarii (lig. ovarii proprium)

tuba uterina

uterus

vesica urinaria

urachus

infundibulum
tubae uterinae

epoophoron

appendix
vesiculosa

ovarium
lig. ovarii proprium

paroophoron

lig. teres uteri

ductus mesonephricus (WOLFF)

ureter

vagina

urethra

glans clitoridis

crus clitoridis

ostium urethrae externum

bulbus vestibuli

ostium vaginae

glandulae vestibulares majores

Abb. 256. Schematisches Übersichtsbild des weiblichen Urogenitalapparates mit Berücksichtigung seiner Entwicklung. Rot: Zugrunde-
gehende Teile. Gestrichelte Konturen: Lage vor dem descensus. Epoophoron = Geschlechtsteil der Urniere; paroophoron = Nierenteil
der Urniere.

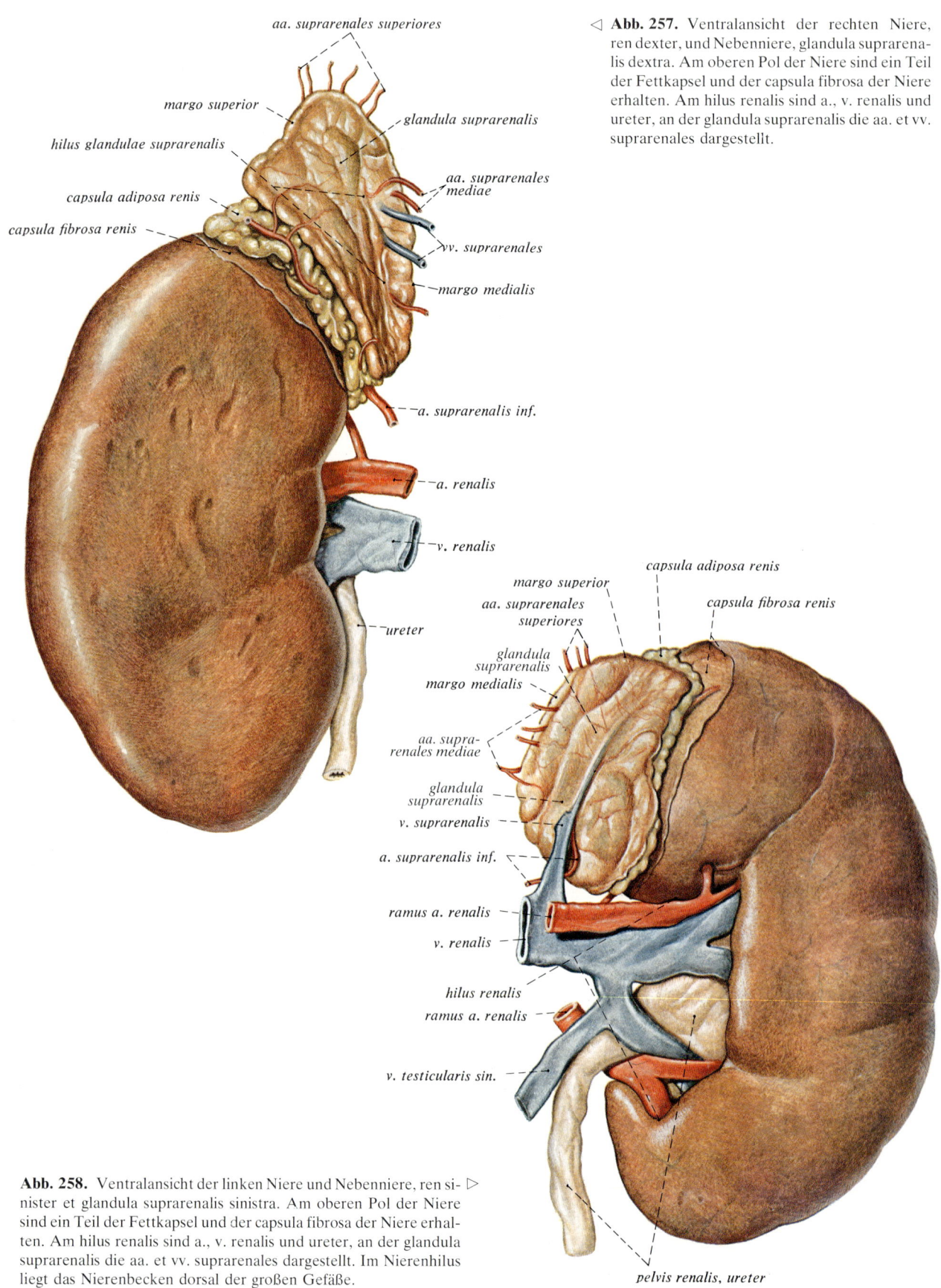

aa. suprarenales superiores

margo superior

hilus glandulae suprarenalis

capsula adiposa renis

capsula fibrosa renis

glandula suprarenalis

aa. suprarenales mediae

vv. suprarenales

margo medialis

a. suprarenalis inf.

a. renalis

v. renalis

ureter

Abb. 257. Ventralansicht der rechten Niere, ren dexter, und Nebenniere, glandula suprarenalis dextra. Am oberen Pol der Niere sind ein Teil der Fettkapsel und der capsula fibrosa der Niere erhalten. Am hilus renalis sind a., v. renalis und ureter, an der glandula suprarenalis die aa. et vv. suprarenales dargestellt.

margo superior

aa. suprarenales superiores

capsula adiposa renis

capsula fibrosa renis

glandula suprarenalis

margo medialis

aa. suprarenales mediae

glandula suprarenalis

v. suprarenalis

a. suprarenalis inf.

ramus a. renalis

v. renalis

hilus renalis

ramus a. renalis

v. testicularis sin.

pelvis renalis, ureter

Abb. 258. Ventralansicht der linken Niere und Nebenniere, ren si- ▷ nister et glandula suprarenalis sinistra. Am oberen Pol der Niere sind ein Teil der Fettkapsel und der capsula fibrosa der Niere erhalten. Am hilus renalis sind a., v. renalis und ureter, an der glandula suprarenalis die aa. et vv. suprarenales dargestellt. Im Nierenhilus liegt das Nierenbecken dorsal der großen Gefäße.

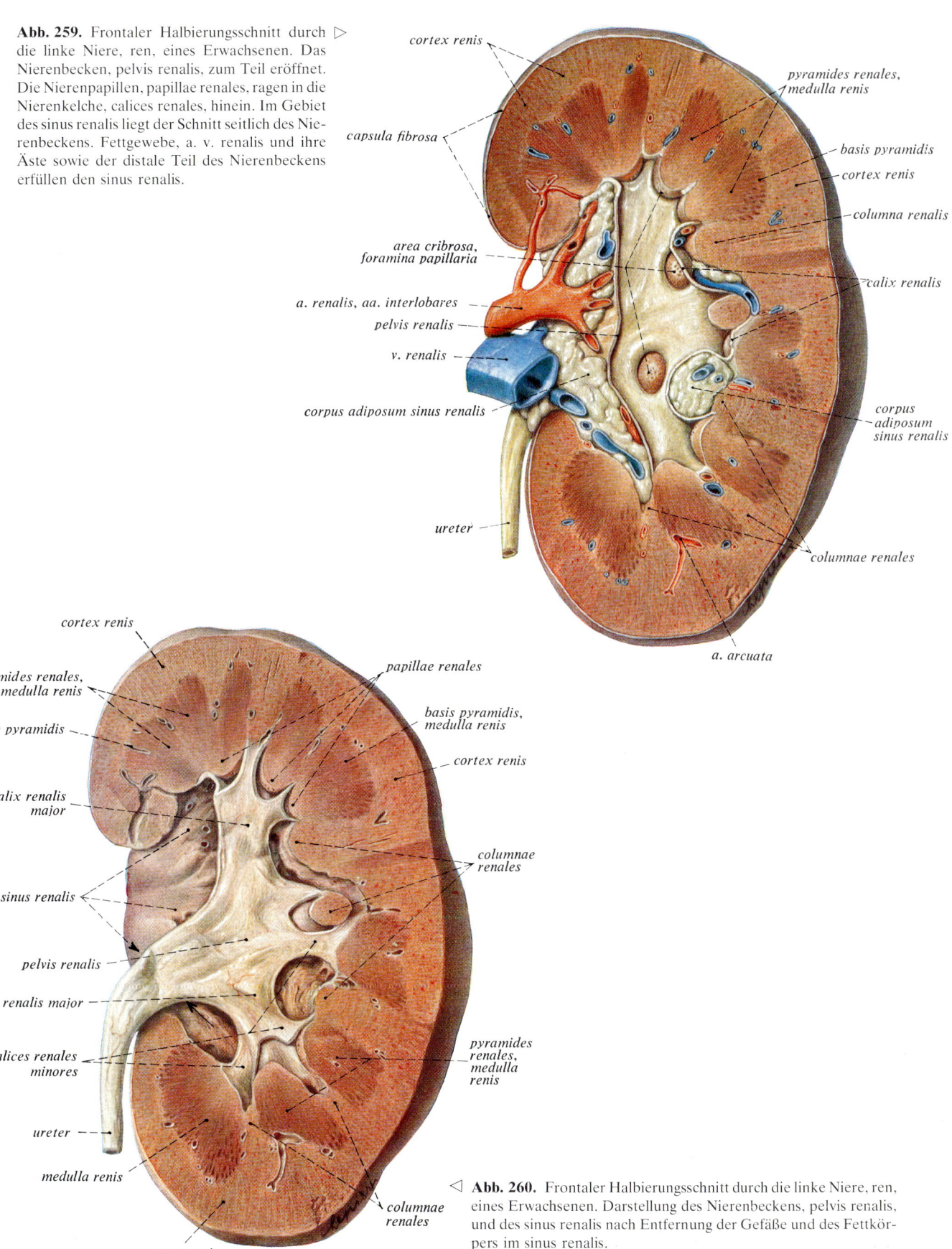

Abb. 259. Frontaler Halbierungsschnitt durch ▷
die linke Niere, ren, eines Erwachsenen. Das
Nierenbecken, pelvis renalis, zum Teil eröffnet.
Die Nierenpapillen, papillae renales, ragen in die
Nierenkelche, calices renales, hinein. Im Gebiet
des sinus renalis liegt der Schnitt seitlich des Nierenbeckens. Fettgewebe, a. v. renalis und ihre
Äste sowie der distale Teil des Nierenbeckens
erfüllen den sinus renalis.

cortex renis

capsula fibrosa

area cribrosa,
foramina papillaria

a. renalis, aa. interlobares

pelvis renalis

v. renalis

corpus adiposum sinus renalis

ureter

pyramides renales,
medulla renis

basis pyramidis

cortex renis

columna renalis

calix renalis

corpus
adiposum
sinus renalis

columnae renales

a. arcuata

cortex renis

pyramides renales,
medulla renis

asis pyramidis

calix renalis
major

sinus renalis

pelvis renalis

lix renalis major

calices renales
minores

ureter

medulla renis

cortex renis

papillae renales

basis pyramidis,
medulla renis

cortex renis

columnae
renales

pyramides
renales,
medulla
renis

columnae
renales

◁ **Abb. 260.** Frontaler Halbierungsschnitt durch die linke Niere, ren,
eines Erwachsenen. Darstellung des Nierenbeckens, pelvis renalis,
und des sinus renalis nach Entfernung der Gefäße und des Fettkör-
pers im sinus renalis.

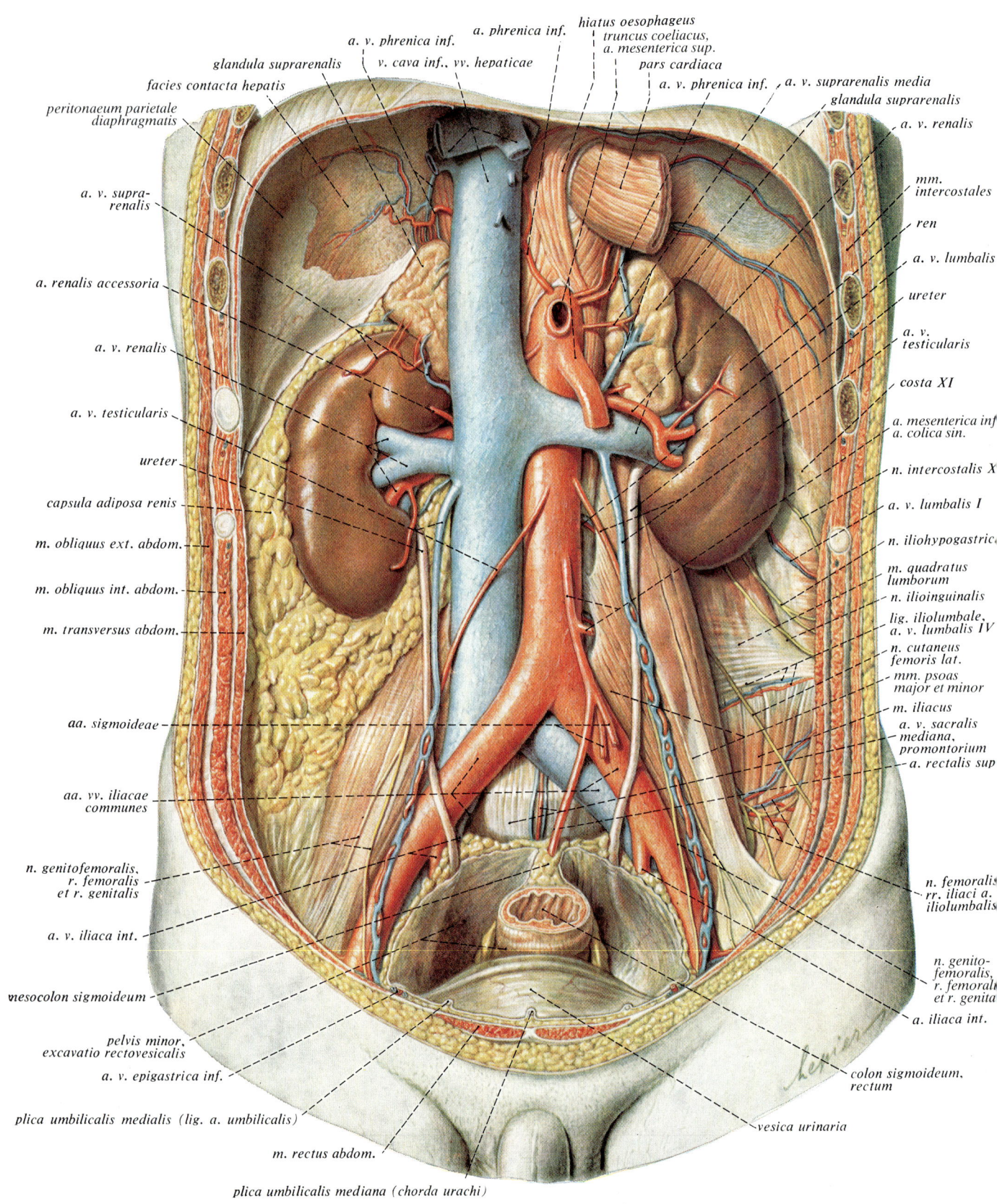

peritonaeum parietale
diaphragmatis

facies contacta hepatis

glandula suprarenalis

a. v. phrenica inf.

v. cava inf., vv. hepaticae

a. phrenica inf.

hiatus oesophageus
truncus coeliacus,
a. mesenterica sup.

pars cardiaca

a. v. phrenica inf.

a. v. suprarenalis media
glandula suprarenalis

a. v. renalis

mm. intercostales

ren

a. v. lumbalis

ureter

a. v. testicularis

costa XI

a. mesenterica inf
a. colica sin.

n. intercostalis X

a. v. lumbalis I

n. iliohypogastric

m. quadratus lumborum

n. ilioinguinalis

lig. iliolumbale,
a. v. lumbalis IV

n. cutaneus
femoris lat.

mm. psoas
major et minor

m. iliacus

a. v. sacralis
mediana,
promontorium

a. rectalis sup

n. femoralis
rr. iliaci a.
iliolumbalis

n. genito-
femoralis,
r. femoral
et r. genita

a. iliaca int.

colon sigmoideum,
rectum

vesica urinaria

a. v. supra-
renalis

a. renalis accessoria

a. v. renalis

a. v. testicularis

ureter

capsula adiposa renis

m. obliquus ext. abdom.

m. obliquus int. abdom.

m. transversus abdom.

aa. sigmoideae

aa. vv. iliacae
communes

n. genitofemoralis,
r. femoralis
et r. genitalis

a. v. iliaca int.

mesocolon sigmoideum

pelvis minor,
excavatio rectovesicalis

a. v. epigastrica inf.

plica umbilicalis medialis (lig. a. umbilicalis)

m. rectus abdom.

plica umbilicalis mediana (chorda urachi)

Abb. 261. Lage der Eingeweide an der dorsalen Bauchwand. Situs retroperitonaealis, sog. »Nierensitus«.

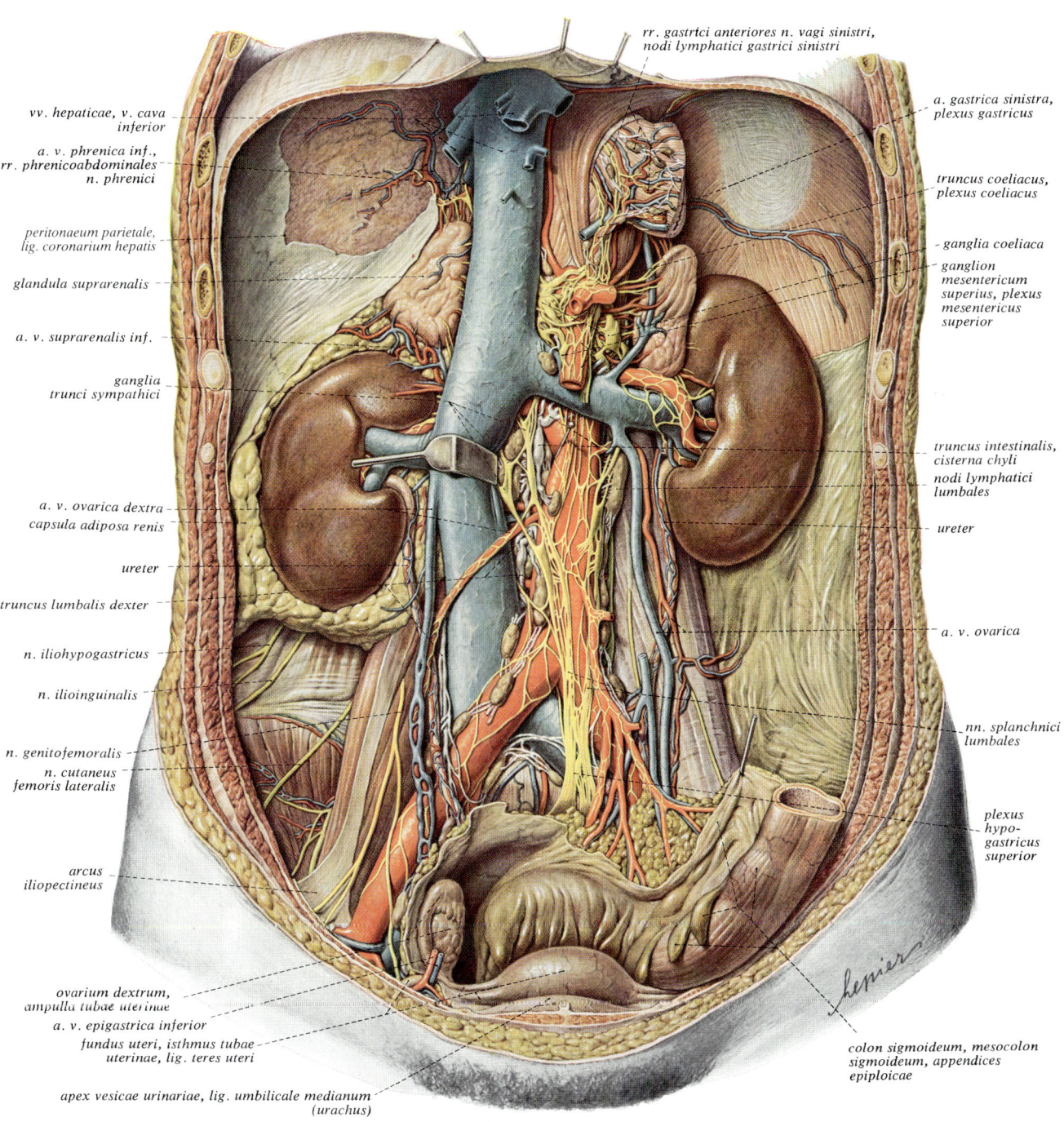

rr. gastrici anteriores n. vagi sinistri,
nodi lymphatici gastrici sinistri

vv. hepaticae, v. cava
inferior

a. v. phrenica inf.,
rr. phrenicoabdominales
n. phrenici

peritonaeum parietale,
lig. coronarium hepatis

glandula suprarenalis

a. v. suprarenalis inf.

ganglia
trunci sympathici

a. v. ovarica dextra
capsula adiposa renis

ureter

truncus lumbalis dexter

n. iliohypogastricus

n. ilioinguinalis

n. genitofemoralis

n. cutaneus
femoris lateralis

arcus
iliopectineus

ovarium dextrum,
ampulla tubae uterinae
a. v. epigastrica inferior
fundus uteri, isthmus tubae
uterinae, lig. teres uteri

apex vesicae urinariae, lig. umbilicale medianum
(urachus)

a. gastrica sinistra,
plexus gastricus

truncus coeliacus,
plexus coeliacus

ganglia coeliaca

ganglion
mesentericum
superius, plexus
mesentericus
superior

truncus intestinalis,
cisterna chyli
nodi lymphatici
lumbales

ureter

a. v. ovarica

nn. splanchnici
lumbales

plexus
hypo-
gastricus
superior

colon sigmoideum, mesocolon
sigmoideum, appendices
epiploicae

Abb. 262. Nerven, Blut- und Lymphgefäße der hinteren Bauchwand. Bauchfell nur in der rechten Zwerchfellkuppel, dem Schnittrand des lig. coronarium hepatis entsprechend, begrenzt, im kleinen Becken sowie in der fossa iliaca sinistra erhalten. Capsula adiposa der linken Niere vollständig, die der rechten Niere an der Vorderfläche entfernt. Bauch- und Beckenteil des truncus sympathicus.

181

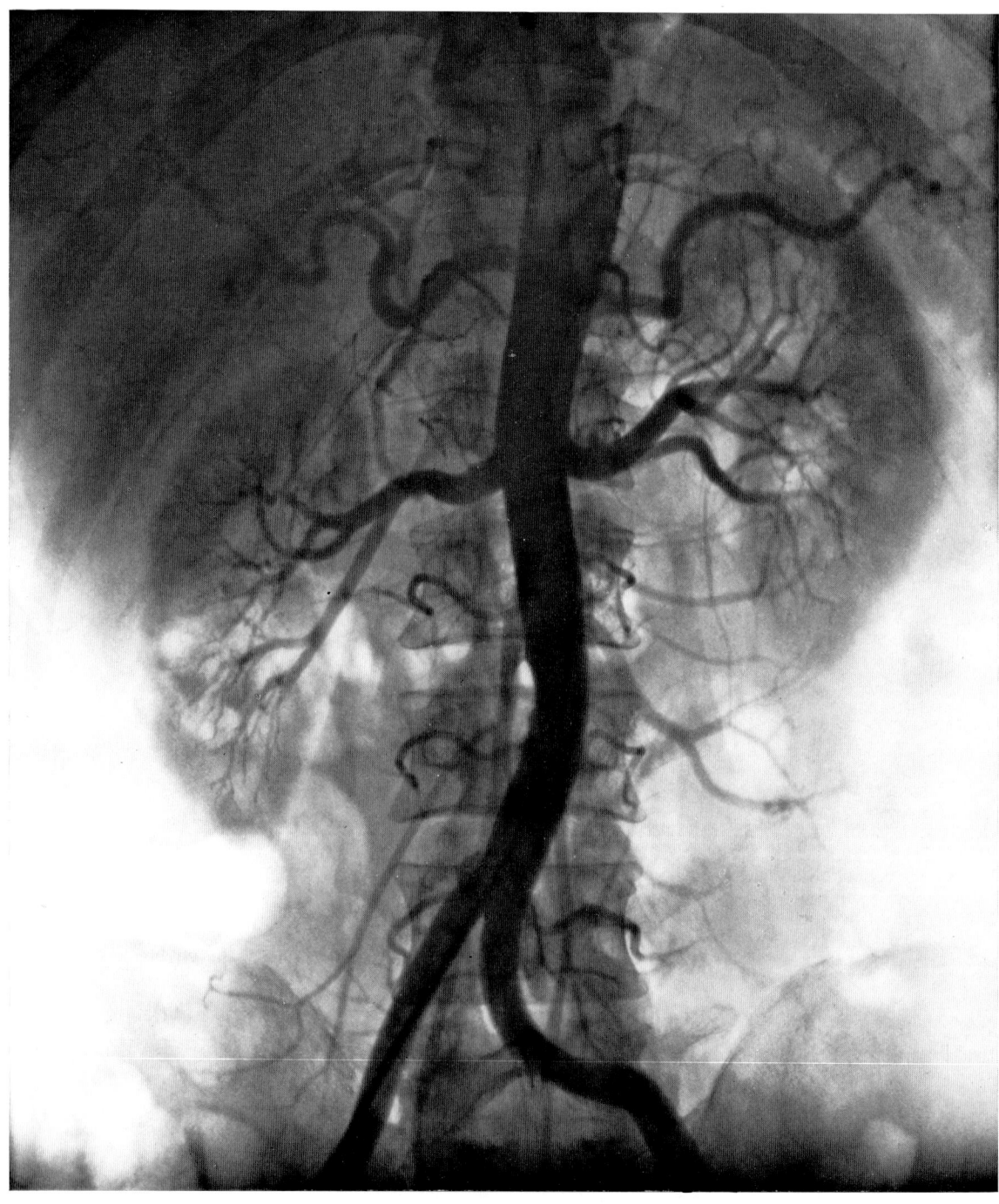

Abb. 263. Arteriogramm der pars abdominalis aortae und beider Nierenarterien. Injektion des Kontrastmittels über einen SELDINGER-Katheter, der von der a. femoralis aus eingeführt wurde und dessen Spitze knapp oberhalb des Abgangs der Nierenschlagadern liegt. Röntgenbild, sagittaler Strahlengang (Aufnahme Prof. Dr. H. SCHMIDT, Pforzheim).

1 colon descendens
2 colon ascendens
3 margo lat.
   m. psoatis majoris
4 pelvis renalis
5 papilla renalis
6 ureter
7 extremitas inf. renis sin.

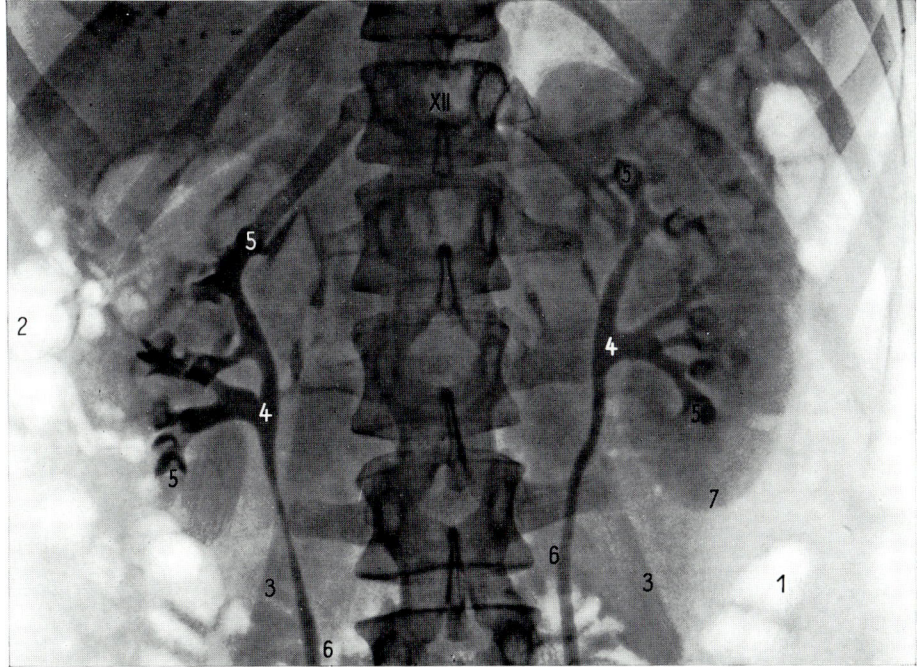

Abb. 264. Doppelseitiges retrogrades Pyelogramm. Schmales Nierenbecken, pelvis renalis, durch den Zusammenfluß langer, schlanker Nierenkelche, calices minores et majores, entstanden. Die Nierenpapillen, papillae renales, hell, ihre Umfassung durch die mit Kontrastmittel gefüllten Kelche dunkel.

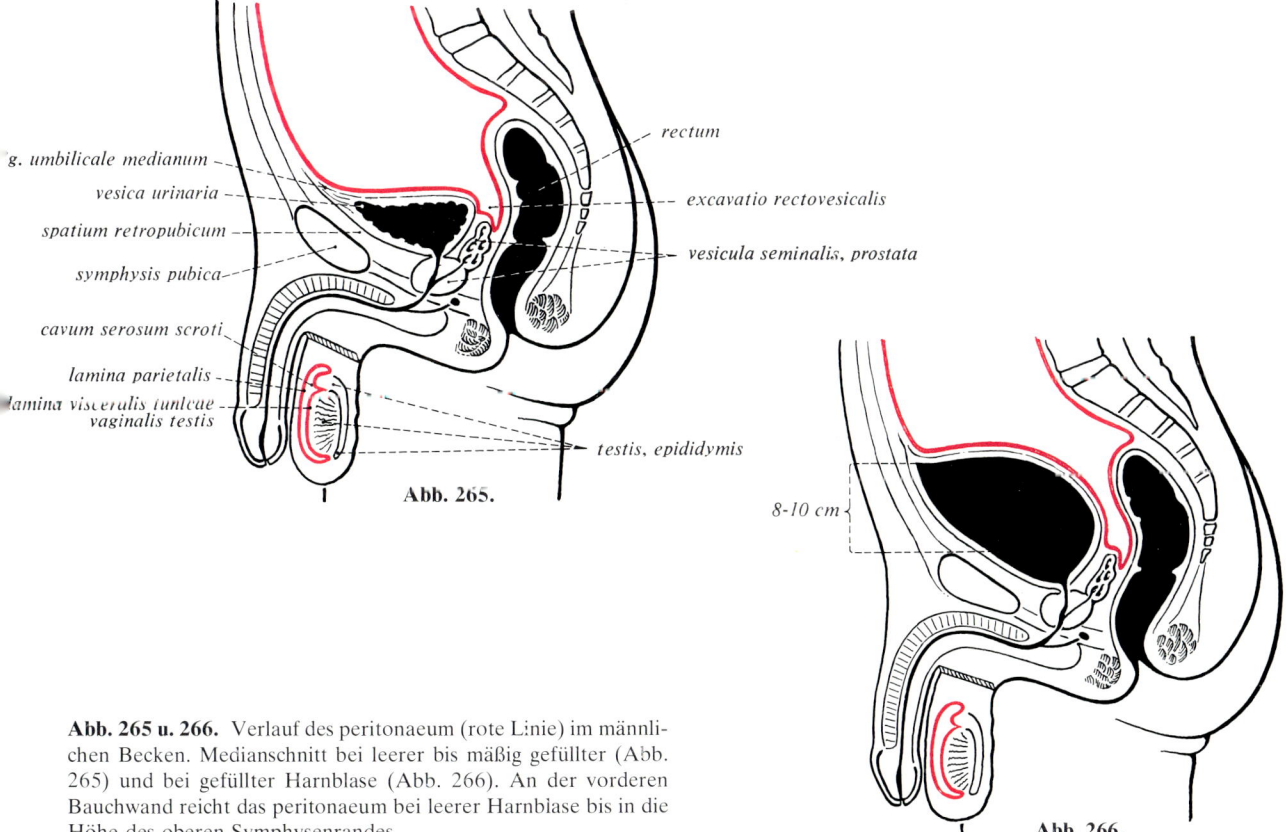

g. umbilicale medianum

vesica urinaria

spatium retropubicum

symphysis pubica

cavum serosum scroti

lamina parietalis

lamina visceralis tunicae
vaginalis testis

rectum

excavatio rectovesicalis

vesicula seminalis, prostata

testis, epididymis

Abb. 265.

8-10 cm

Abb. 266.

Abb. 265 u. 266. Verlauf des peritonaeum (rote Linie) im männlichen Becken. Medianschnitt bei leerer bis mäßig gefüllter (Abb. 265) und bei gefüllter Harnblase (Abb. 266). An der vorderen Bauchwand reicht das peritonaeum bei leerer Harnblase bis in die Höhe des oberen Symphysenrandes.

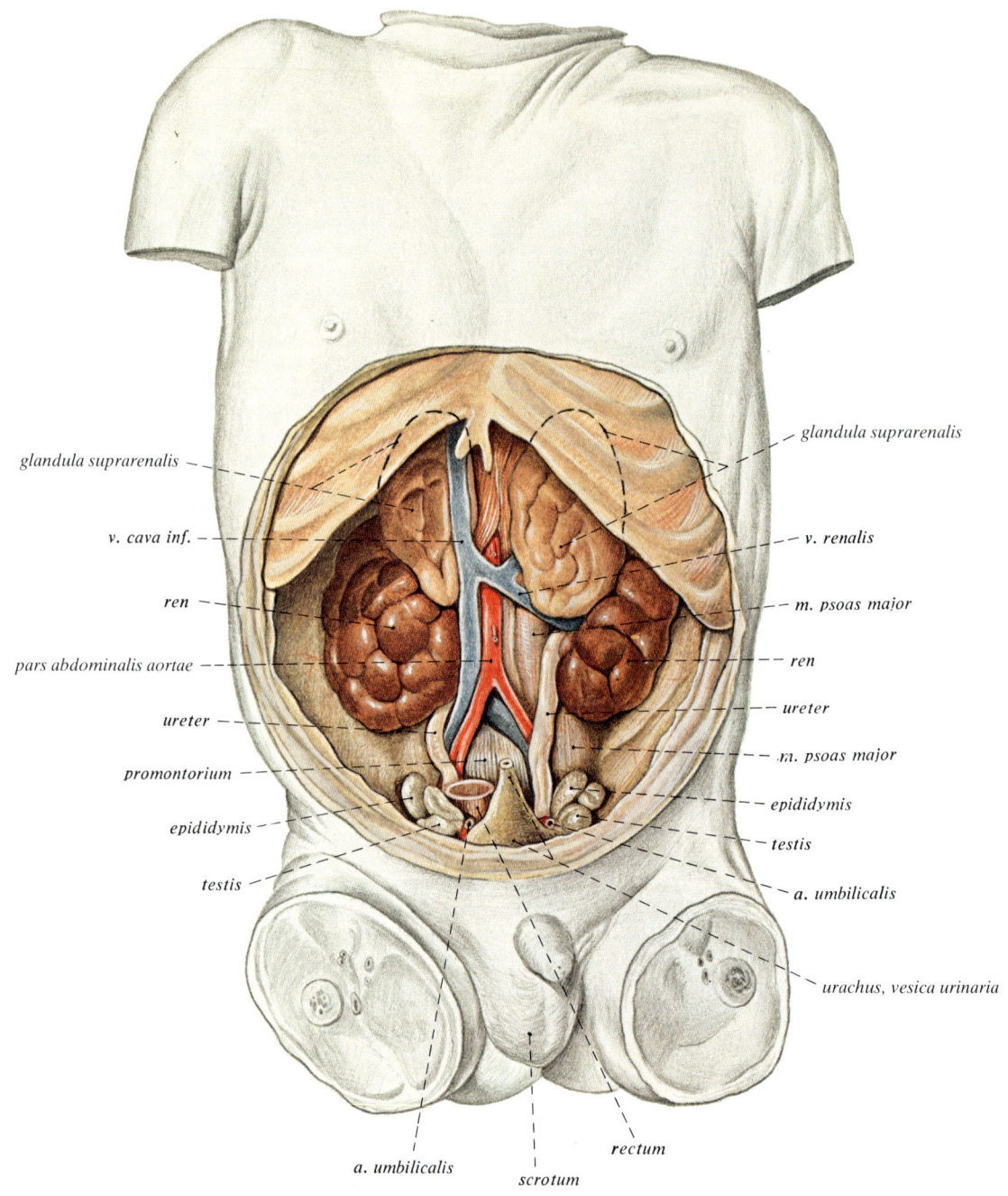

glandula suprarenalis

glandula suprarenalis

v. cava inf.

v. renalis

ren

m. psoas major

pars abdominalis aortae

ren

ureter

ureter

promontorium

m. psoas major

epididymis

epididymis

testis

testis

a. umbilicalis

urachus, vesica urinaria

a. umbilicalis

scrotum

rectum

Abb. 267. Nieren und Nebennieren eines etwa 5 Monate alten Fetus. Der auf der Figur vom Rippenbogen verdeckte Teil der Nebennieren ist durch die gestrichelte Linie umrandet. Die Nieren sind deutlich gelappt (ren lobatus), die Nebennieren auffällig groß und an der Oberfläche gefältelt. Der ureter ist weit und verläuft geschlängelt. Die Keimdrüsen (Hoden und Nebenhoden) liegen im kleinen Becken vor dem Eingang in den Leistenkanal. Die Harnblase verjüngt sich kegelförmig in den noch offenen urachus. Die großen Organe des Oberbauchraumes sind ebenso wie Dünn- und Dickdarm entfernt. Die Schnittfläche des rectum ist sichtbar.

Abb. 268. Rechte Niere eines Erwachsenen mit erhaltener Lappung (ren lobatus). ▷

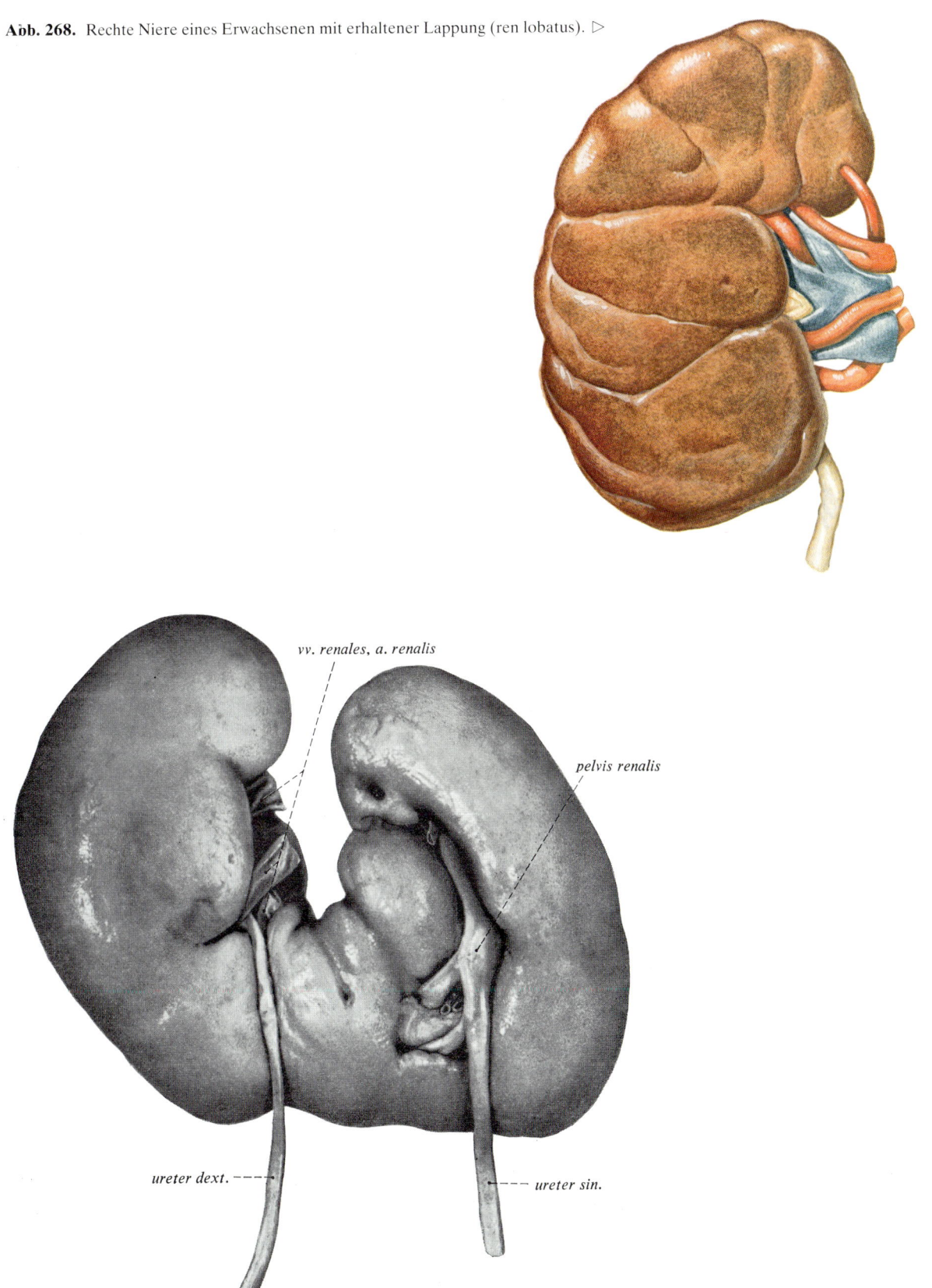

Abb. 269. Ventralansicht einer Hufeisenniere. Breite Brücke von Nierengewebe zwischen den unteren Nierenpolen.

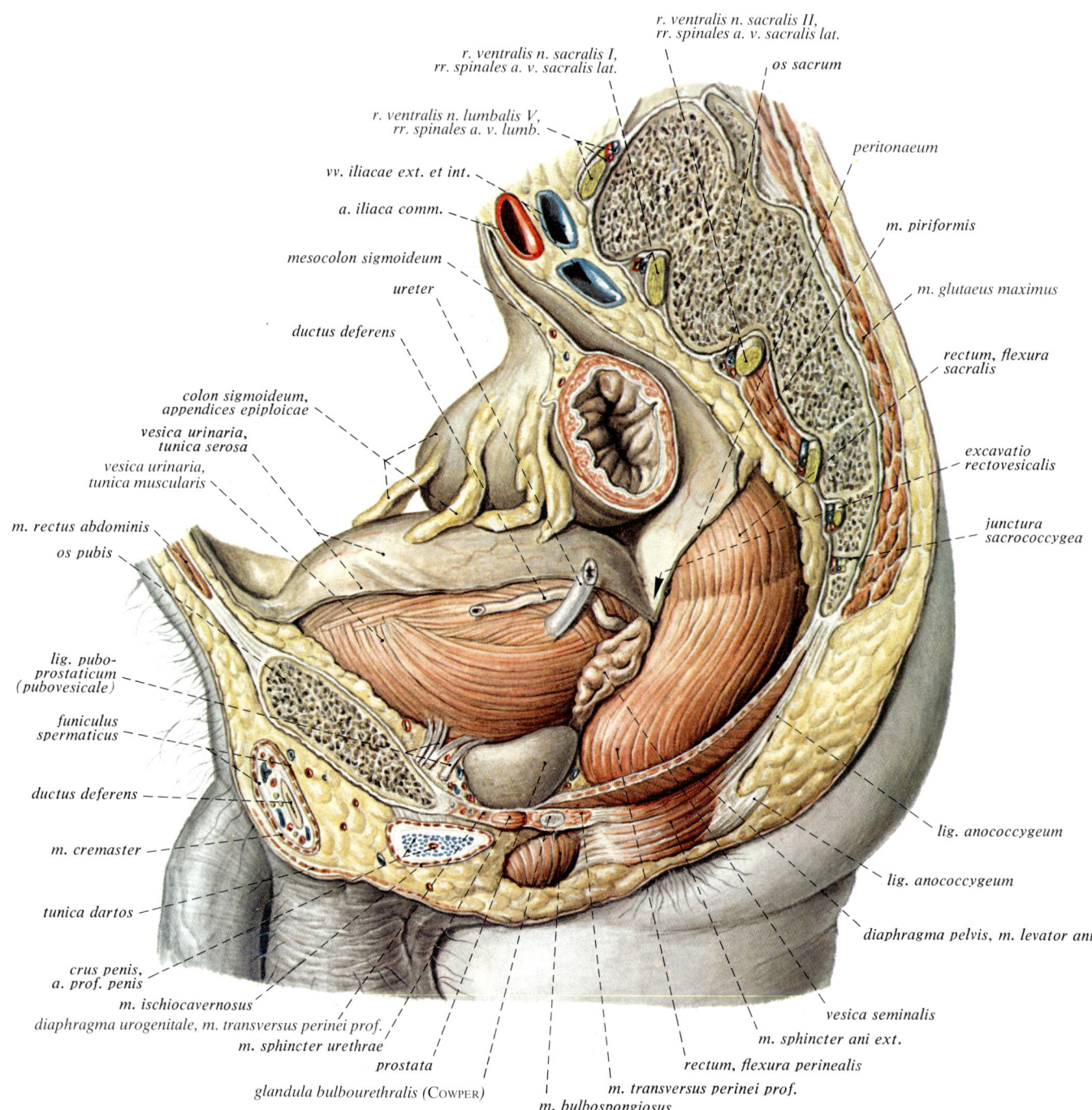

r. ventralis n. sacralis II,
rr. spinales a. v. sacralis lat.

r. ventralis n. sacralis I,
rr. spinales a. v. sacralis lat.

os sacrum

r. ventralis n. lumbalis V,
rr. spinales a. v. lumb.

peritonaeum

vv. iliacae ext. et int.

a. iliaca comm.

m. piriformis

mesocolon sigmoideum

m. glutaeus maximus

ureter

ductus deferens

rectum, flexura
sacralis

colon sigmoideum,
appendices epiploicae

vesica urinaria,
tunica serosa

vesica urinaria,
tunica muscularis

excavatio
rectovesicalis

m. rectus abdominis

os pubis

junctura
sacrococcygea

lig. pubo-
prostaticum
(pubovesicale)

funiculus
spermaticus

ductus deferens

lig. anococcygeum

m. cremaster

lig. anococcygeum

tunica dartos

diaphragma pelvis, m. levator ani

crus penis,
a. prof. penis

m. ischiocavernosus

vesica seminalis

diaphragma urogenitale, m. transversus perinei prof.

m. sphincter ani ext.

m. sphincter urethrae

prostata

rectum, flexura perinealis

m. transversus perinei prof.

glandula bulbourethralis (Cowper)

m. bulbospongiosus

Abb. 270. Rechte Hälfte des paramedian durchgeschnittenen Beckens eines erwachsenen Mannes. Ansicht von medial. Das Bauchfell, peritonaeum, ist von der Seitenfläche der Harnblase, vesica urinaria, abgelöst.

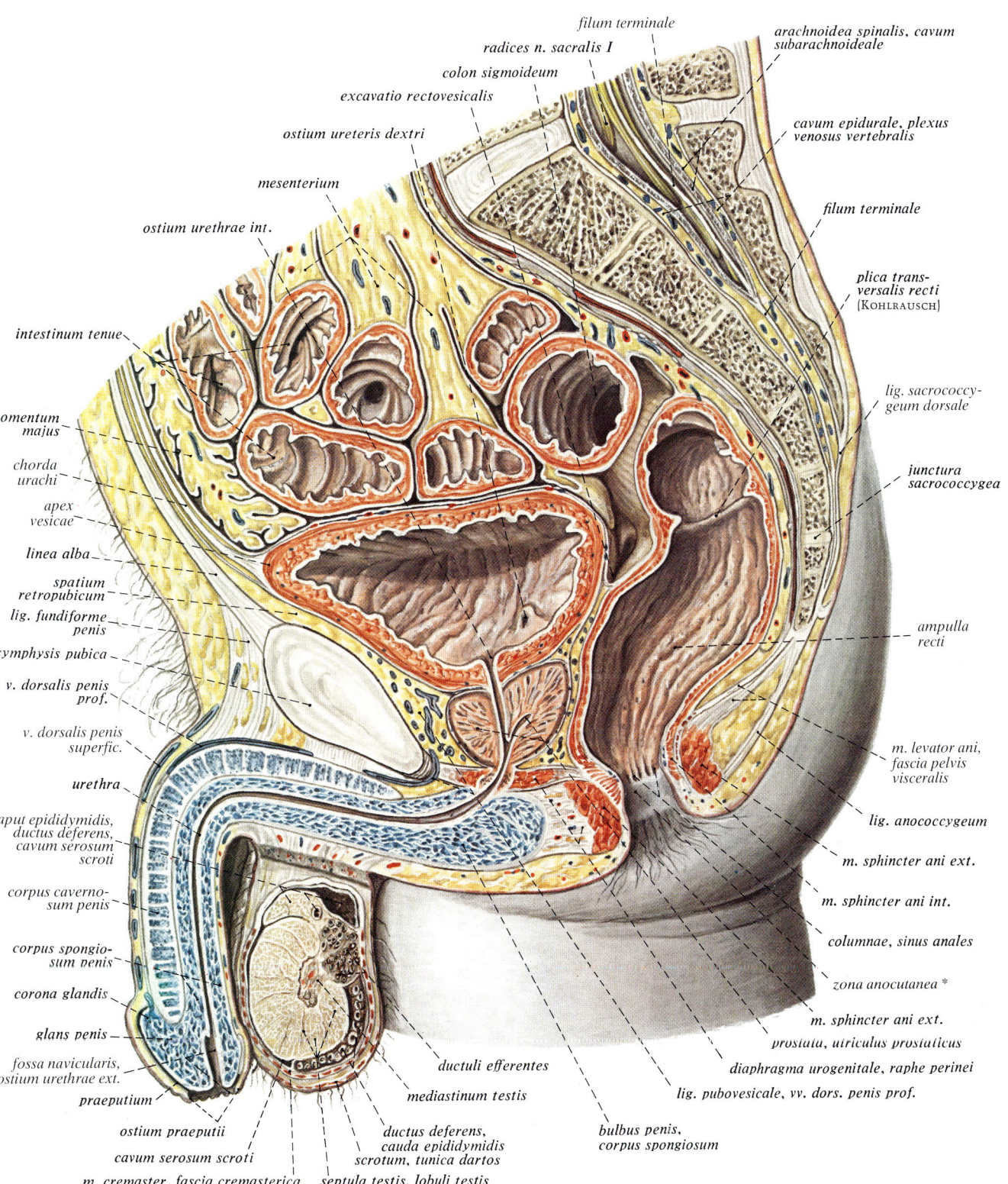

filum terminale

radices n. sacralis I

colon sigmoideum

excavatio rectovesicalis

ostium ureteris dextri

mesenterium

ostium urethrae int.

intestinum tenue

omentum majus

chorda urachi

apex vesicae

linea alba

spatium retropubicum

lig. fundiforme penis

symphysis pubica

v. dorsalis penis prof.

v. dorsalis penis superfic.

urethra

caput epididymidis, ductus deferens, cavum serosum scroti

corpus cavernosum penis

corpus spongiosum penis

corona glandis

glans penis

fossa navicularis, ostium urethrae ext.

praeputium

ostium praeputii

cavum serosum scroti

m. cremaster, fascia cremasterica

ductuli efferentes

mediastinum testis

ductus deferens, cauda epididymidis

scrotum, tunica dartos

septula testis, lobuli testis

bulbus penis, corpus spongiosum

lig. pubovesicale, vv. dors. penis prof.

diaphragma urogenitale, raphe perinei

prostata, utriculus prostaticus

m. sphincter ani ext.

zona anocutanea *

columnae, sinus anales

m. sphincter ani int.

m. sphincter ani ext.

lig. anococcygeum

m. levator ani, fascia pelvis visceralis

ampulla recti

junctura sacrococcygea

lig. sacrococcygeum dorsale

plica transversalis recti (KOHLRAUSCH)

filum terminale

cavum epidurale, plexus venosus vertebralis

arachnoidea spinalis, cavum subarachnoideale

Abb. 271. Rechte Hälfte des median durchgetrennten Beckens eines erwachsenen Mannes; scrotum paramedian durchgeschnitten. * Pergamentfarbene Region zwischen dem verhornten Plattenepithel der hier meist stärker pigmentierten Epidermis (= zona cutanea) und der makroskopisch rosaroten Dickdarmschleimhaut. Die zona anocutanea wird auch als zona alba oder HILTONsche Linie bezeichnet.

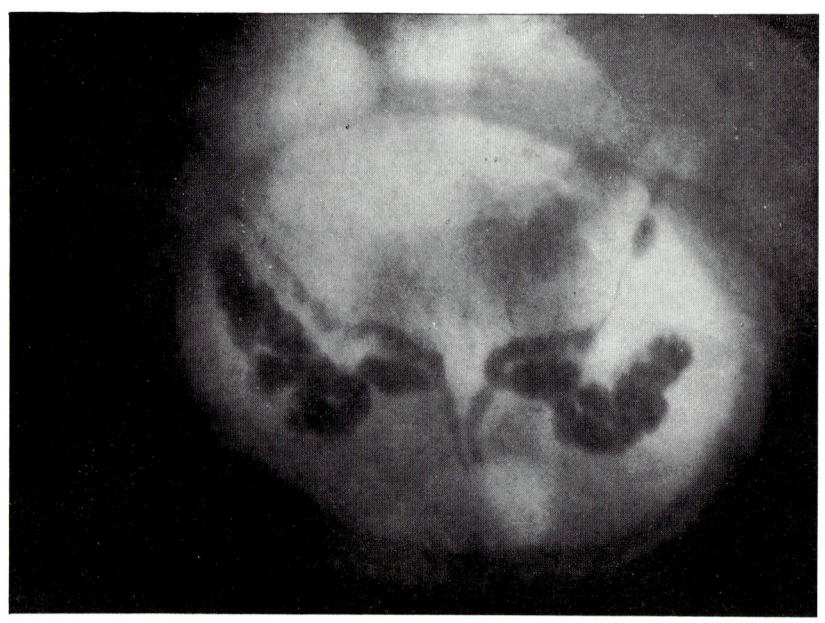

Abb. 272. Röntgenbild. Vesiculae seminales, ductus deferentes, ductus ejaculatorii hinter der luftgefüllten Harnblase.

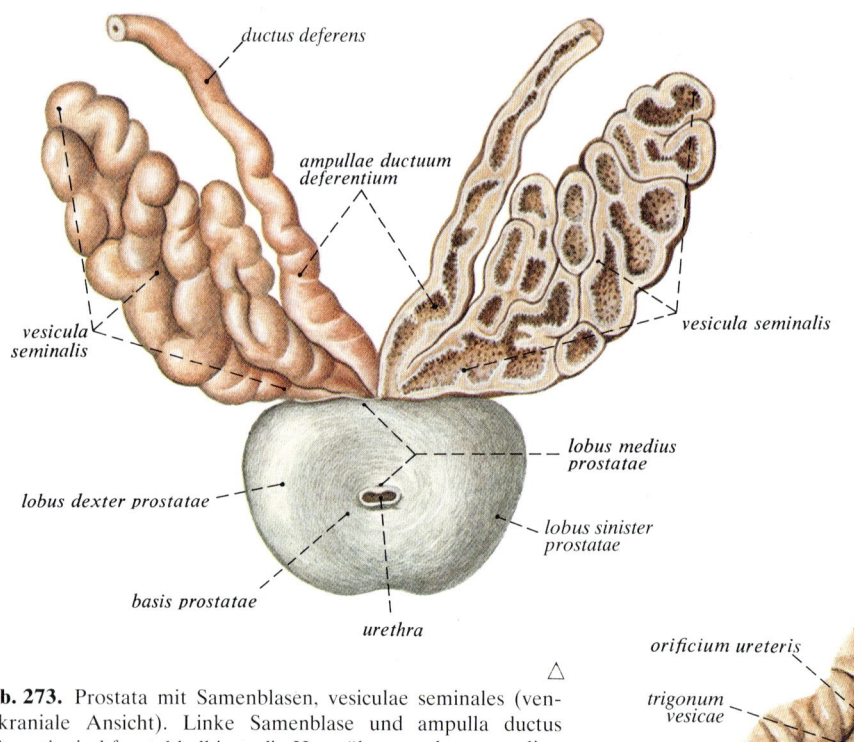

ductus deferens

ampullae ductuum
deferentium

vesicula
seminalis

vesicula seminalis

lobus medius
prostatae

lobus dexter prostatae

lobus sinister
prostatae

basis prostatae

urethra

△

Abb. 273. Prostata mit Samenblasen, vesiculae seminales (ven-
trokraniale Ansicht). Linke Samenblase und ampulla ductus
deferentis sind frontal halbiert, die Harnröhre, urethra masculina,
ist kurz nach dem Austritt aus der Blase, vesica urinaria, abgeschnitten; Blick auf die konkave basis prostatae.

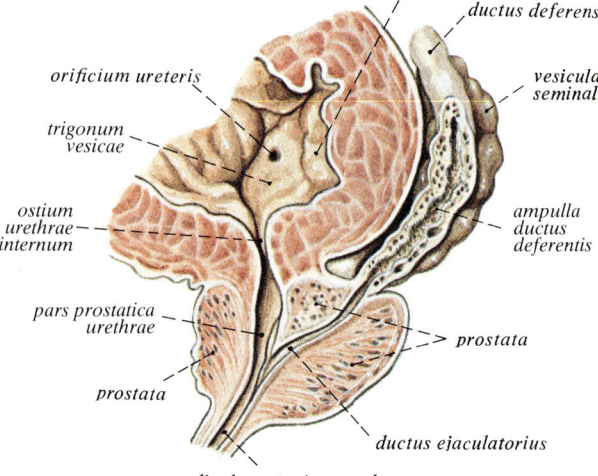

fundus vesicae urinariae

ductus deferens

orificium ureteris

vesicula
seminalis

trigonum
vesicae

ostium
urethrae
internum

ampulla
ductus
deferentis

pars prostatica
urethrae

prostata

prostata

ductus ejaculatorius

pars diaphragmatica urethrae

Abb. 274. Medianschnitt durch fundus vesicae urinariae, prostata ▷
und ductus deferens.

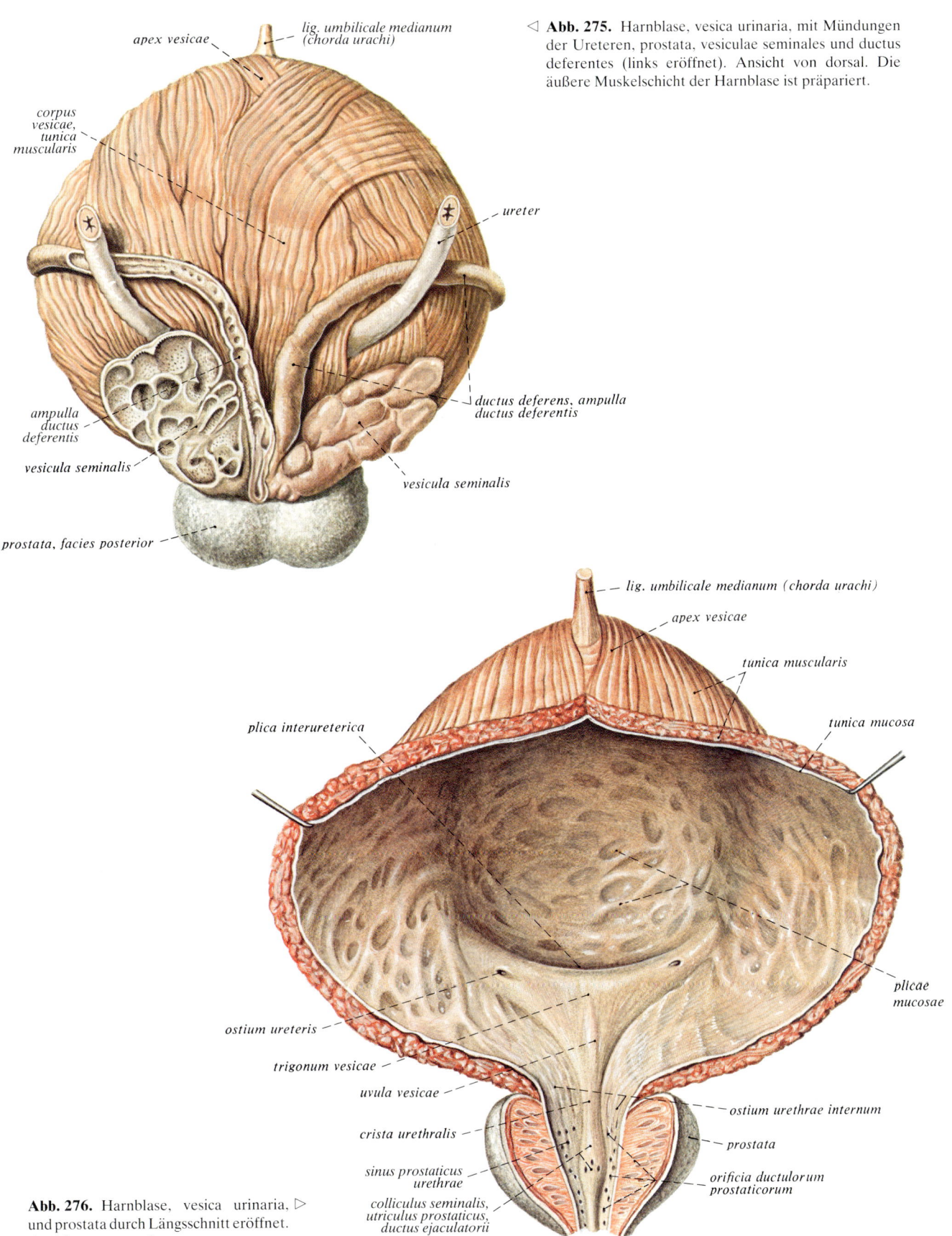

apex vesicae

lig. umbilicale medianum
(chorda urachi)

corpus
vesicae,
tunica
muscularis

ureter

ampulla
ductus
deferentis

ductus deferens, ampulla
ductus deferentis

vesicula seminalis

vesicula seminalis

prostata, facies posterior

Abb. 275. Harnblase, vesica urinaria, mit Mündungen
der Ureteren, prostata, vesiculae seminales und ductus
deferentes (links eröffnet). Ansicht von dorsal. Die
äußere Muskelschicht der Harnblase ist präpariert.

lig. umbilicale medianum (chorda urachi)

apex vesicae

tunica muscularis

plica interureterica

tunica mucosa

plicae
mucosae

ostium ureteris

trigonum vesicae

uvula vesicae

ostium urethrae internum

crista urethralis

prostata

sinus prostaticus
urethrae

colliculus seminalis,
utriculus prostaticus,
ductus ejaculatorii

orificia ductulorum
prostaticorum

Abb. 276. Harnblase, vesica urinaria, ▷
und prostata durch Längsschnitt eröffnet.
Ansicht von ventral.

189

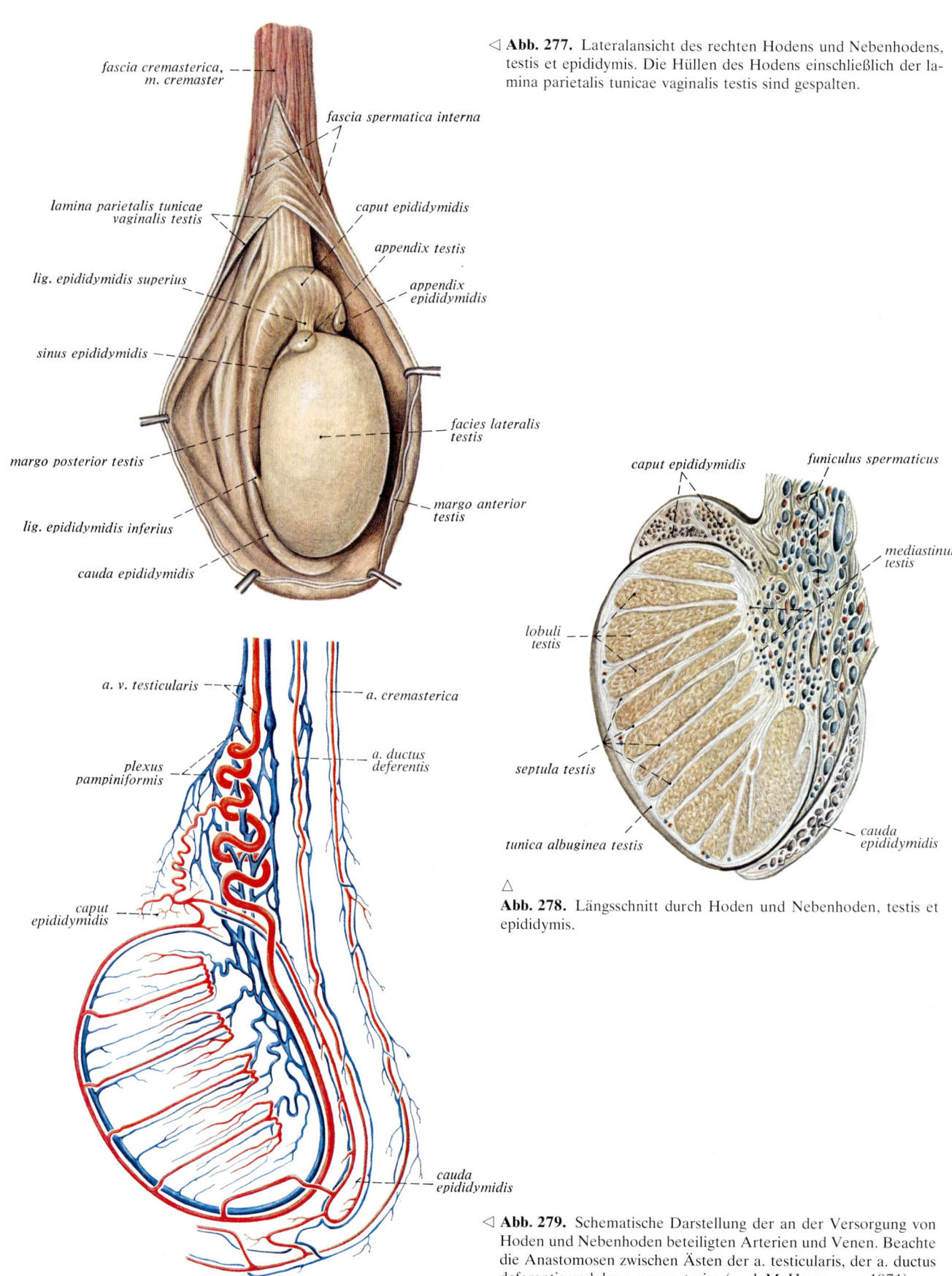

fascia cremasterica,
m. cremaster

fascia spermatica interna

lamina parietalis tunicae
vaginalis testis

caput epididymidis

appendix testis

lig. epididymidis superius

appendix
epididymidis

sinus epididymidis

facies lateralis
testis

margo posterior testis

margo anterior
testis

lig. epididymidis inferius

cauda epididymidis

◁ **Abb. 277.** Lateralansicht des rechten Hodens und Nebenhodens, testis et epididymis. Die Hüllen des Hodens einschließlich der lamina parietalis tunicae vaginalis testis sind gespalten.

caput epididymidis

funiculus spermaticus

mediastinum
testis

lobuli
testis

septula testis

tunica albuginea testis

cauda
epididymidis

△
Abb. 278. Längsschnitt durch Hoden und Nebenhoden, testis et epididymis.

a. v. testicularis

a. cremasterica

a. ductus
deferentis

plexus
pampiniformis

caput
epididymidis

cauda
epididymidis

◁ **Abb. 279.** Schematische Darstellung der an der Versorgung von Hoden und Nebenhoden beteiligten Arterien und Venen. Beachte die Anastomosen zwischen Ästen der a. testicularis, der a. ductus deferentis und der a. cremasterica (nach M. HUNDEIKER, 1971).

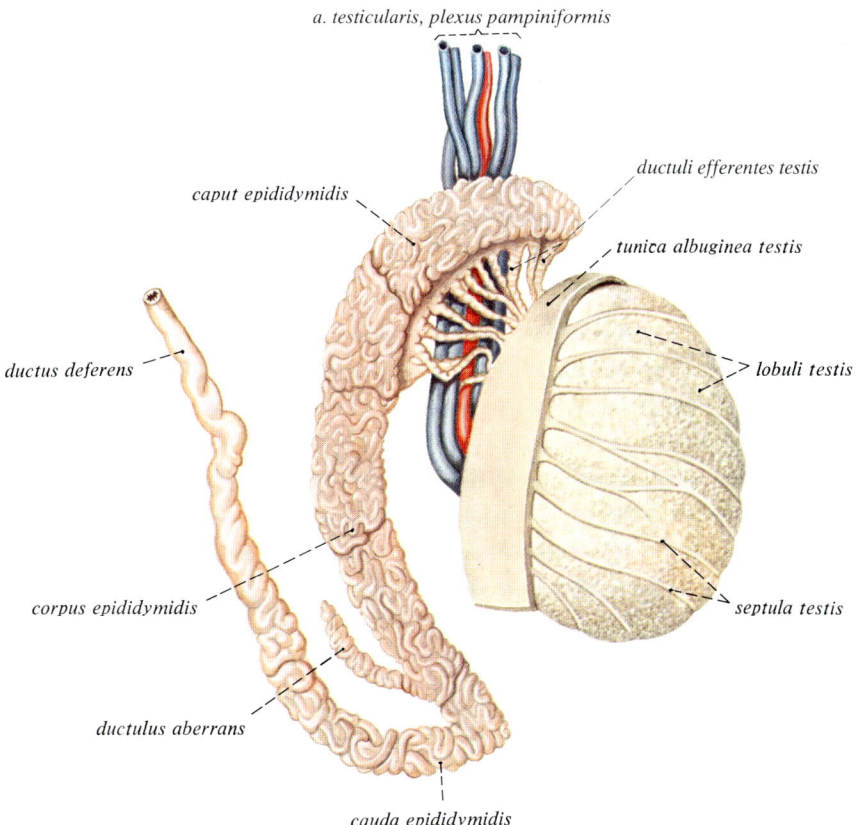

a. testicularis, plexus pampiniformis

caput epididymidis

ductuli efferentes testis

tunica albuginea testis

ductus deferens

lobuli testis

corpus epididymidis

septula testis

ductulus aberrans

cauda epididymidis

Abb. 280. Hoden, testis, Nebenhoden, epididymis, und Anfangsteil des Samenleiters, ductus deferens. Tunica albuginea des Hodens zum größten Teil entfernt. Streckung des Nebenhodengangs ergibt eine Länge von 5–6 m. Innerhalb dieses langen Gangsystems erfahren die Samenfäden ihre Ausreifung.

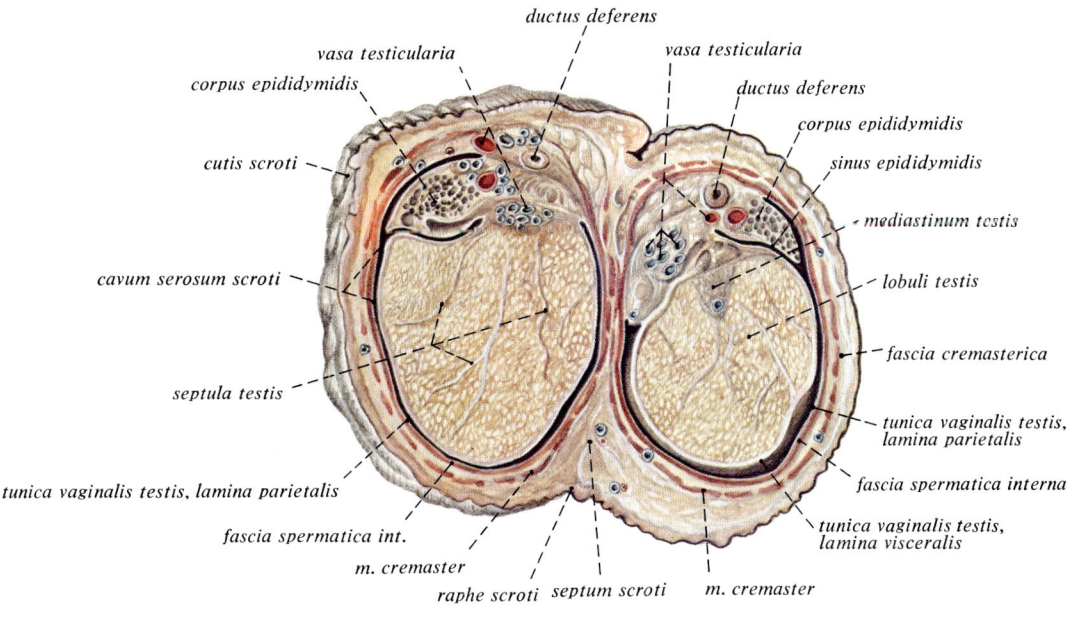

ductus deferens

vasa testicularia

vasa testicularia

corpus epididymidis

ductus deferens

cutis scroti

corpus epididymidis

sinus epididymidis

mediastinum testis

cavum serosum scroti

lobuli testis

fascia cremasterica

septula testis

tunica vaginalis testis, lamina parietalis

tunica vaginalis testis, lamina parietalis

fascia spermatica interna

fascia spermatica int.

tunica vaginalis testis, lamina visceralis

m. cremaster

raphe scroti   *septum scroti*   *m. cremaster*

Abb. 281. Querschnitt durch scrotum mit testes eines Erwachsenen. Da die Hoden in verschiedener Höhe im scrotum liegen (links meist tiefer als rechts), ist das Querschnittsbild der beiden Hoden unterschiedlich groß.

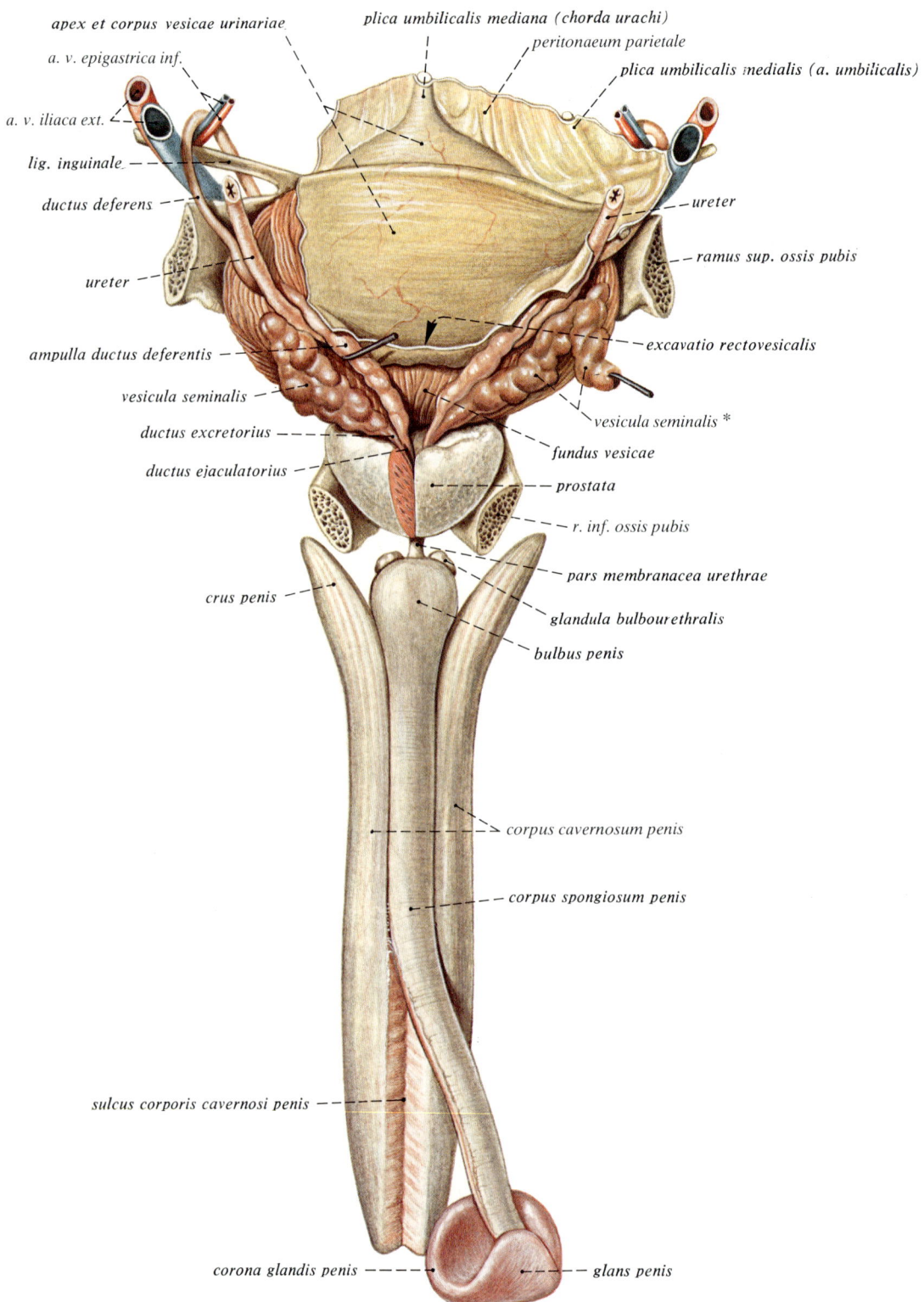

apex et corpus vesicae urinariae

a. v. epigastrica inf.

a. v. iliaca ext.

lig. inguinale

ductus deferens

ureter

ampulla ductus deferentis

vesicula seminalis

ductus excretorius

ductus ejaculatorius

crus penis

plica umbilicalis mediana (chorda urachi)

peritonaeum parietale

plica umbilicalis medialis (a. umbilicalis)

ureter

ramus sup. ossis pubis

excavatio rectovesicalis

vesicula seminalis *

fundus vesicae

prostata

r. inf. ossis pubis

pars membranacea urethrae

glandula bulbourethralis

bulbus penis

corpus cavernosum penis

corpus spongiosum penis

sulcus corporis cavernosi penis

corona glandis penis

glans penis

Abb. 282. Harnblase, vesica urinaria, eines Mannes mit dem Beckenteil der Ureteren, der Samenleiter, ductus deferentes, Samenblasen, vesiculae seminales, und der prostata, pars membranacea und pars spongiosa der Harnröhre, urethra masculina, und der glans penis sowie des corpus cavernosum penis. Ansicht von dorsal. Das aufgeknäuelte Gangsystem der Samenblase ist rechts gelöst und auseinandergezogen. Aus dem isthmus prostatae ist ein keilförmiges Stück geschnitten, um den ductus ejaculatorius zu zeigen.
* rechts: Ende durch Sonde gehalten

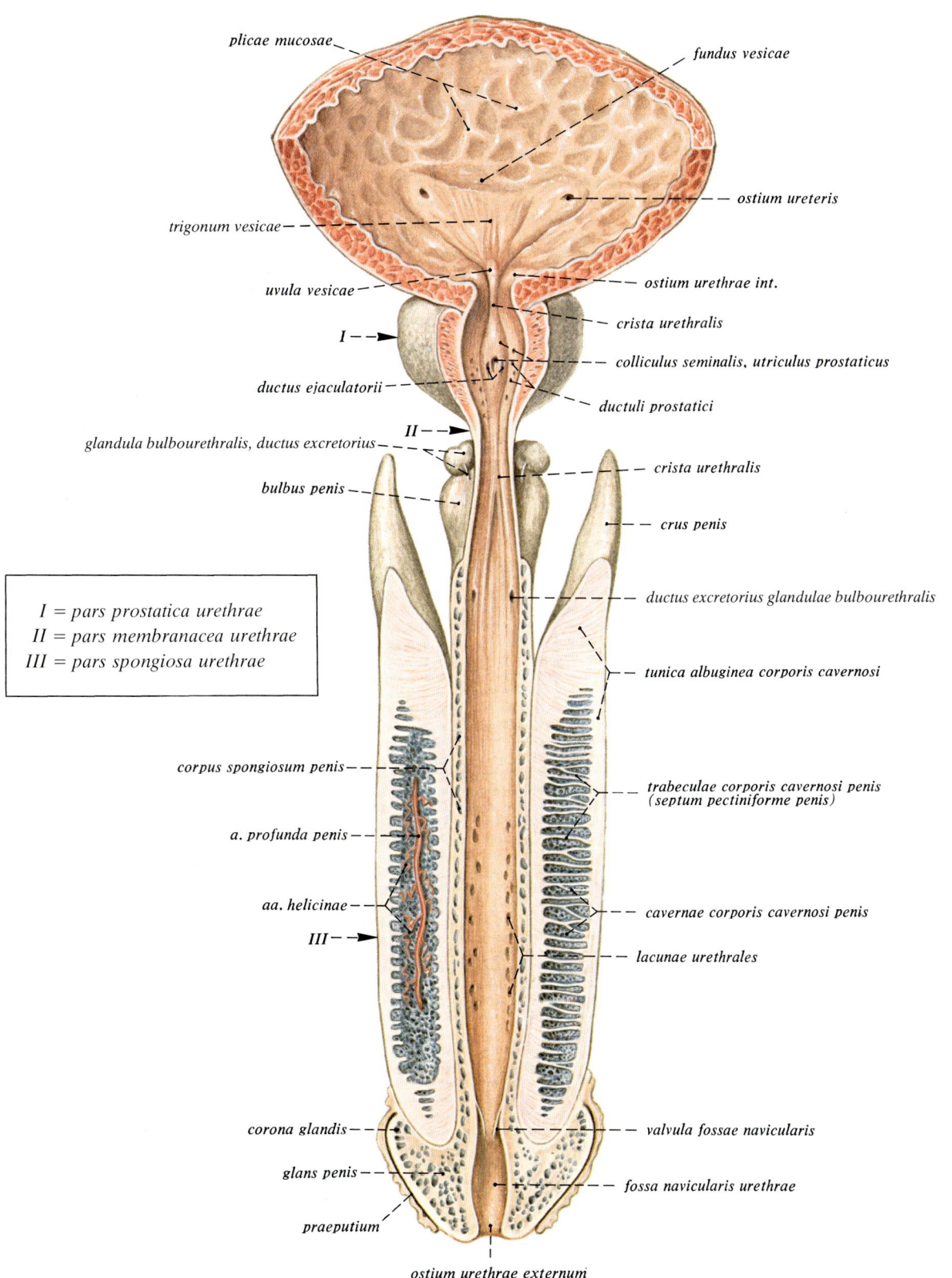

plicae mucosae

fundus vesicae

ostium ureteris

trigonum vesicae

uvula vesicae

ostium urethrae int.

I

crista urethralis

colliculus seminalis, utriculus prostaticus

ductus ejaculatorii

ductuli prostatici

glandula bulbourethralis, ductus excretorius

II

crista urethralis

bulbus penis

crus penis

ductus excretorius glandulae bulbourethralis

tunica albuginea corporis cavernosi

I = pars prostatica urethrae
II = pars membranacea urethrae
III = pars spongiosa urethrae

corpus spongiosum penis

trabeculae corporis cavernosi penis
(septum pectiniforme penis)

a. profunda penis

aa. helicinae

cavernae corporis cavernosi penis

III

lacunae urethrales

corona glandis

valvula fossae navicularis

glans penis

fossa navicularis urethrae

praeputium

ostium urethrae externum

Abb. 283. Fundus vesicae und urethra masculina der Länge nach eröffnet. Prostata, glandulae bulbourethrales. Die Haut des penis ist bis auf das praeputium über der glans penis entfernt.

193

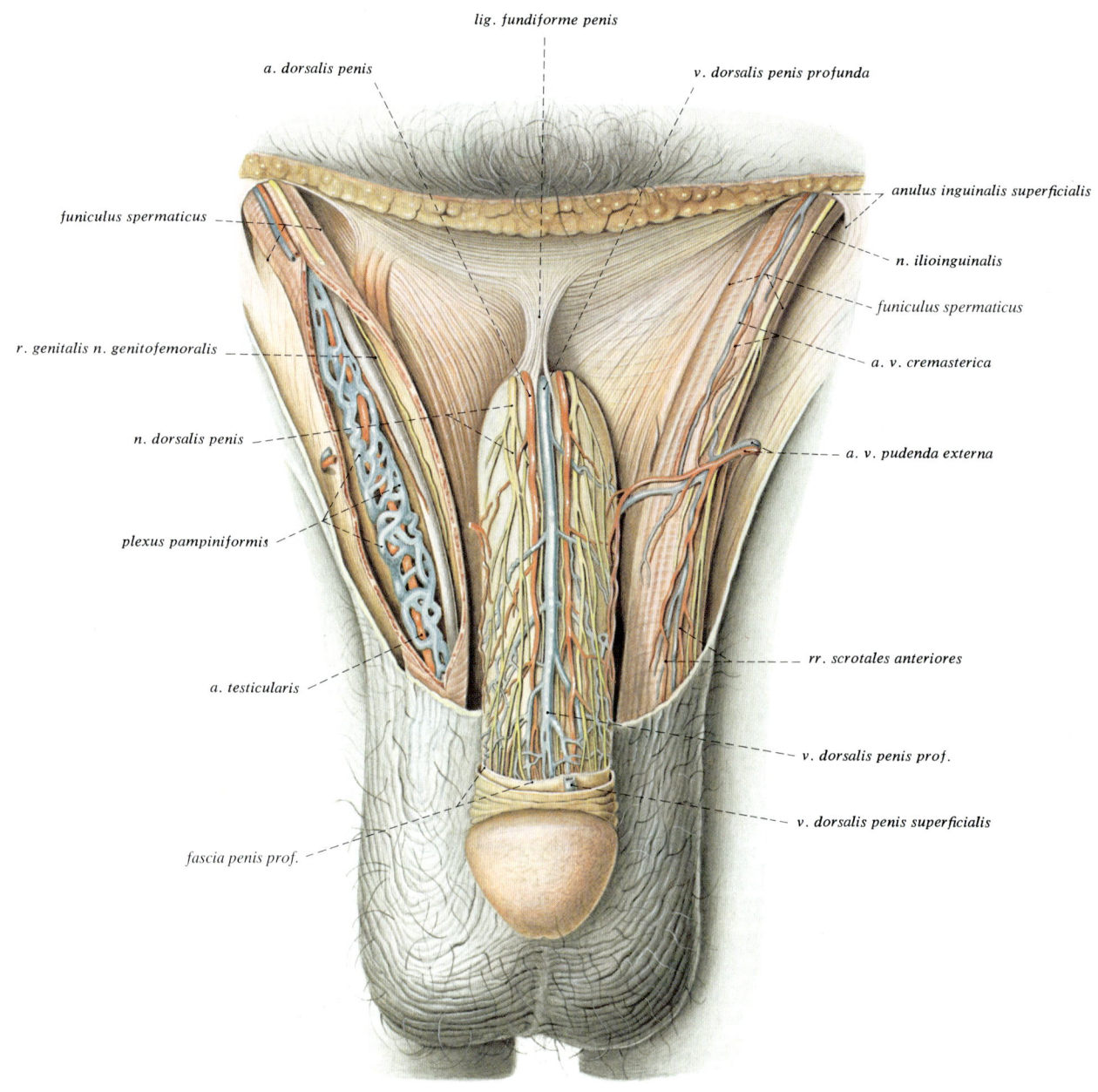

lig. fundiforme penis

a. dorsalis penis

v. dorsalis penis profunda

funiculus spermaticus

anulus inguinalis superficialis

n. ilioinguinalis

funiculus spermaticus

r. genitalis n. genitofemoralis

a. v. cremasterica

n. dorsalis penis

a. v. pudenda externa

plexus pampiniformis

rr. scrotales anteriores

a. testicularis

v. dorsalis penis prof.

v. dorsalis penis superficialis

fascia penis prof.

Abb. 284. Nerven und Gefäße des äußeren männlichen Genitale. Haut und fascia penis größtenteils entfernt, Hüllen des rechten Samen-stranges zur Darstellung der a. testicularis und des plexus pampiniformis gespalten.

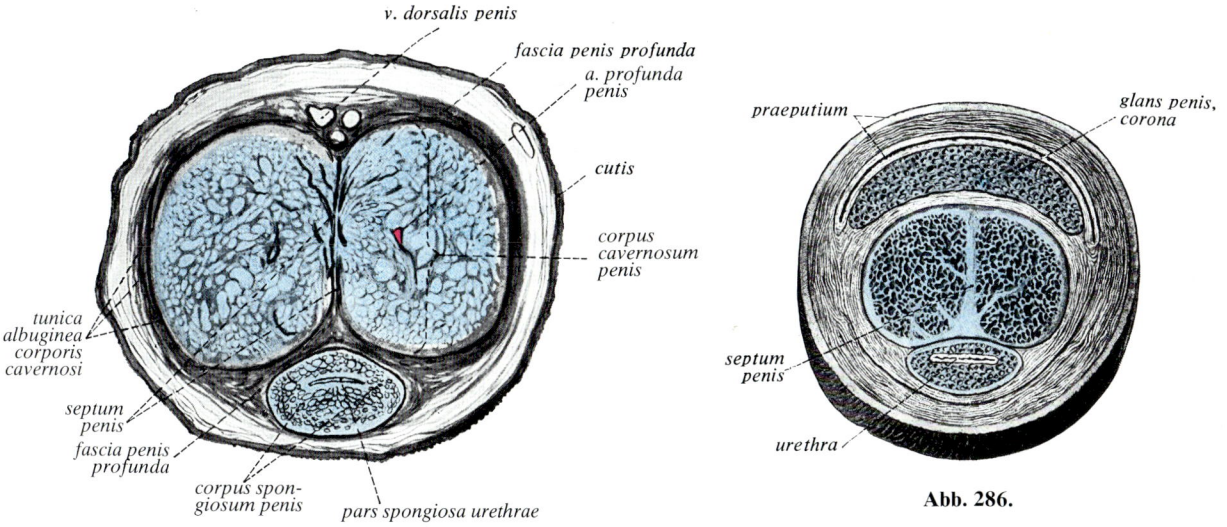

v. dorsalis penis

fascia penis profunda
a. profunda penis

praeputium

glans penis, corona

cutis

corpus cavernosum penis

tunica albuginea corporis cavernosi

septum penis

fascia penis profunda

corpus spongiosum penis

pars spongiosa urethrae

septum penis

urethra

Abb. 285.

Abb. 286.

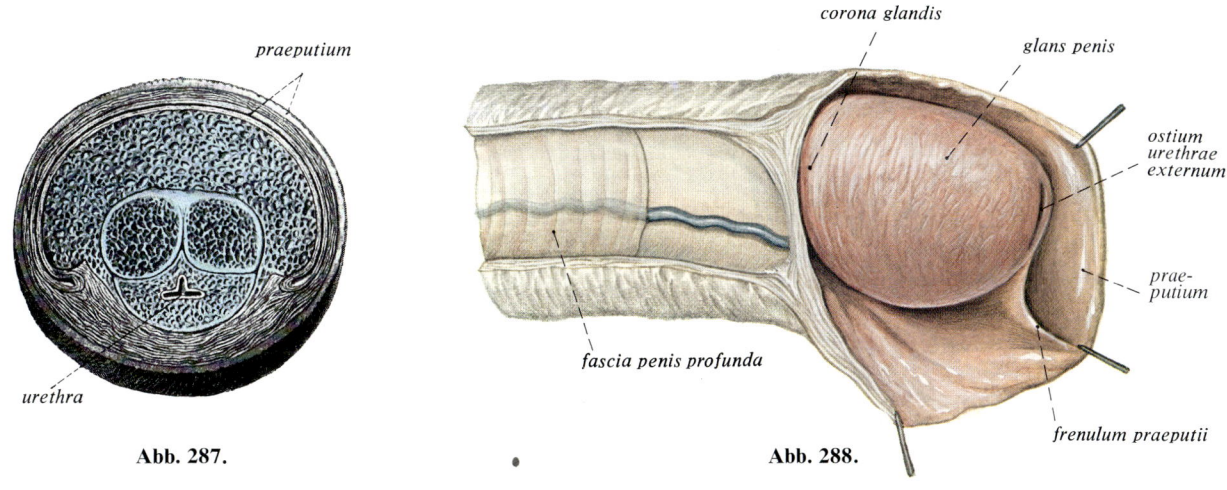

praeputium

corona glandis

glans penis

ostium urethrae externum

prae-putium

fascia penis profunda

urethra

frenulum praeputii

Abb. 287.

Abb. 288.

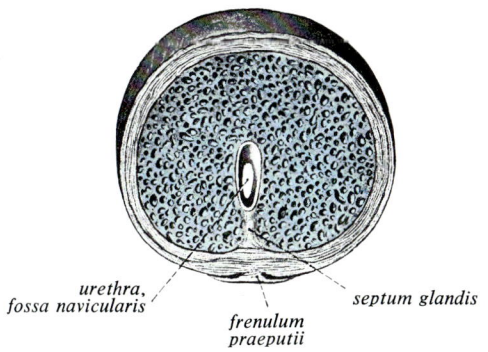

Abb. 285–287, 289. Querschnitte des penis. Der Schnitt der Abb. 285 (Mitte der Länge des penis) zeigt die kavernösen Räume gefüllt; der der Abb. 286 geht durch das collum glandis mit den zugespitzten Enden des corpus cavernosum penis, der der Abb. 287 geht durch die corona glandis, der der Abb. 289 durch die glans penis. Corpus cavernosum penis und corpus spongiosum penis blau.

Abb. 288. Das freie Ende des penis mit dem Präputialsack, saccum praeputii. Fascia penis profunda z. T. abgetragen.

urethra, fossa navicularis

septum glandis

frenulum praeputii

Abb. 289.

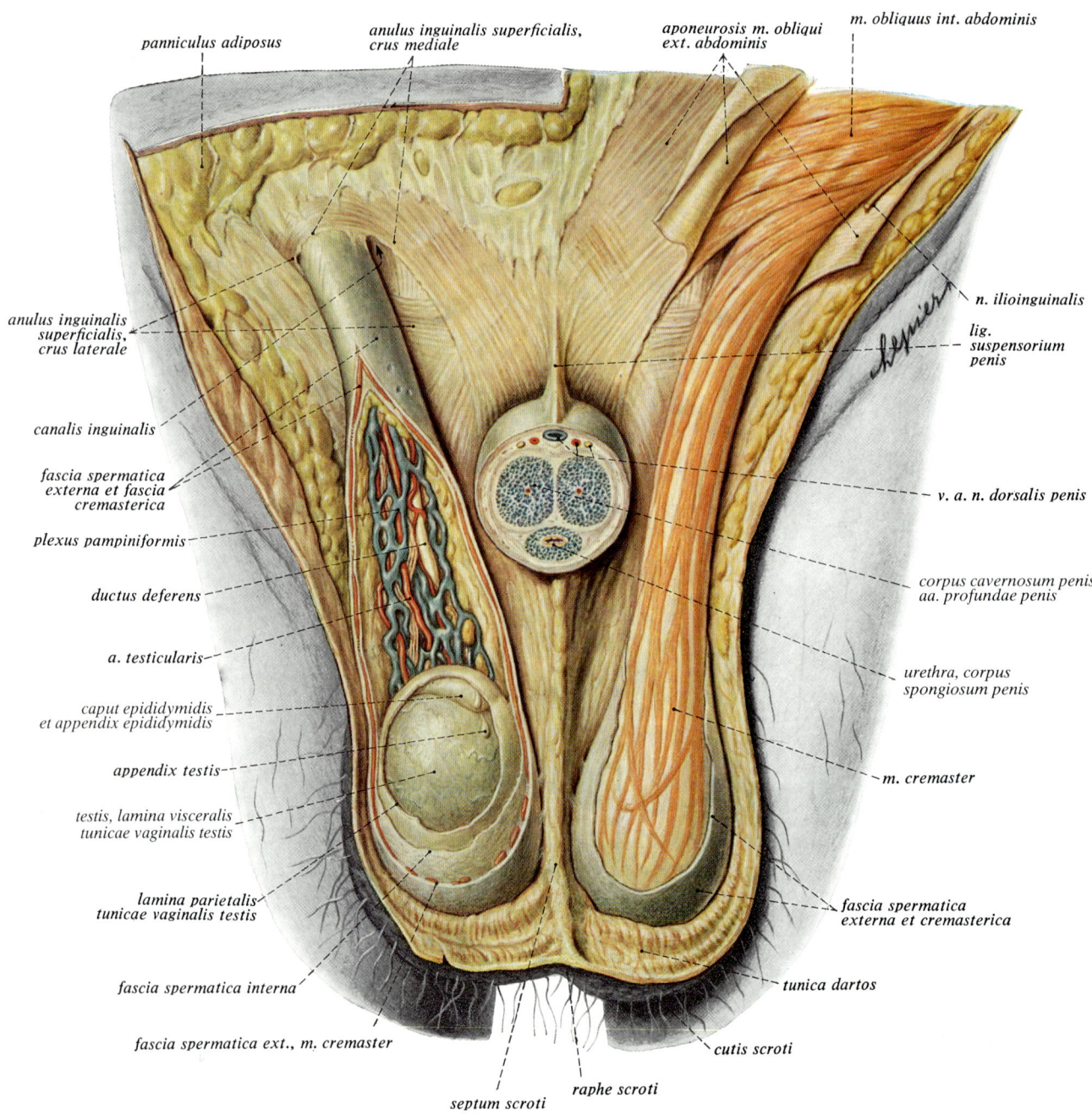

panniculus adiposus

anulus inguinalis superficialis, crus mediale

aponeurosis m. obliqui ext. abdominis

m. obliquus int. abdominis

anulus inguinalis superficialis, crus laterale

n. ilioinguinalis

lig. suspensorium penis

canalis inguinalis

fascia spermatica externa et fascia cremasterica

plexus pampiniformis

ductus deferens

a. testicularis

caput epididymidis et appendix epididymidis

appendix testis

testis, lamina visceralis tunicae vaginalis testis

lamina parietalis tunicae vaginalis testis

fascia spermatica interna

fascia spermatica ext., m. cremaster

v. a. n. dorsalis penis

corpus cavernosum penis, aa. profundae penis

urethra, corpus spongiosum penis

m. cremaster

fascia spermatica externa et cremasterica

tunica dartos

cutis scroti

septum scroti

raphe scroti

Abb. 290. Scham- und Leistengegend des Mannes, regio pudendalis et inguinalis masculina. Ventralansicht. Die Bauchhaut, die Haut des mons pubis und die Haut der Vorderseite des scrotum entfernt, z. T. zurückgeschlagen. Corpus penis quer durchgeschnitten. Links sind der canalis inguinalis nach Durchtrennung der Aponeurose des m. obliquus ext. abdominis eröffnet und der m. cremaster nach Durchschneidung der fascia spermatica ext. freigelegt. Rechts Hüllen des Samenstrangs, funiculus spermaticus, dargestellt.

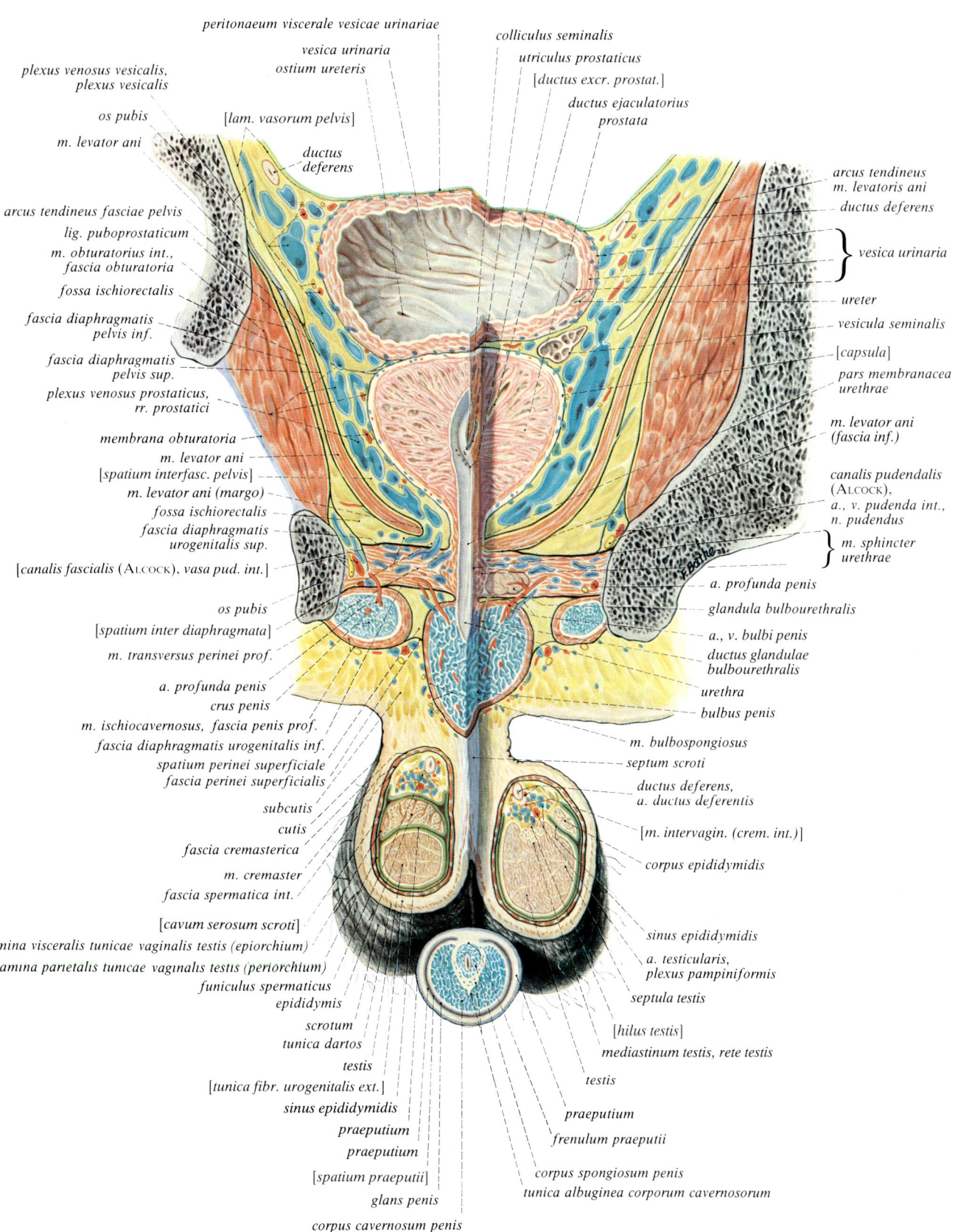

peritonaeum viscerale vesicae urinariae
vesica urinaria
ostium ureteris
colliculus seminalis
utriculus prostaticus
[ductus excr. prostat.]
ductus ejaculatorius
prostata

plexus venosus vesicalis,
plexus vesicalis
os pubis
m. levator ani
[lam. vasorum pelvis]
ductus deferens

arcus tendineus
m. levatoris ani
ductus deferens
vesica urinaria
ureter
vesicula seminalis
[capsula]
pars membranacea urethrae
m. levator ani (fascia inf.)
canalis pudendalis (ALCOCK), a., v. pudenda int., n. pudendus
m. sphincter urethrae

arcus tendineus fasciae pelvis
lig. puboprostaticum
m. obturatorius int., fascia obturatoria
fossa ischiorectalis
fascia diaphragmatis pelvis inf.
fascia diaphragmatis pelvis sup.
plexus venosus prostaticus, rr. prostatici
membrana obturatoria
m. levator ani
[spatium interfasc. pelvis]
m. levator ani (margo)
fossa ischiorectalis
fascia diaphragmatis urogenitalis sup.
[canalis fascialis (ALCOCK), vasa pud. int.]
os pubis
[spatium inter diaphragmata]
m. transversus perinei prof.
a. profunda penis
crus penis
m. ischiocavernosus, fascia penis prof.
fascia diaphragmatis urogenitalis inf.
spatium perinei superficiale
fascia perinei superficialis
subcutis
cutis
fascia cremasterica
m. cremaster
fascia spermatica int.
[cavum serosum scroti]
lamina visceralis tunicae vaginalis testis (epiorchium)
lamina parietalis tunicae vaginalis testis (periorchium)
funiculus spermaticus
epididymis
scrotum
tunica dartos
testis
[tunica fibr. urogenitalis ext.]
sinus epididymidis
praeputium
praeputium
[spatium praeputii]
glans penis
corpus cavernosum penis

a. profunda penis
glandula bulbourethralis
a., v. bulbi penis
ductus glandulae bulbourethralis
urethra
bulbus penis
m. bulbospongiosus
septum scroti
ductus deferens, a. ductus deferentis
[m. intervagin. (crem. int.)]
corpus epididymidis
sinus epididymidis
a. testicularis, plexus pampiniformis
septula testis
[hilus testis]
mediastinum testis, rete testis
testis
praeputium
frenulum praeputii
corpus spongiosum penis
tunica albuginea corporum cavernosum

Abb. 291. Schräg und frontal geführter Schnitt durch das männliche Becken etwas hinter der Symphyse. Penis zweimal getroffen: einmal im Bereich der radix, dann im Bereich der glans penis. [In eckigen Klammern stehende Termini entsprechen nicht den Nomina anatomica.] (Aus PERNKOPF, Atlas der topographischen und angewandten Anatomie des Menschen, Bd. 2, 2. Aufl. [Hrsg. H. FERNER]. Urban & Schwarzenberg, München–Wien–Baltimore 1980.)

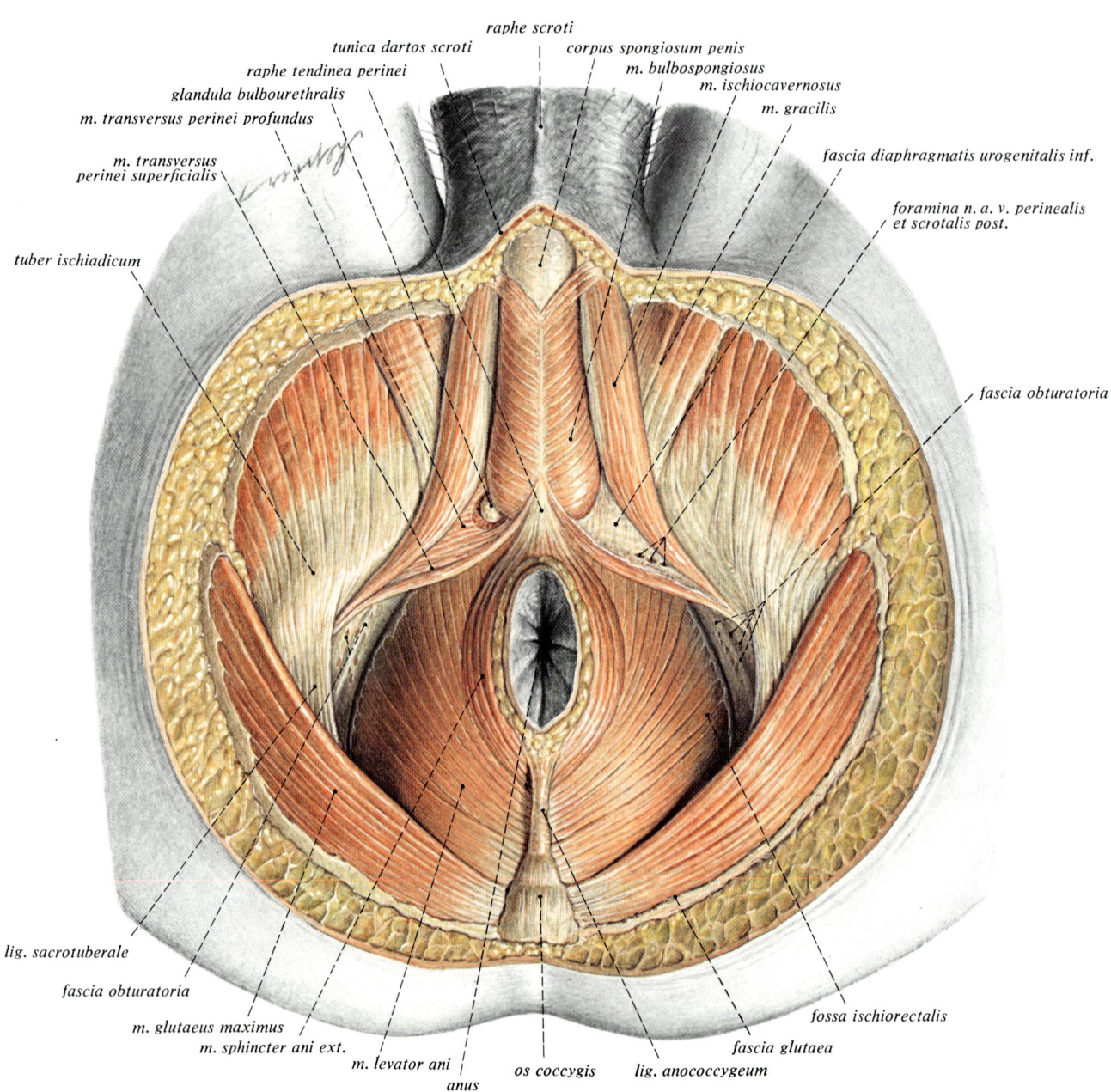

raphe scroti

tunica dartos scroti

corpus spongiosum penis

raphe tendinea perinei

m. bulbospongiosus

glandula bulbourethralis

m. ischiocavernosus

m. transversus perinei profundus

m. gracilis

m. transversus
perinei superficialis

fascia diaphragmatis urogenitalis inf.

foramina n. a. v. perinealis
et scrotalis post.

tuber ischiadicum

fascia obturatoria

lig. sacrotuberale

fossa ischiorectalis

fascia obturatoria

m. glutaeus maximus

fascia glutaea

m. sphincter ani ext.

m. levator ani

os coccygis

lig. anococcygeum

anus

Abb. 292. Diaphragma urogenitale eines Mannes. Ansicht von vorn. Die fascia diaphragmatis urogenitalis inferior ist z. T. erhalten und zurückgeschlagen, um den Ursprung der Muskulatur an der Innenfläche der Faszie zu zeigen (vgl. Abb. 329).

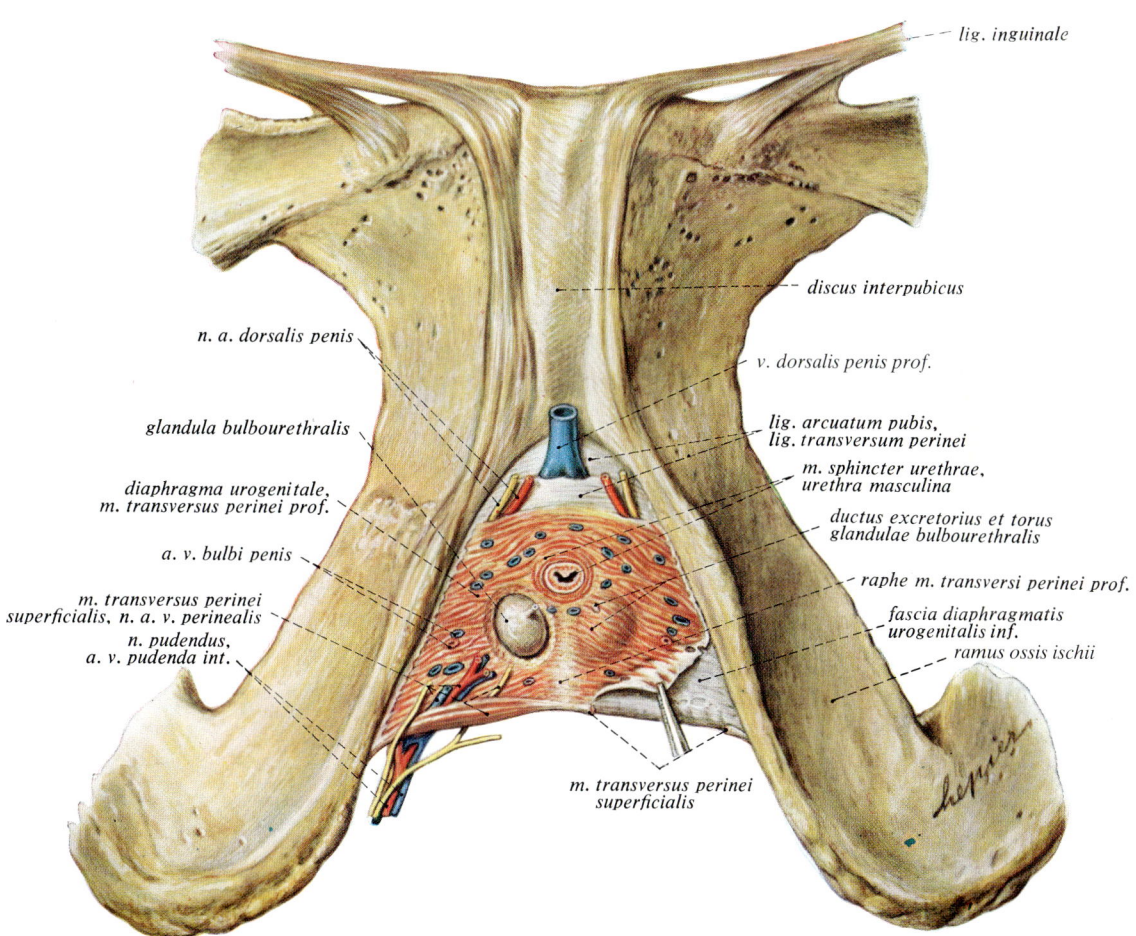

lig. inguinale

discus interpubicus

n. a. dorsalis penis

v. dorsalis penis prof.

glandula bulbourethralis

lig. arcuatum pubis,
lig. transversum perinei

m. sphincter urethrae,
urethra masculina

diaphragma urogenitale,
m. transversus perinei prof.

ductus excretorius et torus
glandulae bulbourethralis

a. v. bulbi penis

raphe m. transversi perinei prof.

m. transversus perinei
superficialis, n. a. v. perinealis

fascia diaphragmatis
urogenitalis inf.

n. pudendus,
a. v. pudenda int.

ramus ossis ischii

m. transversus perinei
superficialis

Abb. 293. Oberflächliche Schicht der Muskeln des männlichen Dammes, perineum. Haut und subkutanes Fettgewebe der Anal- und Dammgegend sind entfernt, ebenso das Fett der fossa ischiorectalis. Rechts ist nach Abtragung der fascia diaphragmatis urogenitalis inferior die glandula bulbourethralis im m. transversus perinei profundus präpariert (vgl. Abb. 322).

199

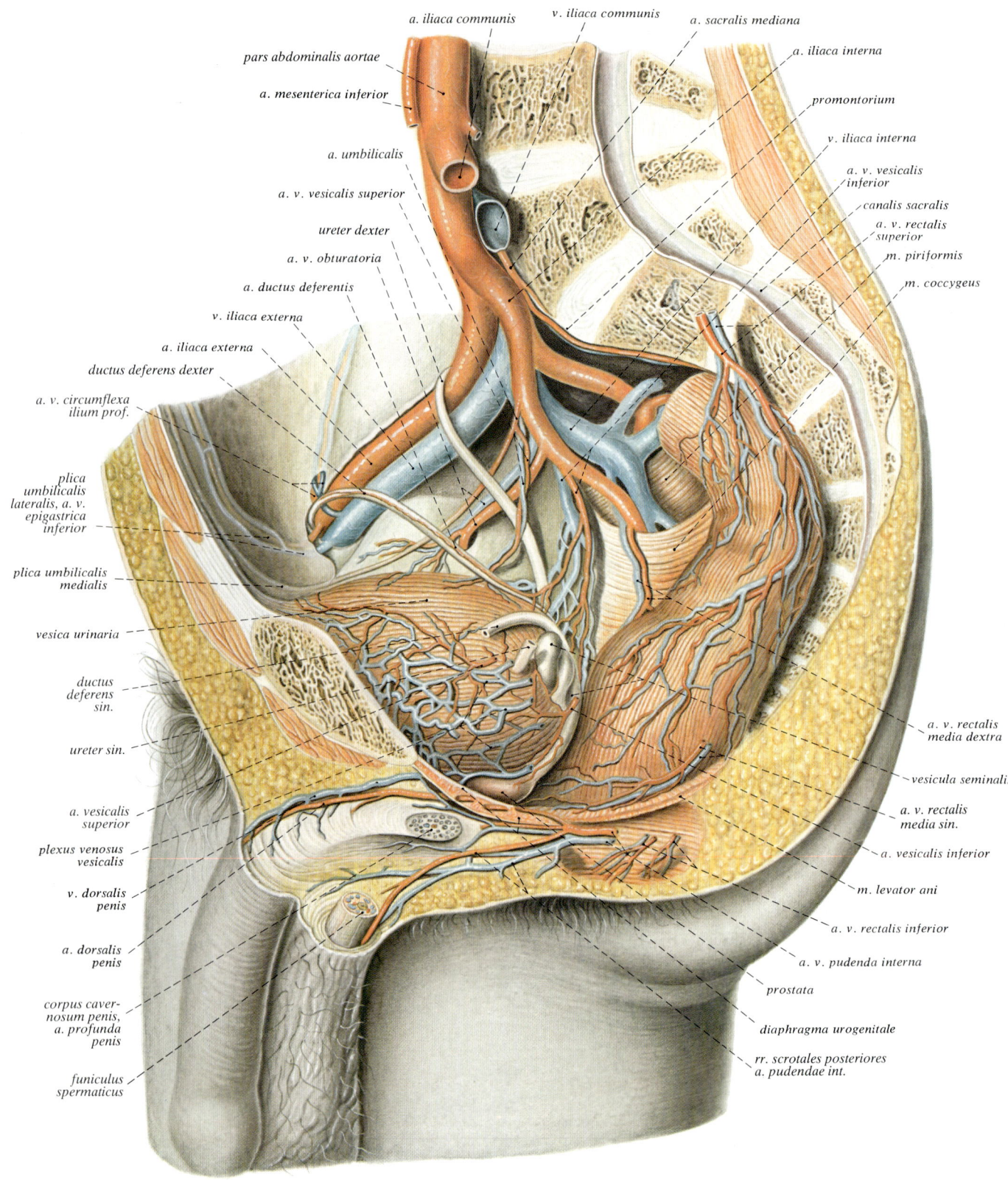

a. iliaca communis
v. iliaca communis
a. sacralis mediana
pars abdominalis aortae
a. iliaca interna
a. mesenterica inferior
promontorium
a. umbilicalis
v. iliaca interna
a. v. vesicalis superior
a. v. vesicalis inferior
ureter dexter
canalis sacralis
a. v. obturatoria
a. v. rectalis superior
a. ductus deferentis
m. piriformis
v. iliaca externa
m. coccygeus
a. iliaca externa
ductus deferens dexter
a. v. circumflexa ilium prof.
plica umbilicalis lateralis, a. v. epigastrica inferior
plica umbilicalis medialis
vesica urinaria
a. v. rectalis media dextra
ductus deferens sin.
vesicula seminalis
ureter sin.
a. v. rectalis media sin.
a. vesicalis superior
a. vesicalis inferior
plexus venosus vesicalis
m. levator ani
v. dorsalis penis
a. v. rectalis inferior
a. dorsalis penis
a. v. pudenda interna
corpus cavernosum penis, a. profunda penis
prostata
diaphragma urogenitale
funiculus spermaticus
rr. scrotales posteriores a. pudendae int.

Abb. 294. Blutgefäße der männlichen Beckeneingeweide. Die linke Beckenhälfte ist durch einen hinten median, vorn neben der Mittellinie geführten Schnitt entfernt.

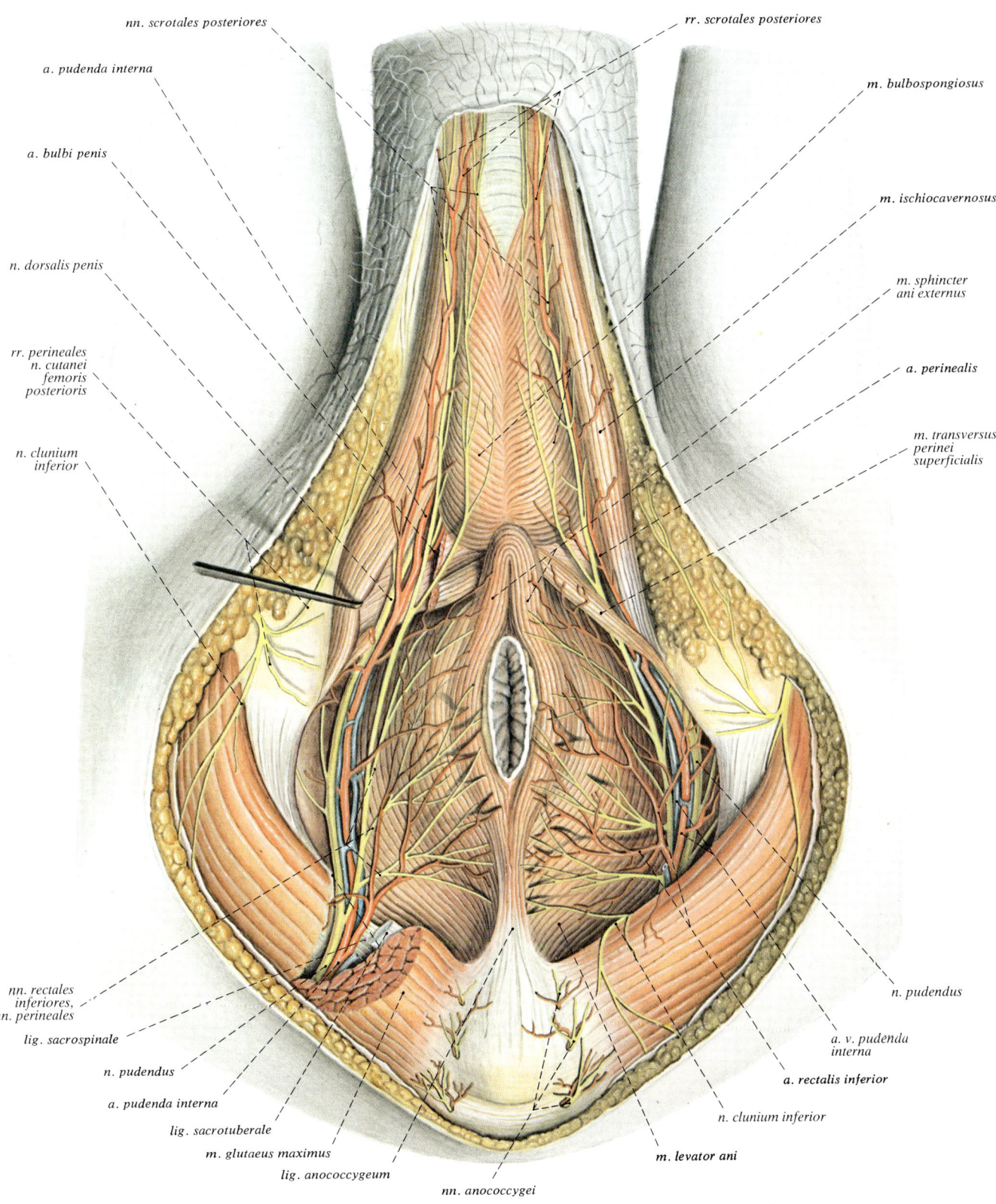

nn. scrotales posteriores

rr. scrotales posteriores

a. pudenda interna

m. bulbospongiosus

a. bulbi penis

m. ischiocavernosus

n. dorsalis penis

m. sphincter
ani externus

rr. perineales
n. cutanei
femoris
posterioris

a. perinealis

m. transversus
perinei
superficialis

n. clunium
inferior

nn. rectales
inferiores,
nn. perineales

n. pudendus

lig. sacrospinale

a. v. pudenda
interna

n. pudendus

a. rectalis inferior

a. pudenda interna

n. clunium inferior

lig. sacrotuberale

m. glutaeus maximus

m. levator ani

lig. anococcygeum

nn. anococcygei

Abb. 295. Nerven und Gefäße des männlichen Dammes. Links oberflächliche Damm-Muskulatur dargestellt und Fett der fossa ischio-rectalis entfernt, rechts Nerven und Gefäße durch Einschnitte in die Muskulatur weitgehend freigelegt.

201

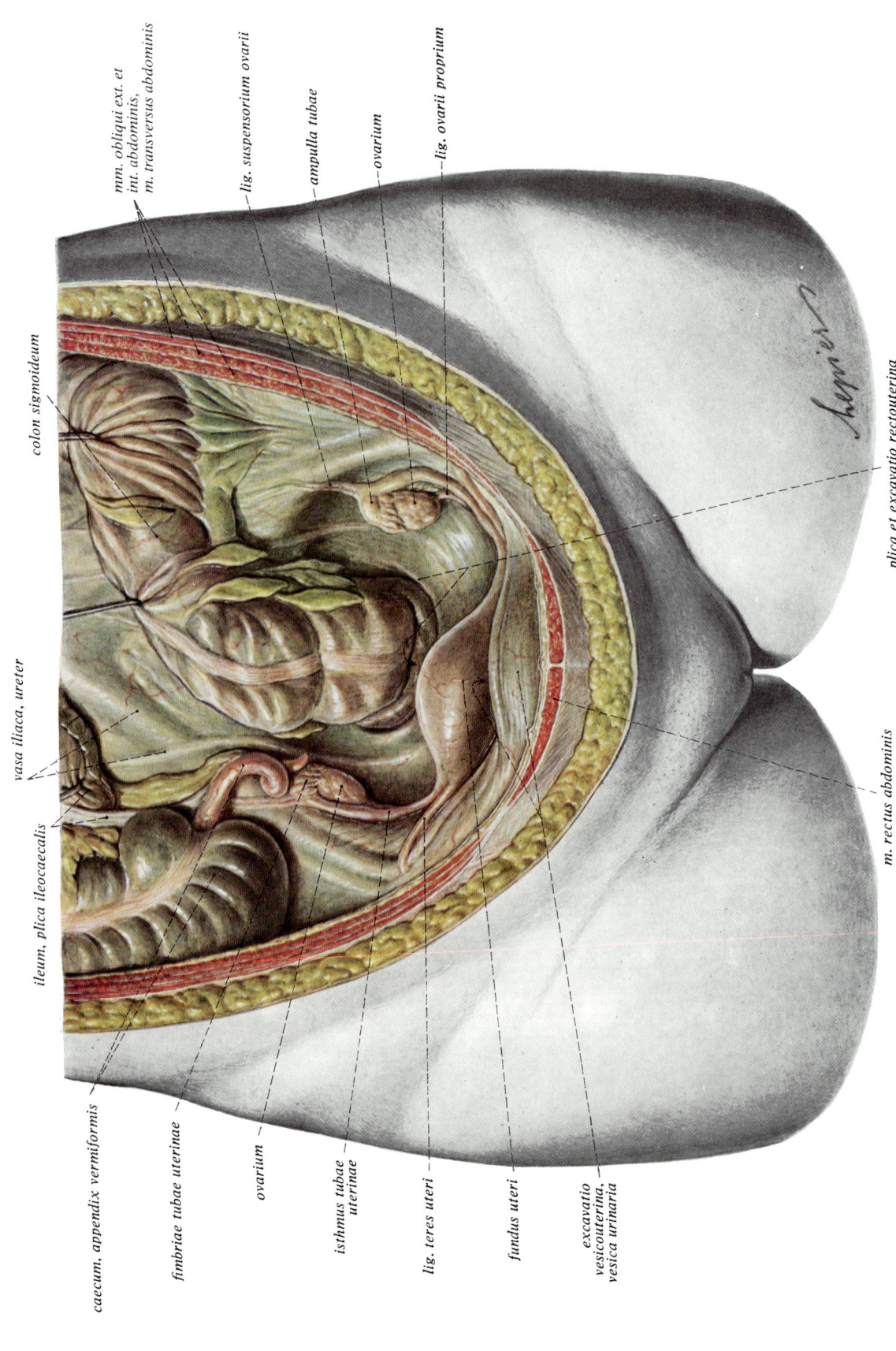

mm. obliqui ext. et
int. abdominis,
m. transversus abdominis

lig. suspensorium ovarii

ampulla tubae

ovarium

lig. ovarii proprium

colon sigmoideum

vasa iliaca, ureter

ileum, plica ileocaecalis

caecum, appendix vermiformis

fimbriae tubae uterinae

ovarium

isthmus tubae
uterinae

lig. teres uteri

fundus uteri

excavatio
vesicouterina,
vesica urinaria

m. rectus abdominis

plica et excavatio rectouterina

Abb. 296. Beckenorgane einer erwachsenen Frau. Einblick in das kleine Becken von vorn oben. Der uterus liegt in diesem Falle nicht genau median, sondern ist nach rechts gelagert: dextropositio (häufiger Fall). Beachte die Nachbarschaft der appendix vermiformis zu den rechten Adnexen (ovarium und tuba uterina) (Schwierigkeit der Differentialdiagnose bei Erkrankungen dieses Organkomplexes).

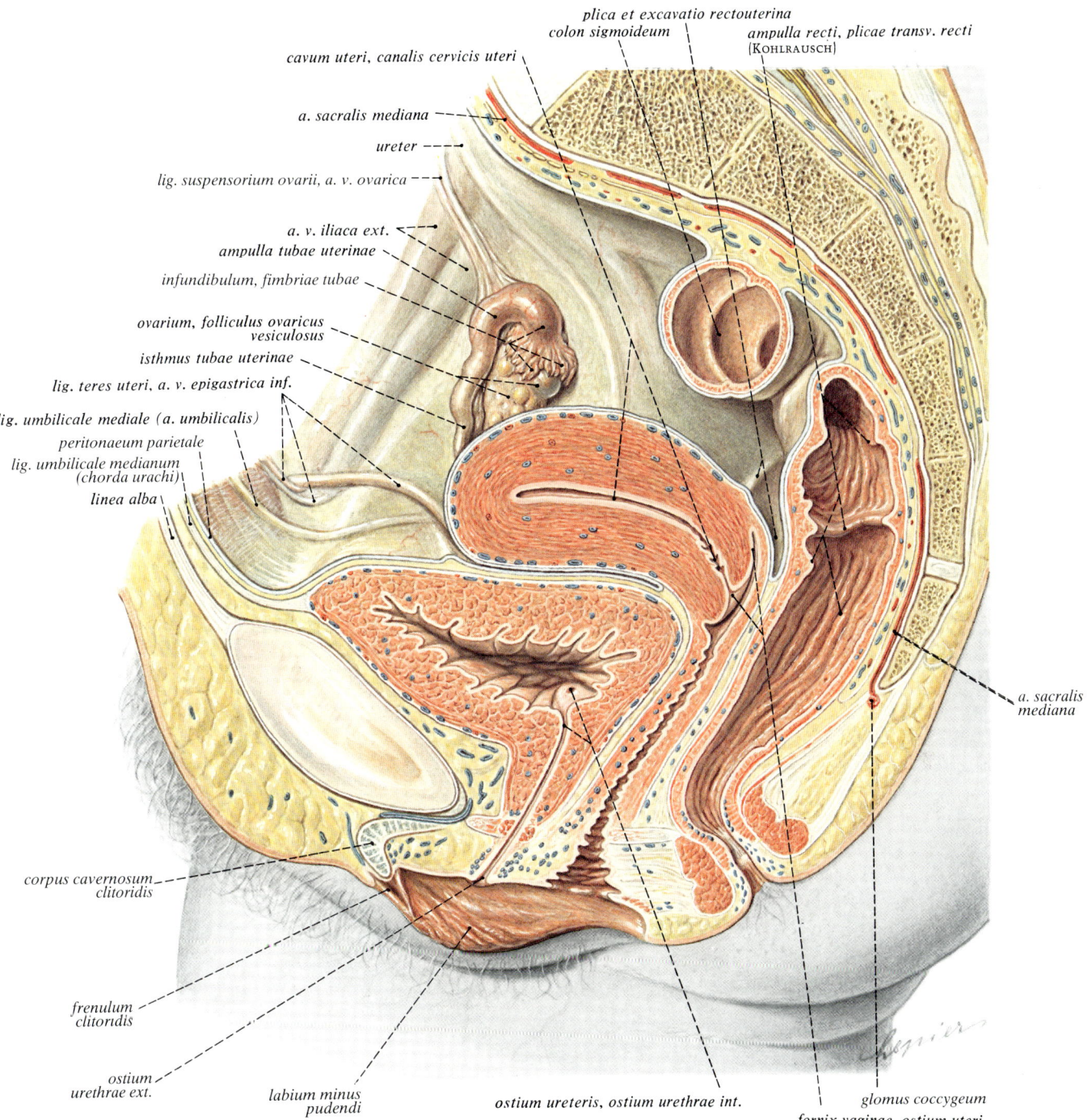

plica et excavatio rectouterina

colon sigmoideum

ampulla recti, plicae transv. recti (KOHLRAUSCH)

cavum uteri, canalis cervicis uteri

a. sacralis mediana

ureter

lig. suspensorium ovarii, a. v. ovarica

a. v. iliaca ext.

ampulla tubae uterinae

infundibulum, fimbriae tubae

ovarium, folliculus ovaricus vesiculosus

isthmus tubae uterinae

lig. teres uteri, a. v. epigastrica inf.

lig. umbilicale mediale (a. umbilicalis)

peritonaeum parietale

lig. umbilicale medianum (chorda urachi)

linea alba

a. sacralis mediana

corpus cavernosum clitoridis

frenulum clitoridis

ostium urethrae ext.

labium minus pudendi

ostium ureteris, ostium urethrae int.

glomus coccygeum

fornix vaginae, ostium uteri

Abb. 297. Rechte Hälfte des median durchgeschnittenen Beckens, pelvis, einer erwachsenen Frau. Ansicht der Medianfläche. Lage der tuba uterina zum ovarium. Die fimbriae des infundibulum tubae legen sich unmittelbar auf den sprungreifen Follikel, so daß beim Follikelsprung die freiwerdende Eizelle in das ostium abdominale tubae geleitet wird.

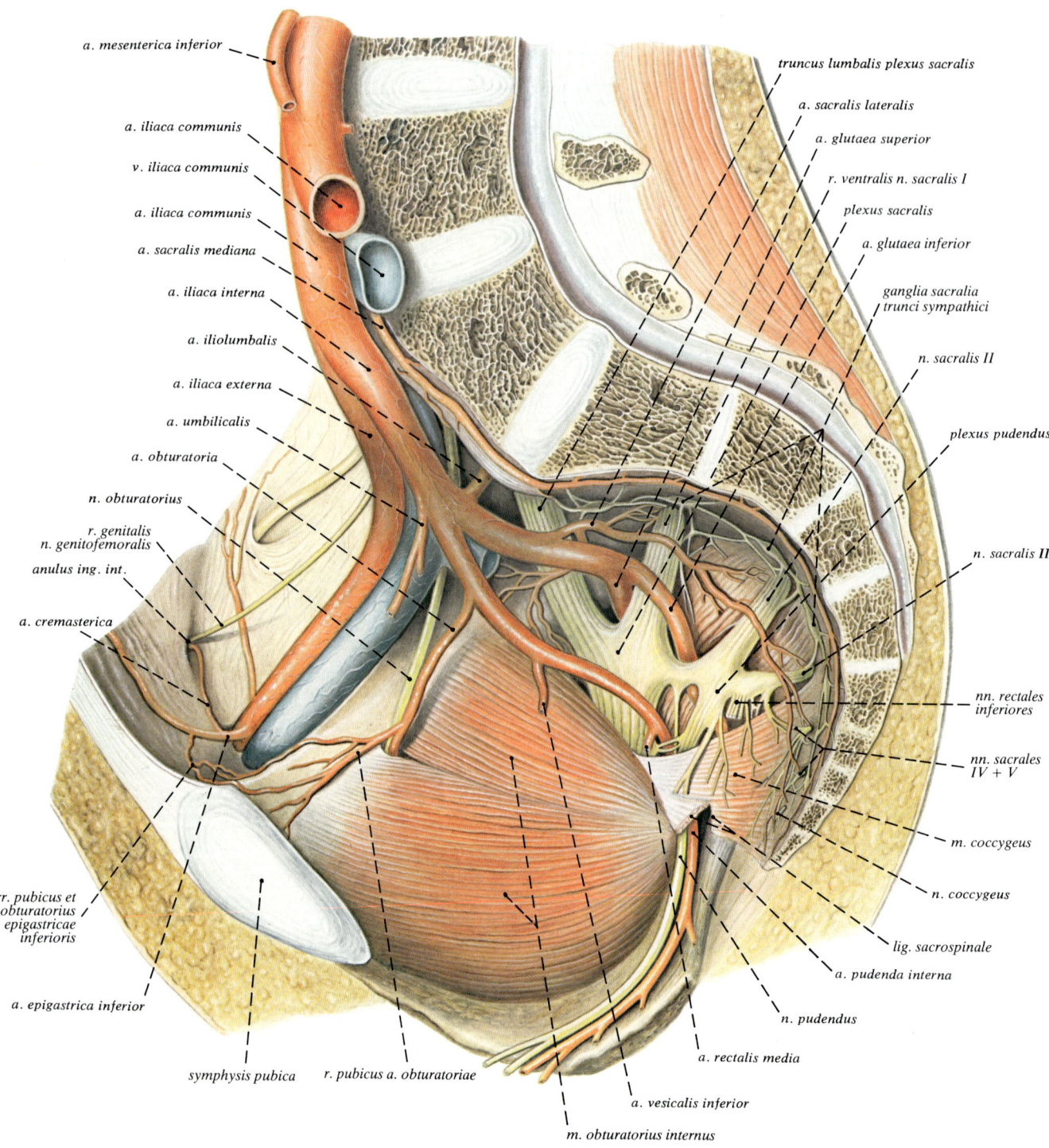

a. mesenterica inferior

a. iliaca communis

v. iliaca communis

a. iliaca communis

a. sacralis mediana

a. iliaca interna

a. iliolumbalis

a. iliaca externa

a. umbilicalis

a. obturatoria

n. obturatorius

r. genitalis
n. genitofemoralis

anulus ing. int.

a. cremasterica

rr. pubicus et
obturatorius
a. epigastricae
inferioris

a. epigastrica inferior

symphysis pubica

r. pubicus a. obturatoriae

m. obturatorius internus

a. vesicalis inferior

a. rectalis media

n. pudendus

a. pudenda interna

lig. sacrospinale

n. coccygeus

m. coccygeus

nn. sacrales
IV + V

nn. rectales
inferiores

n. sacralis III

plexus pudendus

n. sacralis II

ganglia sacralia
trunci sympathici

a. glutaea inferior

plexus sacralis

r. ventralis n. sacralis I

a. glutaea superior

a. sacralis lateralis

truncus lumbalis plexus sacralis

Abb. 298. Wandständige Blutgefäße und Nerven der rechten Beckenhälfte. Becken median halbiert, Beckeneingeweide entfernt.

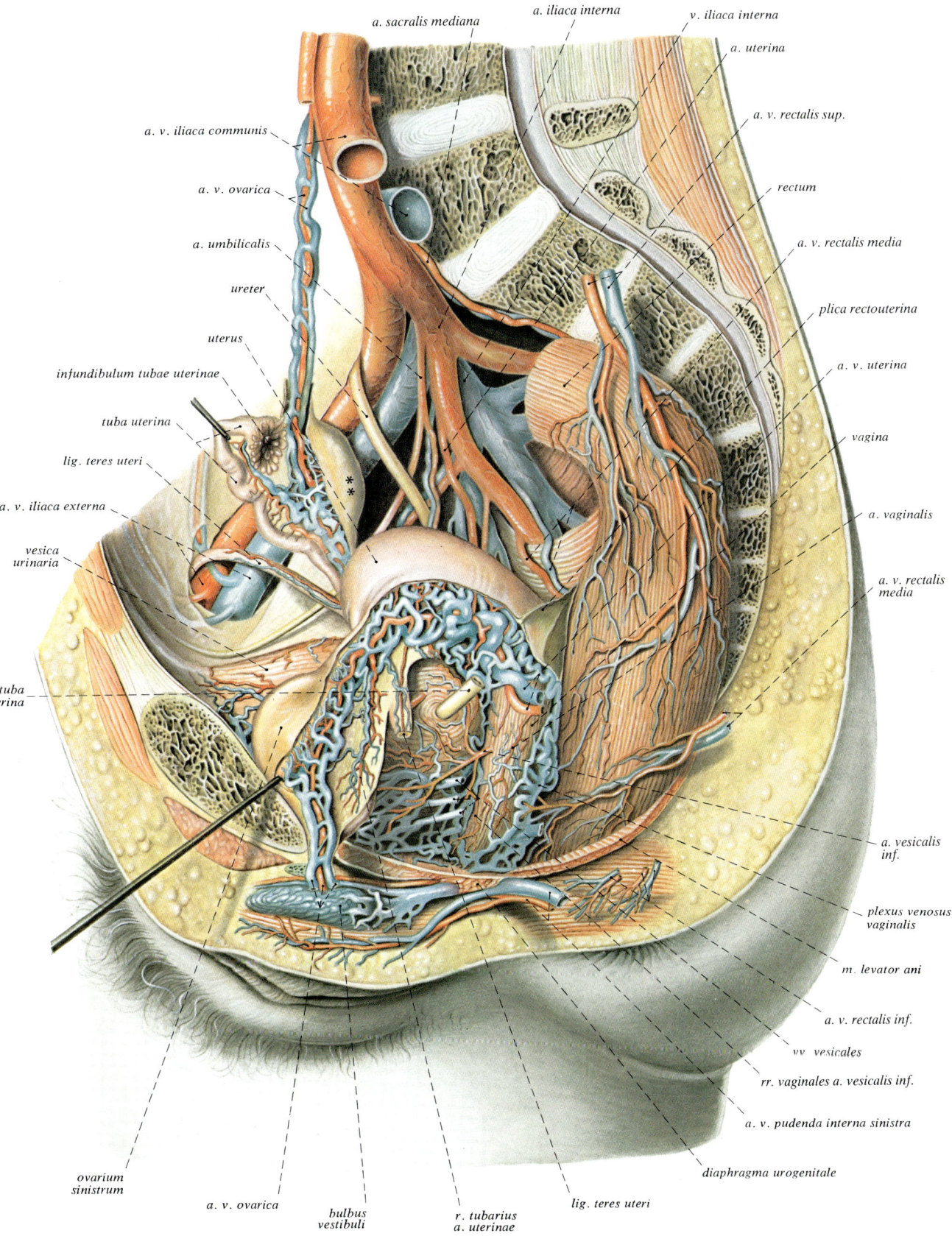

a. sacralis mediana

a. iliaca interna

v. iliaca interna

a. uterina

a. v. rectalis sup.

rectum

a. v. rectalis media

plica rectouterina

a. v. uterina

vagina

a. vaginalis

a. v. rectalis media

a. v. iliaca communis

a. v. ovarica

a. umbilicalis

ureter

uterus

infundibulum tubae uterinae

tuba uterina

lig. teres uteri

a. v. iliaca externa

vesica urinaria

tuba uterina

**

a. vesicalis inf.

plexus venosus vaginalis

m. levator ani

a. v. rectalis inf.

vv. vesicales

rr. vaginales a. vesicalis inf.

a. v. pudenda interna sinistra

diaphragma urogenitale

ovarium sinistrum

a. v. ovarica

bulbus vestibuli

r. tubarius a. uterinae

lig. teres uteri

Abb. 299. Blutgefäße der weiblichen Beckeneingeweide. Präparation wie in Abb. 294. Eierstock und Eileiter sind links nach ventral und kaudal, rechts nach kranial gezogen. ⁑ ovarium dextrum

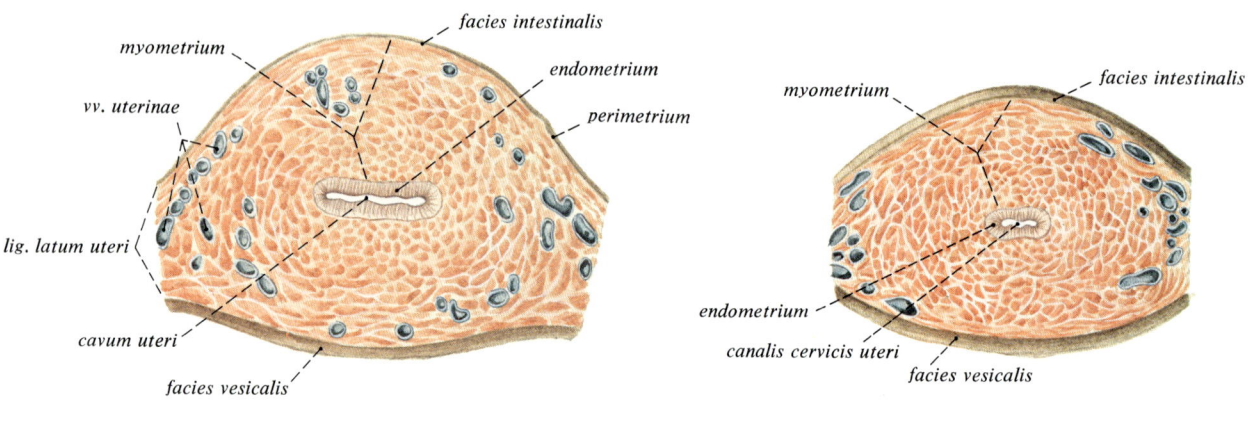

Abb. 300.　　　　　　　　　　　　　　　　　　　**Abb. 301.**

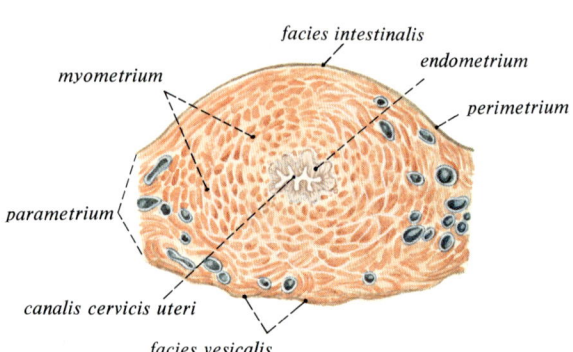

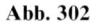

Abb. 302.

Abb. 300–302. Querschnitte des uterus in Höhe von corpus (Abb. 300), isthmus (Abb. 301) und portio supravaginalis cervicis uteri (Abb. 302).

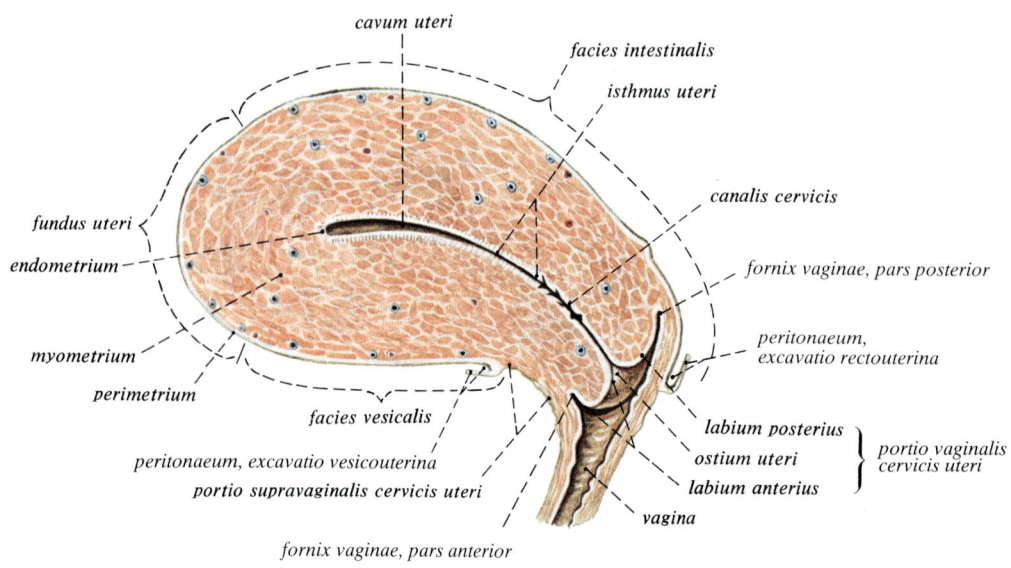

Abb. 303. Sagittalschnitt der Gebärmutter, uterus, und des kranialen Teils der Scheide, vagina, einer erwachsenen Frau.

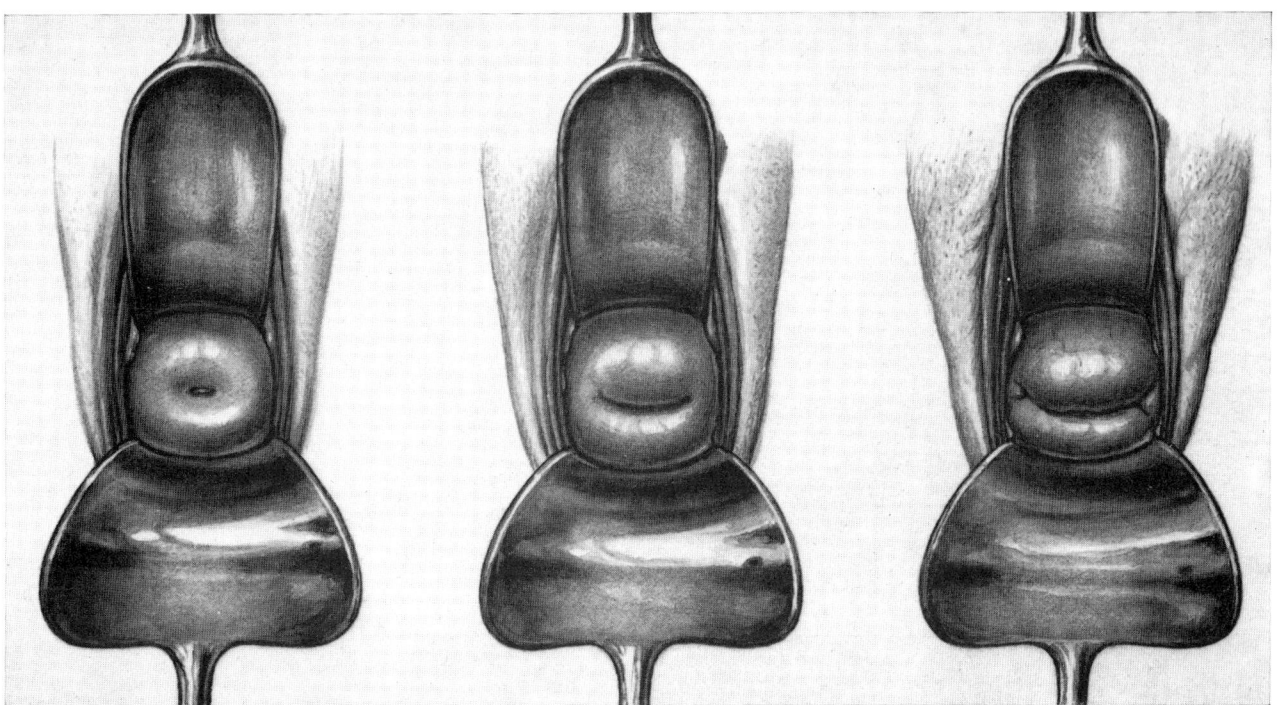

Abb. 304. Ansicht der portio vaginalis cervicis uteri (»portio«) bei der gynäkologischen Untersuchung. Zwei Spekula sind in die vagina eingeführt.
1. Portio und Muttermund bei einer Frau, die nicht geboren hat (Nullipara): Der Muttermund bildet ein rundliches Grübchen, die Muttermundslippen erscheinen als breiter wulstiger Ring. 2. Muttermund spaltförmig bei einer Nullipara oder nach einer Geburt. 3. Nach mehreren Geburten (Multipara): Muttermund breit spaltförmig mit seitlichen narbigen Einkerbungen und deutlicher vorderer und hinterer Muttermundslippe.

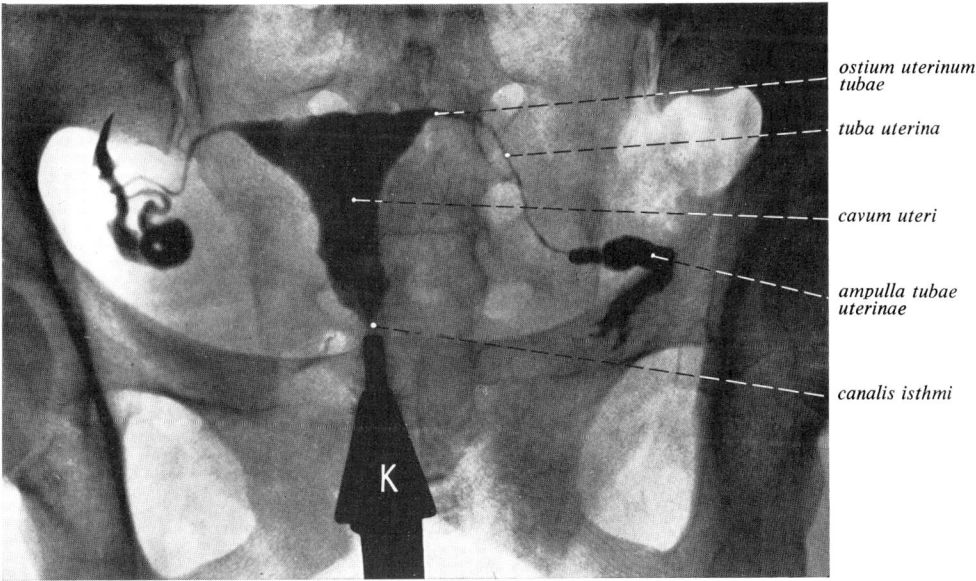

ostium uterinum tubae

tuba uterina

cavum uteri

ampulla tubae uterinae

canalis isthmi

Abb. 305. Röntgenbild der Lichtung des cavum uteri und der tubae uterinae. Die Spitze des Injektionskonus (K) liegt in der Lichtung des canalis cervicis uteri. Die Füllmasse ist vom corpus uteri in die Lichtung der Tuben eingedrungen und füllt diese bis zum infundibulum tubae aus. Auf der linken Bildseite ist ein Teil der Füllmasse durch das ostium abdominale tubae in die freie Beckenhöhle ausgetreten. Der linke Eileiter verläuft geschlängelt. Die Höhlung des Uteruskörpers bildet die Form eines gleichschenkeligen Dreiecks. An den kranialen Enden liegen die Einmündungsstellen der Eileiter. Die Füllung zeigt die sehr enge Lichtung des isthmus tubae uterinae, während ampulla und infundibulum tubae uterinae auch im Kontrastfüllungsbild die weitere Lichtung aufweisen (Salpingographie).

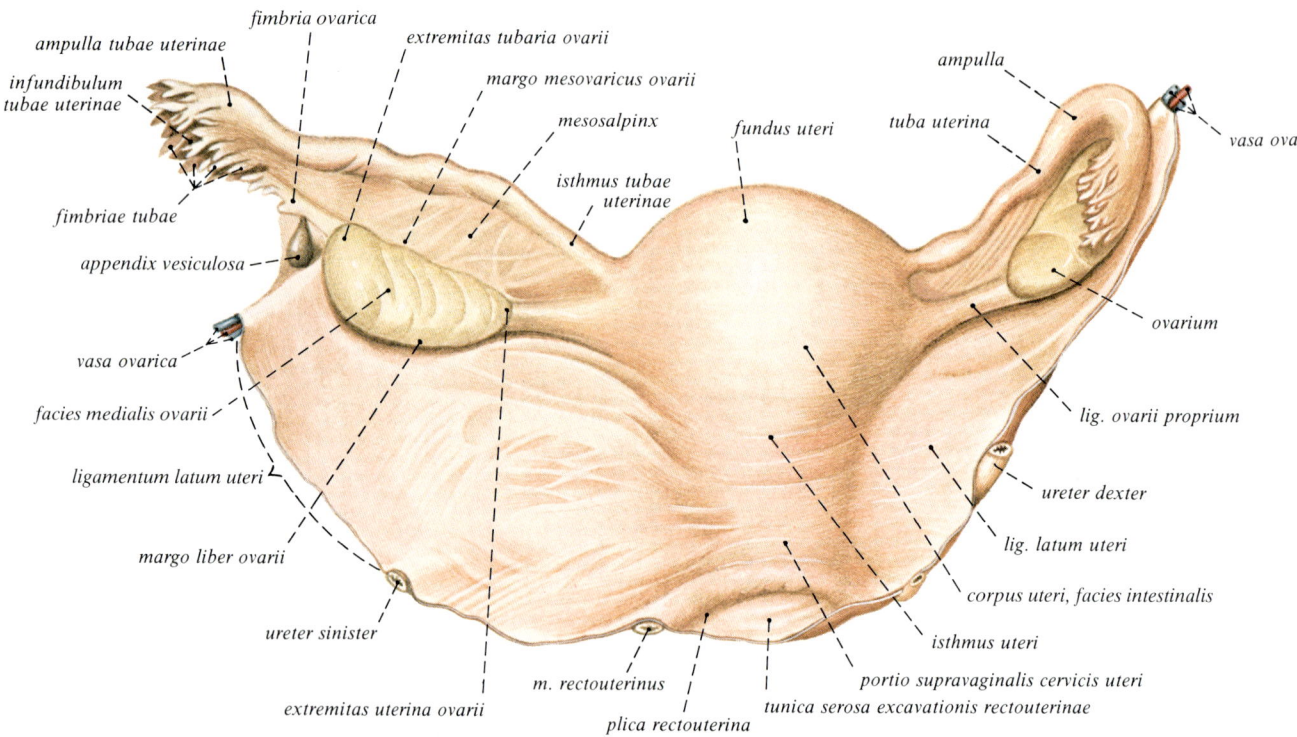

Abb. 306. Innere weibliche Genitalien, uterus, tubae uterinae, ovaria. Ansicht von dorsal.

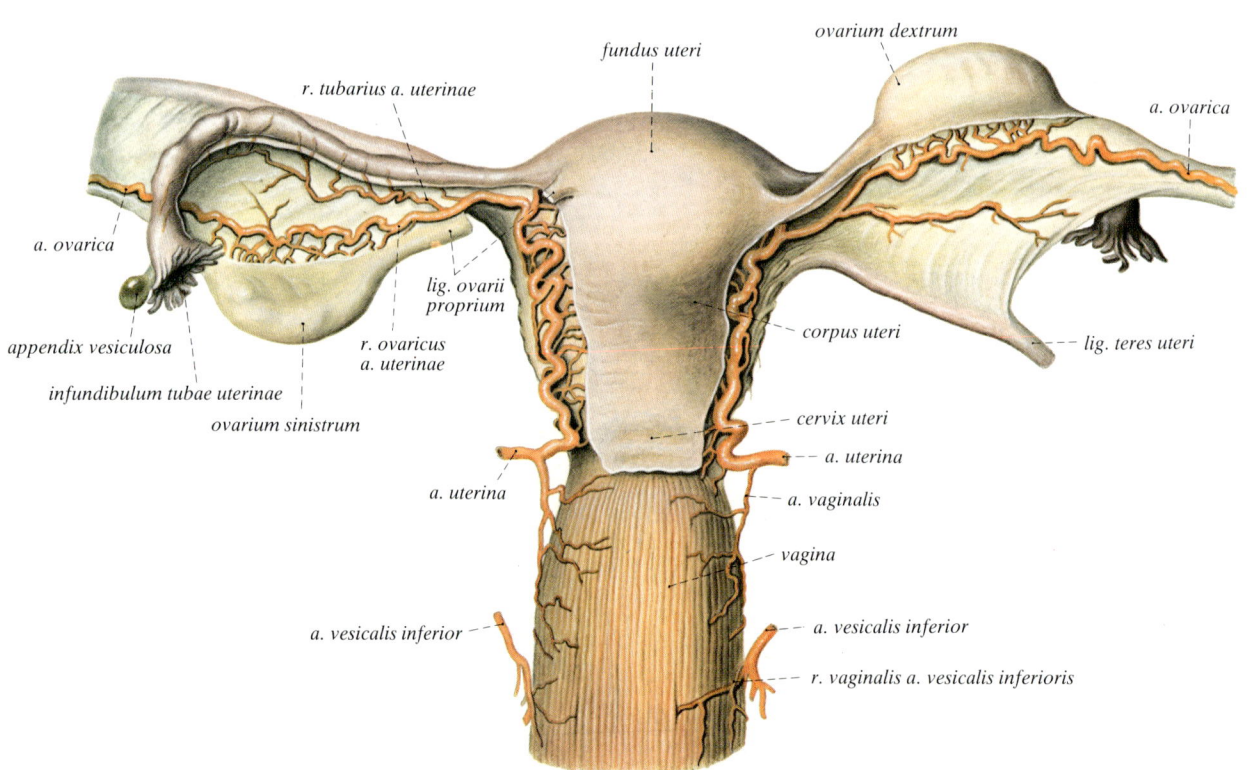

Abb. 307. Arterien der inneren weiblichen Genitalien. Dorsalansicht. Der kaudale Teil des ligamentum latum uteri entfernt, das linke ligamentum ovarii proprium durchgeschnitten, Bauchfell der mesosalpinx längs der Gefäße abgetragen.

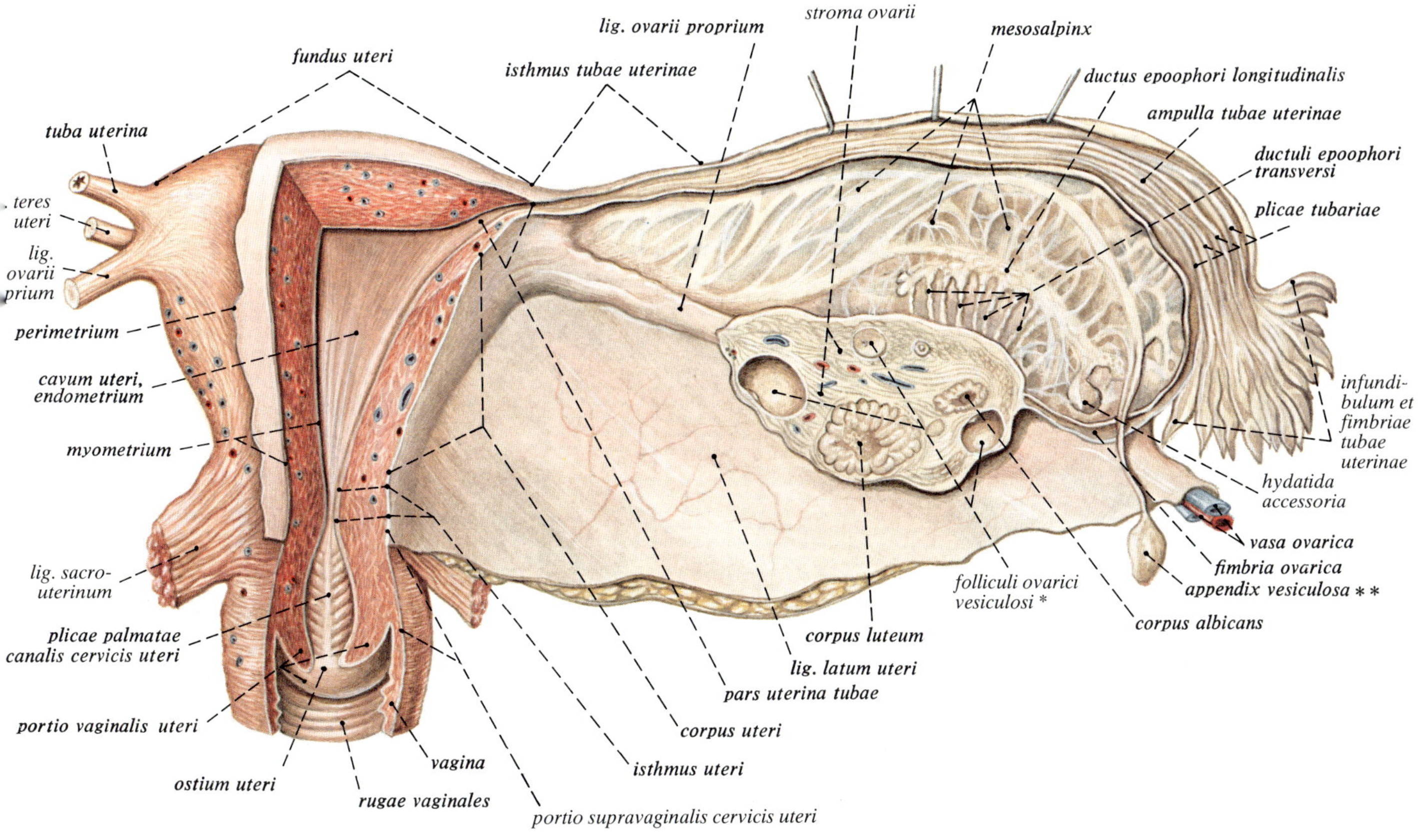

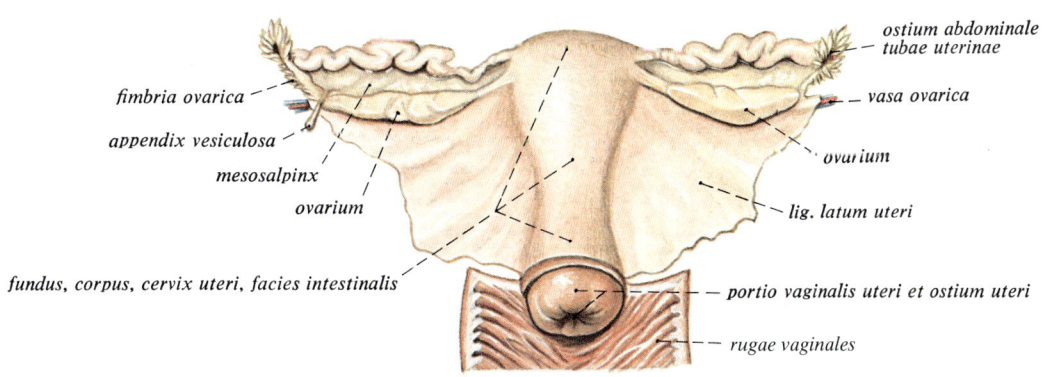

lig. ovarii proprium

stroma ovarii

mesosalpinx

fundus uteri

isthmus tubae uterinae

ductus epoophori longitudinalis

ampulla tubae uterinae

ductuli epoophori transversi

tuba uterina

plicae tubariae

lig. teres uteri

lig. ovarii prium

perimetrium

infundi-bulum et fimbriae tubae uterinae

cavum uteri, endometrium

hydatida accessoria

myometrium

vasa ovarica

fimbria ovarica

lig. sacro-uterinum

folliculi ovarici vesiculosi *

appendix vesiculosa * *

corpus albicans

plicae palmatae canalis cervicis uteri

corpus luteum

portio vaginalis uteri

lig. latum uteri

pars uterina tubae

ostium uteri

vagina

corpus uteri

rugae vaginales

isthmus uteri

portio supravaginalis cervicis uteri

Abb. 308. Innerer weiblicher Genitalapparat auf der rechten Seite mit ausgespannten Adnexen: tuba uterina, ovarium und lig. latum. Die rechte Hälfte des uterus ist von dorsal eröffnet, ebenso der obere Teil der vagina und der rechte Eileiter. Das ovarium ist frontal durchgeschnitten. Das dorsale Blatt der peritonäalen Bekleidung der mesosalpinx, des Aufhängebands der Tube (gr. salpinx), ist entfernt, so daß deren Gefäße und rudimentäre Gebilde sichtbar sind. Beachte die glatte Beschaffenheit des Endometrium im corpus uteri und die palmblattartige Fältelung, plicae palmatae, der Schleimhaut des canalis cervicis uteri. * GRAAFsche Follikel; ** gestielte Hydatide

ostium abdominale tubae uterinae

fimbria ovarica

vasa ovarica

appendix vesiculosa

ovarium

mesosalpinx

lig. latum uteri

ovarium

fundus, corpus, cervix uteri, facies intestinalis

portio vaginalis uteri et ostium uteri

rugae vaginales

Abb. 309. Rückfläche der inneren Genitalorgane eines neugeborenen Mädchens. Die tuba uterina verläuft stark geschlängelt, das ovarium ist schmal und lang. Beachte die schlanke, taillenartig eingeschnürte Form des uterus, die runde portio vaginalis uteri und die faltig eingezogene, runde Grübchenform des ostium uteri.

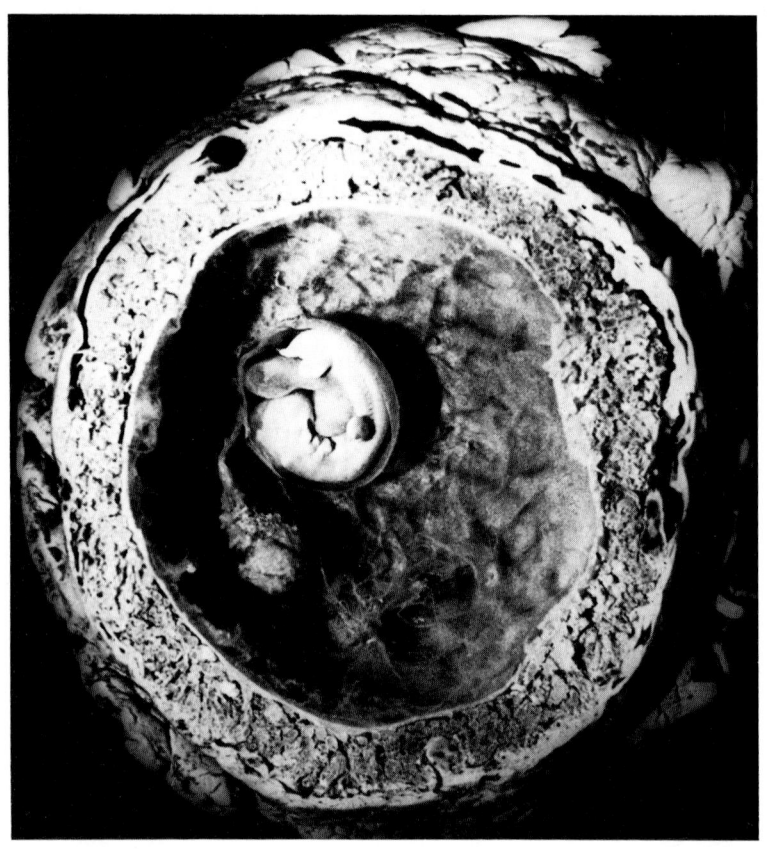

Abb. 310. Menschlicher Keimling, größte Länge 9 mm. Uterus- und Amnionhöhle eröffnet. Beachte die Anlage der Ursegmentpaare und der paddelförmigen Extremitätenknospen. (Sammlung v. HOCHSTETTER, Anatomisches Institut der Universität Wien.)

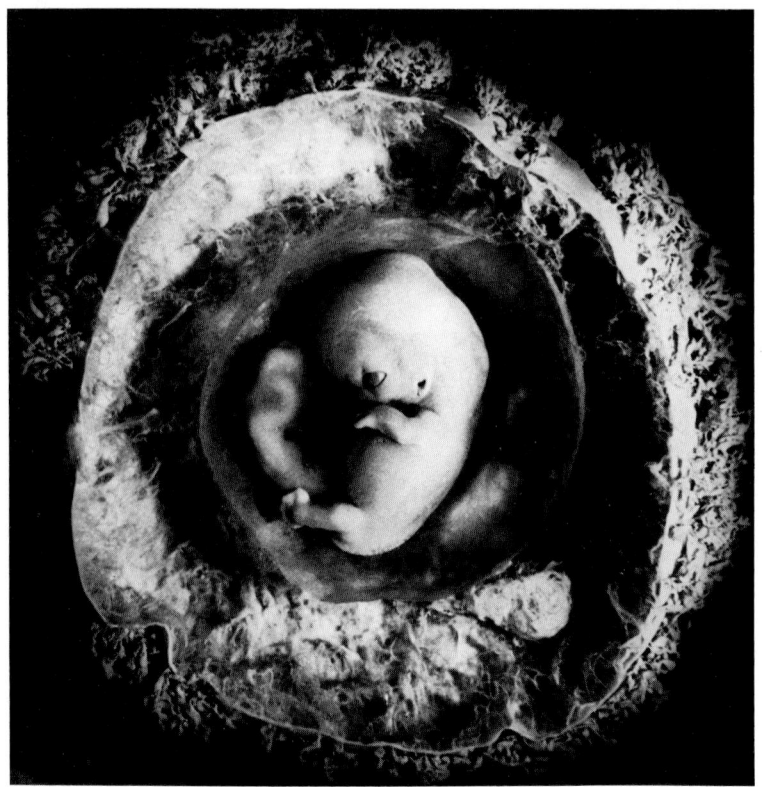

Abb. 311. Menschlicher Keimling, SSL (= Scheitel-Steiß-Länge) 17,8 mm. Uterus- und Amnionhöhle eröffnet. Bildung des Gesichtes; noch fehlende Ausprägung der Lider bei weit geöffneten Augen, deutlicher äußerer Gehörgang. Beginnende Entwicklung der Finger- und Zehenstrahlen. (Sammlung v. HOCHSTETTER, Anatomisches Institut der Universität Wien.)

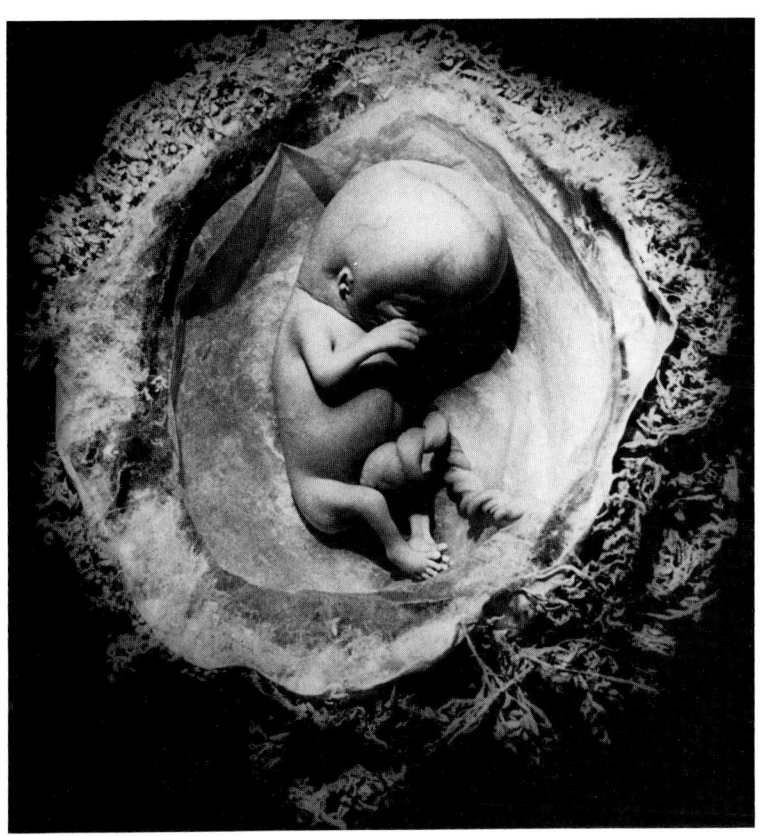

Abb. 312. Menschlicher Keimling, SSL 31 mm. Uterus- und Amnionhöhle eröffnet. Anlage der Augenlider. Weitere Ausformung der Extremitäten. (Sammlung v. HOCHSTETTER, Anatomisches Institut der Universität Wien.)

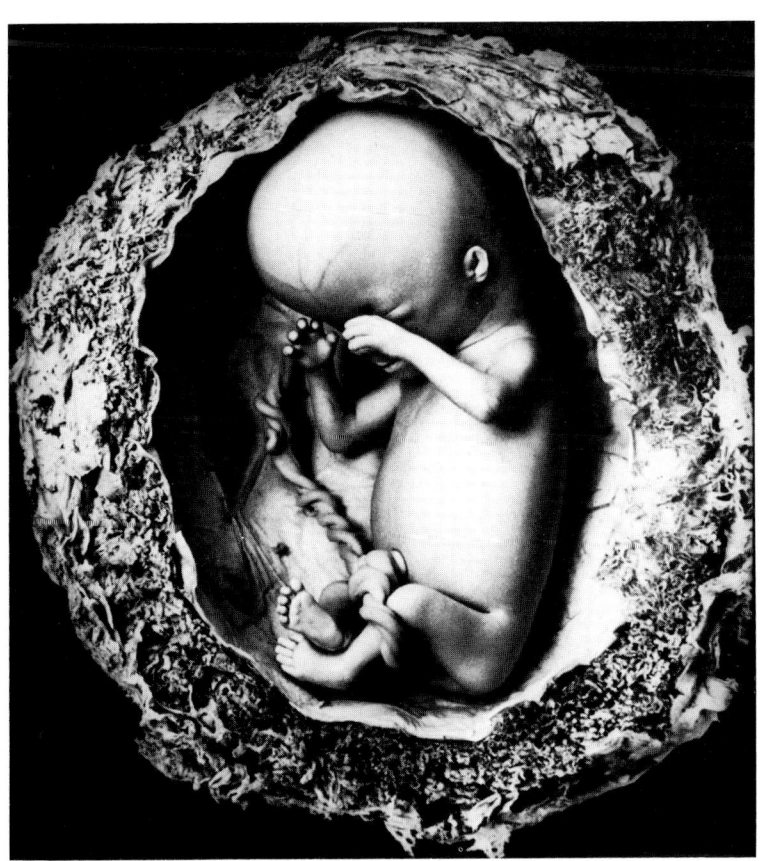

Abb. 313. Menschlicher Keimling, SSL 54 mm. Uterus- und Amnionhöhle eröffnet. Verklebung der Augenlidfalten. Beachte die deutlichen Tastballen auf der Palmar- und Plantarseite der Extremitäten sowie die für die weitere Fetalzeit typische Supinationsstellung der Füße. (Sammlung v. HOCHSTETTER, Anatomisches Institut der Universität Wien.)

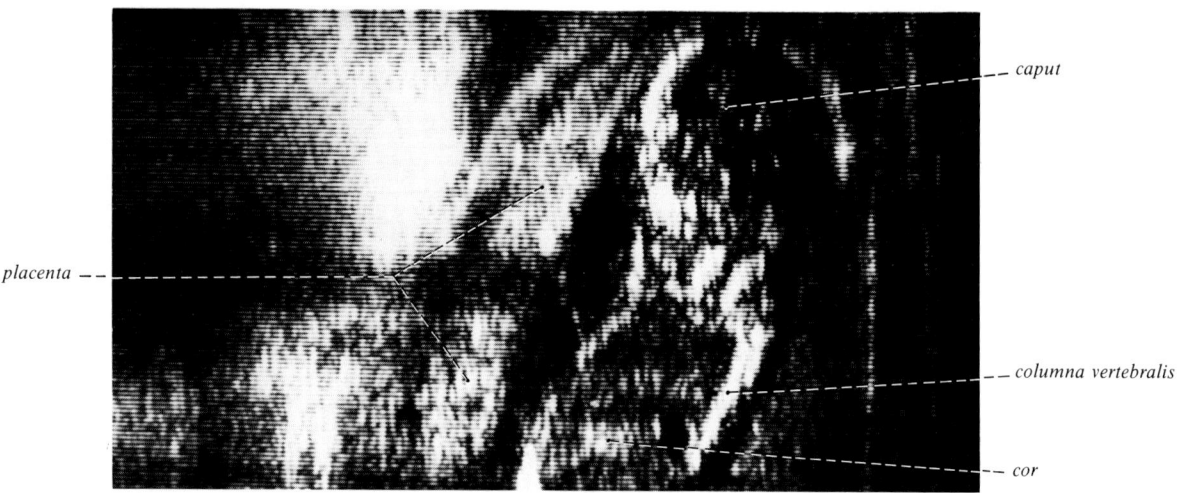

placenta

caput

columna vertebralis

cor

Abb. 314. Sonographische Kontrolluntersuchung während der Schwangerschaft (16. Woche). (Original: Prof. Dr. G. KAUFFMANN, Zentrum Radiologie im Klinikum der Universität Freiburg i. Brsg.)

Prinzip der Sonographie (= Ultraschalluntersuchung):

Emission und Reflexion hochfrequenter (1–5 MHz) Schallwellen: Sie dringen perkutan ins Gewebe ein und werden an physikalischen Grenzschichten reflektiert. Ihre nach der Gewebstiefe registrierten Signale lassen sich zu Schnittbildern verarbeiten. Es ist möglich, Organstrukturen im kleinen Becken (z. B. uterus, Harnblase, ovar etc.) ohne Verwendung ionisierender Strahlen darzustellen und physiologische wie pathologische Veränderungen einschließlich Bewegungen (Kindsbewegungen) sichtbar zu machen.

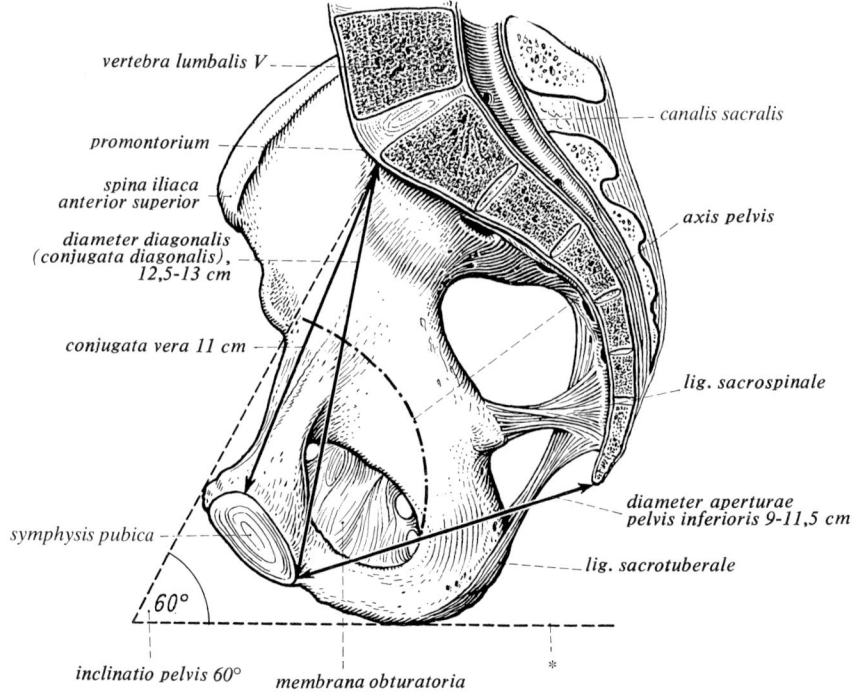

vertebra lumbalis V

promontorium

spina iliaca anterior superior

diameter diagonalis (conjugata diagonalis), 12,5-13 cm

conjugata vera 11 cm

symphysis pubica

60°

inclinatio pelvis 60°

membrana obturatoria

*

canalis sacralis

axis pelvis

lig. sacrospinale

diameter aperturae pelvis inferioris 9-11,5 cm

lig. sacrotuberale

Abb. 315. Medianschnitt durch das Becken, pelvis, einer erwachsenen Frau mit Angabe des Beckenneigungswinkels, der Beckenachse und einiger Beckendurchmesser. * = Horizontale

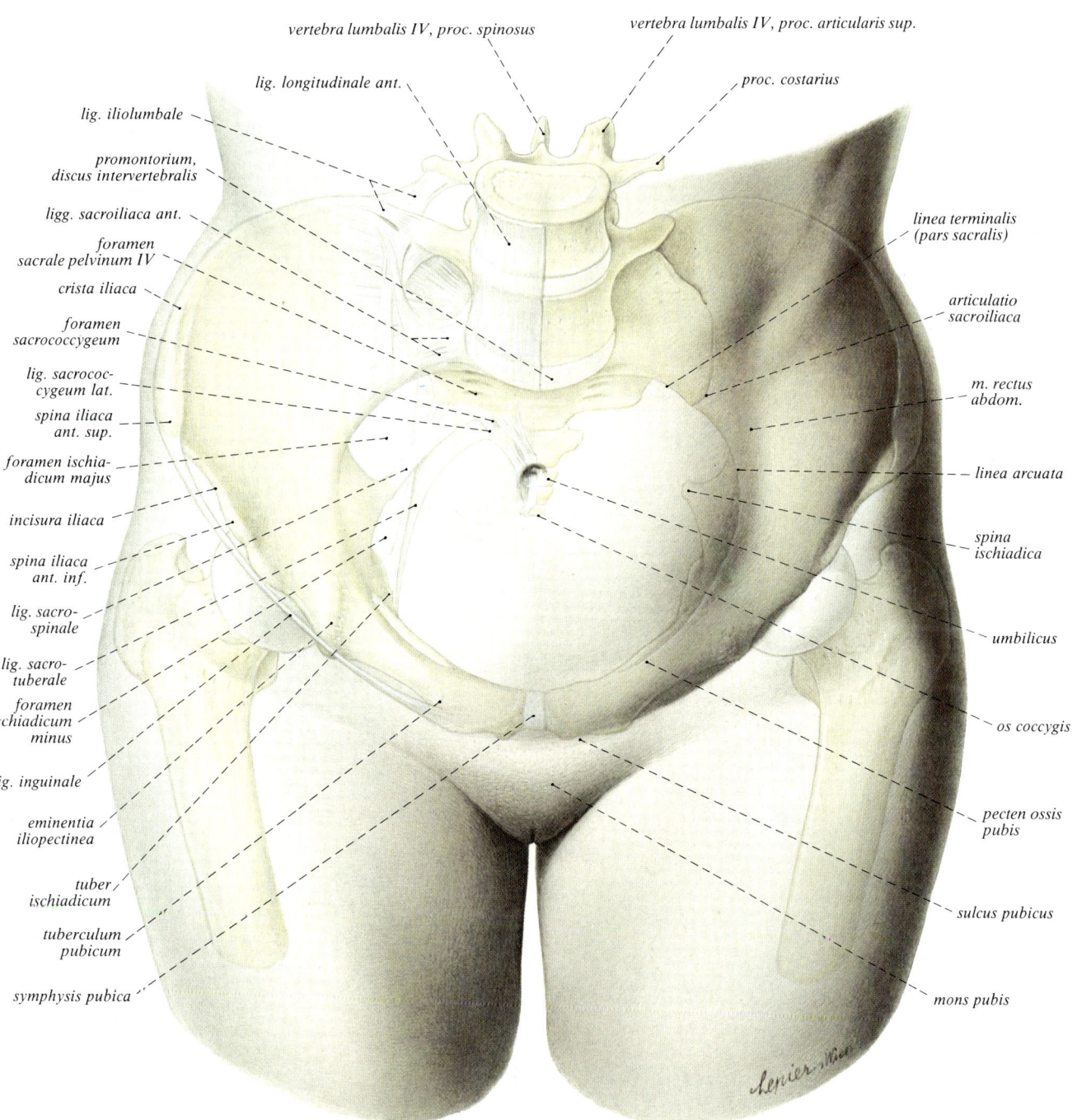

Abb. 316. Das weibliche Becken in aufrechter Stellung (Exterieur und Skelett) bei axialer Betrachtung von vorn und oben. (Aus PERNKOPF, Atlas der topographischen und angewandten Anatomie des Menschen, Bd. 2, 2. Aufl. [Hrsg. H. FERNER]. Urban & Schwarzenberg, München–Wien–Baltimore 1980.)

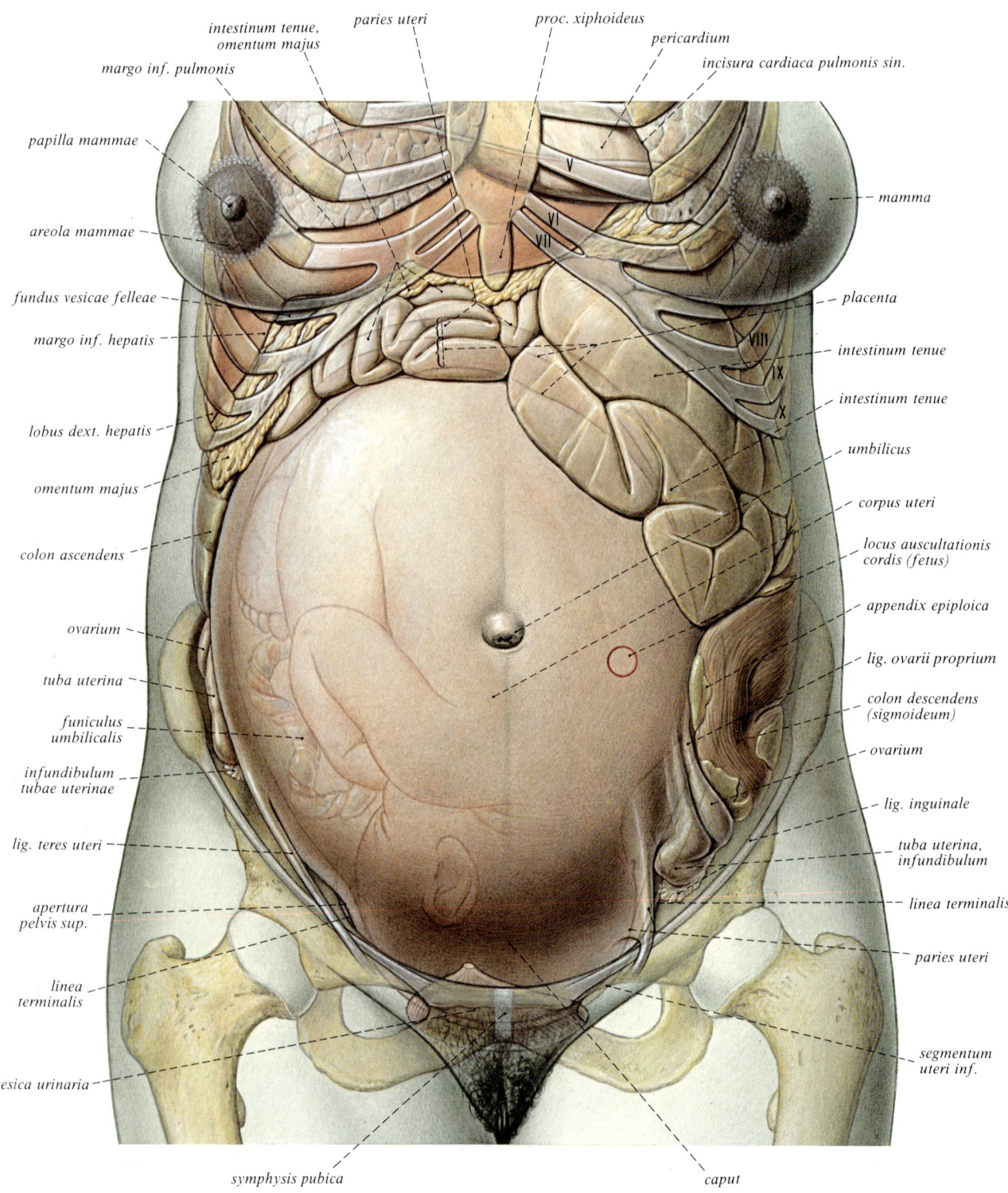

intestinum tenue,
omentum majus

paries uteri

proc. xiphoideus

pericardium

incisura cardiaca pulmonis sin.

margo inf. pulmonis

papilla mammae

mamma

areola mammae

fundus vesicae felleae

placenta

margo inf. hepatis

intestinum tenue

intestinum tenue

lobus dext. hepatis

umbilicus

omentum majus

corpus uteri

colon ascendens

locus auscultationis
cordis (fetus)

ovarium

appendix epiploica

tuba uterina

lig. ovarii proprium

funiculus
umbilicalis

colon descendens
(sigmoideum)

infundibulum
tubae uterinae

ovarium

lig. teres uteri

lig. inguinale

apertura
pelvis sup.

tuba uterina,
infundibulum

linea
terminalis

linea terminalis

paries uteri

vesica urinaria

segmentum
uteri inf.

symphysis pubica

caput

Abb. 317. Situs viscerum abdominis einer Multipara kurz vor dem Ende der Schwangerschaft. Sagittale Projektion von ventral (bei I. dorso-anteriorer Schädellage des Kindes). (Aus PERNKOPF, Atlas der topographischen und angewandten Anatomie des Menschen, 2. Bd., 2. Aufl. [Hrsg. H. FERNER]. Urban & Schwarzenberg, München–Wien–Baltimore 1980.)

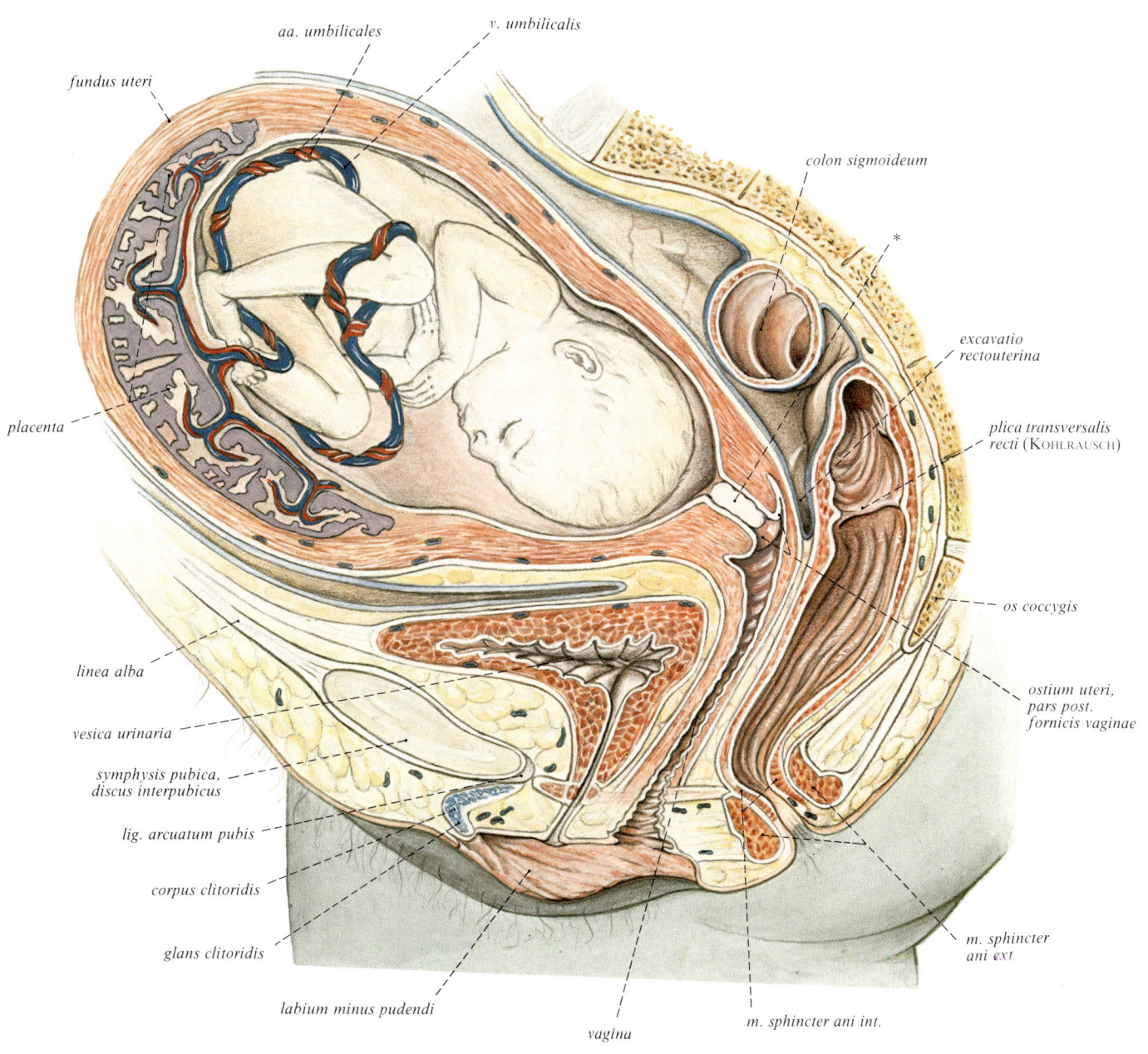

aa. umbilicales

v. umbilicalis

fundus uteri

colon sigmoideum

*

placenta

excavatio rectouterina

plica transversalis recti (KOHLRAUSCH)

os coccygis

linea alba

ostium uteri, pars post. fornicis vaginae

vesica urinaria

symphysis pubica, discus interpubicus

lig. arcuatum pubis

corpus clitoridis

glans clitoridis

m. sphincter ani ext

labium minus pudendi

vagina

m. sphincter ani int.

Abb. 318. Rechte Hälfte eines median durchgeschnittenen weiblichen Beckens kurz vor dem Ende der Schwangerschaft (vgl. mit Abb. 317). * KRISTELLERscher Schleimpfropf im Zervikalkanal des Uterus

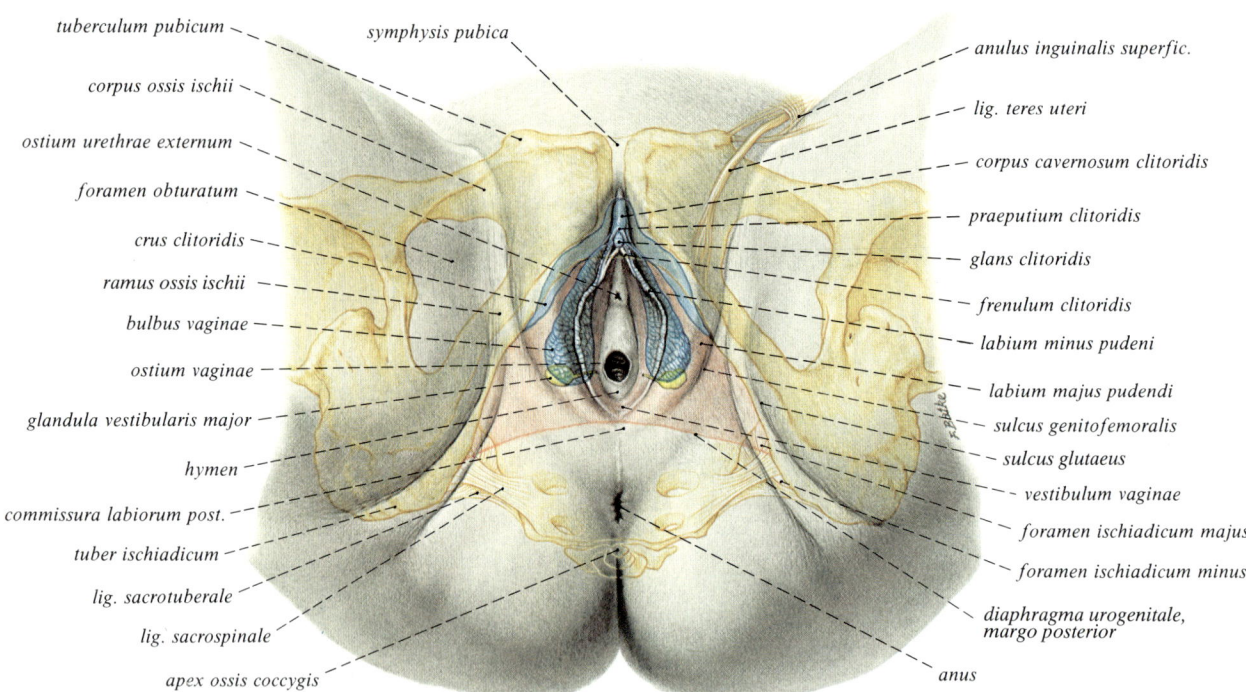

tuberculum pubicum

symphysis pubica

anulus inguinalis superfic.

corpus ossis ischii

lig. teres uteri

ostium urethrae externum

corpus cavernosum clitoridis

foramen obturatum

praeputium clitoridis

crus clitoridis

glans clitoridis

ramus ossis ischii

frenulum clitoridis

bulbus vaginae

labium minus pudeni

ostium vaginae

labium majus pudendi

glandula vestibularis major

sulcus genitofemoralis

hymen

sulcus glutaeus

commissura labiorum post.

vestibulum vaginae

tuber ischiadicum

foramen ischiadicum majus

lig. sacrotuberale

foramen ischiadicum minus

lig. sacrospinale

diaphragma urogenitale,
margo posterior

apex ossis coccygis

anus

Abb. 319. Projektion des äußeren weiblichen Genitales auf die Knochen des Beckens. Ansicht von kaudal. (Aus PERNKOPF, Atlas der topographischen und angewandten Anatomie des Menschen, 2. Bd., 2. Aufl. [Hrsg. H. FERNER]. Urban & Schwarzenberg, München–Wien–Baltimore 1980.)

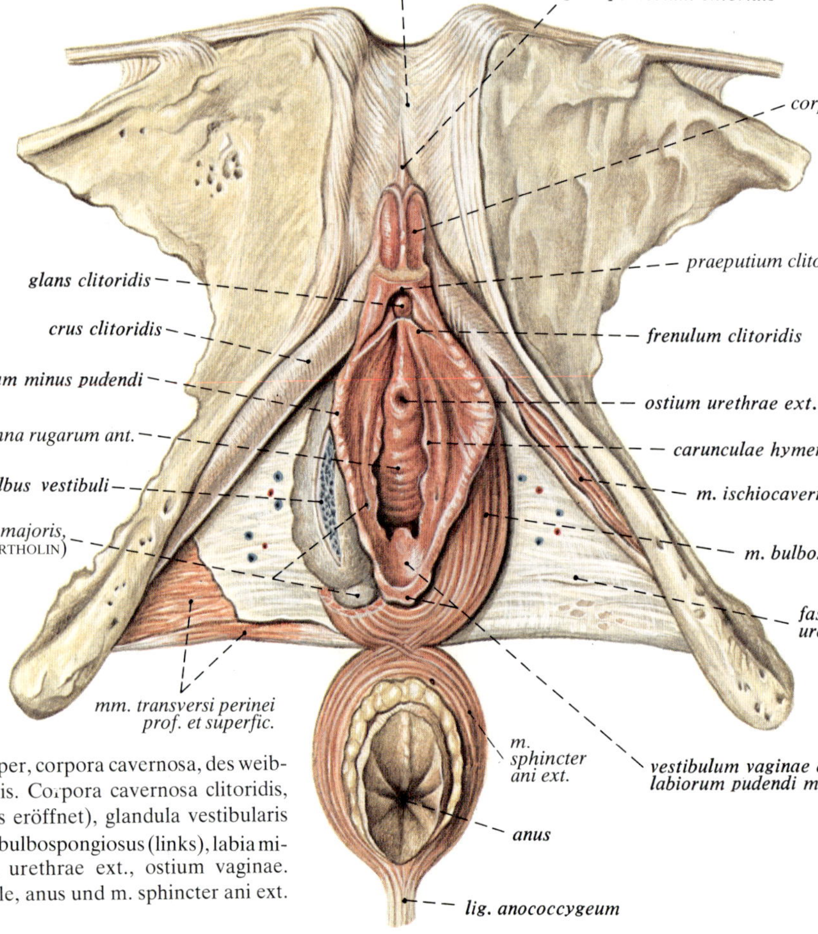

discus interpubicus

lig. suspensorium clitoridis

corpus cavernosum clitoridis

praeputium clitoridis

glans clitoridis

frenulum clitoridis

crus clitoridis

ostium urethrae ext.

labium minus pudendi

carunculae hymenales

ostium vaginae, columna rugarum ant.

m. ischiocavernosus

bulbus vestibuli

m. bulbospongiosus

ostium gland. vestibularis majoris,
gland. vestibularis major (BARTHOLIN)

fascia diaphragmatis
urogenitalis inf.

mm. transversi perinei
prof. et superfic.

m.
sphincter
ani ext.

vestibulum vaginae et frenulum
labiorum pudendi minorum

anus

lig. anococcygeum

Abb. 320. Schwellkörper, corpora cavernosa, des weiblichen sinus urogenitalis. Corpora cavernosa clitoridis, bulbus vestibuli (rechts eröffnet), glandula vestibularis major (BARTHOLIN), m. bulbospongiosus (links), labia minora pudendi, ostium urethrae ext., ostium vaginae. Diaphragma urogenitale, anus und m. sphincter ani ext.

Abb. 321. Uterus, vagina und pudendum externum einer Frau, die geboren hat. Die hintere Wand der Scheide ist der Länge nach aufgeschnitten. In dem spaltförmigen ostium uteri findet sich zwischen vorderer und hinterer Muttermundslippe, labium ant. und labium post., der KRISTELLERsche Schleimpfropf.

fundus uteri

isthmus tubae uterinae

pars post. fornicis vaginae

portio vaginalis uteri, labium post.

ostium uteri

tunica mucosa vaginae

columna rugarum anterior

vagina

tunica muscularis vaginae

columna rugarum posterior

carunculae hymenales

ductus excretorius glandulae vestibularis majoris

ostium urethrae ext.

labium minus pudendi

labium majus pudendi

glans clitoridis

praeputium clitoridis

pubes

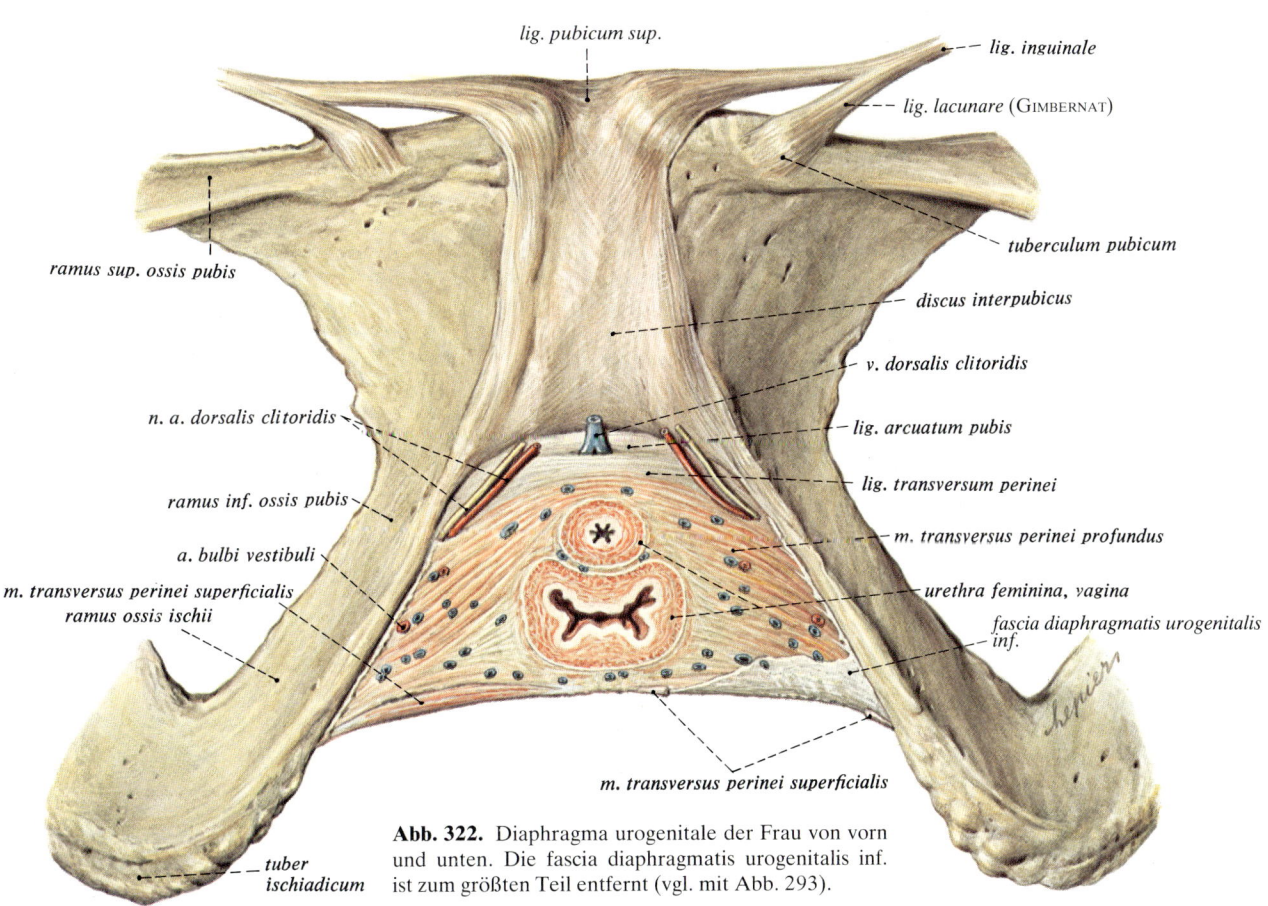

lig. pubicum sup.

lig. inguinale

lig. lacunare (GIMBERNAT)

tuberculum pubicum

ramus sup. ossis pubis

discus interpubicus

v. dorsalis clitoridis

n. a. dorsalis clitoridis

lig. arcuatum pubis

ramus inf. ossis pubis

lig. transversum perinei

a. bulbi vestibuli

m. transversus perinei profundus

m. transversus perinei superficialis
ramus ossis ischii

urethra feminina, vagina

fascia diaphragmatis urogenitalis inf.

m. transversus perinei superficialis

tuber ischiadicum

Abb. 322. Diaphragma urogenitale der Frau von vorn und unten. Die fascia diaphragmatis urogenitalis inf. ist zum größten Teil entfernt (vgl. mit Abb. 293).

217

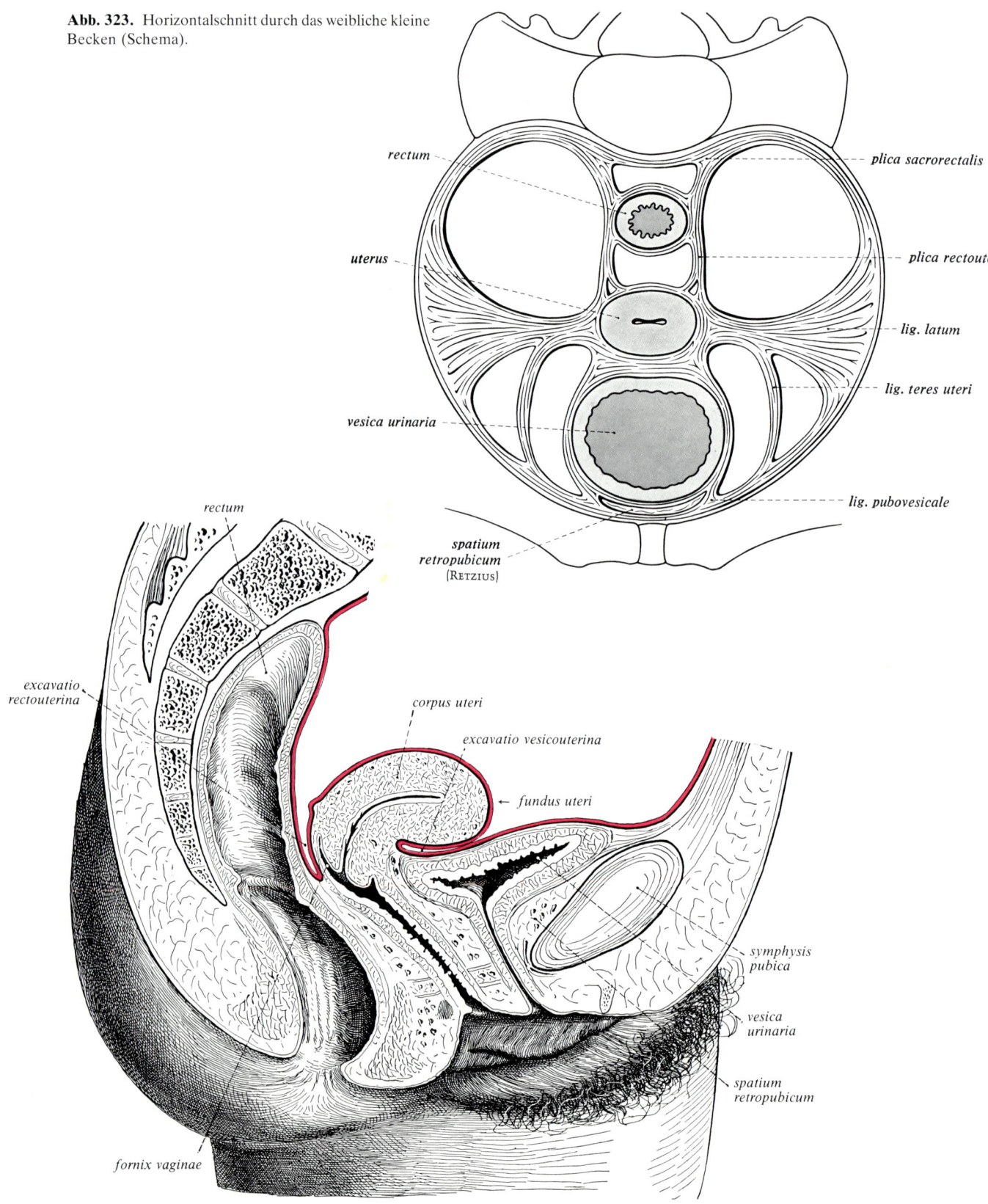

Abb. 323. Horizontalschnitt durch das weibliche kleine Becken (Schema).

rectum

plica sacrorectalis

uterus

plica rectouterina

lig. latum

lig. teres uteri

vesica urinaria

lig. pubovesicale

spatium retropubicum (RETZIUS)

rectum

excavatio rectouterina

corpus uteri

excavatio vesicouterina

fundus uteri

symphysis pubica

vesica urinaria

spatium retropubicum

fornix vaginae

Abb. 324. Lage des Bauchfells im weiblichen kleinen Becken; Medianschnitt. Bauchfell rot. Beachte den Peritonaealumschlag an der pars posterior fornicis vaginae.

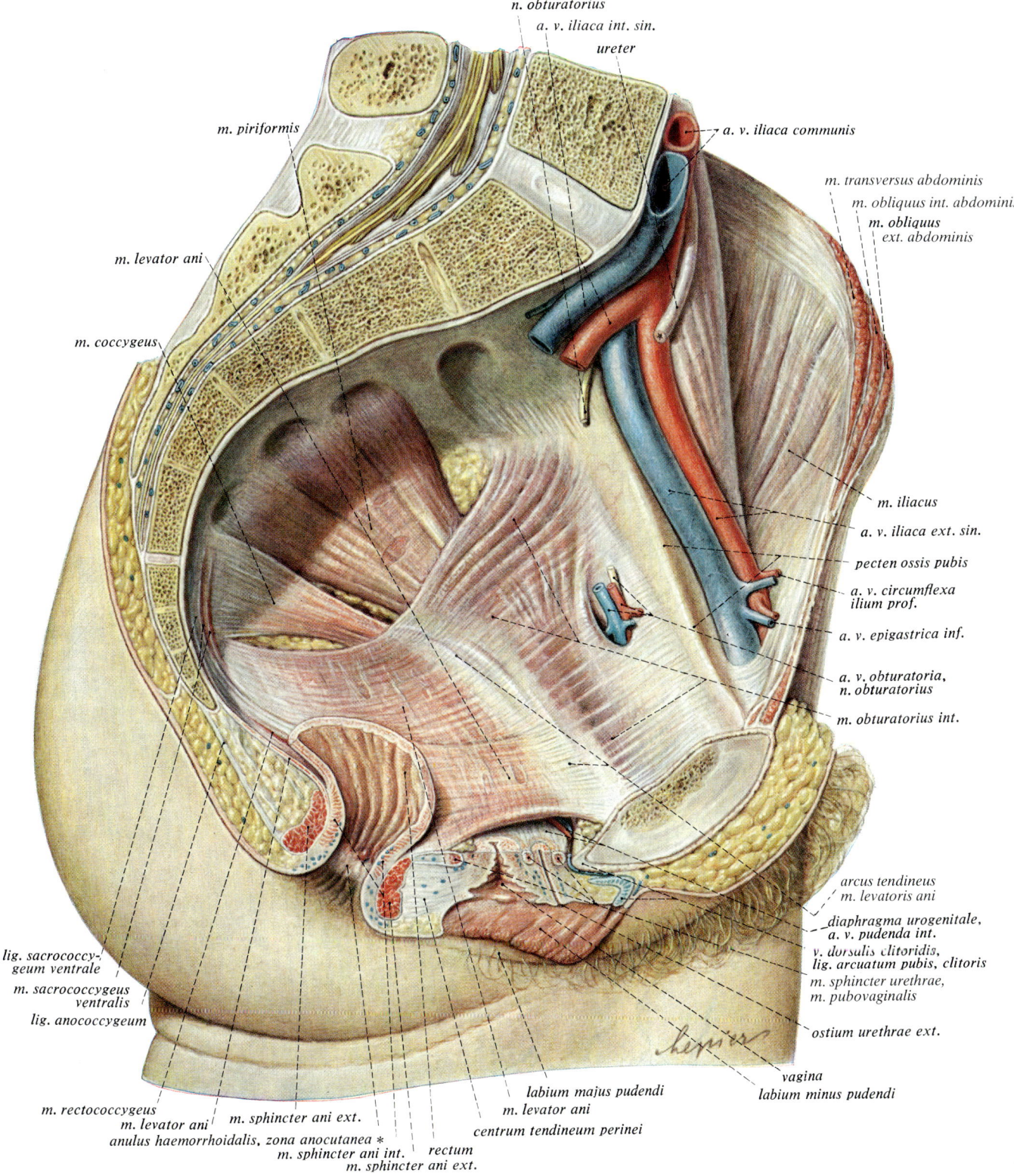

n. obturatorius

a. v. iliaca int. sin.

ureter

m. piriformis

a. v. iliaca communis

m. transversus abdominis

m. obliquus int. abdominis

m. obliquus ext. abdominis

m. levator ani

m. coccygeus

m. iliacus

a. v. iliaca ext. sin.

pecten ossis pubis

a. v. circumflexa ilium prof.

a. v. epigastrica inf.

a. v. obturatoria, n. obturatorius

m. obturatorius int.

arcus tendineus m. levatoris ani

diaphragma urogenitale, a. v. pudenda int.

v. dorsalis clitoridis, lig. arcuatum pubis, clitoris

m. sphincter urethrae, m. pubovaginalis

lig. sacrococcy- geum ventrale

m. sacrococcygeus ventralis

lig. anococcygeum

ostium urethrae ext.

vagina

labium minus pudendi

m. rectococcygeus

m. levator ani

m. sphincter ani ext.

anulus haemorrhoidalis, zona anocutanea *

m. sphincter ani int.

m. sphincter ani ext.

rectum

labium majus pudendi

m. levator ani

centrum tendineum perinei

Abb. 325. Muskulatur der Beckenwand und des Beckenbodens (mm. pelvis). Medianschnitt durch das weibliche Becken, pelvis feminina, linke Hälfte.

* Pergamentfarbene Region zwischen dem verhornten Plattenepithel der hier meist stärker pigmentierten Epidermis (= zona cutanea) und der makroskopisch rosaroten Dickdarmschleimhaut. Die zona anocutanea wird auch als zona alba oder HILTONsche Linie bezeichnet.

219

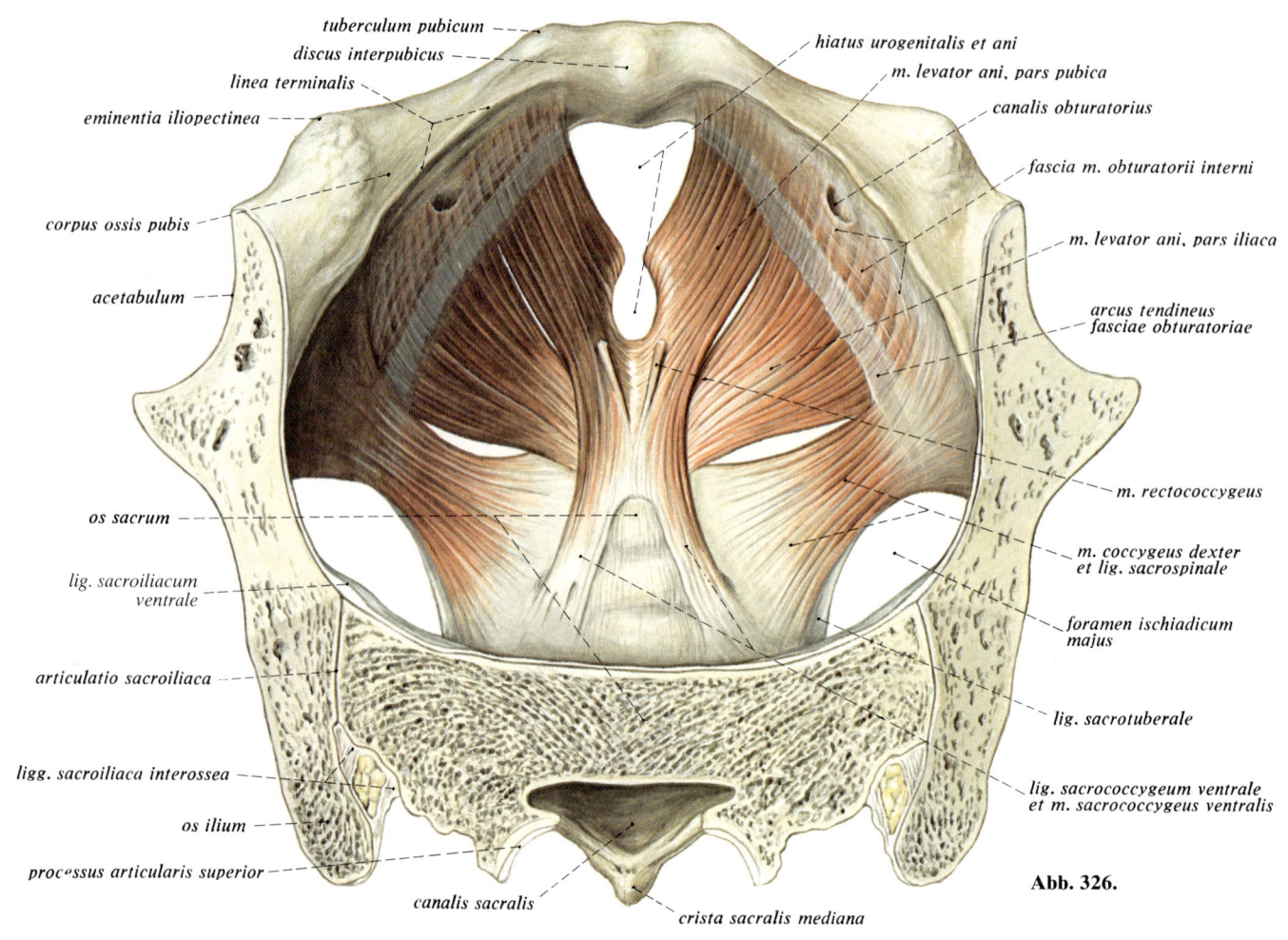

tuberculum pubicum

discus interpubicus

linea terminalis

eminentia iliopectinea

corpus ossis pubis

acetabulum

os sacrum

lig. sacroiliacum ventrale

articulatio sacroiliaca

ligg. sacroiliaca interossea

os ilium

processus articularis superior

canalis sacralis

crista sacralis mediana

hiatus urogenitalis et ani

m. levator ani, pars pubica

canalis obturatorius

fascia m. obturatorii interni

m. levator ani, pars iliaca

arcus tendineus fasciae obturatoriae

m. rectococcygeus

m. coccygeus dexter et lig. sacrospinale

foramen ischiadicum majus

lig. sacrotuberale

lig. sacrococcygeum ventrale et m. sacrococcygeus ventralis

Abb. 326.

Dammuskeln, mm. perinei

Name		Ursprung	Ansatz
m. ischiocavernosus (paarig)		kurzsehnig mit dem crus penis (clitoridis) vom ramus ossis ischii	corpus cavernosum penis und fascia penis (clitoridis) profunda
m. bulbo-spongiosus	a) des Mannes	Dammfläche des bulbus penis	die oberflächlichen Fasern gehen mit zwei Zipfeln an das corpus cavernosum penis
	b) der Frau	umgibt sphinkterartig den Scheideneingang	
m. sphincter urethrae (nur beim Manne) (unpaar)		ligamentum transversum perinei (Teil der Muskelmasse des diaphragma urogenitale)	umgibt die pars membranacea urethrae mit ringförmigen Fasern

Innervation: Der m. levator ani und der m. coccygeus werden vom plexus sacralis innerviert (3. bzw. 4. Sakralnerv), alle übrigen Damm-Muskeln von Ästen des n. pudendus.

Muskeln des Beckenbodens

Name	Ursprung	Ansatz
I. diaphragma pelvis **1. m. levator ani,** trichterförmig, aus mehreren Teilmuskeln bestehend (m. pubococcygeus, m. puborectalis, m. iliococcygeus, m. levator prostatae)	arcus tendineus m. levatoris ani (den m. obturatorius internus von der Symphyse bis zur spina ischiadica überbrückend)	os sacrum, os coccygis, m. sphincter ani ext.

Innervation: Äste aus dem 3. und 4. Sakralnerven

Funktion: Bildet Traggurtung für den Beckenboden

Fortsetzung →

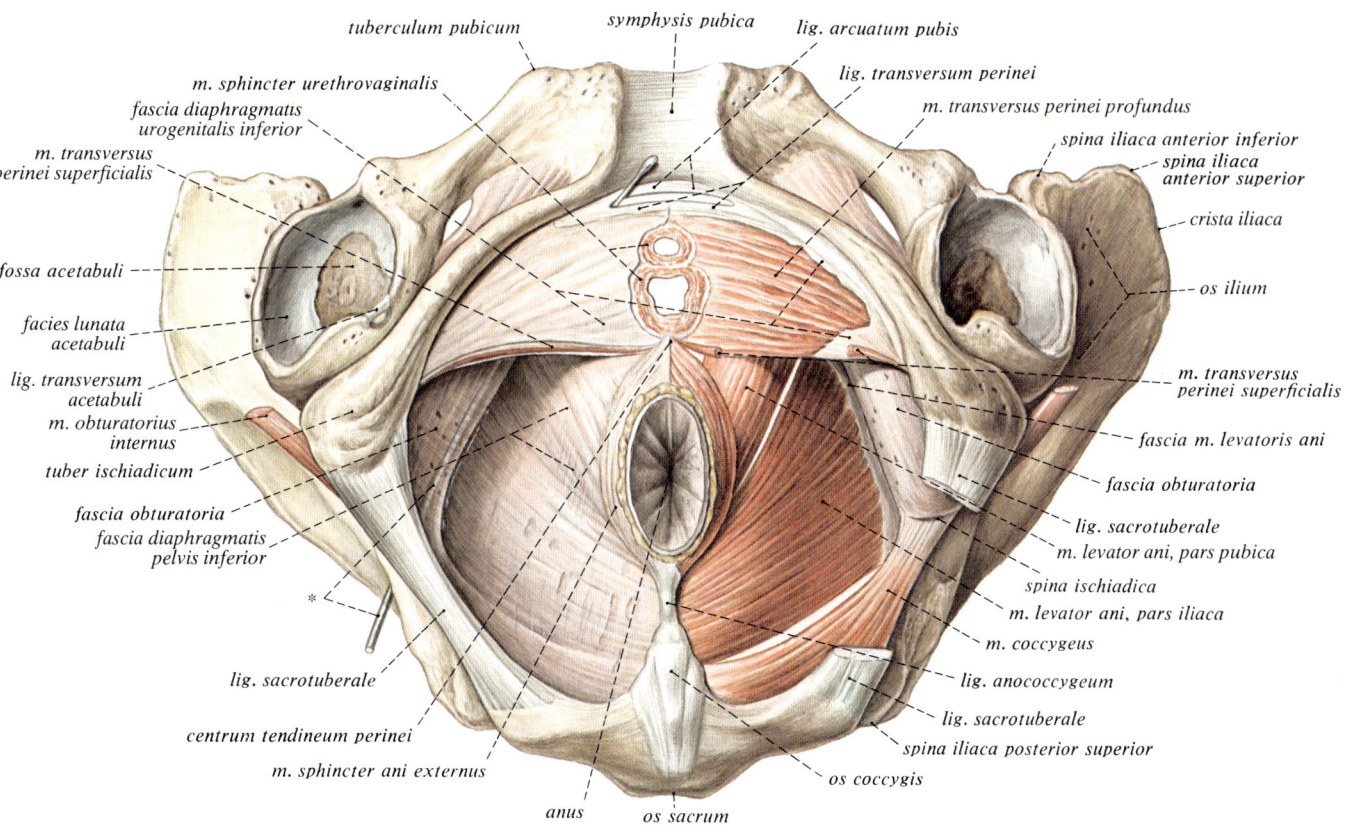

tuberculum pubicum

symphysis pubica

lig. arcuatum pubis

m. sphincter urethrovaginalis

lig. transversum perinei

fascia diaphragmatis urogenitalis inferior

m. transversus perinei profundus

spina iliaca anterior inferior

spina iliaca anterior superior

m. transversus perinei superficialis

crista iliaca

fossa acetabuli

os ilium

facies lunata acetabuli

lig. transversum acetabuli

m. transversus perinei superficialis

m. obturatorius internus

fascia m. levatoris ani

tuber ischiadicum

fascia obturatoria

fascia obturatoria

lig. sacrotuberale

fascia diaphragmatis pelvis inferior

m. levator ani, pars pubica

spina ischiadica

*

m. levator ani, pars iliaca

m. coccygeus

lig. sacrotuberale

lig. anococcygeum

centrum tendineum perinei

lig. sacrotuberale

m. sphincter ani externus

spina iliaca posterior superior

os coccygis

anus

os sacrum

◁ **Abb. 326.** Beckenbodenmuskulatur einer erwachsenen Frau. Ansicht von oben.

△ **Abb. 327.** Beckenbodenmuskulatur einer erwachsenen Frau. Ansicht von perineal. * Sonde im ALCOCKschen Kanal (links im Bild).

Muskeln des Beckenbodens (Fortsetzung)

Name	Ursprung	Ansatz
2. m. coccygeus seine Fasern sind in das lig. sacrospinale eingelagert	spina ischiadica	unteres Kreuzbein, Steißwirbel

Funktion: verstärkt Beckenboden durch Zusammenwirken mit dem lig. sacrospinale

II. m. sphincter ani ext. *pars subcutanea* *pars superficialis* *pars profunda*	strahlt in die Lederhaut vor und hinter dem anus ein; zwischen centrum tendineum und lig. anococcygeum; ringförmiger, 3 – 4 cm oralwärts reichender Teil

Innervation: n. pudendus

Funktion: Schließmuskel des anus

III. diaphragma urogenitale **1. m. transversus perinei profundus**	am arcus pubis bzw. angulus subpubicus quer ausgespannt, durch ligamentum transversum perinei und ligamentum arcuatum pubis ergänzt
2. m. transversus perinei superficialis (inkonstant)	oberflächliche Abspaltung aus dem vorigen, strahlt in das centrum tendineum ein

Innervation: n. pudendus

Funktion: verschließt den hiatus urogenitalis bis auf die Durchtrittsöffnungen für urethra masculina bzw. für urethra und vagina

centrum tendineum perinei: knotenartige Sehne an der Verbindungsstelle fast aller Beckenbodenmuskeln. Es durchflechten sich hier der vordere Umfang des m. sphincter ani ext. mit dem Hinterrand des m. transversus perinei profundus, beteiligt sind weiter m. levator ani und m. bulbospongiosus.

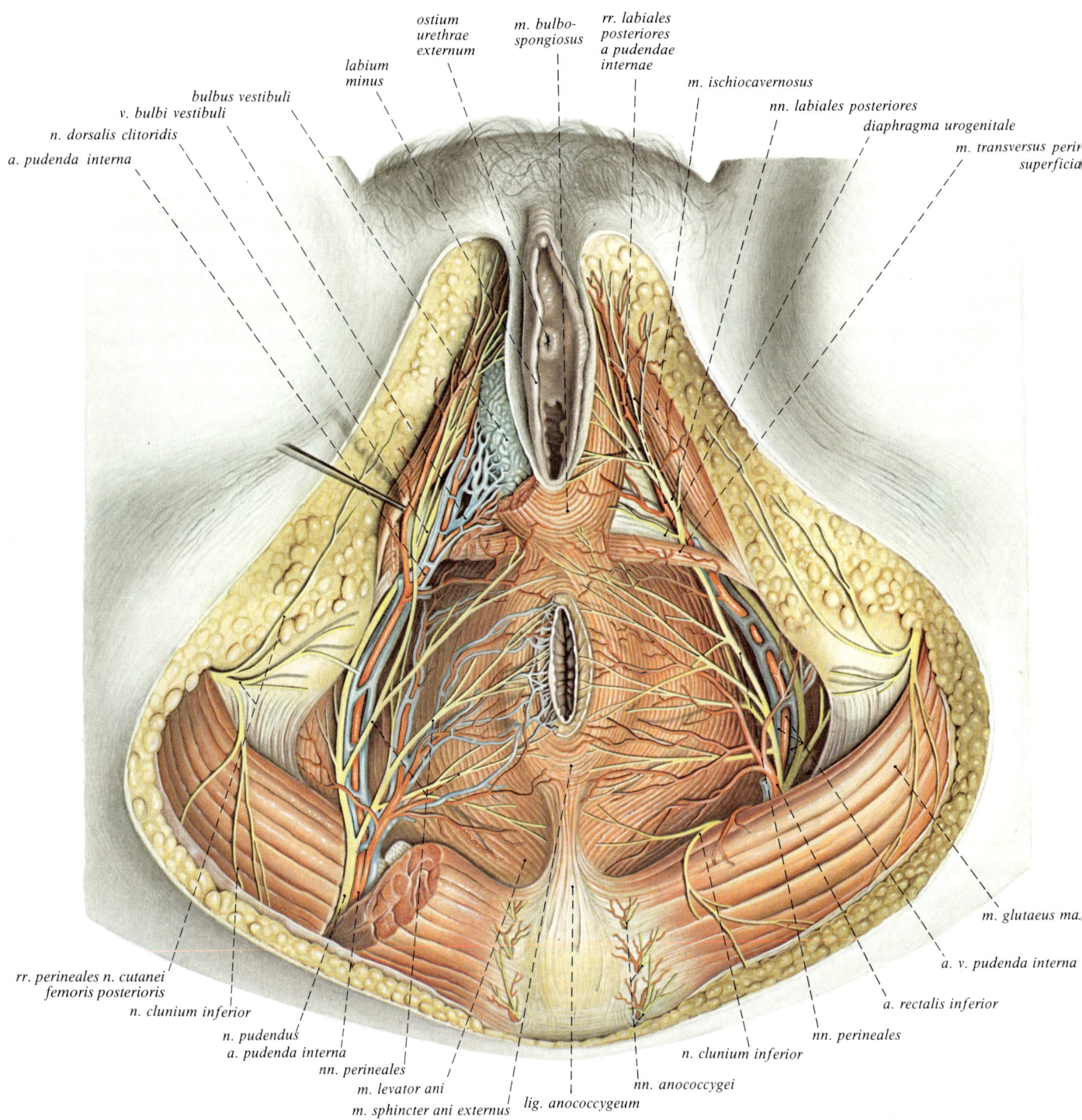

ostium
urethrae
externum

m. bulbo-
spongiosus

rr. labiales
posteriores
a pudendae
internae

labium
minus

m. ischiocavernosus

bulbus vestibuli

nn. labiales posteriores

v. bulbi vestibuli

diaphragma urogenitale

n. dorsalis clitoridis

m. transversus perin
superficia

a. pudenda interna

m. glutaeus ma.

a. v. pudenda interna

a. rectalis inferior

rr. perineales n. cutanei
femoris posterioris

n. clunium inferior

nn. perineales

n. pudendus
a. pudenda interna

n. clunium inferior

nn. perineales

m. levator ani

nn. anococcygei

m. sphincter ani externus

lig. anococcygeum

Abb. 328. Nerven und Gefäße des weiblichen Dammes. Rechts ist der m. bulbocavernosus zur Freilegung des bulbus vestibuli teilweise abgetragen. Nerven und Gefäße sind durch Einschnitte in die Muskulatur weitgehend freigelegt.

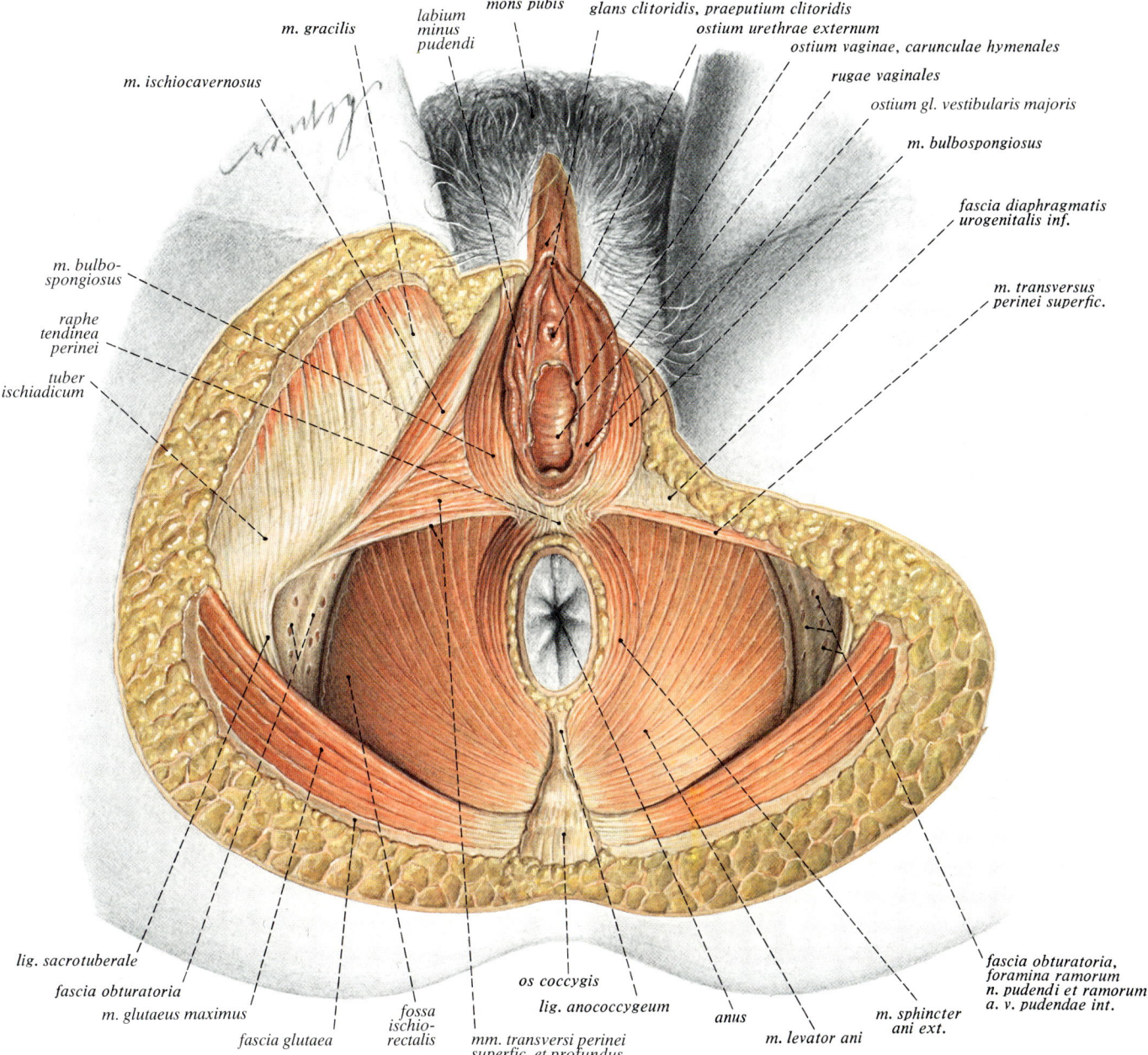

m. gracilis

labium minus pudendi

mons pubis

glans clitoridis, praeputium clitoridis
ostium urethrae externum
ostium vaginae, carunculae hymenales
rugae vaginales
ostium gl. vestibularis majoris
m. bulbospongiosus
fascia diaphragmatis urogenitalis inf.
m. transversus perinei superfic.

m. ischiocavernosus

m. bulbo-spongiosus

raphe tendinea perinei

tuber ischiadicum

lig. sacrotuberale
fascia obturatoria
m. glutaeus maximus
fascia glutaea
fossa ischio-rectalis
mm. transversi perinei superfic. et profundus
os coccygis
lig. anococcygeum
anus
m. levator ani
m. sphincter ani ext.
fascia obturatoria, foramina ramorum n. pudendi et ramorum a. v. pudendae int.

Abb. 329. Oberflächliche Schicht der Muskeln des weiblichen Dammes. Rechts sind nach Abtragung der fascia diaphragmatis urogenitalis sowie weiterer Bezirke der Haut des Dammes, des labium majus pudendi und des Oberschenkels, die mm. transversus perinei profundus, bulbospongiosus und ischiocavernosus dargestellt (vgl. Abb. 292, Muskulatur des männlichen Dammes).

Dammrisse

Unter der Geburt kann es zu einer Verletzung der Weichteilbrücke zwischen Scheide und Mastdarm (= Damm, perineum) kommen, wenn diese über ihre Dehnungsfähigkeit hinaus beansprucht wird. Dammrisse können aus unterschiedlichen Gründen entstehen: z. B. bei schlechtem Dammschutz, wegen konstitutioneller Gegebenheiten (Infantilismus, Asthenie) oder bei zu starker Belastung der weichen Geburtswege. Es werden drei Grade unterschieden: Beim *Dammriß ersten Grades* reißen Scheidenwand und Dammhaut bis zu einer Ausdehnung von höchstens 2 cm; beim *Dammriß zweiten Grades* ist auch die Muskulatur des Dammes betroffen, doch bleibt der m. sphincter ani externus voll intakt; der *Dammriß dritten Grades* (= totaler Dammriß) schließt den m. sphincter ani externus ein und kann sich bis in die vordere Wand des Rectum fortsetzen.

Rücken

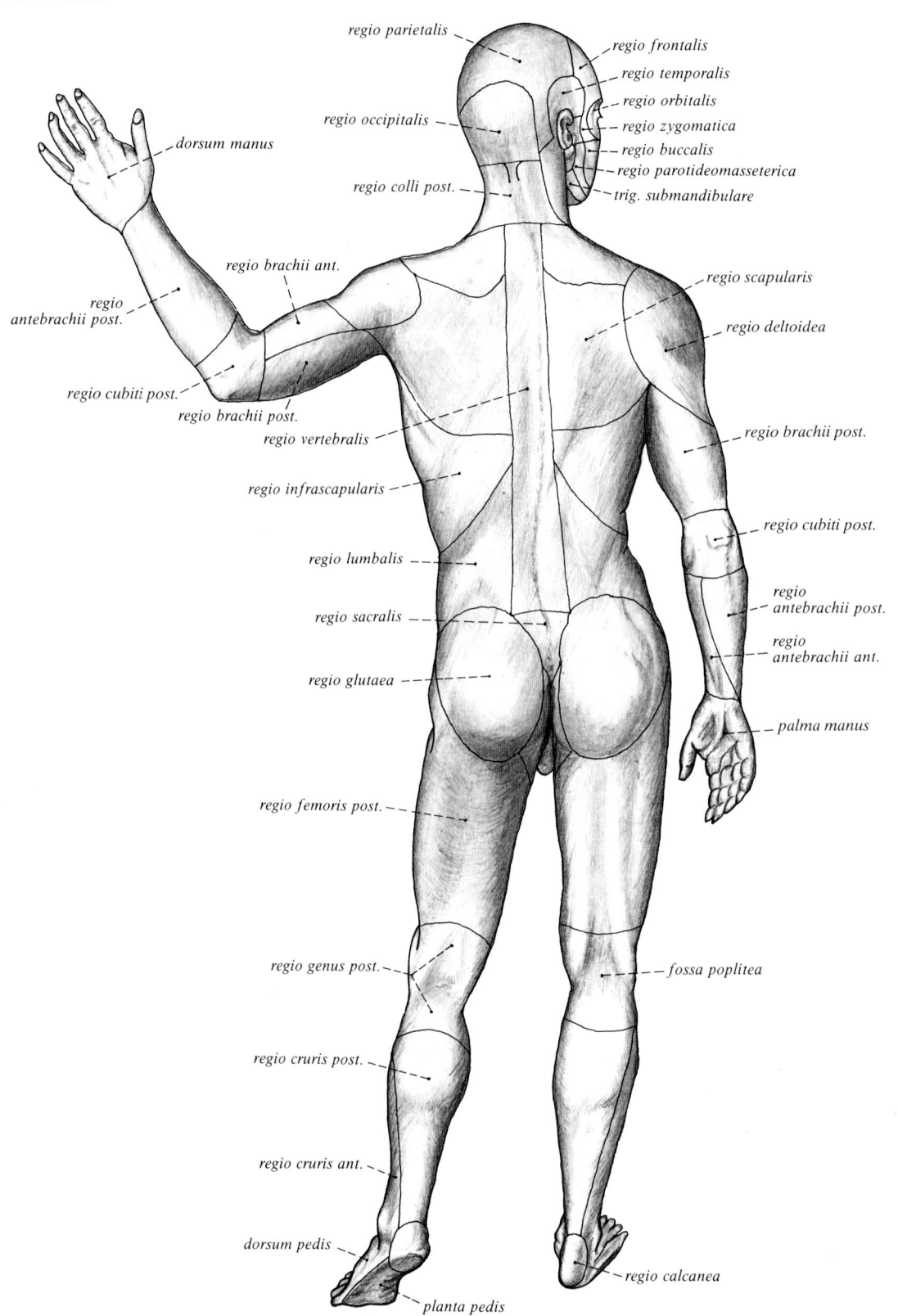

regio parietalis

regio frontalis

regio temporalis

regio orbitalis

regio occipitalis

regio zygomatica

dorsum manus

regio buccalis

regio parotideomasseterica

regio colli post.

trig. submandibulare

regio brachii ant.

regio scapularis

regio
antebrachii post.

regio deltoidea

regio cubiti post.

regio brachii post.

regio brachii post.

regio vertebralis

regio infrascapularis

regio cubiti post.

regio lumbalis

regio
antebrachii post.

regio sacralis

regio
antebrachii ant.

regio glutaea

palma manus

regio femoris post.

regio genus post.

fossa poplitea

regio cruris post.

regio cruris ant.

dorsum pedis

regio calcanea

planta pedis

Abb. 330. Regionengliederung der hinteren Körperseite, regiones corporis dorsales.

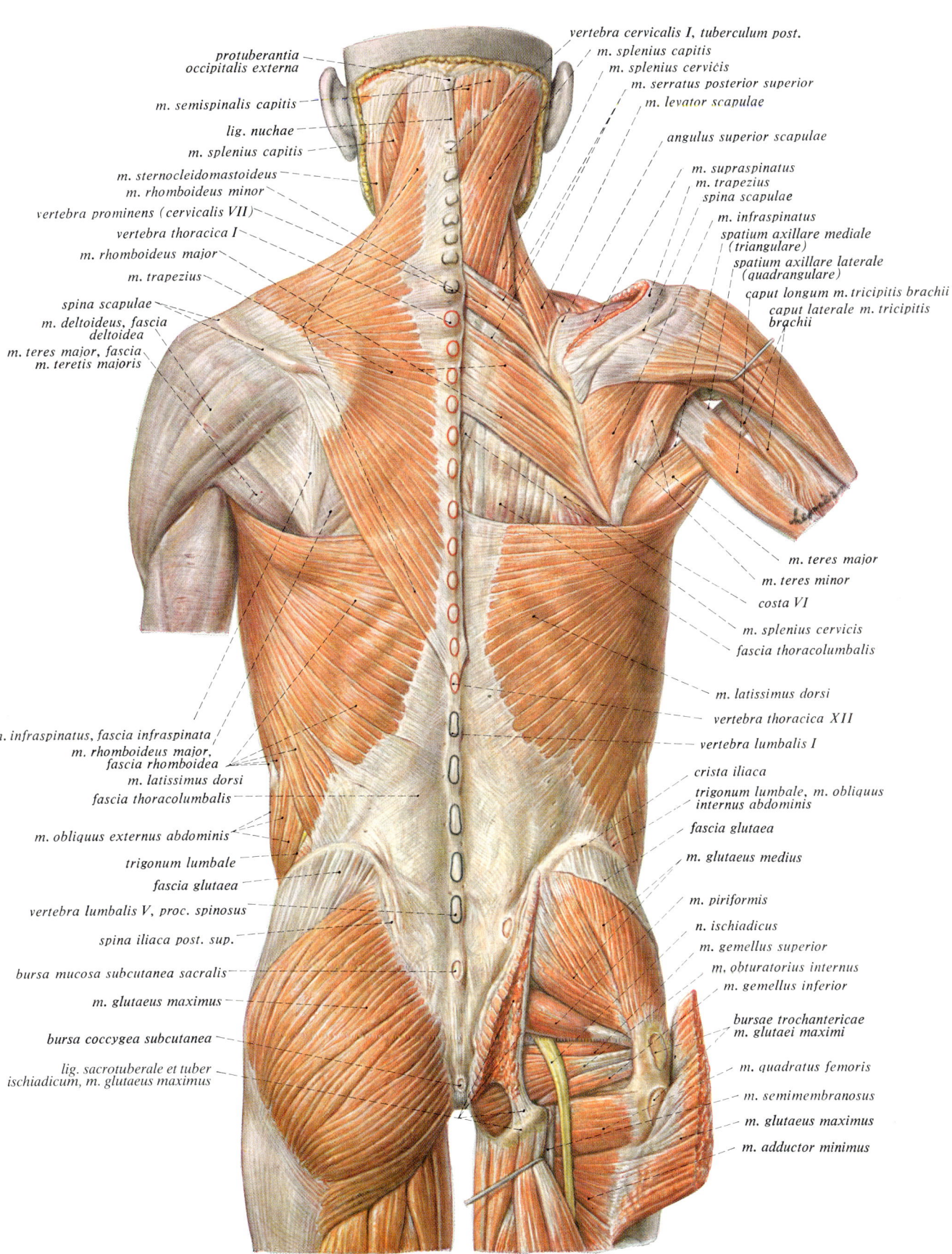

protuberantia occipitalis externa

m. semispinalis capitis

lig. nuchae

m. splenius capitis

m. sternocleidomastoideus

m. rhomboideus minor

vertebra prominens (cervicalis VII)

vertebra thoracica I

m. rhomboideus major

m. trapezius

spina scapulae

m. deltoideus, fascia deltoidea

m. teres major, fascia m. teretis majoris

m. infraspinatus, fascia infraspinata

m. rhomboideus major, fascia rhomboidea

m. latissimus dorsi

fascia thoracolumbalis

m. obliquus externus abdominis

trigonum lumbale

fascia glutaea

vertebra lumbalis V, proc. spinosus

spina iliaca post. sup.

bursa mucosa subcutanea sacralis

m. glutaeus maximus

bursa coccygea subcutanea

lig. sacrotuberale et tuber ischiadicum, m. glutaeus maximus

vertebra cervicalis I, tuberculum post.

m. splenius capitis

m. splenius cervicis

m. serratus posterior superior

m. levator scapulae

angulus superior scapulae

m. supraspinatus

m. trapezius

spina scapulae

m. infraspinatus

spatium axillare mediale (triangulare)

spatium axillare laterale (quadrangulare)

caput longum m. tricipitis brachii

caput laterale m. tricipitis brachii

m. teres major

m. teres minor

costa VI

m. splenius cervicis

fascia thoracolumbalis

m. latissimus dorsi

vertebra thoracica XII

vertebra lumbalis I

crista iliaca

trigonum lumbale, m. obliquus internus abdominis

fascia glutaea

m. glutaeus medius

m. piriformis

n. ischiadicus

m. gemellus superior

m. obturatorius internus

m. gemellus inferior

bursae trochantericae m. glutaei maximi

m. quadratus femoris

m. semimembranosus

m. glutaeus maximus

m. adductor minimus

Abb. 331. Schulter-, Nacken-, Rücken- und Gesäßmuskulatur. Links oberflächliche, rechts tiefere Schichten.

Platte Rückenmuskeln, 1.–5., (Abb. 331, 332, 336) – Spinokostale Muskeln, 6. und 7., (Abb. 338)

Name	Ursprung	Ansatz
1. m. trapezius (s. a. Abb. 7); Sehnenspiegel in der Gegend der kaudalen Hals- und kranialen Brustwirbeldornen	Hinterhauptsschuppe zwischen lineae nuchae superior und suprema Dornfortsätze der Halswirbel (ligamentum nuchae) Dornfortsätze aller Brustwirbel	akromiales Drittel der clavicula, acromion scapulae, spina scapulae (deren kranialer und z. T. kaudaler Rand)

Innervation: n. accessorius (daneben auch Äste des plexus cervicalis)

Funktion: Die kranialen Fasern heben die scapula, die kaudalen senken sie, die mittleren Fasern ziehen das Schulterblatt dorsalwärts; die kranialen Fasern unterstützen auch den m. serratus anterior bei der Drehung der scapula (zum Erheben des Armes über die Horizontale), die zum Hinterhaupt laufenden Fasern drehen den Kopf nach der entgegengesetzten Seite; die kaudalen Fasern drehen den angulus inferior scapulae medianwärts; die Klavikularportion hebt das Schlüsselbein (Inspiration); der Muskel wirkt selten in seiner Gesamtheit, mit seinen Teilen fast stets mit anderen Muskeln zusammen.

Name	Ursprung	Ansatz
2. m. latissimus dorsi am Ursprung breitsehnig, der Innervation nach Extremitätenmuskel (wie die folgenden)	Dornfortsätze der sechs unteren Brustwirbel, der Lendenwirbel, facies dorsalis des Kreuzbeins, labium externum cristae iliacae; durch Vermittlung der fascia thoracolumbalis akzessorische Zacken (fleischig) von den 3 bis 4 unteren Rippen (häufig Skapularzacke vom angulus inferior scapulae)	mit platter, den m. teres major spiralig umgreifender Sehne: crista tuberculi minoris humeri (mit m. teres major zusammen, aber ventral von ihm); zwischen beiden: bursa m. latissimi dorsi subtendinea

Innervation: n. thoracodorsalis aus dem plexus brachialis

Funktion: adduziert den Arm im Schultergelenk, senkt den erhobenen Arm, zieht ihn dorsalwärts, rollt ihn nach innen; wirkt meist mit Schulter- und Brustmuskeln zusammen.

Name	Ursprung	Ansatz
3. m. rhomboideus major	Dornfortsätze der vier oberen Brustwirbel	margo medialis scapulae kaudal der spina scapulae
4. m. rhomboideus minor	Dornfortsätze der beiden unteren Halswirbel (ligamentum nuchae)	margo medialis scapulae kranial der spina scapulae

Innervation: für beide n. dorsalis scapulae aus dem plexus brachialis

Funktion: ziehen die scapula zur Wirbelsäule und kranialwärts; fixieren die scapula am Rumpf (mit m. serratus anterior zusammen)

Name	Ursprung	Ansatz
5. m. levator scapulae grenzt ventralwärts an den m. scalenus posterior	mit vier kurzsehnigen Zacken von den tubercula posteriora der vier oberen Halswirbelquerfortsätze	angulus superior scapulae (und die unmittelbar angrenzenden Bereiche)

Innervation: plexus cervicalis und n. dorsalis scapulae

Funktion: zieht den oberen Winkel der scapula kranial- und medianwärts (zusammen mit m. trapezius)

Name	Ursprung	Ansatz
6. m. serratus posterior superior	breitsehnig von den Dornfortsätzen der beiden unteren Hals- und beiden oberen Brustwirbel	mit fleischigen Zacken an der 2. bis 5. Rippe, lateral der anguli

Innervation: ventrale Äste aus C_6–C_8, Äste aus dem 1. und 2. Interkostalnerven

Name	Ursprung	Ansatz
7. m. serratus posterior inferior	durch Vermittlung der fascia thoracolumbalis von den Dornfortsätzen der unteren Brust- und oberen Lendenwirbel	mit vier breiten, sehr variablen Zacken an den kaudalen Rändern der vier unteren Rippen

Innervation: Äste aus dem 11. und 12. Interkostalnerven, ventrale Äste aus L_1 und L_2

Funktion: m. serratus posterior superior hebt die 2.–5. Rippe, unterstützt die Inspiration, m. serratus posterior inferior zieht die vier unteren Rippen kaudalwärts, hilft bei der Exspiration

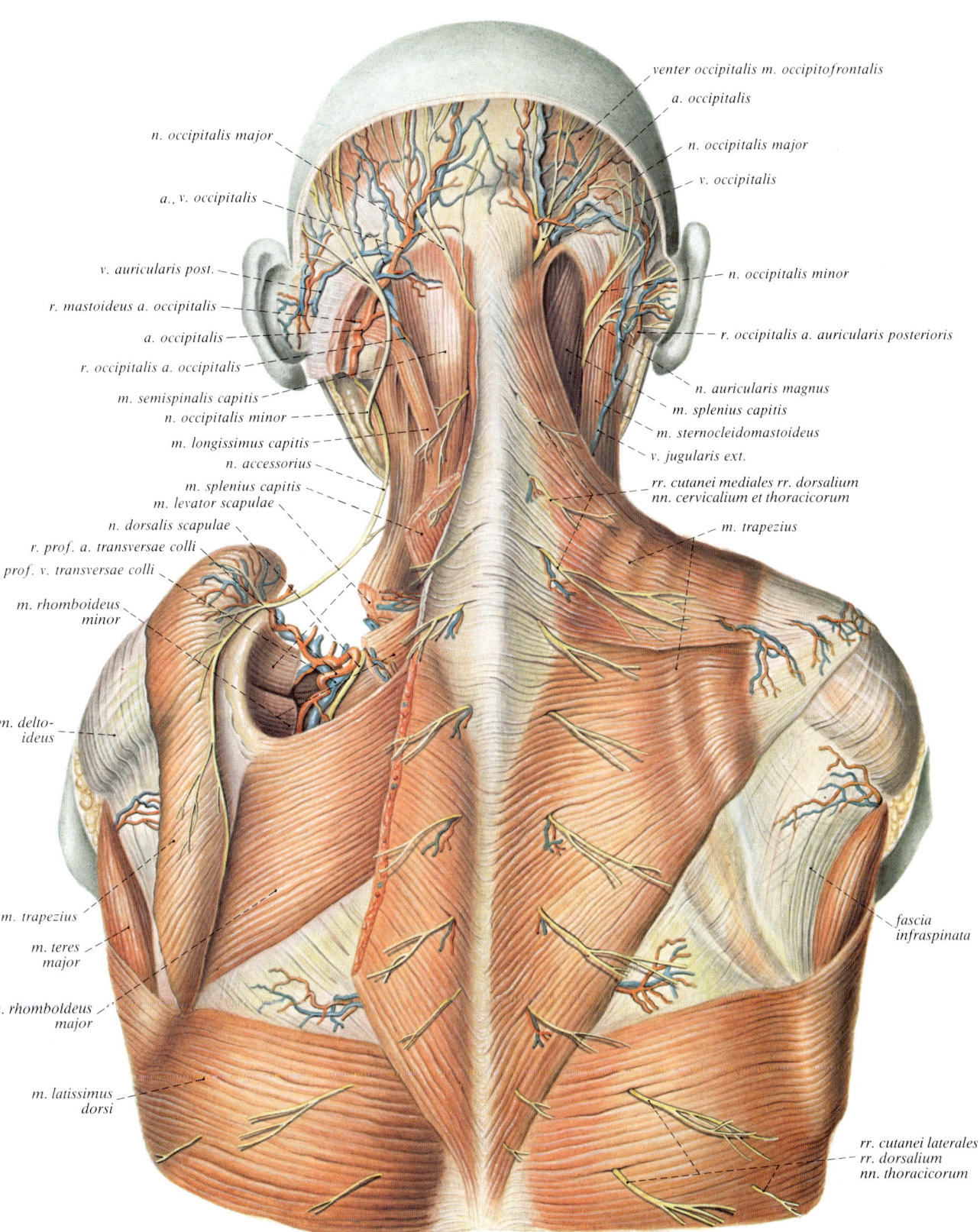

Abb. 332. Nerven und Gefäße an Rücken, Nacken und Hinterhaupt. Oberflächliche und mittlere Schicht. Auf der linken Seite sind die mm. trapezius, sternocleidomastoideus, splenii und levator scapulae teilweise entfernt.

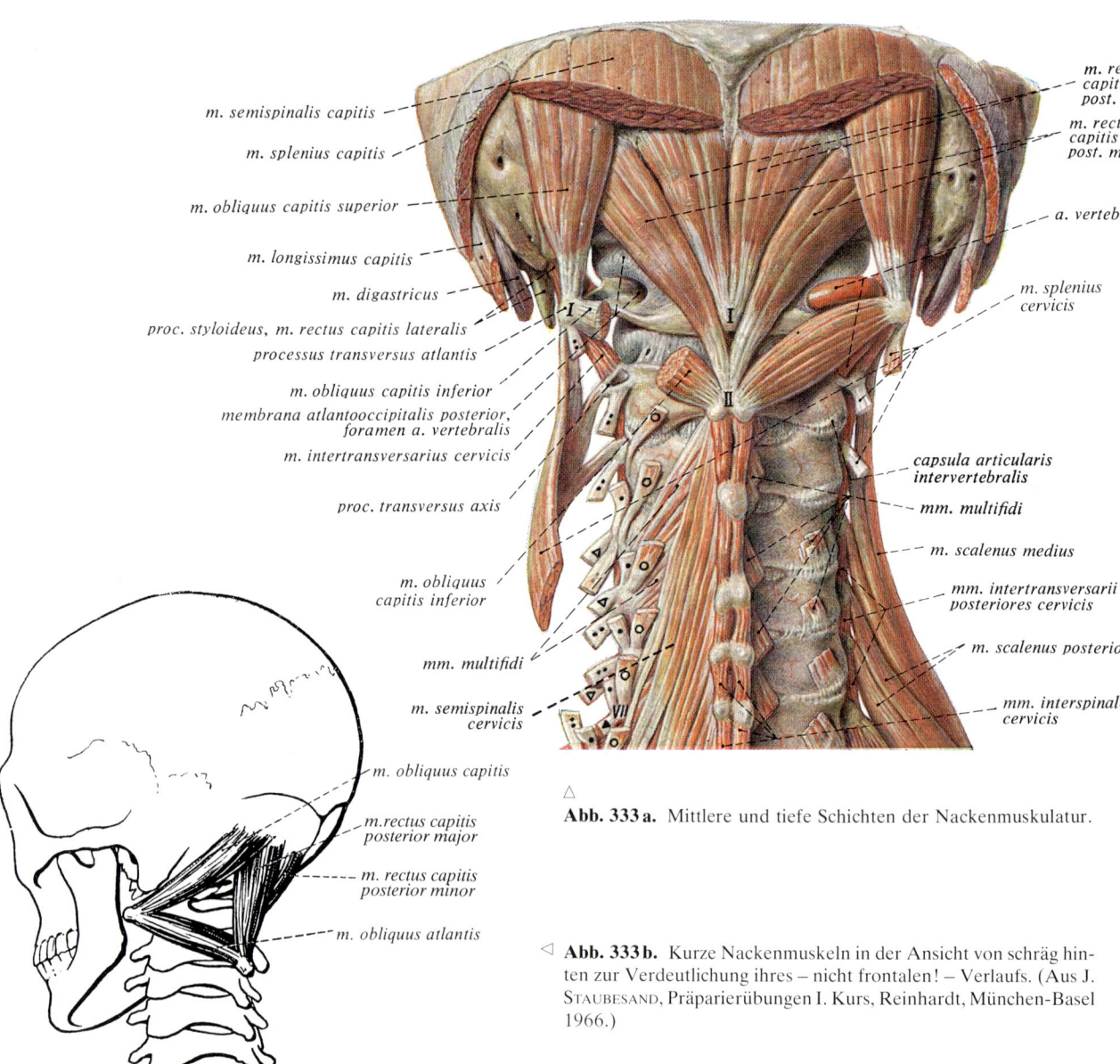

m. semispinalis capitis

m. splenius capitis

m. obliquus capitis superior

m. longissimus capitis

m. digastricus

proc. styloideus, m. rectus capitis lateralis
processus transversus atlantis

m. obliquus capitis inferior
membrana atlantooccipitalis posterior,
foramen a. vertebralis
m. intertransversarius cervicis

proc. transversus axis

m. obliquus
capitis inferior

mm. multifidi

m. semispinalis
cervicis

m. obliquus capitis

m. rectus capitis
posterior major

m. rectus capitis
posterior minor

m. obliquus atlantis

m. rectus
capitis
post. min

m. rectus
capitis
post. major

a. vertebrali

m. splenius
cervicis

capsula articularis
intervertebralis

mm. multifidi

m. scalenus medius

mm. intertransversarii
posteriores cervicis

m. scalenus posterior

mm. interspinales
cervicis

△
Abb. 333 a. Mittlere und tiefe Schichten der Nackenmuskulatur.

◁ **Abb. 333 b.** Kurze Nackenmuskeln in der Ansicht von schräg hinten zur Verdeutlichung ihres – nicht frontalen! – Verlaufs. (Aus J. STAUBESAND, Präparierübungen I. Kurs, Reinhardt, München-Basel 1966.)

Kurze Nackenmuskeln

Name	Ursprung	Ansatz
1. m. rectus capitis posterior major	Dornfortsatz des axis, kurzsehnig	linea nuchae inferior
2. m. rectus capitis posterior minor	tuberculum posterius atlantis, kurzsehnig	unterhalb der linea nuchae inferior
3. m. rectus capitis lateralis	processus transversus atlantis	processus jugularis ossis occipitalis
4. m. obliquus capitis superior	processus transversus atlantis	linea nuchae inferior, kurzsehnig
5. m. obliquus capitis inferior	Dornfortsatz des axis	als kräftiger Muskel zum Querfortsatz des atlas

Innervation: n. suboccipitalis (dorsaler Ast des ersten Zervikalnerven); nur der m. rectus capitis lateralis wird durch ventrale Äste aus C 1 versorgt.

Funktion: Streckung und Drehung des Kopfes; m. obliquus capitis inferior und m. rectus capitis post. major drehen nach der gleichen Seite; m. rectus lateralis beugt den Kopf nach vorn oder zur Seite (einseitig innerviert).

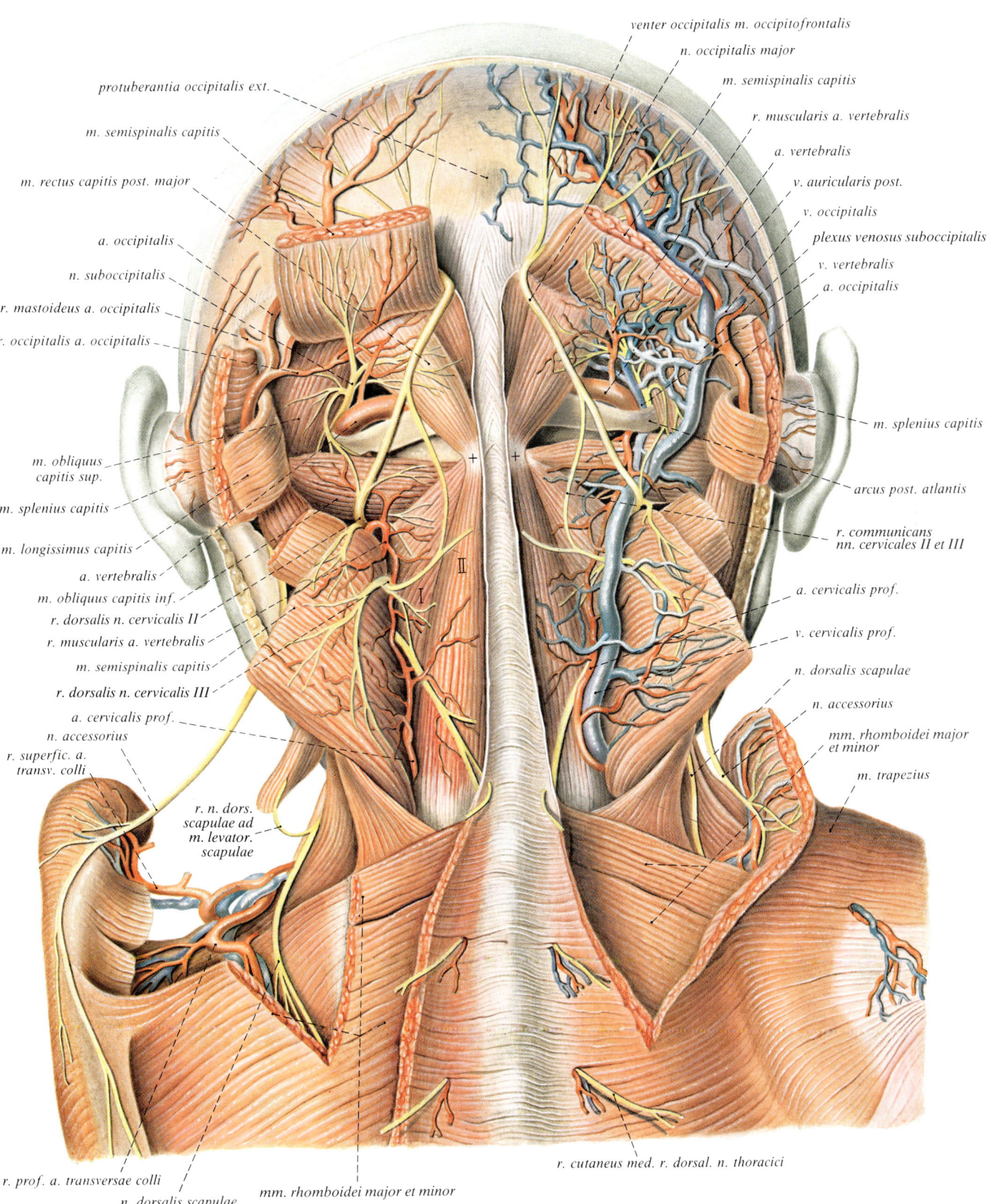

venter occipitalis m. occipitofrontalis

n. occipitalis major

m. semispinalis capitis

r. muscularis a. vertebralis

a. vertebralis

v. auricularis post.

v. occipitalis

plexus venosus suboccipitalis

v. vertebralis

a. occipitalis

m. splenius capitis

arcus post. atlantis

r. communicans nn. cervicales II et III

a. cervicalis prof.

v. cervicalis prof.

n. dorsalis scapulae

n. accessorius

mm. rhomboidei major et minor

m. trapezius

protuberantia occipitalis ext.

m. semispinalis capitis

m. rectus capitis post. major

a. occipitalis

n. suboccipitalis

r. mastoideus a. occipitalis

r. occipitalis a. occipitalis

m. obliquus capitis sup.

m. splenius capitis

m. longissimus capitis

a. vertebralis

m. obliquus capitis inf.

r. dorsalis n. cervicalis II

r. muscularis a. vertebralis

m. semispinalis capitis

r. dorsalis n. cervicalis III

a. cervicalis prof.

n. accessorius

r. superfic. a. transv. colli

r. n. dors. scapulae ad m. levator. scapulae

r. prof. a. transversae colli

n. dorsalis scapulae

mm. rhomboidei major et minor

r. cutaneus med. r. dorsal. n. thoracici

Abb. 334. Nerven und Gefäße an Rücken, Nacken und Hinterhaupt. Tiefe Schicht. I = m. multifidus; II = m. semispinalis cervicis; + + = proc. spinosus axis

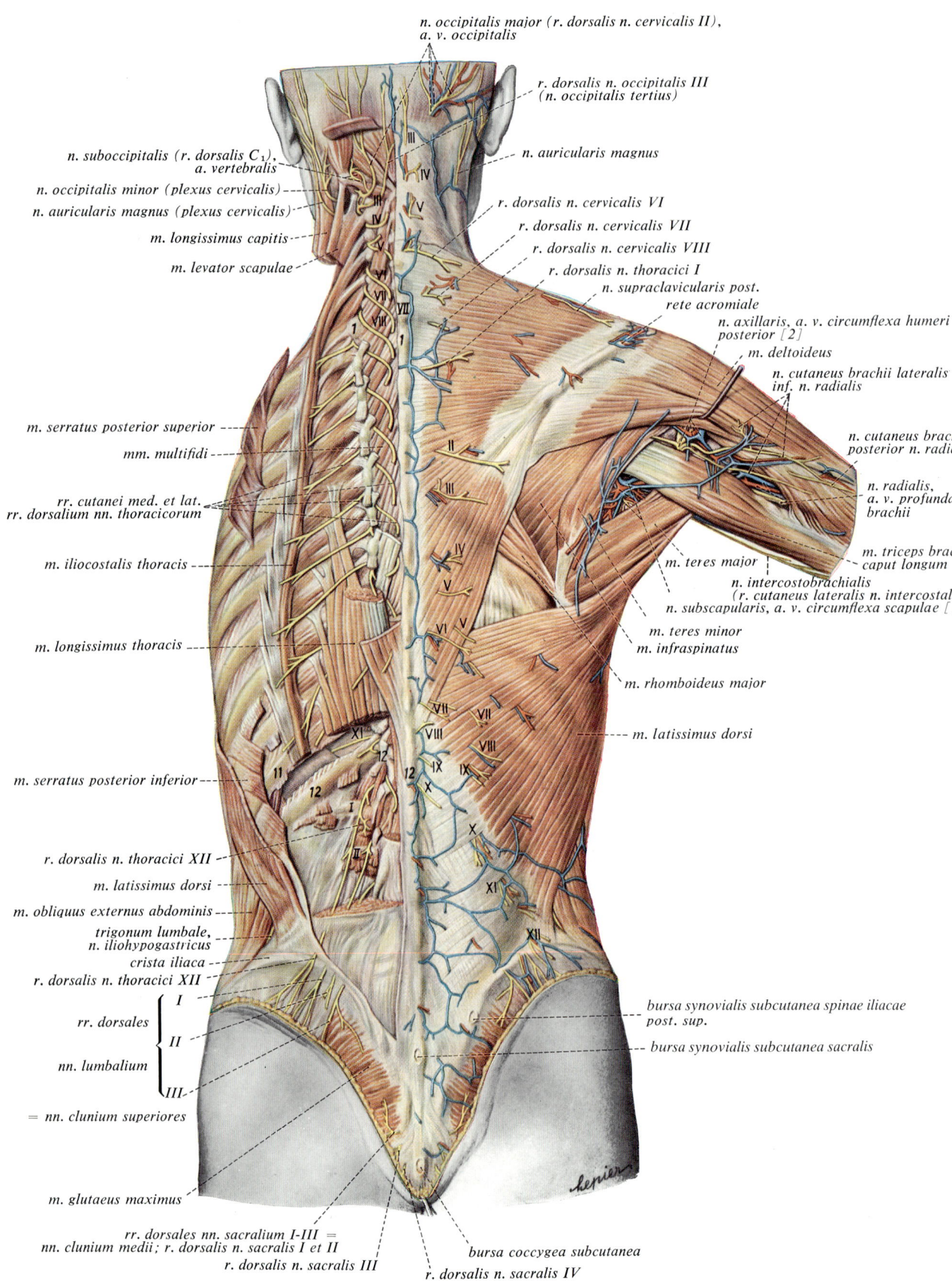

n. occipitalis major (r. dorsalis n. cervicalis II),
a. v. occipitalis

r. dorsalis n. occipitalis III
(n. occipitalis tertius)

n. suboccipitalis (r. dorsalis C₁),
a. vertebralis

n. auricularis magnus

n. occipitalis minor (plexus cervicalis)

n. auricularis magnus (plexus cervicalis)

m. longissimus capitis

m. levator scapulae

r. dorsalis n. cervicalis VI

r. dorsalis n. cervicalis VII

r. dorsalis n. cervicalis VIII

r. dorsalis n. thoracici I

n. supraclavicularis post.

rete acromiale

n. axillaris, a. v. circumflexa humeri
posterior [2]

m. deltoideus

n. cutaneus brachii lateralis
inf. n. radialis

n. cutaneus brachii
posterior n. radialis

m. serratus posterior superior

mm. multifidi

rr. cutanei med. et lat.
rr. dorsalium nn. thoracicorum

m. iliocostalis thoracis

n. radialis,
a. v. profunda
brachii

m. triceps brachii,
caput longum

n. intercostobrachialis
(r. cutaneus lateralis n. intercostalis I)

n. subscapularis, a. v. circumflexa scapulae [1]

m. teres major

m. longissimus thoracis

m. teres minor

m. infraspinatus

m. rhomboideus major

m. latissimus dorsi

m. serratus posterior inferior

r. dorsalis n. thoracici XII

m. latissimus dorsi

m. obliquus externus abdominis

trigonum lumbale,
n. iliohypogastricus

crista iliaca

r. dorsalis n. thoracici XII

rr. dorsales

nn. lumbalium

I

II

III

= nn. clunium superiores

bursa synovialis subcutanea spinae iliacae
post. sup.

bursa synovialis subcutanea sacralis

m. gluteus maximus

rr. dorsales nn. sacralium I–III =
nn. clunium medii; r. dorsalis n. sacralis I et II

r. dorsalis n. sacralis III

bursa coccygea subcutanea

r. dorsalis n. sacralis IV

Abb. 335. Nerven und Gefäße des Nackens und des Rückens. Linke Bildseite: tiefe Schicht; rechte Bildseite: oberflächliche Schicht. Hier auch Darstellung der Leitungsbahnen in der medialen (1) und lateralen (2) Achsellücke.

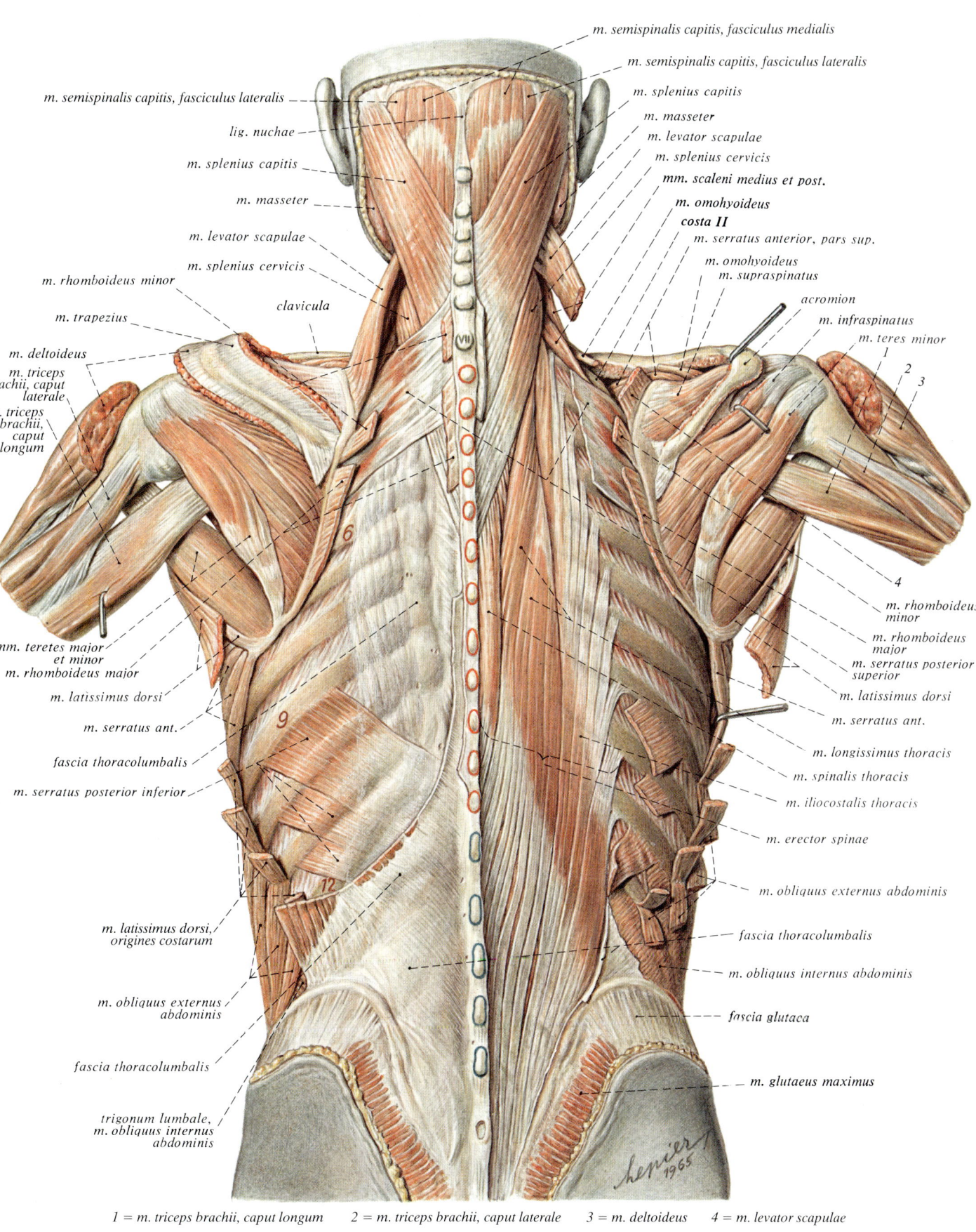

m. semispinalis capitis, fasciculus medialis

m. semispinalis capitis, fasciculus lateralis

m. splenius capitis

m. masseter

m. levator scapulae

m. splenius cervicis

mm. scaleni medius et post.

m. omohyoideus

costa II

m. serratus anterior, pars sup.

m. omohyoideus

m. supraspinatus

acromion

m. infraspinatus

m. teres minor

1

2

3

4

m. rhomboideus minor

m. rhomboideus major

m. serratus posterior superior

m. latissimus dorsi

m. serratus ant.

m. longissimus thoracis

m. spinalis thoracis

m. iliocostalis thoracis

m. erector spinae

m. obliquus externus abdominis

fascia thoracolumbalis

m. obliquus internus abdominis

fascia glutaea

m. glutaeus maximus

m. semispinalis capitis, fasciculus lateralis

lig. nuchae

m. splenius capitis

m. masseter

m. levator scapulae

m. splenius cervicis

m. rhomboideus minor

m. trapezius

clavicula

m. deltoideus

m. triceps brachii, caput laterale

n. triceps brachii, caput longum

mm. teretes major et minor

m. rhomboideus major

m. latissimus dorsi

m. serratus ant.

fascia thoracolumbalis

m. serratus posterior inferior

m. latissimus dorsi, origines costarum

m. obliquus externus abdominis

fascia thoracolumbalis

trigonum lumbale, m. obliquus internus abdominis

6

9

12

1 = m. triceps brachii, caput longum   2 = m. triceps brachii, caput laterale   3 = m. deltoideus   4 = m. levator scapulae

Abb. 336. Schulter-, Nacken- und Rückenmuskulatur. Tiefere Schichten: lange Rückenmuskulatur.

Autochthone Rückenmuskulatur (Abb. 336, 337)

Name	Ursprung	Ansatz

1. m. iliocostalis

Name	Ursprung	Ansatz
a−c gehen ohne scharfe Grenze ineinander über a) Lendenabschnitt *m. iliocostalis lumborum*	als *m. erector spinae* gemeinsam mit dem m. longissimus von der facies dorsalis ossis sacri und dem labium externum cristae iliacae	anguli der 5. bis 12. Rippe, kranial sehnig, kaudal fleischig
b) Rückenabschnitt *m. iliocostalis thoracis*	mit einzelnen Zacken von der 12. bis 7. Rippe	mit dünnen Sehnen an den anguli der 6 kranialen Rippen und dem Querfortsatz des 7. Halswirbels
c) Halsabschnitt *m. iliocostalis cervicis*	kraniale und mittlere Rippen	processus transversi der mittleren Halswirbel (sehnig)

2. m. longissimus

Name	Ursprung	Ansatz
a) *m. longissimus thoracis* (hängt mit b innig zusammen, ferner mit dem m. spinalis)	als *m. erector spinae* gemeinsam mit m. iliocostalis von der facies dorsalis des Kreuzbeins und den Dornfortsätzen der Lendenwirbel (sehnig), mit akzessorischen Zacken von den Querfortsätzen der unteren Brustwirbel	kranial sehnig, kaudal fleischig mediale Reihe: processus accessorii der oberen Lendenwirbel und Querfortsätze der Brustwirbel laterale Reihe: Spitzen der processus costarii der oberen Lendenwirbel und alle Rippen zwischen anguli und tubercula
b) *m. longissimus cervicis*	Querfortsätze der kranialen Brustwirbel	processus transversi der oberen und mittleren Halswirbel (sehnig)
c) *m. longissimus capitis*	sehnig an den Querfortsätzen der oberen Brustwirbel und Quer- und Gelenkfortsätzen der mittleren und unteren Halswirbel	hinterer Rand des processus mastoideus ossis temporalis

Innervation: rami dorsales der Zervikal-, Thorakal- und Lumbalnerven

Name	Ursprung	Ansatz
m. spinalis thoracis	von den beiden kaudalen Brustwirbeln (hängt mit dem m. longissimus zusammen)	3.−9. Brustwirbeldorn, verbunden mit m. multifidus
m. spinalis cervicis (inkonstant)	vom Dornfortsatz des 1. und 2. Brust- sowie 6. und 7. Halswirbels	am Dornfortsatz des 2.−4. Halswirbels
m. spinalis capitis (sind kaum selbständige Muskeln)	Dornfortsätze der unteren Hals- und oberen Brustwirbel	zwischen linea nuchae superior und inferior (zusammen mit m. semispinalis capitis)

Innervation: rami dorsales der nervi cervicales, thoracici (und lumbales)

Funktion: seitliche Bewegungen der Wirbelsäule; beidseitig innerviert: Dorsalflexion

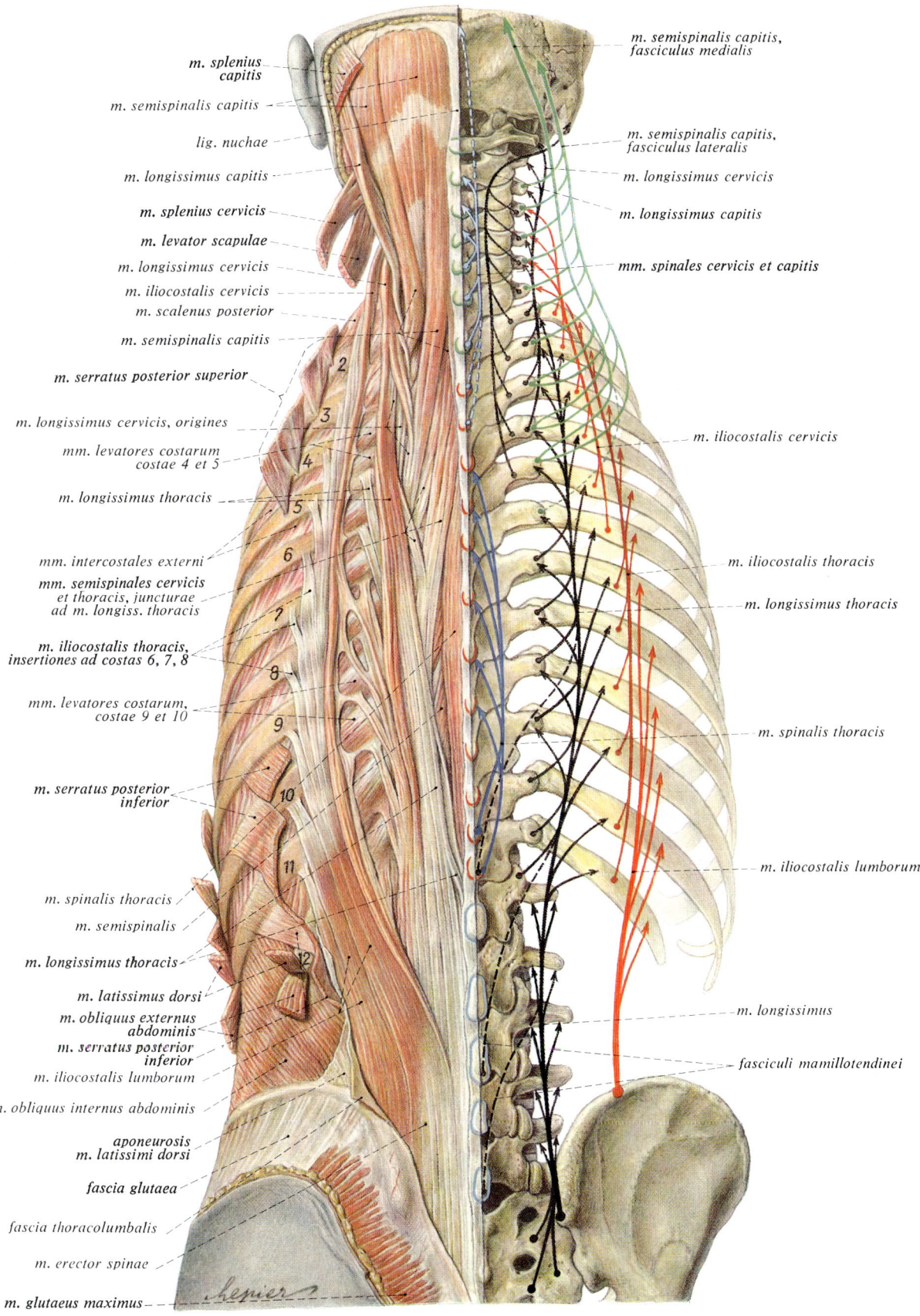

m. splenius capitis

m. semispinalis capitis

lig. nuchae

m. longissimus capitis

m. splenius cervicis

m. levator scapulae

m. longissimus cervicis

m. iliocostalis cervicis

m. scalenus posterior

m. semispinalis capitis

m. serratus posterior superior

m. longissimus cervicis, origines

mm. levatores costarum
costae 4 et 5

m. longissimus thoracis

mm. intercostales externi

mm. semispinales cervicis
et thoracis, juncturae
ad m. longiss. thoracis

m. iliocostalis thoracis,
insertiones ad costas 6, 7, 8

mm. levatores costarum,
costae 9 et 10

m. serratus posterior
inferior

m. spinalis thoracis

m. semispinalis

m. longissimus thoracis

m. latissimus dorsi

m. obliquus externus
abdominis

m. serratus posterior
inferior

m. iliocostalis lumborum

m. obliquus internus abdominis

aponeurosis
m. latissimi dorsi

fascia glutaea

fascia thoracolumbalis

m. erector spinae

m. glutaeus maximus

m. semispinalis capitis,
fasciculus medialis

m. semispinalis capitis,
fasciculus lateralis

m. longissimus cervicis

m. longissimus capitis

mm. spinales cervicis et capitis

m. iliocostalis cervicis

m. iliocostalis thoracis

m. longissimus thoracis

m. spinalis thoracis

m. iliocostalis lumborum

m. longissimus

fasciculi mamillotendinei

Abb. 337. Nacken- und lange Rückenmuskulatur. Links tiefere Schichten, rechts Schema der Ursprünge, Verlaufsrichtungen und Ansätze der Muskelzackensysteme. Dornfortsätze der Lendenwirbel hellblau, Dornfortsätze der Brustwirbel rot, Dornfortsätze der Halswirbel grün.

233

Tiefe Schicht der Rückenstreckmuskeln, m. transversospinalis (Abb. 338)

Name	Ursprung	Ansatz
1. m. semispinalis thoracis gehen ohne Grenze ineinander über	laufen steil transversospinal, 4–5 (6) Dornen überspringend, fehlen an den Lendenwirbeln	
m. semispinalis cervicis	Querfortsätze der Brustwirbel (und des 7. Halswirbels)	Dornfortsätze der mittleren und kranialen Brustwirbel und der Halswirbel bis zum axis
m. semispinalis capitis (transversooccipitalis) auffällig sind 1 oder 2 Sehnenspiegel	Querfortsätze des 3. Hals- bis 5. oder 6. Brustwirbels (lateraler Abschnitt); Dornfortsätze der kranialen Brust- und kaudalen Halswirbel (medialer, schwächerer Abschnitt)	zwischen linea nuchae superior und linea nuchae inferior

Innervation: rami dorsales der Zervikal- und Thorakalnerven

Funktion: streckt Wirbelsäule (besonders die Halswirbel) und Kopf, beugt Kopf dorsalwärts. Einseitig innerviert, dreht der Muskel den Kopf nach der entgegengesetzten Seite. Fixiert zusammen mit m. sternocleidomastoideus den Kopf

Name	Ursprung	Ansatz
2. mm. multifidi (überspringen 1–3 Wirbel)	facies dorsalis ossis sacri, Querfortsätze sämtlicher Lenden- und Brustwirbel und der kaudalen Halswirbel	Dornfortsätze der Lendenwirbel, Brustwirbel und Halswirbel bis zum axis
3. mm. rotatores cervicis (die mm. rotatores breves verbinden benachbarte Wirbel, die mm. rotatores longi überspringen einen Wirbel)	Querfortsätze der Halswirbel	Wurzeln der Dornfortsätze der nächsthöheren bzw. der übernächsten Wirbel
mm. rotatores thoracis	Querfortsätze der Brustwirbel	
mm. rotatores lumborum	Querfortsätze der Lendenwirbel	

Innervation: rami dorsales der nn. cervicales, thoracici (und lumbales)

Funktion: auch der m. transversospinalis dient in erster Linie der Streckung (Dorsalflexion) der Wirbelsäule; bei einseitiger Innervation werden Seitenbeugungen (Nr. 1 u. 2) und Drehbewegungen (Nr. 2 u. 3) der Wirbelsäule unterstützt; festigt die Stellung der Wirbelsäule

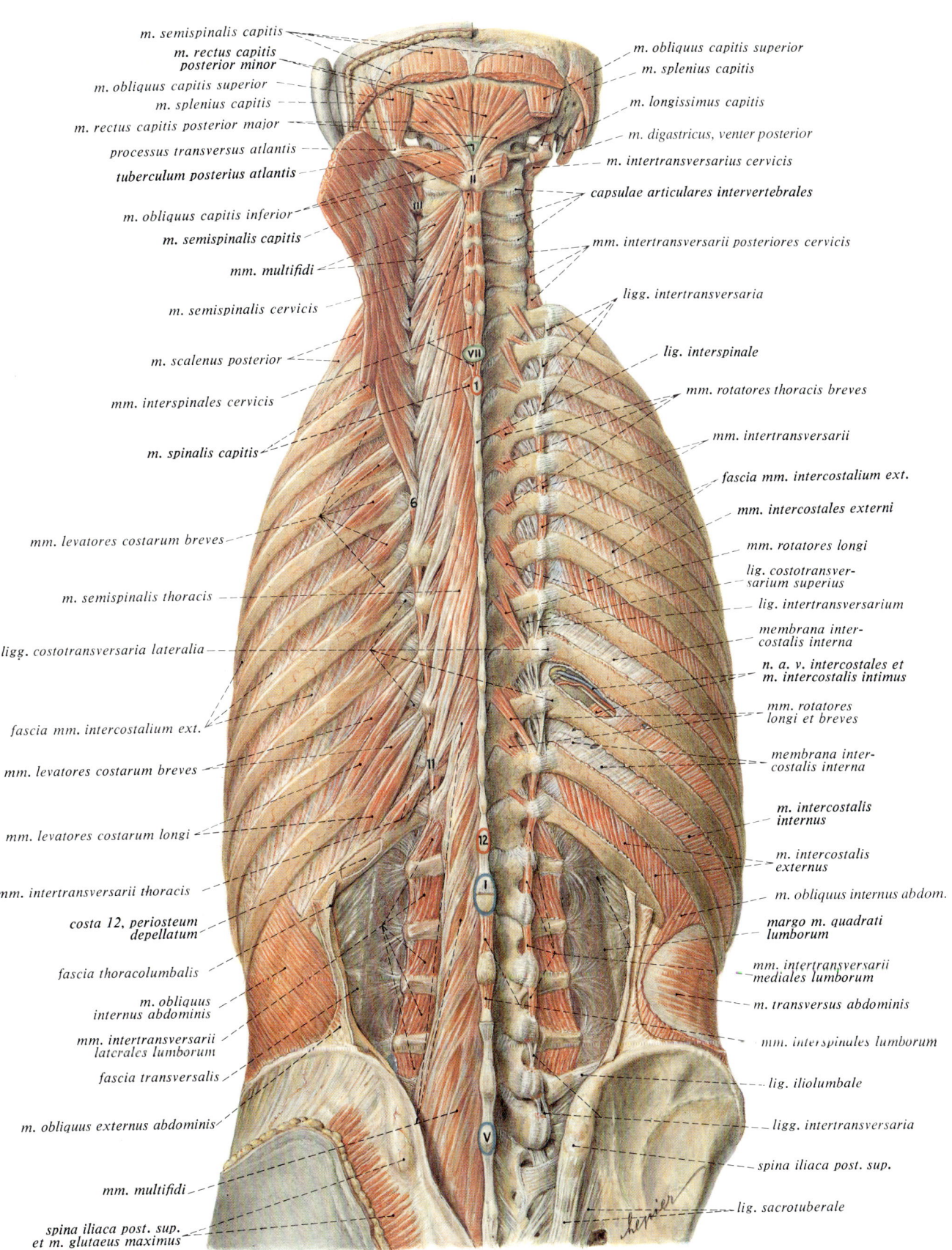

m. semispinalis capitis
m. rectus capitis posterior minor
m. obliquus capitis superior
m. splenius capitis
m. rectus capitis posterior major
processus transversus atlantis
tuberculum posterius atlantis

m. obliquus capitis inferior
m. semispinalis capitis
mm. multifidi
m. semispinalis cervicis
m. scalenus posterior
mm. interspinales cervicis
m. spinalis capitis

mm. levatores costarum breves

m. semispinalis thoracis

ligg. costotransversaria lateralia

fascia mm. intercostalium ext.

mm. levatores costarum breves

mm. levatores costarum longi

mm. intertransversarii thoracis
costa 12, periosteum depellatum
fascia thoracolumbalis
m. obliquus internus abdominis
mm. intertransversarii laterales lumborum
fascia transversalis
m. obliquus externus abdominis

mm. multifidi
spina iliaca post. sup. et m. glutaeus maximus

m. obliquus capitis superior
m. splenius capitis
m. longissimus capitis
m. digastricus, venter posterior
m. intertransversarius cervicis
capsulae articulares intervertebrales
mm. intertransversarii posteriores cervicis
ligg. intertransversaria
lig. interspinale
mm. rotatores thoracis breves
mm. intertransversarii
fascia mm. intercostalium ext.
mm. intercostales externi
mm. rotatores longi
lig. costotransversarium superius
lig. intertransversarium
membrana intercostalis interna
n. a. v. intercostales et m. intercostalis intimus
mm. rotatores longi et breves
membrana intercostalis interna
m. intercostalis internus
m. intercostalis externus
m. obliquus internus abdom.
margo m. quadrati lumborum
mm. intertransversarii mediales lumborum
m. transversus abdominis
mm. interspinales lumborum
lig. iliolumbale
ligg. intertransversaria
spina iliaca post. sup.
lig. sacrotuberale

Abb. 338. Nacken- und Rückenmuskulatur, tiefste Schicht.

Mm. intertransversarii (Abb. 338, 339)

Name	Ursprung	Ansatz
mm. intertransversarii laterales lumborum (ventrale Herkunft)	procc. costarii vertebrarum lumbalium	procc. costarii vertebrarum lumbalium
mm. intertransversarii mediales lumborum	procc. mamillares vertebrarum lumbalium	procc. mamillares et accessorii vertebrarum lumbalium
mm. intertransversarii thoracis	procc. transversi vertebrarum thoracicarum	procc. transversi vertebrarum thoracicarum
mm. intertransversarii posteriores cervicis	tubercula posteriora vertebrarum cervicalium	tubercula posteriora vertebrarum cervicalium
mm. intertransversarii anteriores cervicis (ventrale Herkunft)	tubercula anteriora vertebrarum cervicalium	tubercula anteriora vertebrarum cervicalium

Innervation: rami dorsales et ventrales nervorum spinalium

Funktion: bei einseitiger Kontraktion Seitneigung, bei beiderseitiger Kontraktion Streckung der Wirbelsäule

Mm. levatores costarum (Abb. 338, 339)

Name	Ursprung	Ansatz
mm. levatores costarum breves	procc. transversi des 7. Hals- bis 11. Brustwirbels	nächsttiefere Rippe
mm. levatores costarum longi (fehlen im mittleren Thorakalbereich)	procc. transversi der oberen und unteren Brustwirbel	übernächste kaudale Rippe

Innervation: ramus dorsalis des n. cervicalis VIII und rami dorsales der nn. thoracici

Funktion: Im Gegensatz zu ihrem Namen wirken sie weniger auf die Rippen, sondern helfen bei Streckung, Seitwärtsneigung und Rotation der Wirbelsäule mit

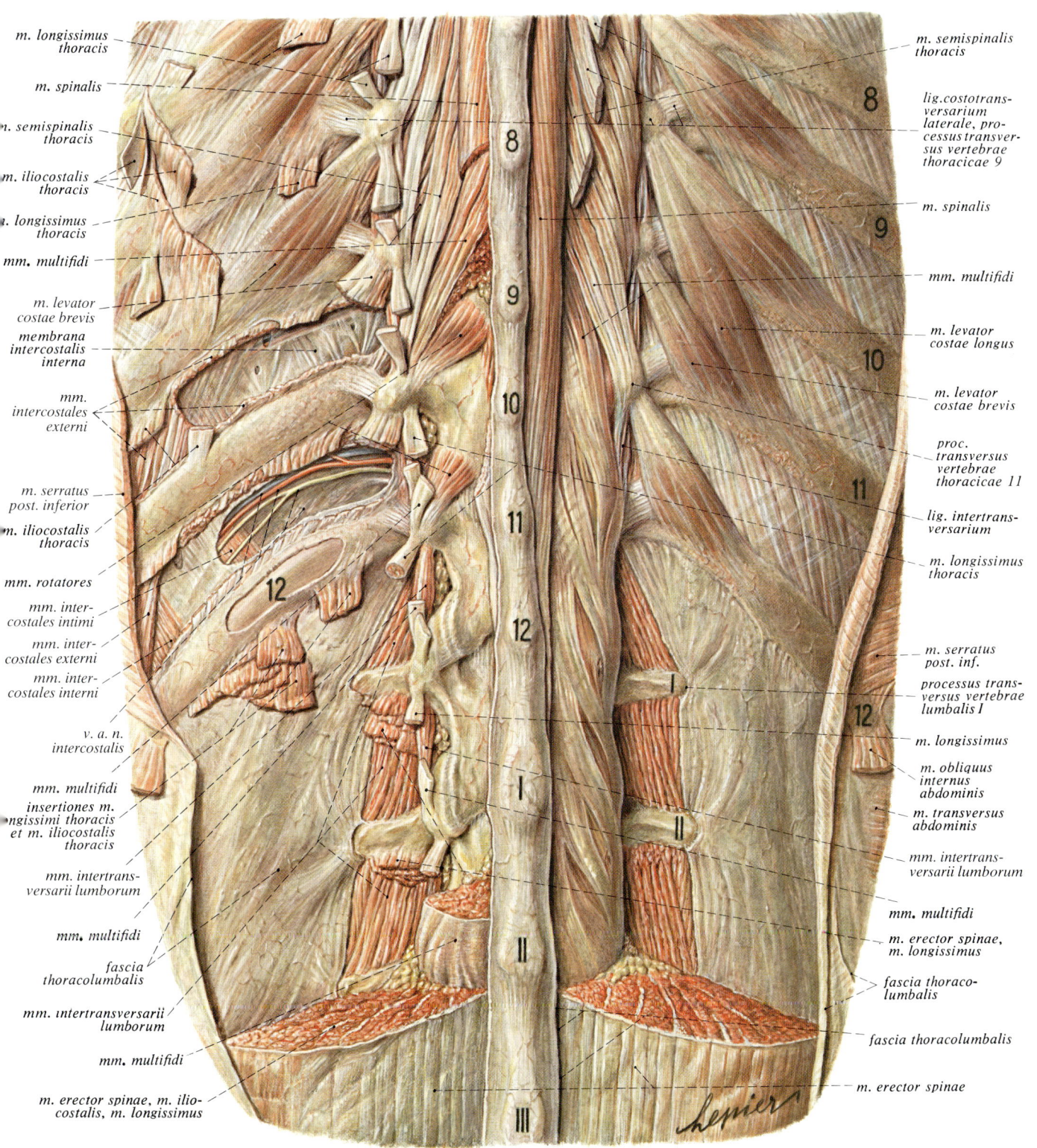

m. longissimus thoracis

m. spinalis

n. semispinalis thoracis

m. iliocostalis thoracis

a. longissimus thoracis

mm. multifidi

m. levator costae brevis

membrana intercostalis interna

mm. intercostales externi

m. serratus post. inferior

n. iliocostalis thoracis

mm. rotatores

mm. intercostales intimi

mm. intercostales externi

mm. intercostales interni

v. a. n. intercostalis

mm. multifidi

insertiones m. ngissimi thoracis et m. iliocostalis thoracis

mm. intertransversarii lumborum

mm. multifidi

fascia thoracolumbalis

mm. intertransversarii lumborum

mm. multifidi

m. erector spinae, m. iliocostalis, m. longissimus

m. semispinalis thoracis

lig. costotransversarium laterale, processus transversus vertebrae thoracicae 9

m. spinalis

mm. multifidi

m. levator costae longus

m. levator costae brevis

proc. transversus vertebrae thoracicae 11

lig. intertransversarium

m. longissimus thoracis

m. serratus post. inf.

processus transversus vertebrae lumbalis I

m. longissimus

m. obliquus internus abdominis

m. transversus abdominis

mm. intertransversarii lumborum

mm. multifidi

m. erector spinae, m. longissimus

fascia thoracolumbalis

fascia thoracolumbalis

m. erector spinae

Abb. 339. Tiefe Rückenmuskulatur im Bereich der 8.–12. Brustwirbel und der 1.–3. Lendenwirbel. Die Dornfortsätze der Wirbelsäule sind im Brustwirbelbereich mit den arabischen Zahlen 8–12, im Lendenbereich mit den römischen Ziffern I–III bezeichnet. Die Rippen 8–12 sind mit arabischen Zahlen, die Querfortsätze der I. und II. Lendenwirbel mit I und II beschriftet.

Tabellarische Zusammenfassung der Baumerkmale der »typischen« Wirbel

	7 Halswirbel*	12 Brustwirbel	5 Lendenwirbel	Kreuzbein aus 5 Wirbeln
Endflächen der Wirbelkörper	rechteckig, klein	dreieckig	bohnenförmig, groß	verschmolzen
Wirbelloch	groß, dreieckig	rund	klein, dreieckig	canalis sacralis
Gelenkflächen (-fortsätze)	schräg nach dorsal abdachend	frontal gestellt	sagittal gestellt	crista sacralis intermedia
Querfortsätze	processus transversi	keulenförmig mit foveae costales transversales	processus mamillares et accessorii	crista sacralis lateralis
Dornfortsätze	horizontal, kurz, zweigeteilt	steil kaudalwärts gerichtet	horizontal, seitlich abgeplattet, massiv	crista sacralis mediana
Rippenrudimente	ventraler Teil des processus transversus und tuberculum dorsale	keine, da die Rippen ausgebildet sind	processus costarii	partes laterales
Kennzeichnendes Merkmal	foramen transversarium	foveae costales superior et inferior	processus mamillares et accessorii	Synostose der Wirbel

* Die ersten beiden Halswirbel, atlas und axis (epistropheus), sind nicht »typische« Halswirbel, sie weisen besondere Baumerkmale auf.

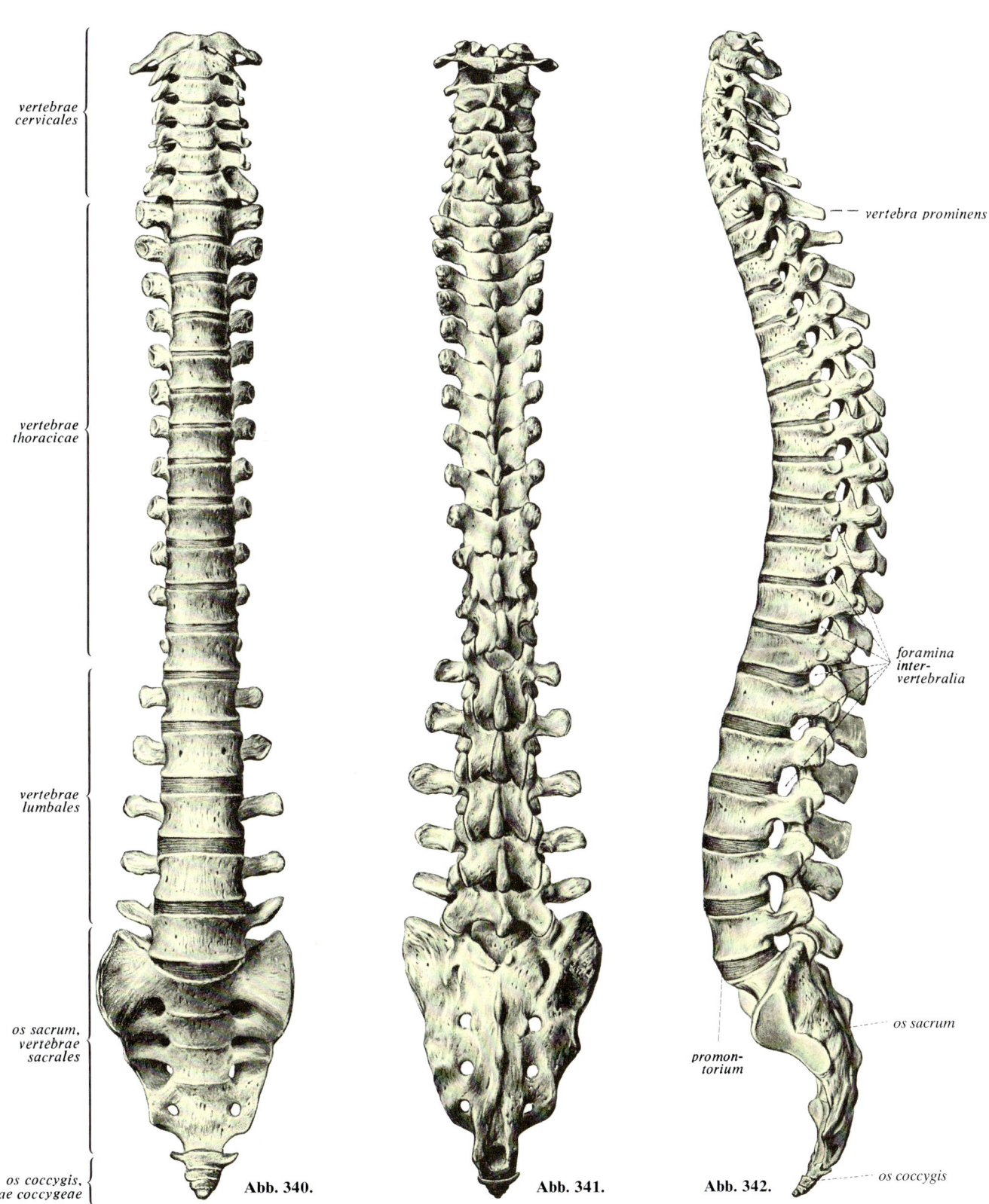

vertebrae cervicales

vertebrae thoracicae

vertebrae lumbales

os sacrum, vertebrae sacrales

os coccygis, vertebrae coccygeae

vertebra prominens

foramina inter- vertebralia

os sacrum

promon- torium

os coccygis

Abb. 340.   **Abb. 341.**   **Abb. 342.**

Abb. 340–342. Wirbelsäule, columna vertebralis. Abb. 340: Ventralansicht. Abb. 341: Dorsalansicht. Abb. 342: Ansicht von links. Die fovea costalis transversalis fehlt hier bereits am 10. Brustwirbel.

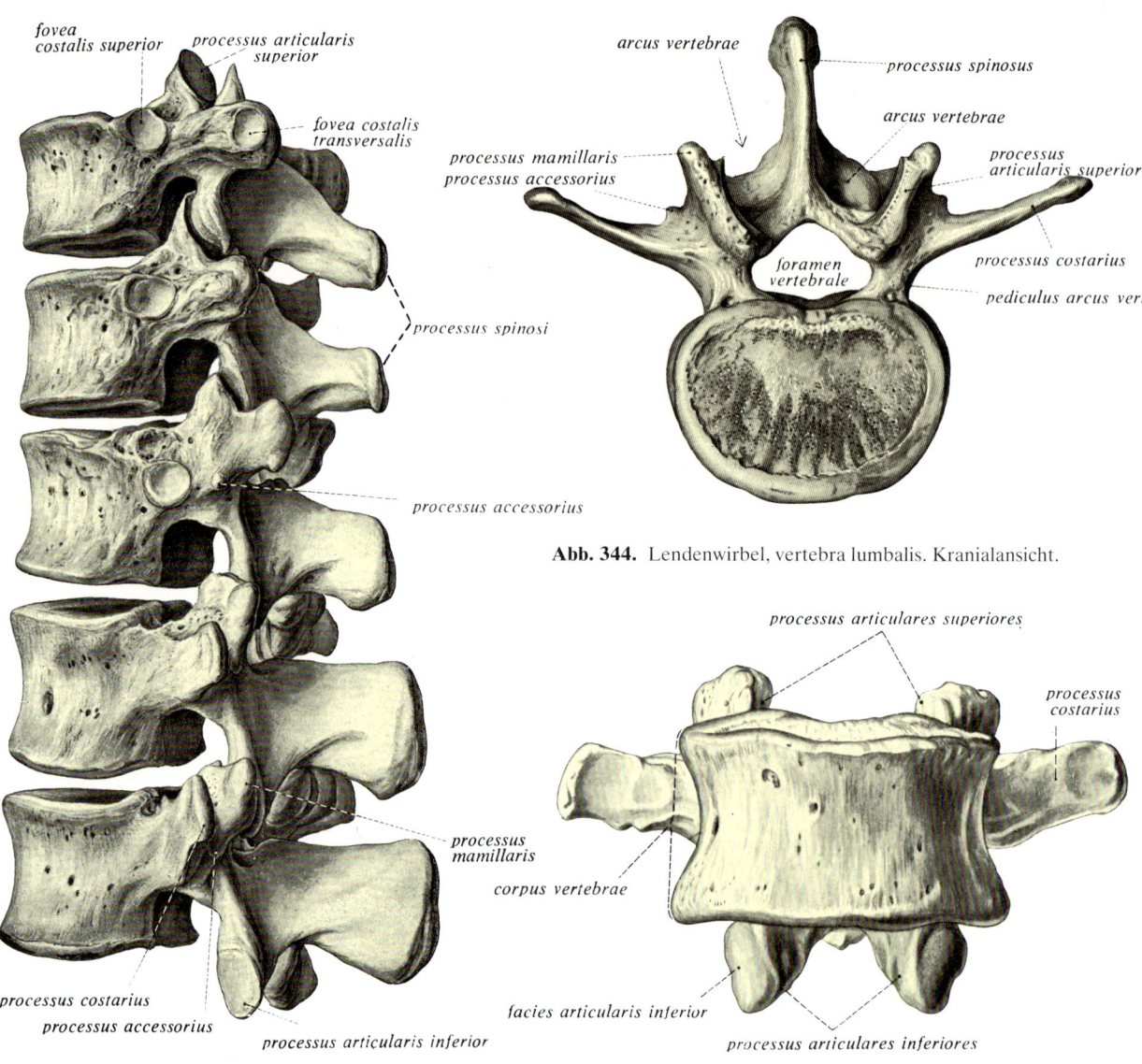

fovea costalis superior
processus articularis superior
fovea costalis transversalis
processus spinosi
processus accessorius
processus mamillaris
processus costarius
processus accessorius
processus articularis inferior

arcus vertebrae
processus spinosus
arcus vertebrae
processus mamillaris
processus accessorius
processus articularis superior
foramen vertebrale
processus costarius
pediculus arcus verteb

Abb. 344. Lendenwirbel, vertebra lumbalis. Kranialansicht.

processus articulares superiores
processus costarius
corpus vertebrae
facies articularis inferior
processus articulares inferiores

Abb. 343. Die drei kaudalen Brustwirbel, vertebrae thoracicae X–XII, und die beiden kranialen Lendenwirbel, vertebrae lumbales I und II. Linke Seitenansicht.

Abb. 345. Lendenwirbel, vertebrae lumbalis. Ventralansicht.

Beachte die Massenzunahme der Wirbelkörper kaudalwärts: Die beiden unteren Wirbel der Abb. 343 sind Lendenwirbel, sie haben keine gelenkig verbundenen Rippen mehr, sondern als Rippenrudiment einen processus costarius. Die Gelenkflächen der Gelenkfortsätze sind bei den Brustwirbeln frontal nach hinten abdachend, bei den Lendenwirbeln sagittal stehend (Ante- und Retroflexion möglich). Die Dornfortsätze der Lendenwirbel sind massiv plattenförmig und verlaufen horizontal.

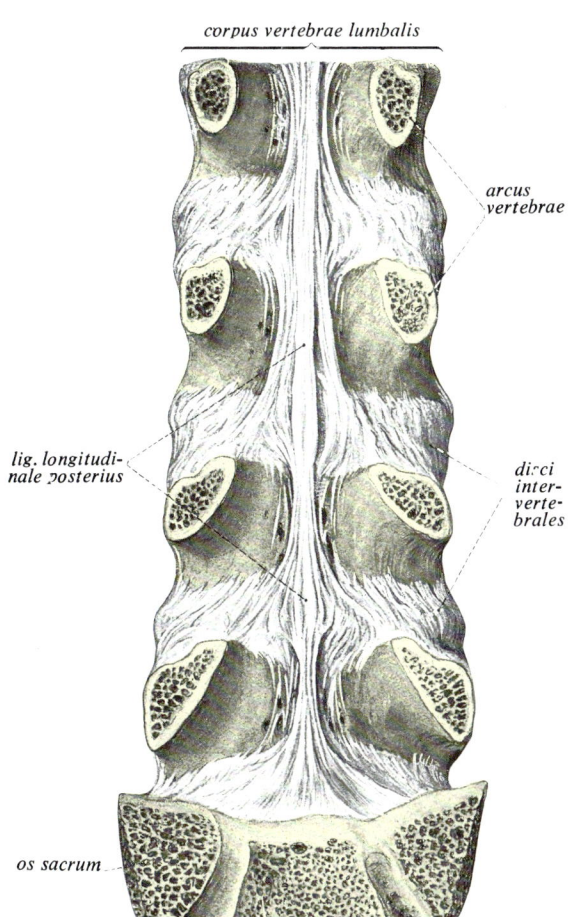

corpus vertebrae lumbalis

arcus
vertebrae

lig. longitudi-
nale posterius

disci
inter-
verte-
brales

os sacrum

Abb. 346. Lig. longitudinale posterius und disci intervertebrales.
Wirbelkanal durch Abtragen der Wirbelbögen von dorsal eröffnet.
Gebiet der Lendenwirbelsäule.

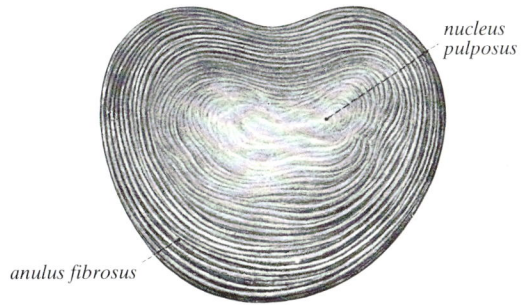

nucleus
pulposus

anulus fibrosus

Abb. 347. Flächenansicht eines discus intervertebralis, Lendenwirbelsäule.

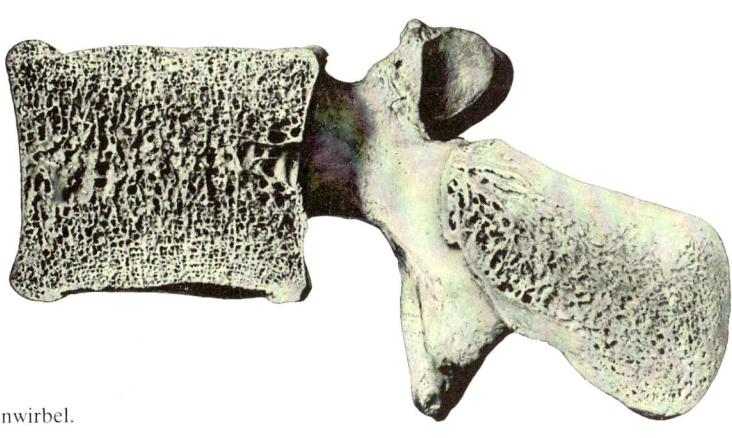

Abb. 348. Sagittaler Längsschnitt durch einen Lendenwirbel.

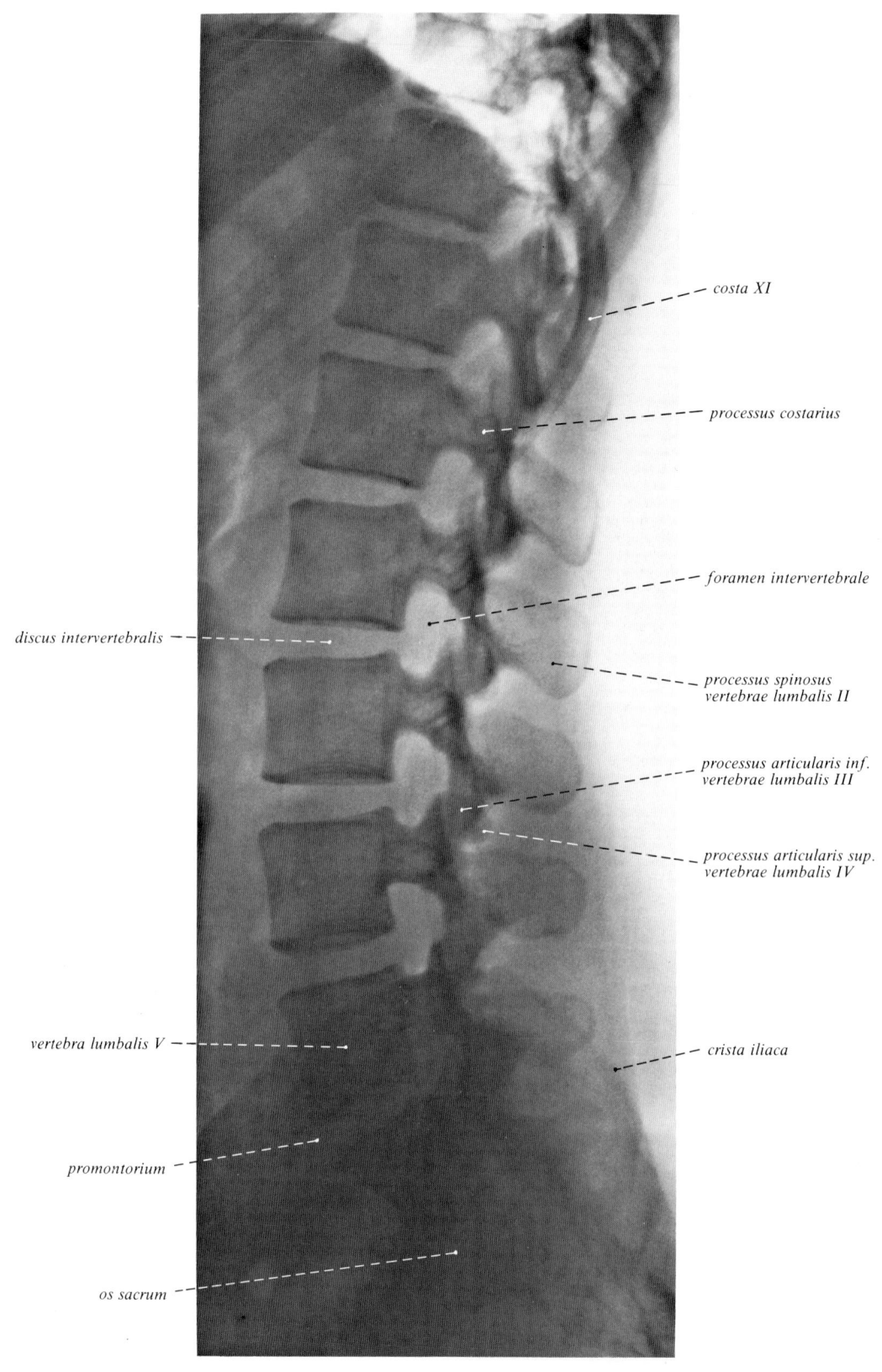

costa XI

processus costarius

foramen intervertebrale

discus intervertebralis

processus spinosus
vertebrae lumbalis II

processus articularis inf.
vertebrae lumbalis III

processus articularis sup.
vertebrae lumbalis IV

vertebra lumbalis V

crista iliaca

promontorium

os sacrum

Abb. 349. Röntgenbild der Lendenwirbelsäule (seitlich). (Aus L. WICKE, Atlas der Röntgenanatomie, 2. Aufl. Urban & Schwarzenberg, München–Wien–Baltimore 1980.)

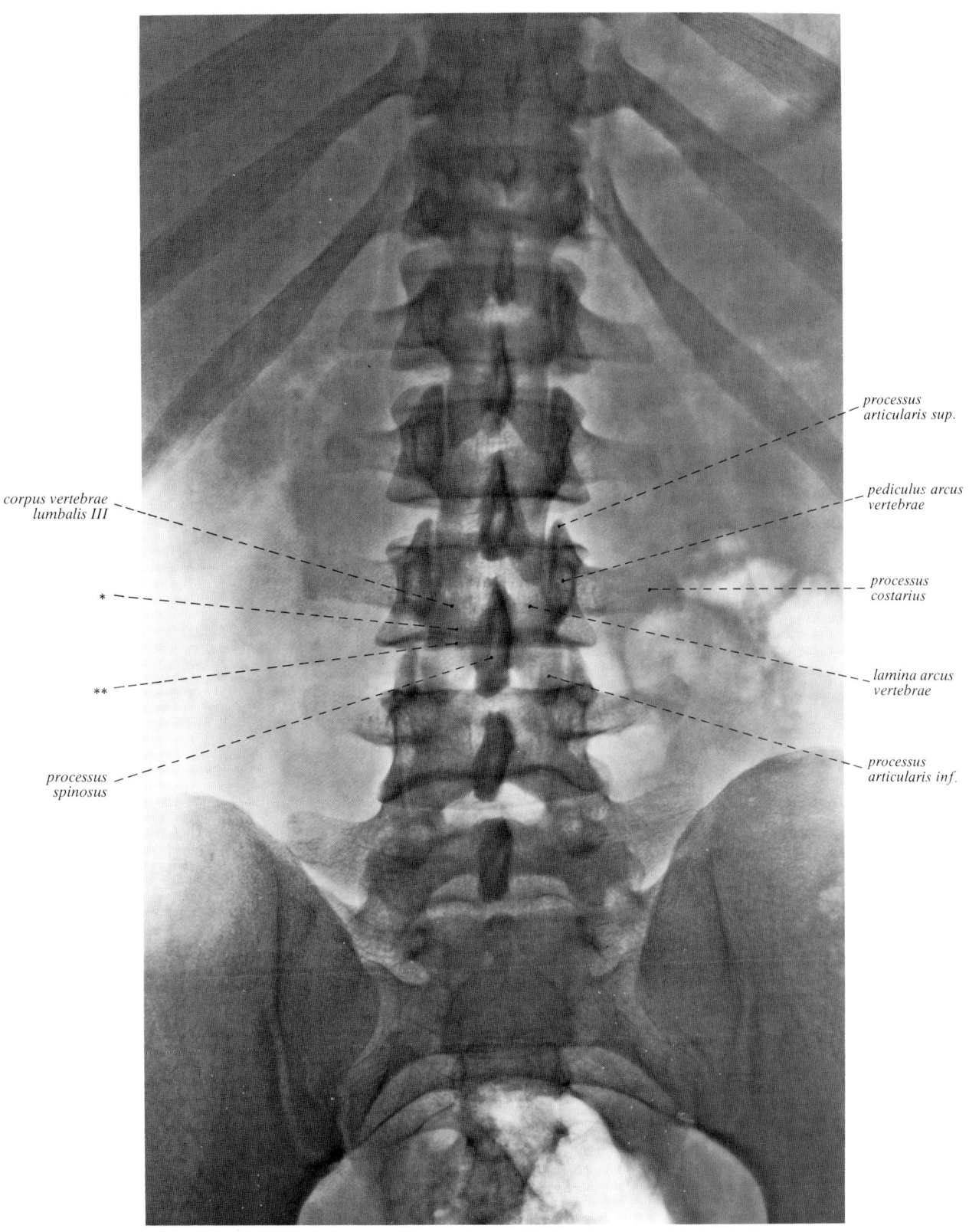

processus
articularis sup.

pediculus arcus
vertebrae

corpus vertebrae
lumbalis III

processus
costarius

*

lamina arcus
vertebrae

**

processus
articularis inf.

processus
spinosus

Abb. 350. Röntgenbild der Lendenwirbelsäule im sagittalen Strahlengang. (Aus L. WICKE: Atlas der Röntgenanatomie, 2. Aufl. Urban & Schwarzenberg, München–Wien–Baltimore 1980.) * Hinterkante; ** Vorderkante

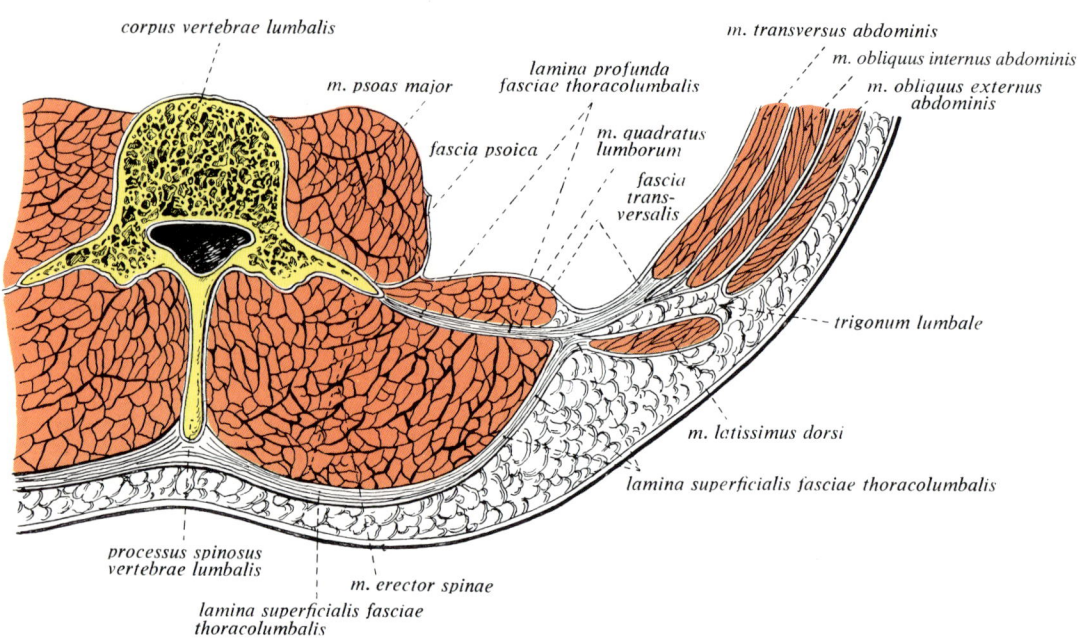

Abb. 351. Querschnitt des Rückens und der dorsalen Bauchwand in der Lendengegend; fascia thoracolumbalis und fascia transversalis (schematisiert).

Beachte:

Vom aponeurotischen Teil der fascia thoracolumbalis entspringen die mm. transversus abdominis, latissimus dorsi und serratus posterior inferior. Dieser Teil ist mit einem oberflächlichen Blatt (lamina superficialis) an den Dornfortsätzen und mit einem tiefen Blatt (lamina profunda) an den processus costarii der Lendenwirbel befestigt und spannt sich zwischen Lendenwirbelsäule, XII. Rippe und Darmbeinkamm aus (Abb. 351).

Trigonum lumbale: muskelfreie Stelle des Rückens oberhalb der crista iliaca, vom m. latissimus dorsi und m. obliquus externus abdominis begrenzt (Abb. 331).

Fascia transversalis: die Innenfläche der Bauchmuskulatur ist durch die fascia transversalis vom peritonaeum getrennt. Unter anderem verstärkt sie die Hinterwand des Leistenkanals und setzt sich als fascia spermatica interna (tunica vaginalis communis) durch den canalis inguinalis beutelförmig auf Samenstrang und Hoden fort.

Vasa intercostalia, n. intercostalis: im mittleren Teil der Abb. 338 sind durch ein Fenster der Interkostalmuskeln die Topographie der Interkostalgefäße und des n. intercostalis dargestellt, die nach lateral dem sulcus costae zustreben: oben die v. intercostalis post., in der Mitte die a. intercostalis post. und unten der n. intercostalis (= ramus ventralis eines n. thoracicus).

Untere Extremität

Gelenke der unteren Extremität

Gelenk	Gelenkart	Bewegungsmöglichkeiten	
Hüftgelenk articulatio coxae	Kugelgelenk (Nußgelenk) articulatio sphaeroidea (enarthrosis)	Beugung Streckung	Flexion (Anteversion) Extension (Retroversion)
		Anziehen Abziehen	Adduktion Abduktion
		Innenrollung Außenrollung	Innenrotation Außenrotation
Kniegelenk articulatio genus	Drehwinkelgelenk (Rad-Scharniergelenk) articulatio trochoginglyma	Beugung Streckung	Flexion Extension
		Innenkreiselung Außenkreiselung	nur in Beugestellung möglich
Sprunggelenke a) oberes Sprunggelenk articulatio talocruralis	Scharniergelenk ginglymus	Beugung (Senken des Fußes) Streckung (Heben des Fußes)	Plantarflexion Dorsalextension

b) unteres Sprunggelenk
   articulatio talocalcaneonavicularis
   et articulatio subtalaris
		Heben des medialen Fußrandes
		Heben des lateralen Fußrandes
			Supination
			Pronation

Zehengrundgelenke articulationes metatarsophalangeae	Kugelgelenke (funktionell eingeschränkt) articulationes sphaeroideae	Gleitbewegungen (der Zehenpfannen auf den Mittelfußköpfen)	
Zehengelenke articulationes interphalangeae pedis	Scharniergelenke ginglymi	Beugung (Senken der Zehen) Streckung (Heben der Zehen)	Flexion Extension

Becken und Hüftgelenk

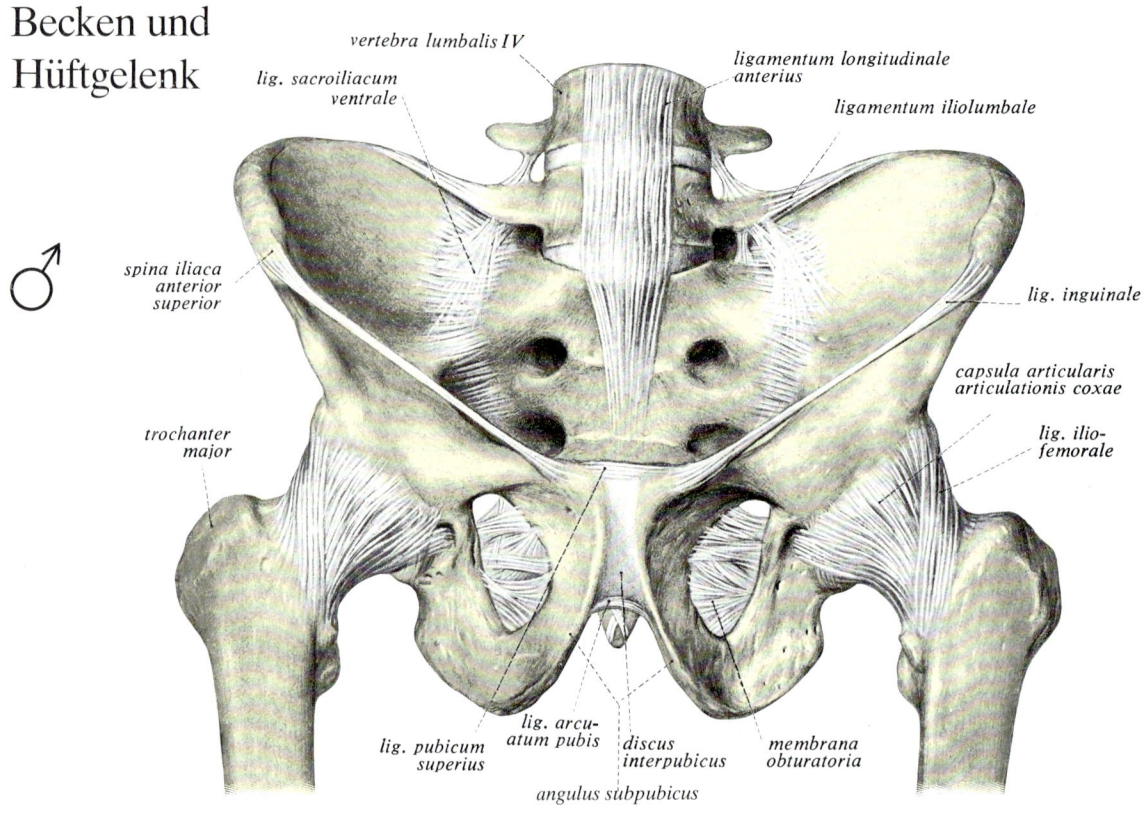

vertebra lumbalis IV

lig. sacroiliacum ventrale

ligamentum longitudinale anterius

ligamentum iliolumbale

♂

spina iliaca anterior superior

lig. inguinale

capsula articularis articulationis coxae

trochanter major

lig. ilio-femorale

lig. pubicum superius

lig. arcu-atum pubis

discus interpubicus

membrana obturatoria

angulus subpubicus

Abb. 352. Männliches Becken mit Bändern, ligamenta pelvis. Ansicht von vorn und unten. Beachte hier auch die Unterschiede in der Form des männlichen und weiblichen Beckens.

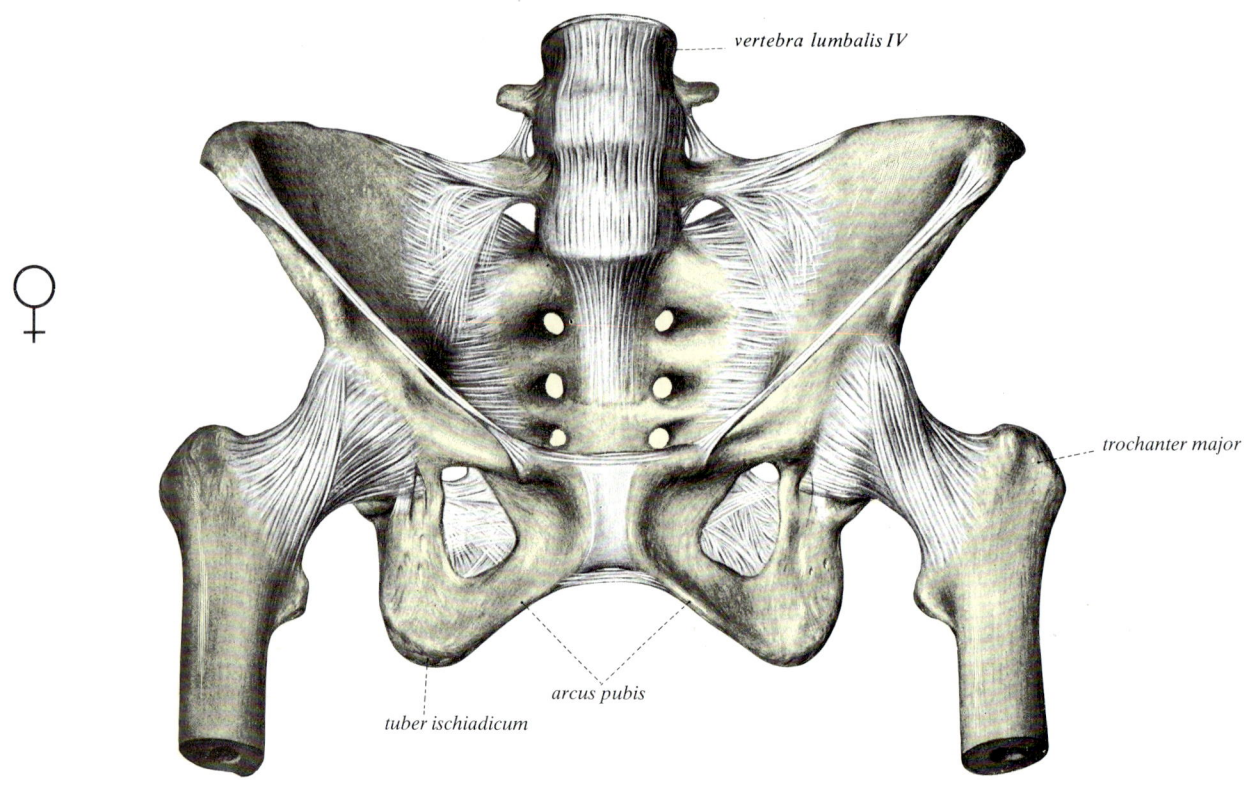

vertebra lumbalis IV

♀

trochanter major

arcus pubis

tuber ischiadicum

Abb. 353. Weibliches Becken mit Bändern, ligamenta pelvis. Ansicht von vorn und unten.

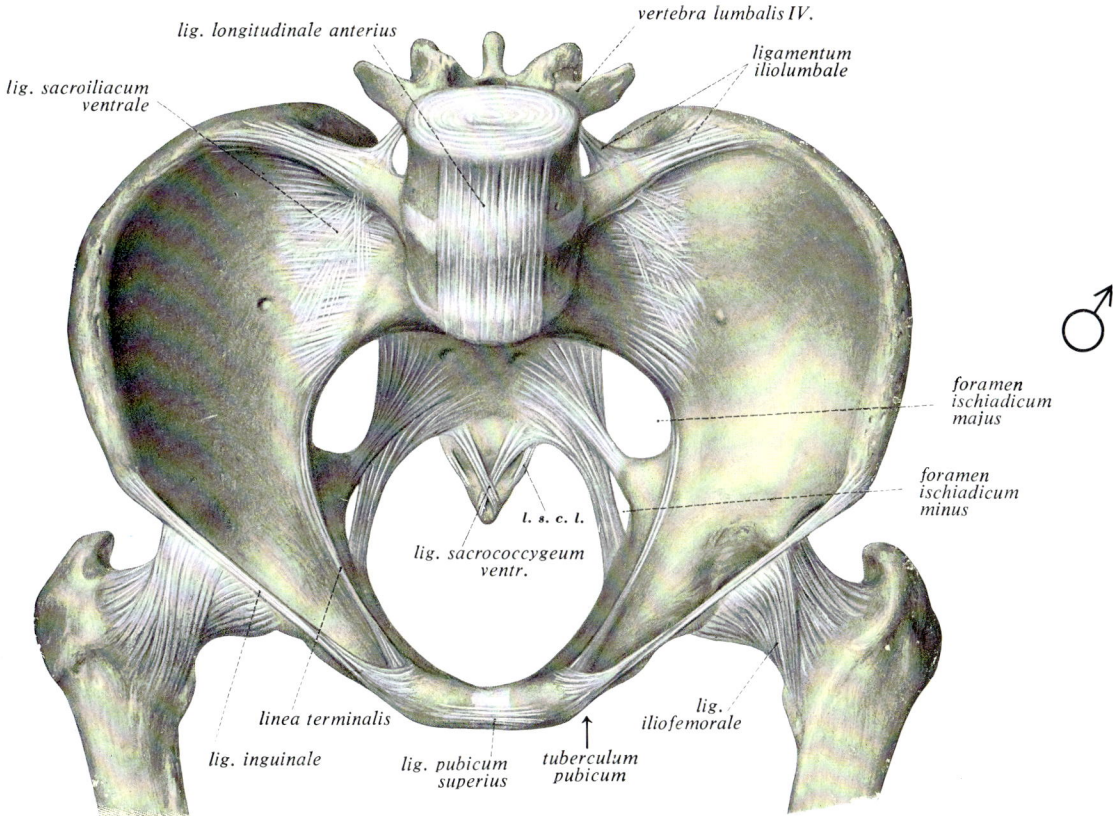

Abb. 354. Männliches Becken mit Bändern, ligamenta pelvis. Ansicht von vorn und oben. Die Beckenneigung, inclinatio pelvis, des aufrecht stehenden Menschen ist hier berücksichtigt: spina iliaca ant. sup. und oberer Symphysenrand liegen annähernd in einer Frontalebene. Eingang in das kleine Becken herzförmig; l.s.c.l.= ligamentum sacrococcygeum laterale.

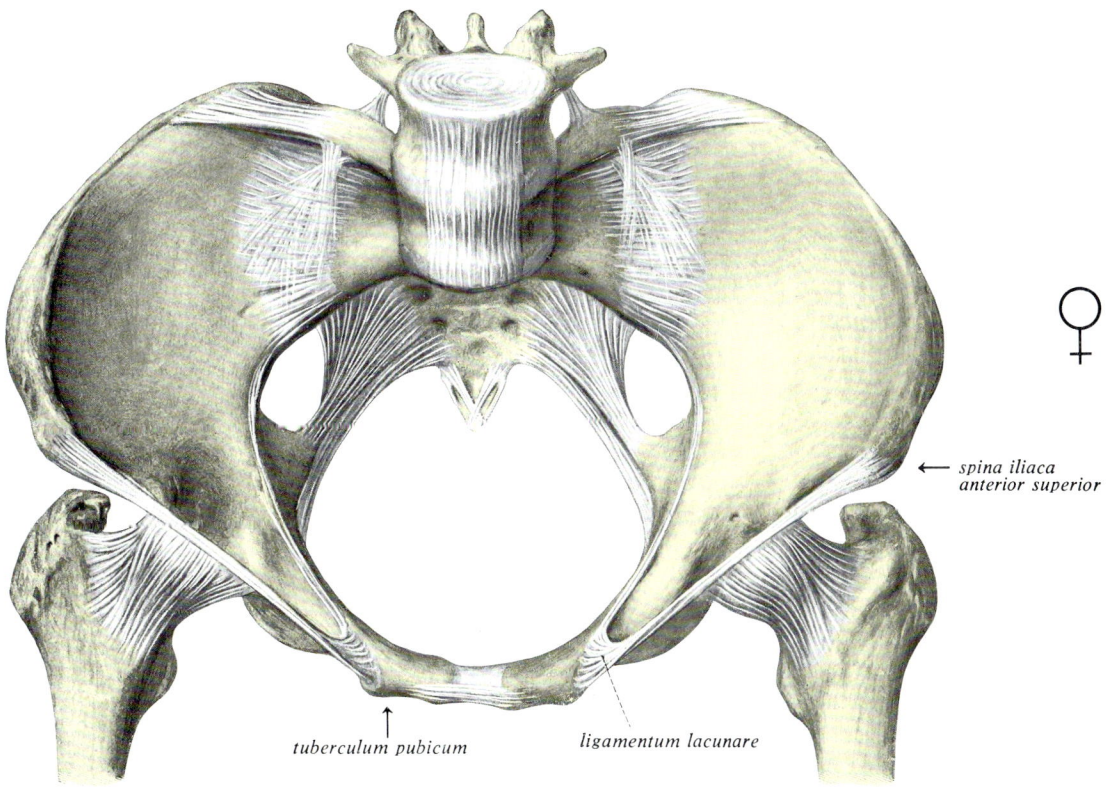

Abb. 355. Weibliches Becken mit Bändern, ligamenta pelvis. Ansicht von vorn und oben. Die Darmbeinschaufeln laden weiter aus als beim männlichen Becken. Eingang in das kleine Becken queroval: Querdurchmesser des Beckeneingangs länger als Sagittaldurchmesser.

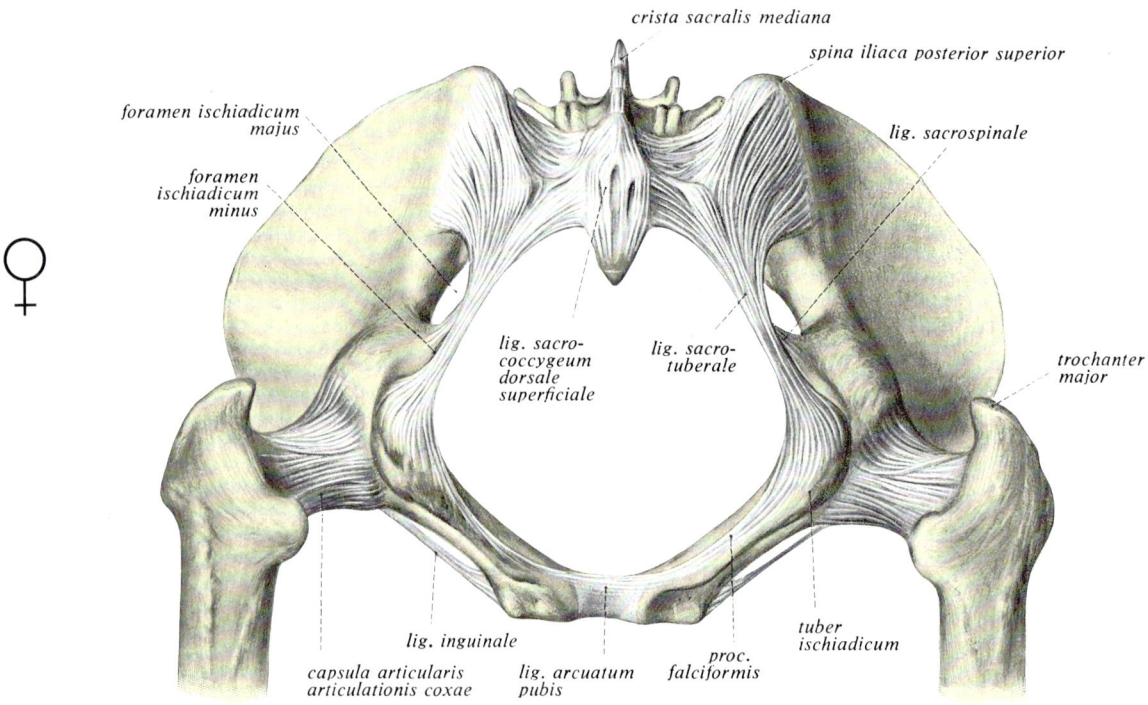

Abb. 356. Weibliches Becken mit Bändern, ligamenta pelvis. Kaudalansicht.

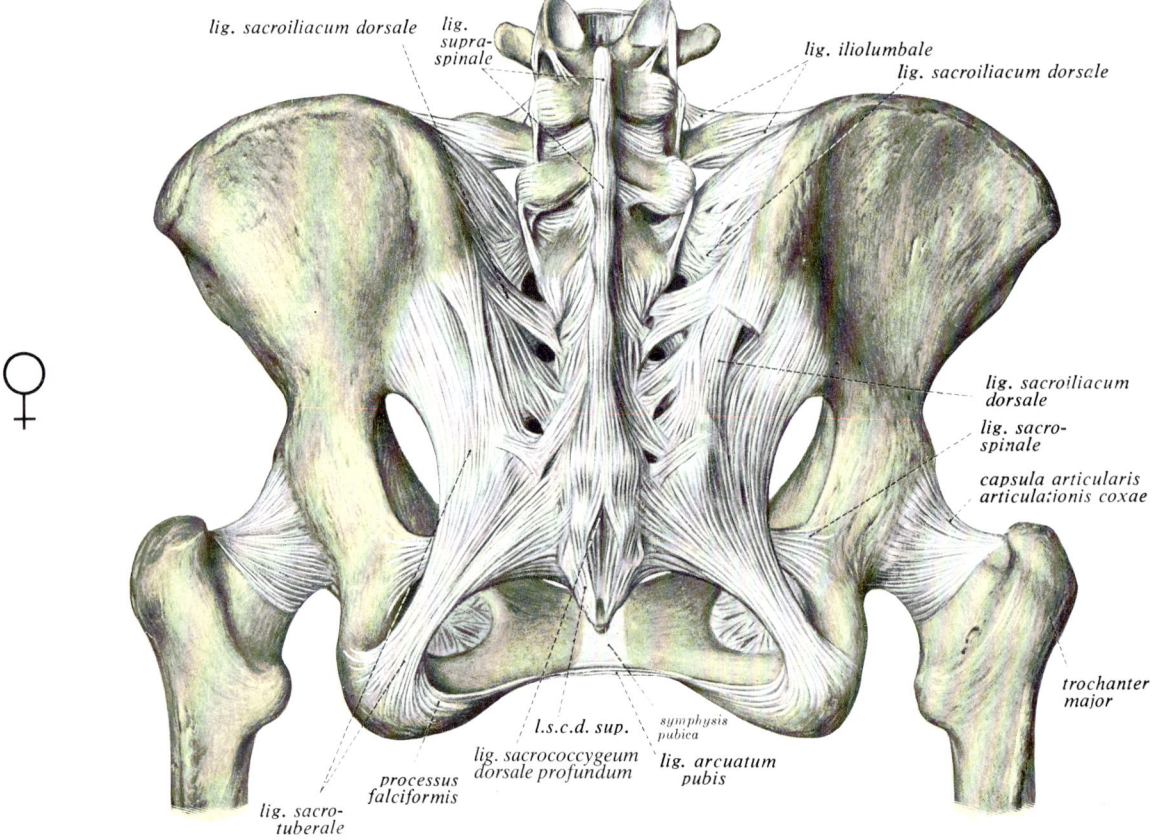

Abb. 357. Weibliches Becken mit Bändern. Dorsalansicht. Rechts ist ein Teil der oberflächlichen Schichten des ligamentum sacroiliacum dorsale abgetragen. l.s.c.d. sup. = ligamentum sacrococcygeum dorsale superficiale.

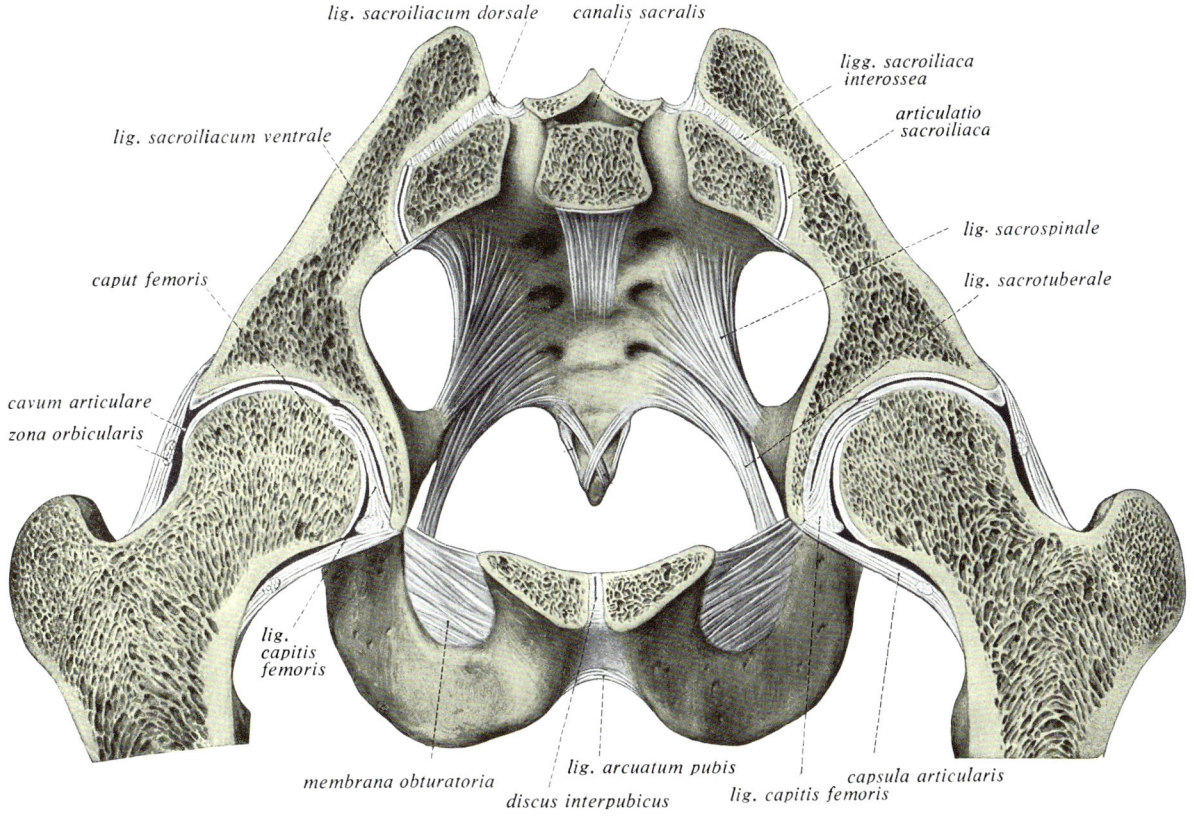

lig. sacroiliacum dorsale canalis sacralis

ligg. sacroiliaca interossea

lig. sacroiliacum ventrale

articulatio sacroiliaca

lig. sacrospinale

lig. sacrotuberale

caput femoris

cavum articulare

zona orbicularis

lig. capitis femoris

membrana obturatoria

lig. arcuatum pubis

discus interpubicus

lig. capitis femoris

capsula articularis

Abb. 358. Sägeschnitt durch das Becken und die beiden Hüftgelenke, etwa senkrecht zur Beckenachse. Das Präparat zeigt außer den Hüftgelenken die symphysis pubica mit ihrer Gelenkspalte, die articulationes sacroiliacae, die Beckenansicht der ligamenta sacrospinale und sacrotuberale.

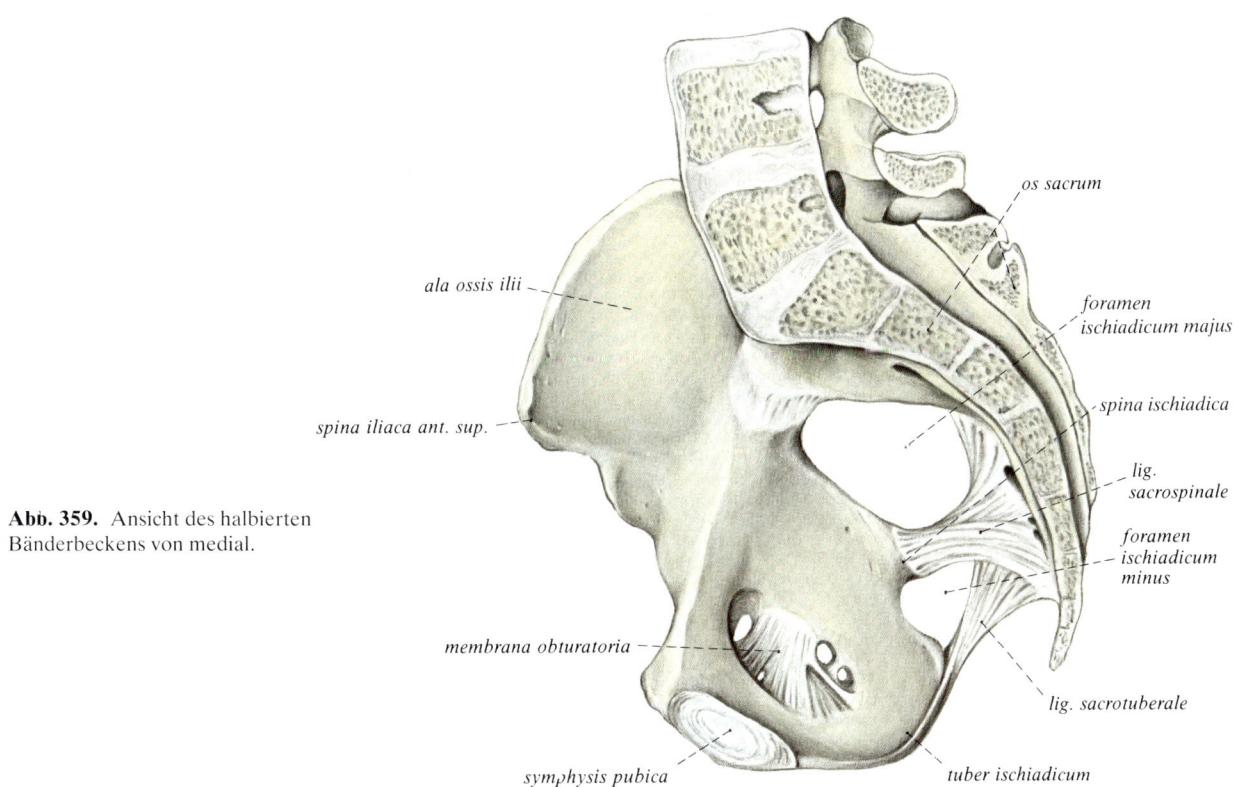

os sacrum

ala ossis ilii

foramen ischiadicum majus

spina ischiadica

spina iliaca ant. sup.

lig. sacrospinale

foramen ischiadicum minus

Abb. 359. Ansicht des halbierten Bänderbeckens von medial.

membrana obturatoria

lig. sacrotuberale

symphysis pubica

tuber ischiadicum

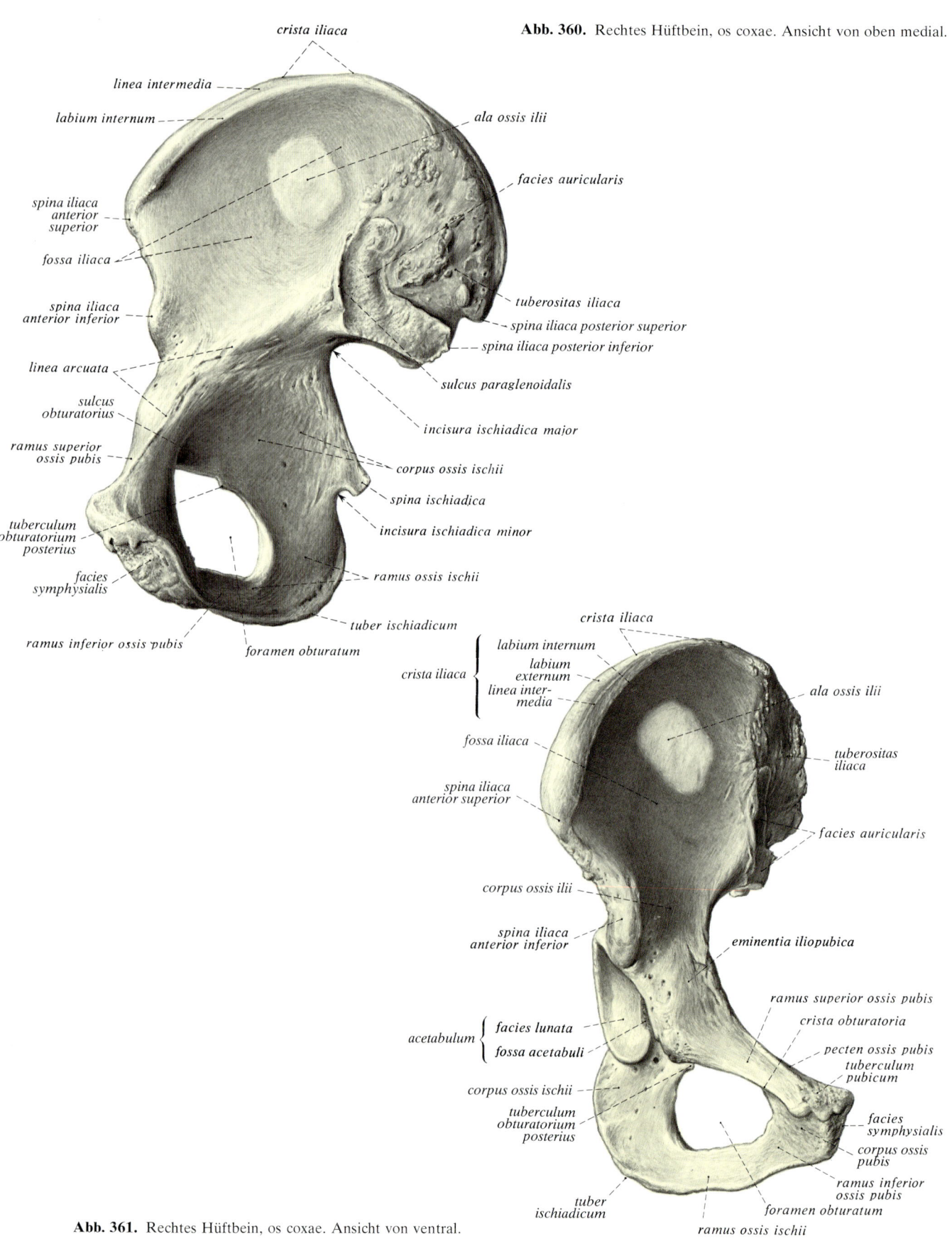

crista iliaca

Abb. 360. Rechtes Hüftbein, os coxae. Ansicht von oben medial.

linea intermedia

labium internum

ala ossis ilii

facies auricularis

spina iliaca
anterior
superior

fossa iliaca

spina iliaca
anterior inferior

tuberositas iliaca

spina iliaca posterior superior

spina iliaca posterior inferior

linea arcuata

sulcus paraglenoidalis

sulcus
obturatorius

incisura ischiadica major

ramus superior
ossis pubis

corpus ossis ischii

spina ischiadica

tuberculum
obturatorium
posterius

incisura ischiadica minor

facies
symphysialis

ramus ossis ischii

ramus inferior ossis pubis

tuber ischiadicum

foramen obturatum

crista iliaca

labium internum

crista iliaca
{
labium
externum
linea inter-
media

fossa iliaca

ala ossis ilii

tuberositas
iliaca

spina iliaca
anterior superior

facies auricularis

corpus ossis ilii

spina iliaca
anterior inferior

eminentia iliopubica

ramus superior ossis pubis

crista obturatoria

acetabulum {
facies lunata

fossa acetabuli

pecten ossis pubis

tuberculum
pubicum

corpus ossis ischii

facies
symphysialis

tuberculum
obturatorium
posterius

corpus ossis
pubis

ramus inferior
ossis pubis

tuber
ischiadicum

foramen obturatum

ramus ossis ischii

Abb. 361. Rechtes Hüftbein, os coxae. Ansicht von ventral.

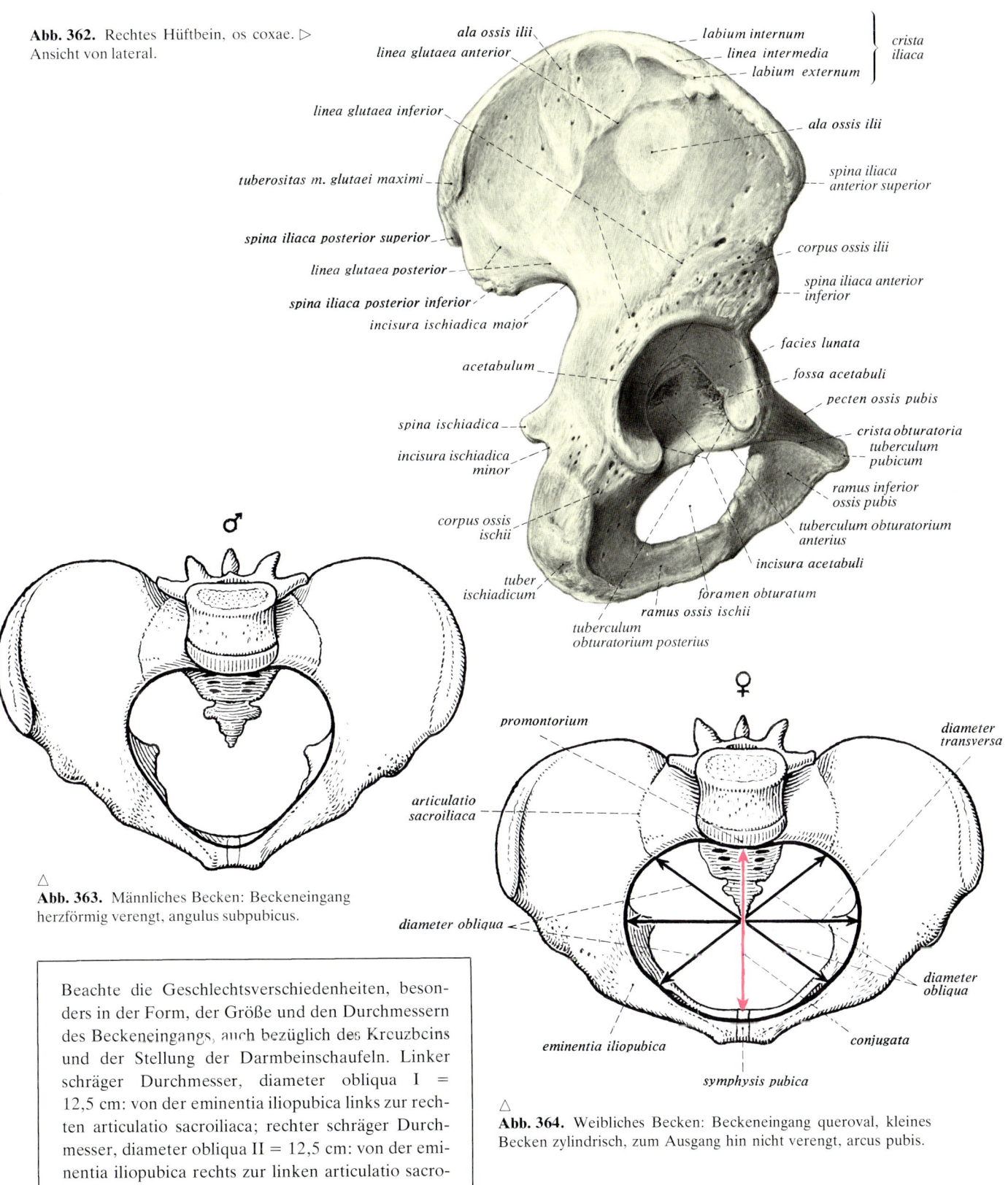

Abb. 362. Rechtes Hüftbein, os coxae. ▷
Ansicht von lateral.

ala ossis ilii

linea glutaea anterior

labium internum

linea intermedia

labium externum

crista iliaca

linea glutaea inferior

ala ossis ilii

tuberositas m. glutaei maximi

spina iliaca anterior superior

spina iliaca posterior superior

corpus ossis ilii

linea glutaea posterior

spina iliaca anterior inferior

spina iliaca posterior inferior

incisura ischiadica major

facies lunata

acetabulum

fossa acetabuli

pecten ossis pubis

spina ischiadica

crista obturatoria
tuberculum pubicum

incisura ischiadica minor

ramus inferior ossis pubis

corpus ossis ischii

tuberculum obturatorium anterius

incisura acetabuli

tuber ischiadicum

foramen obturatum

ramus ossis ischii

tuberculum obturatorium posterius

♂

△
Abb. 363. Männliches Becken: Beckeneingang
herzförmig verengt, angulus subpubicus.

♀

promontorium

diameter transversa

articulatio sacroiliaca

diameter obliqua

diameter obliqua

eminentia iliopubica

conjugata

symphysis pubica

△
Abb. 364. Weibliches Becken: Beckeneingang queroval, kleines
Becken zylindrisch, zum Ausgang hin nicht verengt, arcus pubis.

Beachte die Geschlechtsverschiedenheiten, besonders in der Form, der Größe und den Durchmessern
des Beckeneingangs, auch bezüglich des Kreuzbeins
und der Stellung der Darmbeinschaufeln. Linker
schräger Durchmesser, diameter obliqua I =
12,5 cm: von der eminentia iliopubica links zur rechten articulatio sacroiliaca; rechter schräger Durchmesser, diameter obliqua II = 12,5 cm: von der eminentia iliopubica rechts zur linken articulatio sacroiliaca; **conjugata = 11 cm:** vom promontorium zu
dem am weitesten vorspringenden Punkt des hinteren
Symphysenrandes (roter Pfeil).

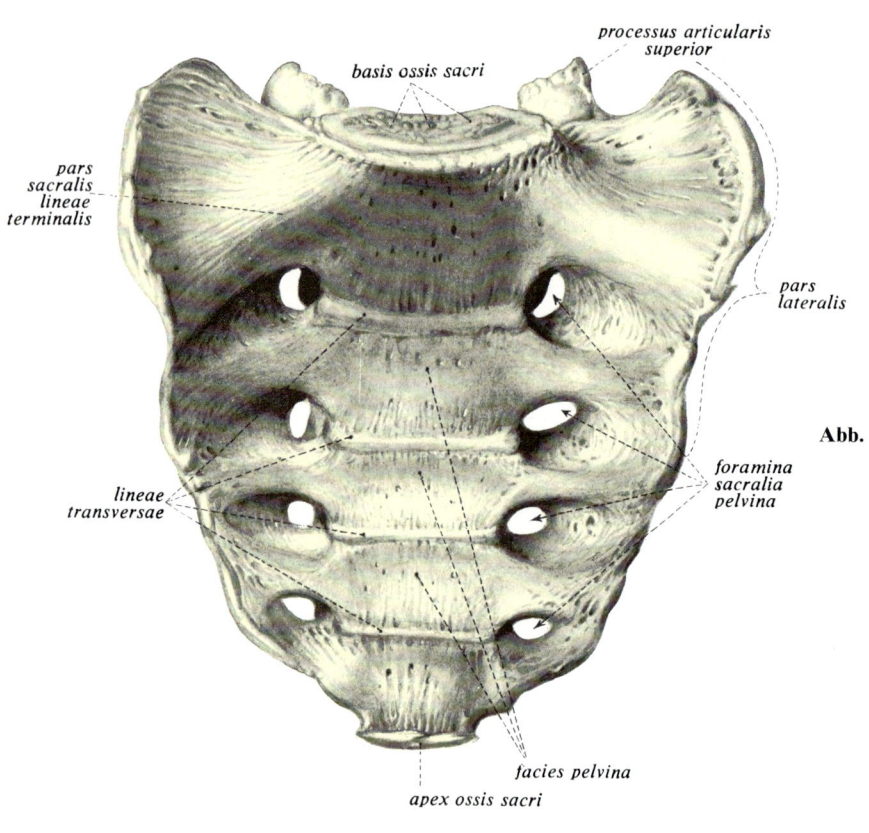

Abb. 366. Steißbein, os coccygis. Ventralansicht.

Abb. 365. Kreuzbein, os sacrum. Ventralansicht (facies pelvina).

Abb. 368. Topographische Beziehungen des corpus coccygeum und seiner Nebenknötchen zur a. sacralis mediana und ihren Ästen ventral des os coccygis. (Aus STAUBESAND, Acta Anat. 19 [1953], 476.)

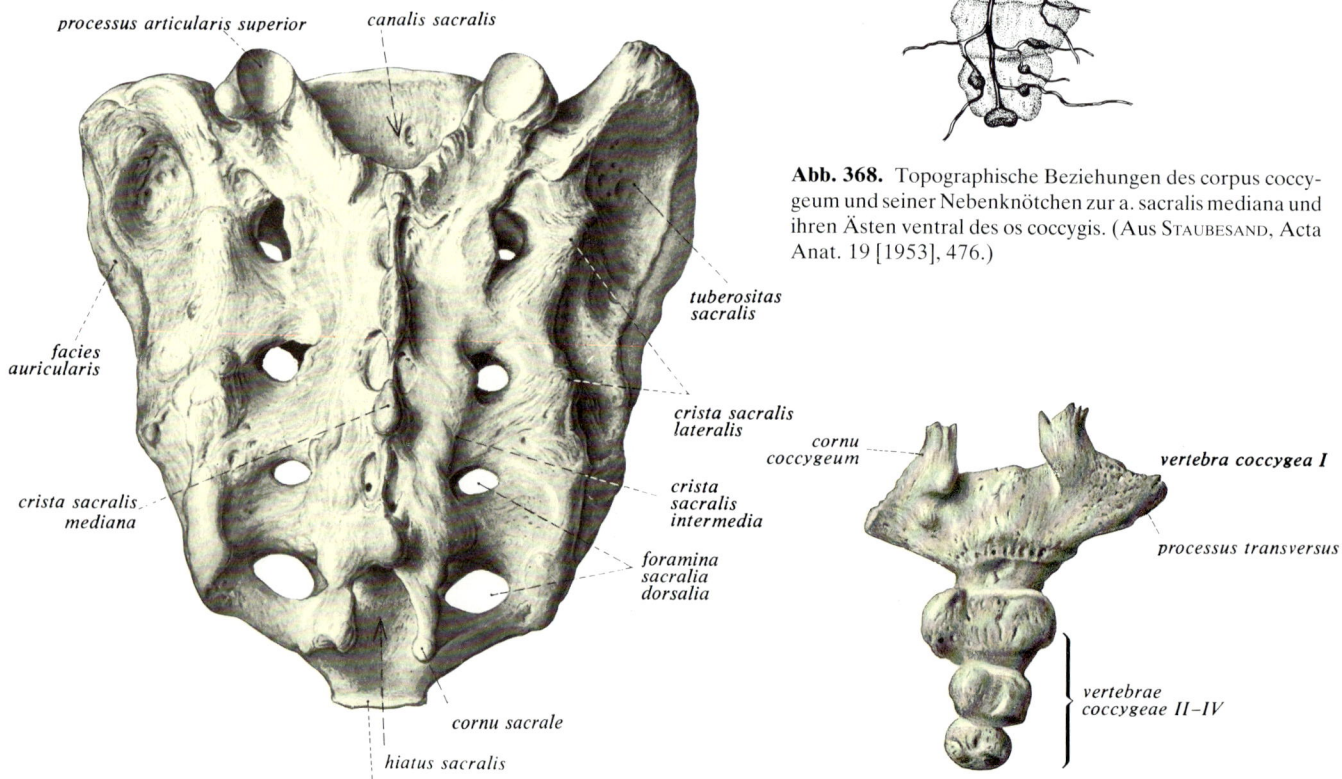

Abb. 367. Kreuzbein, os sacrum. Dorsalansicht (facies dorsalis).

Abb. 369. Steißbein, os coccygis. Dorsalansicht.

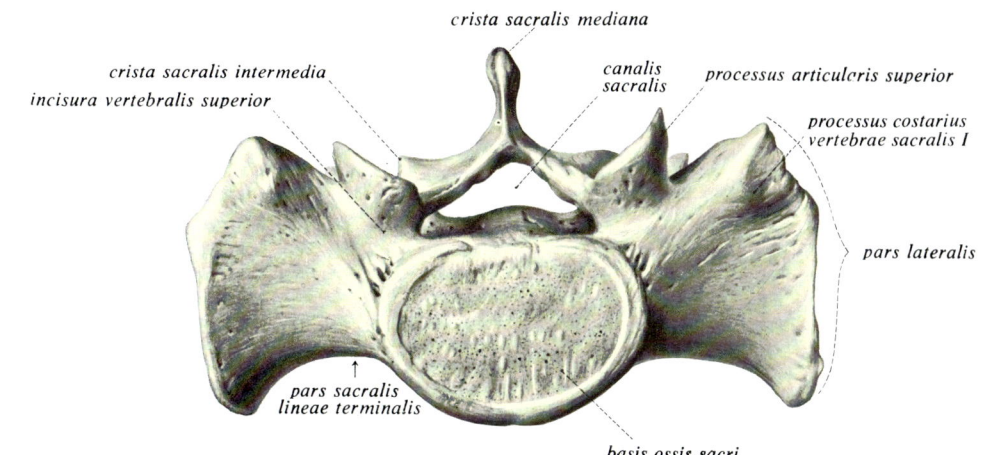

crista sacralis mediana

crista sacralis intermedia
incisura vertebralis superior

canalis
sacralis

processus articularis superior

processus costarius
vertebrae sacralis I

pars lateralis

pars sacralis
lineae terminalis

basis ossis sacri

Abb. 370. Kreuzbein. Kranialansicht. Basis ossis sacri.

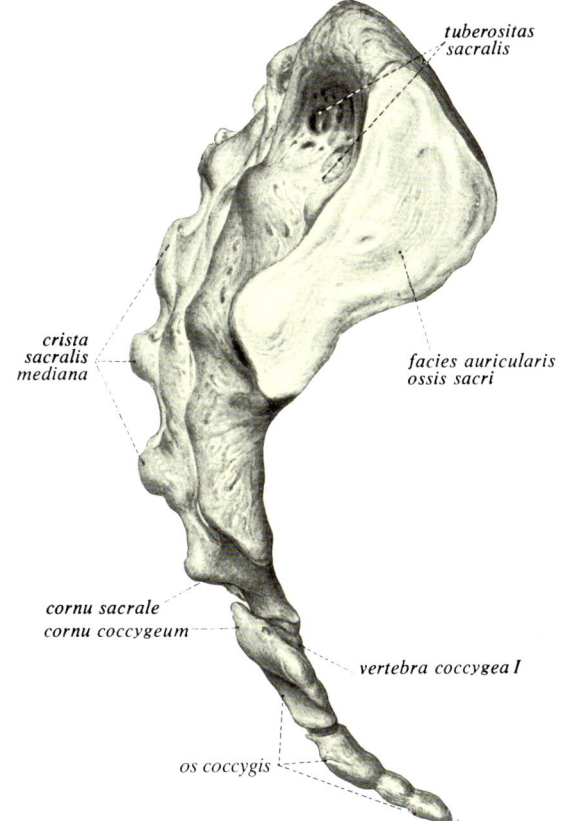

tuberositas
sacralis

crista
sacralis
mediana

facies auricularis
ossis sacri

cornu sacrale
cornu coccygeum

vertebra coccygea I

os coccygis

Abb. 371. Kreuzbein, os sacrum, und Steißbein, os coccygis. Ansicht von rechts.

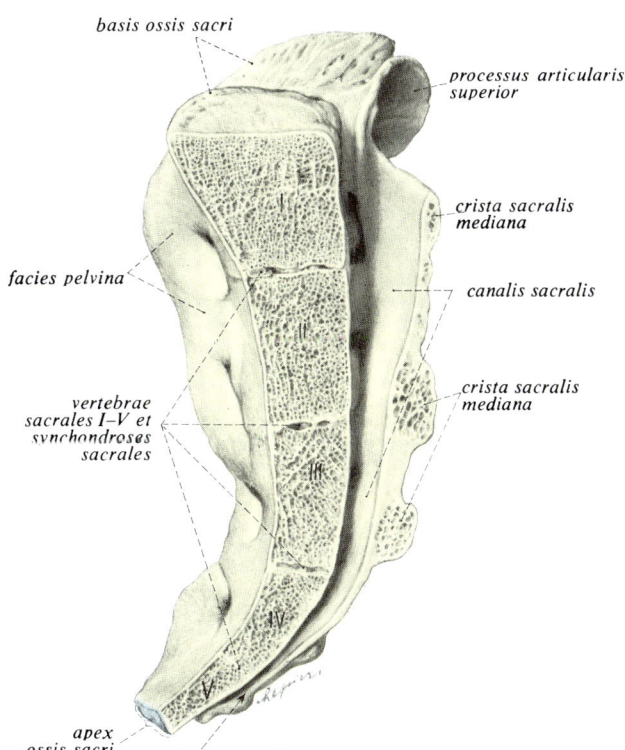

basis ossis sacri

processus articularis
superior

crista sacralis
mediana

facies pelvina

canalis sacralis

crista sacralis
mediana

vertebrae
sacrales I–V et
synchondroses
sacrales

apex
ossis sacri

hiatus sacralis

Abb. 372. Kreuzbein, os sacrum. Mediansagittalschnitt. ▷

253

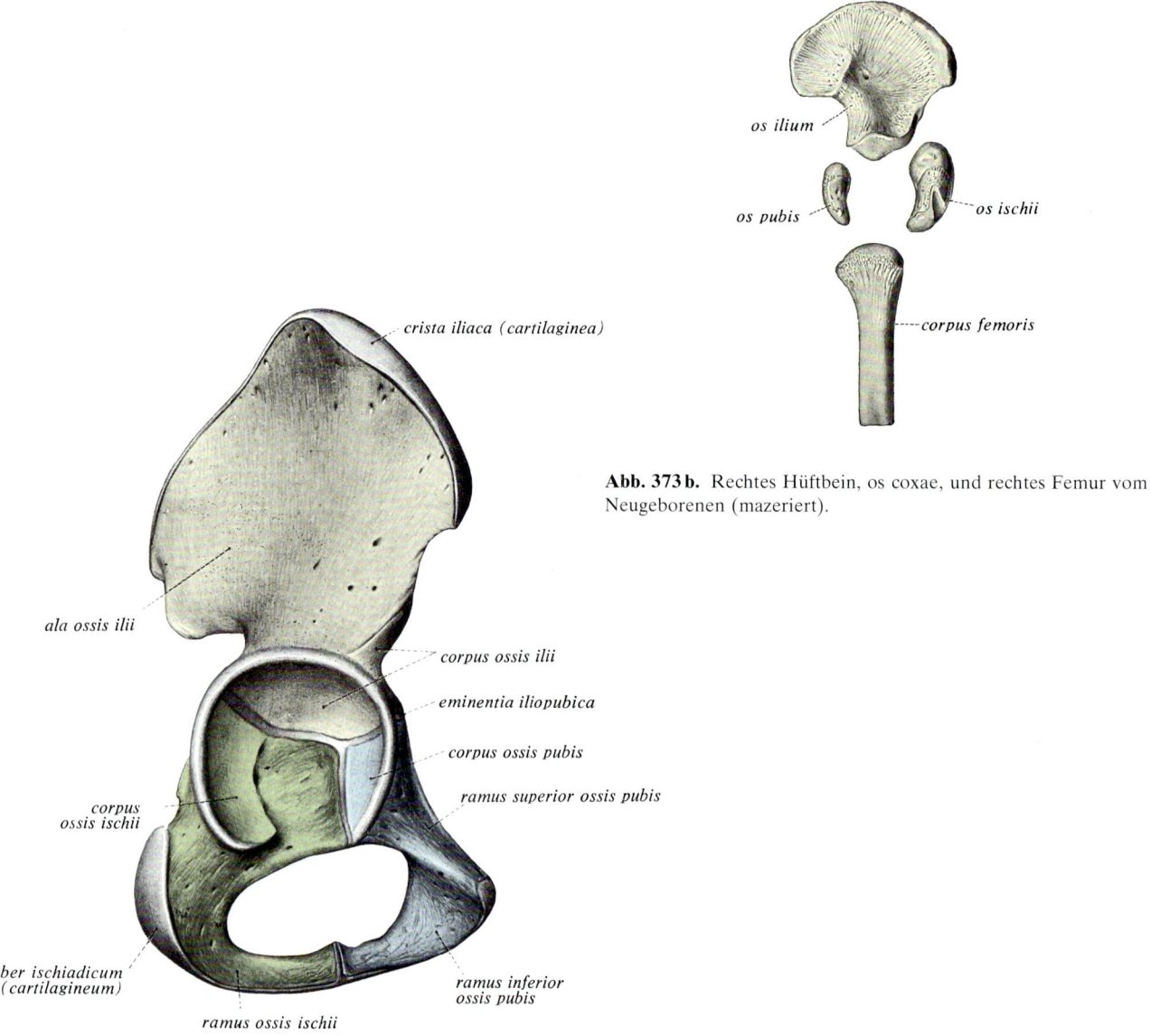

os ilium

os pubis

os ischii

corpus femoris

Abb. 373b. Rechtes Hüftbein, os coxae, und rechtes Femur vom Neugeborenen (mazeriert).

crista iliaca (cartilaginea)

ala ossis ilii

corpus ossis ilii

eminentia iliopubica

corpus ossis pubis

ramus superior ossis pubis

corpus ossis ischii

tuber ischiadicum (cartilagineum)

ramus inferior ossis pubis

ramus ossis ischii

Abb. 373a. Hüftbein, os coxae, eines etwa 6jährigen Kindes. Ansicht von lateral. Darmbein gelb, Sitzbein grün, Schambein blau. Die 3 Anteile sind durch eine sternförmige synchondrosis (Knorpelfuge), später synostosis, zum os coxae im Bereiche des acetabulum vereinigt.

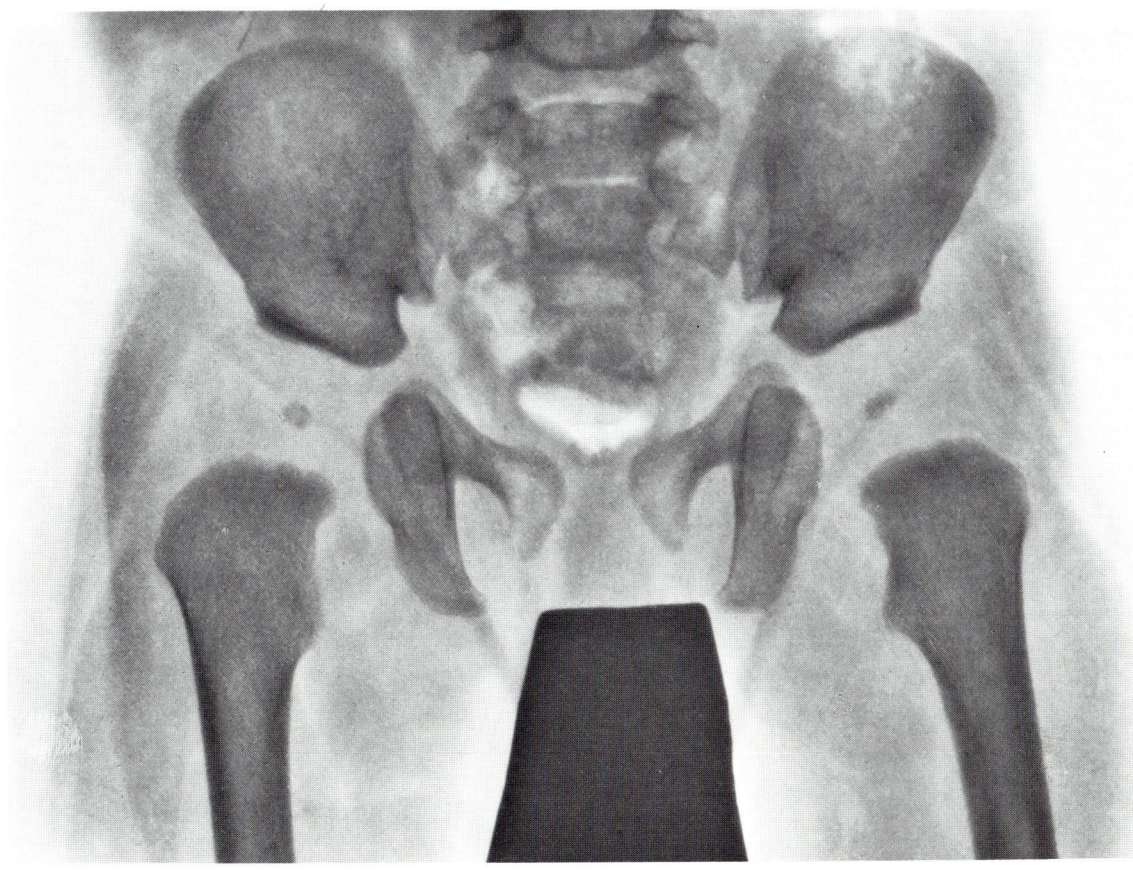

Abb. 374 a.

Abb. 374 a und b. Röntgenbild eines kindlichen Beckens mit Hüftgelenken (vgl. mit Abb. 373). (Aus WICKE, Atlas der Röntgenanatomie, 2. Aufl. Urban & Schwarzenberg, München–Wien–Baltimore 1980.) * = Kerne der betreffenden Knochen

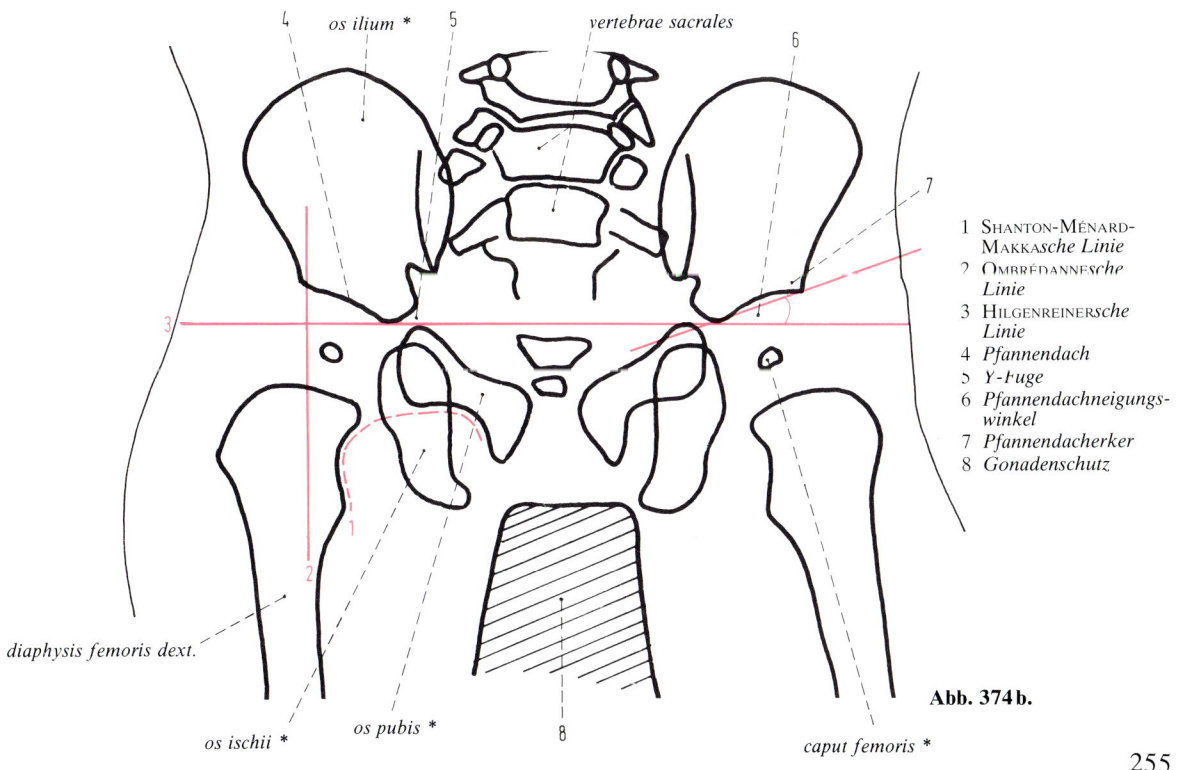

os ilium *   *vertebrae sacrales*

1 SHANTON-MÉNARD-MAKKA*sche Linie*
2 OMBRÉDANNE*sche Linie*
3 HILGENREINER*sche Linie*
4 *Pfannendach*
5 *Y-Fuge*
6 *Pfannendachneigungswinkel*
7 *Pfannendacherker*
8 *Gonadenschutz*

diaphysis femoris dext.

os ischii *   *os pubis* *   *caput femoris* *

Abb. 374 b.

255

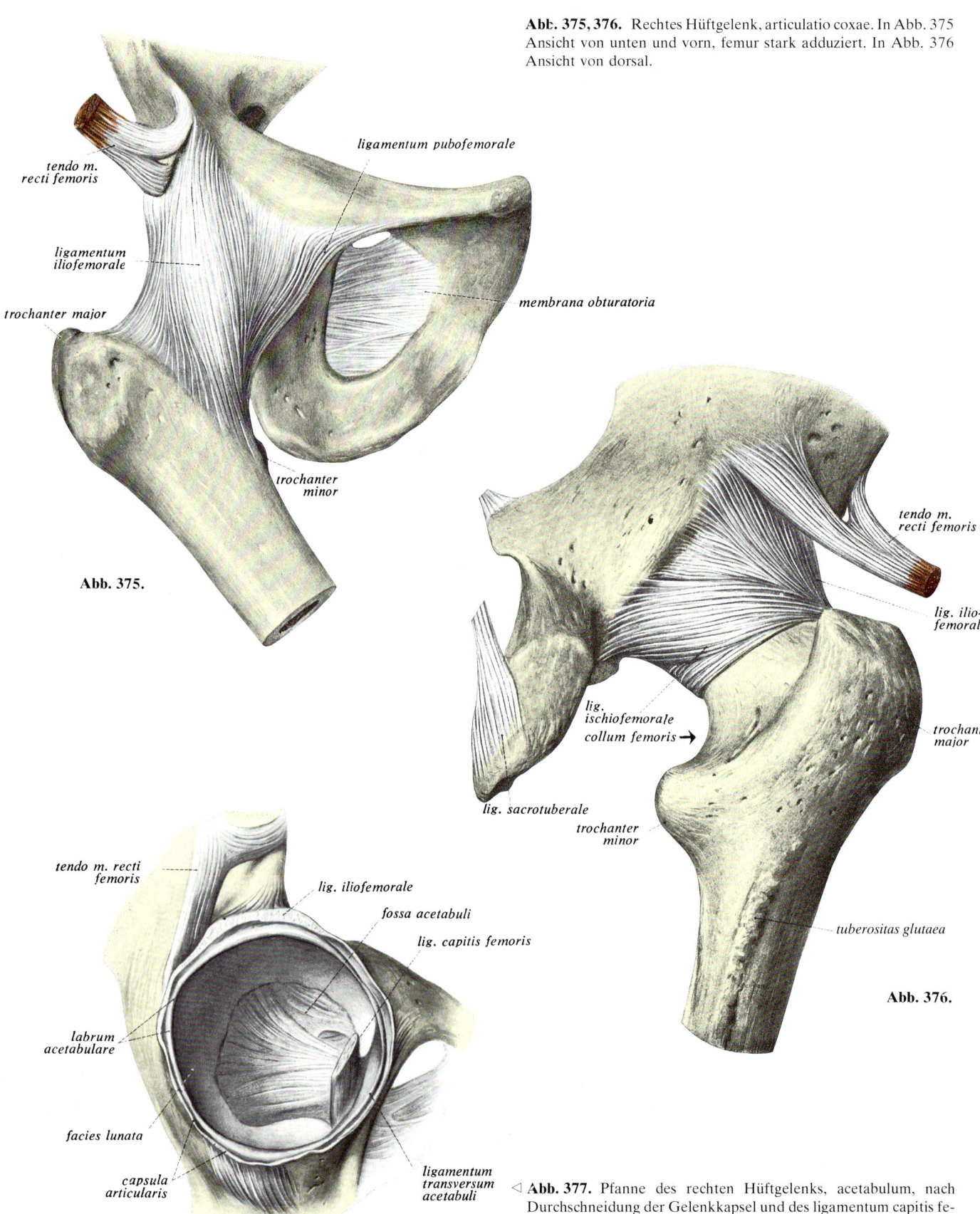

Abb. 375, 376. Rechtes Hüftgelenk, articulatio coxae. In Abb. 375 Ansicht von unten und vorn, femur stark adduziert. In Abb. 376 Ansicht von dorsal.

ligamentum pubofemorale

tendo m. recti femoris

ligamentum iliofemorale

trochanter major

membrana obturatoria

trochanter minor

Abb. 375.

tendo m. recti femoris

lig. ilio-femorale

lig. ischiofemorale

collum femoris →

trochanter major

lig. sacrotuberale

trochanter minor

tuberositas glutaea

Abb. 376.

tendo m. recti femoris

lig. iliofemorale

fossa acetabuli

lig. capitis femoris

labrum acetabulare

facies lunata

capsula articularis

ligamentum transversum acetabuli

◁ **Abb. 377.** Pfanne des rechten Hüftgelenks, acetabulum, nach Durchschneidung der Gelenkkapsel und des ligamentum capitis femoris. Der Femurkopf ist aus der Pfanne entfernt.

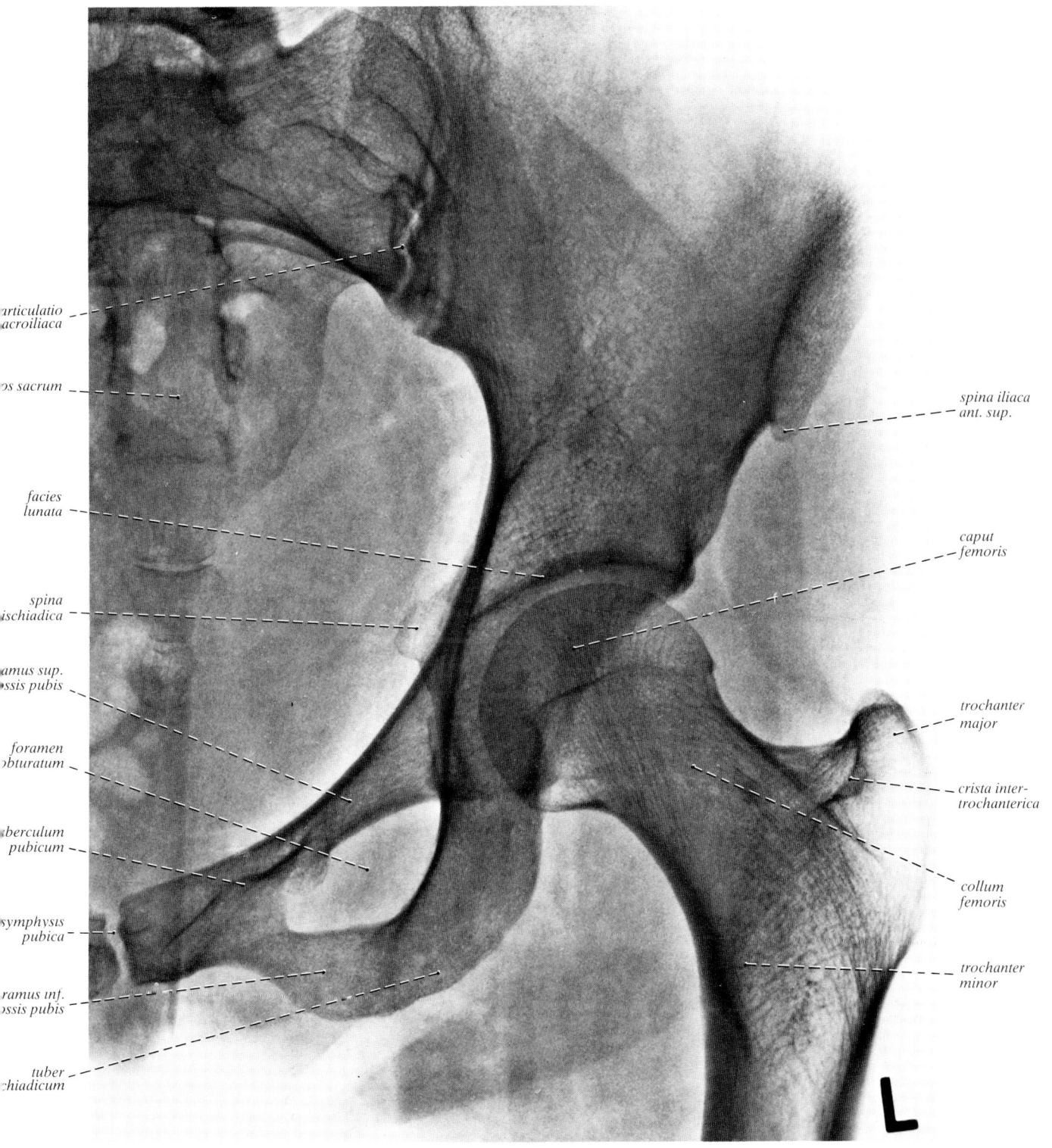

articulatio
sacroiliaca

os sacrum

facies
lunata

spina
ischiadica

ramus sup.
ossis pubis

foramen
obturatum

tuberculum
pubicum

symphysis
pubica

ramus inf.
ossis pubis

tuber
ischiadicum

spina iliaca
ant. sup.

caput
femoris

trochanter
major

crista inter-
trochanterica

collum
femoris

trochanter
minor

L

Abb. 378 Röntgenbild eines linken Hüftgelenkes im sagittalen Strahlengang (aus WICKE, Atlas der Röntgenanatomie, 2. Aufl. Urban &
Schwarzenberg, München–Wien–Baltimore 1980).

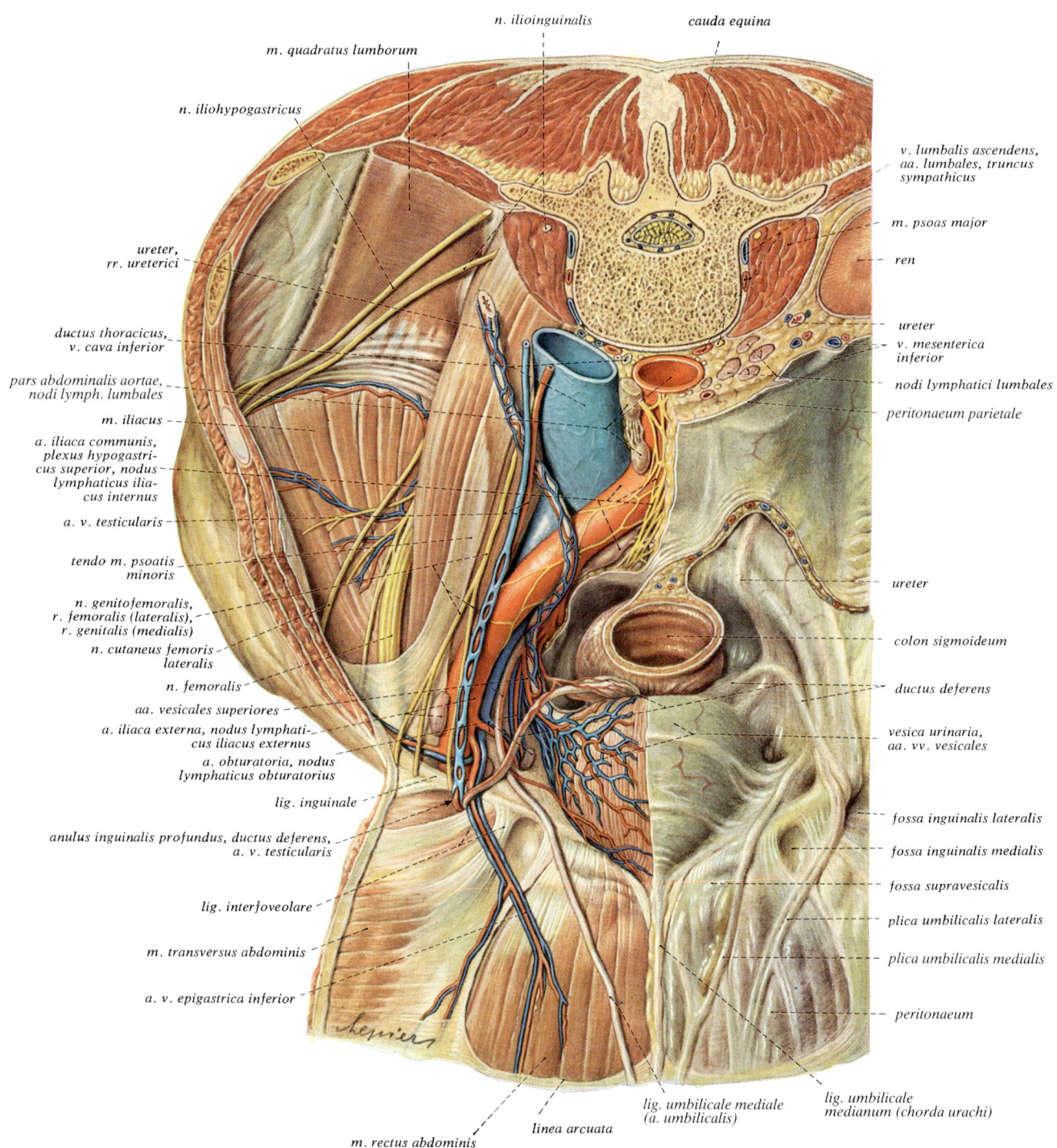

m. quadratus lumborum

n. ilioinguinalis

cauda equina

n. iliohypogastricus

v. lumbalis ascendens, aa. lumbales, truncus sympathicus

m. psoas major

ureter, rr. ureterici

ren

ductus thoracicus, v. cava inferior

ureter

v. mesenterica inferior

pars abdominalis aortae, nodi lymph. lumbales

nodi lymphatici lumbales

m. iliacus

peritonaeum parietale

a. iliaca communis, plexus hypogastri- cus superior, nodus lymphaticus ilia- cus internus

a. v. testicularis

tendo m. psoatis minoris

ureter

n. genitofemoralis, r. femoralis (lateralis), r. genitalis (medialis)

colon sigmoideum

n. cutaneus femoris lateralis

ductus deferens

n. femoralis

aa. vesicales superiores

vesica urinaria, aa. vv. vesicales

a. iliaca externa, nodus lymphati- cus iliacus externus

a. obturatoria, nodus lymphaticus obturatorius

lig. inguinale

fossa inguinalis lateralis

anulus inguinalis profundus, ductus deferens, a. v. testicularis

fossa inguinalis medialis

fossa supravesicalis

lig. interfoveolare

plica umbilicalis lateralis

m. transversus abdominis

plica umbilicalis medialis

a. v. epigastrica inferior

peritonaeum

lig. umbilicale mediale (a. umbilicalis)

lig. umbilicale medianum (chorda urachi)

m. rectus abdominis

linea arcuata

Abb. 379. Nerven und Gefäße der hinteren Bauchwand, des Beckens und der vorderen Bauchdecken. Die ventrale Bauchwand ist nach unten gelegt, auf der rechten Hälfte des Präparats ist das Bauchfell entfernt.

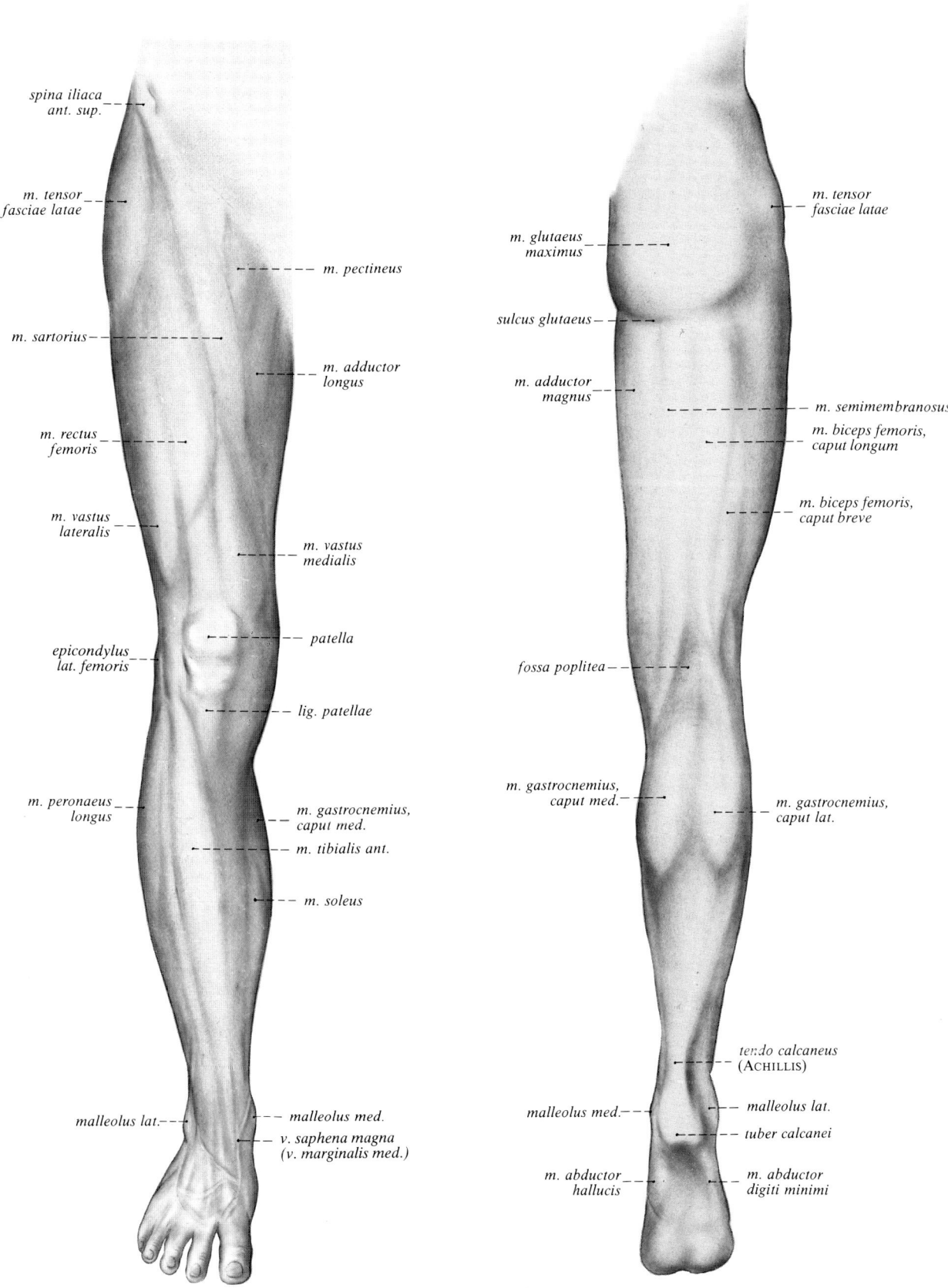

spina iliaca
ant. sup.

m. tensor
fasciae latae

m. pectineus

m. sartorius

m. adductor
longus

m. rectus
femoris

m. vastus
lateralis

m. vastus
medialis

patella

epicondylus
lat. femoris

lig. patellae

m. peronaeus
longus

m. gastrocnemius,
caput med.

m. tibialis ant.

m. soleus

malleolus lat.

malleolus med.

v. saphena magna
(v. marginalis med.)

m. glutaeus
maximus

m. tensor
fasciae latae

sulcus glutaeus

m. adductor
magnus

m. semimembranosus

m. biceps femoris,
caput longum

m. biceps femoris,
caput breve

fossa poplitea

m. gastrocnemius,
caput med.

m. gastrocnemius,
caput lat.

tendo calcaneus
(ACHILLIS)

malleolus med.

malleolus lat.

tuber calcanei

m. abductor
hallucis

m. abductor
digiti minimi

Abb. 380. Oberflächenrelief eines rechten Beins. Ansicht von ventral.

Abb. 381. Oberflächenrelief eines rechten Beins. Ansicht von dorsal.

259

Nerven

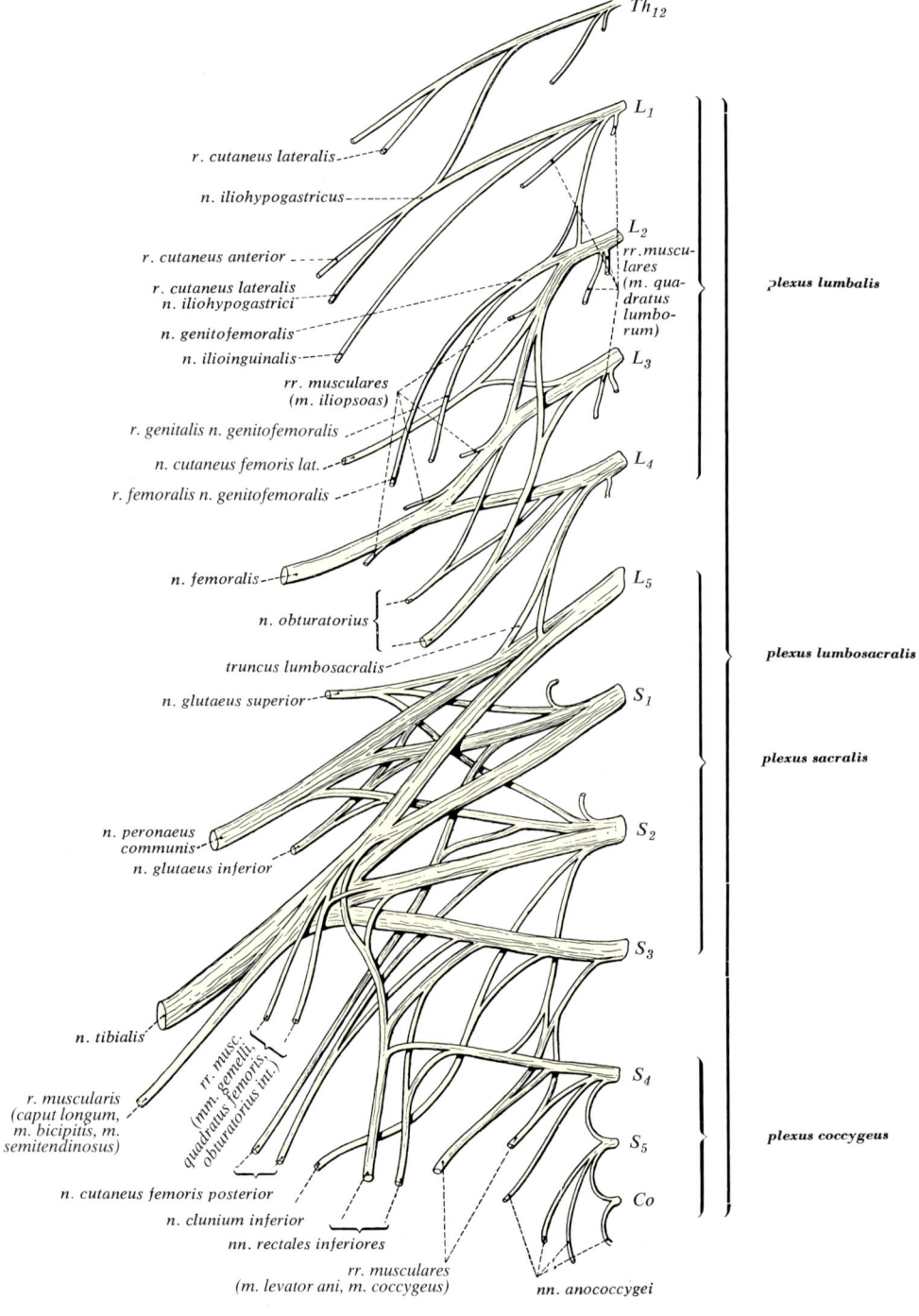

Th_{12}

L_1

r. cutaneus lateralis

n. iliohypogastricus

L_2

r. cutaneus anterior

r. cutaneus lateralis
n. iliohypogastrici

n. genitofemoralis

n. ilioinguinalis

rr. musculares
(m. quadratus lumborum)

rr. musculares
(m. iliopsoas)

L_3

r. genitalis n. genitofemoralis

n. cutaneus femoris lat.

r. femoralis n. genitofemoralis

L_4

n. femoralis

L_5

n. obturatorius

truncus lumbosacralis

n. glutaeus superior

S_1

n. peronaeus
communis

n. glutaeus inferior

S_2

S_3

n. tibialis

rr. musc.
(mm. gemelli,
quadratus femoris,
obturatorius int.)

S_4

r. muscularis
(caput longum,
m. bicipitis, m.
semitendinosus)

S_5

n. cutaneus femoris posterior

n. clunium inferior

Co

nn. rectales inferiores

rr. musculares
(m. levator ani, m. coccygeus)

nn. anococcygei

plexus lumbalis

plexus lumbosacralis

plexus sacralis

plexus coccygeus

Abb. 382. Schema der plexus lumbalis, sacralis und coccygeus.

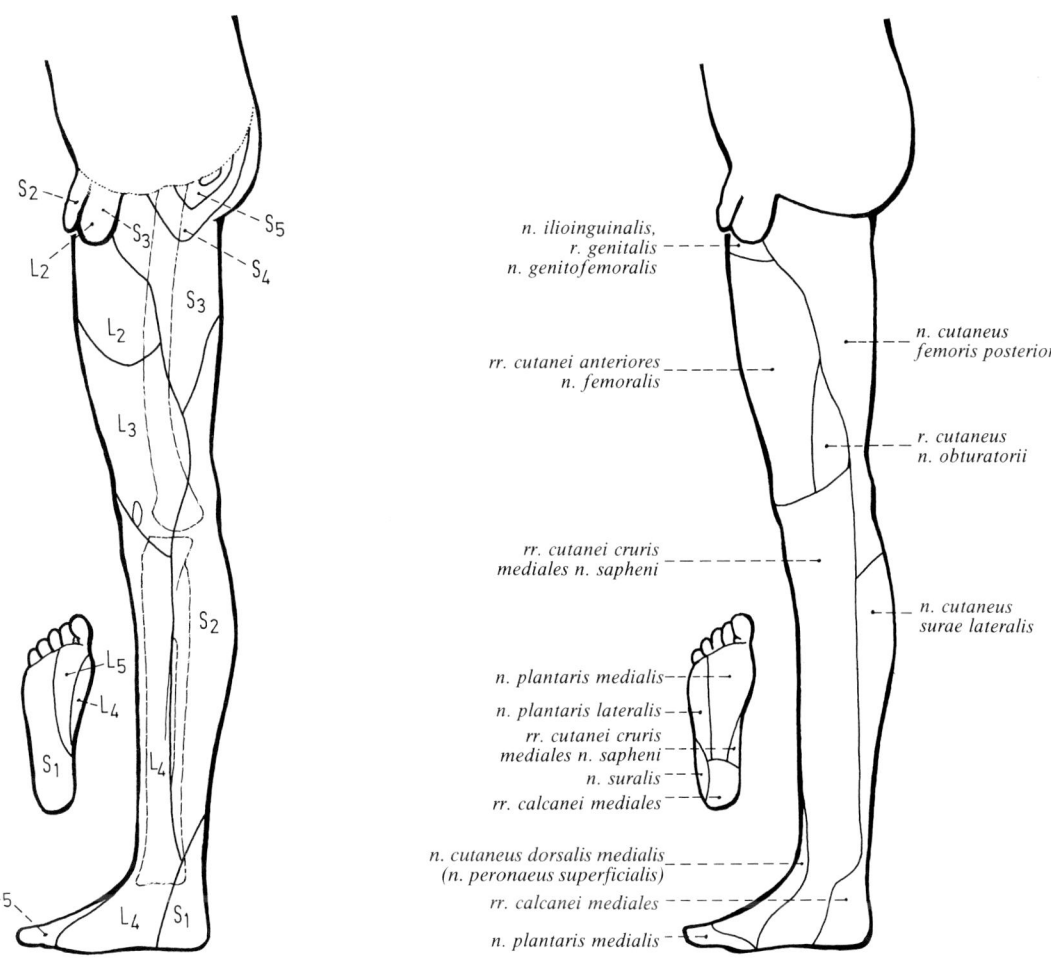

Abb. 383. Bein, Innenseite: radikuläre Innervation.

Abb. 384. Bein, Innenseite: periphere Innervation.

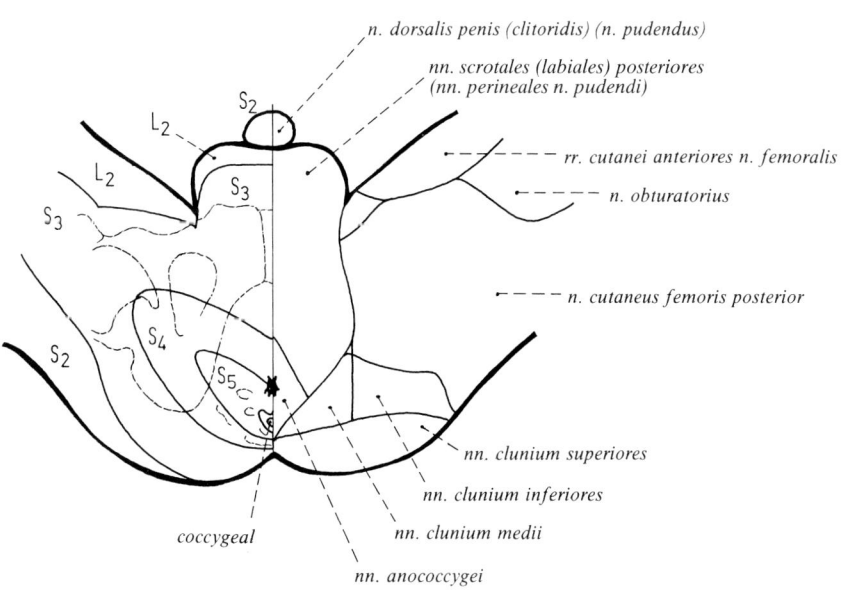

Abb. 385. Damm. Rechte Körperseite: radikuläre,
linke Körperseite: periphere Innervation.

Nerv	Betroffene Muskeln	Sensibilitätsausfall
plexus lumbalis L1–L4	vor allem Hüftbeuger (Rotatoren des Hüft-gelenks), Adduktoren des Oberschenkels, Kniestrecker	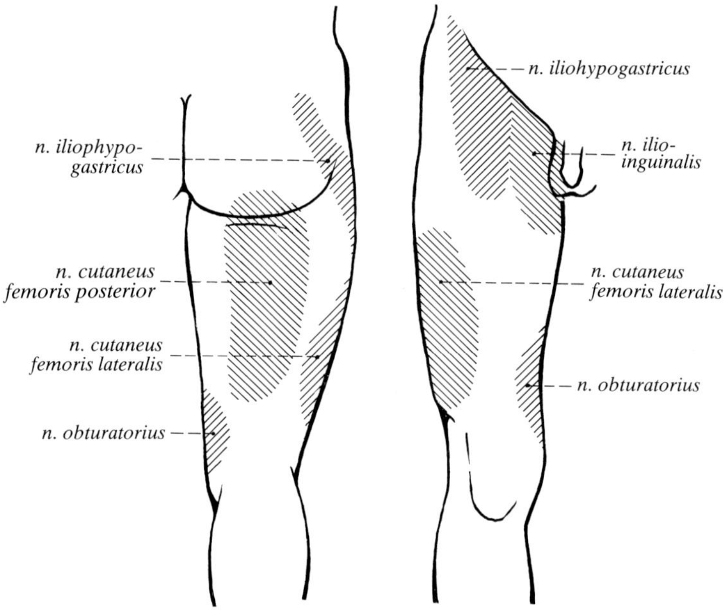
plexus sacralis L5–S3	vor allem Gesäß-muskeln, ischiokrurale Gruppe, Dorsalextensoren und Plantarflexoren von Fuß und Zehen	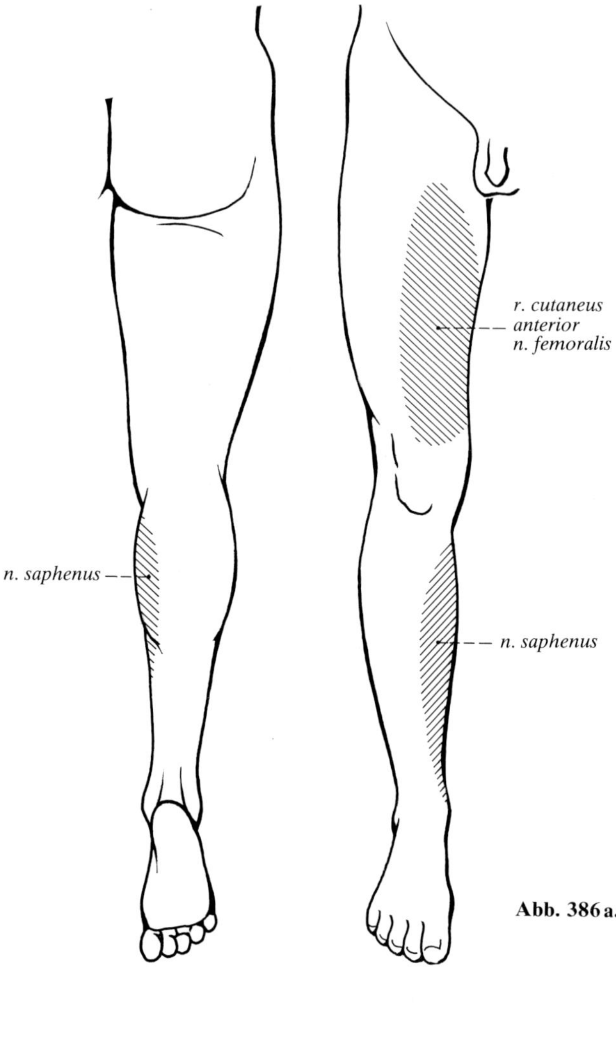
n. femoralis L2–L4	m. iliacus, m. pectineus	
	m. sartorius	
	m. quadriceps femoris	
n. cutaneus femoris lateralis L2–L3	∅	
n. ilioinguinalis L1(–L2)	∅	
n. glutaeus superior L4–S1	m. glutaeus medius m. glutaeus minimus	
	m. tensor fasciae latae	

Abb. 386 a u. 386 b. Übersicht über die Plexuslähmungen und die Lähmungen der einzelnen peripheren Nerven an den unteren Extremitäten.

Abb. 386 a.

Nerv	Betroffene Muskeln	Sensibilitätsausfall
n. glutaeus inferior L5–S2	m. glutaeus maximus	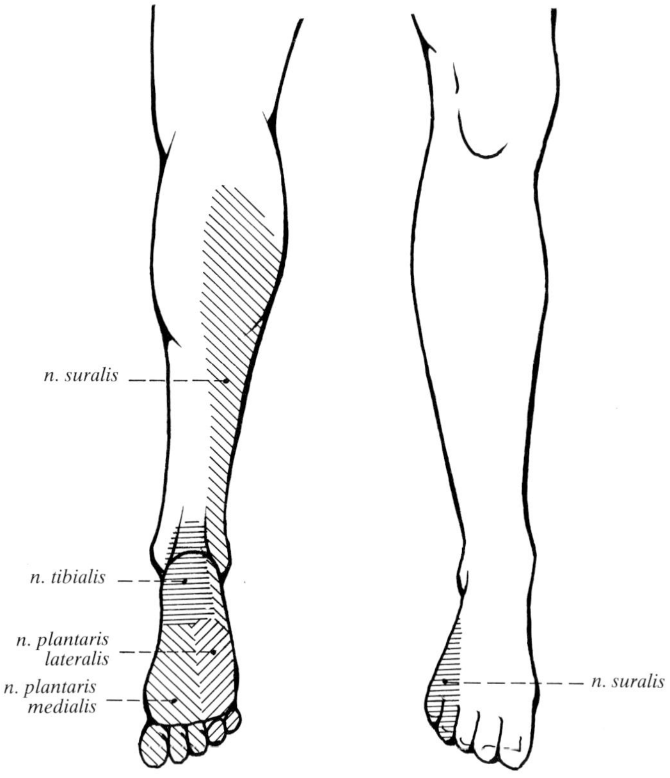
n. tibialis L4–S3	m. gastrocnemius	
	m. plantaris	
	m. soleus	
	m. popliteus	
	m. tibialis posterior	
	m. flexor digitorum longus	
	m. flexor hallucis longus	
	m. flexor digitorum brevis	
	m. flexor hallucis brevis	
	m. abductor hallucis	
	m. abductor digiti minimi	
	m. adductor hallucis	
	m. quadratus plantae	
	mm. lumbricales	
	mm. interossei	
n. peronaeus communis L4–S2	m. tibialis anterior	
n. peronaeus profundus	m. extensor digitorum longus	
	m. extensor hallucis longus	
	m. peronaeus tertius	
	m. extensor digitorum brevis	
	m. extensor hallucis brevis	
n. peronaeus superficialis	m. peronaeus longus	
	m. peronaeus brevis	

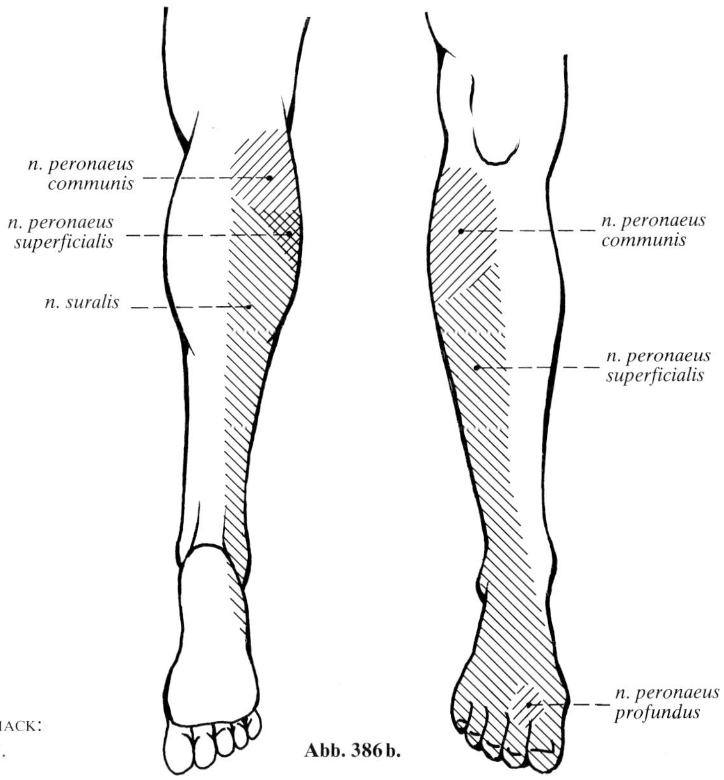

n. suralis, *n. tibialis*, *n. plantaris lateralis*, *n. plantaris medialis*, *n. suralis*, *n. peronaeus communis*, *n. peronaeus superficialis*, *n. suralis*, *n. peronaeus communis*, *n. peronaeus superficialis*, *n. peronaeus profundus*

Abb. 383–386 a, b aus M. MUMENTHALER und H. SCHLIACK: Läsionen peripherer Nerven. 3. Aufl., Thieme, Stuttgart 1977.

Abb. 386 b.

Arterien

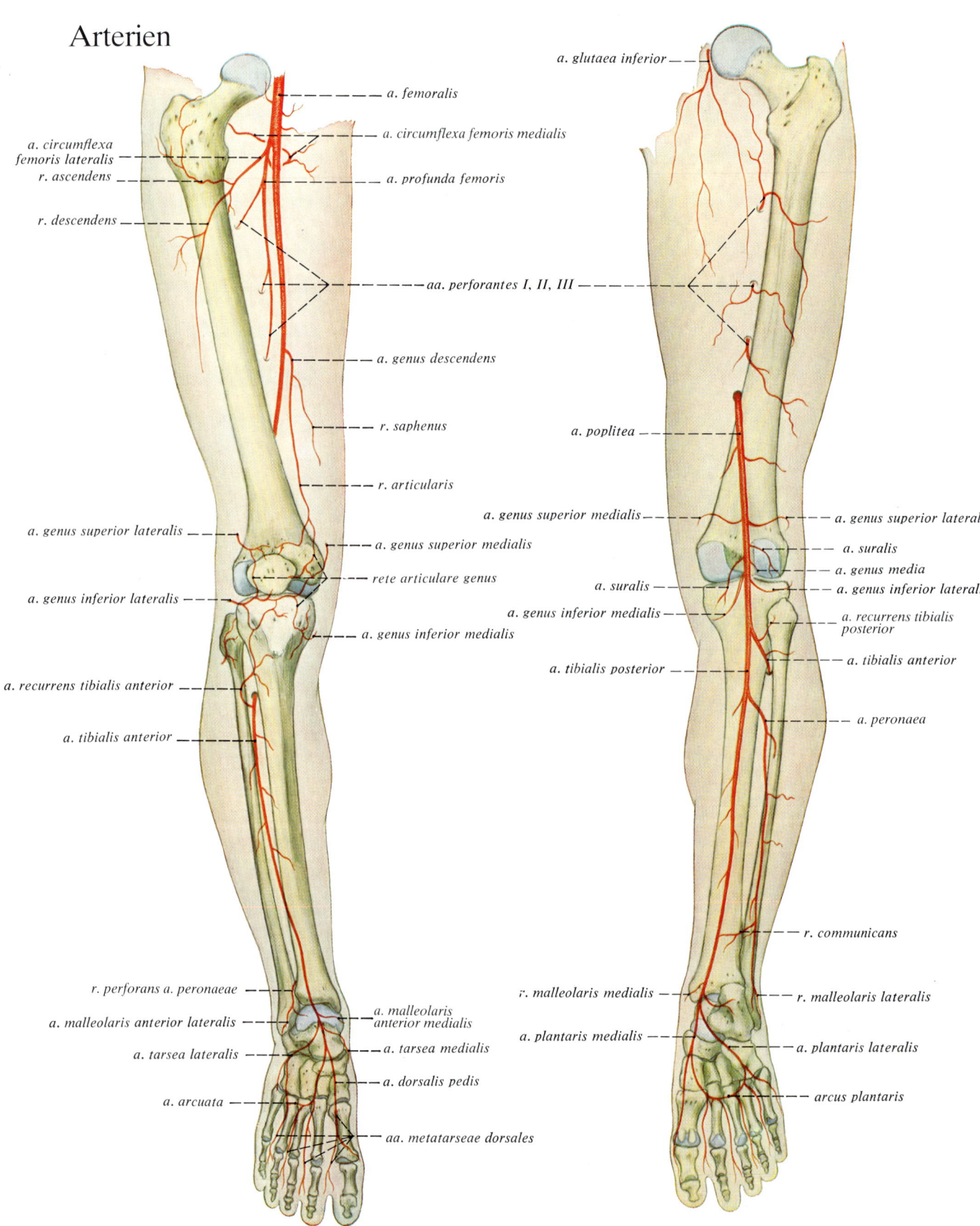

a. femoralis

a. circumflexa femoris medialis

a. circumflexa
femoris lateralis

r. ascendens

a. profunda femoris

r. descendens

aa. perforantes I, II, III

a. genus descendens

r. saphenus

r. articularis

a. genus superior lateralis

a. genus superior medialis

a. genus inferior lateralis

rete articulare genus

a. genus inferior medialis

a. recurrens tibialis anterior

a. tibialis anterior

r. perforans a. peronaeae

a. malleolaris
anterior medialis

a. malleolaris anterior lateralis

a. tarsea lateralis

a. tarsea medialis

a. dorsalis pedis

a. arcuata

aa. metatarseae dorsales

a. glutaea inferior

a. poplitea

a. genus superior medialis

a. genus superior lateralis

a. suralis

a. genus media

a. suralis

a. genus inferior lateralis

a. genus inferior medialis

a. recurrens tibialis
posterior

a. tibialis posterior

a. tibialis anterior

a. peronaea

r. communicans

r. malleolaris medialis

r. malleolaris lateralis

a. plantaris medialis

a. plantaris lateralis

arcus plantaris

Abb. 387. Arterien des Beines von ventral. Übersicht.

Abb. 388. Arterien des Beines von dorsal. Übersicht.

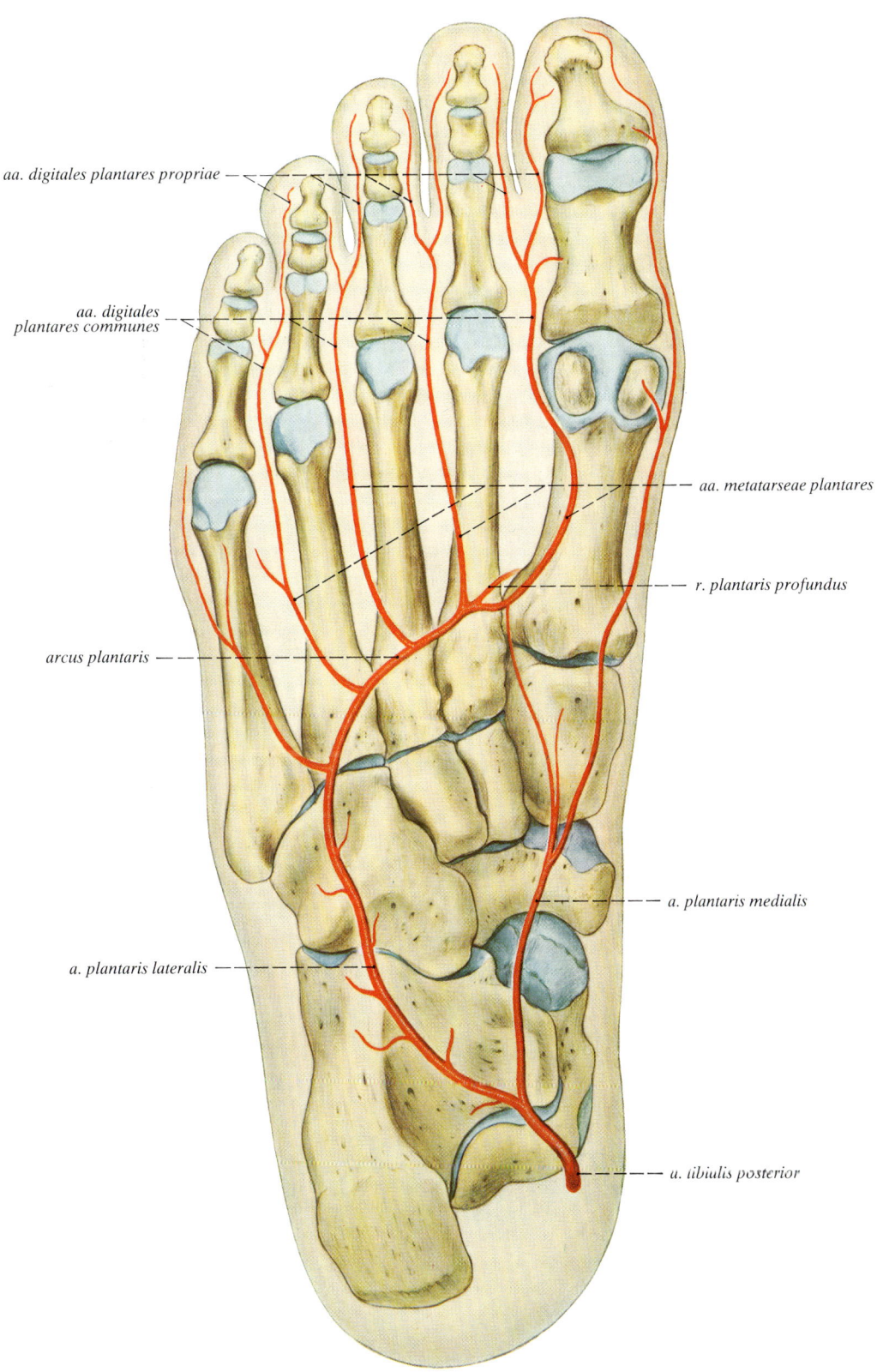

aa. digitales plantares propriae

aa. digitales
plantares communes

aa. metatarseae plantares

r. plantaris profundus

arcus plantaris

a. plantaris medialis

a. plantaris lateralis

a. tibialis posterior

Abb. 389. Arterien des Fußes von plantar. Übersicht.

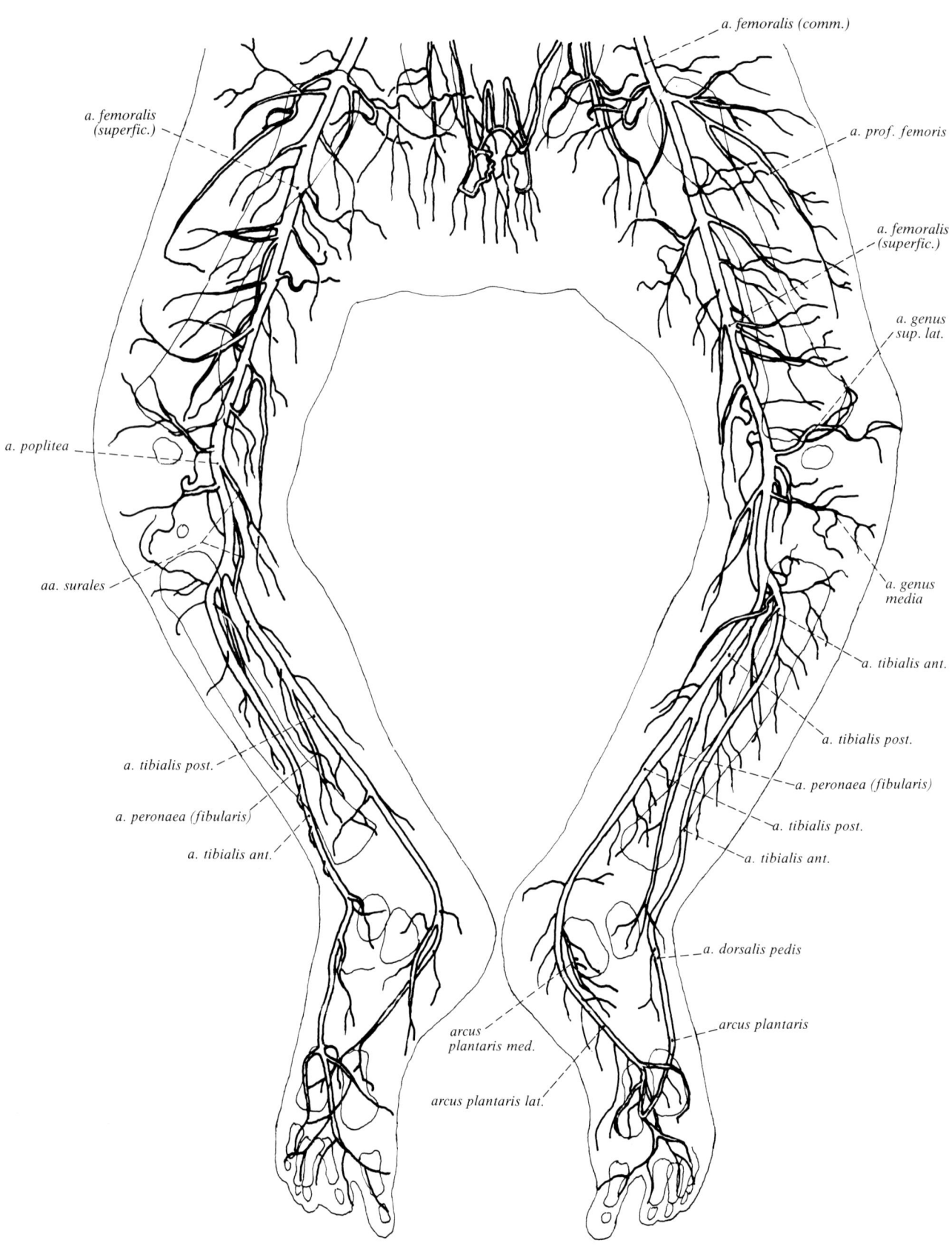

a. femoralis (comm.)

a. femoralis (superfic.)

a. prof. femoris

a. femoralis (superfic.)

a. genus sup. lat.

a. poplitea

a. genus media

aa. surales

a. tibialis ant.

a. tibialis post.

a. tibialis post.

a. peronaea (fibularis)

a. peronaea (fibularis)

a. tibialis post.

a. tibialis ant.

a. tibialis ant.

a. dorsalis pedis

arcus plantaris med.

arcus plantaris

arcus plantaris lat.

Abb. 390 a. Erklärende Strichzeichnung zu nebenstehender Abb. 390 b.

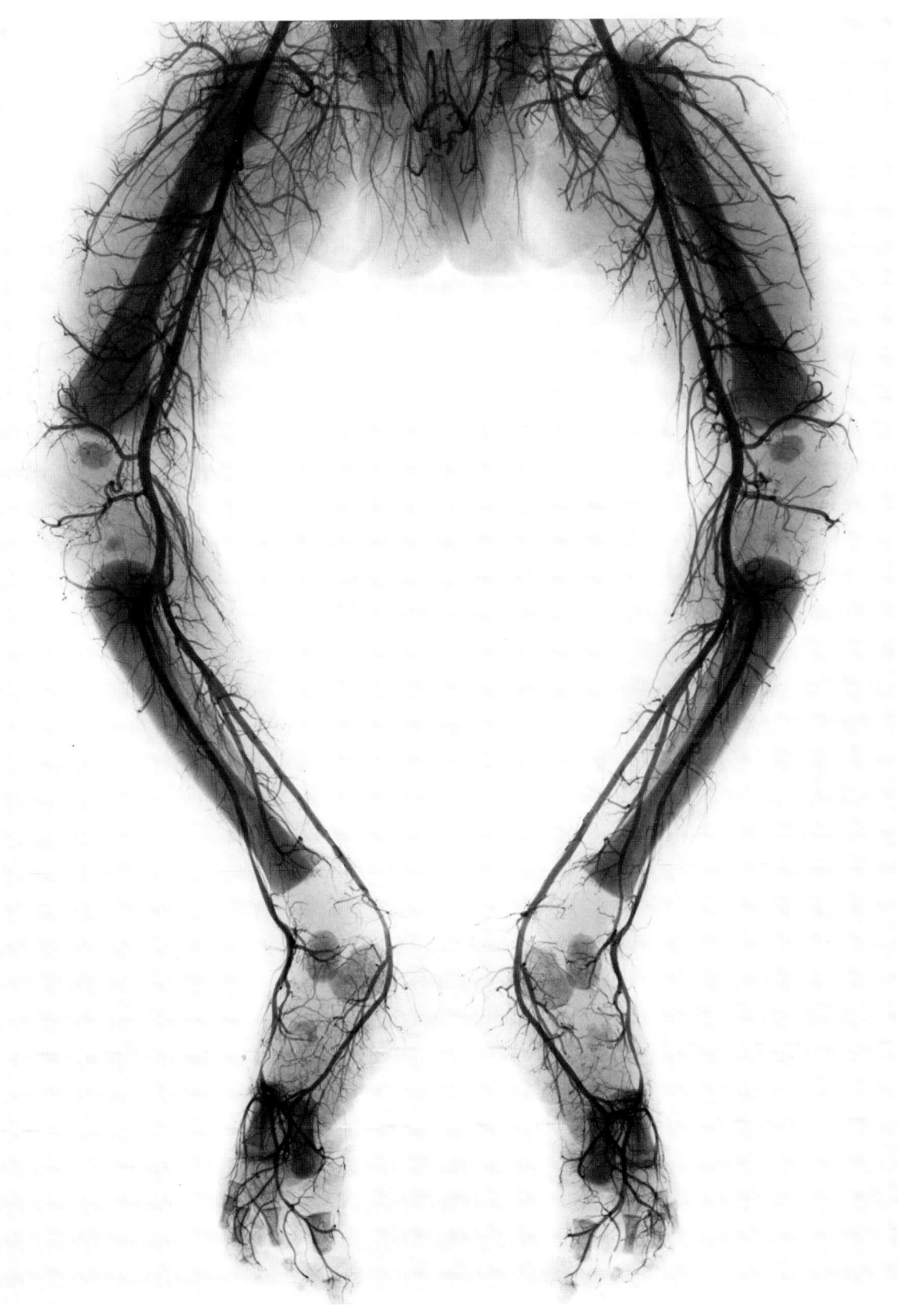

Abb. 390 b. Angiographische Darstellung der Arterien beider Beine (Totgeburt). Originalaufnahme, Präparatinjektion mit Bariumsulfat, siehe auch Abb. 390 a. (Prof. Dr. G. W. Kauffmann, Zentrum Radiologie am Klinikum der Universität Freiburg i. Brsg.)

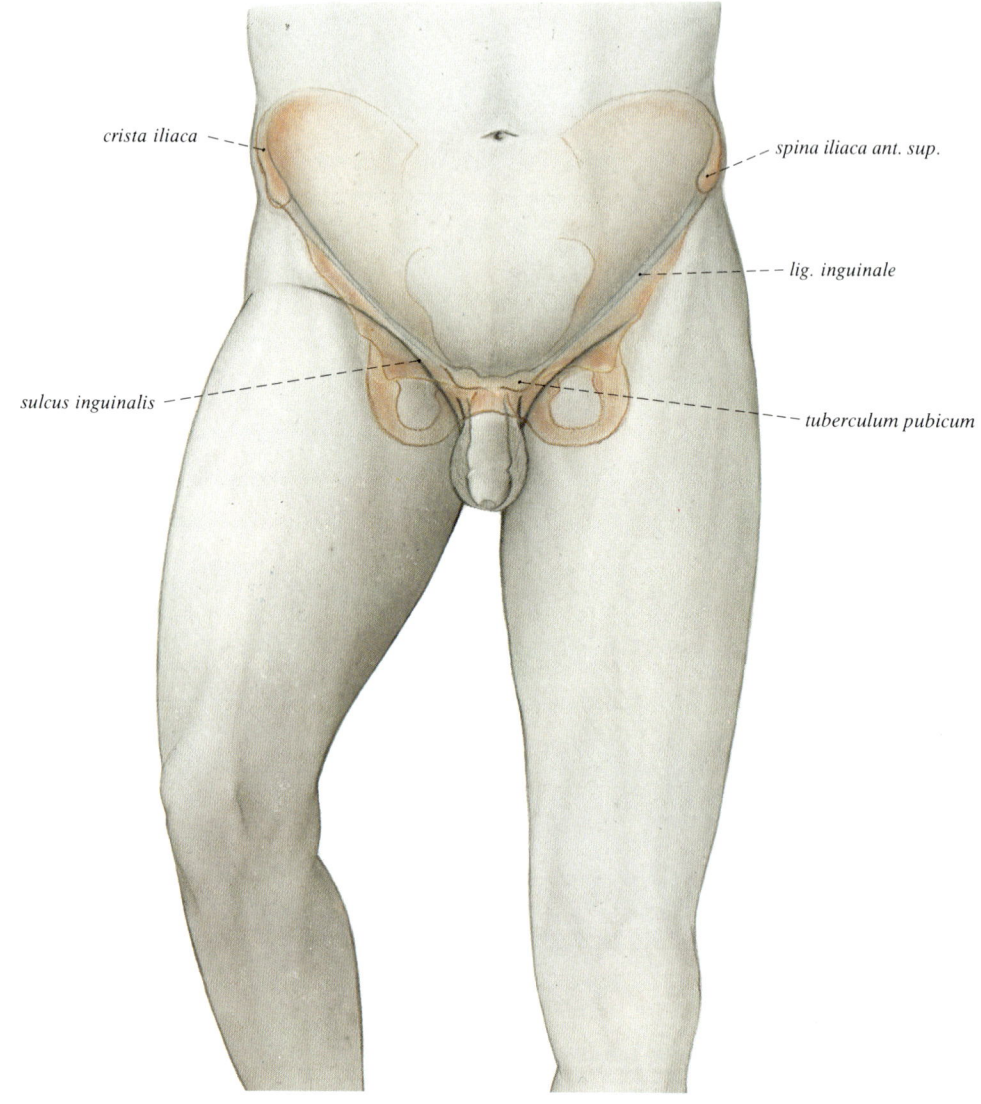

crista iliaca

spina iliaca ant. sup.

lig. inguinale

sulcus inguinalis

tuberculum pubicum

Abb. 391. Unterschiedliche Lage von ligamentum inguinale und sulcus inguinalis.

Die Lakunen der Inguinalregion (vgl. mit Abb. 392)

Da sich das ligamentum inguinale von der spina iliaca anterior superior zur Symphyse ausspannt, entstehen zwischen Ligament und Knochen 2 Lakunen, die durch den *arcus iliopectineus* geschieden sind.

1. *lacuna musculorum,* lateral, für den Durchtritt des m. iliopsoas und des n. femoralis auf den Oberschenkel.

2. *lacuna vasorum,* medial, für den Durchtritt der vasa femoralia, des r. femoralis n. genitofemoralis und der Lymphgefäße in das trigonum femorale am Oberschenkel bzw. von diesem in das Becken.

Begrenzung: oben ligamentum inguinale, unten ligamentum pectineale, medial ligamentum lacunare, lateral arcus iliopectineus.

Topographische Anordnung: ganz medial Lymphgefäße, dann die v. femoralis und lateral die a. femoralis.

hernia femoralis: Die »innere Bruchpforte« ist die schwache Stelle zwischen v. femoralis und ligamentum lacunare, die von Lymphgefäßen und Bindegewebe (septum femorale = septum CLOQUETI) ausgefüllt ist.
Die »äußere Bruchpforte« ist der hiatus saphenus (fossa ovalis) der fascia lata für den Eintritt der vena saphena magna und der oberflächlichen Lymphgefäße in die Tiefe. Letztere bedingen die Lücken in der fascia cribrosa des hiatus.

Oberschenkel

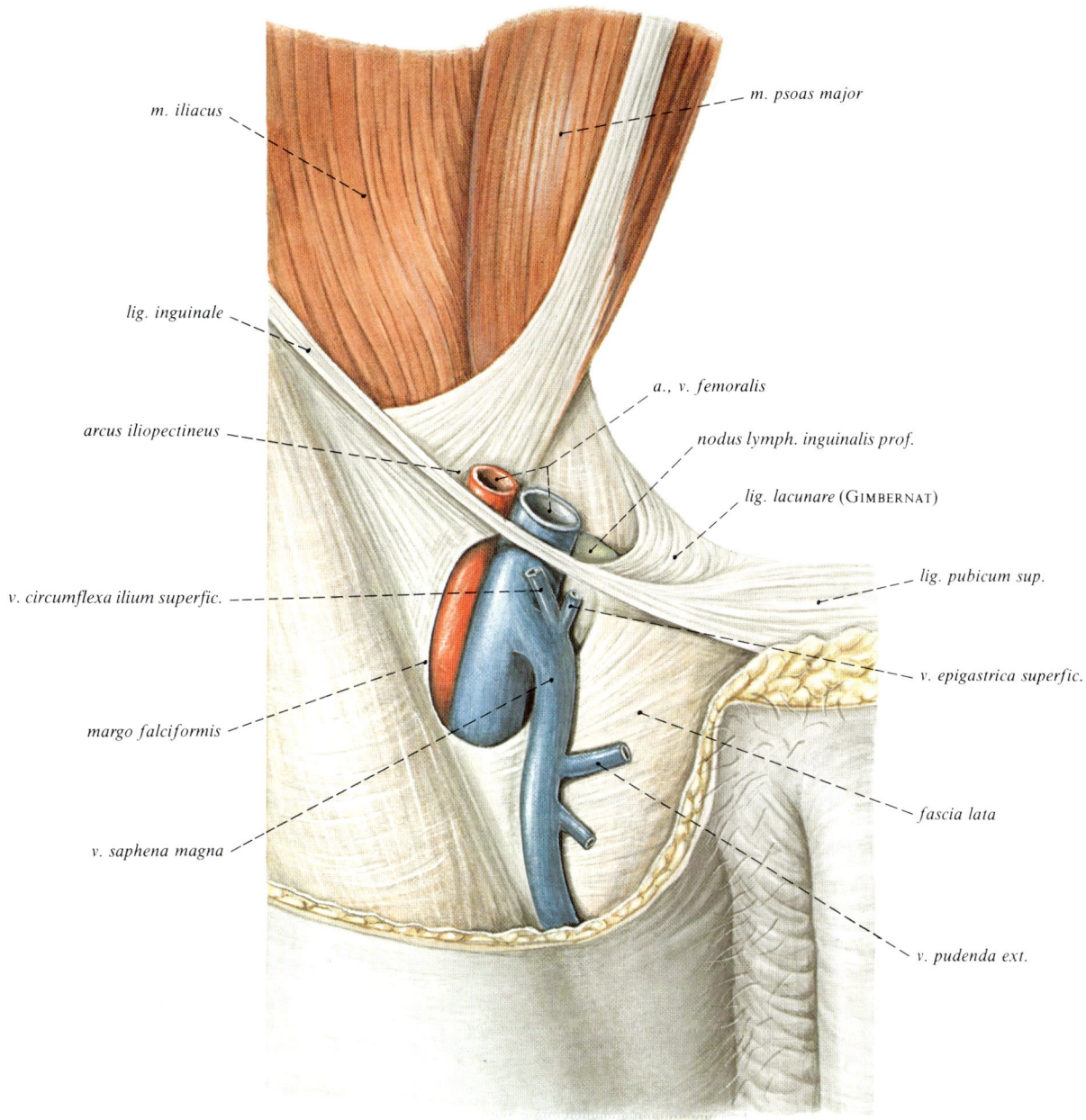

m. iliacus

m. psoas major

lig. inguinale

a., v. femoralis

arcus iliopectineus

nodus lymph. inguinalis prof.

lig. lacunare (GIMBERNAT)

v. circumflexa ilium superfic.

lig. pubicum sup.

v. epigastrica superfic.

margo falciformis

fascia lata

v. saphena magna

v. pudenda ext.

Abb. 392. Hiatus saphenus und Schenkelkanal, canalis femoralis. Bauchdecken, Bauchinhalt und fascia iliaca bis zum ligamentum inguinale entfernt. Unterhalb des Leistenbandes sind Haut und Lymphknoten vor dem hiatus saphenus abpräpariert.

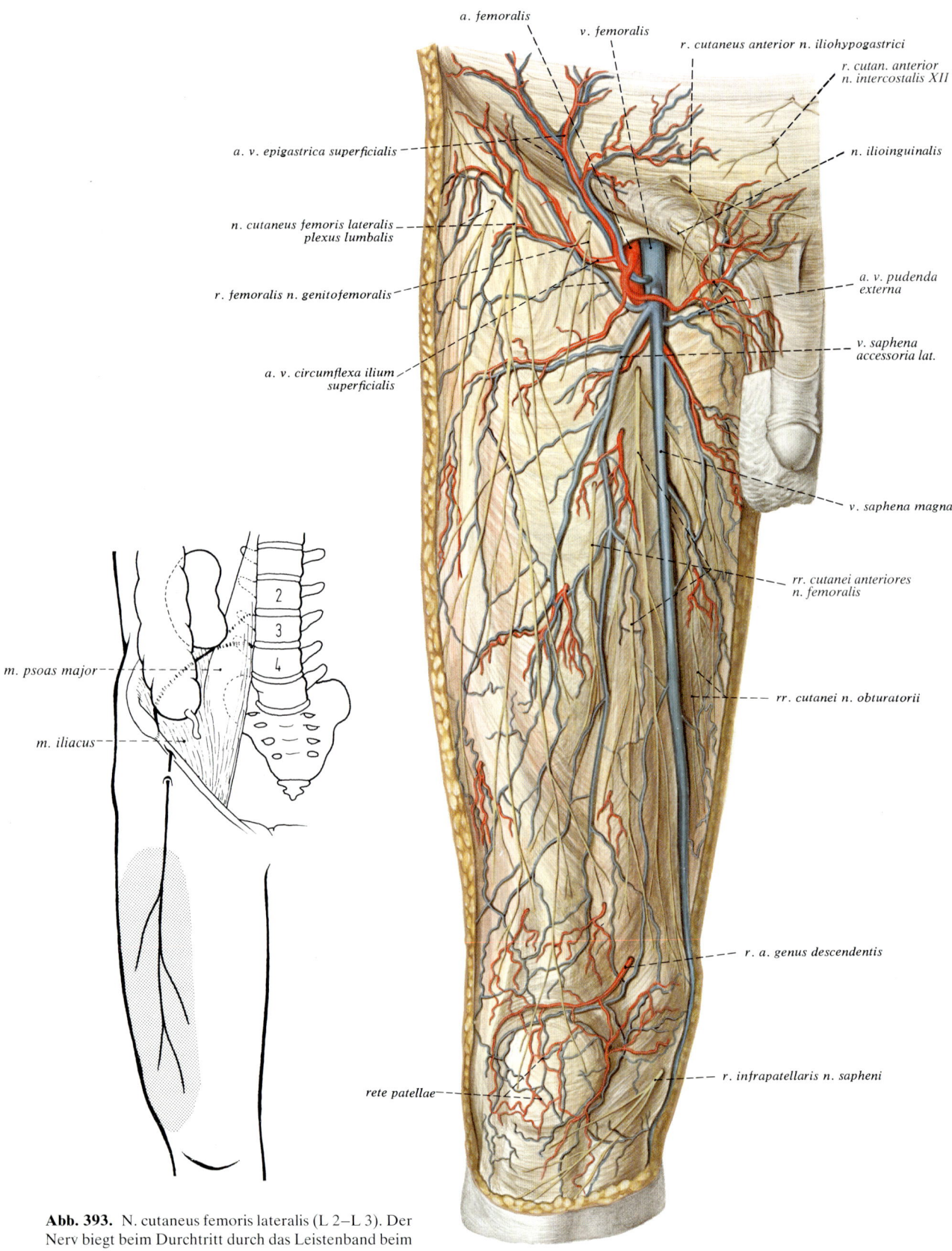

Abb. 393. N. cutaneus femoris lateralis (L 2–L 3). Der Nerv biegt beim Durchtritt durch das Leistenband beim Stehenden aus einer mehr oder weniger horizontalen Verlaufsrichtung in eine fast vertikale Richtung um. (Aus M. MUMENTHALER und H. SCHLIACK: Läsionen peripherer Nerven, 3. Aufl. Thieme, Stuttgart 1977.)

Abb. 394. Hautnerven, oberflächliche Venen und Arterien der ventralen Fläche des rechten Oberschenkels.

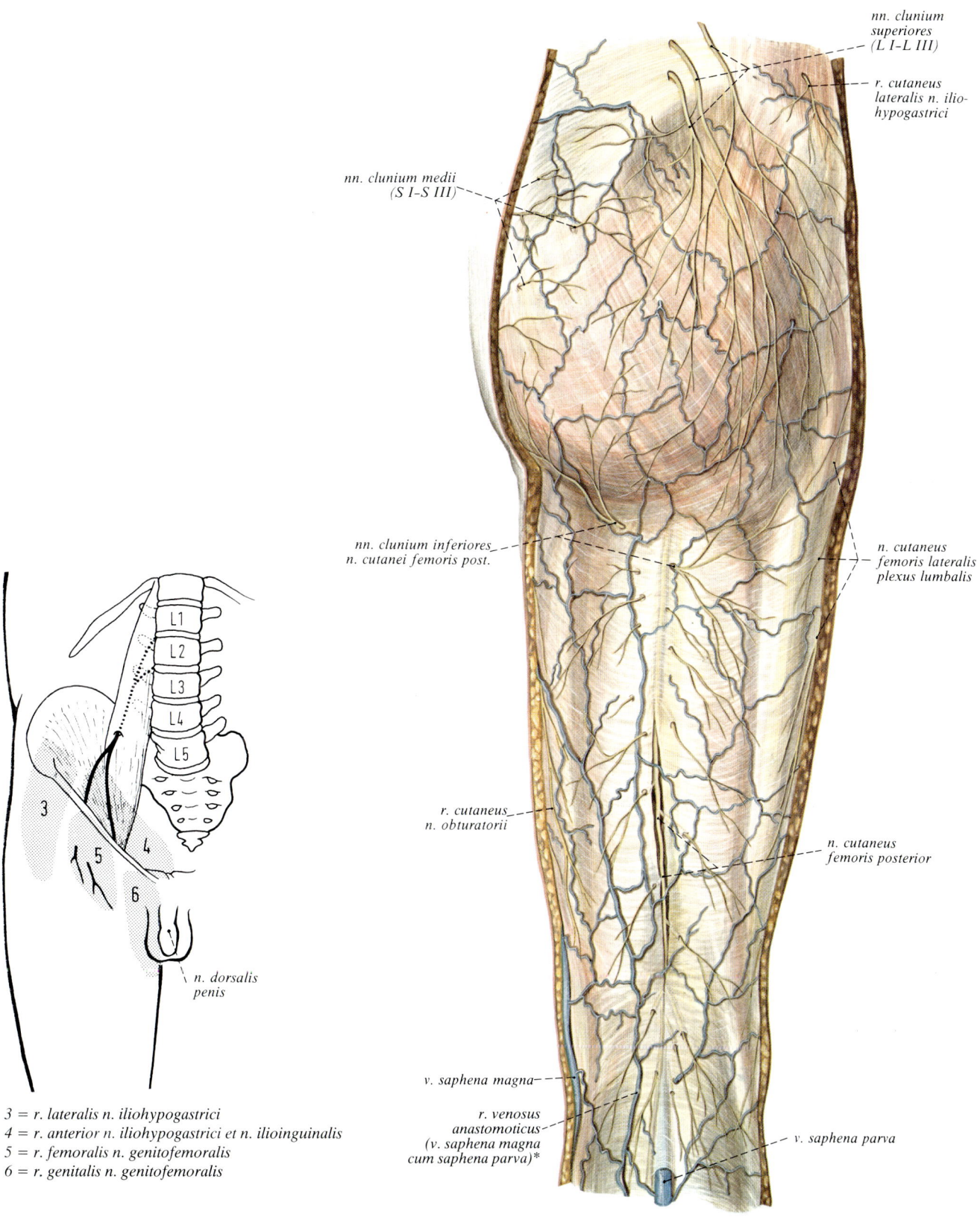

nn. clunium
superiores
(L I–L III)

r. cutaneus
lateralis n. ilio-
hypogastrici

nn. clunium medii
(S I–S III)

nn. clunium inferiores
n. cutanei femoris post.

n. cutaneus
femoris lateralis
plexus lumbalis

r. cutaneus
n. obturatorii

n. cutaneus
femoris posterior

v. saphena magna

r. venosus
anastomoticus
(v. saphena magna
cum saphena parva)*

v. saphena parva

n. dorsalis
penis

3 = r. lateralis n. iliohypogastrici
4 = r. anterior n. iliohypogastrici et n. ilioinguinalis
5 = r. femoralis n. genitofemoralis
6 = r. genitalis n. genitofemoralis

Abb. 395. N. genitofemoralis und sensible Hautzonen der Leistengegend. (Aus M. MUMENTHALER und H. SCHLIACK: Läsionen peripherer Nerven, 3. Aufl. Thieme, Stuttgart 1977.)

Abb. 396. Hautnerven und -venen des Gesäßes und der dorsalen Fläche des rechten Oberschenkels. Fascia lata über dem n. cutaneus femoris posterior gespalten. * sog. v. femoropoplitea

271

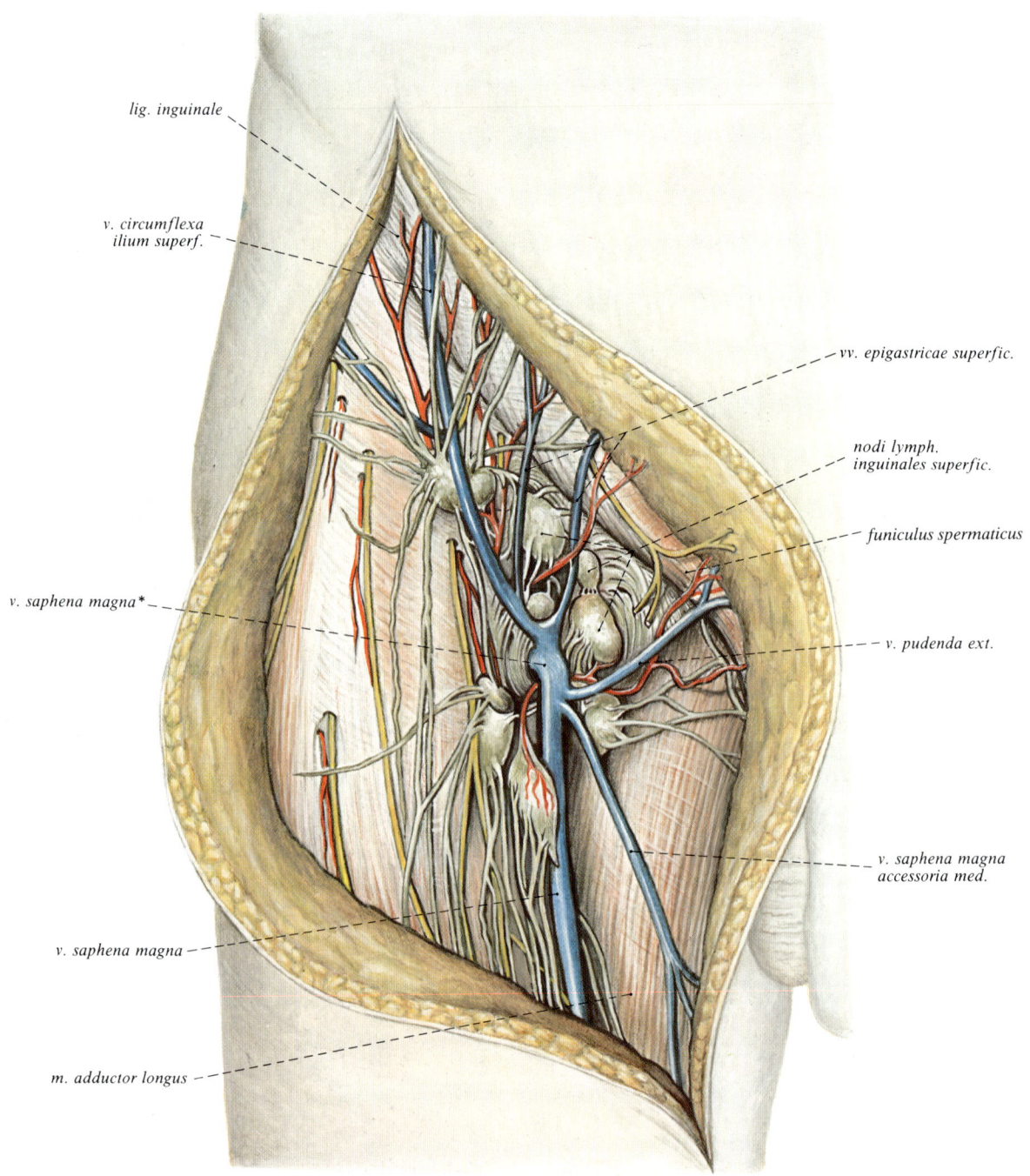

lig. inguinale

v. circumflexa
ilium superf.

vv. epigastricae superfic.

nodi lymph.
inguinales superfic.

funiculus spermaticus

v. saphena magna*

v. pudenda ext.

v. saphena magna
accessoria med.

v. saphena magna

m. adductor longus

Abb. 397. Epifasziale Leitungsbahnen (Venen, Lymphgefäße, Hautnerven) und Lymphknoten der regio (sub-)inguinalis. Nach J. LANG und W. WACHSMUTH (1972) unter Verwendung eigener Präparate. * Mündungskrümmung = »Krosse«.

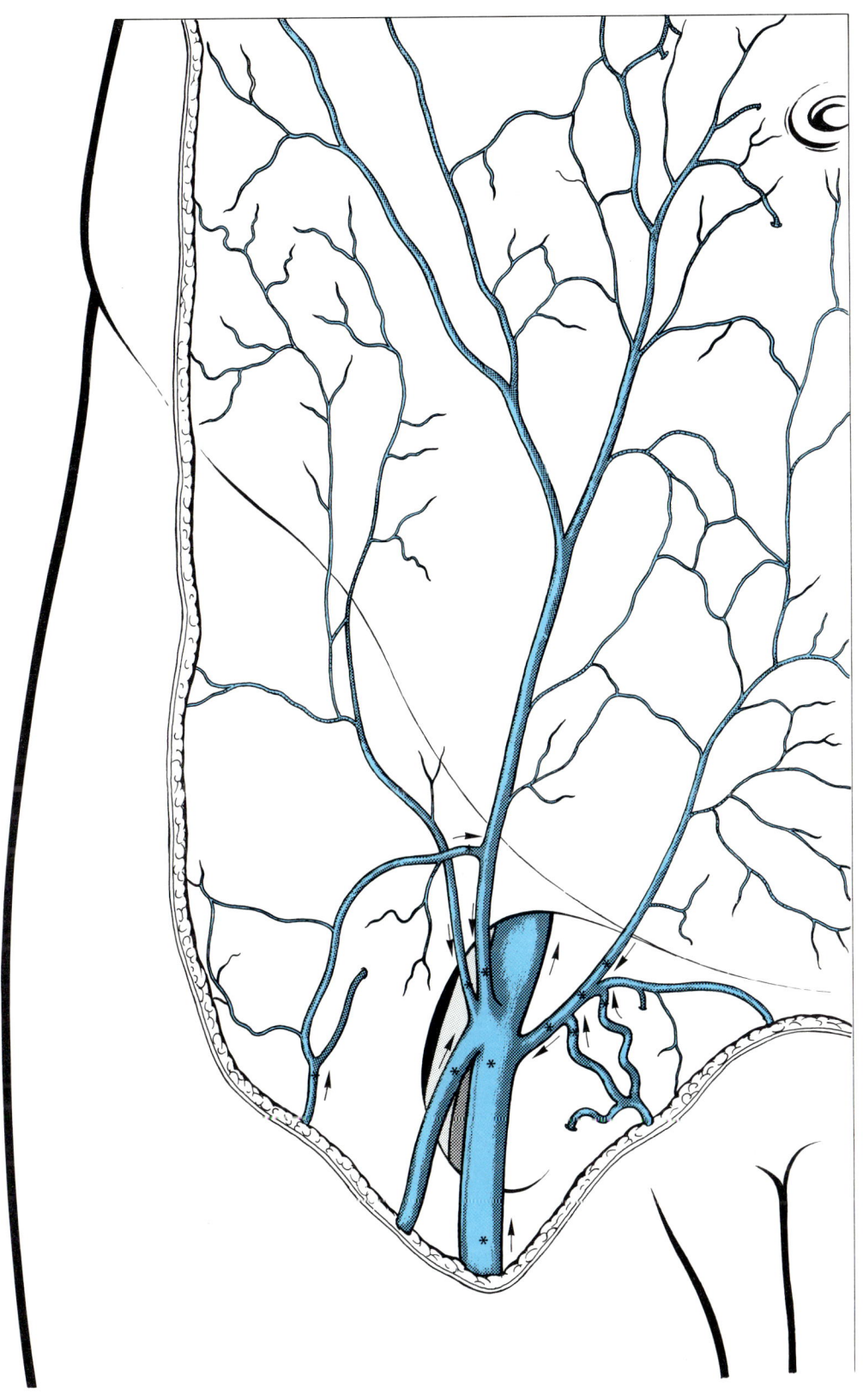

Abb. 398. Epifasziales Venennetz der Leistengegend mit seinen Verbindungen zu den Hautvenen der vorderen Bauchwand. Nach einer Abbildung aus Braune (1871) geändert nach eigenen Präparaten. * Klappen, → ⇀ Strömungsrichtungen

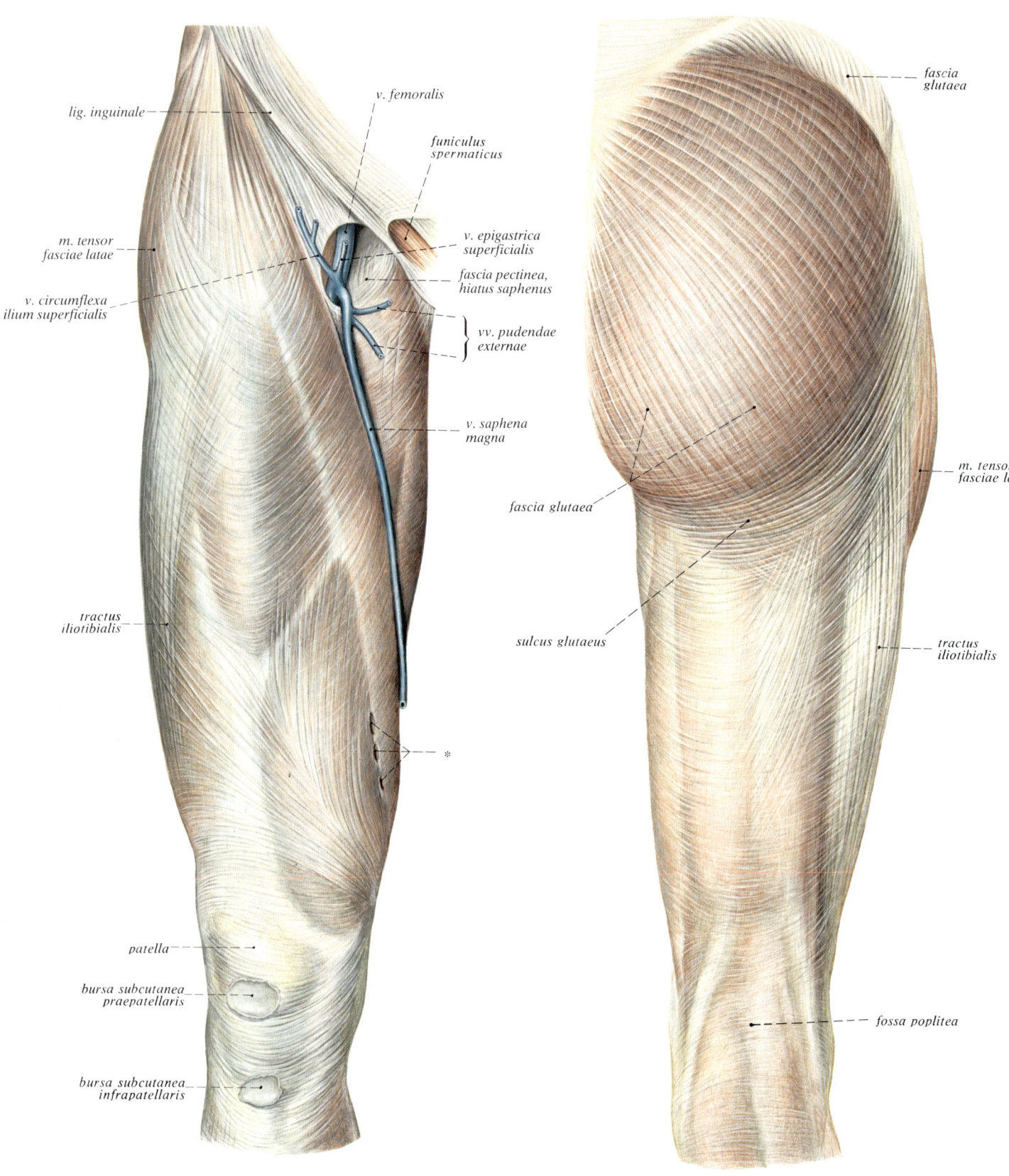

lig. inguinale

v. femoralis

funiculus spermaticus

m. tensor fasciae latae

v. epigastrica superficialis

v. circumflexa ilium superficialis

fascia pectinea, hiatus saphenus

vv. pudendae externae

v. saphena magna

tractus iliotibialis

*

patella

bursa subcutanea praepatellaris

bursa subcutanea infrapatellaris

fascia glutaea

m. tensor fasciae lat

fascia glutaea

sulcus glutaeus

tractus iliotibialis

fossa poplitea

Abb. 399. Faszie des rechten Oberschenkels, fascia lata, Ventral-ansicht. * Faszienlücken für vv. perforantes (Dodd).

Abb. 400. Faszie des rechten Oberschenkels. Dorsalansicht. Faszie der regio glutaea.

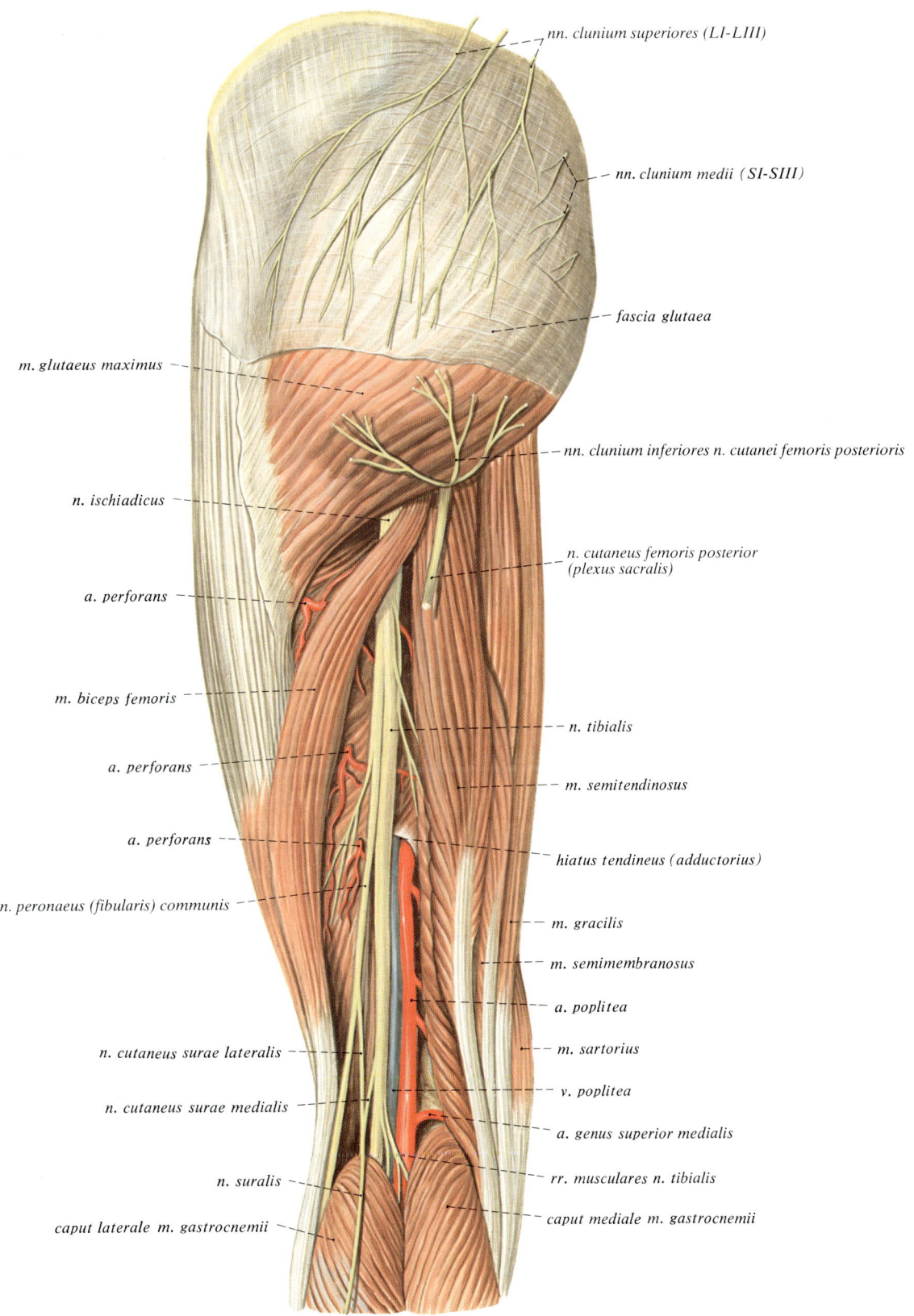

nn. clunium superiores (LI-LIII)

nn. clunium medii (SI-SIII)

fascia glutaea

m. glutaeus maximus

nn. clunium inferiores n. cutanei femoris posterioris

n. ischiadicus

n. cutaneus femoris posterior (plexus sacralis)

a. perforans

m. biceps femoris

n. tibialis

a. perforans

m. semitendinosus

a. perforans

hiatus tendineus (adductorius)

n. peronaeus (fibularis) communis

m. gracilis

m. semimembranosus

a. poplitea

n. cutaneus surae lateralis

m. sartorius

v. poplitea

n. cutaneus surae medialis

a. genus superior medialis

n. suralis

rr. musculares n. tibialis

caput laterale m. gastrocnemii

caput mediale m. gastrocnemii

Abb. 401. Nerven und Gefäße des Gesäßes und der dorsalen Fläche des linken Oberschenkels, oberflächliche Schicht. Fascia lata nur im Bereich des Gesäßes erhalten, m. biceps femoris zur Darstellung des n. ischiadicus nach lateral gezogen.

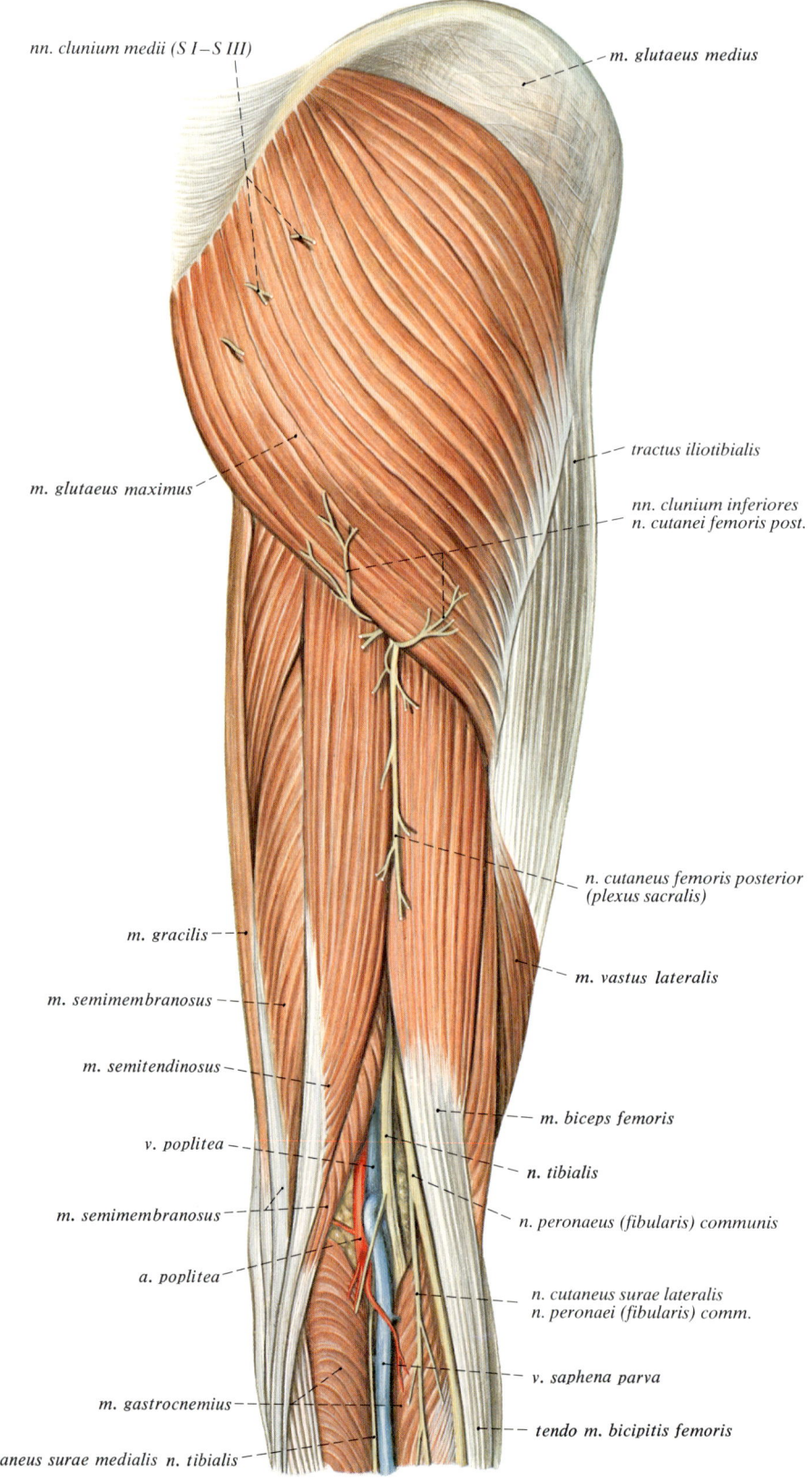

nn. clunium medii (S I–S III)

m. glutaeus medius

m. glutaeus maximus

tractus iliotibialis

nn. clunium inferiores
n. cutanei femoris post.

n. cutaneus femoris posterior
(plexus sacralis)

m. gracilis

m. vastus lateralis

m. semimembranosus

m. semitendinosus

m. biceps femoris

v. poplitea

n. tibialis

m. semimembranosus

n. peronaeus (fibularis) communis

a. poplitea

n. cutaneus surae lateralis
n. peronaei (fibularis) comm.

v. saphena parva

m. gastrocnemius

tendo m. bicipitis femoris

n. cutaneus surae medialis n. tibialis

Abb. 402. Nerven und Gefäße des Gesäßes und der dorsalen Fläche des rechten Oberschenkels, oberflächliche Schicht. Fascia lata und nn. clunium superiores entfernt.

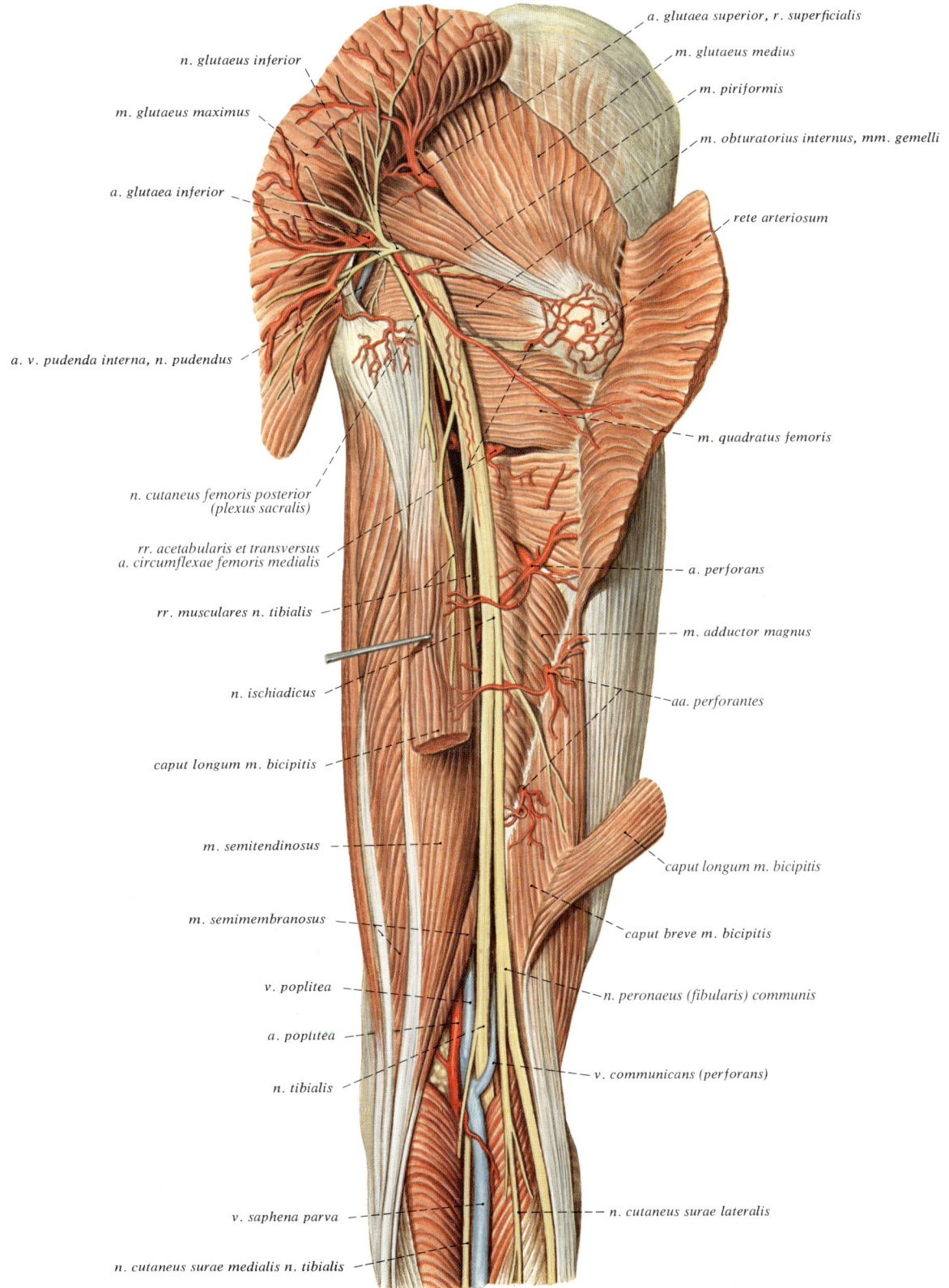

n. glutaeus inferior

m. glutaeus maximus

a. glutaea inferior

a. v. pudenda interna, n. pudendus

n. cutaneus femoris posterior
(plexus sacralis)

rr. acetabularis et transversus
a. circumflexae femoris medialis

rr. musculares n. tibialis

n. ischiadicus

caput longum m. bicipitis

m. semitendinosus

m. semimembranosus

v. poplitea

a. poplitea

n. tibialis

v. saphena parva

n. cutaneus surae medialis n. tibialis

a. glutaea superior, r. superficialis

m. glutaeus medius

m. piriformis

m. obturatorius internus, mm. gemelli

rete arteriosum

m. quadratus femoris

a. perforans

m. adductor magnus

aa. perforantes

caput longum m. bicipitis

caput breve m. bicipitis

n. peronaeus (fibularis) communis

v. communicans (perforans)

n. cutaneus surae lateralis

Abb. 403. Nerven und Gefäße des Gesäßes und der dorsalen Fläche des rechten Oberschenkels, mittlere Schicht. M. glutaeus maximus und langer Bizepskopf sind durchgetrennt und zur Seite geklappt.

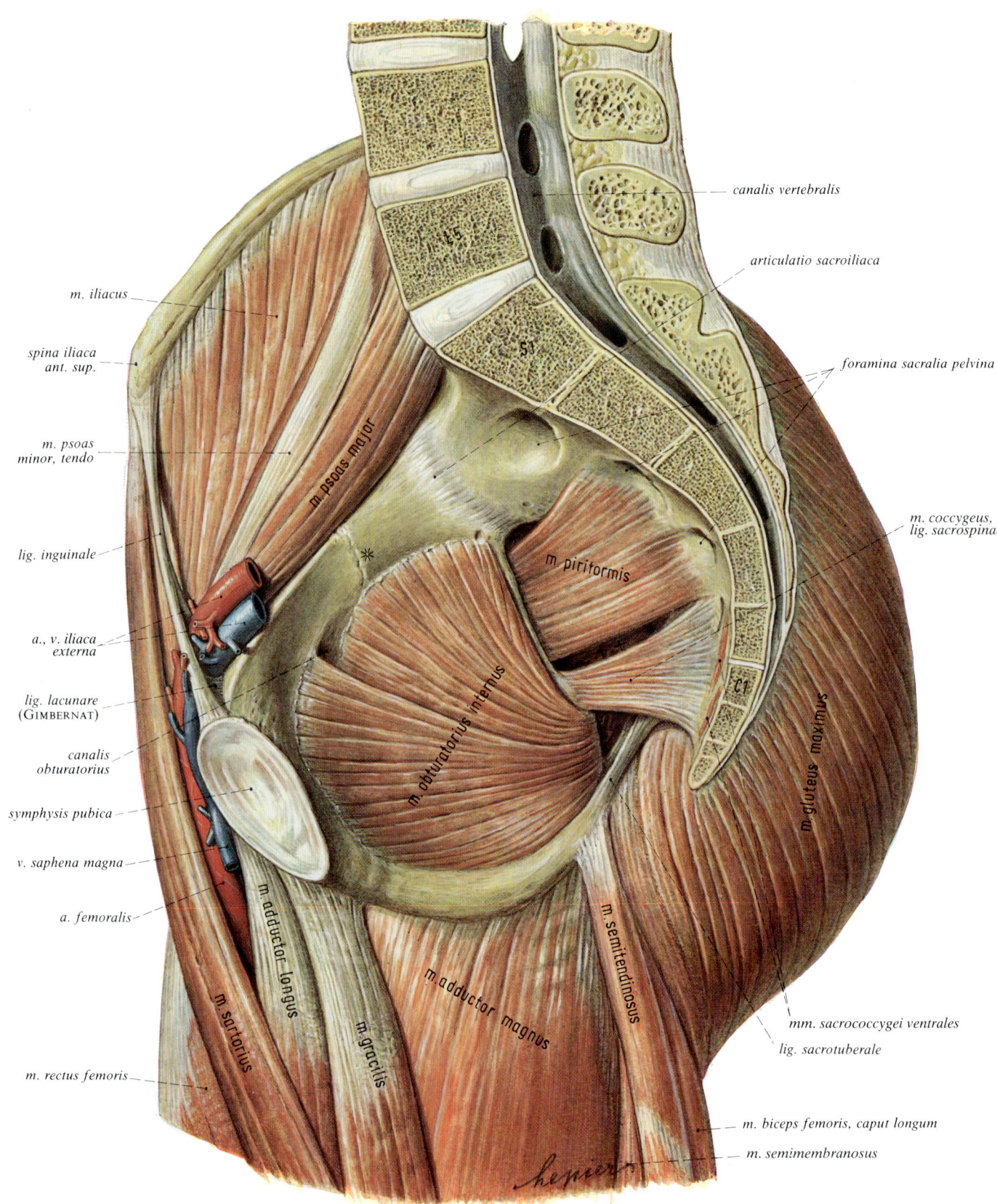

canalis vertebralis

articulatio sacroiliaca

foramina sacralia pelvina

m. iliacus

spina iliaca
ant. sup.

m. psoas
minor, tendo

m. psoas major

m. coccygeus,
lig. sacrospinale

lig. inguinale

m. piriformis

a., v. iliaca
externa

lig. lacunare
(GIMBERNAT)

m. obturatorius internus

canalis
obturatorius

m. gluteus maximus

symphysis pubica

v. saphena magna

a. femoralis

m. adductor longus

m. semitendinosus

m. sartorius

m. gracilis

m. adductor magnus

mm. sacrococcygei ventrales

lig. sacrotuberale

m. rectus femoris

m. biceps femoris, caput longum

m. semimembranosus

Abb. 404. Muskulatur des kleinen Beckens und der medialen Seite des Oberschenkels. Becken und unterer Teil der Lendenwirbelsäule sind median durchgesägt. Beckeneingeweide, Faszien und Bauchfell entfernt. * Fraktur des oberen Schambeinastes.

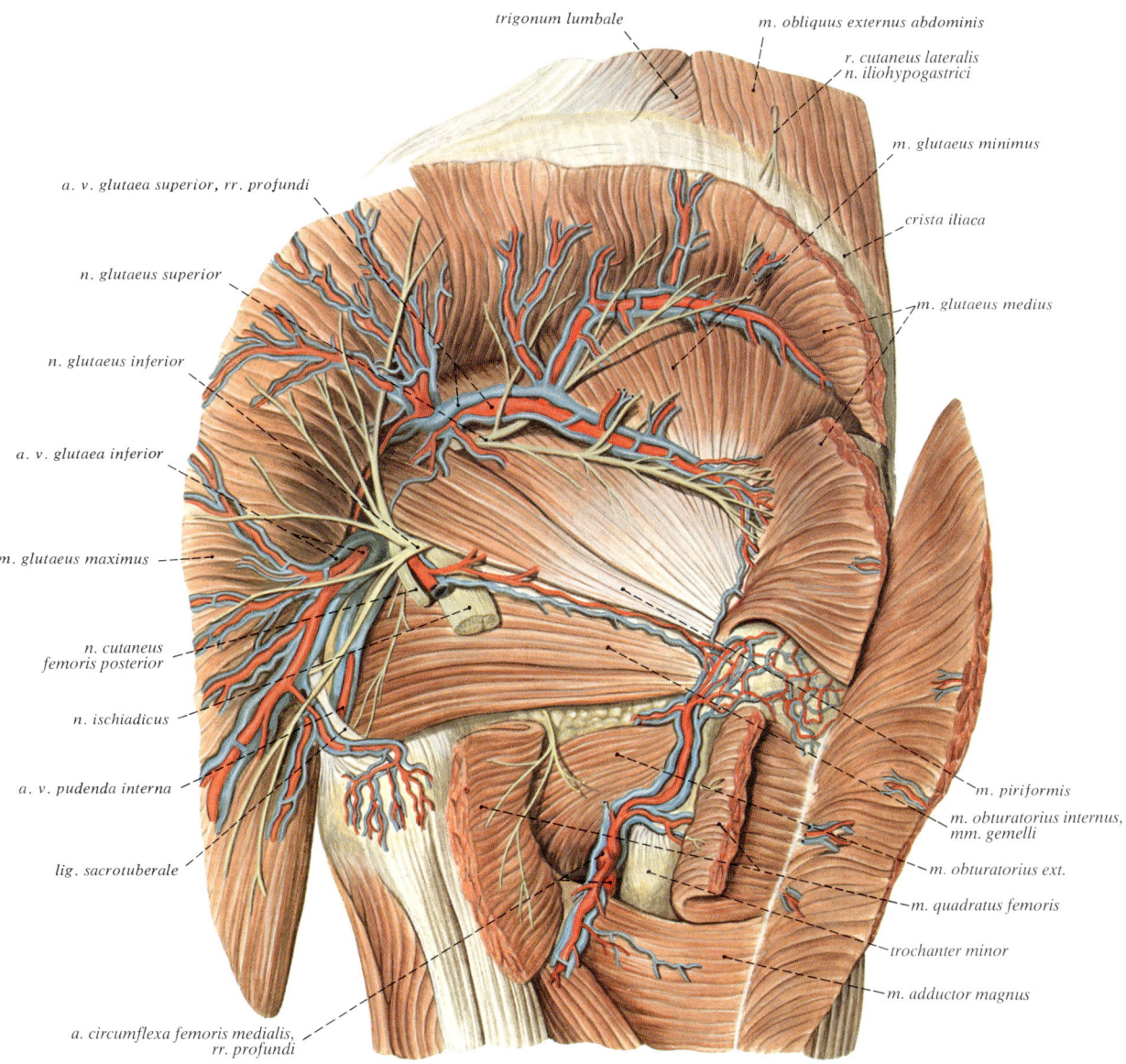

trigonum lumbale

m. obliquus externus abdominis

r. cutaneus lateralis
n. iliohypogastrici

m. glutaeus minimus

a. v. glutaea superior, rr. profundi

crista iliaca

n. glutaeus superior

m. glutaeus medius

n. glutaeus inferior

a. v. glutaea inferior

m. glutaeus maximus

n. cutaneus femoris posterior

n. ischiadicus

m. piriformis

a. v. pudenda interna

m. obturatorius internus,
mm. gemelli

lig. sacrotuberale

m. obturatorius ext.

m. quadratus femoris

trochanter minor

m. adductor magnus

a. circumflexa femoris medialis,
rr. profundi

Abb. 405. Nerven und Gefäße der Gesäßgegend, tiefe Schicht. M. glutaeus maximus, m. glutaeus medius, m. quadratus femoris und n. ischiadicus durchgetrennt und teilweise abgetragen.

M. iliopsoas (Abb. 404, 410)

Name	Ursprung	Ansatz
m. iliacus	fossa iliaca, spina iliaca ant. inf., vordere Kapsel des Hüftgelenks	trochanter minor und angrenzender Bereich des labium mediale lineae asperae
m. psoas major	Seitenflächen des 12. Brust- und 1. bis 4. Lendenwirbelkörpers, processus costarii des 1. bis 5. (4.) Lendenwirbels	trochanter minor
m. psoas minor (inkonstant)	Seitenflächen des 12. Brust- und 1. Lendenwirbels	trochanter minor, Ansatz oft mit langer Sehne

Innervation: Äste des plexus lumbalis

Funktion: Beugung und Außenrotation im Hüftgelenk (m. iliacus soll auch innenrotieren können), Seitenbeugung der Lendenwirbelsäule

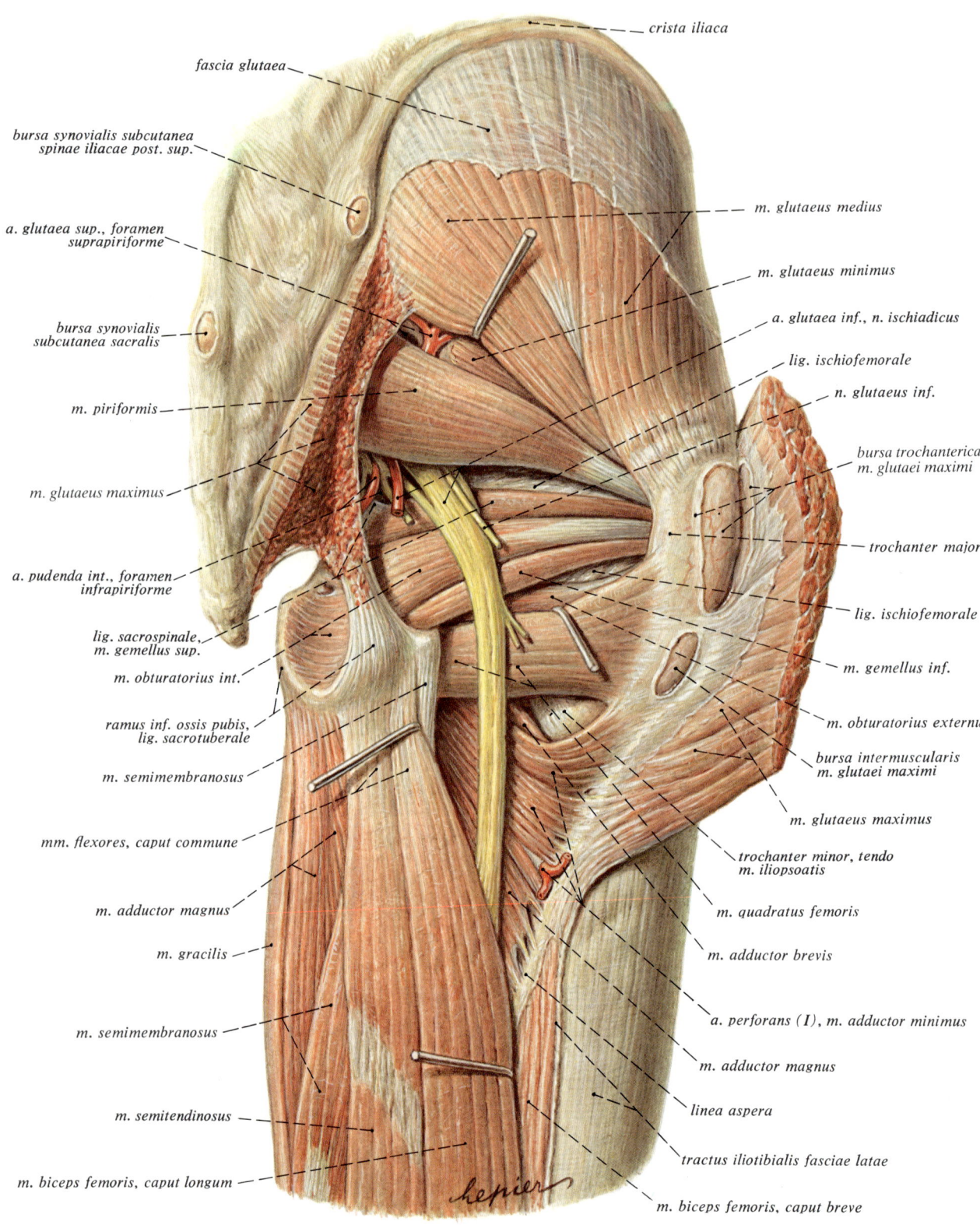

crista iliaca

fascia glutaea

bursa synovialis subcutanea spinae iliacae post. sup.

m. glutaeus medius

a. glutaea sup., foramen suprapiriforme

m. glutaeus minimus

a. glutaea inf., n. ischiadicus

bursa synovialis subcutanea sacralis

lig. ischiofemorale

n. glutaeus inf.

m. piriformis

bursa trochanterica m. glutaei maximi

m. glutaeus maximus

trochanter major

a. pudenda int., foramen infrapiriforme

lig. ischiofemorale

lig. sacrospinale, m. gemellus sup.

m. gemellus inf.

m. obturatorius int.

m. obturatorius externus

ramus inf. ossis pubis, lig. sacrotuberale

bursa intermuscularis m. glutaei maximi

m. semimembranosus

m. glutaeus maximus

mm. flexores, caput commune

trochanter minor, tendo m. iliopsoatis

m. adductor magnus

m. quadratus femoris

m. gracilis

m. adductor brevis

m. semimembranosus

a. perforans (I), m. adductor minimus

m. semitendinosus

m. adductor magnus

linea aspera

tractus iliotibialis fasciae latae

m. biceps femoris, caput longum

m. biceps femoris, caput breve

Abb. 406. Mittlere und tiefe Schicht der Glutaealregion und oberflächliche Schicht der Flexoren am Oberschenkel. Der m. glutaeus maximus ist durchgeschnitten und zurückgeschlagen.

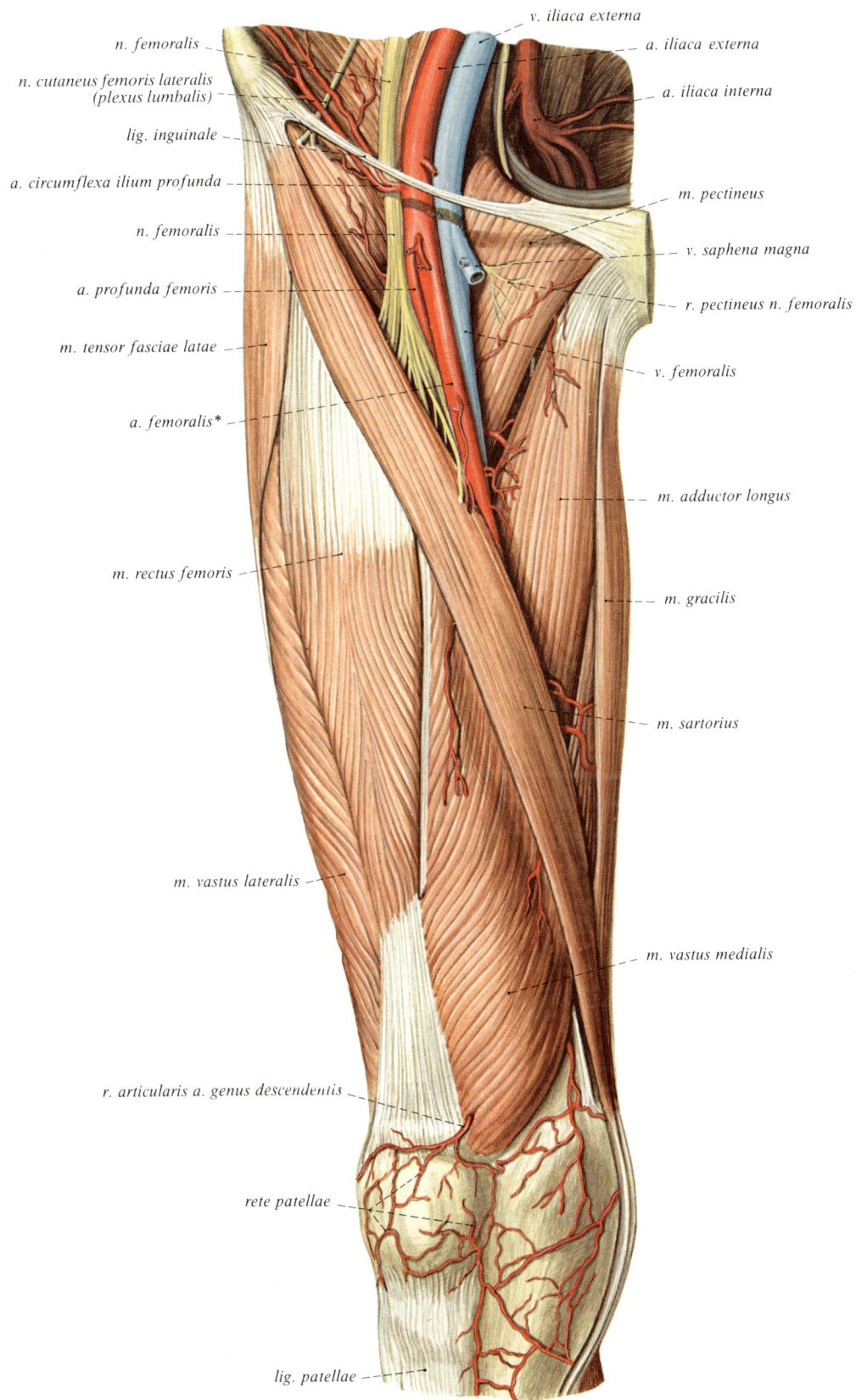

v. iliaca externa

n. femoralis

n. cutaneus femoris lateralis
(plexus lumbalis)

a. iliaca externa

a. iliaca interna

lig. inguinale

a. circumflexa ilium profunda

m. pectineus

n. femoralis

a. profunda femoris

v. saphena magna

r. pectineus n. femoralis

m. tensor fasciae latae

v. femoralis

a. femoralis*

m. adductor longus

m. rectus femoris

m. gracilis

m. sartorius

m. vastus lateralis

m. vastus medialis

r. articularis a. genus descendentis

rete patellae

lig. patellae

Abb. 407. Nerven und Gefäße der ventralen Fläche des rechten Oberschenkels, oberflächliche Schicht. Fascia lata entfernt. * Die a. femoralis wird im klinischen Sprachgebrauch meist als a. femoralis superficialis bezeichnet.

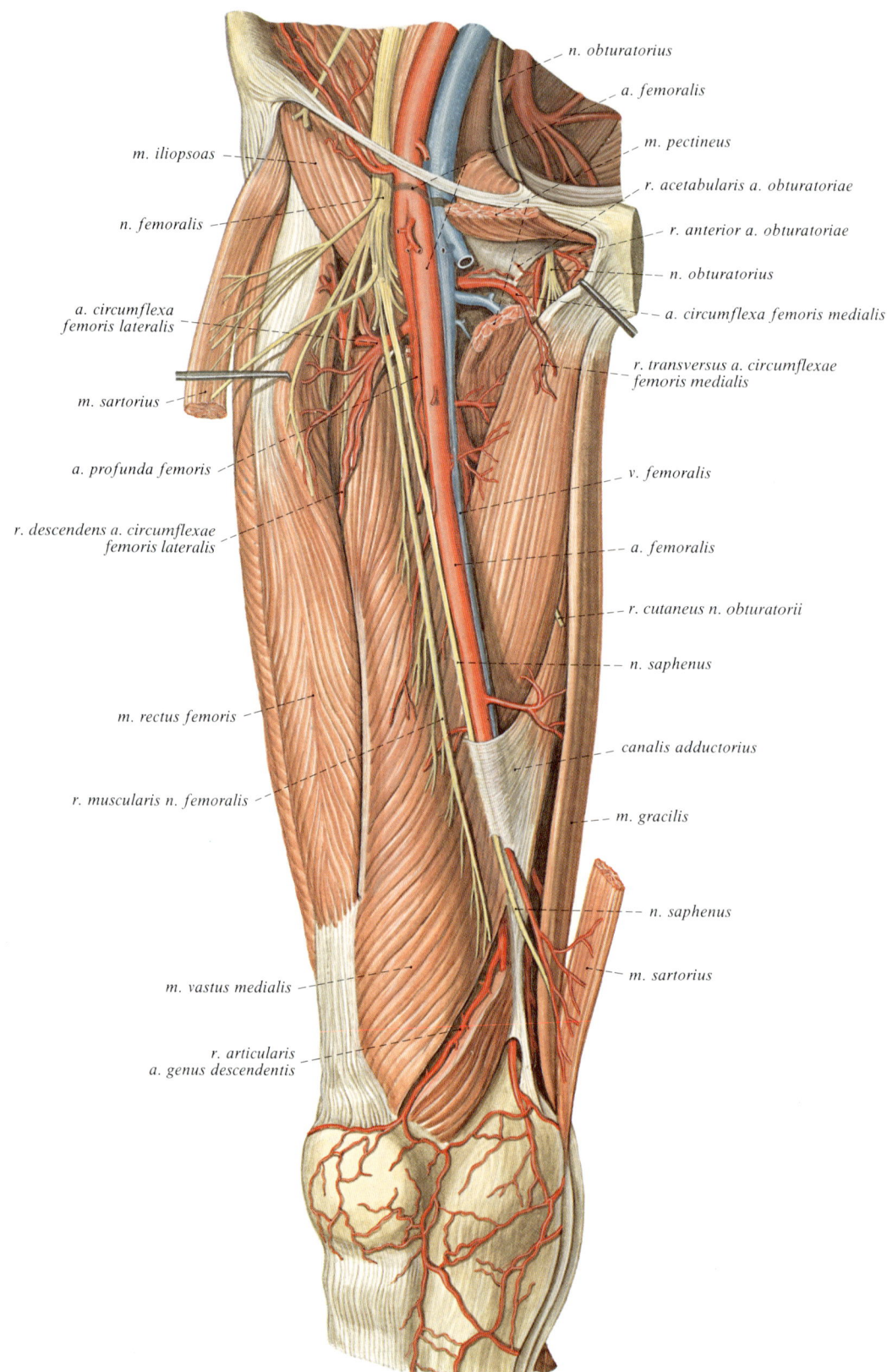

n. obturatorius

a. femoralis

m. pectineus

r. acetabularis a. obturatoriae

r. anterior a. obturatoriae

n. obturatorius

a. circumflexa femoris medialis

r. transversus a. circumflexae
femoris medialis

v. femoralis

a. femoralis

r. cutaneus n. obturatorii

n. saphenus

canalis adductorius

m. gracilis

n. saphenus

m. sartorius

m. iliopsoas

n. femoralis

a. circumflexa
femoris lateralis

m. sartorius

a. profunda femoris

r. descendens a. circumflexae
femoris lateralis

m. rectus femoris

r. muscularis n. femoralis

m. vastus medialis

r. articularis
a. genus descendentis

Abb. 408. Nerven und Gefäße der ventralen Fläche des rechten Oberschenkels, mittlere Schicht. M. sartorius und m. pectineus sind durchgeschnitten und teilweise abgetragen.

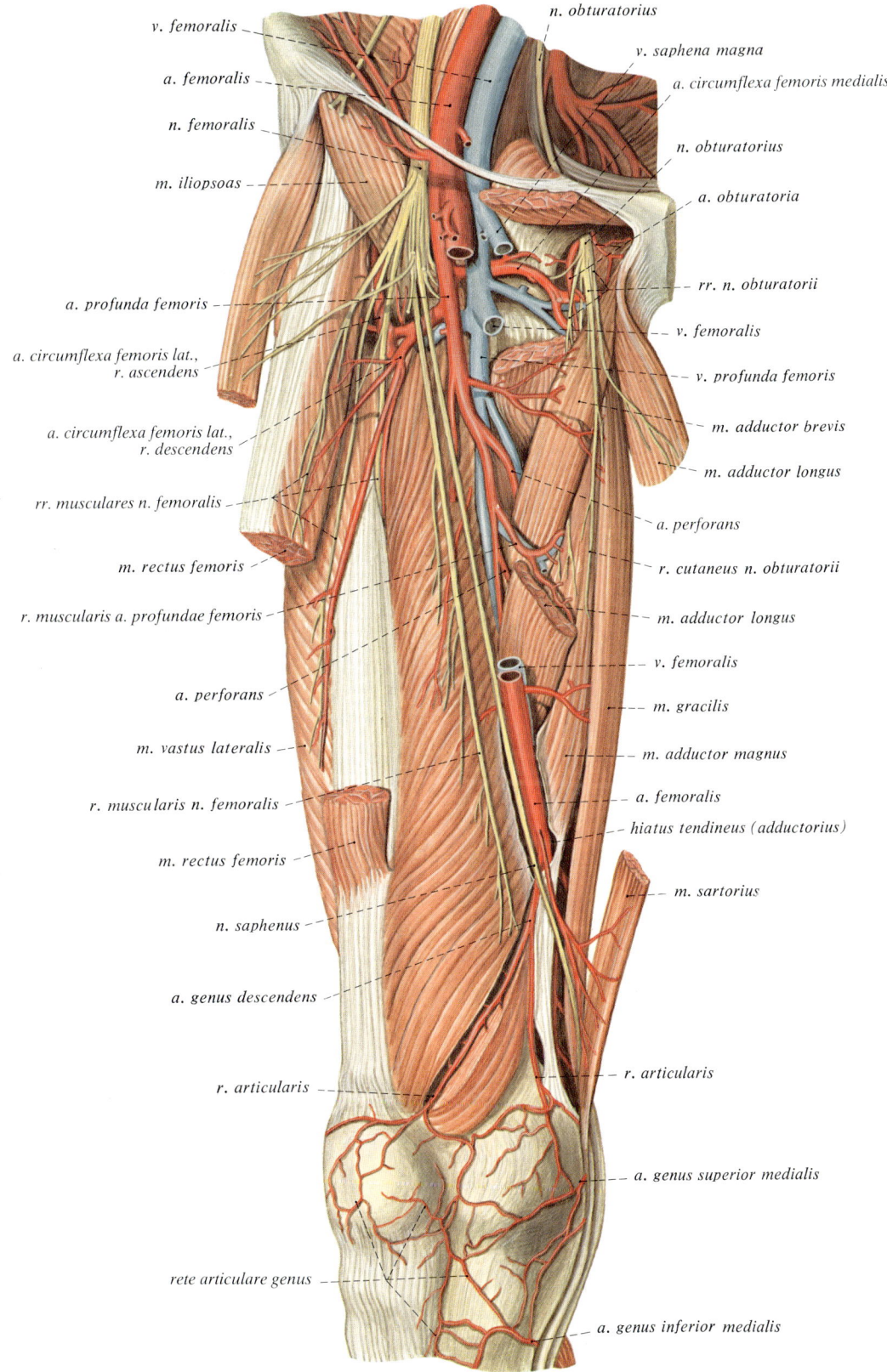

v. femoralis

a. femoralis

n. femoralis

m. iliopsoas

a. profunda femoris

a. circumflexa femoris lat.,
r. ascendens

a. circumflexa femoris lat.,
r. descendens

rr. musculares n. femoralis

m. rectus femoris

r. muscularis a. profundae femoris

a. perforans

m. vastus lateralis

r. muscularis n. femoralis

m. rectus femoris

n. saphenus

a. genus descendens

r. articularis

rete articulare genus

n. obturatorius

v. saphena magna

a. circumflexa femoris medialis

n. obturatorius

a. obturatoria

rr. n. obturatorii

v. femoralis

v. profunda femoris

m. adductor brevis

m. adductor longus

a. perforans

r. cutaneus n. obturatorii

m. adductor longus

v. femoralis

m. gracilis

m. adductor magnus

a. femoralis

hiatus tendineus (adductorius)

m. sartorius

r. articularis

a. genus superior medialis

a. genus inferior medialis

Abb. 409. Nerven und Gefäße der ventralen Fläche des rechten Oberschenkels, tiefe Schicht. Präparat wie in Abb. 408, jedoch zusätzlich m. rectus femoris und m. adductor longus durchgeschnitten und teilweise abgetragen, m. vastus medialis zur Darstellung der a. genus descendens gespalten.

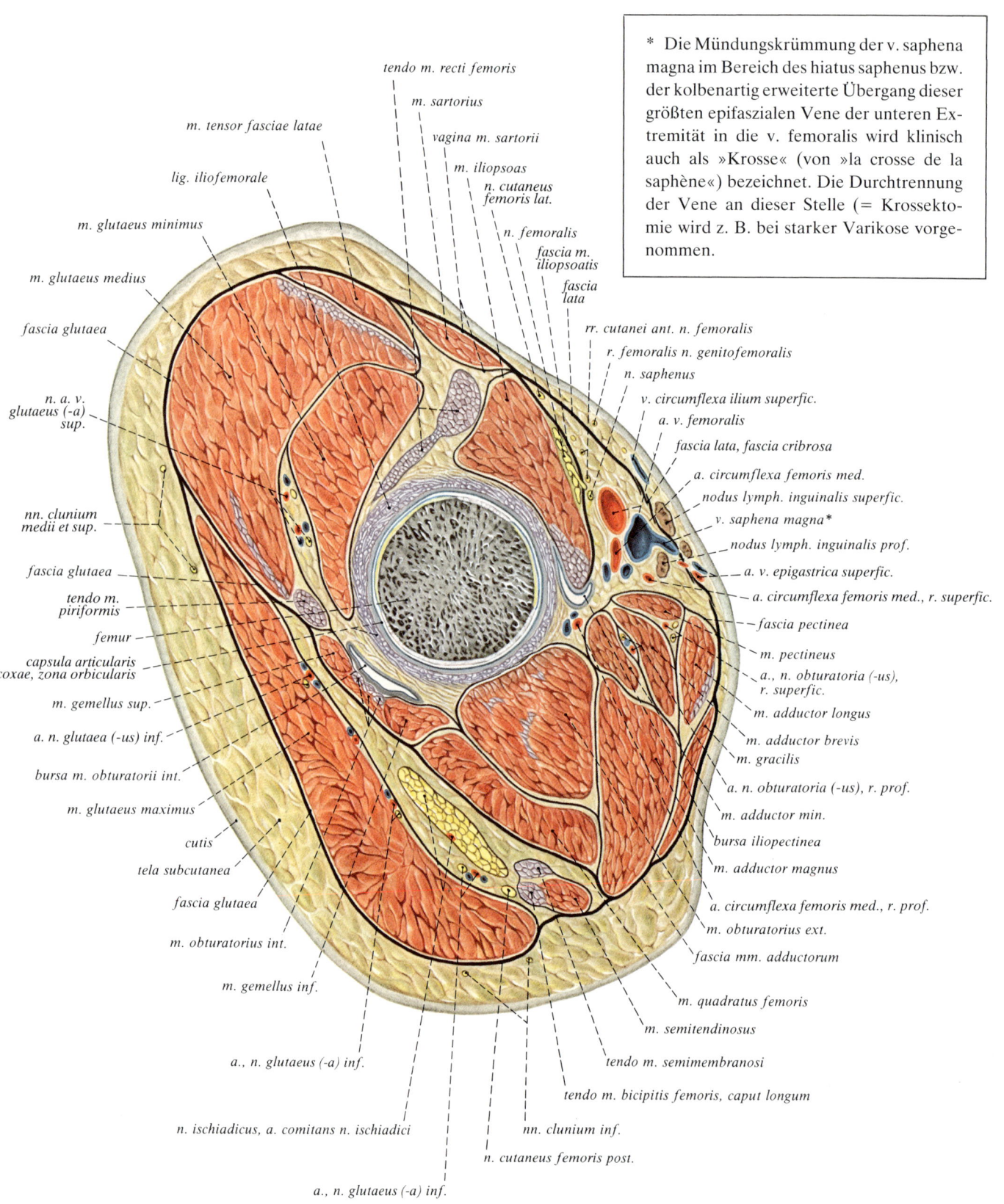

* Die Mündungskrümmung der v. saphena
magna im Bereich des hiatus saphenus bzw.
der kolbenartig erweiterte Übergang dieser
größten epifaszialen Vene der unteren Extremität in die v. femoralis wird klinisch
auch als »Krosse« (von »la crosse de la
saphène«) bezeichnet. Die Durchtrennung
der Vene an dieser Stelle (= Krossekto-
mie wird z. B. bei starker Varikose vorge-
nommen.

tendo m. recti femoris

m. sartorius

vagina m. sartorii

m. iliopsoas

n. cutaneus
femoris lat.

n. femoralis

fascia m.
iliopsoatis

fascia
lata

m. tensor fasciae latae

lig. iliofemorale

m. glutaeus minimus

m. glutaeus medius

fascia glutaea

n. a. v.
glutaeus (-a)
sup.

nn. clunium
medii et sup.

fascia glutaea

tendo m.
piriformis

femur

capsula articularis
coxae, zona orbicularis

m. gemellus sup.

a. n. glutaea (-us) inf.

bursa m. obturatorii int.

m. glutaeus maximus

cutis

tela subcutanea

fascia glutaea

m. obturatorius int.

m. gemellus inf.

rr. cutanei ant. n. femoralis

r. femoralis n. genitofemoralis

n. saphenus

v. circumflexa ilium superfic.

a. v. femoralis

fascia lata, fascia cribrosa

a. circumflexa femoris med.

nodus lymph. inguinalis superfic.

v. saphena magna*

nodus lymph. inguinalis prof.

a. v. epigastrica superfic.

a. circumflexa femoris med., r. superfic.

fascia pectinea

m. pectineus

a., n. obturatoria (-us),
r. superfic.

m. adductor longus

m. adductor brevis

m. gracilis

a. n. obturatoria (-us), r. prof.

m. adductor min.

bursa iliopectinea

m. adductor magnus

a. circumflexa femoris med., r. prof.

m. obturatorius ext.

fascia mm. adductorum

m. quadratus femoris

m. semitendinosus

tendo m. semimembranosi

tendo m. bicipitis femoris, caput longum

nn. clunium inf.

n. cutaneus femoris post.

n. ischiadicus, a. comitans n. ischiadici

a., n. glutaeus (-a) inf.

Abb. 410. Schnitt durch die distale Region des rechten Hüftgelenks senkrecht zur Achse des Schenkelhalses. Schnittfläche von *distal* gesehen. In Abb. 410 u. 411 Faszien schwarz, Sehnen und Bänder violett. (Abb. 410 u. 411 aus PERNKOPF, Atlas der topographischen und angewandten Anatomie des Menschen, 2. Bd., 2. Aufl. [Hrsg. H. FERNER] Urban & Schwarzenberg, München–Wien–Baltimore 1980.)

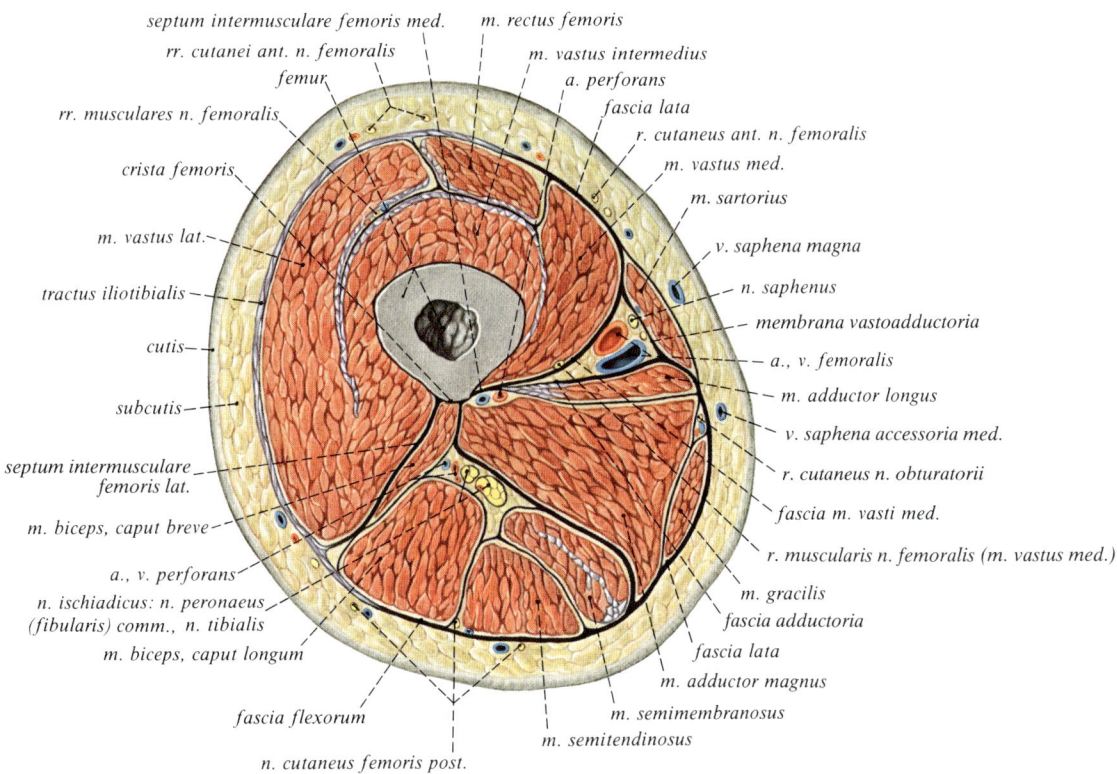

septum intermusculare femoris med.
rr. cutanei ant. n. femoralis
femur
rr. musculares n. femoralis
crista femoris
m. vastus lat.
tractus iliotibialis
cutis
subcutis
septum intermusculare
femoris lat.
m. biceps, caput breve
a., v. perforans
n. ischiadicus: n. peronaeus
(fibularis) comm., n. tibialis
m. biceps, caput longum
fascia flexorum
n. cutaneus femoris post.

m. rectus femoris
m. vastus intermedius
a. perforans
fascia lata
r. cutaneus ant. n. femoralis
m. vastus med.
m. sartorius
v. saphena magna
n. saphenus
membrana vastoadductoria
a., v. femoralis
m. adductor longus
v. saphena accessoria med.
r. cutaneus n. obturatorii
fascia m. vasti med.
r. muscularis n. femoralis (m. vastus med.)
m. gracilis
fascia adductoria
fascia lata
m. adductor magnus
m. semimembranosus
m. semitendinosus

Abb. 411 a. Querschnitt durch das mittlere Drittel des rechten Oberschenkels. Schnittfläche von *distal* gesehen.

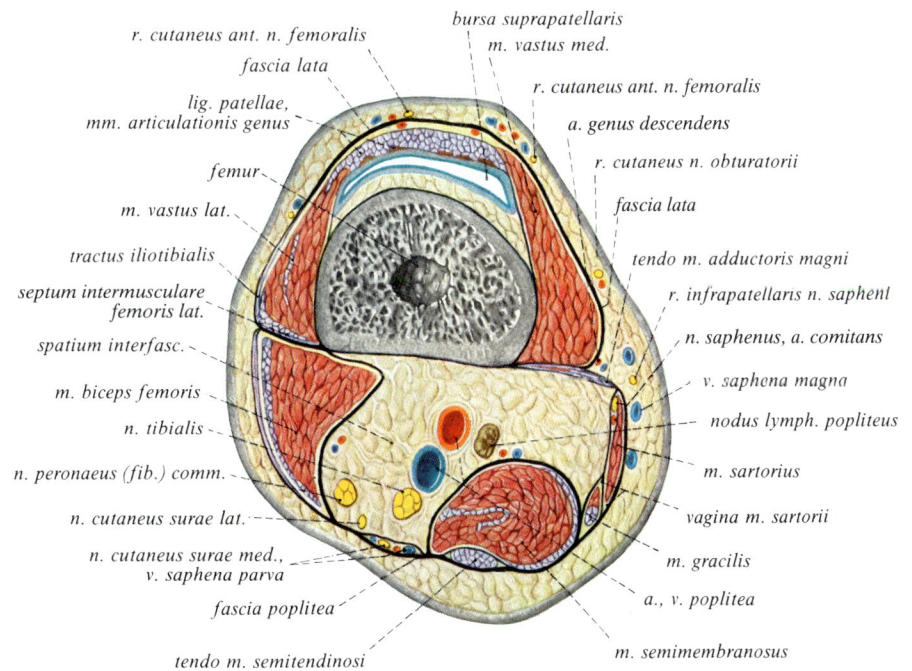

r. cutaneus ant. n. femoralis
fascia lata
lig. patellae,
mm. articulationis genus
femur
m. vastus lat.
tractus iliotibialis
septum intermusculare
femoris lat.
spatium interfasc.
m. biceps femoris
n. tibialis
n. peronaeus (fib.) comm.
n. cutaneus surae lat.
n. cutaneus surae med.,
v. saphena parva
fascia poplitea
tendo m. semitendinosi

bursa suprapatellaris
m. vastus med.
r. cutaneus ant. n. femoralis
a. genus descendens
r. cutaneus n. obturatorii
fascia lata
tendo m. adductoris magni
r. infrapatellaris n. sapheni
n. saphenus, a. comitans
v. saphena magna
nodus lymph. popliteus
m. sartorius
vagina m. sartorii
m. gracilis
a., v. poplitea
m. semimembranosus

Abb. 411 b. Querschnitt durch das distale Drittel des rechten Oberschenkels. Schnittfläche von *distal* gesehen.

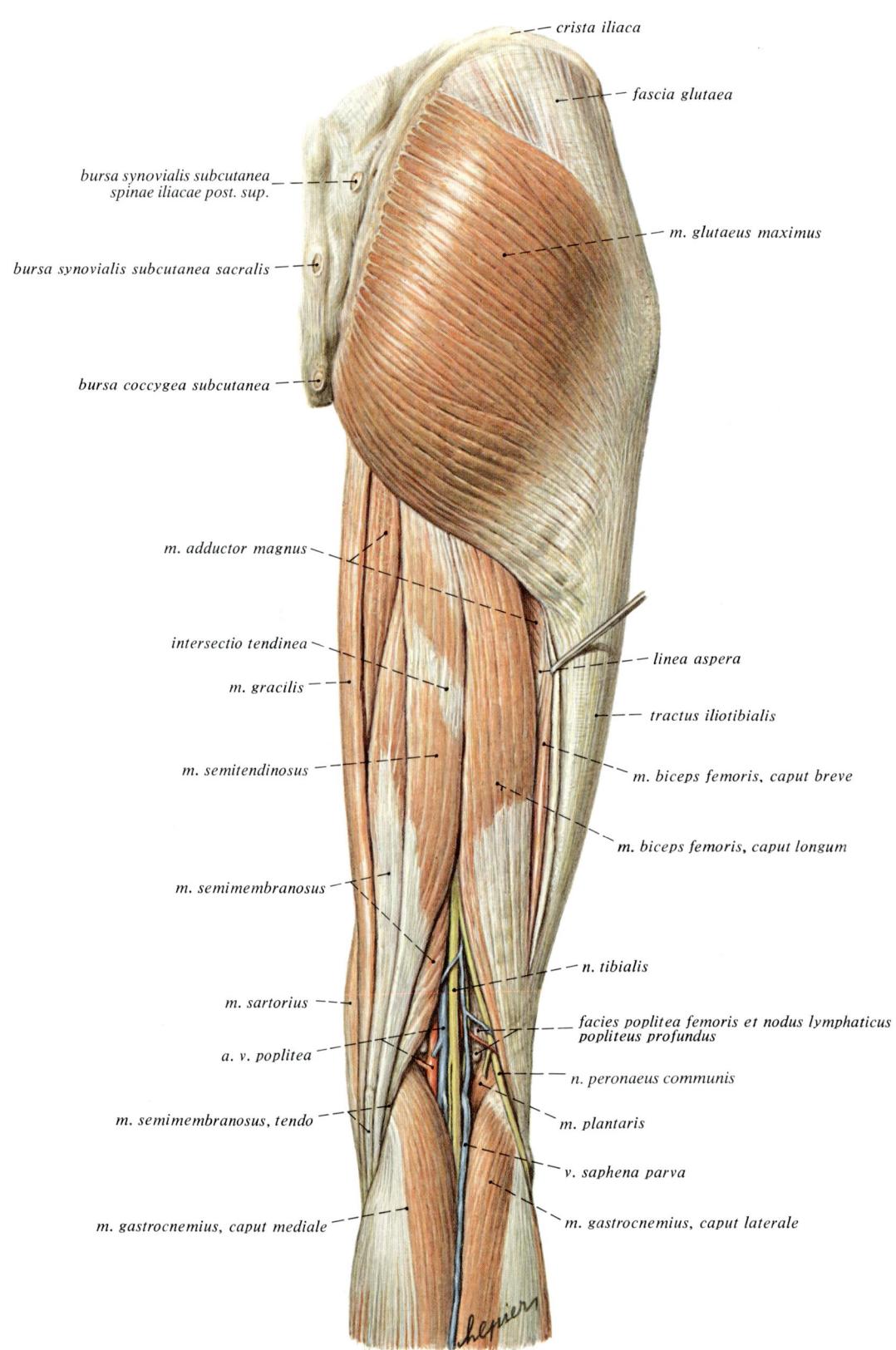

crista iliaca

fascia glutaea

bursa synovialis subcutanea
spinae iliacae post. sup.

bursa synovialis subcutanea sacralis

m. glutaeus maximus

bursa coccygea subcutanea

m. adductor magnus

intersectio tendinea

m. gracilis

linea aspera

tractus iliotibialis

m. biceps femoris, caput breve

m. semitendinosus

m. biceps femoris, caput longum

m. semimembranosus

n. tibialis

m. sartorius

facies poplitea femoris et nodus lymphaticus
popliteus profundus

a. v. poplitea

n. peronaeus communis

m. semimembranosus, tendo

m. plantaris

v. saphena parva

m. gastrocnemius, caput mediale

m. gastrocnemius, caput laterale

Abb. 412. Oberflächliche Schicht der dorsalen Hüft- und Oberschenkelmuskeln einschließlich der Kniekehle.

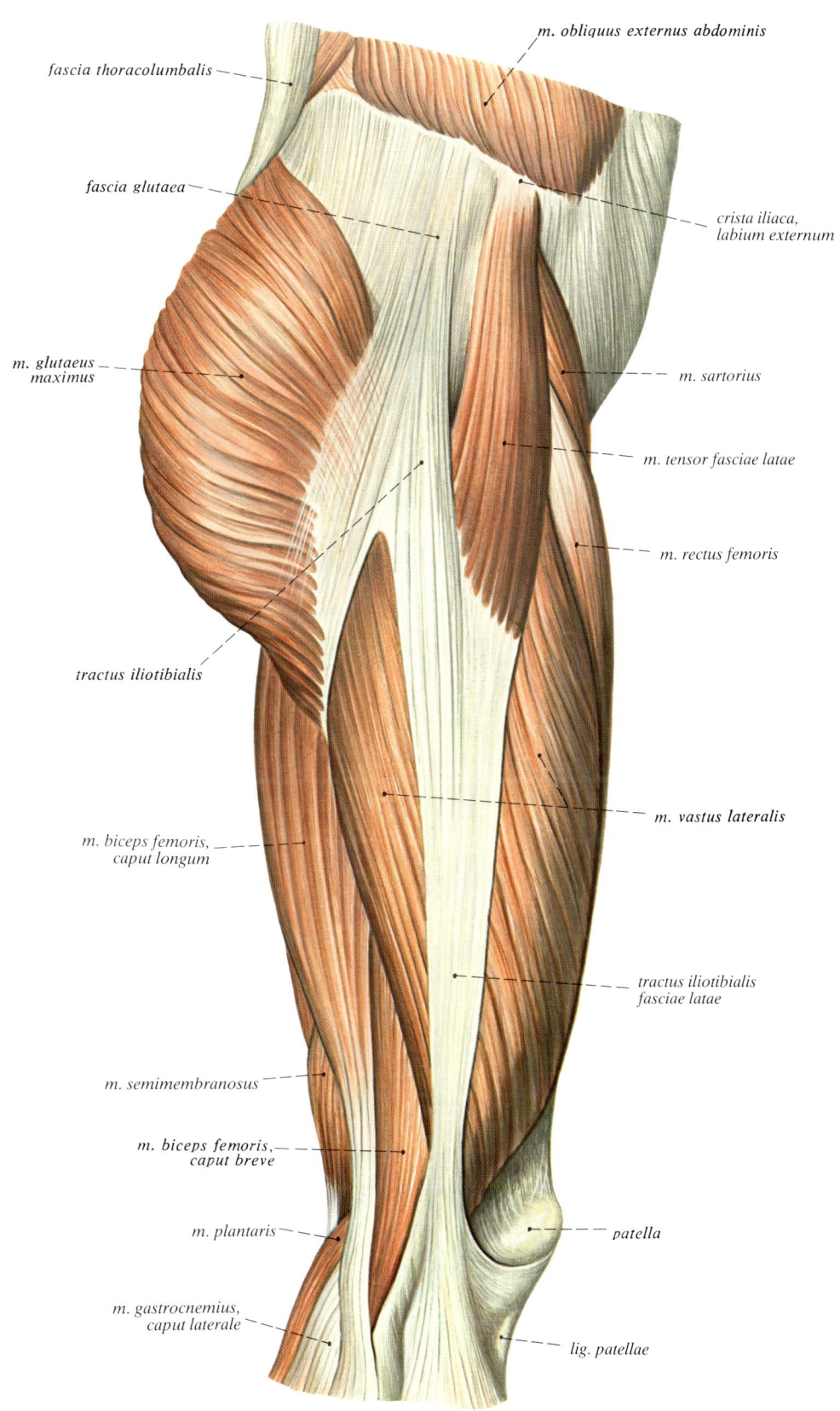

fascia thoracolumbalis

m. obliquus externus abdominis

fascia glutaea

crista iliaca,
labium externum

m. glutaeus
maximus

m. sartorius

m. tensor fasciae latae

m. rectus femoris

tractus iliotibialis

m. vastus lateralis

m. biceps femoris,
caput longum

tractus iliotibialis
fasciae latae

m. semimembranosus

m. biceps femoris,
caput breve

m. plantaris

patella

m. gastrocnemius,
caput laterale

lig. patellae

Abb. 413. Oberflächliche Muskeln des Oberschenkels und der dorsalen Hüftgegend. Ansicht von lateral.

Dorsale Hüftmuskeln (Abb. 399 – 406, 412, 413, 418, 419)

Name	Ursprung	Ansatz
1. m. glutaeus maximus (mächtiger, grobbündeliger Muskel)	dorsaler Abschnitt der Darmbeinschaufel (hinter linea glutaea posterior), fascia thoracolumbalis, facies dorsalis ossis sacri, ligamentum sacrotuberale	tuberositas glutaea, tractus iliotibialis fasciae latae

Innervation: n. glutaeus inferior

Funktion: Streckung des Oberschenkels; unterstützt Abduktion (kranialer Teil) und Adduktion (kaudaler Teil), ferner Außenrotation; Fasern zum tractus iliotibialis strecken Kniegelenk. Hält den Rumpf beim aufrechten Stehen, wirkt beim Gehen, Treppensteigen, versteift Hüft- und Kniegelenk

2. m. glutaeus medius	facies lateralis alae ossis ilium (zwischen crista iliaca, linea glutaea posterior und anterior)	lateraler Umfang des trochanter major (sehnig)

Innervation: n. glutaeus superior

Funktion: Abduktion des Oberschenkels, daneben teils Innen- (ventraler bzw. lateraler Teil), teils Außenrollung (dorsaler bzw. medialer Teil)

3. m. glutaeus minimus	facies lateralis alae ossis ilium (zwischen linea glutaea anterior und inferior)	Spitze des trochanter major (sehnig)

Innervation: n. glutaeus superior

Funktion: ähnlich wie 2, Abduktion, Innenrollung; beide Muskeln neigen das Becken gegen das Standbein

4. m. piriformis	facies pelvina ossis sacri (Gegend der 2. bis 4. foramina sacralia pelvina)	langsehnig an der Spitze des trochanter major

Innervation: n. ischiadicus oder direkte Äste aus dem plexus sacralis

Funktion: Abduktion des Oberschenkels, daneben auch Außenrollung im Hüftgelenk

5. m. obturatorius internus	innerer Umfang des foramen obturatum, membrana obturatoria	langsehnig in der fossa trochanterica
6. m. gemellus superior	spina ischiadica	Sehne des m. obturatorius internus
7. m. gemellus inferior	tuber ischiadicum	

Innervation: direkte Äste des plexus sacralis

Funktion: Außenroller

8. m. quadratus femoris	lateraler Rand des tuber ischiadicum	crista intertrochanterica

Innervation: n. ischiadicus

Funktion: Außenroller; hilft auch bei der Adduktion

9. m. tensor fasciae latae	spina iliaca anterior superior	tractus iliotibialis fasciae latae

Innervation: n. glutaeus superior

Funktion: spannt fascia lata, hilft Oberschenkel beugen und abduzieren; ferner Unterschenkel strecken

Muskeln des Oberschenkels

Muskeln der Ventralfläche (Abb. 407– 409, 414 – 417)

Name	Ursprung	Ansatz
m. sartorius	spina iliaca anterior superior	medialer Rand der tuberositas tibiae

Innervation: n. femoralis

Funktion: hilft bei Beugung, Abduktion und Außenrollung des Oberschenkels, beugt (schwach) Unterschenkel, rollt gebeugten Unterschenkel im Kniegelenk einwärts

Name	Ursprung	Ansatz
m. rectus femoris (zweigelenkig)	spina iliaca anterior inferior und kranialer Rand des acetabulum (sehnig, gegabelt)	Die gemeinsame Sehne des mächtigsten Muskels des Menschen inseriert sehnig am proximalen und an den seitlichen Rändern der patella und (endgültig) mit dem lig. patellae und den retinacula patellae an der tuberositas tibiae
m. vastus medialis (eingelenkig)	labium mediale lineae asperae, distal stärker als proximal	
m. vastus lateralis (eingelenkig)	labium laterale lineae asperae (bis zum trochanter major herauf)	
m. vastus intermedius (eingelenkig)	ventraler Umfang des femur (verwächst seitlich mit den beiden anderen mm. vasti)	
m. articularis genus (eingelenkig)	distale Fasern des vorigen	Kniegelenkkapsel

Innervation: n. femoralis

Funktion: streckt den Unterschenkel; m. rectus femoris unterstützt Beugung im Hüftgelenk

Muskeln des Oberschenkels (Adduktoren) (Abb. 407– 409, 414 – 417)

Name	Ursprung	Ansatz
1. m. pectineus	pecten ossis pubis	linea pectinea femoris

Innervation: n. femoralis und/oder n. obturatorius

Funktion: adduziert Oberschenkel, hilft bei der Beugung und Außenrollung im Hüftgelenk

2. m. adductor longus	sehnig von der Grenze des ramus superior und des ramus inferior ossis pubis	mittleres Drittel des labium mediale lineae asperae (kurzsehnig)

Innervation: n. obturatorius

Funktion: Adduktion des Oberschenkels, hilft im Hüftgelenk beugen

3. m. gracilis (bildet die mittlere Sehne des pes anserinus)	plattsehnig am ramus inferior ossis pubis längs der symphysis ossium pubis	langsehnig am medialen Rand der tuberositas tibiae (pes anserinus)

Innervation: n. obturatorius

Funktion: adduziert Oberschenkel, hilft im Kniegelenk beugen und Unterschenkel einwärts rollen

4. m. adductor brevis	ramus inferior ossis pubis (näher dem foramen obturatum als m. adductor longus)	proximales Drittel des labium mediale lineae asperae

Innervation: n. obturatorius

Funktion: Adduktion des Oberschenkels, hilft ihn strecken und beteiligt sich an der Außenrollung im Hüftgelenk

5. m. adductor magnus* (liegt wie m. adductor brevis in tieferer Schicht als 1–3)	ramus ossis ischii und kaudaler Rand des tuber ischiadicum (grenzt mit seiner Dorsalfläche an die Flexoren)	fleischig: proximale $^2/_3$ der linea aspera, labium mediale (bis herauf zur tuberositas glutaea); sehnig: epicondylus medialis femoris (dazwischen *hiatus tendineus* [*adductorius*])

Innervation: n. obturatorius und daneben auch n. ischiadicus (n. tibialis)

Funktion: Adduktion des Oberschenkels, hilft ihn strecken, beteiligt sich bei der Einwärtsrollung

6. m. obturatorius externus	äußerer Umfang des foramen obturatum (medialer Teil), membrana obturatoria	sehnig an der fossa trochanterica

Innervation: n. obturatorius

Funktion: Außenroller des femur; daneben Beugung im Hüftgelenk

* Der proximale, fast quer gerichtete Abschnitt des Muskels hieß in den B.N.A. m. adductor minimus; er wirkt etwas abweichend vom Hauptmuskel (sog. Außenrollung im Hüftgelenk).

Ischiokrurale Muskeln des Oberschenkels. Dorsale Gruppe (Flexoren) Abb. 401–403, 418, 419)

Name	Ursprung	Ansatz
1. m. biceps femoris		
caput longum (zweigelenkig)	tuber ischiadicum (kurzsehnig verwachsen mit 2)	caput fibulae (starksehnig)
caput breve (eingelenkig)	distale Hälfte des labium laterale lineae asperae	

Innervation: für caput longum n. tibialis, für caput breve n. peronaeus communis

Funktion: Beugung des Unterschenkels, verbunden mit sog. Außenrollung (außerdem Streckung im Hüftgelenk)

2. m. semitendinosus (bildet die dritte Sehne des pes anserinus; zweigelenkig)	kurzsehnig vom tuber ischiadicum, verwachsen mit dem caput longum m. bicipitis femoris	langsehnig; die Endausbreitung der Sehne erfolgt an dem medialen Rand der tuberositas tibiae als pes anserinus

Innervation: n. tibialis

Funktion: Beugung des Unterschenkels, verbunden mit Innenrollung; daneben Streckung im Hüftgelenk

3. m. semimembranosus (zweigelenkig)	tuber ischiadicum (breitsehnig; im Zwischenraum von 1. und 2. und m. adductor magnus)	dick- und kurzsehnig am condylus medialis tibiae (und lig. popliteum obliquum)

Innervation: n. tibialis

Funktion: Beugung des Unterschenkels und sog. Innenrollung, daneben Streckung im Hüftgelenk

---

I. **foramen ischiadicum majus.** Begrenzung: incisura ischiadica major, ligamentum sacrospinale und ligamentum sacrotuberale.
Durch den Durchtritt des m. piriformis verbleiben zwei kleinere Lücken:

1. **foramen infrapiriforme** für den Durchtritt des n. ischiadicus, der vasa glutaea inferiora, des n. cutaneus femoris posterior, der vasa pudenda interna, des n. pudendus.

2. **foramen suprapiriforme** für den Durchtritt der vasa glutaea superiora und des n. glutaeus superior.

II. **foramen ischiadicum minus.** Begrenzung: incisura ischiadica minor, ligamentum sacrospinale und sacrotuberale (hier treten die vasa pudenda interna und der n. pudendus in den »ALCOCKschen Kanal« ein. Der »ALCOCKsche Kanal« liegt in der Tiefe der fossa ischiorectalis und wird von der Faszie des m. obturatorius internus gebildet.

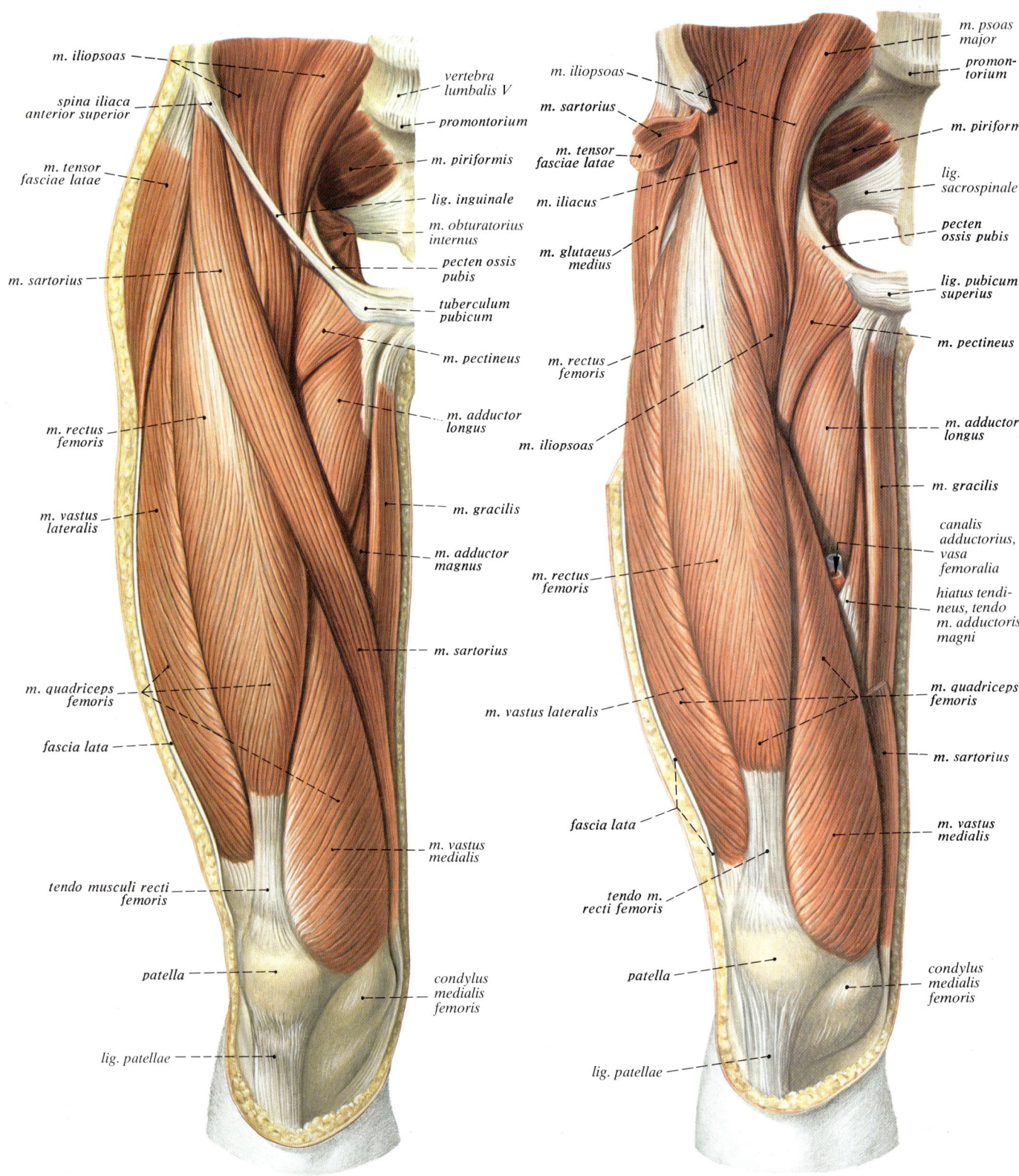

m. iliopsoas

spina iliaca anterior superior

m. tensor fasciae latae

m. sartorius

m. rectus femoris

m. vastus lateralis

m. quadriceps femoris

fascia lata

tendo musculi recti femoris

patella

lig. patellae

vertebra lumbalis V

promontorium

m. piriformis

lig. inguinale

m. obturatorius internus

pecten ossis pubis

tuberculum pubicum

m. pectineus

m. adductor longus

m. gracilis

m. adductor magnus

m. sartorius

m. vastus medialis

condylus medialis femoris

m. iliopsoas

m. sartorius

m. tensor fasciae latae

m. iliacus

m. glutaeus medius

m. rectus femoris

m. iliopsoas

m. rectus femoris

m. vastus lateralis

fascia lata

tendo m. recti femoris

patella

lig. patellae

m. psoas major

promontorium

m. piriformis

lig. sacrospinale

pecten ossis pubis

lig. pubicum superius

m. pectineus

m. adductor longus

m. gracilis

canalis adductorius, vasa femoralia

hiatus tendineus, tendo m. adductoris magni

m. quadriceps femoris

m. sartorius

m. vastus medialis

condylus medialis femoris

Abb. 414. Oberflächliche Schicht der Muskeln der Ventralfläche des rechten Oberschenkels. Das ligamentum inguinale ist erhalten.

Abb. 415. Muskeln der Ventralfläche des rechten Oberschenkels nach Durchschneidung des m. sartorius und Entfernung des ligamentum inguinale.

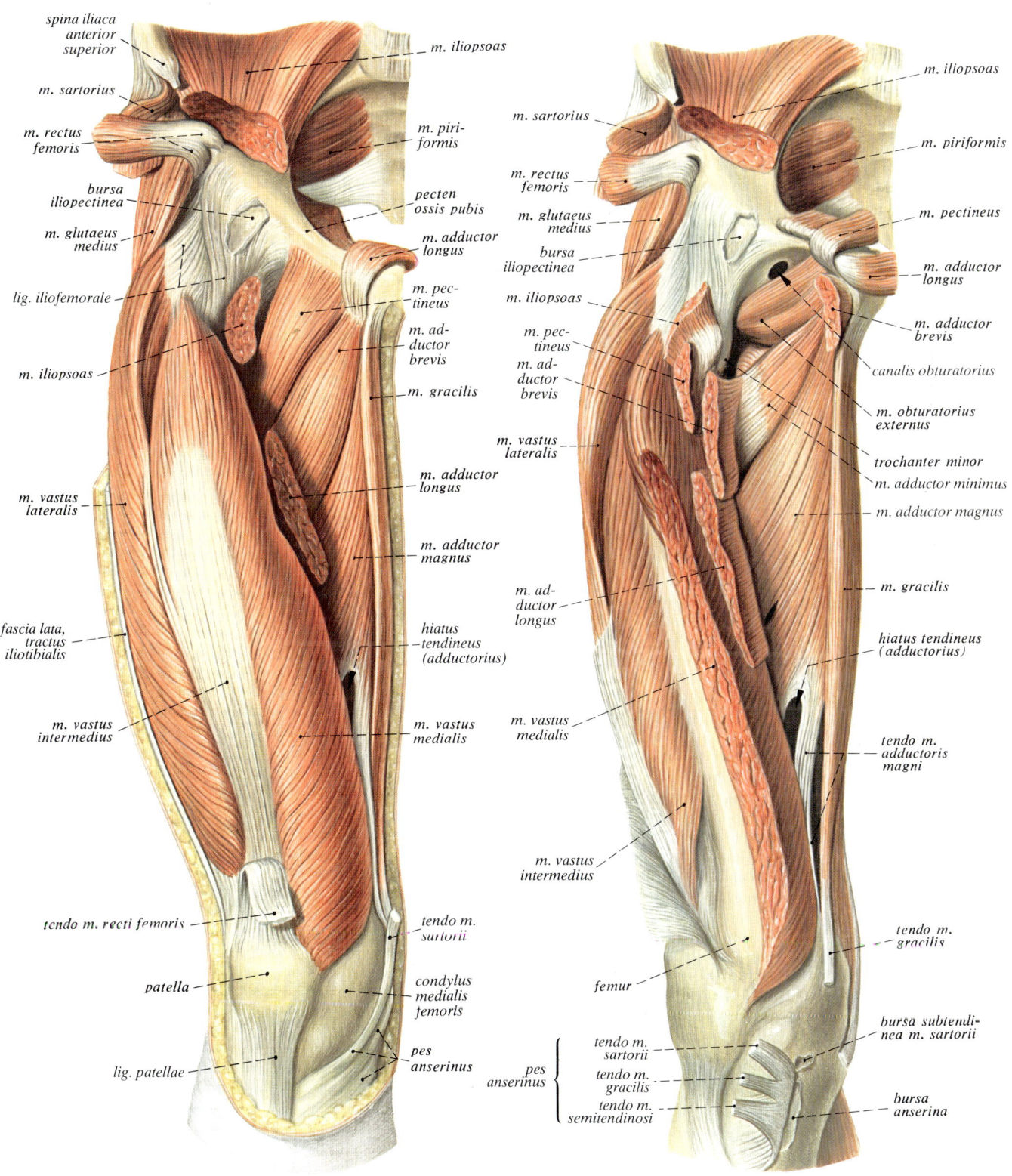

Abb. 416. Mittlere Schicht der Muskeln auf der Ventralseite des Oberschenkels. Durchgeschnitten sind mm. sartorius, iliopsoas, rectus femoris, adductor longus.

Abb. 417. Tiefe Schicht der Muskeln auf der Ventralseite des Oberschenkels. Präparation wie bei Abb. 416; außerdem durchgeschnitten: mm. pectineus, adductor brevis, vastus medialis, gracilis.

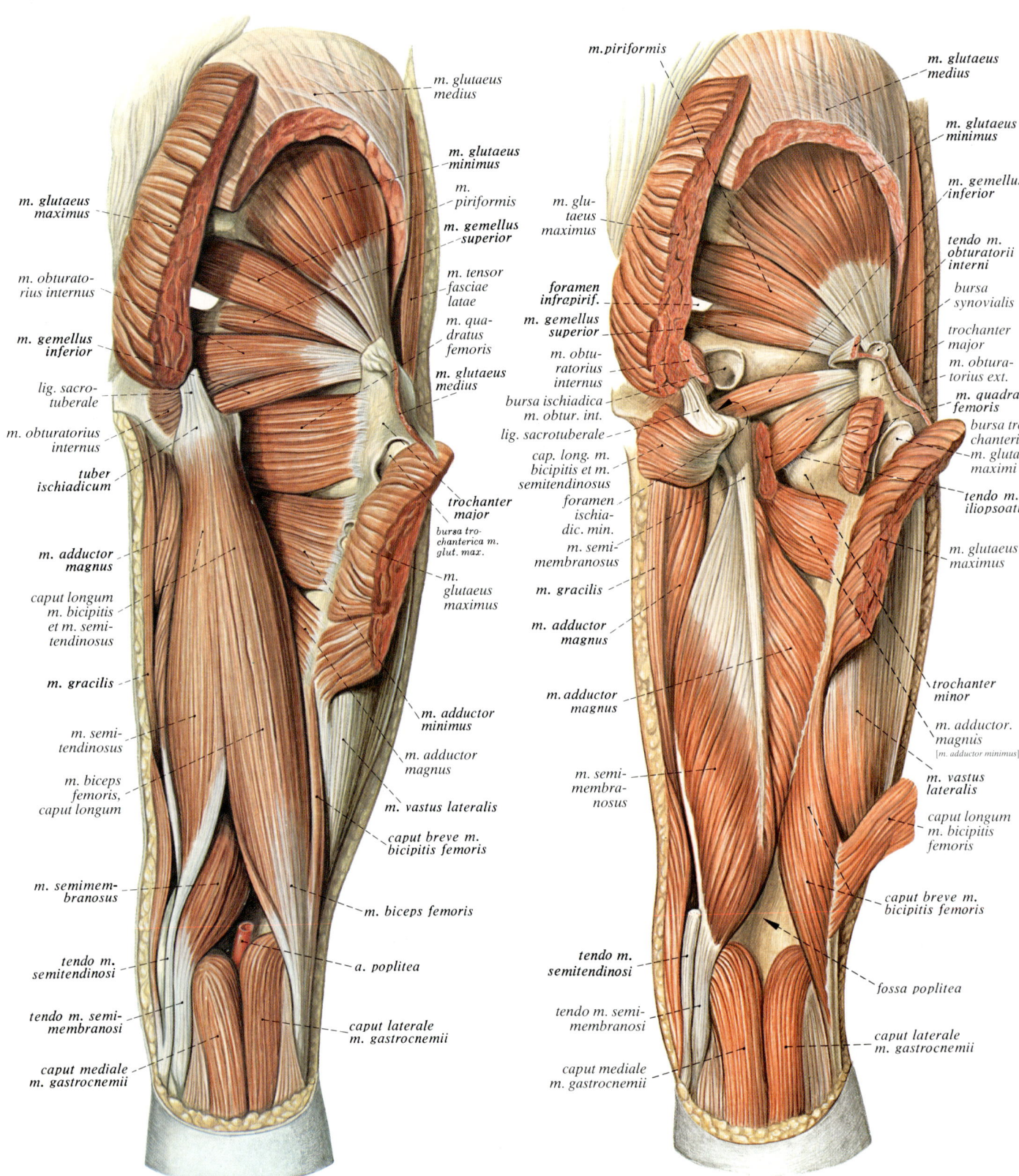

m. glutaeus medius

m. glutaeus minimus

m. piriformis

m. gemellus superior

m. tensor fasciae latae

m. quadratus femoris

m. glutaeus medius

trochanter major

bursa trochanterica m. glut. max.

m. glutaeus maximus

m. adductor minimus

m. adductor magnus

m. vastus lateralis

caput breve m. bicipitis femoris

m. biceps femoris

a. poplitea

caput laterale m. gastrocnemii

m. glutaeus maximus

m. obturatorius internus

m. gemellus inferior

lig. sacrotuberale

m. obturatorius internus

tuber ischiadicum

m. adductor magnus

caput longum m. bicipitis et m. semitendinosus

m. gracilis

m. semitendinosus

m. biceps femoris, caput longum

m. semimembranosus

tendo m. semitendinosi

tendo m. semimembranosi

caput mediale m. gastrocnemii

m. piriformis

m. glutaeus maximus

foramen infrapirif.

m. gemellus superior

m. obturatorius internus

bursa ischiadica m. obtur. int.

lig. sacrotuberale

cap. long. m. bicipitis et m. semitendinosus

foramen ischiadic. min.

m. semimembranosus

m. gracilis

m. adductor magnus

m. adductor magnus

m. semimembranosus

tendo m. semitendinosi

tendo m. semimembranosi

caput mediale m. gastrocnemii

m. glutaeus medius

m. glutaeus minimus

m. gemellus inferior

tendo m. obturatorii interni

bursa synovialis

trochanter major

m. obturatorius ext.

m. quadratus femoris

bursa trochanterica m. glutaei maximi

tendo m. iliopsoatis

m. glutaeus maximus

trochanter minor

m. adductor magnus
[m. adductor minimus]

m. vastus lateralis

caput longum m. bicipitis femoris

caput breve m. bicipitis femoris

fossa poplitea

caput laterale m. gastrocnemii

Abb. 418. Tiefe Schicht der dorsalen Hüftmuskeln und oberflächliche Schicht der Flexoren am Oberschenkel, Muskeln der Kniekehle. Durchgeschnitten und zurückgeschlagen sind m. glutaeus maximus und m. glutaeus medius.

Abb. 419. Tiefe Schicht der dorsalen Hüftmuskeln und tiefe Schicht der Flexoren am Oberschenkel. Durchgeschnitten sind (außer mm. glutaeus maximus und medius) m. quadratus femoris, m. obturatorius internus, m. biceps femoris (caput longum) und m. semitendinosus (letzterer ist bis auf die Endsehne abgetragen).

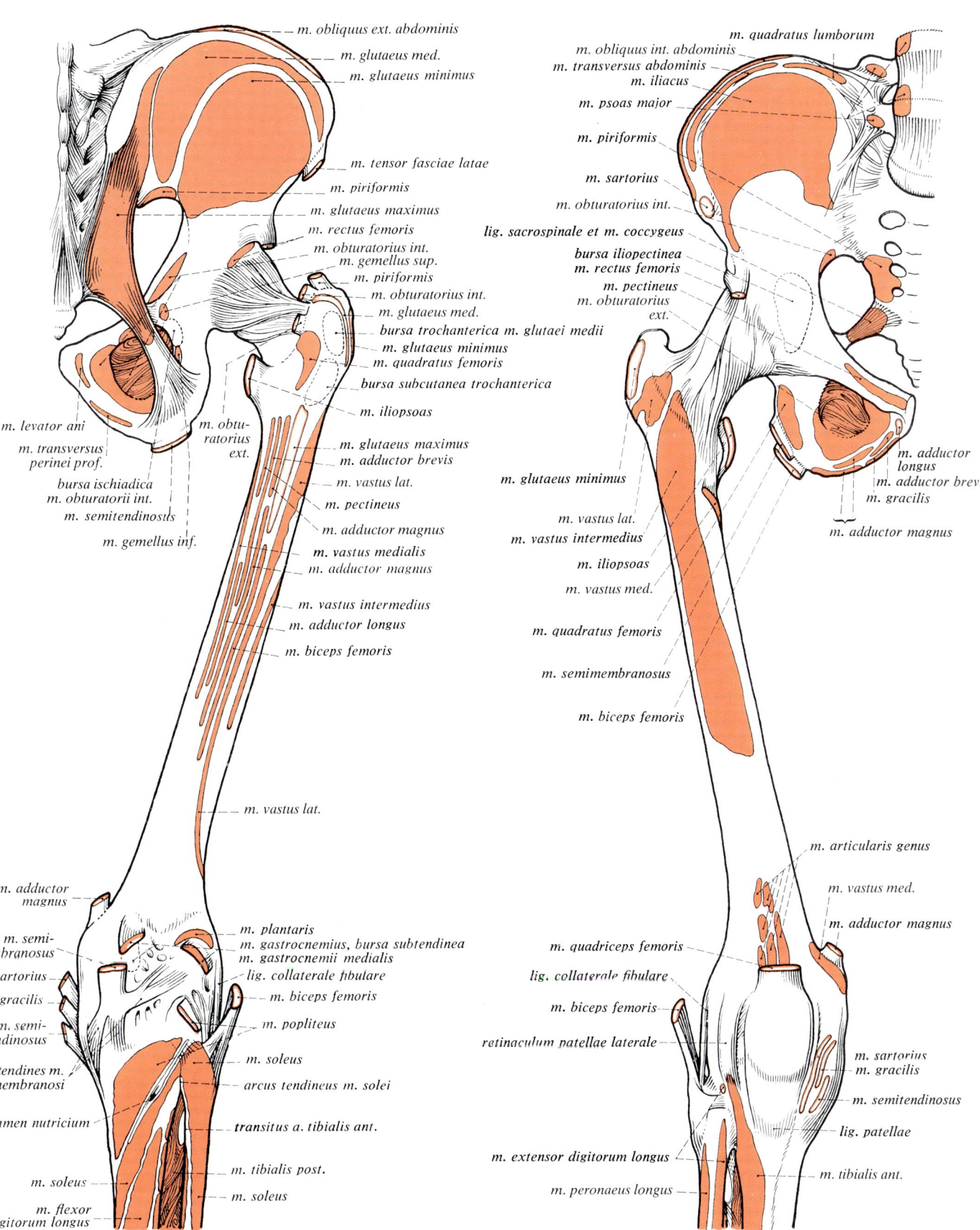

m. obliquus ext. abdominis
m. glutaeus med.
m. glutaeus minimus

m. tensor fasciae latae
m. piriformis
m. glutaeus maximus
m. rectus femoris
m. obturatorius int.
m. gemellus sup.
m. piriformis
m. obturatorius int.
m. glutaeus med.
bursa trochanterica m. glutaei medii
m. glutaeus minimus
m. quadratus femoris
bursa subcutanea trochanterica
m. iliopsoas

m. levator ani
m. transversus perinei prof.
bursa ischiadica m. obturatorii int.
m. semitendinosus
m. gemellus inf.
m. obturatorius ext.

m. glutaeus maximus
m. adductor brevis
m. vastus lat.
m. pectineus
m. adductor magnus
m. vastus medialis
m. adductor magnus
m. vastus intermedius
m. adductor longus
m. biceps femoris

m. vastus lat.

m. adductor magnus
m. semimbranosus
sartorius
gracilis
m. semindinosus
tendines m. nembranosi
amen nutricium
m. soleus
m. flexor digitorum longus

m. plantaris
m. gastrocnemius, bursa subtendinea
m. gastrocnemii medialis
lig. collaterale fibulare
m. biceps femoris
m. popliteus
m. soleus
arcus tendineus m. solei
transitus a. tibialis ant.
m. tibialis post.
m. soleus

m. quadratus lumborum
m. obliquus int. abdominis
m. transversus abdominis
m. iliacus
m. psoas major
m. piriformis
m. sartorius
m. obturatorius int.
lig. sacrospinale et m. coccygeus
bursa iliopectinea
m. rectus femoris
m. pectineus
m. obturatorius ext.

m. glutaeus minimus
m. vastus lat.
m. vastus intermedius
m. iliopsoas
m. vastus med.
m. quadratus femoris
m. semimembranosus
m. biceps femoris

m. adductor longus
m. adductor brevis
m. gracilis
m. adductor magnus

m. articularis genus
m. vastus med.
m. adductor magnus

m. quadriceps femoris
lig. collaterale fibulare
m. biceps femoris
retinaculum patellae laterale
m. sartorius
m. gracilis
m. semitendinosus
lig. patellae
m. extensor digitorum longus
m. peronaeus longus
m. tibialis ant.

Abb. 420. Muskelursprungsfelder an Becken und unterer Extremität bis Knie einschließlich. Rechtes Bein. Dorsalseite.

Abb. 421. Muskelursprungsfelder an Becken und unterer Extremität bis Knie einschließlich. Rechtes Bein. Ventralseite.

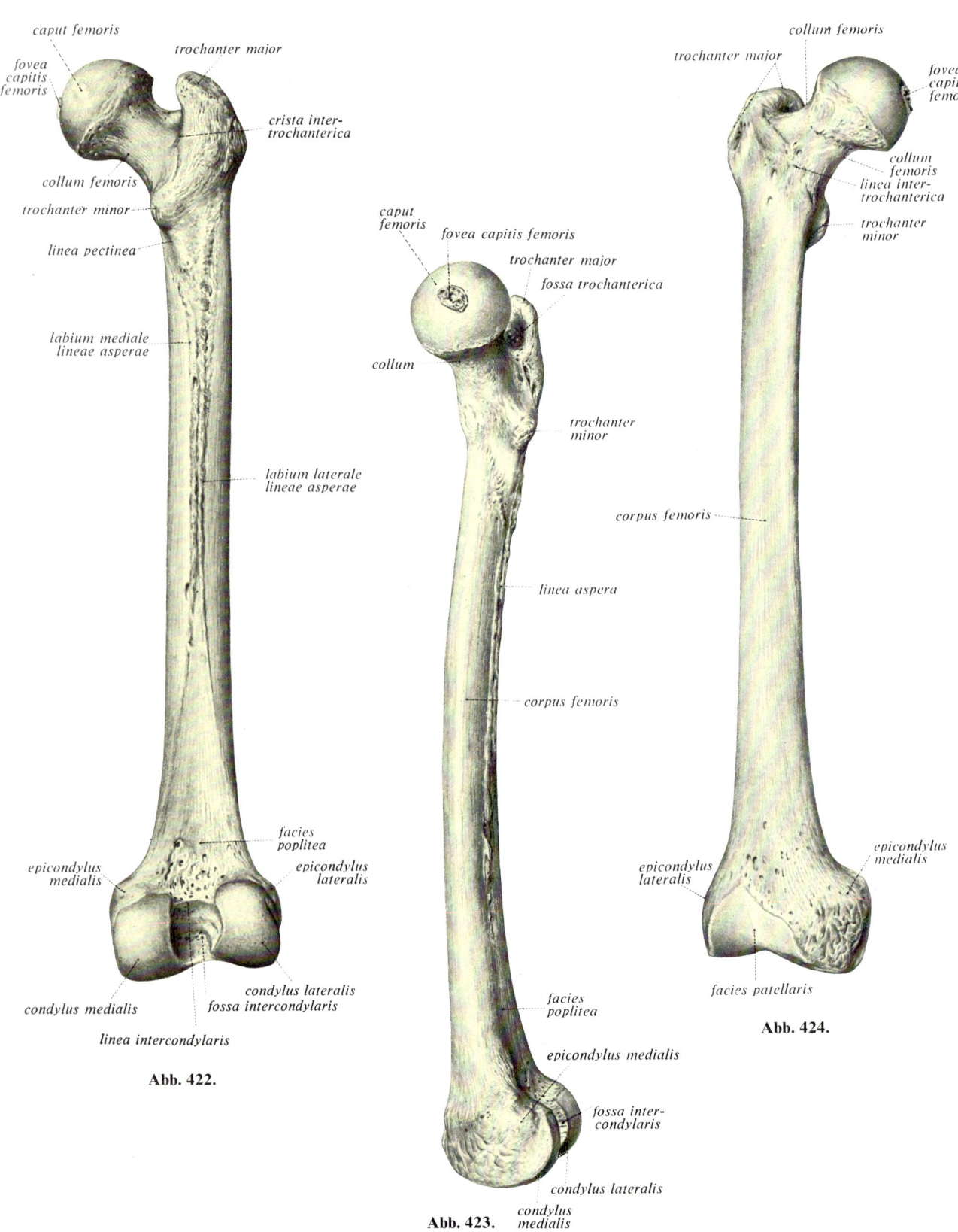

caput femoris

fovea
capitis
femoris

trochanter major

crista inter-
trochanterica

collum femoris

trochanter minor

linea pectinea

labium mediale
lineae asperae

labium laterale
lineae asperae

facies
poplitea

epicondylus
medialis

epicondylus
lateralis

condylus medialis

condylus lateralis
fossa intercondylaris

linea intercondylaris

Abb. 422.

caput
femoris

fovea capitis femoris

trochanter major

fossa trochanterica

collum

trochanter
minor

linea aspera

corpus femoris

facies
poplitea

epicondylus medialis

fossa inter-
condylaris

condylus lateralis

condylus
medialis

Abb. 423.

collum femoris

trochanter major

fovea
capitis
femoris

collum
femoris
linea inter-
trochanterica

trochanter
minor

corpus femoris

epicondylus
lateralis

epicondylus
medialis

facies patellaris

Abb. 424.

Abb. 422–424. Rechtes Oberschenkelbein, femur. Abb. 422: Ansicht von dorsal. Abb. 423: Ansicht von medial. Abb. 424: Ansicht von ventral.

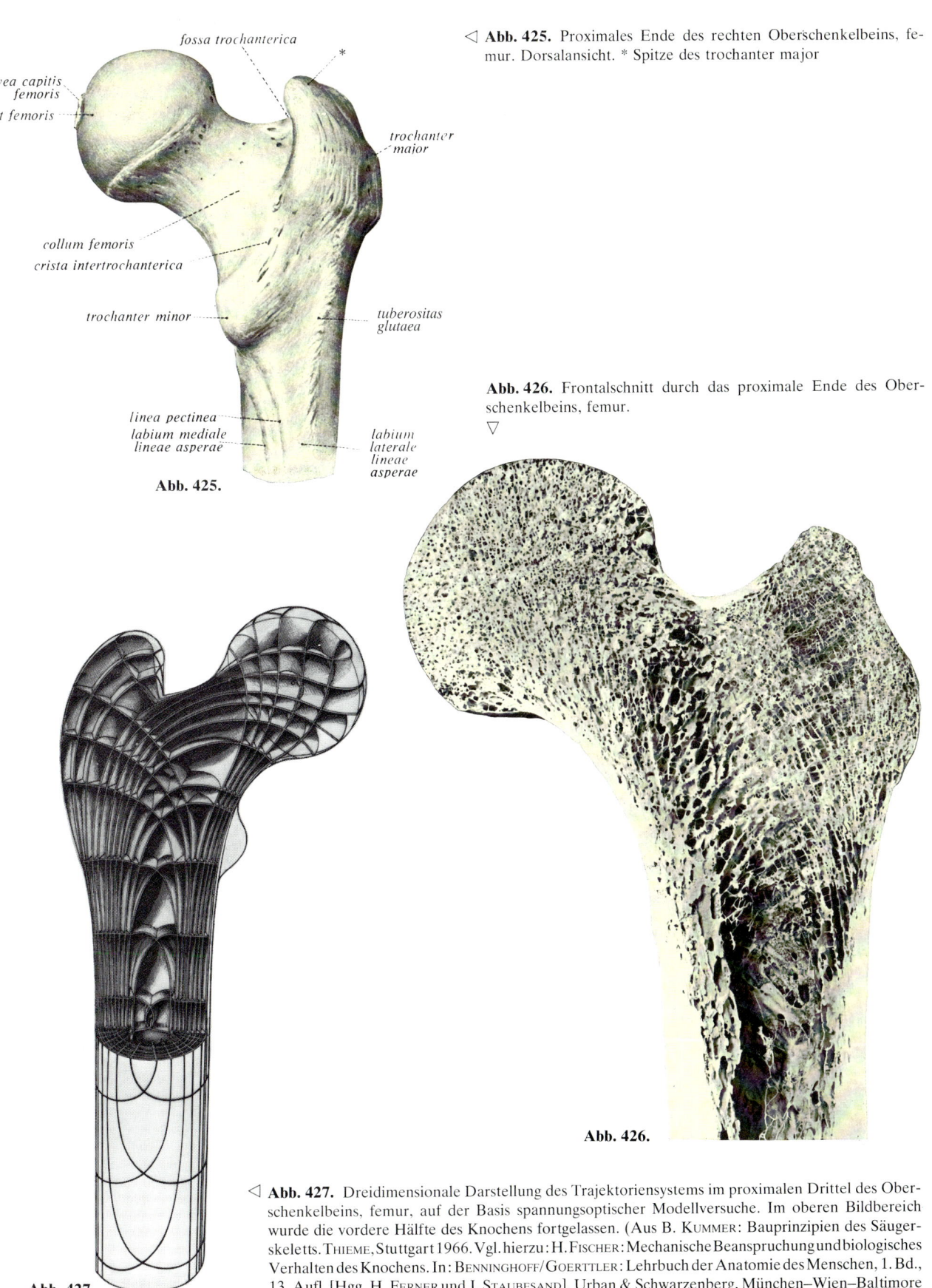

fossa trochanterica

*

fovea capitis femoris

caput femoris

trochanter major

collum femoris

crista intertrochanterica

trochanter minor

tuberositas glutaea

linea pectinea
labium mediale
lineae asperaë

labium laterale lineae asperae

Abb. 425.

Abb. 425. Proximales Ende des rechten Oberschenkelbeins, femur. Dorsalansicht. * Spitze des trochanter major

Abb. 426. Frontalschnitt durch das proximale Ende des Oberschenkelbeins, femur.
▽

Abb. 426.

⊲ **Abb. 427.** Dreidimensionale Darstellung des Trajektoriensystems im proximalen Drittel des Oberschenkelbeins, femur, auf der Basis spannungsoptischer Modellversuche. Im oberen Bildbereich wurde die vordere Hälfte des Knochens fortgelassen. (Aus B. KUMMER: Bauprinzipien des Säugerskeletts. THIEME, Stuttgart 1966. Vgl. hierzu: H. FISCHER: Mechanische Beanspruchung und biologisches Verhalten des Knochens. In: BENNINGHOFF/GOERTTLER: Lehrbuch der Anatomie des Menschen, 1. Bd., 13. Aufl. [Hgg. H. FERNER und J. STAUBESAND]. Urban & Schwarzenberg, München–Wien–Baltimore 1980.)

Abb. 427.

Knieregion

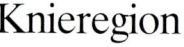

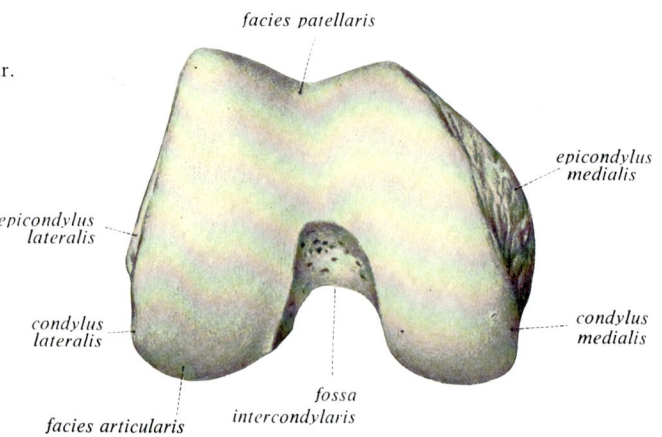

epicondylus
lateralis

condylus
lateralis

incisura poplitea extensoria

Abb. 428. Distales Ende des rechten Oberschenkelbeins, femur. Ansicht von lateral.

facies patellaris

epicondylus
medialis

epicondylus
lateralis

condylus
medialis

condylus
lateralis

fossa
intercondylaris

facies articularis

Abb. 429. Distales Ende des rechten Oberschenkelbeins, femur. Distalansicht.

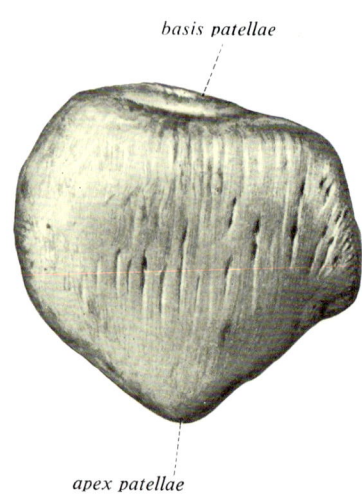

basis patellae

apex patellae

Abb. 430. Kniescheibe, patella, Ventralansicht.

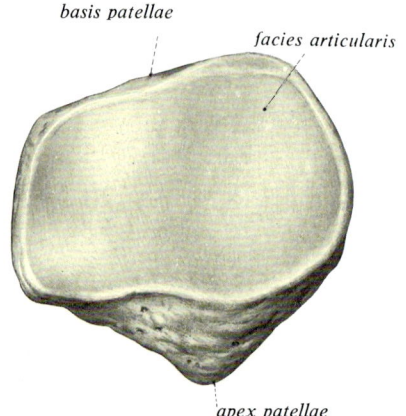

basis patellae

facies articularis

apex patellae

Abb. 431. Kniescheibe, patella, Dorsalansicht.

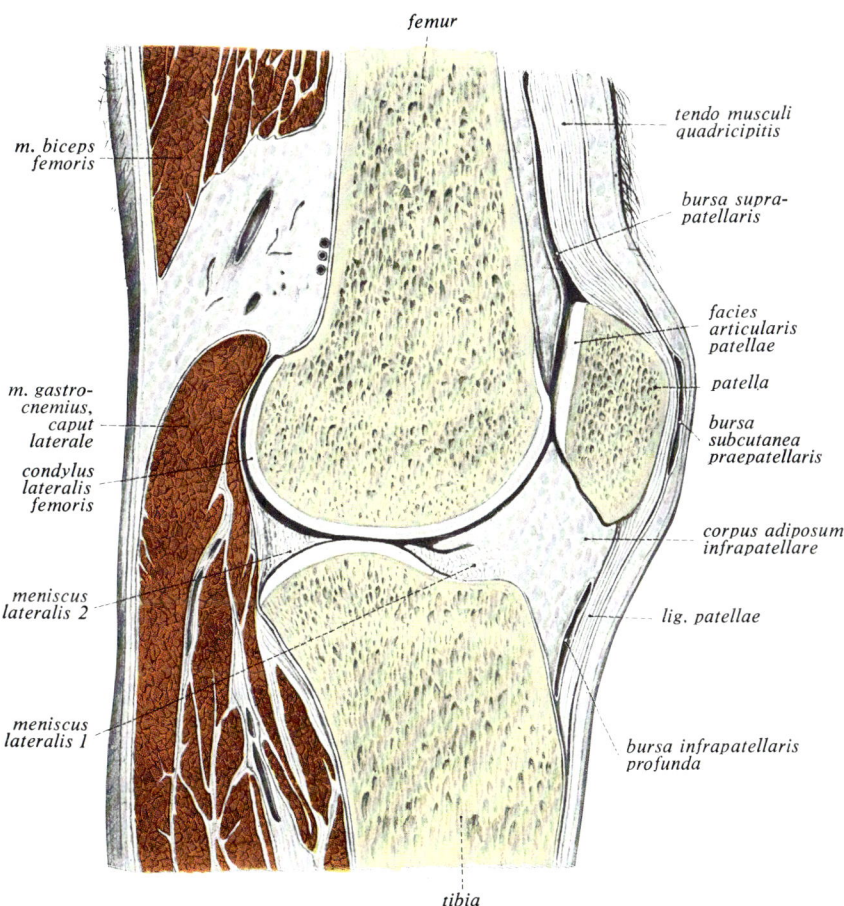

femur

m. biceps femoris

tendo musculi quadricipitis

bursa supra-patellaris

facies articularis patellae

patella

m. gastro-cnemius, caput laterale

bursa subcutanea praepatellaris

condylus lateralis femoris

corpus adiposum infrapatellare

meniscus lateralis 2

lig. patellae

meniscus lateralis 1

bursa infrapatellaris profunda

tibia

Abb. 432. Schnitt durch das gestreckte rechte Kniegelenk, articulatio genus, der durch den condylus lateralis tibiae und den meniscus lateralis geht; letzterer ist zweimal im Schnitt getroffen, einmal (1) in seinem vorderen, das zweite Mal (2) in seinem hinteren Umfang. Die Kongruenz der überknorpelten Gelenkflächen wird durch die menisci, die plicae alares und den Fettkörper des Gelenkes hergestellt. Der Gelenkraum ist durch die Kommunikation mit den bursae labyrinthartig vergrößert.

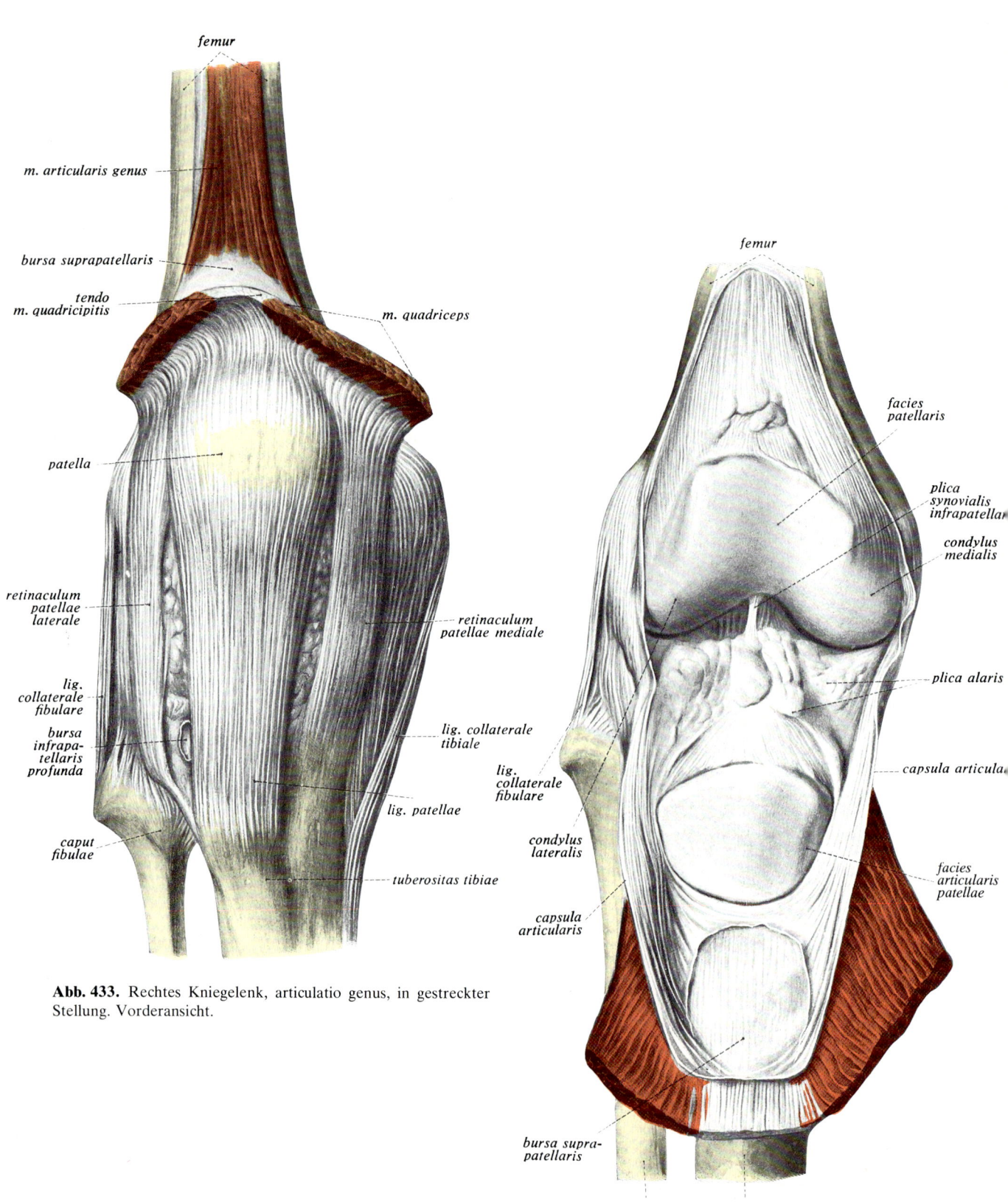

femur

m. articularis genus

bursa suprapatellaris

tendo
m. quadricipitis

m. quadriceps

patella

retinaculum
patellae
laterale

retinaculum
patellae mediale

lig.
collaterale
fibulare

bursa
infrapa-
tellaris
profunda

lig. collaterale
tibiale

lig. patellae

caput
fibulae

tuberositas tibiae

femur

facies
patellaris

plica
synovialis
infrapatellaris

condylus
medialis

plica alaris

capsula articula.

lig.
collaterale
fibulare

condylus
lateralis

facies
articularis
patellae

capsula
articularis

bursa supra-
patellaris

fibula

tibia

Abb. 433. Rechtes Kniegelenk, articulatio genus, in gestreckter Stellung. Vorderansicht.

Abb. 434. Rechtes Kniegelenk, articulatio genus, in gestreckter Stellung, durch zwei seitliche Schnitte eröffnet. Der distale Teil des m. quadriceps ist mit der patella nach unten umgeklappt.

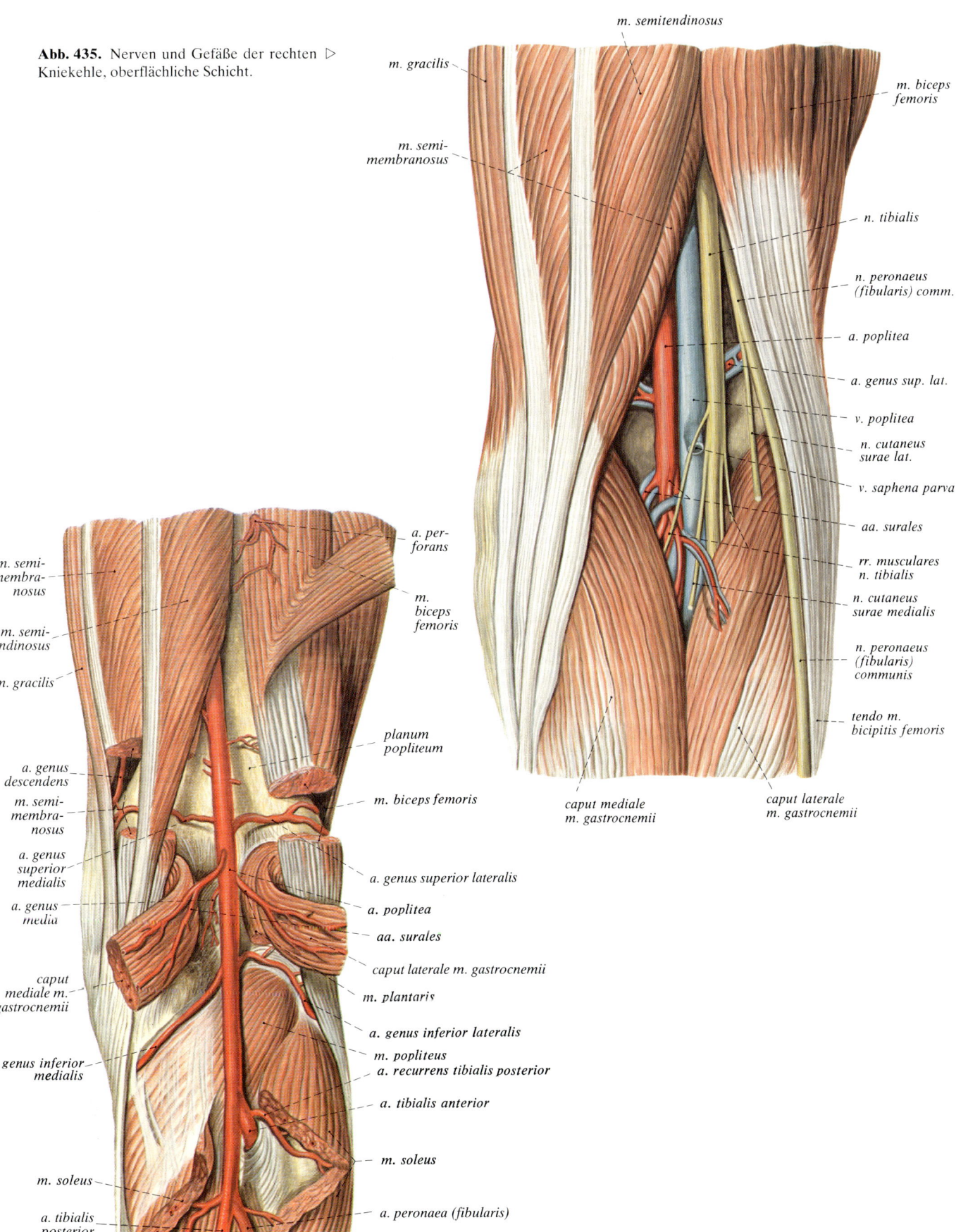

Abb. 435. Nerven und Gefäße der rechten ▷
Kniekehle, oberflächliche Schicht.

m. semitendinosus

m. gracilis

m. biceps
femoris

m. semi-
membranosus

n. tibialis

n. peronaeus
(fibularis) comm.

a. poplitea

a. genus sup. lat.

v. poplitea

n. cutaneus
surae lat.

v. saphena parva

aa. surales

rr. musculares
n. tibialis

n. cutaneus
surae medialis

n. peronaeus
(fibularis)
communis

tendo m.
bicipitis femoris

caput mediale
m. gastrocnemii

caput laterale
m. gastrocnemii

a. per-
forans

m.
biceps
femoris

m. semi-
membra-
nosus

m. semi-
endinosus

m. gracilis

planum
popliteum

m. biceps femoris

a. genus
descendens

m. semi-
membra-
nosus

a. genus superior lateralis

a. genus
superior
medialis

a. poplitea

a. genus
media

aa. surales

caput laterale m. gastrocnemii

caput
mediale m.
gastrocnemii

m. plantaris

a. genus inferior lateralis

m. popliteus

a. genus inferior
medialis

a. recurrens tibialis posterior

a. tibialis anterior

m. soleus

m. soleus

a. peronaea (fibularis)

a. tibialis
posterior

◁ **Abb. 436.** Arterien der rechten Kniekehle.

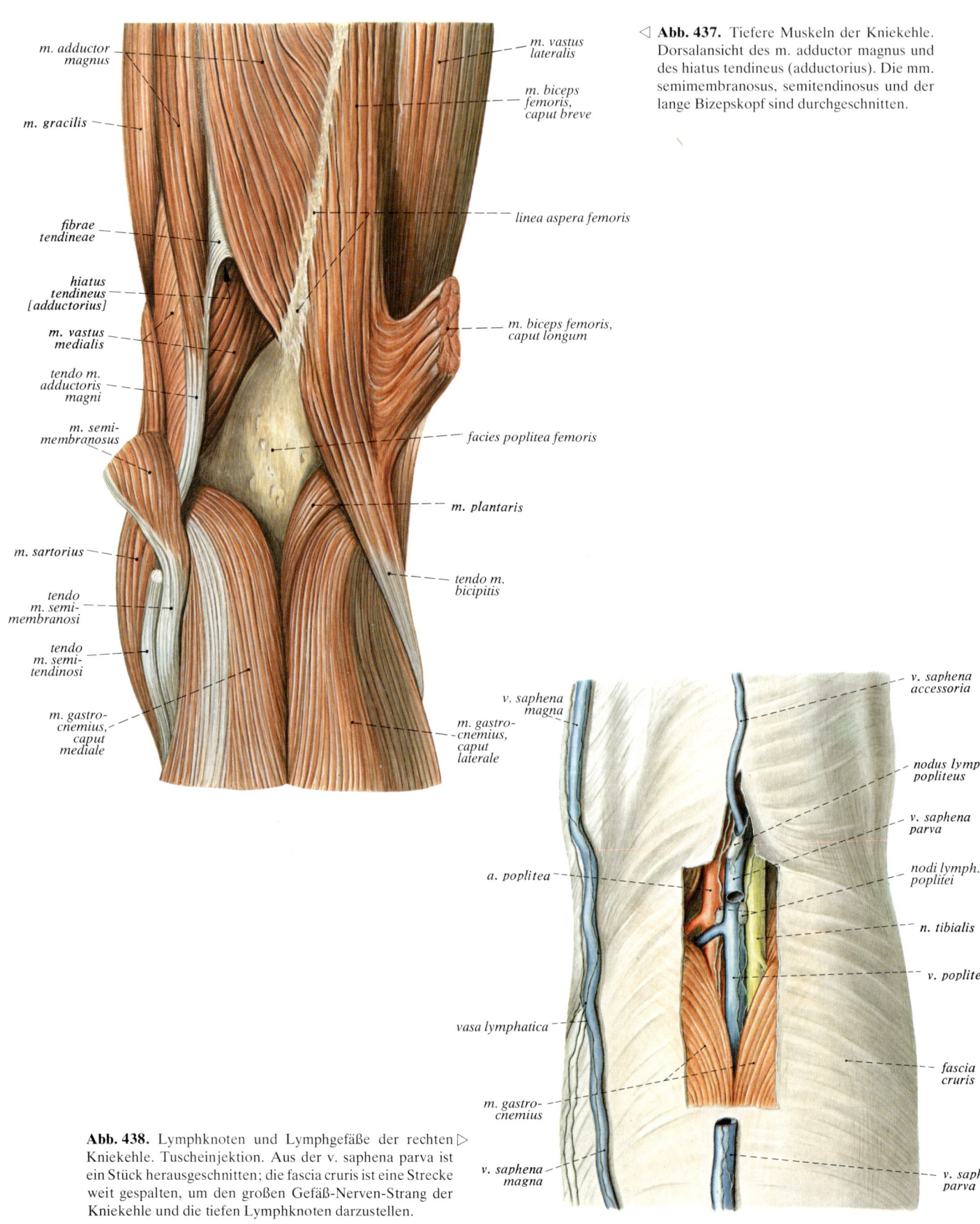

m. adductor magnus

m. gracilis

fibrae tendineae

hiatus tendineus [adductorius]

m. vastus medialis

tendo m. adductoris magni

m. semi-membranosus

m. sartorius

tendo m. semi-membranosi

tendo m. semi-tendinosi

m. gastro-cnemius, caput mediale

m. vastus lateralis

m. biceps femoris, caput breve

linea aspera femoris

m. biceps femoris, caput longum

facies poplitea femoris

m. plantaris

tendo m. bicipitis

m. gastro-cnemius, caput laterale

Abb. 437. Tiefere Muskeln der Kniekehle. Dorsalansicht des m. adductor magnus und des hiatus tendineus (adductorius). Die mm. semimembranosus, semitendinosus und der lange Bizepskopf sind durchgeschnitten.

v. saphena magna

a. poplitea

vasa lymphatica

m. gastro-cnemius

v. saphena magna

v. saphena accessoria

nodus lymp popliteus

v. saphena parva

nodi lymph. poplitei

n. tibialis

v. poplite

fascia cruris

v. sapl parva

Abb. 438. Lymphknoten und Lymphgefäße der rechten ▷ Kniekehle. Tuscheinjektion. Aus der v. saphena parva ist ein Stück herausgeschnitten; die fascia cruris ist eine Strecke weit gespalten, um den großen Gefäß-Nerven-Strang der Kniekehle und die tiefen Lymphknoten darzustellen.

Muskeln des Unterschenkels. Muskeln der hinteren Fläche (Abb. 437, 470, 471)

m. triceps surae und *m. popliteus*

Name	Ursprung	Ansatz
1. m. gastrocnemius		
caput mediale	epicondylus medialis femoris	tuber calcanei mittels des tendo calcaneus (ACHILLIS)
caput laterale	epicondylus lateralis femoris	
2. m. soleus	caput, facies posterior und margo posterior fibulae, facies posterior tibiae (an und distal der linea m. solei), arcus tendineus m. solei zwischen tibia und fibula	
3. m. plantaris	epicondylus lateralis femoris	tiefes Blatt der fascia cruris und tendo calcaneus (mit langer, dünner Sehne)

Innervation: n. tibialis

Funktion: Plantarflexion des Fußes, Supination; m. gastrocnemius beugt im Kniegelenk; die beiden mm. tricipites surae sind – beiderseits innerviert – Hilfsmuskeln beim Stehen; sie versteifen das Bein in Knie- und Sprunggelenken

m. popliteus	sehnig am epicondylus lateralis femoris, meniscus lateralis und caput fibulae	facies posterior tibiae oberhalb der linea m. solei (Abb. 471)

Innervation: n. tibialis

Funktion: Beugung des Unterschenkels und Einwärtsrotation im Kniegelenk

---

Beachte: Der schräge Ursprung des m. soleus bildet durch einen arcus tendineus m. solei einen Spalt, durch den die vasa poplitea und der n. tibialis die Kniekehle distalwärts verlassen und in die tiefe Wadenregion gelangen.

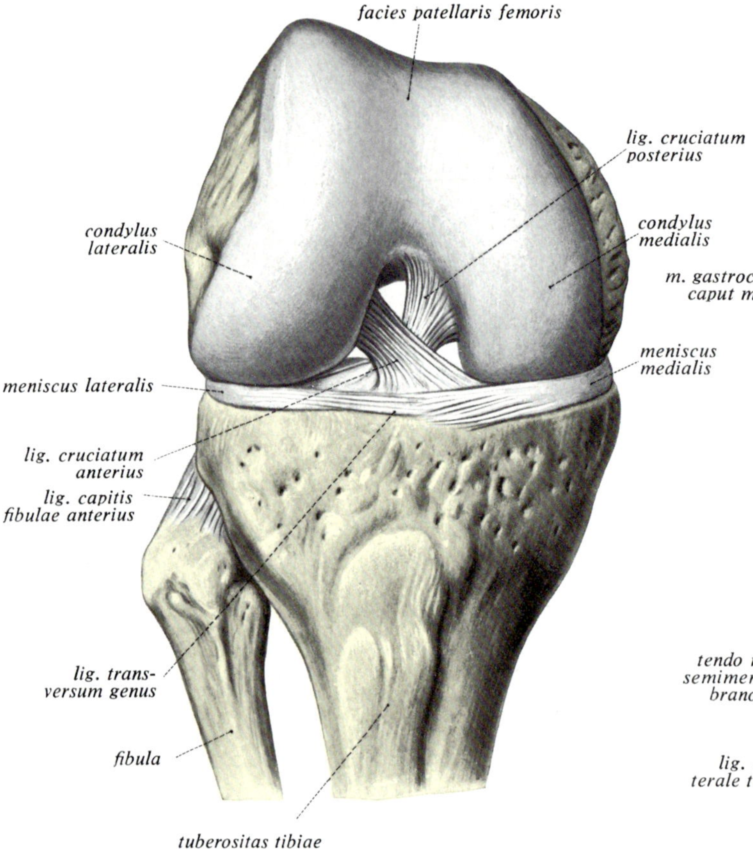

facies patellaris femoris

lig. cruciatum
posterius

condylus
lateralis

condylus
medialis

meniscus
medialis

meniscus lateralis

lig. cruciatum
anterius

lig. capitis
fibulae anterius

lig. trans-
versum genus

fibula

tuberositas tibiae

Abb. 439. Rechtes Kniegelenk, articulatio genus, in gebeugter
Stellung nach Entfernung der Gelenkkapsel und der Seitenbänder.

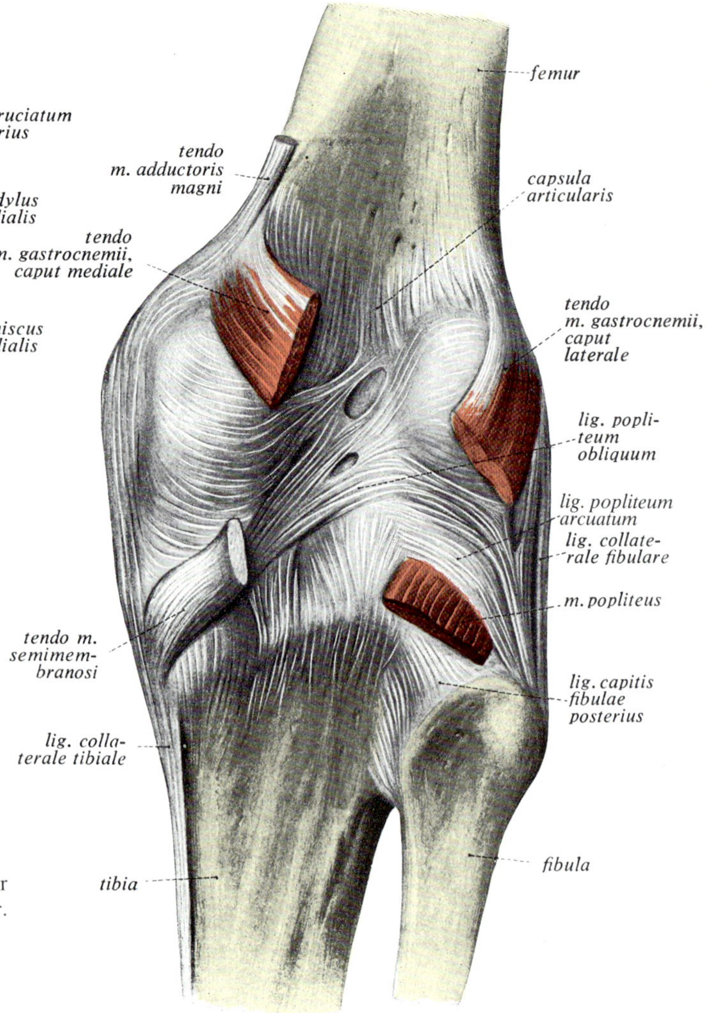

femur

tendo
m. adductoris
magni

capsula
articularis

tendo
m. gastrocnemii,
caput mediale

tendo
m. gastrocnemii,
caput
laterale

lig. popli-
teum
obliquum

lig. popliteum
arcuatum

lig. collate-
rale fibulare

m. popliteus

tendo m.
semimem-
branosi

lig. capitis
fibulae
posterius

lig. colla-
terale tibiale

tibia

fibula

Abb. 440. Rechtes Kniegelenk, articulatio genus, in gestreckter
Stellung. Ansicht von dorsal.

lig. transversum genus

bursa infrapatellaris profunda

lig. cruciatum
anterius

lig. patellae

meniscus medialis

meniscus
lateralis

lig. cruciatum posterius

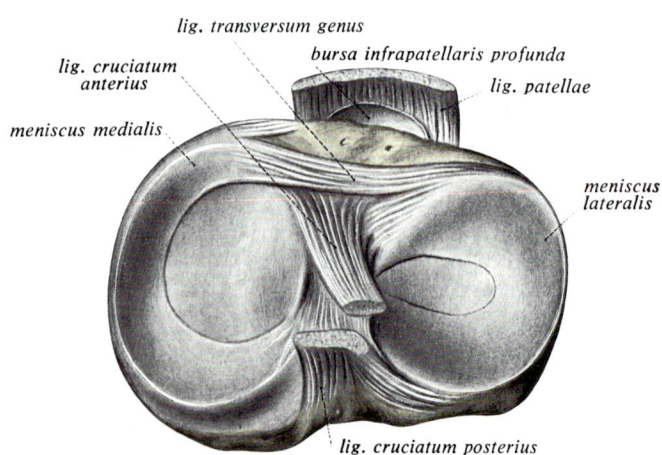

Abb. 441. Kondylen der tibia mit den beiden menisci und den Ursprüngen der ligamenta cruciata genus.

Abb. 442. Arterielle Versorgung der Menisken und ihrer Umge- ▷
bung. Nach H. SICK et J. G. KORITKÉ: La vascularisation des ménis-
ques de l'articulation du genou. Z. Anat. Entwickl.-Gesch. 129,
359−379 (1969).

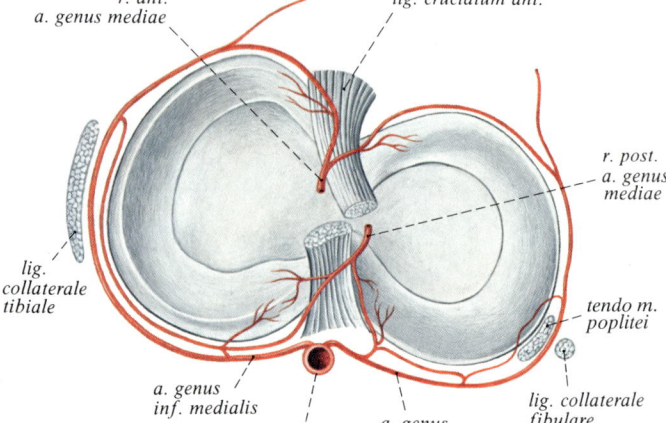

r. ant.
a. genus mediae

lig. cruciatum ant.

r. post.
a. genus
mediae

lig.
collaterale
tibiale

tendo m.
poplitei

a. genus
inf. medialis

lig. collaterale
fibulare

a. poplitea

a. genus
inf. lat.

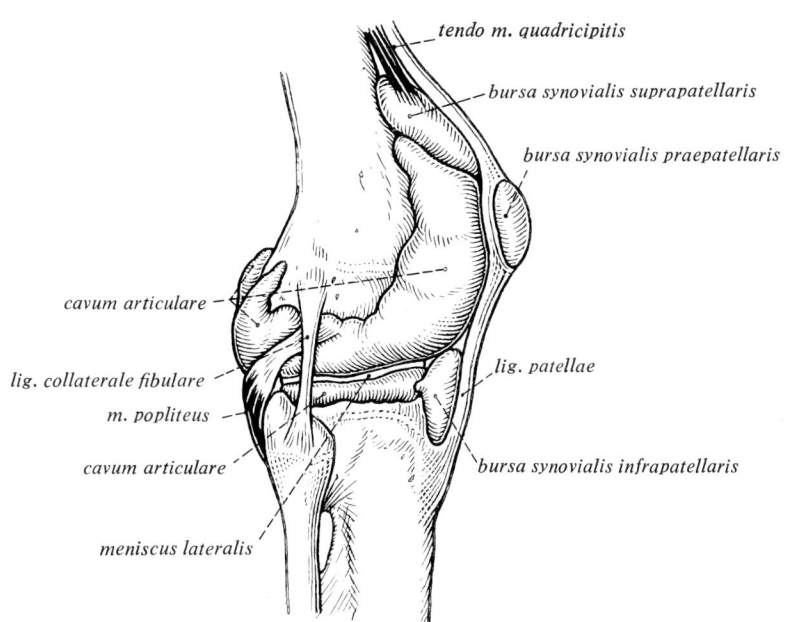

tendo m. quadricipitis

bursa synovialis suprapatellaris

bursa synovialis praepatellaris

cavum articulare

lig. collaterale fibulare

m. popliteus

cavum articulare

meniscus lateralis

lig. patellae

bursa synovialis infrapatellaris

Abb. 443. Gelenkausguß des rechten Kniegelenks, articulatio genus. Ansicht von lateral.

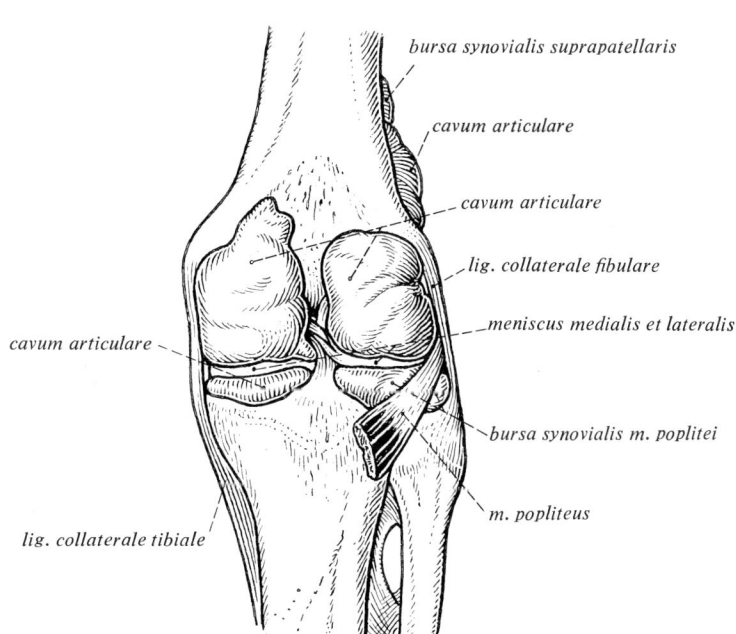

bursa synovialis suprapatellaris

cavum articulare

cavum articulare

lig. collaterale fibulare

meniscus medialis et lateralis

cavum articulare

bursa synovialis m. poplitei

m. popliteus

lig. collaterale tibiale

Abb. 444. Gelenkausguß des rechten Kniegelenks, articulatio genus. Ansicht von dorsal.

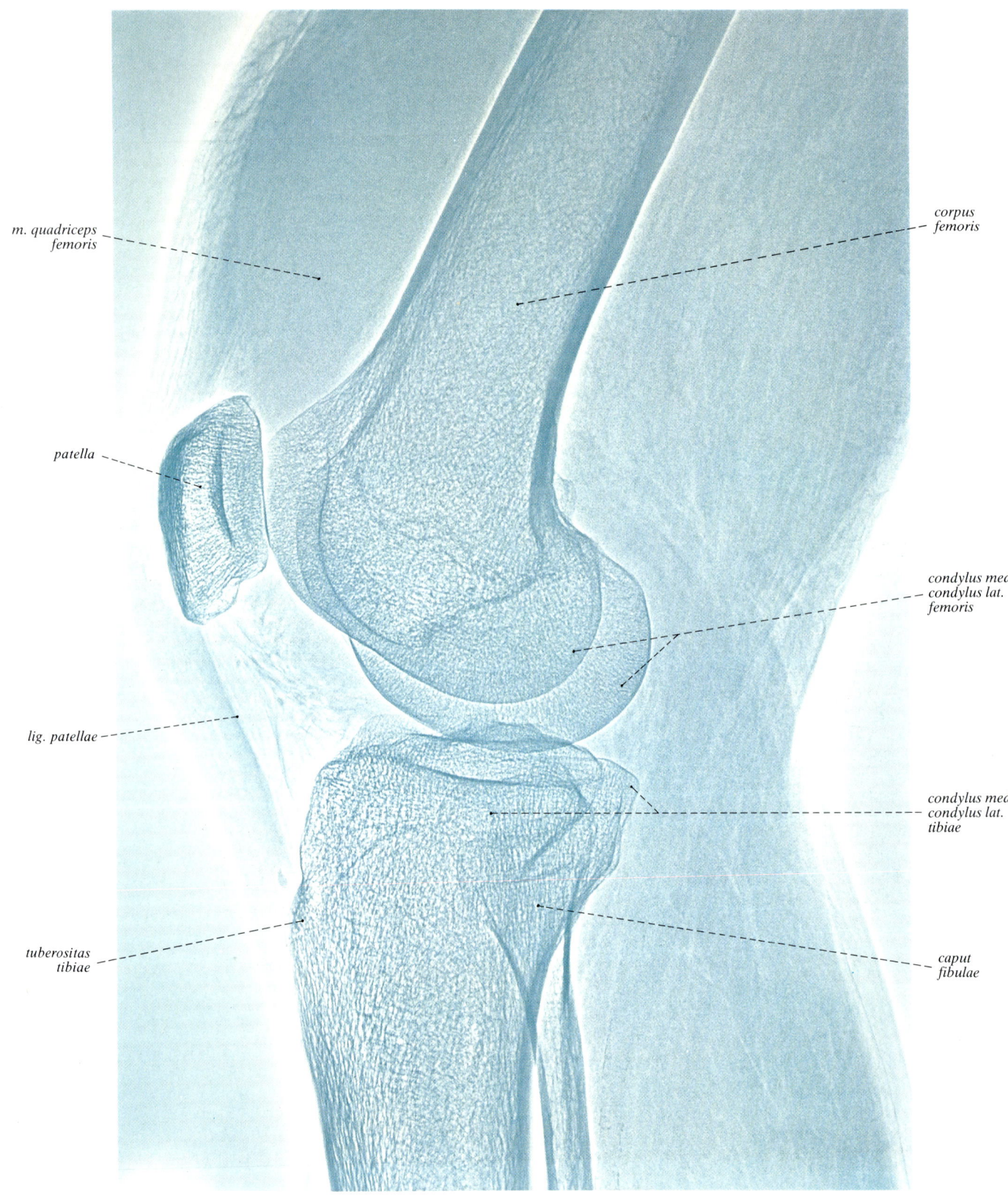

m. quadriceps
femoris

corpus
femoris

patella

condylus med
condylus lat.
femoris

lig. patellae

condylus med
condylus lat.
tibiae

tuberositas
tibiae

caput
fibulae

Abb. 445. Xeroradiographie des linken Kniegelenks (seitliche Aufnahme) in geringer Beugestellung. Beachte die Betonung der Weichteilstrukturen: Muskeln, Sehnen (Aufnahme Prof. Dr. D. KAUFFMANN, Zentrum Radiologie am Klinikum der Universität Freiburg i. Brsg.).

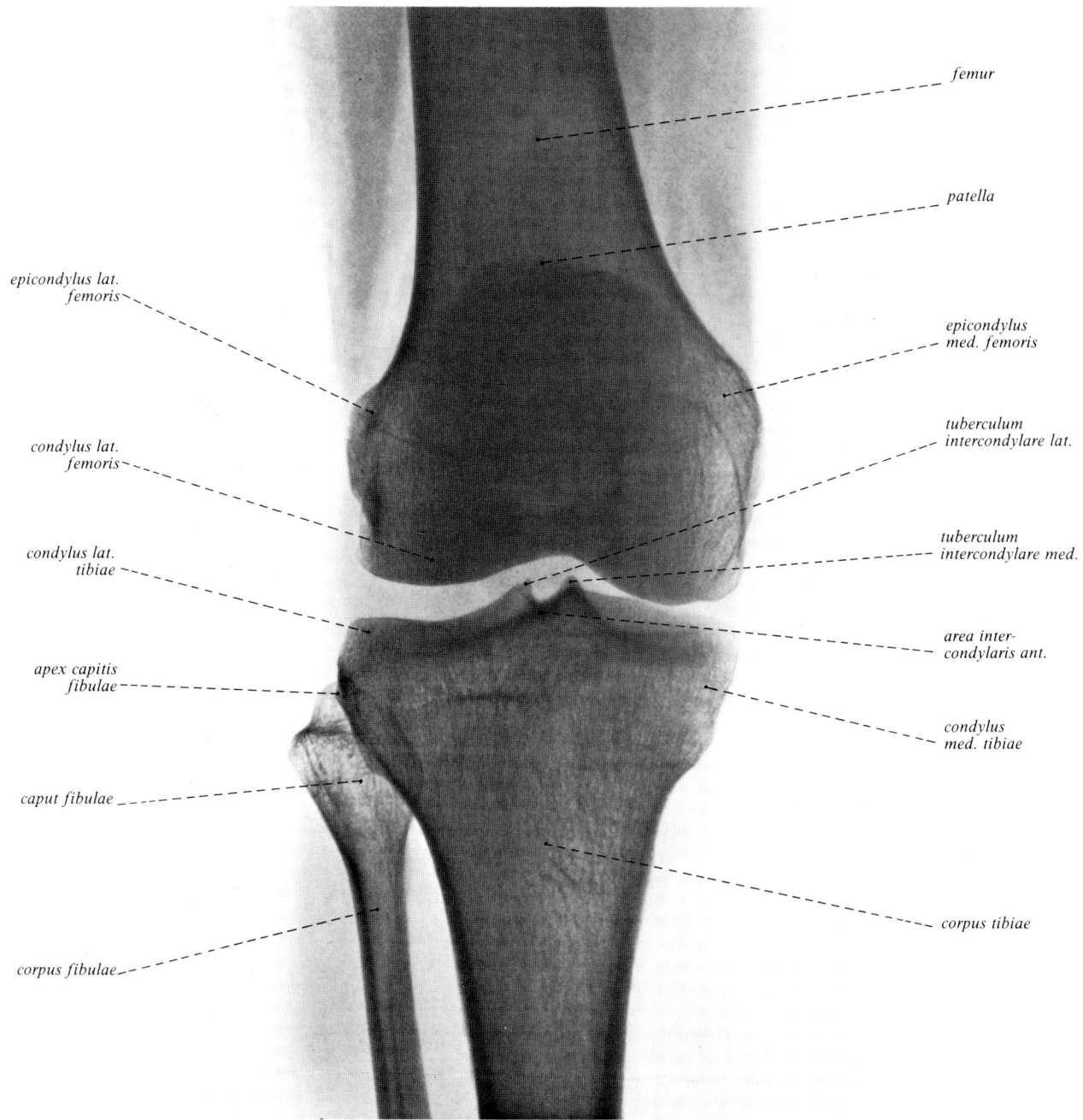

femur

patella

epicondylus lat.
femoris

epicondylus
med. femoris

tuberculum
intercondylare lat.

condylus lat.
femoris

condylus lat.
tibiae

tuberculum
intercondylare med.

area inter-
condylaris ant.

apex capitis
fibulae

condylus
med. tibiae

caput fibulae

corpus tibiae

corpus fibulae

Abb. 446. Röntgenbild des rechten Kniegelenks im sagittalen Strahlengang. (Aus L. WICKE: Atlas der Röntgenanatomie, 2. Aufl. Urban & Schwarzenberg, München–Wien–Baltimore 1980.)

◁

Die Xeroradiographie ist ein Röntgenaufnahmeverfahren, bei dem eine elektrostatisch aufgeladene Selenfläche durch ionisierende Strahlen unterschiedlich entladen wird. Dadurch entsteht ein elektrostatisches Ladungsbild, das dem aus dem Körper austretenden Strahlbild entspricht. Durch Bestäuben mit einem elektrisch aufgeladenen Pulver läßt sich das Bild optisch sichtbar machen, durch Erhitzen einschmelzen und dadurch fixieren. Ein wichtiger Vorteil der Methode ist, daß das immer knapper werdende Silber nicht mehr verwendet werden muß. Die Strukturdifferenzen werden beim konventionellen Röntgenverfahren eher verstärkt, bei der Xeroradiographie nivelliert, d. h., Knochen- und Weichteilstrukturen sind nebeneinander gut erkennbar.

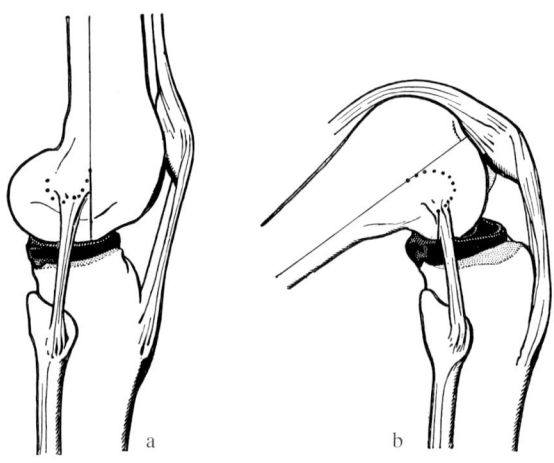

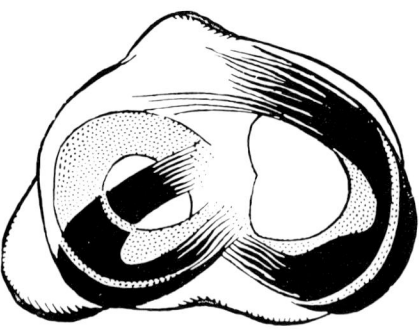

Abb. 447. Rechtes Kniegelenk, articulatio genus. Ansicht von lateral. a Streckstellung. b Beugestellung. Bei starker Beugung werden die Menisken, vor allem der laterale, auf den überknorpelten Schienbeintellern (punktiert) nach hinten geschoben.

Abb. 448. Aufsicht auf den Kopf des linken Schienbeins, facies articularis superior tibiae. Lage der menisci in Streckstellung des Kniegelenks punktiert, in Beugestellung schwarz. Beachte den stärkeren Bewegungsausschlag des lateralen Meniskus (Abb. 447 und 448 nach H. VIRCHOW. (Aus BENNINGHOFF/GOERTTLER: Lehrbuch der Anatomie des Menschen, Bd. 1, 13. Aufl. [Hgg. H. FERNER und J. STAUBESAND]. Urban & Schwarzenberg, München–Wien–Baltimore 1980.)

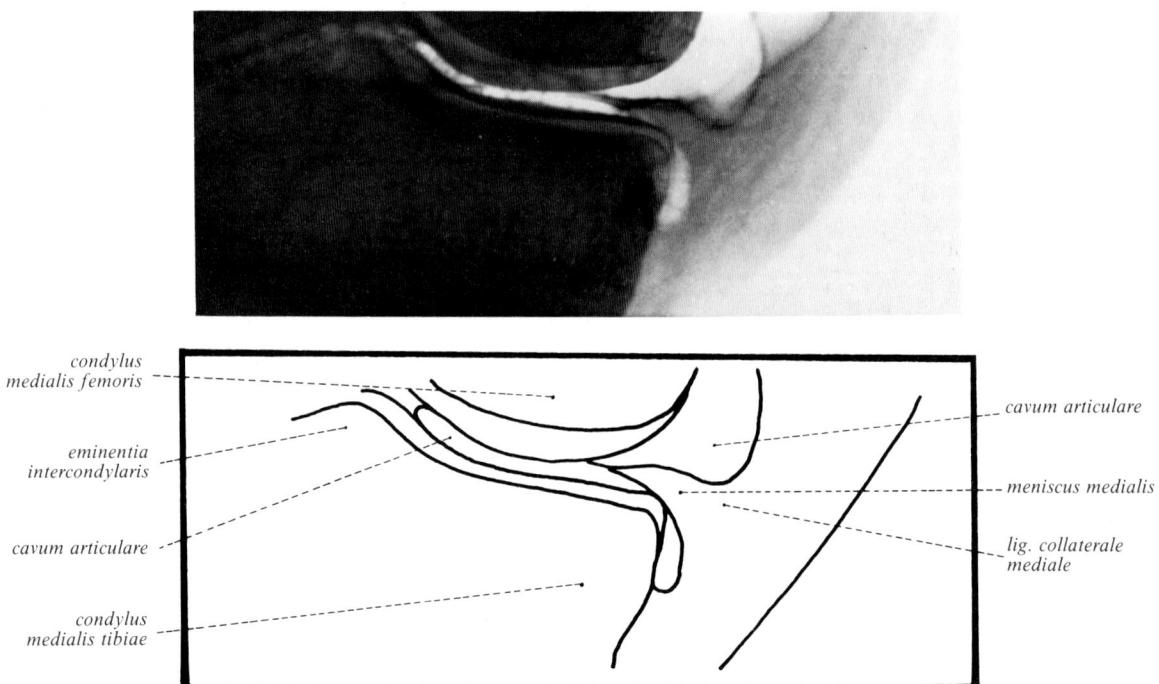

condylus
medialis femoris

eminentia
intercondylaris

cavum articulare

condylus
medialis tibiae

cavum articulare

meniscus medialis

lig. collaterale
mediale

Abb. 449. Kniegelenk, Arthrographie, sagittaler Strahlengang (Zielaufnahmen des Meniskus). (Aus L. WICKE: Atlas der Röntgenanatomie, 2. Aufl. Urban & Schwarzenberg, München–Wien–Baltimore 1980.)

Abb. 450. Hautnerven und -venen der Rückseite des rechten Unterschenkels und des Fußrückens. Fascia lata über der v. saphena parva und dem distalen Abschnitt des n. cutaneus femoris posterior gespalten. * klinisch auch als v. femoropoplitea bezeichnet

Abb. 451. Hautnerven und -venen des rechten Unterschenkels und Fußes. Ansicht von medial. ▷

Unterschenkel

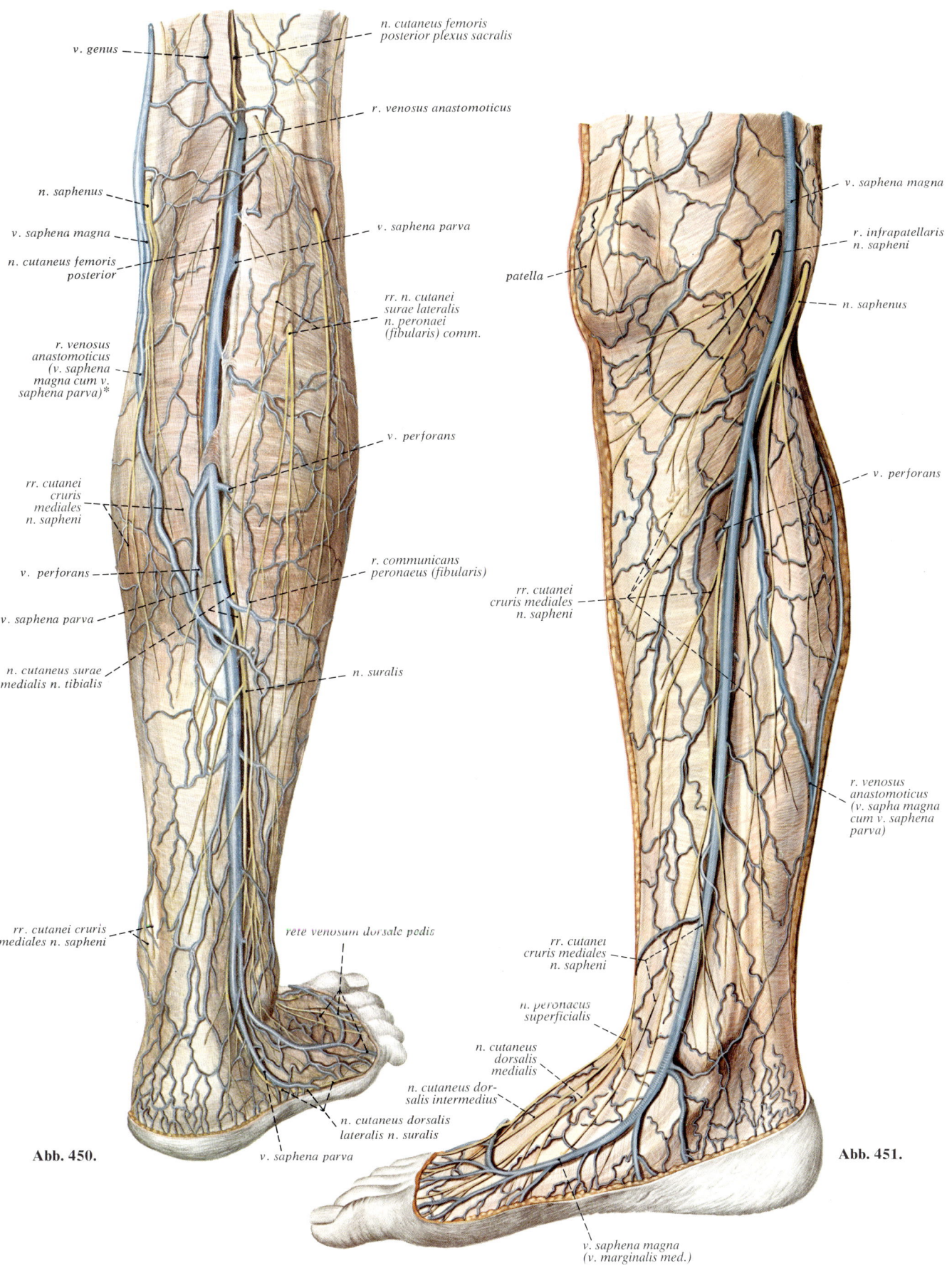

n. cutaneus femoris
posterior plexus sacralis

v. genus

r. venosus anastomoticus

n. saphenus

v. saphena parva

v. saphena magna

n. cutaneus femoris
posterior

rr. n. cutanei
surae lateralis
n. peronaei
(fibularis) comm.

r. venosus
anastomoticus
(v. saphena
magna cum v.
saphena parva)*

v. perforans

rr. cutanei
cruris
mediales
n. sapheni

r. communicans
peronaeus (fibularis)

v. perforans

v. saphena parva

n. cutaneus surae
medialis n. tibialis

n. suralis

rr. cutanei cruris
mediales n. sapheni

rete venosum dorsale pedis

n. cutaneus dorsalis
lateralis n. suralis

v. saphena parva

n. cutaneus dorsalis
mediales

v. saphena magna

r. infrapatellaris
n. sapheni

patella

n. saphenus

v. perforans

rr. cutanei
cruris mediales
n. sapheni

r. venosus
anastomoticus
(v. sapha magna
cum v. saphena
parva)

rr. cutanei
cruris mediales
n. sapheni

n. peronaeus
superficialis

n. cutaneus dor-
salis intermedius

v. saphena magna
(v. marginalis med.)

Abb. 450.

Abb. 451.

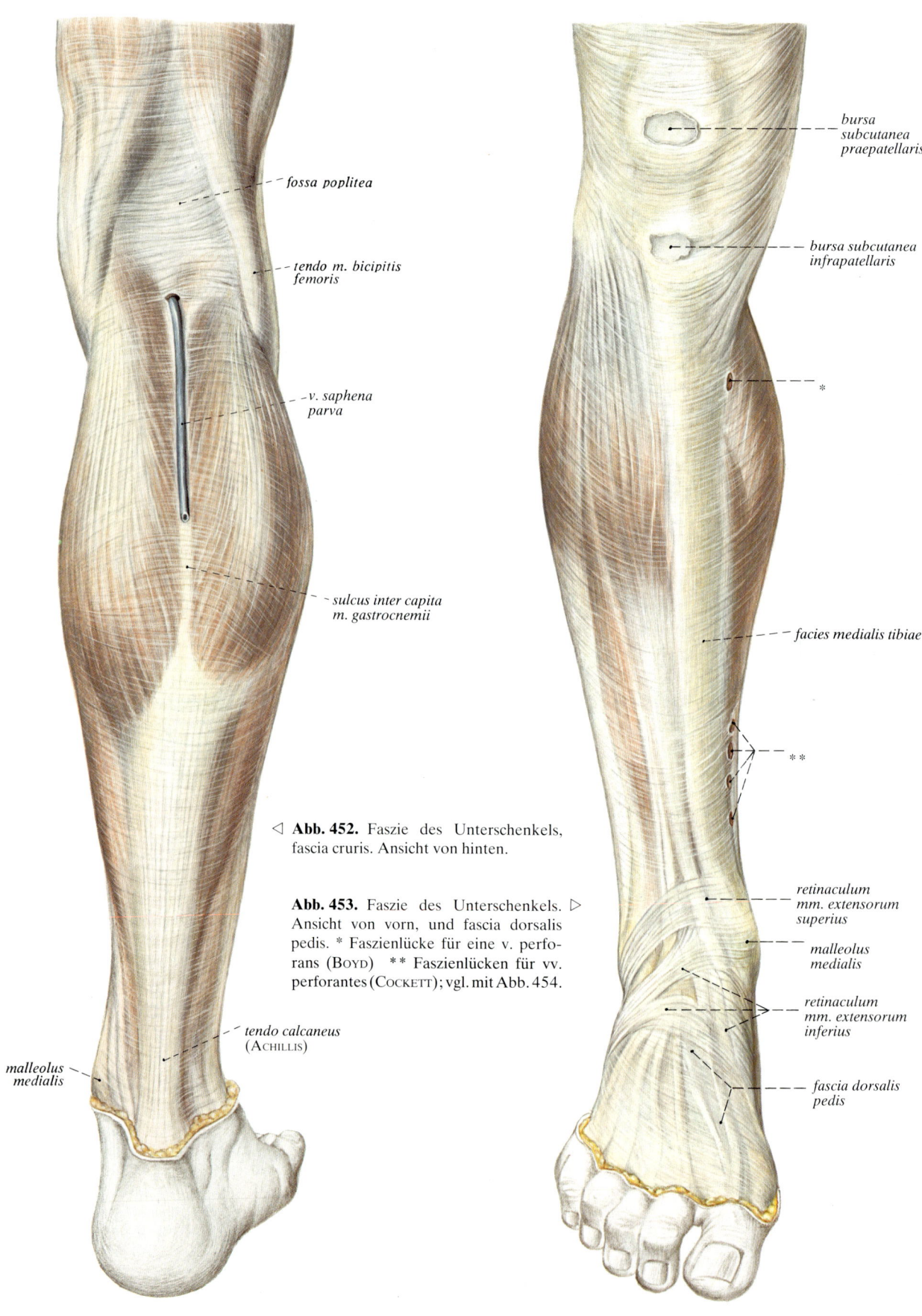

fossa poplitea

tendo m. bicipitis femoris

v. saphena parva

sulcus inter capita m. gastrocnemii

bursa subcutanea praepatellaris

bursa subcutanea infrapatellaris

*

facies medialis tibiae

**

retinaculum mm. extensorum superius

malleolus medialis

retinaculum mm. extensorum inferius

fascia dorsalis pedis

tendo calcaneus (ACHILLIS)

malleolus medialis

◁ **Abb. 452.** Faszie des Unterschenkels, fascia cruris. Ansicht von hinten.

Abb. 453. Faszie des Unterschenkels. ▷ Ansicht von vorn, und fascia dorsalis pedis. * Faszienlücke für eine v. perforans (BOYD) ** Faszienlücken für vv. perforantes (COCKETT); vgl. mit Abb. 454.

Venen, die oberflächliche (= epifasziale) mit tiefen (= subfaszialen) Venen transfaszial miteinander verbinden, werden als *venae perforantes* bezeichnet. Bei der Entstehung und Behandlung bestimmter Formen der Varikose kommt ihnen eine große Bedeutung zu. Praktisch besonders wichtige vv. perforantes werden im klinischen Sprachgebrauch mit den Eigennamen ihrer ersten Beschreiber benannt, z. B. die DODDschen perforantes in Höhe des Adduktorenkanals, die BOYDsche perforans in Höhe der tuberositas tibiae und die drei COCKETTschen perforantes auf der Innenseite des Unterschenkels (s. Abb. 454). (Aus R. MAY in MAY/ PARTSCH/STAUBESAND [Hgg.]: Venae perforantes. Urban & Schwarzenberg, München–Wien–Baltimore 1981.)

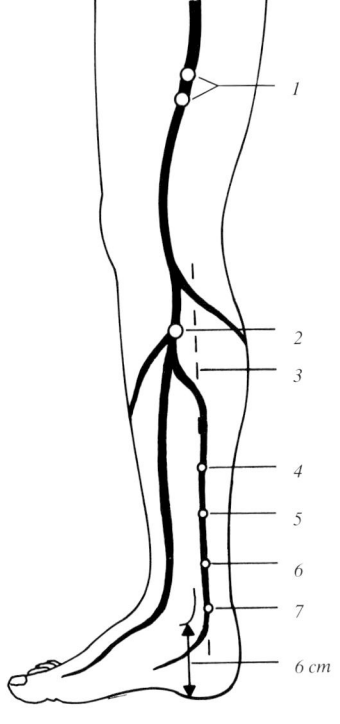

1 Doddsche Gruppe	5 Cockett III	18,5 cm
2 Boydsche perforans	6 Cockett II	13,5 cm
3 Lintonsche Linie	7 Cockett I	6–7 cm
4 24-cm-perforans		

△
Abb. 454. Schema klinisch bedeutungsvoller vv. perforantes des Beines, mediale Seite.

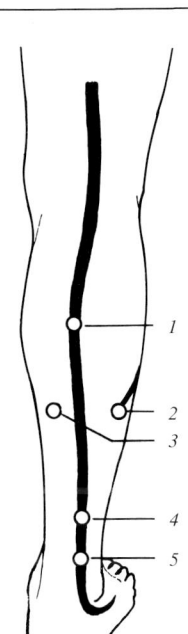

1	Gastrocnemiuspunkt
2	laterale perforans
3	Soleuspunkt
4	12-cm-perforans
5	BASSI perforans

△
Abb. 455. Schema klinisch bedeutungsvoller vv. perforantes des Unterschenkels, dorsale Seite.

Abb. 456. Schematische Darstellung klinisch bedeutungsvoller vv. ▷ perforantes in der Umgebung des *medialen* Knöchels (= KUSTERsche Perforansvenen). P₁ ca. 90° und 2,6 cm vor dem malleolus medialis, P₂ ca. 200° und 2,8 cm unter dem malleolus medialis, P₃ ca. 180° und 3,4 cm unter dem malleolus medialis, P₄ ca. 136° und 5,3 cm distal des malleolus medialis.

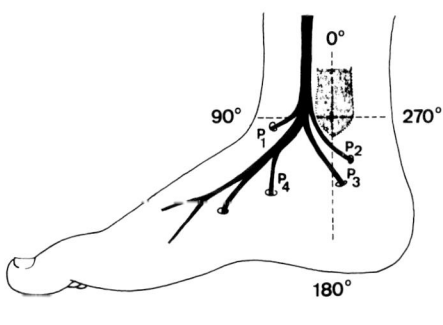

Abb. 457. Schematische Darstellung klinisch bedeutungsvoller ▷ vv. perforantes in der Umgebung des *lateralen* Knöchels (= KUSTERsche Perforansvenen). P₁ ca. 90° und 2,6 cm vor dem malleolus lateralis, P₂ ca. 230° und 2,8 cm unter dem malleolus lateralis, P₃ ca. 180° und 3,4 cm unter dem malleolus lateralis, P₄ ca. 146° und 4,4 cm distal des malleolus lateralis, P₅ ca. 138° in Höhe der tuberositas ossis metatarsalis. (Aus R. MAY in MAY/PARTSCH/STAUBESAND [Hgg.]: Venae perforantes. Urban & Schwarzenberg, München–Wien–Baltimore 1981.)

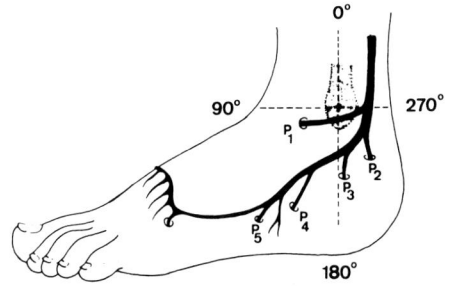

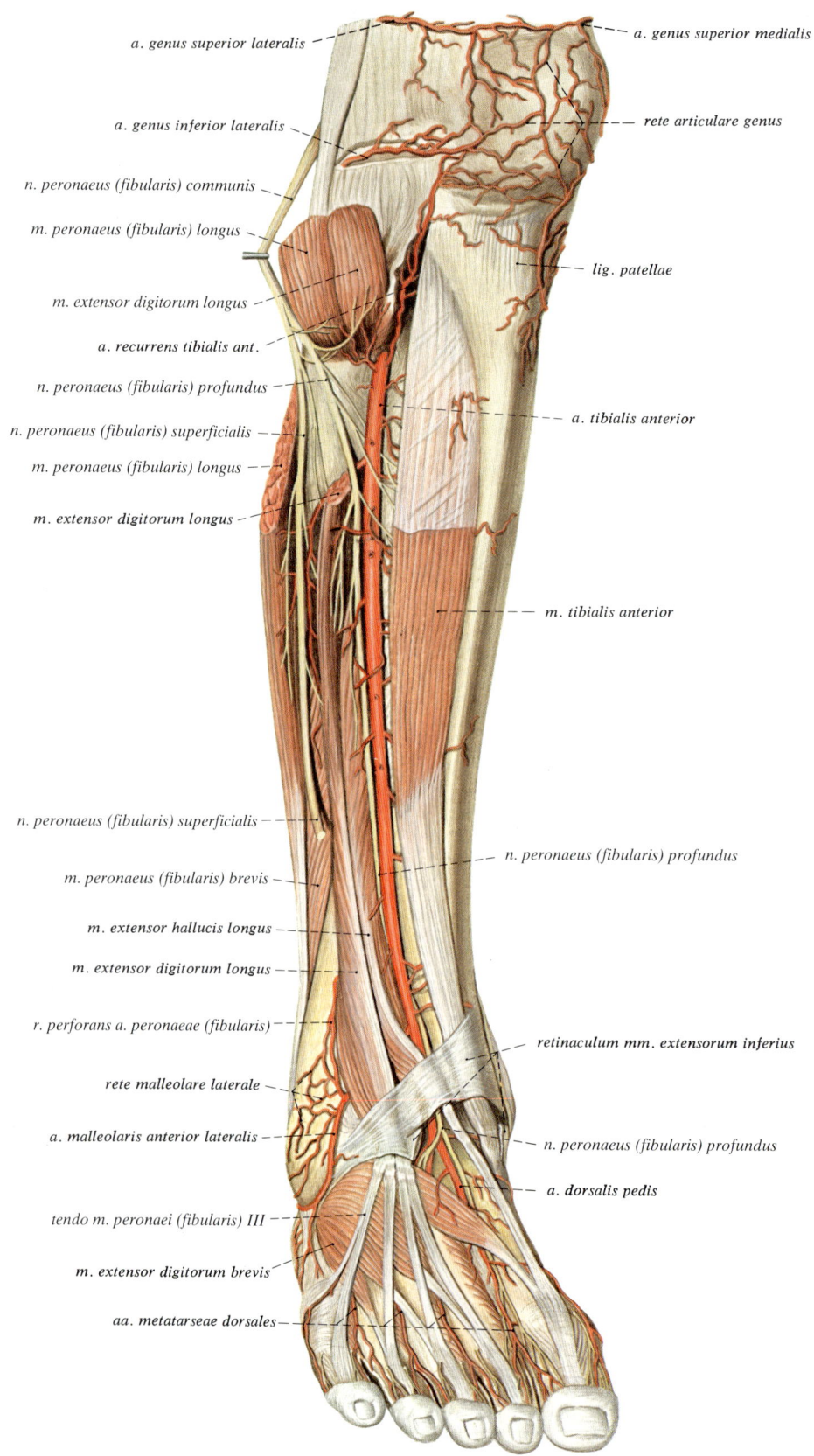

a. genus superior lateralis

a. genus superior medialis

a. genus inferior lateralis

rete articulare genus

n. peronaeus (fibularis) communis

m. peronaeus (fibularis) longus

m. extensor digitorum longus

lig. patellae

a. recurrens tibialis ant.

n. peronaeus (fibularis) profundus

n. peronaeus (fibularis) superficialis

a. tibialis anterior

m. peronaeus (fibularis) longus

m. extensor digitorum longus

m. tibialis anterior

n. peronaeus (fibularis) superficialis

n. peronaeus (fibularis) profundus

m. peronaeus (fibularis) brevis

m. extensor hallucis longus

m. extensor digitorum longus

r. perforans a. peronaeae (fibularis)

retinaculum mm. extensorum inferius

rete malleolare laterale

a. malleolaris anterior lateralis

n. peronaeus (fibularis) profundus

a. dorsalis pedis

tendo m. peronaei (fibularis) III

m. extensor digitorum brevis

aa. metatarseae dorsales

Abb. 458. Nerven und Gefäße der Streckseite des rechten Unterschenkels und des Fußrückens. M. peronaeus (fibularis) longus und m. extensor digitorum longus zur Darstellung der Aufteilung des n. peronaeus (fibularis) communis durchgetrennt. Retinaculum mm. extensorum inferius teilweise abgetragen.

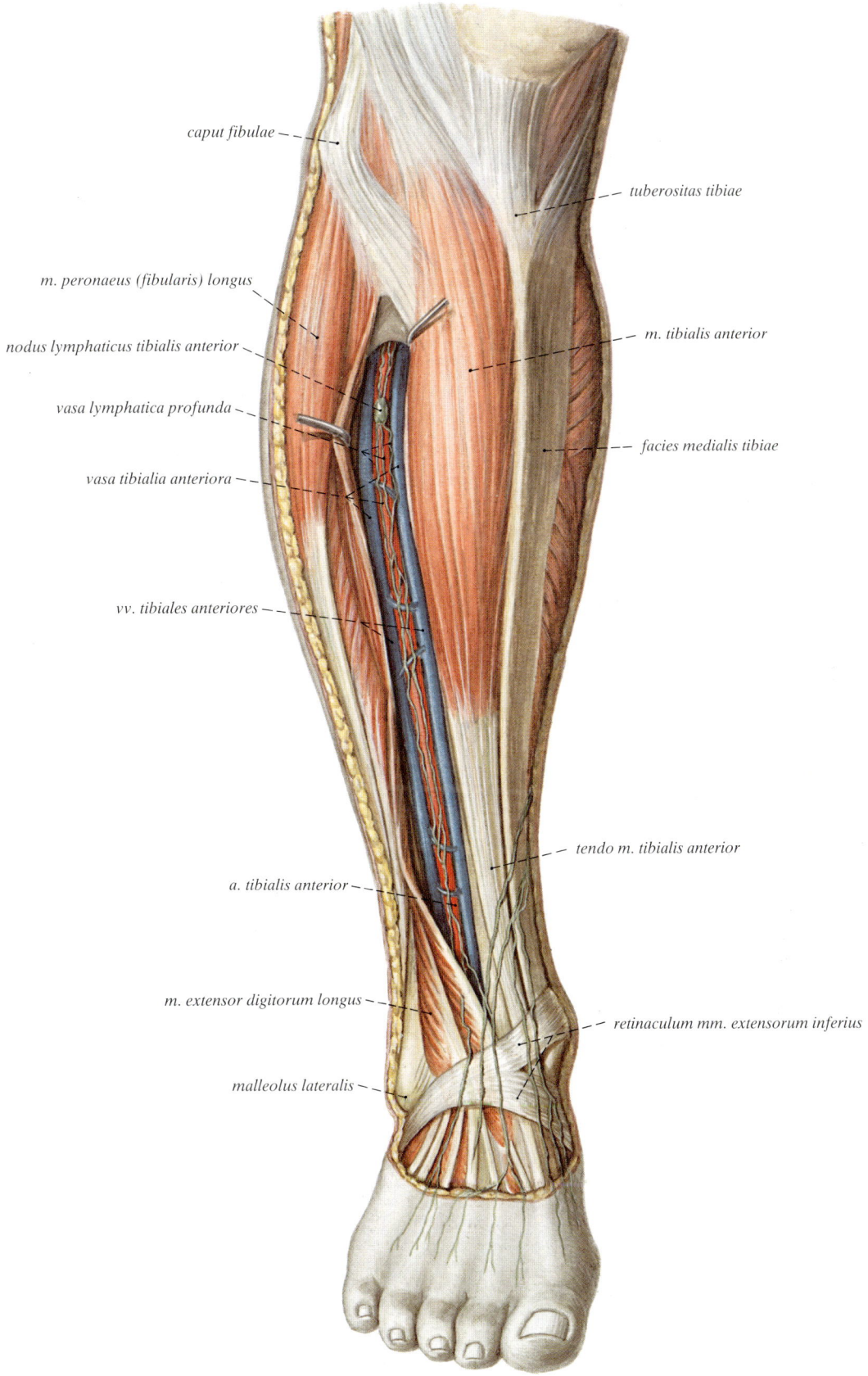

caput fibulae

tuberositas tibiae

m. peronaeus (fibularis) longus

nodus lymphaticus tibialis anterior

m. tibialis anterior

vasa lymphatica profunda

vasa tibialia anteriora

facies medialis tibiae

vv. tibiales anteriores

tendo m. tibialis anterior

a. tibialis anterior

m. extensor digitorum longus

retinaculum mm. extensorum inferius

malleolus lateralis

Abb. 459. Tiefe Lymphknoten und Lymphgefäße des rechten Unterschenkels eines 8jährigen Knaben. Tuscheinjektion. Nach Wegnahme der fascia cruris und unter Spreizung der Extensoren des Unterschenkels sind die in Begleitung der vasa tibialia anteriora gelegenen tiefen Lymphgefäße und ein Lymphknoten dargestellt.

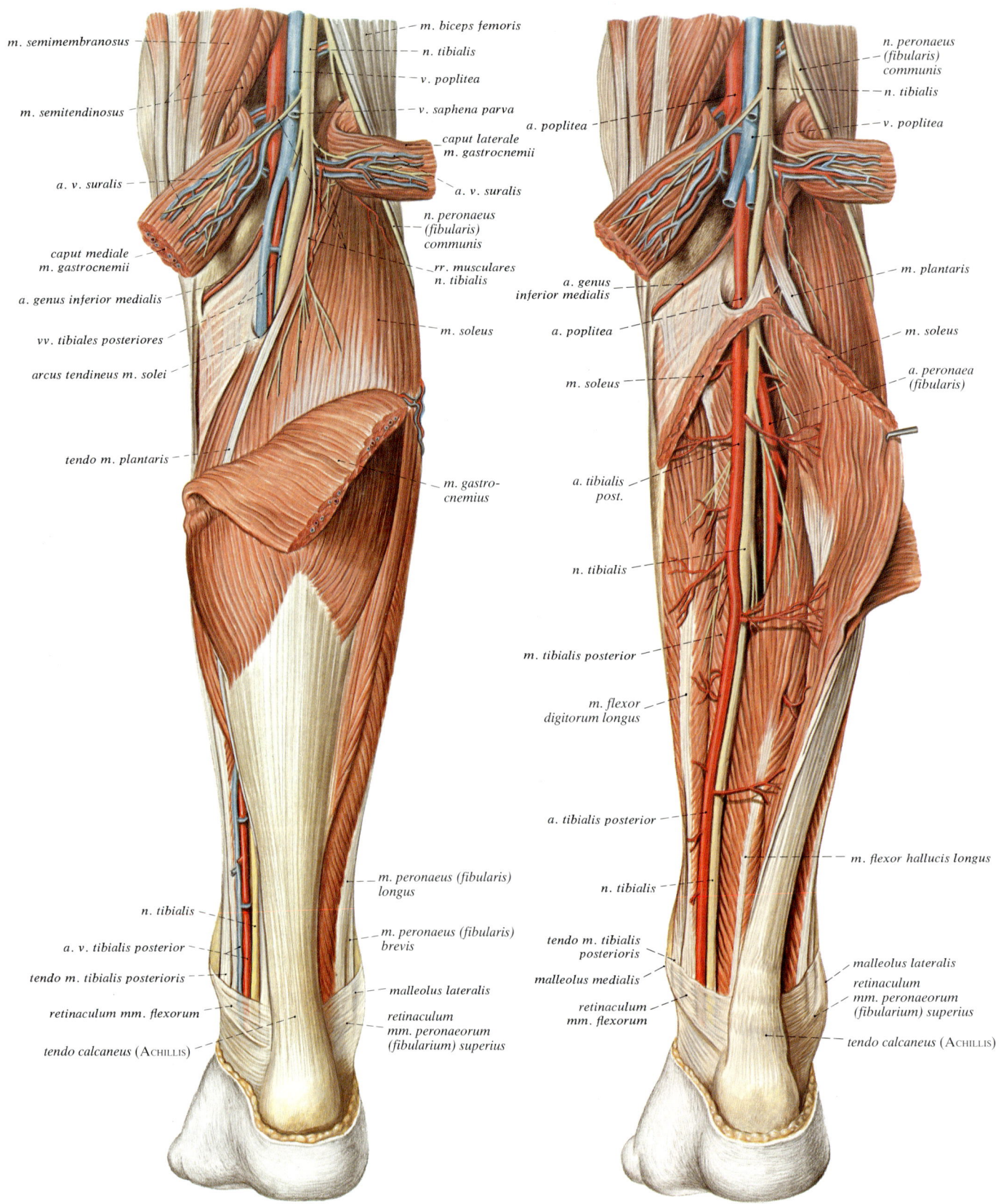

m. semimembranosus

m. semitendinosus

a. v. suralis

caput mediale
m. gastrocnemii

a. genus inferior medialis

vv. tibiales posteriores

arcus tendineus m. solei

tendo m. plantaris

n. tibialis

a. v. tibialis posterior

tendo m. tibialis posterioris

retinaculum mm. flexorum

tendo calcaneus (ACHILLIS)

m. biceps femoris

n. tibialis

v. poplitea

v. saphena parva

caput laterale
m. gastrocnemii

a. v. suralis

n. peronaeus
(fibularis)
communis

rr. musculares
n. tibialis

m. soleus

m. gastro-
cnemius

m. peronaeus (fibularis)
longus

m. peronaeus (fibularis)
brevis

malleolus lateralis

retinaculum
mm. peronaeorum
(fibularium) superius

n. peronaeus
(fibularis)
communis

n. tibialis

v. poplitea

m. plantaris

m. soleus

a. peronaea
(fibularis)

m. flexor hallucis longus

malleolus lateralis
retinaculum
mm. peronaeorum
(fibularium) superius

tendo calcaneus (ACHILLIS)

a. poplitea

a. genus
inferior medialis

a. poplitea

m. soleus

a. tibialis
post.

n. tibialis

m. tibialis posterior

m. flexor
digitorum longus

a. tibialis posterior

n. tibialis

tendo m. tibialis
posterioris

malleolus medialis

retinaculum
mm. flexorum

Abb. 460. Nerven und Gefäße der Beugeseite des rechten Unterschenkels, oberflächliche Schicht.

Abb. 461. Nerven und Gefäße der Beugeseite des rechten Unterschenkels, mittlere Schicht. Präparate wie in Abb. 460. M. soleus
durchgetrennt und zur Seite gezogen.

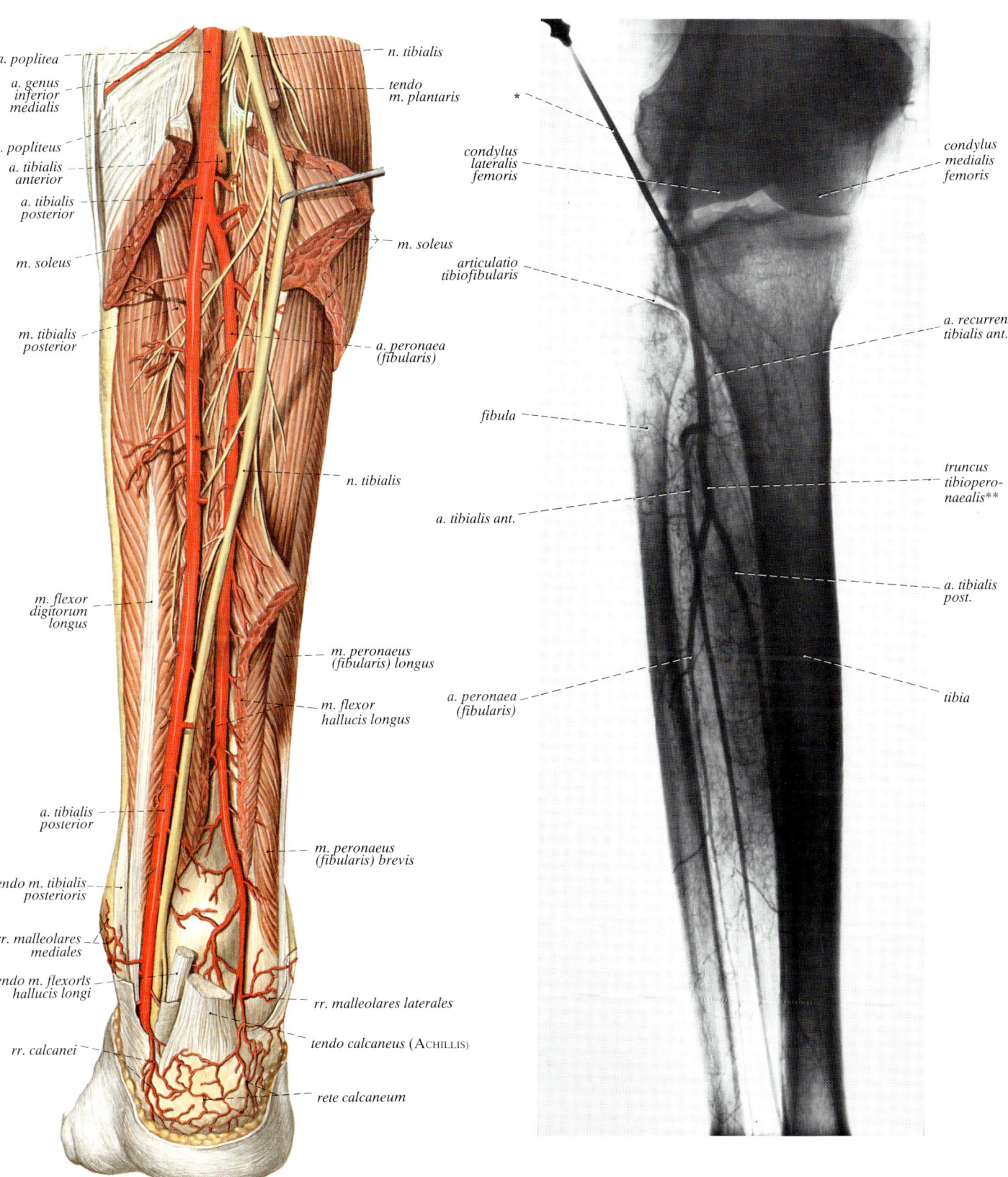

a. poplitea

a. genus
inferior
medialis

n. popliteus
a. tibialis
anterior

a. tibialis
posterior

m. soleus

m. tibialis
posterior

m. flexor
digitorum
longus

a. tibialis
posterior

tendo m. tibialis
posterioris

rr. malleolares
mediales

tendo m. flexoris
hallucis longi

rr. calcanei

n. tibialis

tendo
m. plantaris

m. soleus

a. peronaea
(fibularis)

n. tibialis

m. peronaeus
(fibularis) longus

m. flexor
hallucis longus

m. peronaeus
(fibularis) brevis

rr. malleolares laterales

tendo calcaneus (ACHILLIS)

rete calcaneum

*

condylus
lateralis
femoris

articulatio
tibiofibularis

fibula

a. tibialis ant.

a. peronaea
(fibularis)

condylus
medialis
femoris

a. recurrens
tibialis ant.

truncus
tibiopero-
naealis**

a. tibialis
post.

tibia

Abb. 462. Nerven und Gefäße der Beugeseite des rechten Unterschenkels, tiefe Schicht.

Abb. 463. Arteriogramm des rechten Unterschenkels. Aufnahme
bei Innenrotation im sagittalen Strahlengang. (Original: Dr. F. PLATZ,
Anatomisches Institut der Universität Freiburg i. Brsg.) * Kanüle in
der a. poplitea; ** wichtige klinische Bezeichnung.

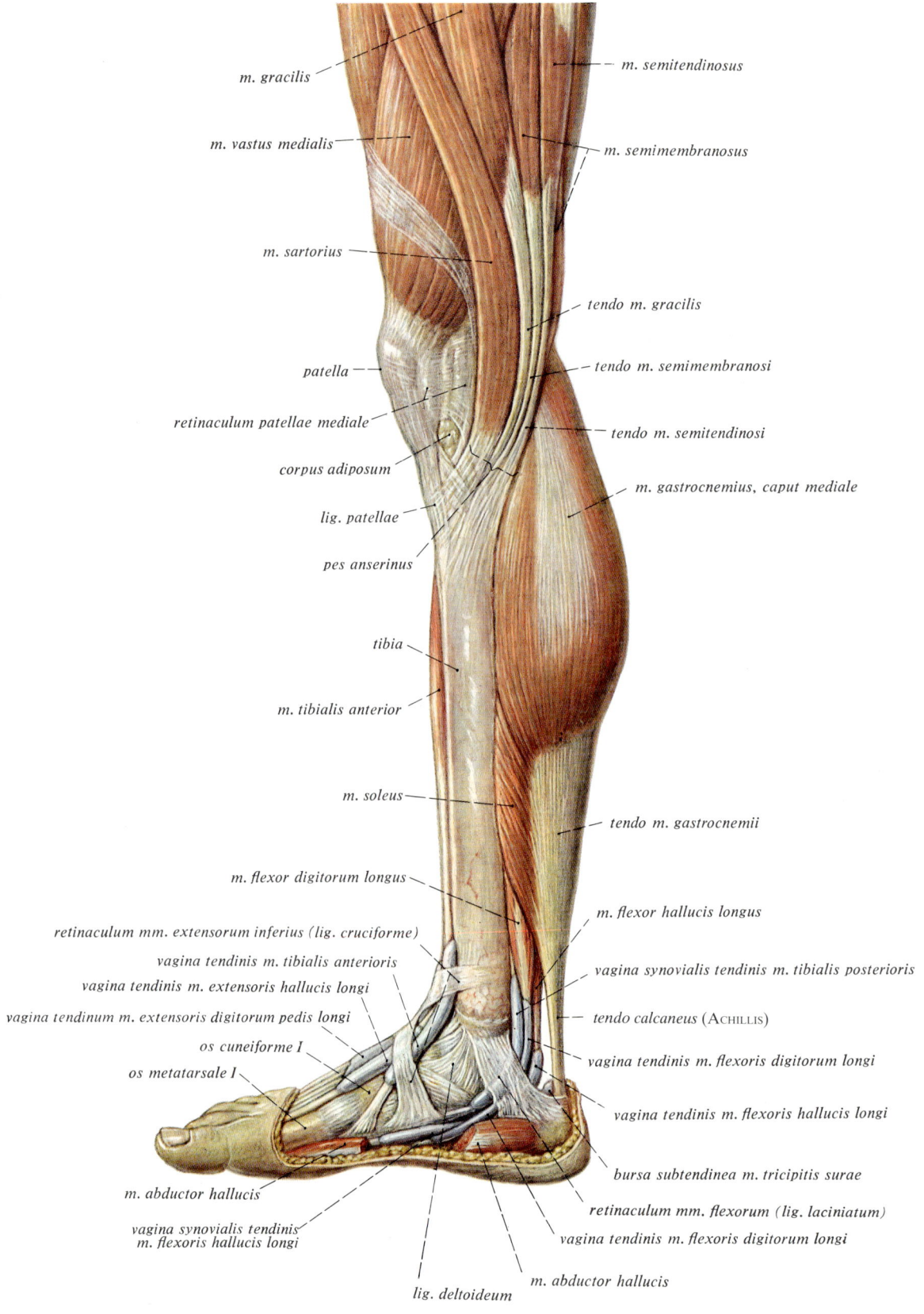

m. gracilis

m. semitendinosus

m. vastus medialis

m. semimembranosus

m. sartorius

tendo m. gracilis

tendo m. semimembranosi

patella

tendo m. semitendinosi

retinaculum patellae mediale

m. gastrocnemius, caput mediale

corpus adiposum

lig. patellae

pes anserinus

tibia

m. tibialis anterior

m. soleus

tendo m. gastrocnemii

m. flexor digitorum longus

m. flexor hallucis longus

retinaculum mm. extensorum inferius (lig. cruciforme)

vagina synovialis tendinis m. tibialis posterioris

vagina tendinis m. tibialis anterioris

vagina tendinis m. extensoris hallucis longi

tendo calcaneus (ACHILLIS)

vagina tendinum m. extensoris digitorum pedis longi

vagina tendinis m. flexoris digitorum longi

os cuneiforme I

os metatarsale I

vagina tendinis m. flexoris hallucis longi

bursa subtendinea m. tricipitis surae

m. abductor hallucis

retinaculum mm. flexorum (lig. laciniatum)

vagina synovialis tendinis
m. flexoris hallucis longi

vagina tendinis m. flexoris digitorum longi

m. abductor hallucis

lig. deltoideum

Abb. 464. Oberflächliche Schicht der Muskeln des rechten Beins. Medialansicht. Sehnenscheiden, vaginae synoviales, blau gefärbt.

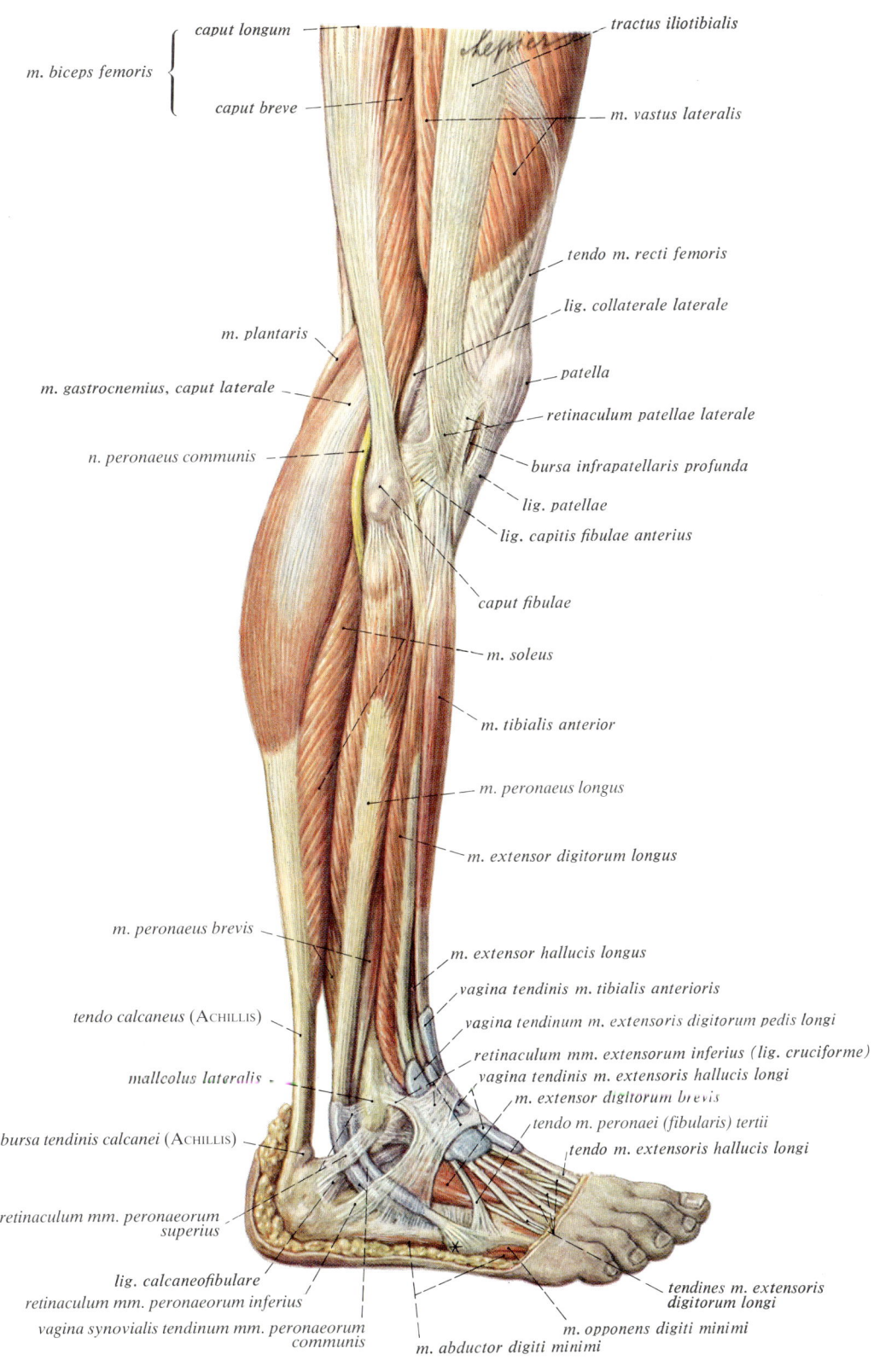

caput longum

m. biceps femoris

caput breve

tractus iliotibialis

m. vastus lateralis

tendo m. recti femoris

lig. collaterale laterale

m. plantaris

m. gastrocnemius, caput laterale

n. peronaeus communis

patella

retinaculum patellae laterale

bursa infrapatellaris profunda

lig. patellae

lig. capitis fibulae anterius

caput fibulae

m. soleus

m. tibialis anterior

m. peronaeus longus

m. extensor digitorum longus

m. peronaeus brevis

m. extensor hallucis longus

vagina tendinis m. tibialis anterioris

vagina tendinum m. extensoris digitorum pedis longi

retinaculum mm. extensorum inferius (lig. cruciforme)

vagina tendinis m. extensoris hallucis longi

m. extensor digitorum brevis

tendo m. peronaei (fibularis) tertii

tendo m. extensoris hallucis longi

tendo calcaneus (ACHILLIS)

malleolus lateralis

bursa tendinis calcanei (ACHILLIS)

retinaculum mm. peronaeorum superius

lig. calcaneofibulare

retinaculum mm. peronaeorum inferius

vagina synovialis tendinum mm. peronaeorum communis

tendines m. extensoris digitorum longi

m. opponens digiti minimi

m. abductor digiti minimi

Abb. 465. Oberflächliche Schicht der Muskeln des rechten Beins. Lateralansicht. Sehnenscheiden, vaginae synoviales, blau gefärbt.
* tuberositas ossis metatarsalis V.

317

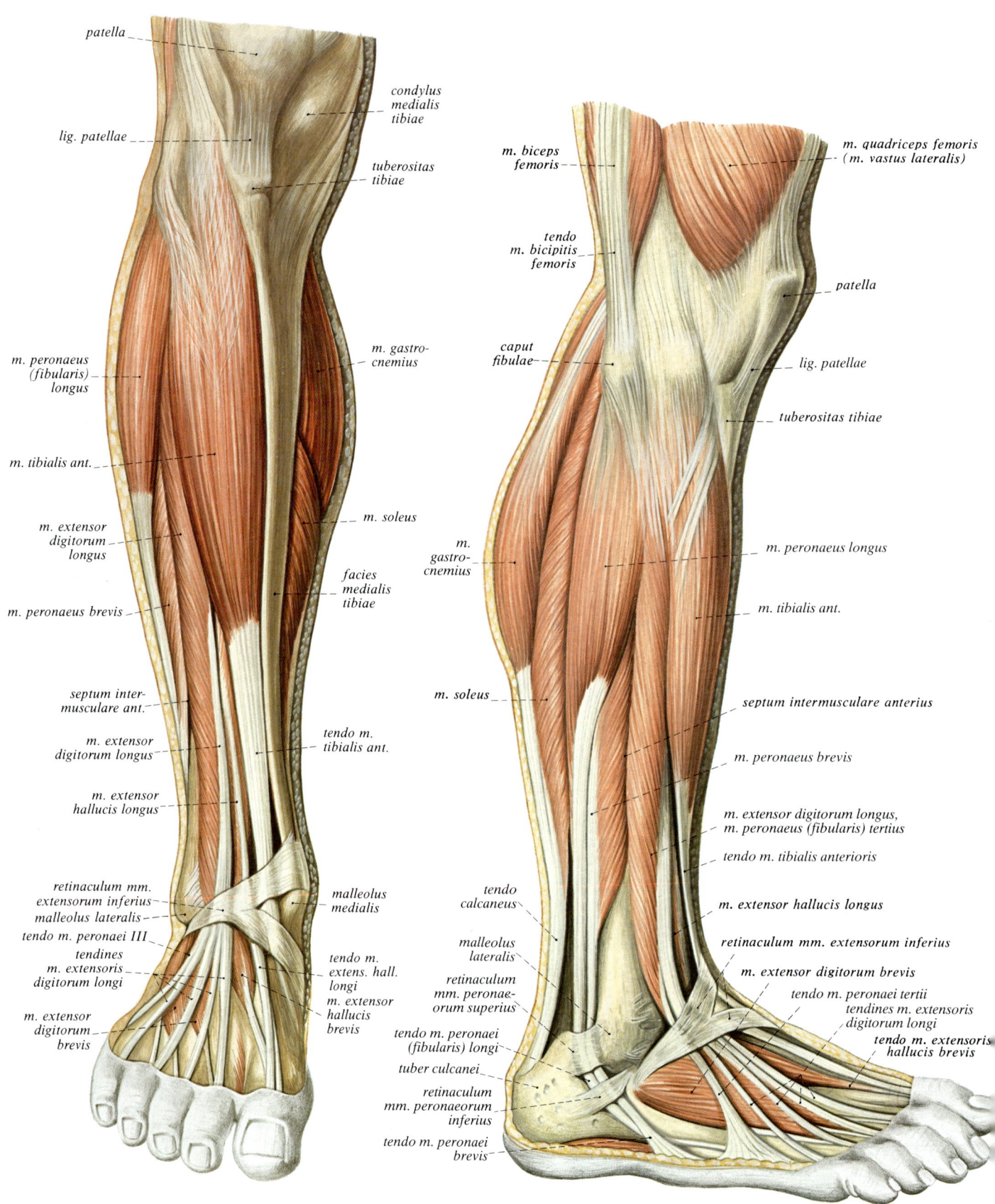

patella

condylus
medialis
tibiae

lig. patellae

tuberositas
tibiae

m. biceps
femoris

m. quadriceps femoris
(m. vastus lateralis)

tendo
m. bicipitis
femoris

patella

caput
fibulae

lig. patellae

m. gastro-
cnemius

tuberositas tibiae

m. peronaeus
(fibularis)
longus

m. peronaeus longus

m.
gastro-
cnemius

m. tibialis ant.

m. tibialis ant.

m. extensor
digitorum
longus

m. soleus

facies
medialis
tibiae

m. peronaeus brevis

m. soleus

septum intermusculare anterius

septum inter-
musculare ant.

m. peronaeus brevis

m. extensor
digitorum longus

tendo m.
tibialis ant.

m. extensor digitorum longus,
m. peronaeus (fibularis) tertius

m. extensor
hallucis longus

tendo m. tibialis anterioris

m. extensor hallucis longus

retinaculum mm.
extensorum inferius
malleolus lateralis

malleolus
medialis

retinaculum mm. extensorum inferius

tendo m. peronaei III

m. extensor digitorum brevis

tendines
m. extensoris
digitorum longi

tendo m.
extens. hall.
longi
m. extensor
hallucis
brevis

tendo
calcaneus

tendo m. peronaei tertii
tendines m. extensoris
digitorum longi

m. extensor
digitorum
brevis

malleolus
lateralis

tendo m. extensoris
hallucis brevis

retinaculum
mm. peronae-
orum superius

tendo m. peronaei
(fibularis) longi

tuber culcanei

retinaculum
mm. peronaeorum
inferius

tendo m. peronaei
brevis

Abb. 466. Muskeln der Vorderfläche des Unterschenkels und des
Fußrückens. Retinaculum mm. extensorum superius entfernt, retinaculum mm. extensorum inferius erhalten.

Abb. 467. Muskeln des Unterschenkels und Fußrückens. Ansicht
von lateral. Faszie bis auf retinacula entfernt.

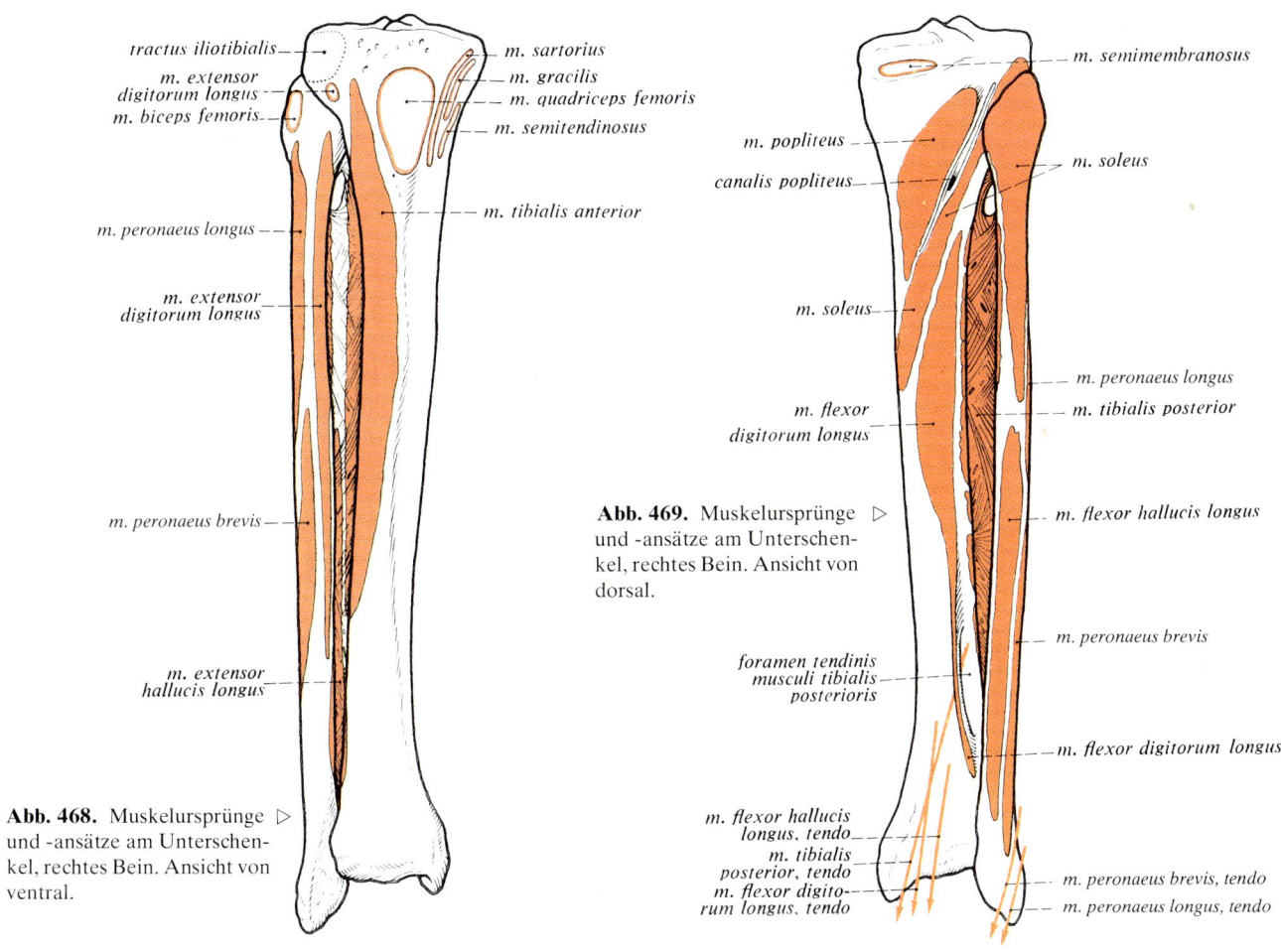

tractus iliotibialis —
m. extensor digitorum longus —
m. biceps femoris —

m. sartorius
m. gracilis
m. quadriceps femoris
m. semitendinosus

m. tibialis anterior

m. peronaeus longus ——

m. extensor digitorum longus —

m. peronaeus brevis —

m. extensor hallucis longus

Abb. 468. Muskelursprünge ▷ und -ansätze am Unterschenkel, rechtes Bein. Ansicht von ventral.

m. popliteus —
canalis popliteus —

m. soleus —

m. flexor digitorum longus —

Abb. 469. Muskelursprünge ▷ und -ansätze am Unterschenkel, rechtes Bein. Ansicht von dorsal.

foramen tendinis musculi tibialis posterioris —

m. flexor hallucis longus, tendo
m. tibialis posterior, tendo
m. flexor digitorum longus, tendo

m. semimembranosus

m. soleus

m. peronaeus longus
m. tibialis posterior

m. flexor hallucis longus

m. peronaeus brevis

m. flexor digitorum longus

m. peronaeus brevis, tendo
m. peronaeus longus, tendo

Muskeln des Unterschenkels. Vordere Gruppe (Abb. 466, 467)

Name	Ursprung	Ansatz
1. m. tibialis anterior verläuft mit langer Sehne unter den retinacula mm. extensorum superius und inferius	epicondylus lateralis und facies lateralis tibiae, membrana interossea, fascia cruris	basis ossis metatarsalis I (medialer Rand) und os cuneiforme mediale (I) (plantare Fläche)

Innervation: n. peronaeus (fibularis) profundus

Funktion: in erster Linie Dorsalflexion; daneben auch Supination

2. m. extensor hallucis longus	facies medialis fibulae, membrana interossea, fascia cruris	Dorsalfläche der großen Zehe (sehnig)
3. m. extensor digitorum longus Sehne wird von den retinacula mm. extensorum superius et inferius fixiert	epicondylus lateralis tibiae, margo anterior fibulae, membrana interossea, fascia cruris, septum intermusculare anterius cruris	geht mit vier Sehnen in die Dorsalaponeurosen der vier lateralen Zehen über
4. m. peronaeus (fibularis) tertius	geht aus dem distal-lateralen Abschnitt des vorigen hervor	dorsale Fläche des os metatarsale V (plattsehnig)

Innervation: n. peronaeus (fibularis) profundus

Funktion: Streckung der Zehen; Dorsalflexion im oberen Sprunggelenk; daneben Pronation und Abduktion (m. extensor digitorum longus), auch Supination im unteren Sprunggelenk (m. extensor hallucis longus)

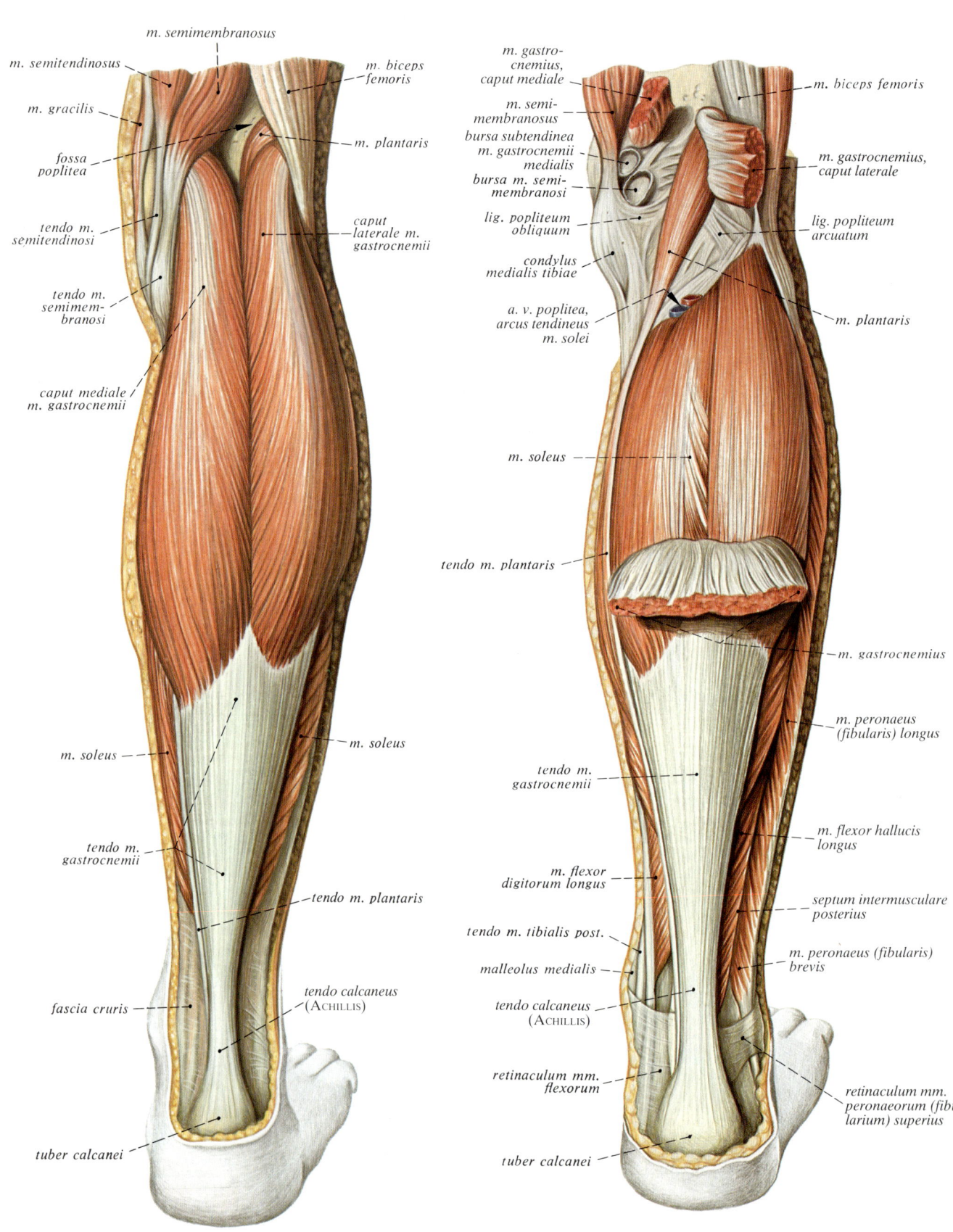

m. semitendinosus

m. semimembranosus

m. biceps femori

m. gracilis

fossa poplitea

m. plantaris

tendo m. semitendinosi

caput laterale m. gastrocnemii

tendo m. semimembranosi

caput mediale m. gastrocnemii

m. soleus

m. soleus

tendo m. gastrocnemii

tendo m. plantaris

tendo calcaneus (ACHILLIS)

fascia cruris

tuber calcanei

m. gastrocnemius, caput mediale

m. semimembranosus

bursa subtendinea m. gastrocnemii medialis

bursa m. semimembranosi

lig. popliteum obliquum

condylus medialis tibiae

a. v. poplitea, arcus tendineus m. solei

m. biceps femoris

m. gastrocnemius, caput laterale

lig. popliteum arcuatum

m. plantaris

m. soleus

tendo m. plantaris

tendo m. gastrocnemii

m. flexor digitorum longus

tendo m. tibialis post.

malleolus medialis

tendo calcaneus (ACHILLIS)

retinaculum mm. flexorum

tuber calcanei

m. gastrocnemius

m. peronaeus (fibularis) longus

m. flexor hallucis longus

septum intermusculare posterius

m. peronaeus (fibularis) brevis

retinaculum mm. peronaeorum (fibularium) superius

Abb. 470. Oberflächliche Schicht der Wadenmuskulatur.

Abb. 471. Zweite Schicht der Wadenmuskulatur. M. gastrocnemius durchgeschnitten und zurückgeschlagen, tiefes Blatt der fascia cruris bis auf die retinacula entfernt.

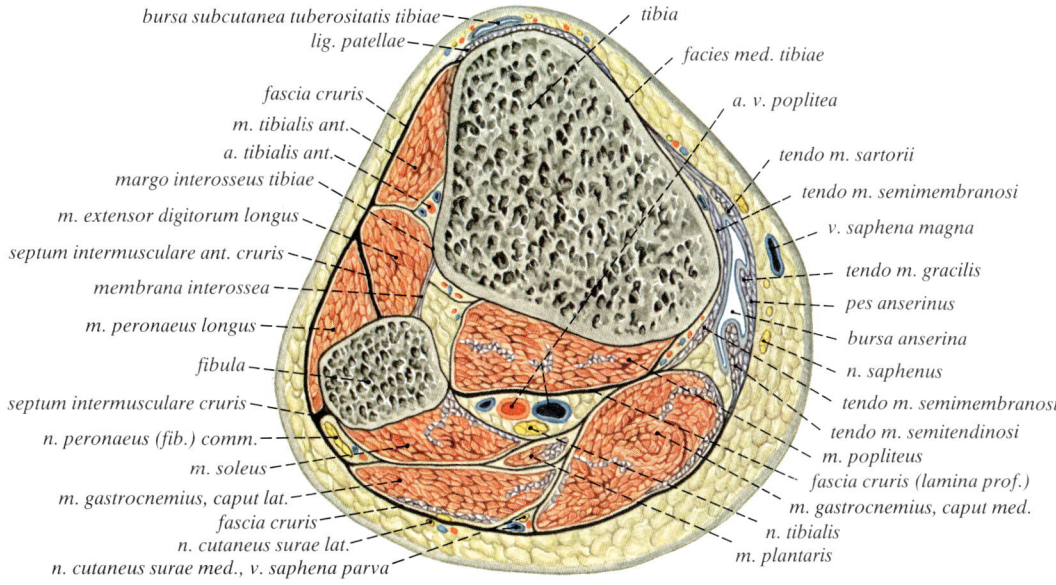

bursa subcutanea tuberositatis tibiae — tibia

lig. patellae — facies med. tibiae

fascia cruris — a. v. poplitea

m. tibialis ant. — tendo m. sartorii

a. tibialis ant. — tendo m. semimembranosi

margo interosseus tibiae — v. saphena magna

m. extensor digitorum longus — tendo m. gracilis

septum intermusculare ant. cruris — pes anserinus

membrana interossea — bursa anserina

m. peronaeus longus — n. saphenus

fibula — tendo m. semimembranosi

septum intermusculare cruris — tendo m. semitendinosi

n. peronaeus (fib.) comm. — m. popliteus

m. soleus — fascia cruris (lamina prof.)

m. gastrocnemius, caput lat. — m. gastrocnemius, caput med.

fascia cruris — n. tibialis

n. cutaneus surae lat. — m. plantaris

n. cutaneus surae med., v. saphena parva

Abb. 472. Querschnitt durch das proximale Drittel des rechten Unterschenkels. Schnittfläche von *distal* gesehen.

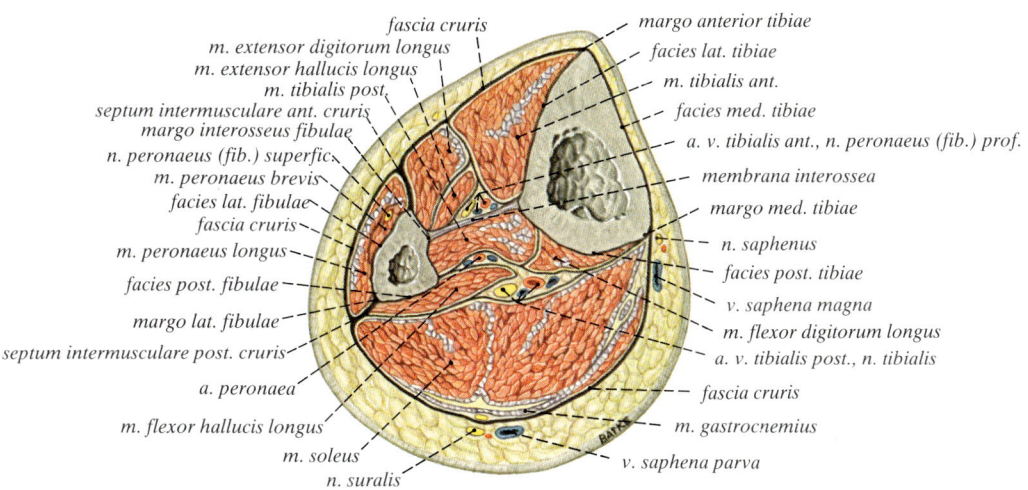

fascia cruris — margo anterior tibiae

m. extensor digitorum longus — facies lat. tibiae

m. extensor hallucis longus — m. tibialis ant.

m. tibialis post. — facies med. tibiae

septum intermusculare ant. cruris — a. v. tibialis ant., n. peronaeus (fib.) prof.

margo interosseus fibulae — membrana interossea

n. peronaeus (fib.) superfic. — margo med. tibiae

m. peronaeus brevis — n. saphenus

facies lat. fibulae — facies post. tibiae

fascia cruris — v. saphena magna

m. peronaeus longus — m. flexor digitorum longus

facies post. fibulae — a. v. tibialis post., n. tibialis

margo lat. fibulae — fascia cruris

septum intermusculare post. cruris — m. gastrocnemius

a. peronaea — v. saphena parva

m. flexor hallucis longus

m. soleus — n. suralis

Abb. 473. Querschnitt durch das mittlere Drittel des rechten Unterschenkels. Schnittfläche von *distal* gesehen.

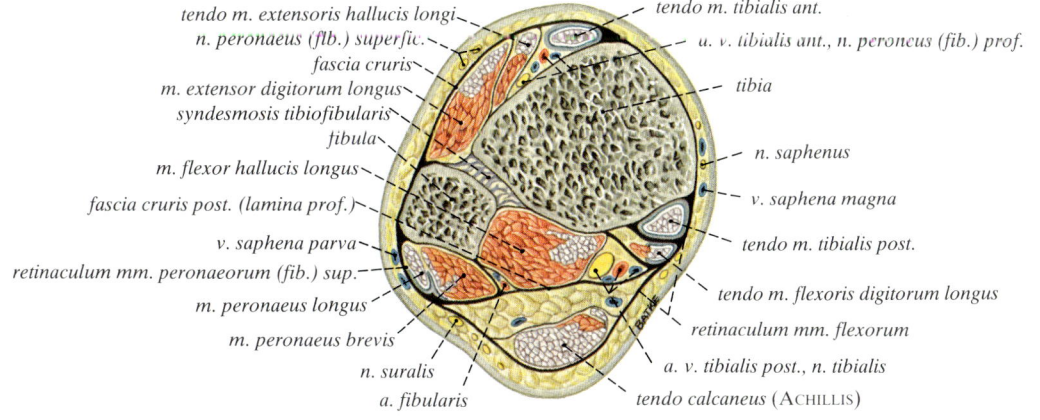

tendo m. extensoris hallucis longi — tendo m. tibialis ant.

n. peronaeus (fib.) superfic. — a. v. tibialis ant., n. peroneus (fib.) prof.

fascia cruris — tibia

m. extensor digitorum longus

syndesmosis tibiofibularis — n. saphenus

fibula — v. saphena magna

m. flexor hallucis longus — tendo m. tibialis post.

fascia cruris post. (lamina prof.) — tendo m. flexoris digitorum longus

v. saphena parva — retinaculum mm. flexorum

retinaculum mm. peronaeorum (fib.) sup. — a. v. tibialis post., n. tibialis

m. peronaeus longus — tendo calcaneus (ACHILLIS)

m. peronaeus brevis

n. suralis

a. fibularis

Abb. 474. Querschnitt durch den rechten Unterschenkel oberhalb der Malleolen. Schnittfläche von *distal* gesehen.

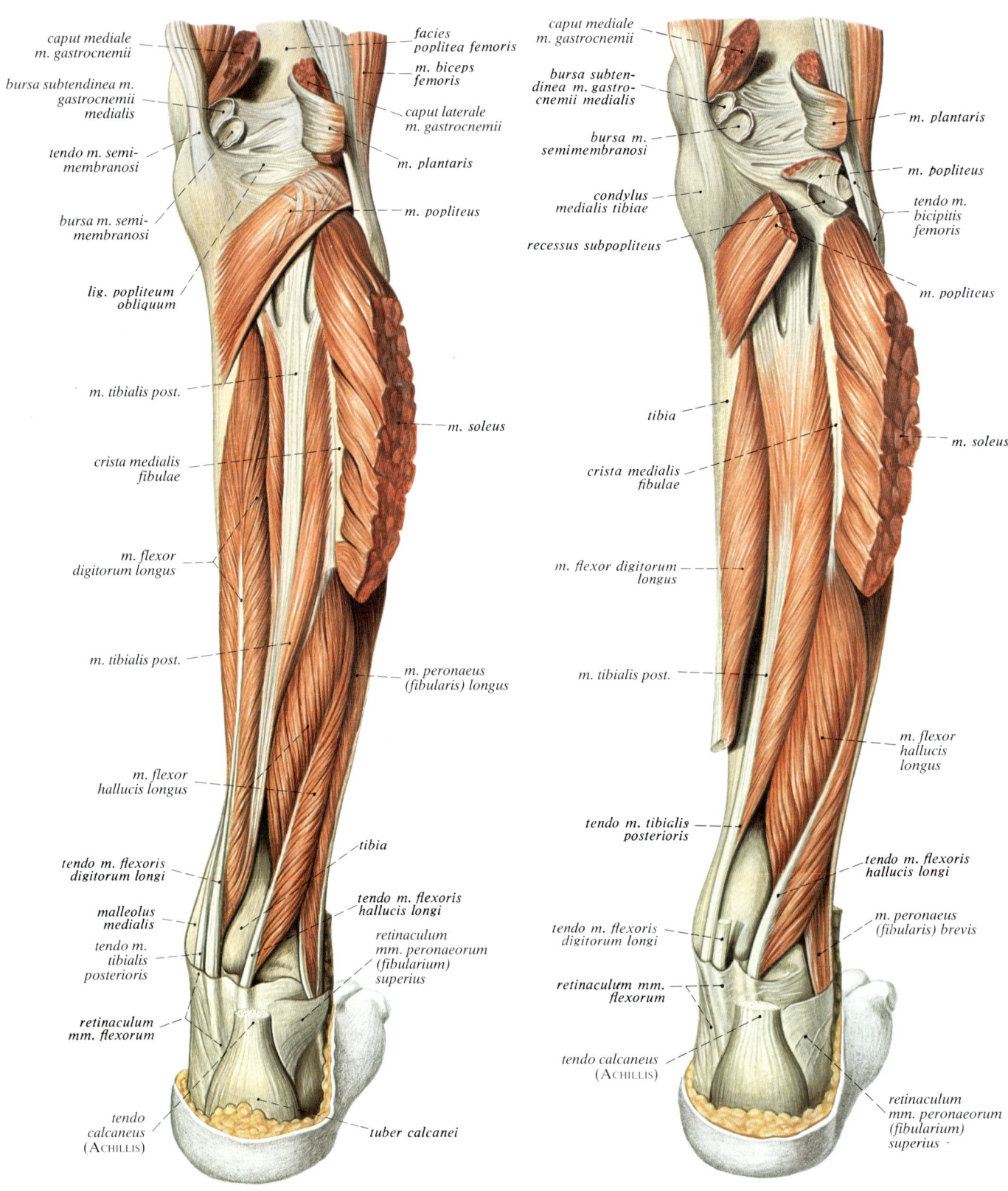

caput mediale
m. gastrocnemii

bursa subtendinea m.
gastrocnemii
medialis

tendo m. semi-
membranosi

bursa m. semi-
membranosi

lig. popliteum
obliquum

m. tibialis post.

crista medialis
fibulae

m. flexor
digitorum longus

m. tibialis post.

m. flexor
hallucis longus

tendo m. flexoris
digitorum longi

malleolus
medialis

tendo m.
tibialis
posterioris

retinaculum
mm. flexorum

tendo
calcaneus
(ACHILLIS)

facies
poplitea femoris

m. biceps
femoris

caput laterale
m. gastrocnemii

m. plantaris

m. popliteus

m. soleus

m. peronaeus
(fibularis) longus

tibia

tendo m. flexoris
hallucis longi

retinaculum
mm. peronaeorum
(fibularium)
superius

tuber calcanei

caput mediale
m. gastrocnemii

bursa subten-
dinea m. gastro-
cnemii medialis

bursa m.
semimembranosi

condylus
medialis tibiae

recessus subpopliteus

tibia

crista medialis
fibulae

m. flexor digitorum
longus

m. tibialis post.

tendo m. tibialis
posterioris

tendo m. flexoris
digitorum longi

retinaculum mm.
flexorum

tendo calcaneus
(ACHILLIS)

m. plantaris

m. popliteus

tendo m.
bicipitis
femoris

m. popliteus

m. soleus

m. flexor
hallucis
longus

tendo m. flexoris
hallucis longi

m. peronaeus
(fibularis) brevis

retinaculum
mm. peronaeorum
(fibularium)
superius

Abb. 475. Tiefere Schicht der Wadenmuskulatur. Durchgeschnitten sind mm. gastrocnemius, soleus und plantaris.

Abb. 476. Tiefste Schicht der Wadenmuskulatur.

Muskeln der hinteren Fläche des Unterschenkels; tiefe Schicht (Abb. 475, 476)

Name	*Ursprung*	*Ansatz*
1. m. tibialis posterior	facies posterior tibiae (proximaler Teil), membrana interossea cruris, facies medialis fibulae	tuberositas ossis navicularis; Plantarfläche des os cuneiforme mediale (I), z. T. auch der ossa cuneiformia intermedium (II) und laterale (III), basis ossis metatarsalis II, III, IV

Funktion: Plantarflexion, Supination (Hebung des medialen Fußrandes) und Adduktion des Fußes

Name		
2. m. flexor digitorum longus	facies posterior und margo interossea tibiae, mit einem arcus tendineus vom distalen Drittel der fibula	Endphalangen der 2.–5. Zehen

Funktion: beugt Endglieder der vier lateralen Zehen; wirkt auf den Fuß stark plantarwärts flektierend, supinierend und adduzierend

Name		
3. m. flexor hallucis longus	facies posterior und margo posterior fibulae (distale zwei Drittel), membrana interossea cruris, septum intermusculare posterius	Endphalanx der großen Zehe

Innervation: n. tibialis für alle drei Muskeln

Funktion: beugt große Zehe; wirkt aber auch kräftig auf den ganzen Fuß plantarflektierend, supinierend und adduzierend

---

Beachte: Der mediale Retromalleolarraum (regio malleolaris medialis) enthält von vorne nach hinten: die Sehne des m. tibialis posterior, die Sehne des m. flexor digitorum longus, die vasa tibialia posteriora, den n. tibialis und ganz hinten in der Tiefe die Sehne des m. flexor hallucis longus. Er ist ein durch das retinaculum gebildeter kurzer Tunnel, durch den die Gebilde der tiefen Wadenregion zur planta pedis verlaufen (Abb. 505).

Der laterale Retromalleolarraum (regio malleolaris lateralis) enthält die Sehnen der mm. peronaei longus et brevis, die durch ein retinaculum superius und inferius fixiert sind (Abb. 504).

Laterale Gruppe (Mm. peronaei [fibulares]) (Abb. 467, 504)

Name	*Ursprung*	*Ansatz*
1. m. peronaeus longus Die Sehne besitzt in der planta pedis (an der tuberositas ossis cuboidei) eine knorplige Verdickung	caput fibulae, fascia cruris, proximale zwei Drittel der facies lateralis und des margo posterior fibulae, septa intermuscularia anterius und posterius cruris	langsehnig durch die Tiefe der planta pedis und den sulcus tendinis m. peronaei longi zur tuberositas ossis metatarsalis I, (II), os cuneiforme mediale (I) (Abb. 499)
2. m. peronaeus brevis	distale Hälfte der facies lateralis und des margo anterior fibulae, septa intermuscularia anterius und posterius cruris	tuberositas ossis metatarsalis V, Sehnenstreifen zur kleinen Zehe (Streckfläche) (Abb. 504)

Innervation: n. peronaeus (fibularis) superficialis

Funktion: beide mm. peronaei (fibulares) heben lateralen Fußrand (pronieren) und abduzieren; ferner unterstützen sie die Plantarflexion des vorderen Fußabschnittes

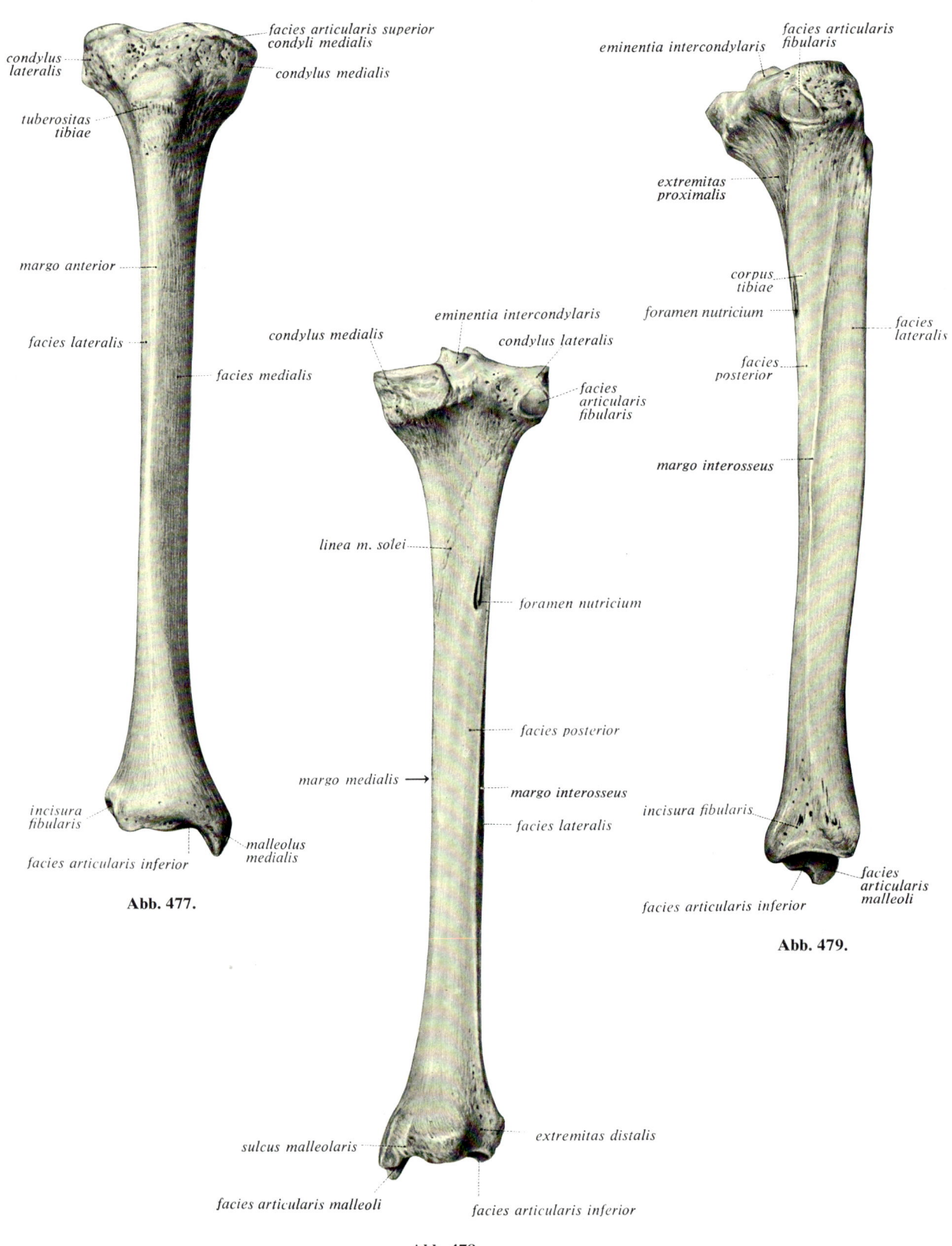

facies articularis superior
condyli medialis

condylus
lateralis

condylus medialis

tuberositas
tibiae

margo anterior

facies lateralis

facies medialis

eminentia intercondylaris

condylus medialis

condylus lateralis

facies
articularis
fibularis

linea m. solei

foramen nutricium

facies posterior

margo medialis →

margo interosseus

facies lateralis

incisura
fibularis

facies articularis inferior

malleolus
medialis

Abb. 477.

eminentia intercondylaris

facies articularis
fibularis

extremitas
proximalis

corpus
tibiae

foramen nutricium

facies
lateralis

facies
posterior

margo interosseus

incisura fibularis

facies articularis inferior

facies
articularis
malleoli

Abb. 479.

sulcus malleolaris

extremitas distalis

facies articularis malleoli

facies articularis inferior

Abb. 478.

Abb. 477–479. Rechtes Schienbein, tibia. Abb. 477: Ansicht von ventral. Abb. 478: Ansicht von dorsal. Abb. 479: Ansicht von lateral.

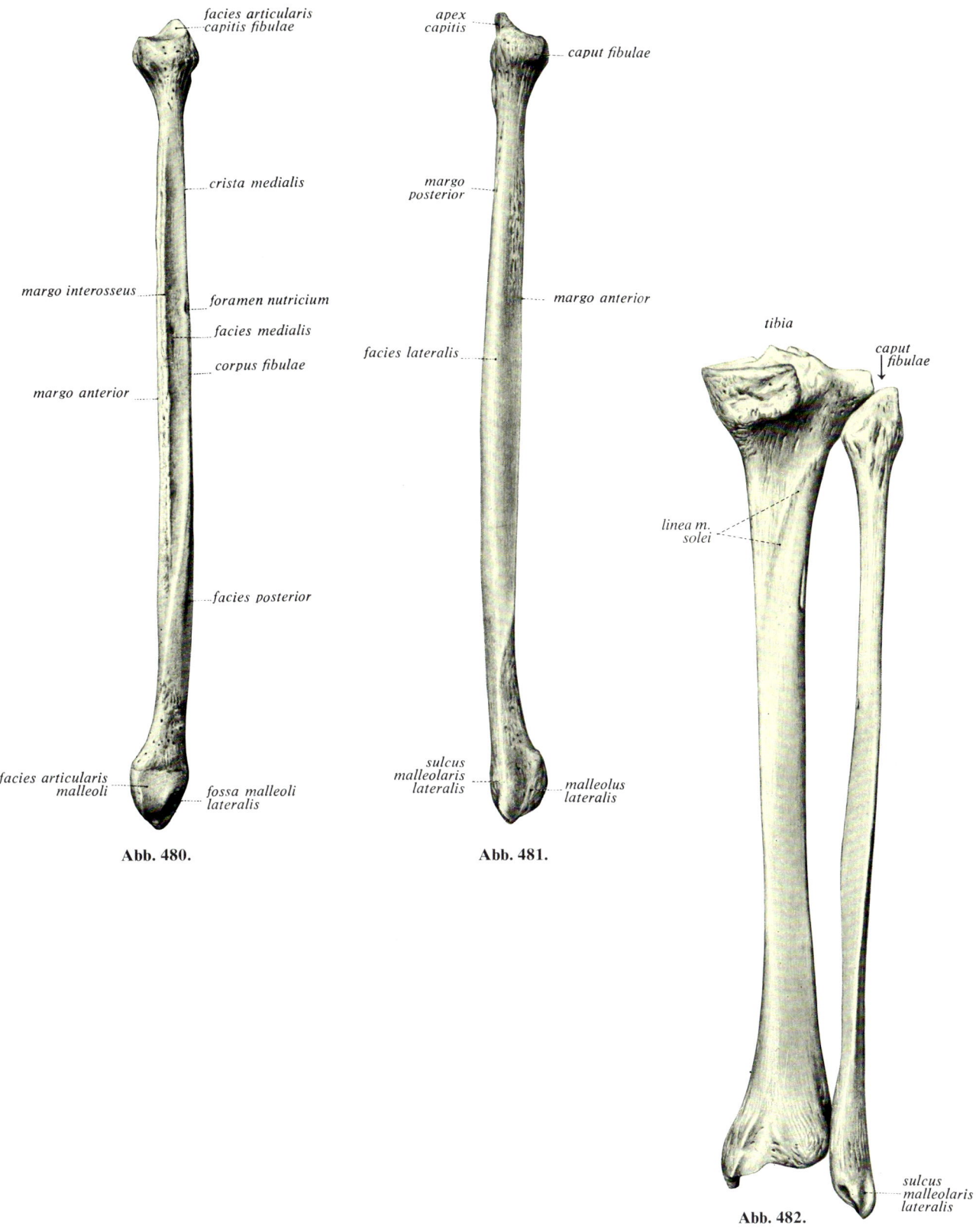

facies articularis
capitis fibulae

crista medialis

margo interosseus

foramen nutricium

facies medialis

corpus fibulae

margo anterior

facies posterior

facies articularis
malleoli

fossa malleoli
lateralis

Abb. 480.

apex
capitis

caput fibulae

margo
posterior

margo anterior

facies lateralis

sulcus
malleolaris
lateralis

malleolus
lateralis

Abb. 481.

tibia

caput
fibulae

linea m.
solei

sulcus
malleolaris
lateralis

Abb. 482.

Abb. 480–482. Rechtes Wadenbein, fibula. Abb. 480: Ansicht von medial. Abb. 481: Ansicht von lateral. Abb. 482: Rechte tibia und fibula, Ansicht von dorsal.

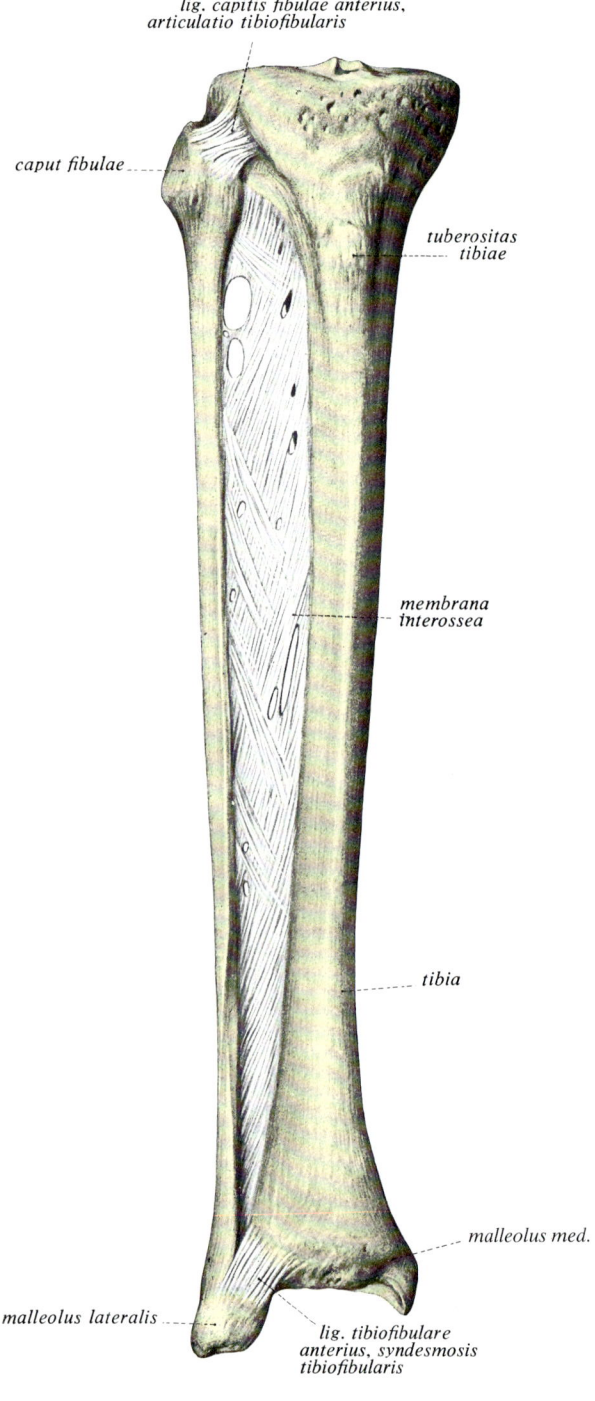

lig. capitis fibulae anterius,
articulatio tibiofibularis

caput fibulae

tuberositas
tibiae

membrana
interossea

tibia

malleolus med.

malleolus lateralis

lig. tibiofibulare
anterius, syndesmosis
tibiofibularis

malleolus medialis

facies articularis
malleoli lateralis

malleolus
lateralis

facies articu-
laris malleoli
medialis

facies articularis inferior

◁ **Abb. 483.** Die Unterschenkelknochen, tibia et fibula, des rechten
Beins mit ihren Bandverbindungen. Vorderansicht.

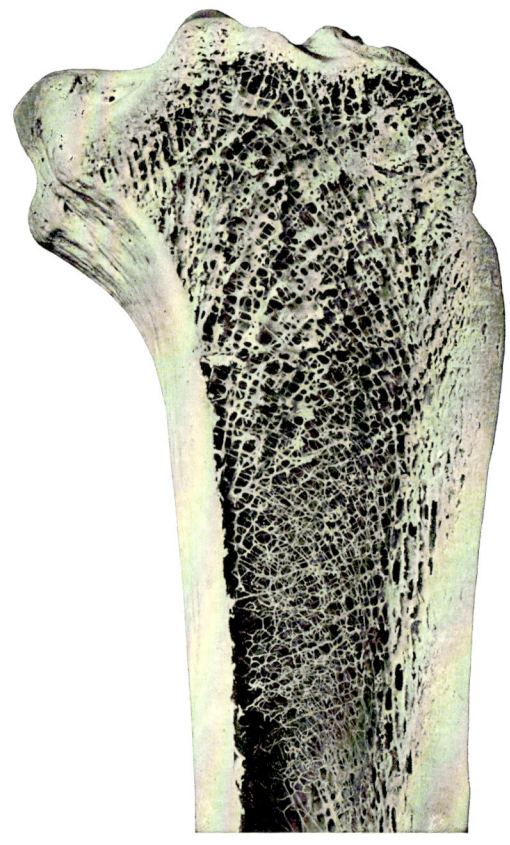

△
Abb. 484. Sagittaler Längsschnitt durch das proximale Ende des
Schienbeins, tibia. Beachte die Spongiosastruktur.

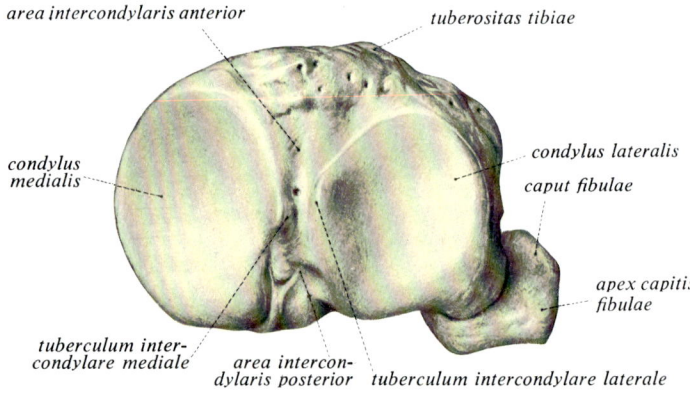

area intercondylaris anterior

tuberositas tibiae

condylus
medialis

condylus lateralis

caput fibulae

apex capitis
fibulae

tuberculum inter-
condylare mediale

area intercon-
dylaris posterior

tuberculum intercondylare laterale

△
Abb. 485. Die proximalen Enden von (rechter) tibia und fibula.
Proximalansicht.

◁ **Abb. 486.** Die distalen Enden beider Unterschenkelknochen, tibia
und fibula, des rechten Beins. Distalansicht.

Fuß

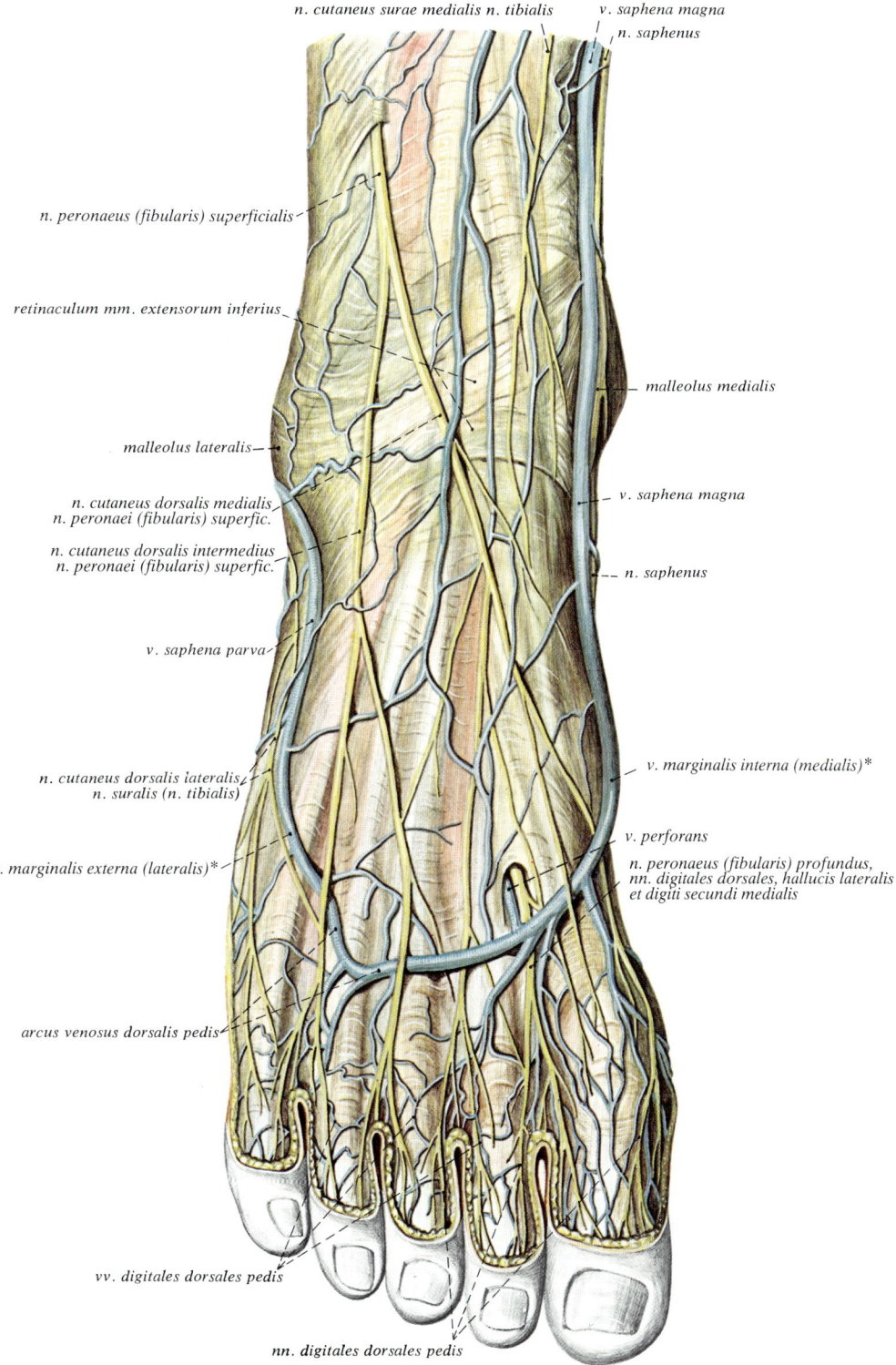

n. cutaneus surae medialis n. tibialis

v. saphena magna

n. saphenus

n. peronaeus (fibularis) superficialis

retinaculum mm. extensorum inferius

malleolus medialis

malleolus lateralis

n. cutaneus dorsalis medialis
n. peronaei (fibularis) superfic.

v. saphena magna

n. cutaneus dorsalis intermedius
n. peronaei (fibularis) superfic.

n. saphenus

v. saphena parva

n. cutaneus dorsalis lateralis
n. suralis (n. tibialis)

v. marginalis interna (medialis)*

v. perforans

v. marginalis externa (lateralis)*

n. peronaeus (fibularis) profundus,
nn. digitales dorsales, hallucis lateralis
et digiti secundi medialis

arcus venosus dorsalis pedis

vv. digitales dorsales pedis

nn. digitales dorsales pedis

Abb. 487. Hautnerven und -venen des rechten Fußrückens. * wichtige klinische Bezeichnungen

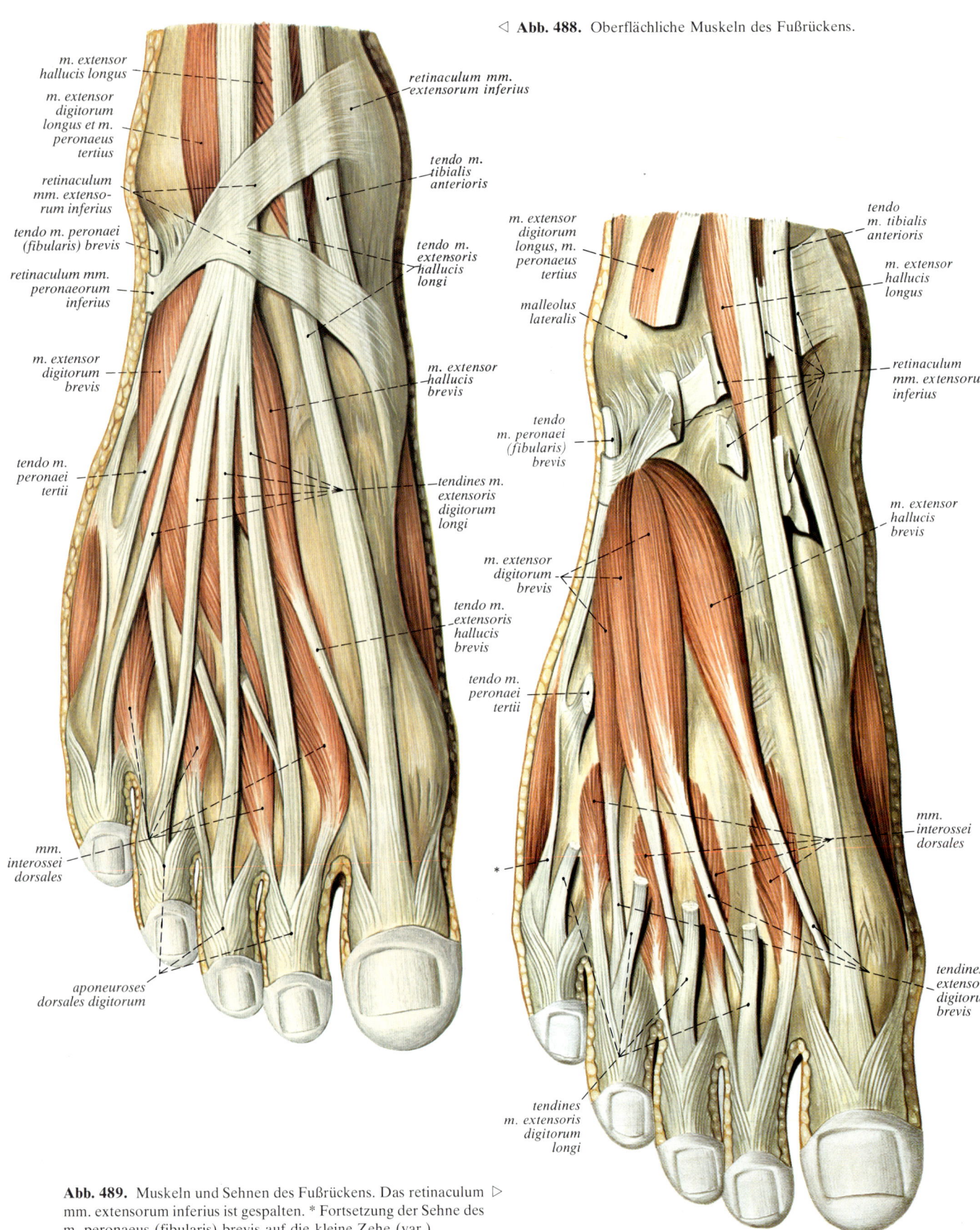

m. extensor hallucis longus

m. extensor digitorum longus et m. peronaeus tertius

retinaculum mm. extensorum inferius

tendo m. peronaei (fibularis) brevis

retinaculum mm. peronaeorum inferius

m. extensor digitorum brevis

tendo m. peronaei tertii

mm. interossei dorsales

aponeuroses dorsales digitorum

retinaculum mm. extensorum inferius

tendo m. tibialis anterioris

tendo m. extensoris hallucis longi

m. extensor hallucis brevis

tendines m. extensoris digitorum longi

tendo m. extensoris hallucis brevis

m. extensor digitorum longus, m. peronaeus tertius

malleolus lateralis

tendo m. peronaei (fibularis) brevis

m. extensor digitorum brevis

tendo m. peronaei tertii

*

tendo m. tibialis anterioris

m. extensor hallucis longus

retinaculum mm. extensorum inferius

m. extensor hallucis brevis

mm. interossei dorsales

tendines extensor digitoru brevis

tendines m. extensoris digitorum longi

Abb. 489. Muskeln und Sehnen des Fußrückens. Das retinaculum ▷
mm. extensorum inferius ist gespalten. * Fortsetzung der Sehne des
m. peronaeus (fibularis) brevis auf die kleine Zehe (var.)

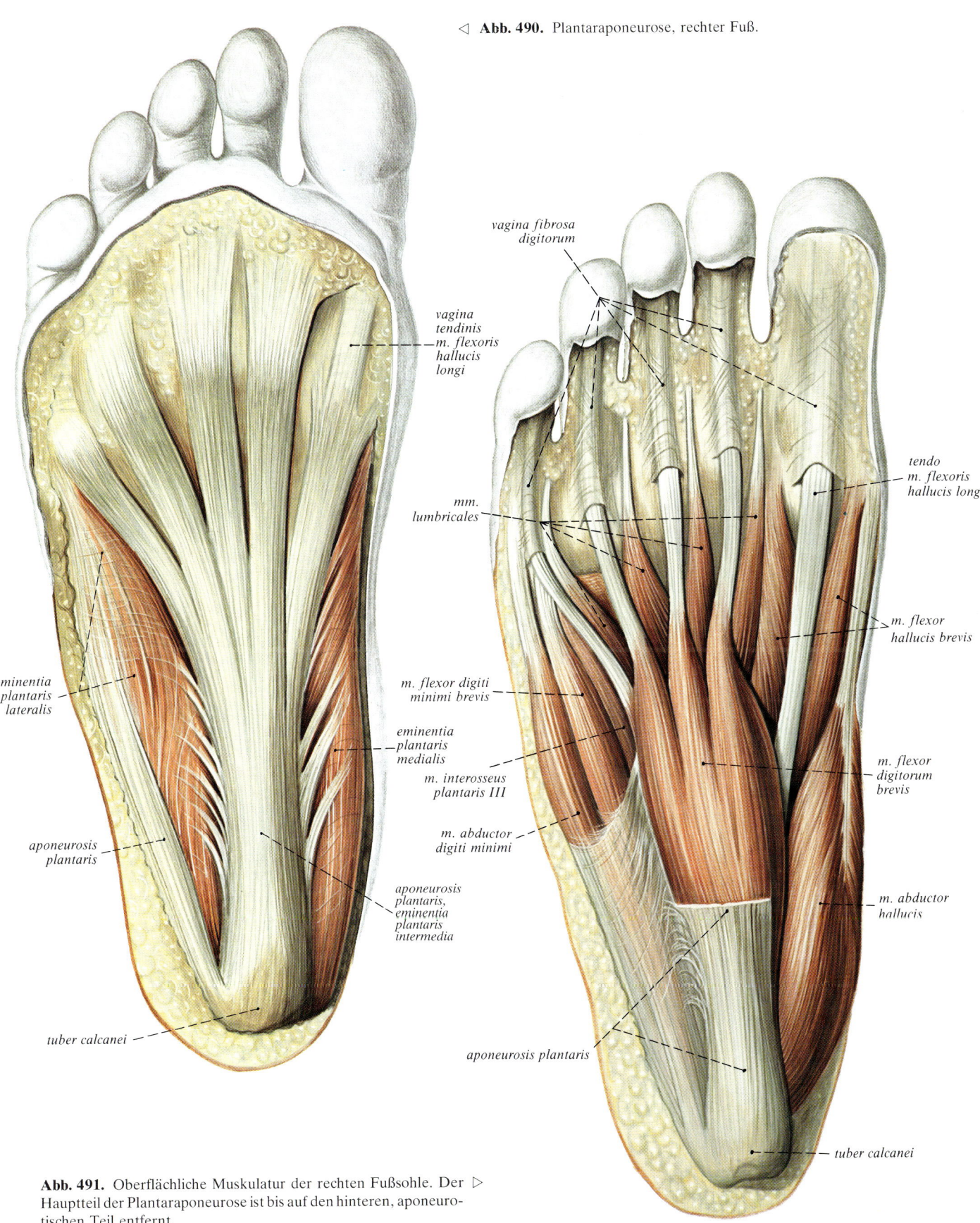

◁ **Abb. 490.** Plantaraponeurose, rechter Fuß.

vagina fibrosa
digitorum

vagina
tendinis
m. flexoris
hallucis
longi

tendo
m. flexoris
hallucis longi

mm.
lumbricales

m. flexor
hallucis brevis

eminentia
plantaris
lateralis

m. flexor digiti
minimi brevis

eminentia
plantaris
medialis

m. flexor
digitorum
brevis

m. interosseus
plantaris III

m. abductor
digiti minimi

aponeurosis
plantaris

m. abductor
hallucis

aponeurosis
plantaris,
eminentia
plantaris
intermedia

tuber calcanei

aponeurosis plantaris

tuber calcanei

Abb. 491. Oberflächliche Muskulatur der rechten Fußsohle. Der ▷
Hauptteil der Plantaraponeurose ist bis auf den hinteren, aponeurotischen Teil entfernt.

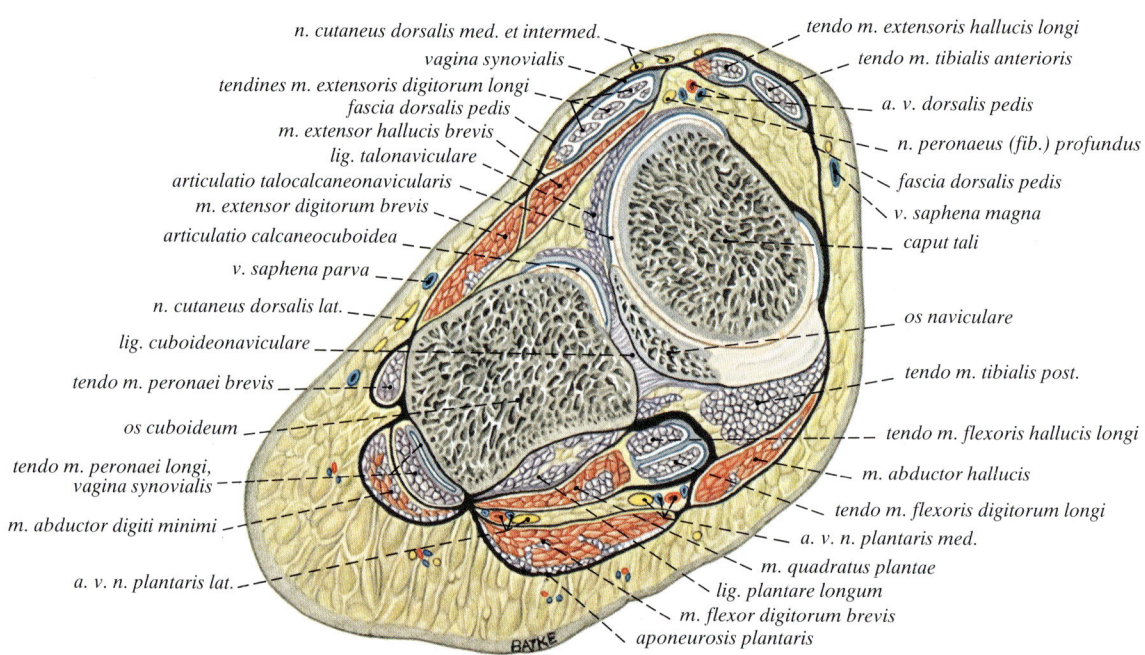

n. cutaneus dorsalis med. et intermed.
vagina synovialis
tendines m. extensoris digitorum longi
fascia dorsalis pedis
m. extensor hallucis brevis
lig. talonaviculare
articulatio talocalcaneonavicularis
m. extensor digitorum brevis
articulatio calcaneocuboidea
v. saphena parva
n. cutaneus dorsalis lat.
lig. cuboideonaviculare
tendo m. peronaei brevis
os cuboideum
tendo m. peronaei longi,
vagina synovialis
m. abductor digiti minimi
a. v. n. plantaris lat.

tendo m. extensoris hallucis longi
tendo m. tibialis anterioris
a. v. dorsalis pedis
n. peronaeus (fib.) profundus
fascia dorsalis pedis
v. saphena magna
caput tali
os naviculare
tendo m. tibialis post.
tendo m. flexoris hallucis longi
m. abductor hallucis
tendo m. flexoris digitorum longi
a. v. n. plantaris med.
m. quadratus plantae
lig. plantare longum
m. flexor digitorum brevis
aponeurosis plantaris

Abb. 492. Querschnitt durch die rechte Fußwurzel im Bereich des Taluskopfes. Schnittfläche von *distal* gesehen. Sehnenscheiden und membrana synovialis der Gelenkkapseln hellblau.

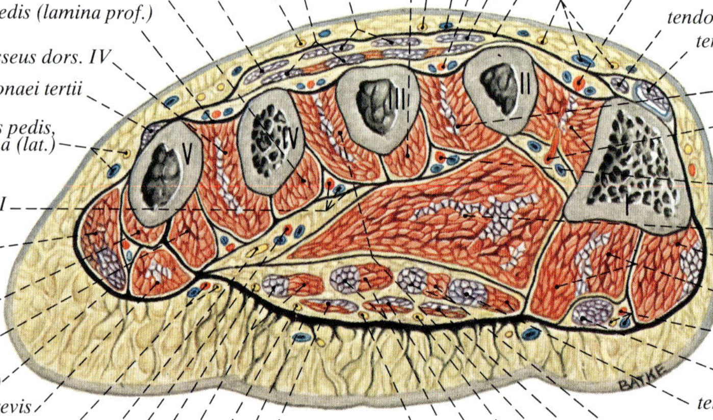

tendines m. extensoris digitorum longi
tendines m. extensoris digitorum brevis
n. digitalis dorsalis pedis
m. extensor digitorum longus (tendo 4)
m. interosseus plantaris II
fascia dorsalis pedis (lamina prof.)
m. interosseus dors. IV
tendo m. peronaei tertii
n. cutaneus digitalis dorsalis pedis,
v. marginalis externa (lat.)
a. v. metatarsea plantaris III
m. abductor digiti minimi
m. opponens digiti minimi
m. interosseus plantaris III
fascia plantaris (lamina superfic.)
m. flexor digiti minimi brevis
n. a. digitalis plantaris proprius (-a)
r. profundus n. plantaris lat.
a. metatarsea plantaris
n. digitalis plantaris comm.
tendo m. flexoris digitorum longi, m. lumbricalis
n. digitalis plantaris comm.
aponeurosis plantaris
tendo m. flexoris digitorum brevis

m. interosseus plantaris I
n. digitalis dorsalis pedis
v. metatarsea dorsalis pedis
a. metatarsea dorsalis
tendo m. extensoris digitorum longi
fascia dorsalis pedis
nn. digitales dors. pedis, v. metatarsea dors. pedis
a. metatarsea dors.
tendo m. extensoris hallucis brevis
tendo m. extensoris hallucis longi
m. interosseus dors. II
a. metatarsea plantaris,
r. perforans, m. interosseus dors. I
a. metatarsea plantaris
m. adductor hallucis,
caput obliquum
m. abductor hallucis
m. flexor hallucis brevis
n. a. v. digitalis plantaris proprius (-a)
tendo m. flexoris hallucis longi
tendo m. flexoris digitorum longi, m. lumbric.
tendo m. flexoris digitorum longi, m. lumbricalis
tendo m. flexoris digitorum brevis
m. interosseus dors. III
n. digitalis plantaris comm.
tendo m. flexoris digitorum brevis
tendo m. flexoris digitorum longi, m. lumbricalis
n. digitalis plantaris comm. II

Abb. 493. Querschnitt durch den rechten Fuß im Bereich des Metatarsus. Schnittfläche von *distal* gesehen. I–V = 1.–5. os metatarsale.

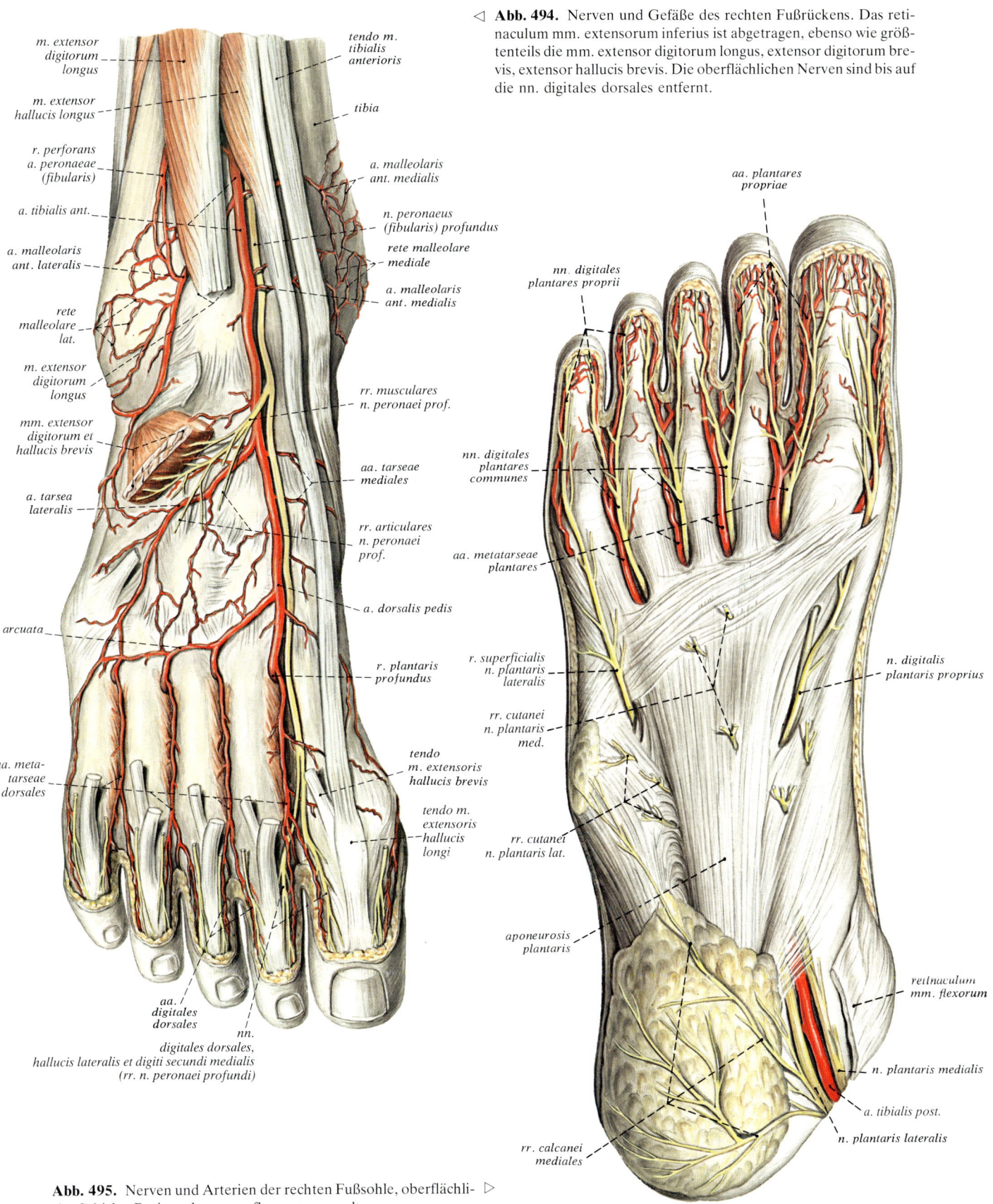

m. extensor digitorum longus

m. extensor hallucis longus

r. perforans a. peronaeae (fibularis)

a. tibialis ant.

a. malleolaris ant. lateralis

rete malleolare lat.

m. extensor digitorum longus

mm. extensor digitorum et hallucis brevis

a. tarsea lateralis

a. arcuata

aa. meta-tarseae dorsales

aa. digitales dorsales

nn. digitales dorsales, hallucis lateralis et digiti secundi medialis (rr. n. peronaei profundi)

tendo m. tibialis anterioris

tibia

a. malleolaris ant. medialis

n. peronaeus (fibularis) profundus

rete malleolare mediale

a. malleolaris ant. medialis

rr. musculares n. peronaei prof.

aa. tarseae mediales

rr. articulares n. peronaei prof.

a. dorsalis pedis

r. plantaris profundus

tendo m. extensoris hallucis brevis

tendo m. extensoris hallucis longi

Abb. 494. Nerven und Gefäße des rechten Fußrückens. Das retinaculum mm. extensorum inferius ist abgetragen, ebenso wie größtenteils die mm. extensor digitorum longus, extensor digitorum brevis, extensor hallucis brevis. Die oberflächlichen Nerven sind bis auf die nn. digitales dorsales entfernt.

aa. plantares propriae

nn. digitales plantares proprii

nn. digitales plantares communes

aa. metatarseae plantares

r. superficialis n. plantaris lateralis

rr. cutanei n. plantaris med.

rr. cutanei n. plantaris lat.

aponeurosis plantaris

rr. calcanei mediales

n. digitalis plantaris proprius

retinaculum mm. flexorum

n. plantaris medialis

a. tibialis post.

n. plantaris lateralis

Abb. 495. Nerven und Arterien der rechten Fußsohle, oberflächliche Schicht. Retinaculum mm. flexorum gespalten.

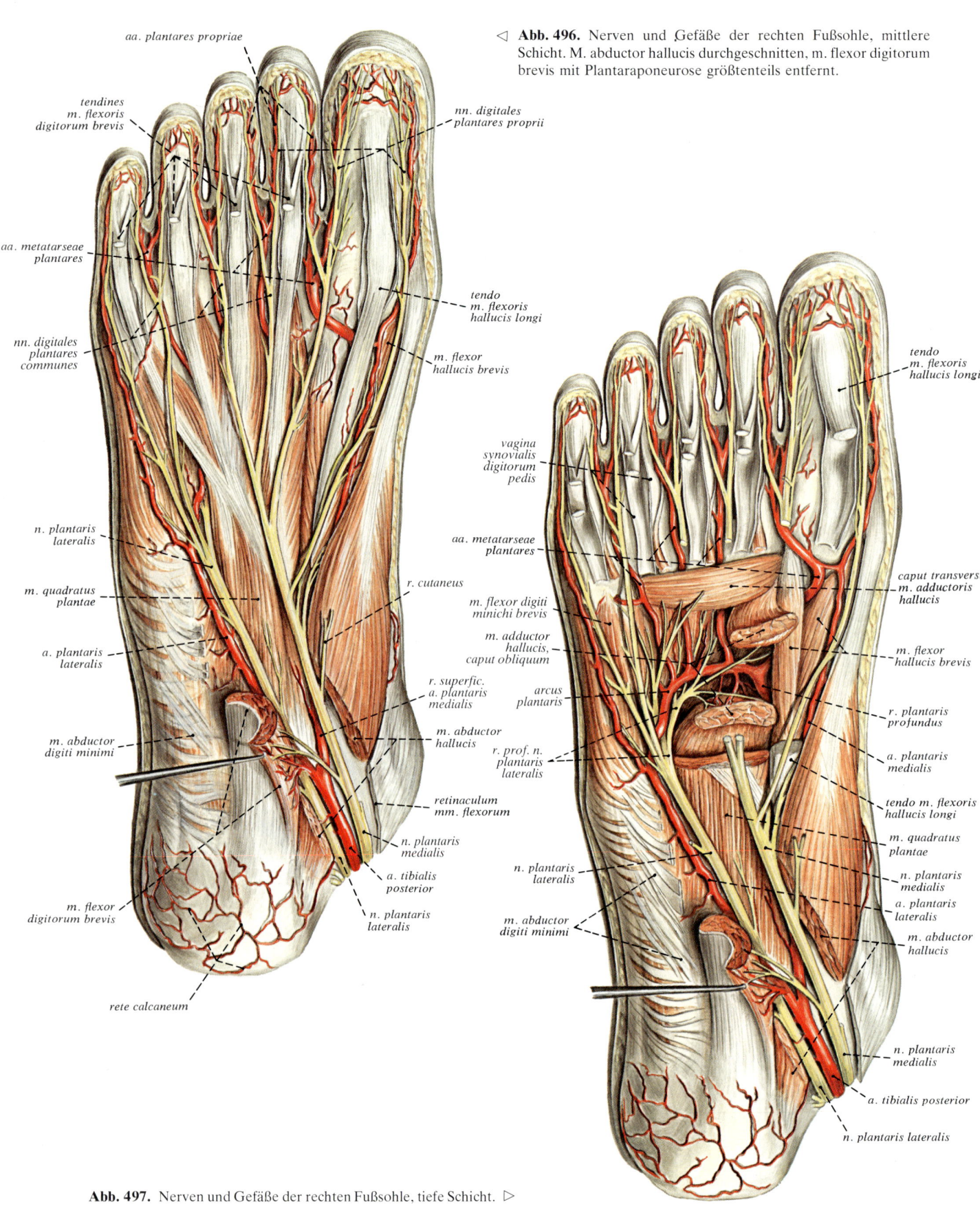

aa. plantares propriae

tendines
m. flexoris
digitorum brevis

aa. metatarseae
plantares

nn. digitales
plantares
communes

n. plantaris
lateralis

m. quadratus
plantae

a. plantaris
lateralis

m. abductor
digiti minimi

m. flexor
digitorum brevis

rete calcaneum

◁ **Abb. 496.** Nerven und Gefäße der rechten Fußsohle, mittlere
Schicht. M. abductor hallucis durchgeschnitten, m. flexor digitorum
brevis mit Plantaraponeurose größtenteils entfernt.

nn. digitales
plantares proprii

tendo
m. flexoris
hallucis longi

m. flexor
hallucis brevis

r. cutaneus

r. superfic.
a. plantaris
medialis

m. abductor
hallucis

retinaculum
mm. flexorum

n. plantaris
medialis

a. tibialis
posterior

n. plantaris
lateralis

vagina
synovialis
digitorum
pedis

aa. metatarseae
plantares

m. flexor digiti
minichi brevis

m. adductor
hallucis,
caput obliquum

arcus
plantaris

r. prof. n.
plantaris
lateralis

n. plantaris
lateralis

m. abductor
digiti minimi

tendo
m. flexoris
hallucis longi

caput transversi
m. adductoris
hallucis

m. flexor
hallucis brevis

r. plantaris
profundus

a. plantaris
medialis

tendo m. flexoris
hallucis longi

m. quadratus
plantae

n. plantaris
medialis

a. plantaris
lateralis

m. abductor
hallucis

n. plantaris
medialis

a. tibialis posterior

n. plantaris lateralis

Abb. 497. Nerven und Gefäße der rechten Fußsohle, tiefe Schicht. ▷

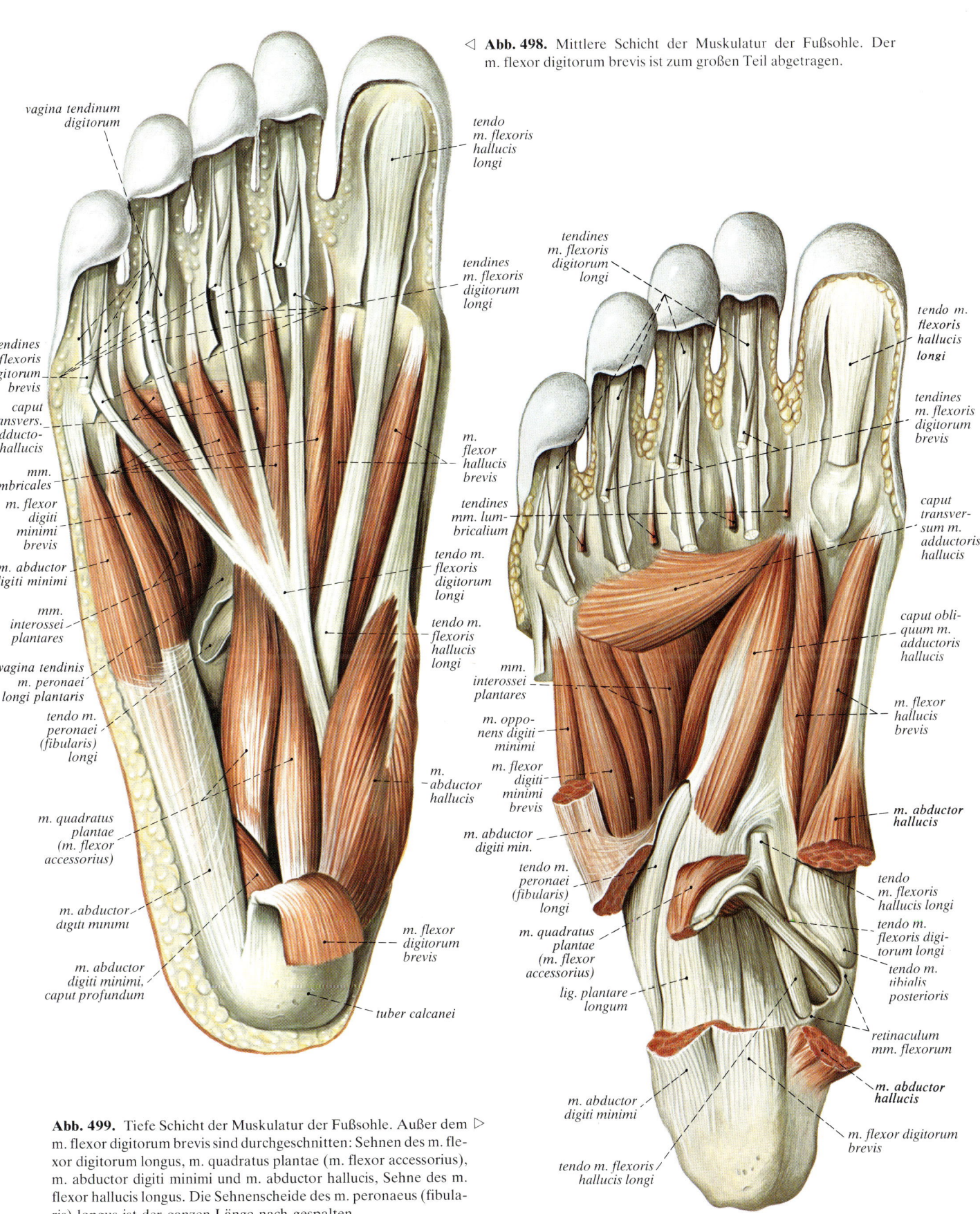

vagina tendinum
digitorum

tendo
m. flexoris
hallucis
longi

tendines
m. flexoris
digitorum
longi

tendines
m. flexoris
digitorum
longi

endines
flexoris
gitorum
brevis

caput
ansvers.
dducto-
hallucis

mm.
mbricales

m. flexor
digiti
minimi
brevis

m. abductor
digiti minimi

mm.
interossei
plantares

vagina tendinis
m. peronaei
longi plantaris

tendo m.
peronaei
(fibularis)
longi

m. quadratus
plantae
(m. flexor
accessorius)

m. abductor
digiti minimi

m. abductor
digiti minimi,
caput profundum

tendo m.
flexoris
hallucis
brevis

tendines
m. flexoris
digitorum
brevis

caput
transver-
sum m.
adductoris
hallucis

tendines
mm. lum-
bricalium

tendo m.
flexoris
digitorum
longi

tendo m.
flexoris
hallucis
longi

mm.
interossei
plantares

m. oppo-
nens digiti
minimi

m.
abductor
hallucis

m. flexor
digiti
minimi
brevis

m. abductor
digiti min.

tendo m.
peronaei
(fibularis)
longi

m. quadratus
plantae
(m. flexor
accessorius)

lig. plantare
longum

caput obli-
quum m.
adductoris
hallucis

m. flexor
hallucis
brevis

m. abductor
hallucis

tendo
m. flexoris
hallucis longi

tendo m.
flexoris digi-
torum longi

tendo m.
tibialis
posterioris

retinaculum
mm. flexorum

m. abductor
hallucis

m. flexor digitorum
brevis

m. abductor
digiti minimi

tendo m. flexoris
hallucis longi

m. flexor
digitorum
brevis

tuber calcanei

⊲ **Abb. 498.** Mittlere Schicht der Muskulatur der Fußsohle. Der m. flexor digitorum brevis ist zum großen Teil abgetragen.

Abb. 499. Tiefe Schicht der Muskulatur der Fußsohle. Außer dem ▷ m. flexor digitorum brevis sind durchgeschnitten: Sehnen des m. flexor digitorum longus, m. quadratus plantae (m. flexor accessorius), m. abductor digiti minimi und m. abductor hallucis, Sehne des m. flexor hallucis longus. Die Sehnenscheide des m. peronaeus (fibularis) longus ist der ganzen Länge nach gespalten.

Muskeln der Fußsohle (planta pedis) (Abb. 491, 496 – 498)

Name	Ursprung	Ansatz
m. flexor digitorum brevis (Muskel der planta, bildet die eminentia plantaris intermedia)	processus medialis tuberis calcanei und aponeurosis plantaris (medialer Hauptabschnitt)	mit vier, von den Sehnen des m. flexor digitorum longus durchbohrten dünnen Sehnen zu den Mittelphalangen der vier lateralen Zehen

Innervation: n. plantaris medialis

Funktion: beugt (Mittelglieder der) Zehen

m. quadratus plantae **(flexor accessorius)**	zweiköpfig von der plantaren Fläche des calcaneus und vom ligamentum plantare longum	lateraler Rand der Sehne des m. flexor digitorum longus (vor ihrer Teilungsstelle)

Innervation: n. plantaris lateralis

Funktion: unterstützt m. flexor digitorum longus, korrigiert dessen schräge Zugrichtung

---

Beachte:

Das Muskelrelief der planta pedis wird von 3 längsverlaufenden Vorwölbungen (eminentiae plantares medialis, intermedia und lateralis) gebildet. Dazwischen ergeben sich 2 Längsfurchen, sulci plantares medialis und lateralis. Die eminentia plantaris medialis enthält den Muskelbauch des m. abductor hallucis und vorne die Sehne des m. flexor hallucis longus und den m. flexor hallucis brevis. Die eminentia plantaris intermedia wird durch den Muskelbauch des m. flexor digitorum brevis gebildet, der von der aponeurosis plantaris bedeckt ist. In der eminentia plantaris lateralis liegen mm. abductor digiti minimi und flexor digiti minimi brevis.

Die dazwischenliegenden Längsfurchen (sulci plantares) enthalten die vasa plantaria lateralia bzw. medialia und die gleichnamigen Nerven (Abb. 496, 497).

Muskeln des Großzehenballens (Abb. 491, 497, 499)

Name	Ursprung	Ansatz
1. m. abductor hallucis (Muskel der planta, bildet die eminentia plantaris medialis)	processus medialis tuberis calcanei und aponeurosis plantaris	an der proximalen Phalanx der großen Zehe
2. m. flexor hallucis brevis	plantare Fläche der ossa cuneiformia mediale (I), intermedium (II) und laterale (III), ligamentum plantare longum	zweiköpfig an beiden Sesambeinen und der proximalen Phalanx der großen Zehe

3. m. adductor hallucis

caput obliquum	plantare Fläche des os cuneiforme laterale (III) und ligamentum plantare longum	laterales Sesambein und proximale Phalanx der großen Zehe
caput transversum	Gelenkkapsel der Zehengrundgelenke der 3. bis 5. Zehen	

Innervation: für den m. abductor hallucis und m. flexor hallucis brevis n. plantaris medialis; für den m. adductor hallucis (und zum Teil den m. flexor hallucis brevis) n. plantaris lateralis

Funktion: aus den Namen ersichtlich (Abduktion, Flexion, Adduktion der großen Zehe); vor allem aber aktive Quer- und Längsverspannung der Fußgewölbe

Muskeln des Kleinzehenballens (Abb. 491, 497–499)

Name	Ursprung	Ansatz
1. m. abductor digiti minimi (Muskel der planta; eminentia plantaris lateralis)	processus lateralis tuberis calcanei und aponeurosis plantaris, außerdem (tiefer Kopf) processus medialis tuberis calcanei	lateraler Rand der proximalen Phalanx der kleinen Zehe (und tuberositas ossis metatarsalis V)
2. m. flexor digiti minimi brevis	vorderer Teil des ligamentum plantare longum	proximale Phalanx der Zehe
3. m. opponens digiti minimi (inkonstant)		lateraler Rand des os metatarsale V

Innervation: n. plantaris lateralis

Funktion: Abduktion, Flexion, Opposition der kleinen Zehe; vor allem Verspannung der Fußgewölbe

Die **mm. lumbricales pedis** entspringen von den Sehnen des m. flexor digitorum longus, der erste einköpfig vom medialen Rande der ersten Sehne (der zweiten Zehe), die anderen drei zweiköpfig. Sie gehen in der Gegend der Zehengrundgelenke von der medialen Seite her in die Dorsalaponeurosen der Zehen über. An ihren Ansatzstellen liegen meist kleine Schleimbeutel, bursae mm. lumbricalium. Sie werden in wechselnder Weise teils vom n. plantaris lateralis, teils vom m. plantaris medialis versorgt und wirken wie an der Hand.

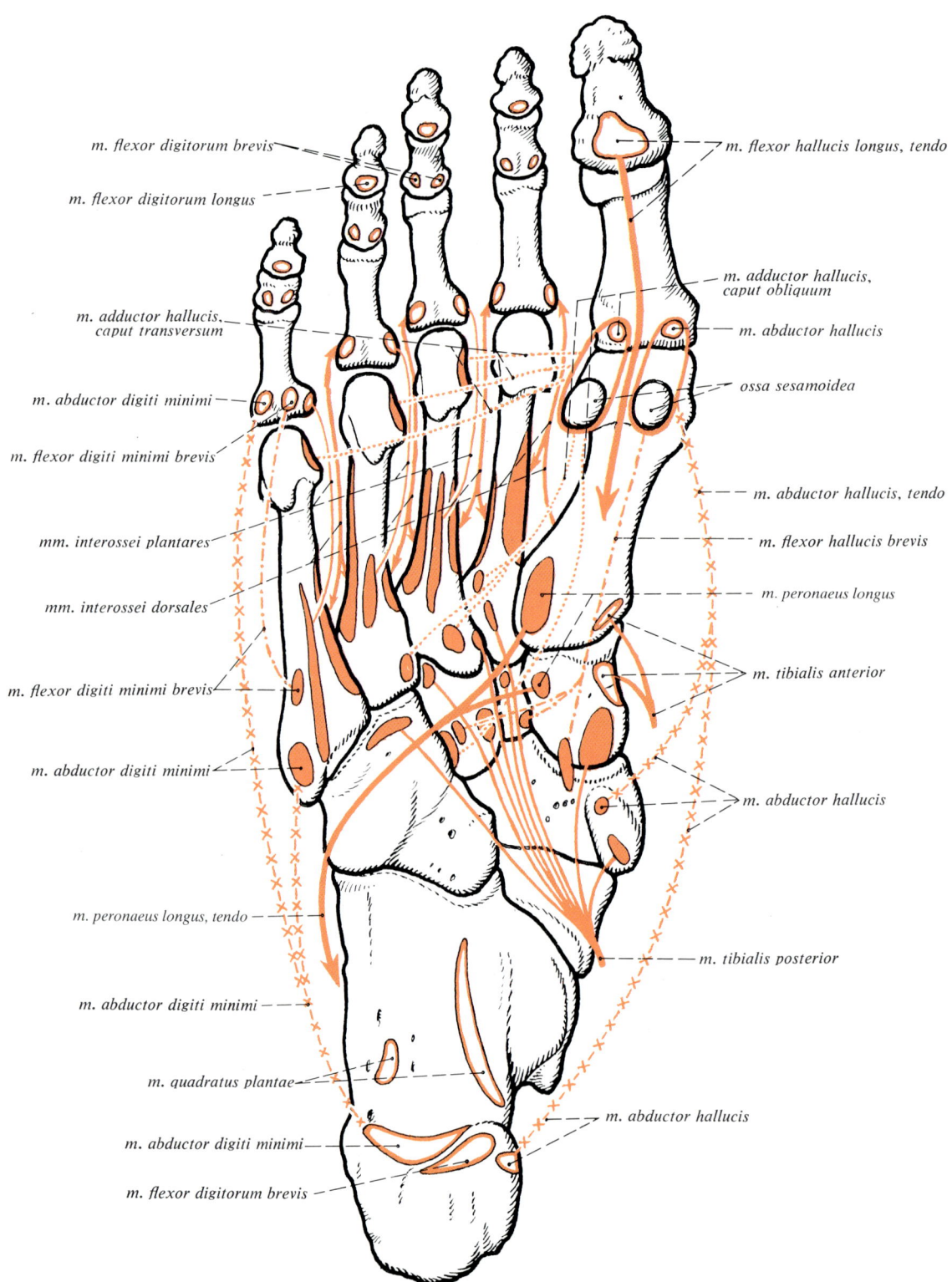

m. flexor digitorum brevis

m. flexor digitorum longus

m. adductor hallucis,
caput transversum

m. abductor digiti minimi

m. flexor digiti minimi brevis

mm. interossei plantares

mm. interossei dorsales

m. flexor digiti minimi brevis

m. abductor digiti minimi

m. peronaeus longus, tendo

m. abductor digiti minimi

m. quadratus plantae

m. abductor digiti minimi

m. flexor digitorum brevis

m. flexor hallucis longus, tendo

m. adductor hallucis,
caput obliquum

m. abductor hallucis

ossa sesamoidea

m. abductor hallucis, tendo

m. flexor hallucis brevis

m. peronaeus longus

m. tibialis anterior

m. abductor hallucis

m. tibialis posterior

m. abductor hallucis

Abb. 500. Muskelursprünge und -ansätze an der Fußsohle, rechter Fuß.

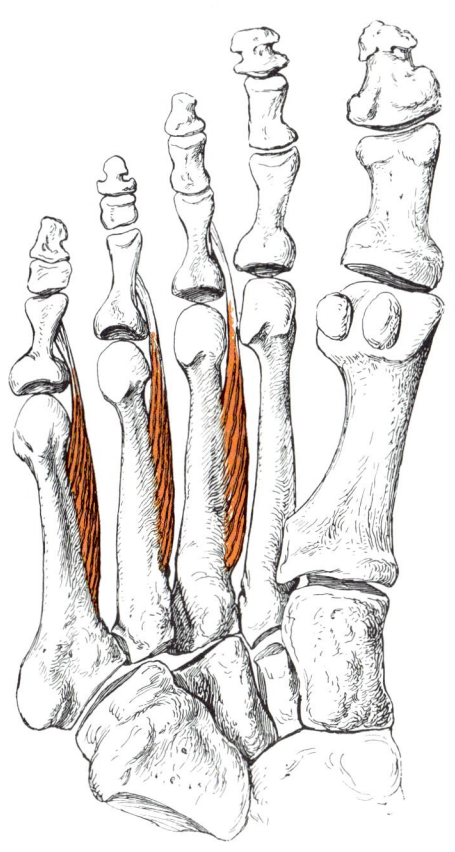

Abb. 501. Mm. interossei plantares.

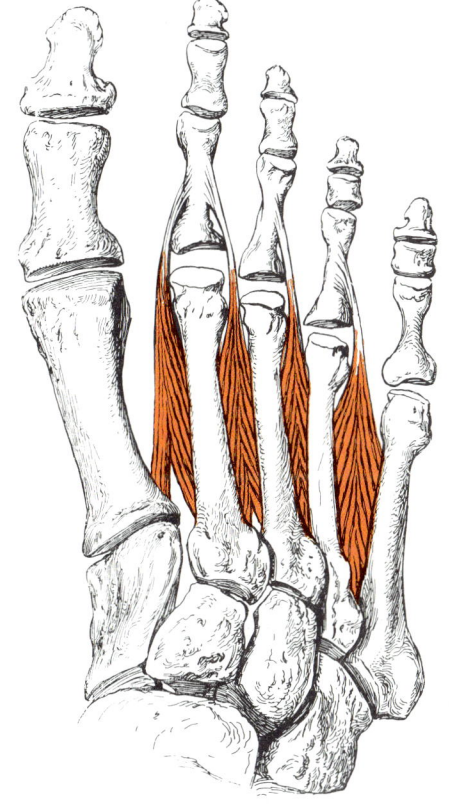

Abb. 502. Mm. interossei dorsales

Die **mm. interossei** des Fußes verhalten sich ähnlich wie die der Hand; es gibt vier **dorsales** und drei **plantares.** Die letzteren sind relativ stark (und z. T. stärker als die dorsalen) im Gegensatz zur Hand; sie sind alle drei gleichgerichtet und entspringen an den medialen Rändern der ossa metatarsalia III, IV und V; sie gehen alle drei von der gleichen Seite her in die Dorsalaponeurosen der Zehen über. Die (relativ schwachen) dorsalen interossei entspringen wie bei der Hand zweiköpfig; die Sehnen sind (wie bei jener) ungleich gerichtet, weil die des I. und II. os metatarsale zur zweiten Zehe ziehen.

Die *Innervation* geschieht durch den n. plantaris lateralis.

Muskeln des Fußrückens (dorsum pedis) (Abb. 488, 489)

Name	*Ursprung*	*Ansatz*
m. extensor digitorum brevis	facies dorsalis und lateralis calcanei	Dorsalaponeurose der mittleren Zehen (drei dünne Sehnen)
m. extensor hallucis brevis	facies dorsalis calcanei	große Zehe

Innervation: n. peronaeus (fibularis) profundus

Funktion: strecken (dorsalflektieren) Zehen

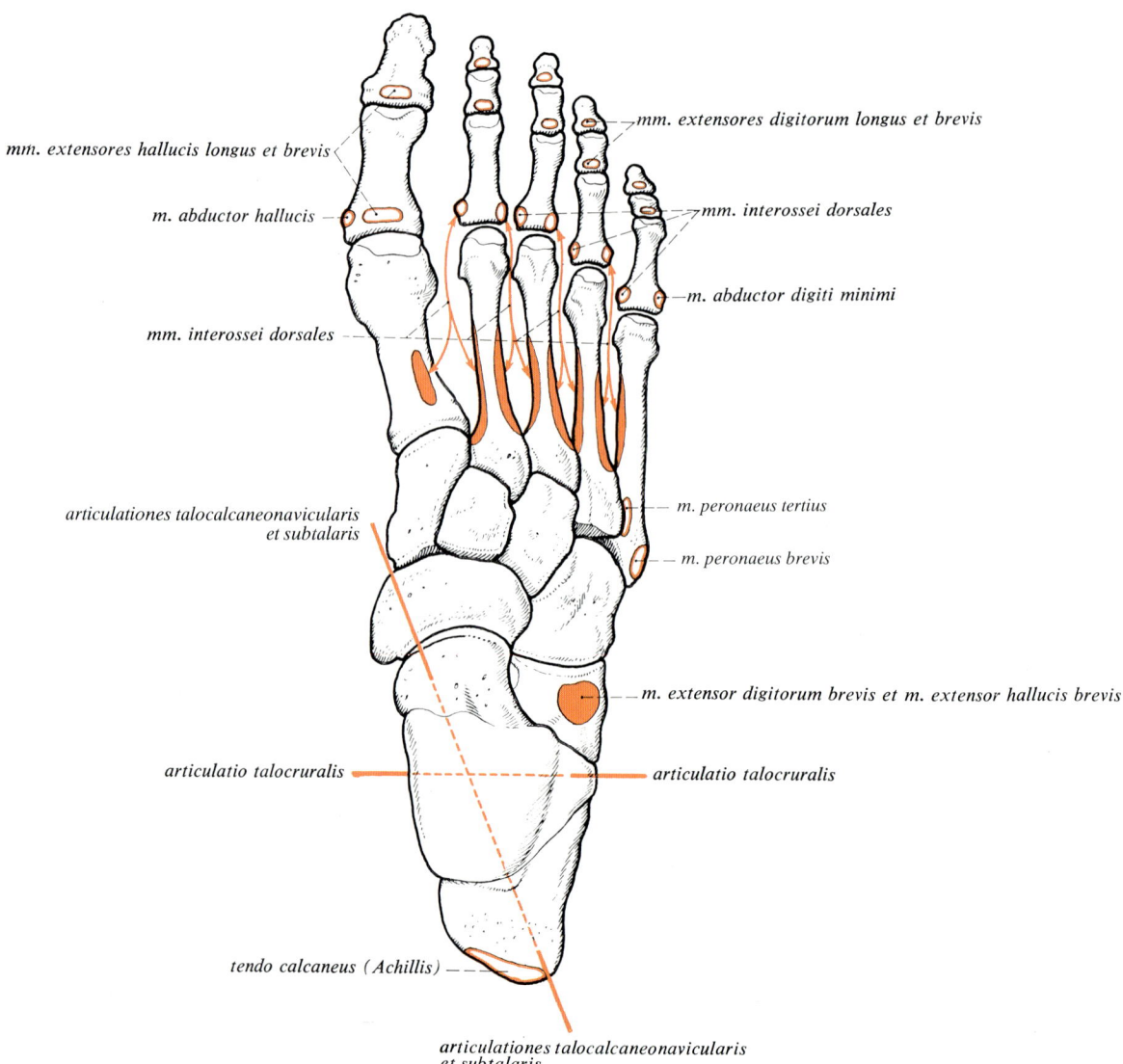

Abb. 503. Muskelursprünge und -ansätze am Fußrücken, rechter Fuß. Achsen des oberen und unteren Sprunggelenkes.

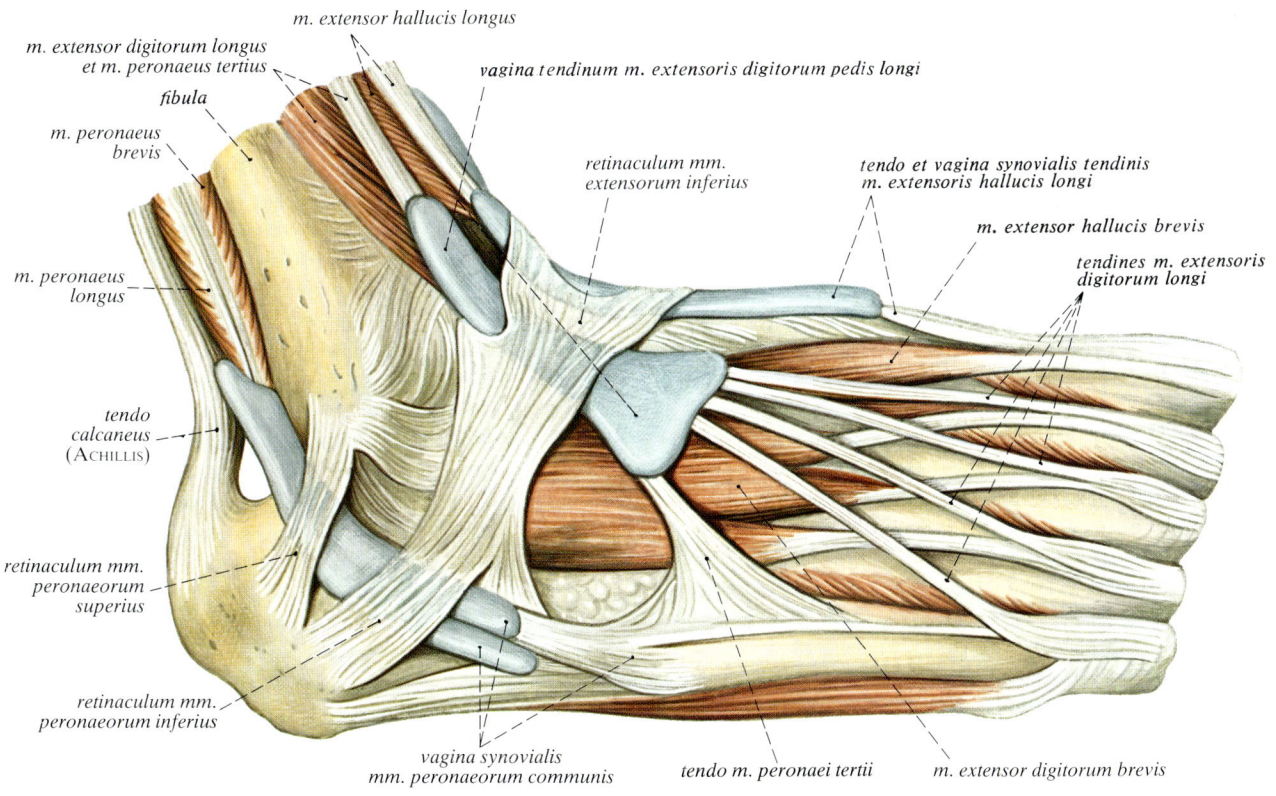

m. extensor hallucis longus

m. extensor digitorum longus
et m. peronaeus tertius

fibula

m. peronaeus
brevis

m. peronaeus
longus

tendo
calcaneus
(ACHILLIS)

retinaculum mm.
peronaeorum
superius

retinaculum mm.
peronaeorum inferius

vagina synovialis
mm. peronaeorum communis

vagina tendinum m. extensoris digitorum pedis longi

retinaculum mm.
extensorum inferius

tendo et vagina synovialis tendinis
m. extensoris hallucis longi

m. extensor hallucis brevis

tendines m. extensoris
digitorum longi

tendo m. peronaei tertii

m. extensor digitorum brevis

Abb. 504. Sehnenscheiden der lateralen Knöchelgegend und des dorsum pedis. Die Sehnenscheiden, vaginae synoviales, sind beim Lebenden mit klarer, farbloser Synovia erfüllt.

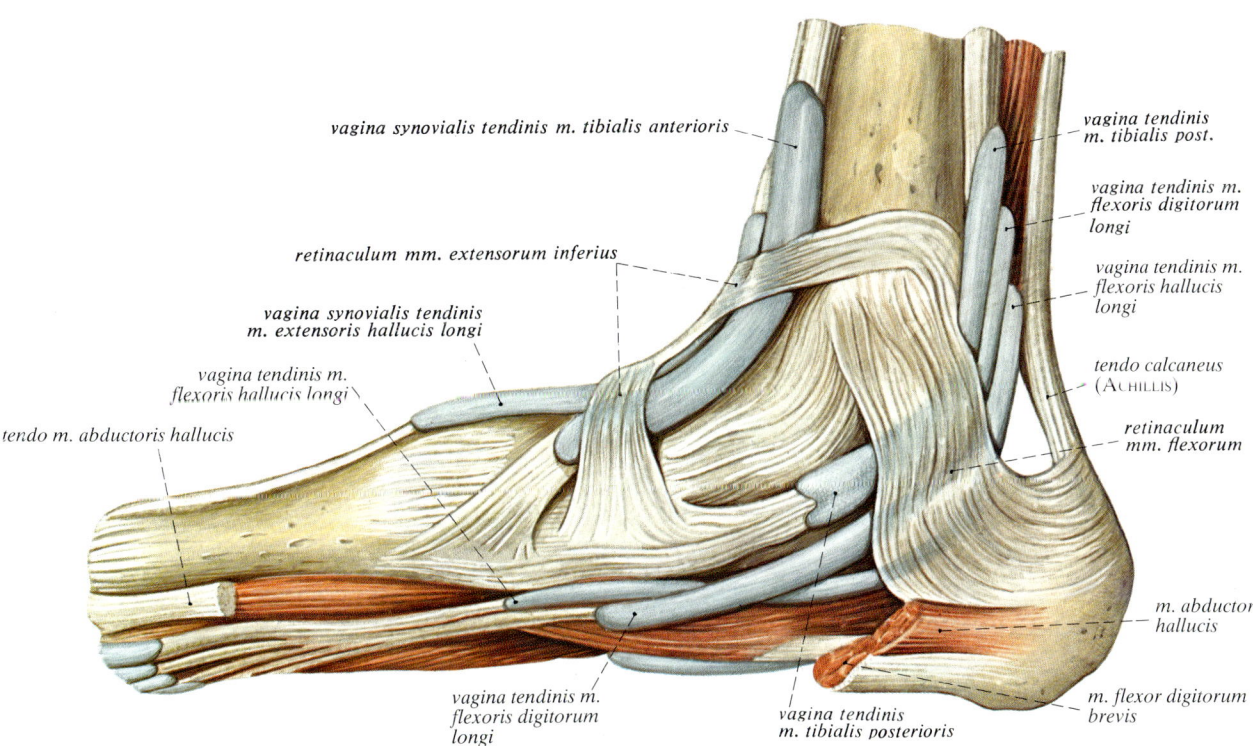

vagina synovialis tendinis m. tibialis anterioris

retinaculum mm. extensorum inferius

vagina synovialis tendinis
m. extensoris hallucis longi

vagina tendinis m.
flexoris hallucis longi

tendo m. abductoris hallucis

vagina tendinis m.
flexoris digitorum
longi

vagina tendinis
m. tibialis posterioris

vagina tendinis
m. tibialis post.

vagina tendinis m.
flexoris digitorum
longi

vagina tendinis m.
flexoris hallucis
longi

tendo calcaneus
(ACHILLIS)

retinaculum
mm. flexorum

m. abductor
hallucis

m. flexor digitorum
brevis

Abb. 505. Sehnenscheiden der medialen Knöchelgegend, der planta und des dorsum pedis. Mm. abductor hallucis und flexor digitorum brevis teilweise abgetragen.

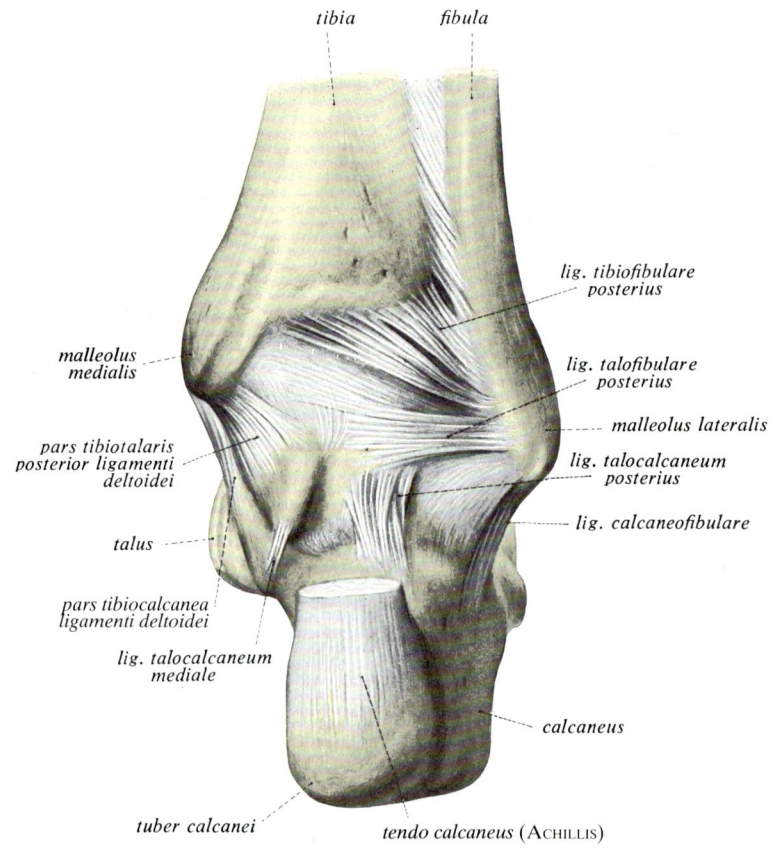

tibia

fibula

lig. tibiofibulare
posterius

malleolus
medialis

lig. talofibulare
posterius

malleolus lateralis

pars tibiotalaris
posterior ligamenti
deltoidei

lig. talocalcaneum
posterius

lig. calcaneofibulare

talus

pars tibiocalcanea
ligamenti deltoidei

lig. talocalcaneum
mediale

calcaneus

tuber calcanei

tendo calcaneus (ACHILLIS)

Abb. 506. Distales Tibiofibulargelenk, syndesmosis (articulatio) tibiofibularis, und oberes Sprunggelenk, articulatio talocruralis. Ansicht von dorsal.

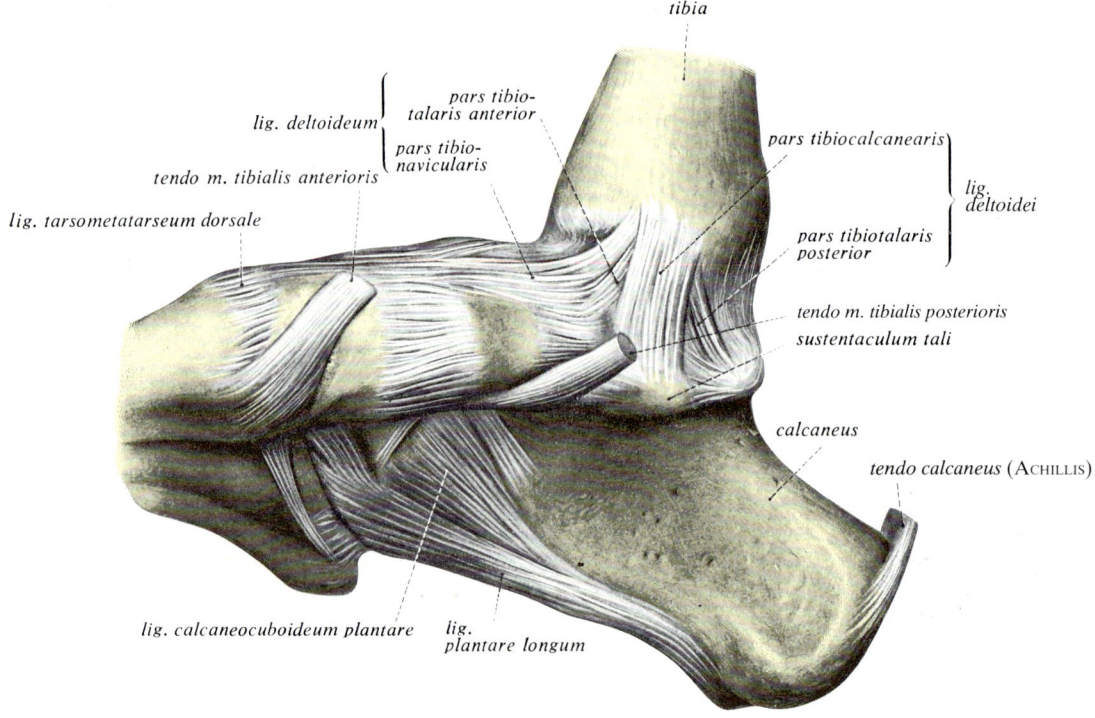

tibia

lig. deltoideum

pars tibio-
talaris anterior

pars tibio-
navicularis

tendo m. tibialis anterioris

lig. tarsometatarseum dorsale

pars tibiocalcanearis

lig.
deltoidei

pars tibiotalaris
posterior

tendo m. tibialis posterioris

sustentaculum tali

calcaneus

tendo calcaneus (ACHILLIS)

lig. calcaneocuboideum plantare

lig.
plantare longum

Abb. 507. Bänder der Fußwurzel, ligamenta tarsi. Ansicht von medial.

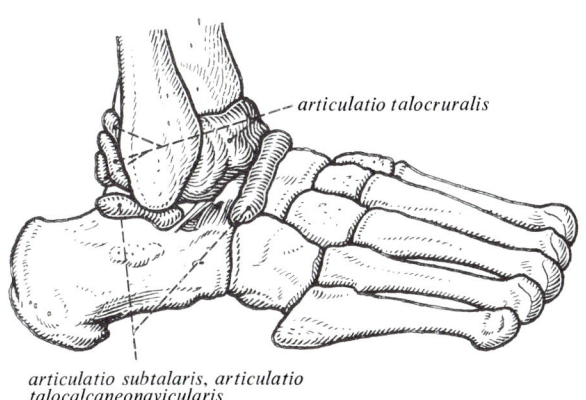

articulatio talocruralis

articulatio subtalaris, articulatio
talocalcaneonavicularis

Abb. 508. Gelenkausguß des oberen und unteren Sprunggelenks am rechten Fuß, articulationes subtalaris et talocalcaneonavicularis. Ansicht von lateral (nach BENNINGHOFF/GOERTTLER: Lehrbuch der Anatomie des Menschen, 1. Bd., 13. Aufl. [Hgg. H. FERNER und J. STAUBESAND]. Urban & Schwarzenberg, München–Wien–Baltimore 1980).

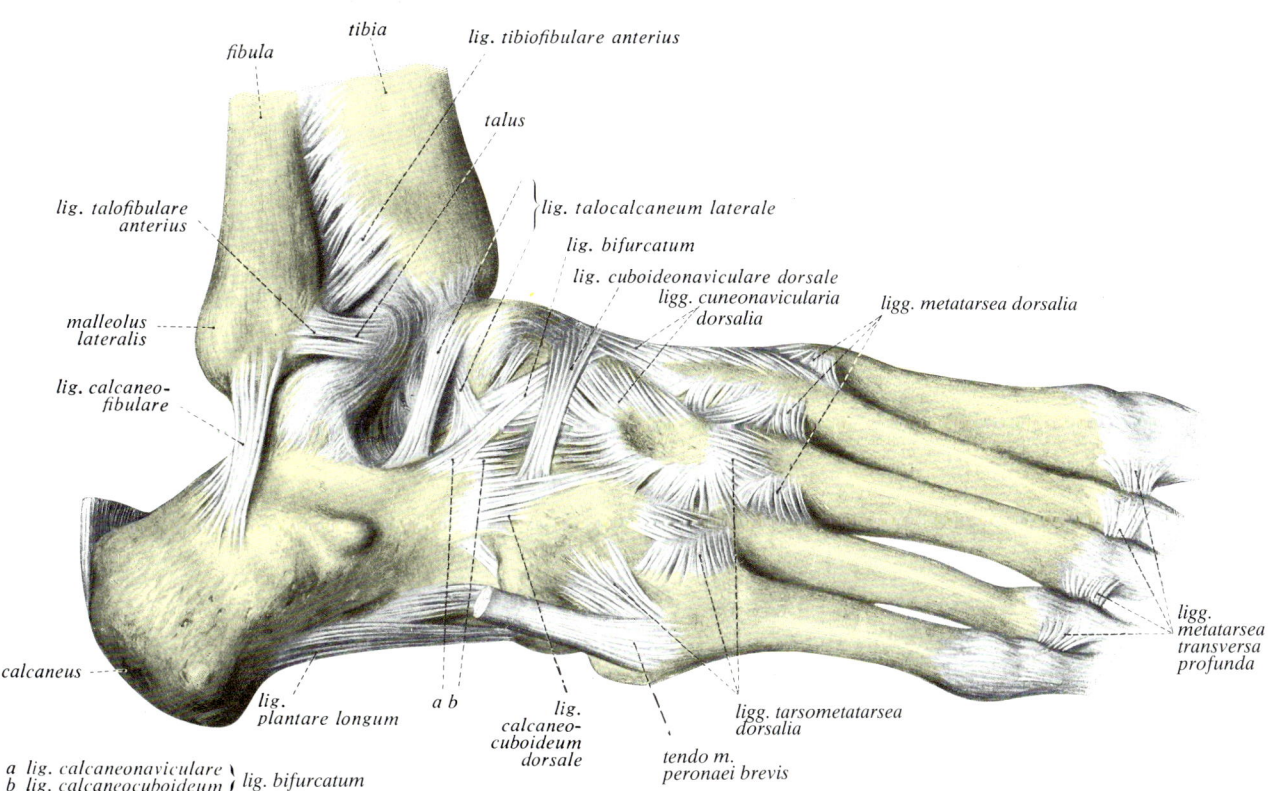

fibula   tibia   lig. tibiofibulare anterius

talus

lig. talofibulare anterius

lig. talocalcaneum laterale

lig. bifurcatum

lig. cuboideonaviculare dorsale

ligg. cuneonavicularia dorsalia

ligg. metatarsea dorsalia

malleolus lateralis

lig. calcaneo-fibulare

ligg. metatarsea transversa profunda

calcaneus

lig. plantare longum

a b

lig. calcaneo-cuboideum dorsale

ligg. tarsometatarsea dorsalia

tendo m. peronaei brevis

a lig. calcaneonaviculare ⎫
b lig. calcaneocuboideum ⎬ lig. bifurcatum
                          ⎭

Abb. 509. Bänder des Fußes, ligamenta pedis. Ansicht von dorsal und lateral.

341

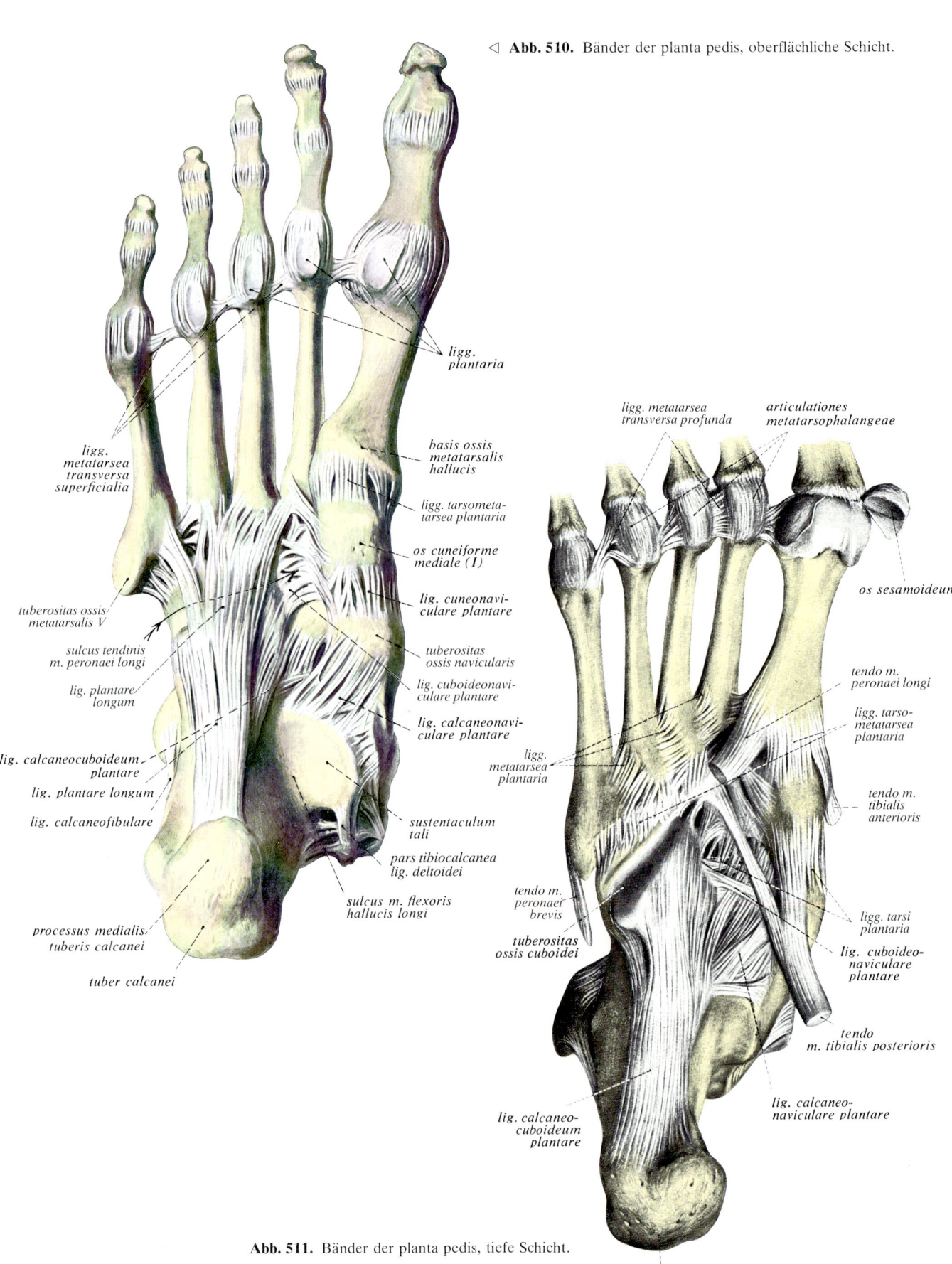

⊲ **Abb. 510.** Bänder der planta pedis, oberflächliche Schicht.

ligg.
plantaria

ligg.
metatarsea
transversa
superficialia

basis ossis
metatarsalis
hallucis

ligg. tarsometa-
tarsea plantaria

os cuneiforme
mediale (I)

tuberositas ossis
metatarsalis V

lig. cuneonavi-
culare plantare

sulcus tendinis
m. peronaei longi

tuberositas
ossis navicularis

lig. plantare
longum

lig. cuboideonavi-
culare plantare

lig. calcaneonavi-
culare plantare

lig. calcaneocuboideum
plantare

lig. plantare longum

lig. calcaneofibulare

sustentaculum
tali

pars tibiocalcanea
lig. deltoidei

sulcus m. flexoris
hallucis longi

processus medialis
tuberis calcanei

tuber calcanei

ligg. metatarsea
transversa profunda

articulationes
metatarsophalangeae

os sesamoideum

tendo m.
peronaei longi

ligg. tarso-
metatarsea
plantaria

ligg.
metatarsea
plantaria

tendo m.
tibialis
anterioris

tendo m.
peronaei
brevis

ligg. tarsi
plantaria

tuberositas
ossis cuboidei

lig. cuboideo-
naviculare
plantare

tendo
m. tibialis posterioris

lig. calcaneo-
naviculare plantare

lig. calcaneo-
cuboideum
plantare

Abb. 511. Bänder der planta pedis, tiefe Schicht.

tuber calcanei

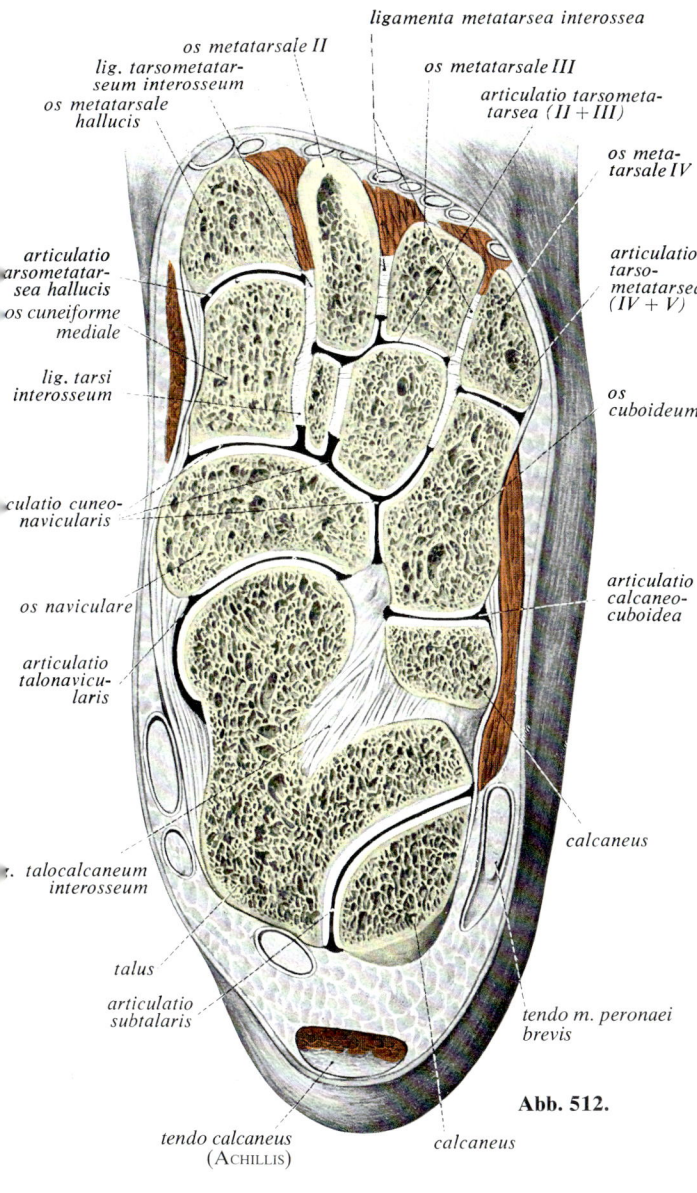

os metatarsale II
lig. tarsometatar-
seum interosseum
os metatarsale
hallucis

ligamenta metatarsea interossea

os metatarsale III

articulatio tarsometa-
tarsea (II + III)

os meta-
tarsale IV

articulatio arsometatar-
sea hallucis

os cuneiforme
mediale

lig. tarsi
interosseum

culatio cuneo-
naviculare

os naviculare

articulatio
talonavicu-
laris

articulatio
tarso-
metatarsea
(IV + V)

os
cuboideum

articulatio
calcaneo-
cuboidea

r. talocalcaneum
interosseum

talus

articulatio
subtalaris

calcaneus

tendo m. peronaei
brevis

Abb. 512.

tendo calcaneus
(ACHILLIS)

calcaneus

Abb. 512 u. 514. Horizontale Schnitte durch die Gelenke der Fußwurzel, articulationes tarsi. Die beiden Schnitte, von denen der der Abb. 514 nur Knochen und Gelenke zeigt, ergänzen sich; der der Abb. 512 liegt höher, so daß der calcaneus zweimal im Schnitt getroffen ist.

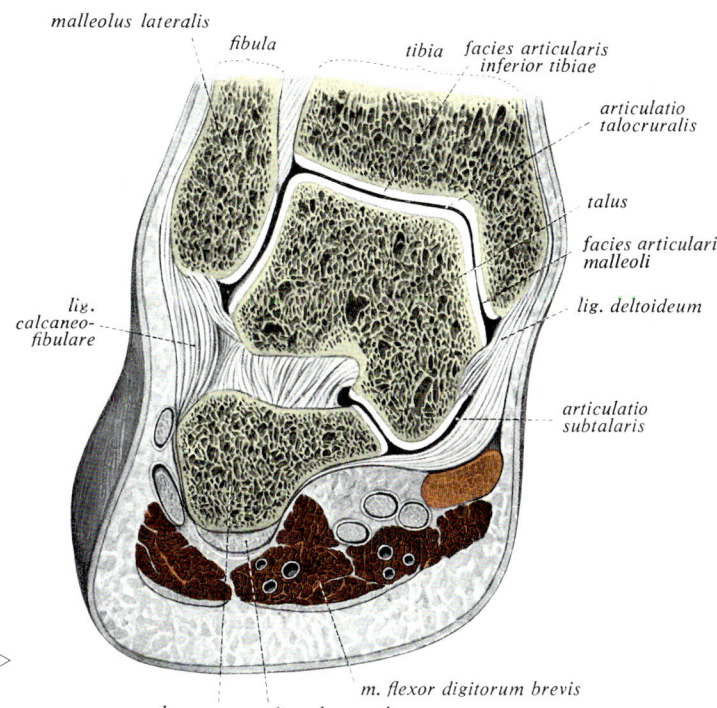

malleolus lateralis

fibula

tibia

facies articularis
inferior tibiae

articulatio
talocruralis

talus

facies articularis
malleoli

lig.
calcaneo-
fibulare

lig. deltoideum

articulatio
subtalaris

m. flexor digitorum brevis

calcaneus

lig. plantare longum

Abb. 513. Frontalschnitt durch das obere Sprunggelenk, articula- ▷
tio talocruralis, und die hintere Abteilung des unteren Sprunggelenkes, articulatio subtalaris.

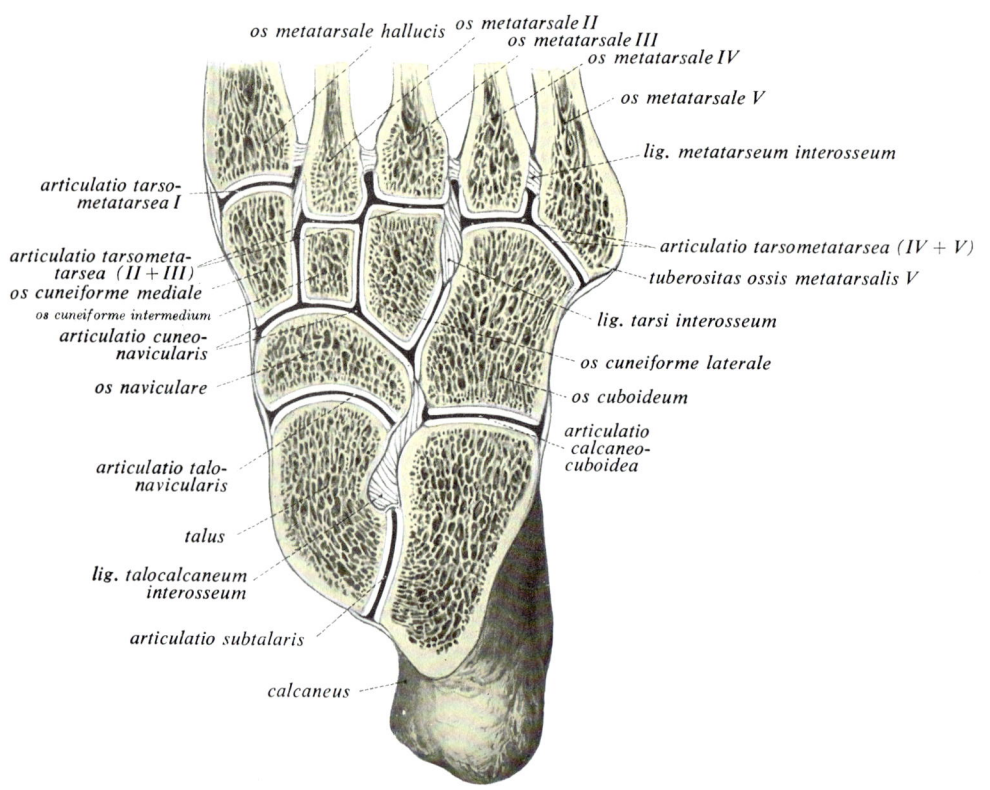

os metatarsale hallucis
os metatarsale II
os metatarsale III
os metatarsale IV
os metatarsale V
lig. metatarseum interosseum
articulatio tarso-
metatarsea I
articulatio tarsometa-
tarsea (II + III)
os cuneiforme mediale
os cuneiforme intermedium
articulatio cuneo-
navicularis
os naviculare
articulatio talo-
navicularis
talus
lig. talocalcaneum
interosseum
articulatio subtalaris
calcaneus
articulatio tarsometatarsea (IV + V)
tuberositas ossis metatarsalis V
lig. tarsi interosseum
os cuneiforme laterale
os cuboideum
articulatio
calcaneo-
cuboidea

Abb. 514. Legende s. Abb. 512 (S. 343)

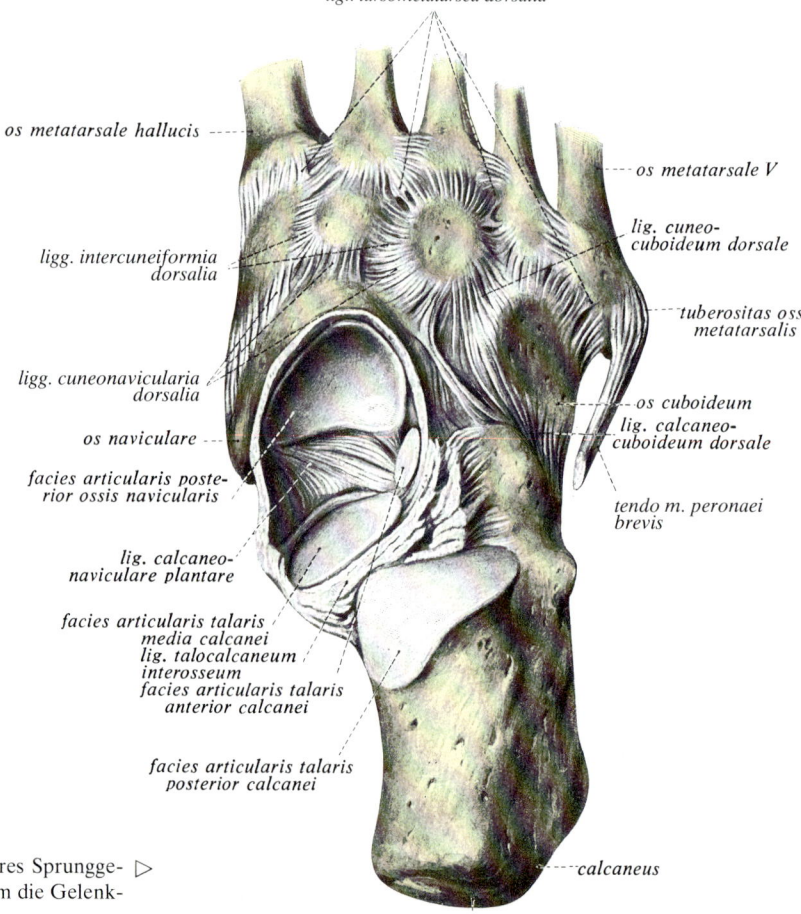

lig. tarsometatarsea dorsalia
os metatarsale hallucis
ligg. intercuneiformia
dorsalia
ligg. cuneonavicularia
dorsalia
os naviculare
facies articularis poste-
rior ossis navicularis
lig. calcaneo-
naviculare plantare
facies articularis talaris
media calcanei
lig. talocalcaneum
interosseum
facies articularis talaris
anterior calcanei
facies articularis talaris
posterior calcanei
os metatarsale V
lig. cuneo-
cuboideum dorsale
tuberositas ossis
metatarsalis V
os cuboideum
lig. calcaneo-
cuboideum dorsale
tendo m. peronaei
brevis
calcaneus
tuber calcanei

Abb. 515. Articulatio talocalcaneonavicularis, unteres Sprungge- ▷
lenk. Ansicht von proximal. Der talus ist entfernt, um die Gelenkpfanne für seinen Kopf zu zeigen.

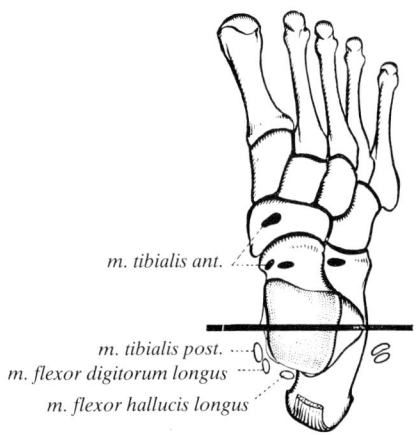
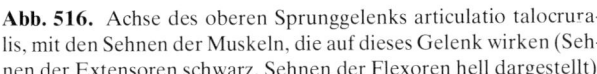

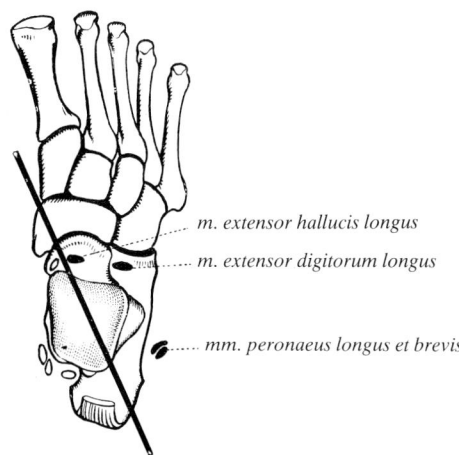

m. extensor hallucis longus

m. extensor digitorum longus

mm. peronaeus longus et brevis

m. tibialis ant.

m. tibialis post.
m. flexor digitorum longus
m. flexor hallucis longus

Abb. 516. Achse des oberen Sprunggelenks articulatio talocruralis, mit den Sehnen der Muskeln, die auf dieses Gelenk wirken (Sehnen der Extensoren schwarz, Sehnen der Flexoren hell dargestellt).

Abb. 517. Achse des unteren Sprunggelenks, articulationes talocalcaneonavicularis et subtalaris, mit den Sehnen der Muskeln, die auf dieses Gelenk wirken (Sehnen der Pronatoren schwarz, Sehnen der Supinatoren hell dargestellt). (Nach S. MOLLIER aus BENNINGHOFF/GOERTTLER: Lehrbuch der Anatomie des Menschen, 1. Bd., 13. Aufl. [Hgg. H. FERNER und J. STAUBESAND]. Urban & Schwarzenberg, München–Wien–Baltimore 1980.)

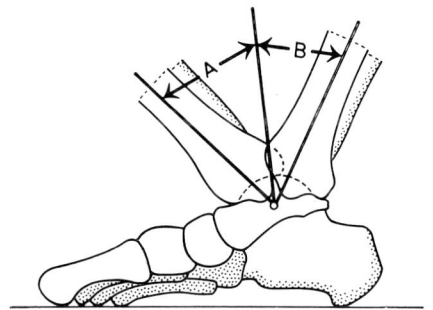

Abb. 518. Bewegungsausschläge (Beugung und Streckung) des ▷ Unterschenkels gegen den feststehenden Fuß im oberen Sprunggelenk, articulatio talocruralis (nach S. MOLLIER: Plastische Anatomie, 2. Aufl. Bergmann, München 1938).

Das obere Sprunggelenk, *articulatio talocruralis,* ist das Gelenk, in dem die *beiden* Unterschenkelknochen mit der Fußwurzel artikulieren. Im Gegensatz zu den Verhältnissen an der oberen Extremität handelt es sich nur um *einen* Knochen des tarsus, der zu diesem Gelenk gehört: das Sprungbein, talus, mit seiner trochlea. Die Gelenkpfanne für die Talusrolle wird von *beiden* Kruralknochen gebildet: die tibia ist mit der facies articularis inferior und der unmittelbar angrenzenden facies articularis malleoli, die fibula mit ihrer facies articularis malleoli beteiligt. Die Gelenkkapsel umschließt die überknorpelten Flächen der drei Knochen und ist dünn, stellenweise, namentlich vorn, mit synovialem Fettpolster ausgestattet.

Das obere Sprunggelenk wird ständig beim Gehen gebraucht. Die quere Drehachse des Scharniers (Abb. 516) verläuft durch beide Malleolen. Aus der Normalstellung, in der der Fuß mit dem Unterschenkel einen rechten Winkel bildet, sind aktive Hebung (= Dorsalextension) um etwa 20° und Senkung (= Plantarflexion) um 30° möglich.

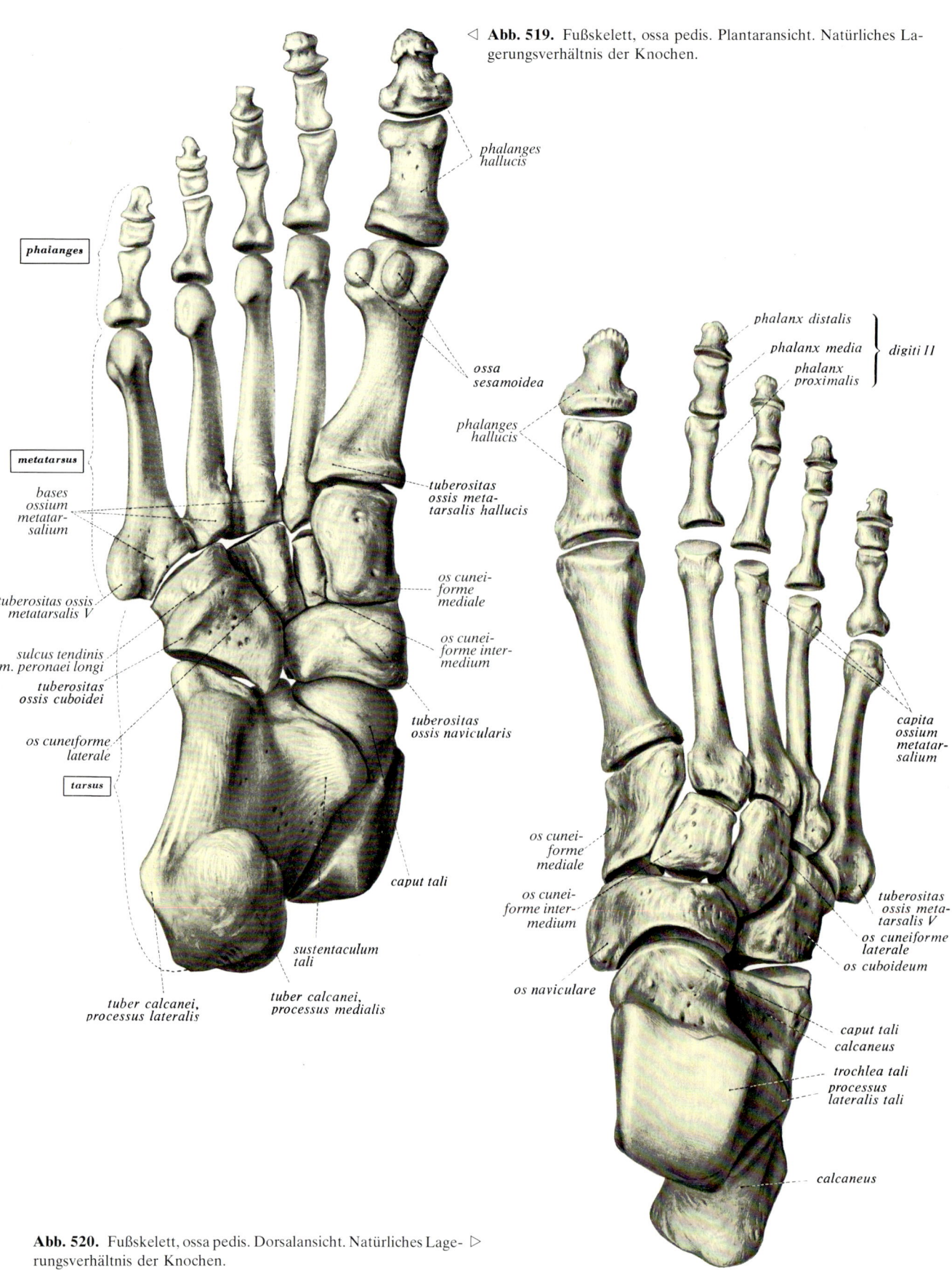

◁ **Abb. 519.** Fußskelett, ossa pedis. Plantaransicht. Natürliches Lagerungsverhältnis der Knochen.

phalanges hallucis

phalanx distalis
phalanx media
phalanx proximalis
digiti II

phalanges

ossa sesamoidea

phalanges hallucis

metatarsus

bases ossium metatarsalium

tuberositas ossis metatarsalis hallucis

capita ossium metatarsalium

tuberositas ossis metatarsalis V

os cuneiforme mediale

os cuneiforme intermedium

sulcus tendinis m. peronaei longi

tuberositas ossis cuboidei

tuberositas ossis navicularis

os cuneiforme laterale

os cuneiforme mediale

tuberositas ossis metatarsalis V

tarsus

os cuneiforme intermedium

os cuneiforme laterale

os cuboideum

caput tali

os naviculare

sustentaculum tali

caput tali
calcaneus

tuber calcanei, processus lateralis

tuber calcanei, processus medialis

trochlea tali
processus lateralis tali

calcaneus

Abb. 520. Fußskelett, ossa pedis. Dorsalansicht. Natürliches Lage- ▷ rungsverhältnis der Knochen.

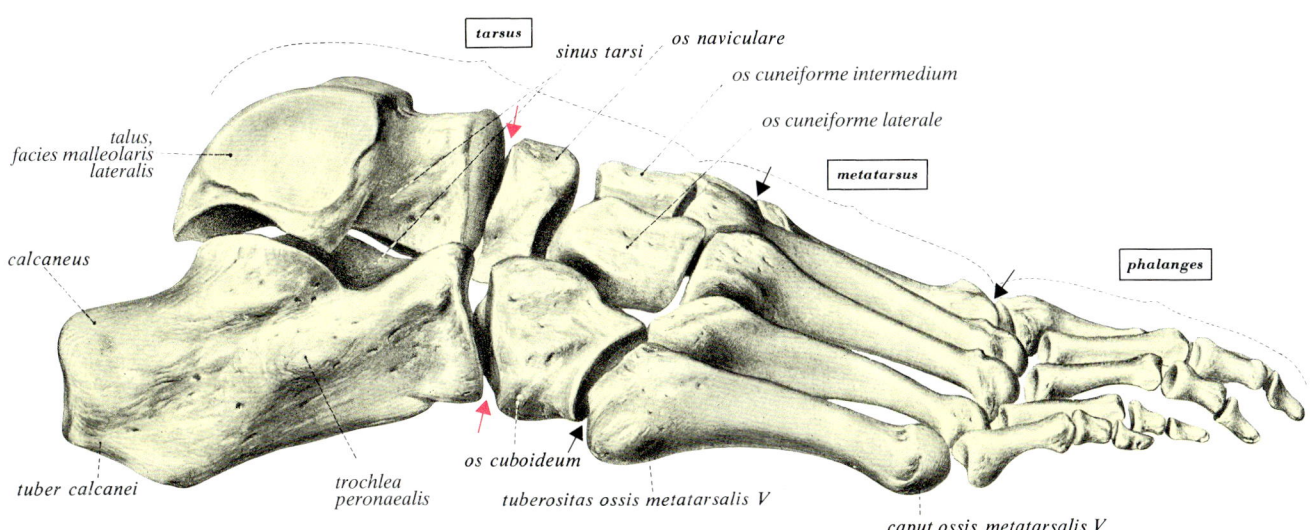

talus,
facies malleolaris
lateralis

tarsus

sinus tarsi

os naviculare

os cuneiforme intermedium

os cuneiforme laterale

metatarsus

phalanges

calcaneus

tuber calcanei

trochlea
peronaealis

os cuboideum

tuberositas ossis metatarsalis V

caput ossis metatarsalis V

Abb. 521. Fußskelett, ossa pedis. Seitenansicht. CHOPARTsche Amputationslinie = articulatio tarsi transversa = Spalt zwischen talus und calcaneus einerseits, os naviculare und os cuboideum andererseits (durch *rote* Pfeile markiert!). LISFRANCsche Amputationslinie entspricht der articulatio tarsometatarsea (durch *schwarze* Pfeile markiert!).

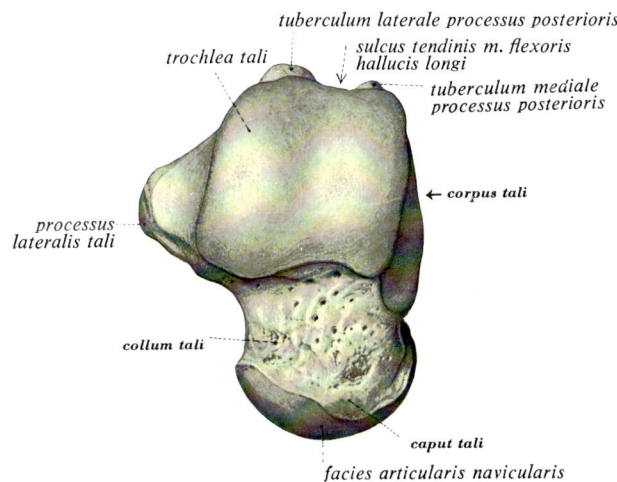

tuberculum laterale processus posterioris

sulcus tendinis m. flexoris hallucis longi

tuberculum mediale processus posterioris

trochlea tali

corpus tali

processus lateralis tali

collum tali

caput tali

facies articularis navicularis

Abb. 522. Rechtes Sprungbein, talus. Ansicht von proximal.

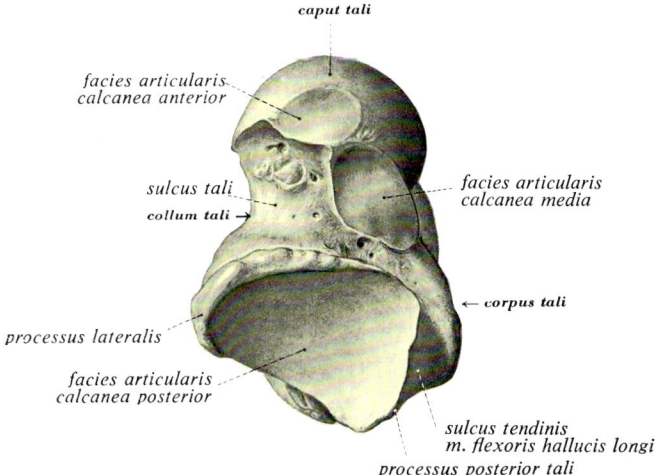

caput tali

facies articularis calcanea anterior

sulcus tali

collum tali →

facies articularis calcanea media

← corpus tali

processus lateralis

facies articularis calcanea posterior

sulcus tendinis m. flexoris hallucis longi

processus posterior tali

◁ **Abb. 523.** Rechtes Sprungbein, talus. Ansicht von plantar.

347

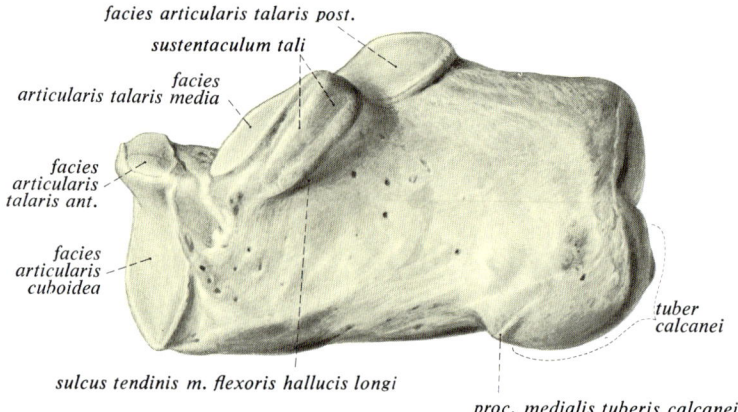

facies articularis talaris post.

sustentaculum tali

facies
articularis talaris media

facies
articularis
talaris ant.

facies
articularis
cuboidea

tuber
calcanei

sulcus tendinis m. flexoris hallucis longi

proc. medialis tuberis calcanei

Abb. 524.

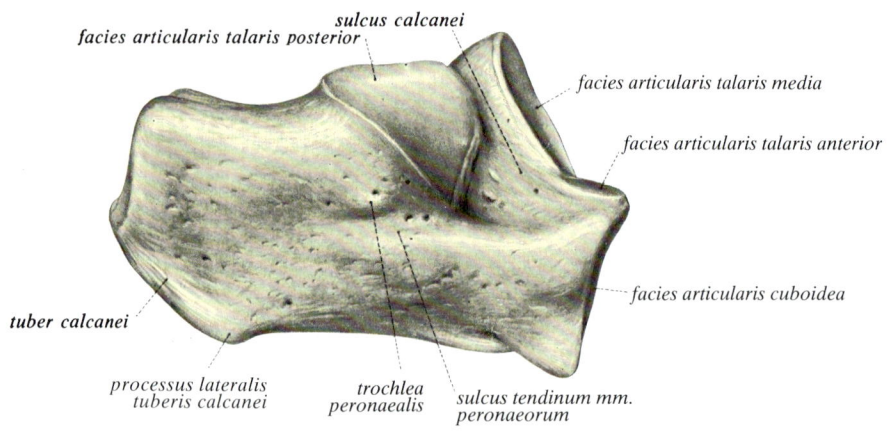

sulcus calcanei

facies articularis talaris posterior

facies articularis talaris media

facies articularis talaris anterior

facies articularis cuboidea

tuber calcanei

processus lateralis
tuberis calcanei

trochlea
peronaealis

sulcus tendinum mm.
peronaeorum

Abb. 525.

Abb. 524 u. 525. Rechtes Fersenbein, calcaneus. Abb. 524: Ansicht von medial. Abb. 525: Ansicht von lateral.

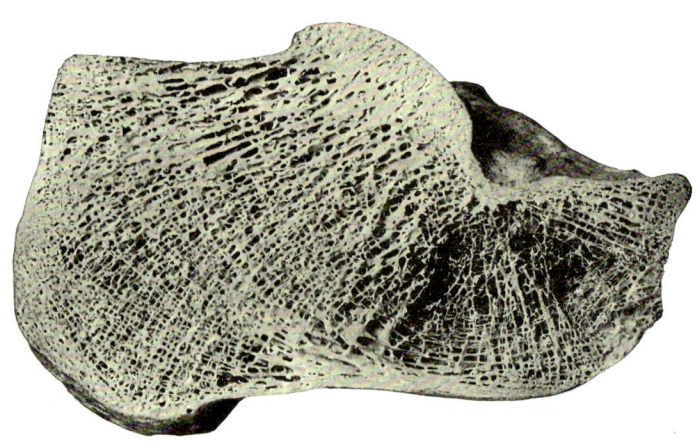

Abb. 526. Sagittaler Längsschnitt des Fersenbeins, calcaneus. Beachte die Spongiosastruktur.

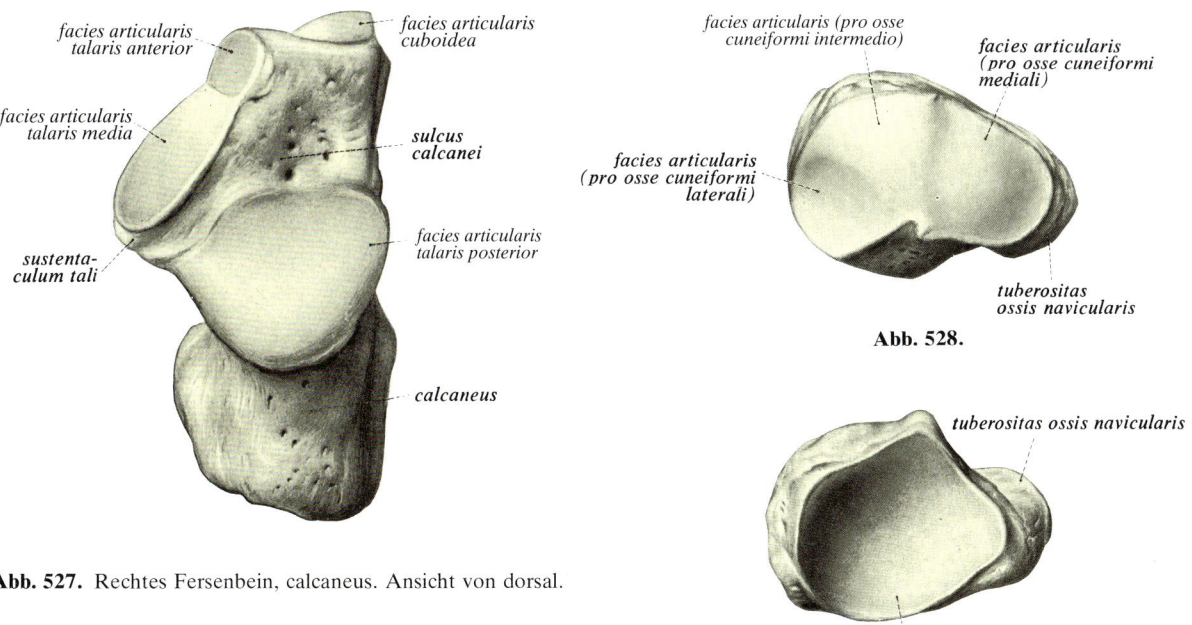

facies articularis
talaris anterior

facies articularis
cuboidea

facies articularis
talaris media

sulcus
calcanei

facies articularis
talaris posterior

sustenta-
culum tali

calcaneus

Abb. 527. Rechtes Fersenbein, calcaneus. Ansicht von dorsal.

facies articularis (pro osse
cuneiformi intermedio)

facies articularis
(pro osse cuneiformi
mediali)

facies articularis
(pro osse cuneiformi
laterali)

tuberositas
ossis navicularis

Abb. 528.

tuberositas ossis navicularis

facies articularis talaris

Abb. 529.

Abb. 528 u. 529. Rechtes Kahnbein, os naviculare.
Abb. 528: Ansicht von distal. Abb. 529: Ansicht von proximal.

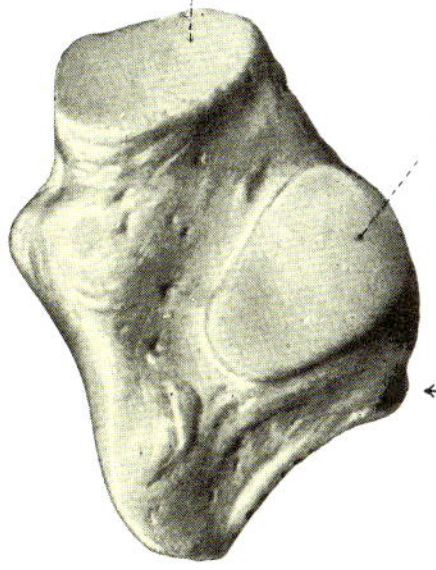

facies articularis
(pro osse metatarsali IV et V)

facies articularis
(pro osse cuneiformi
laterali)

← os cuboideum

Abb. 530. Rechtes Würfelbein, os cuboideum. Ansicht von medial
(s. a. Abb. 521).

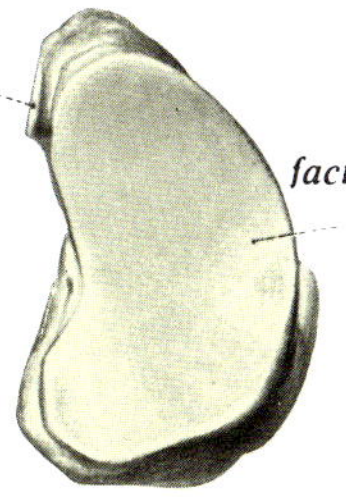

facies articularis
(pro basi ossis
metatarsalis II)

facies articularis
(pro basi ossis
metatarsalis
hallucis)

Abb. 531.

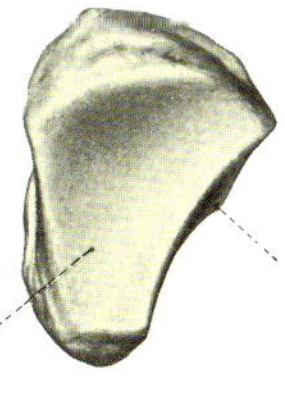

facies articularis
(pro osse cuneiformi
laterali)

facies articularis
(pro osse naviculari)

Abb. 532.

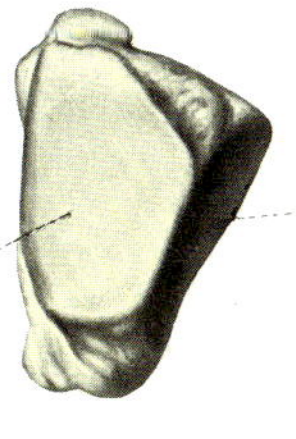

facies articularis
(pro osse naviculari)

facies articularis
(pro osse cuboideo)

Abb. 533.

Abb. 531–533. Rechte Keilbeine, ossa cuneiformia. Abb. 531. Os cuneiforme mediale. Ansicht von distal. Abb. 532. Os cuneiforme intermedium. Ansicht von proximal. Abb. 533. Os cuneiforme laterale. Ansicht von proximal.

Haut

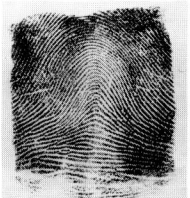 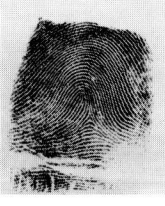 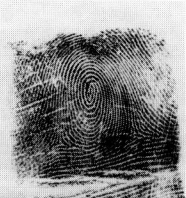

Abb. 534. **Abb. 535.** **Abb. 536.**

Abb. 534–536. Grundformen der Papillarleistenmuster. ▷
Abb. 534: Bogen, kein Triradius. Abb. 535: Schleife, ein Triradius.
Abb. 536: Wirbel, zwei Triradien.

Abb. 537. Abdruck einer rechten Hand.

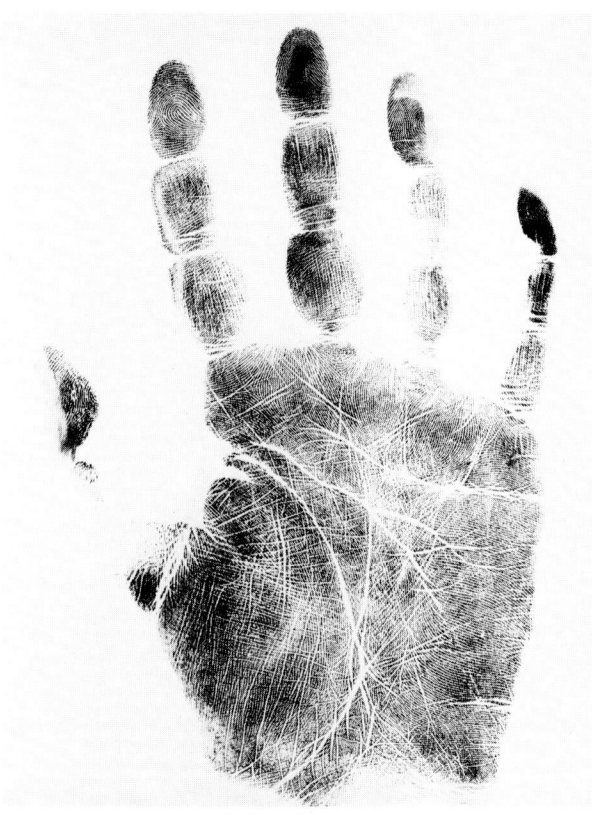

Abb. 537.

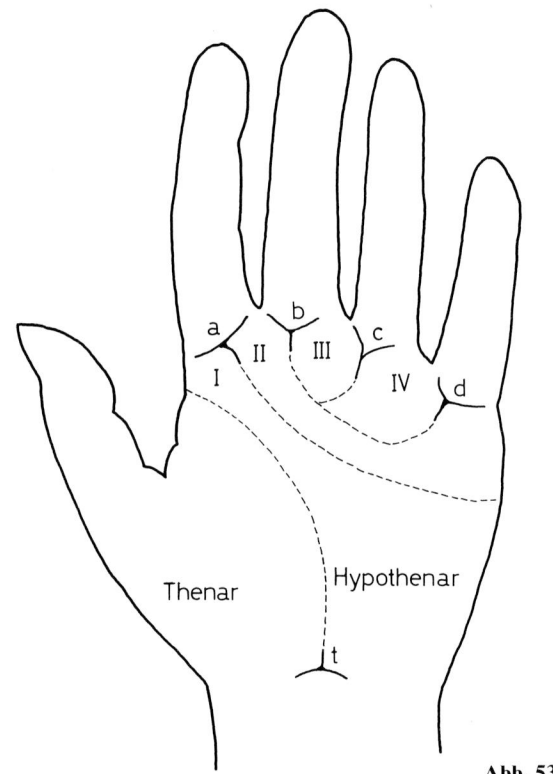

Abb. 538.

Abb. 538. Schema der Hautleistenmuster, der volaren Handflächeneinteilung (thenar, hypothenar, Interdigitalräume I–IV), der Palmar-Triradien (a–d) und des axialen Triradius (t).
Material der Abb. 534–543 und Text im Kasten auf S. 351: Dr. T. GRIMM, Institut für Humangenetik der Universität Würzburg.

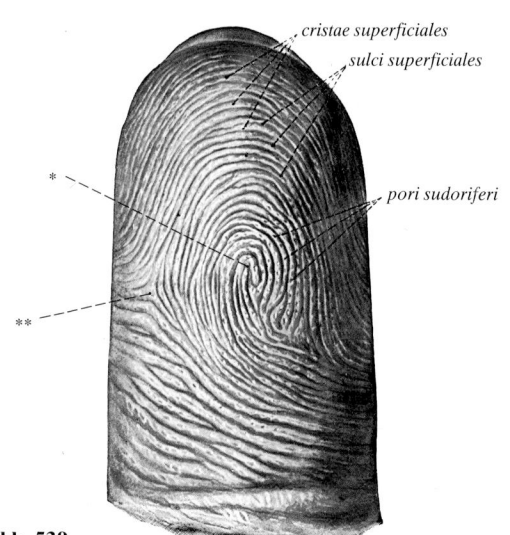

cristae superficiales

sulci superficiales

pori sudoriferi

*

**

Abb. 539.

◁ **Abb. 539.** Fingerendglied, Papillarfurchen, sulci superficiales, und Papillarleisten, cristae superficiales bilden auf den Finger- und Zehenendgliedern Muster, die durch die Zahl der Triradien und die Zahl der Papillarleisten zwischen innerem und äußerem Terminus (Triradius) bestimmt werden. * innerer Terminus; ** Triradius, äußerer Terminus

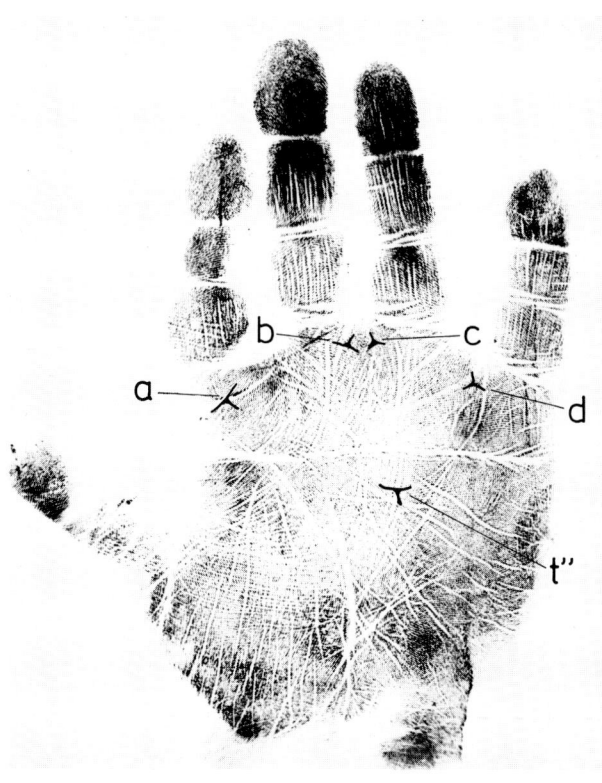

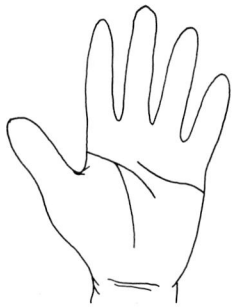

Abb. 541. Normale Handfurchen.

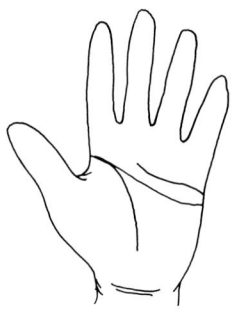

Abb. 542. Sydney-Linie.

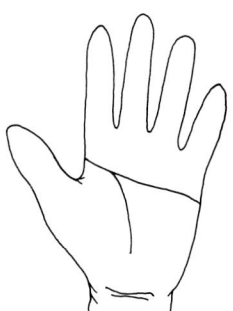

Abb. 543. Vierfingerfurche. ▷

Abb. 540. Abdruck einer rechten Hand mit Vierfingerfurche bei einer Patientin mit Down-Syndrom (Karyotyp: 47, XX, + 21. Distal verlagerter t-Triradius [t″]. Palmar-Triradien: a, b, c, d).

Häufigkeit von Vierfingerfurche und Sydney-Linie:

	Down-Syndrom	Kontrolle
Vierfingerfurche	58,8%	5,5%
Sydney-Linie	21,9%	8,1%

Die Haut auf der Volarseite der Handflächen (palma) mit den Fingern und der Fußsohle (planta) mit den Zehen unterscheidet sich von der übrigen Haut vor allem darin, daß sie keine Haare und keine Talgdrüsen besitzt, aber eine Riffelung mit Papillarfurchen (sulci superficiales) und Papillarleisten (cristae superficiales) zeigt. Auf den Papillarleisten münden zahlreiche Öffnungen von Schweißdrüsen (pori sudoriferi) (Abb. 539). Im 3. Embryonalmonat entstehen die Papillarleisten aus den sog. Tastballen. Die Papillarmuster (Abb. 534–536) und die Leistenzahl bleiben während des gesamten Lebens konstant. Wegen der Vielfalt der Kombinationsmöglichkeiten der Muster ist es sehr unwahrscheinlich, daß zwei Menschen die gleichen Befunde aufweisen (Personenidentifizierung in der Kriminalistik). Auf den Finger- bzw. Zehenbeeren lassen sich drei Haupttypen der Muster unterscheiden: Bogen, Schleife und Wirbel (Abb. 534–536), wobei die Leistenzahl zwischen innerem Terminus (Musterzentrum) und äußerem Terminus (Triradius) den quantitativen Wert des Musters bestimmt (Abb. 539). Die Summe der quantitativen Werte von allen zehn Fingern bildet die Gesamtleistenzahl einer Person. Neben den Papillarleisten gibt es auf der Handfläche und der Fußsohle auch ein Furchensystem (Abb. 540–543). Bei Chromosomenaberrationen (z. B. Down-Syndrom: 47, XY, + 21 bzw. 47, XX, + 21 oder Turner-Syndrom: 45, XO) findet man typische Veränderungen der Musterhäufigkeiten (Abb. 540). Zwischen der Gesamtleistenzahl (Total Finger Ridge Count = TFRC) einer Person und der Anzahl der X- und Y-Chromosomen bestehen Zusammenhänge (TFRC = 187 − 30 X − 12 Y; Penrose, L. S., Fingerprint patterns and the sex chromosomes, Lancet, I, 298, 1967). (Weiterführende Literatur: B. Schaumann, M. Alter: Dermatoglyphics in Medical Disorders. Springer, New–York–Heidelberg–Berlin 1976.)

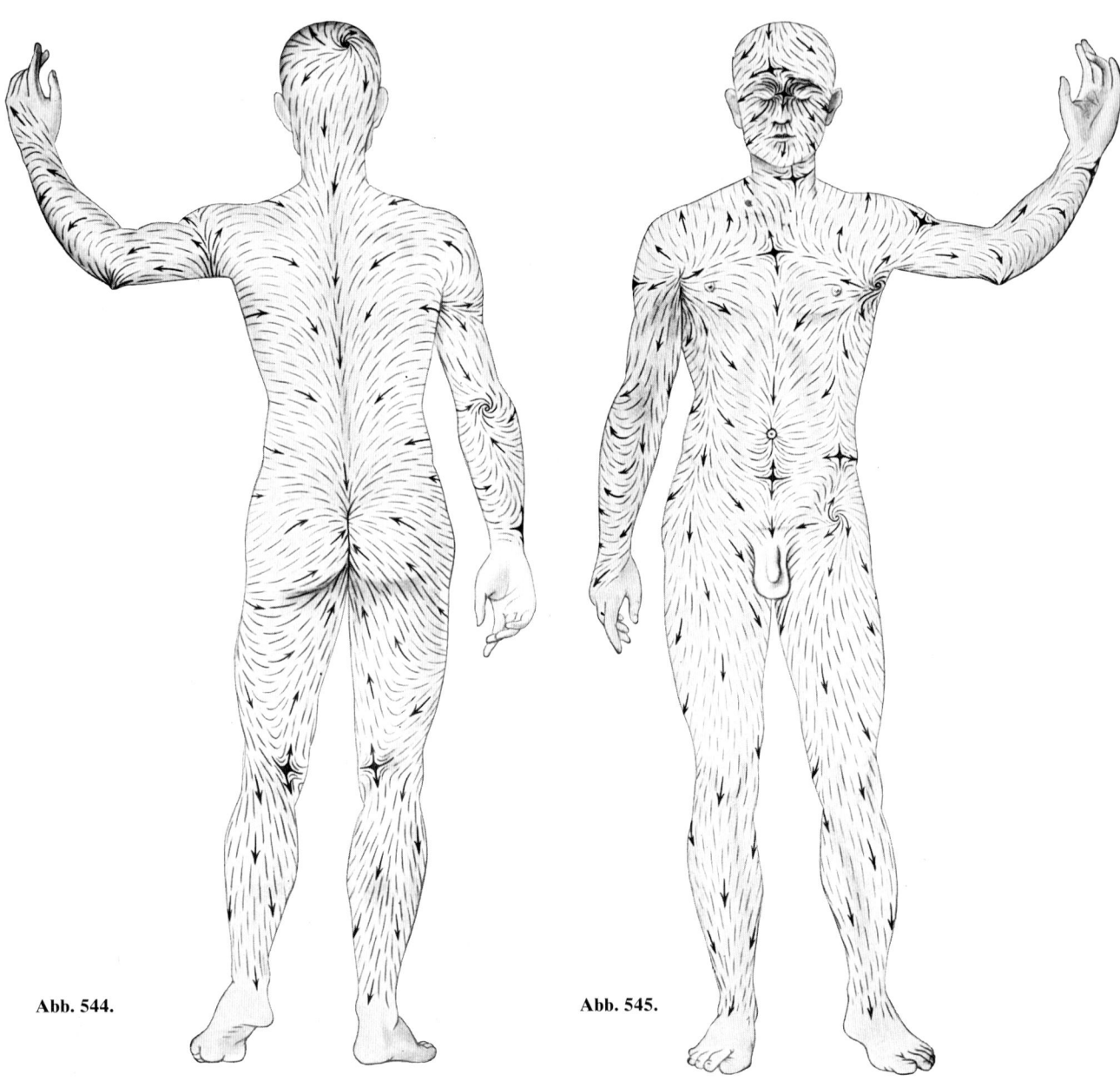

Abb. 544.

Abb. 545.

Abb. 544 u. 545. Haarströme, flumina pilorum, Haarwirbel, vortices pilorum, und Haarkreuze, cruces pilorum. Abb. 544. Ansicht von dorsal und Abb. 545. Ansicht von ventral.

Arterielle Versorgungsgebiete

Zusammengestellt und bearbeitet nach der offiziellen anatomischen Nomenklatur (Nomina anatomica 1977)
von Dr. Fr. PLATZ, Akad. Direktor am Anatomischen Institut der Universität Freiburg

In runden Klammern ( ) stehen anatomische Variationen, inoffizielle, aber wichtige Alternativausdrücke und Zusätze,
die bei bestimmten Nomina anatomica im allgemeinen Gebrauch häufig weggelassen werden.
Eckige Klammern [ ] kennzeichnen offiziell anerkannte Synonyme oder Alternativen.

Arterien	Versorgungsgebiete
TRUNCUS PULMONALIS	– Arterienstamm für die rechte und linke Lunge
sinus trunci pulmonalis	– drei Ausbuchtungen in der Wand des truncus pulmonalis über den Wurzeln der Taschenklappen
bifurcatio trunci pulmonalis	– Aufteilung des truncus pulmonalis in die rechte und linke Lungenarterie
ARTERIA PULMONALIS DEXTRA	– vas publicum für die rechte Lunge
ramus apicalis	– segmentum apicale
ramus posterior descendens	– unterer Teil des segmentum posterius
ramus anterior descendens	– unterer Teil des segmentum anterius
ramus anterior ascendens	– oberer Teil des segmentum anterius
ramus posterior ascendens	– oberer Teil des segmentum posterius
ramus lobi medii	– Hauptast für den Mittellappen
ramus lateralis	– segmentum laterale
ramus medialis	– segmentum mediale
ramus apicalis (superior) lobi inferioris	– Spitzensegment des rechten Unterlappens
pars basalis	– Basalsegmente des rechten Unterlappens
ramus basalis medialis [cardiacus]	– segmentum basale mediale
ramus basalis anterior	– segmentum basale anterius
ramus basalis lateralis	– segmentum basale laterale
ramus basalis posterior	– segmentum basale posterius
ARTERIA PULMONALIS SINISTRA	– vas publicum für die linke Lunge
ramus apicalis	– oberer Teil des segmentum apicoposterius
ramus anterior descendens	– unterer Teil des segmentum anterius
ramus posterior	– unterer Teil des segmentum apicoposterius
ramus anterior ascendens	– oberer Teil des segmentum anterius
ramus lingularis	– beide segmenta lingularia
ramus lingularis superior	– segmentum lingulare superius
ramus lingularis inferior	– segmentum lingulare inferius
ramus apicalis [superior] lobi inferioris	– segmentum apicale des linken Unterlappens
pars basalis	– basaler Teil des linken Unterlappens
ramus basalis medialis	– segmentum basale mediale
ramus basalis anterior	– segmentum basale anterius
ramus basalis lateralis	– segmentum basale laterale
ramus basalis posterior	– segmentum basale posterius
(ductus arteriosus)	– bis zur Geburt offener Kurzschluß zwischen der Teilung des truncus pulmonalis und dem Aortenbogen
ligamentum arteriosum	– bindegeweberiger Rest des ductus arteriosus
AORTA	– aus dem linken Ventrikel entspringende Hauptschlagader

Arterien	Versorgungsgebiete
PARS ASCENDENS AORTAE	– aufsteigender Teil der aorta bis zum Verlassen des Herzbeutels
bulbus aortae	– zwiebelähnliche, durch die sinus aortae bedingte Erweiterung der Aortenwurzel
sinus aortae	– Erweiterungen der Aortenwurzel über jeder der Aortenklappen, Abgangsstellen für die rechte und linke Herzkranzarterie
arteria coronaria dextra [1]	– aus dem rechten sinus aortae entspringende Koronararterie; versorgt rechten Vorhof, rechte Kammer, Anfangsbereiche des truncus pulmonalis und der pars ascendens aortae, Teile des linken Vorhofs und der linken Kammer sowie des Erregungsleitungssystems
ramus coni arteriosi	– nach vorne ziehender Ast zum conus arteriosus und zur Basis des truncus pulmonalis
ramus nodi sinuatrialis	– Sinusknoten (KEITH-FLACK), rechter Vorhof, Teile des linken Vorhofs
ramus marginalis dexter	– rechter Herzrand, Vorderwand des rechten Ventrikels
ramus atrialis intermedius	– atrium dextrum, auricula dextra atrii
ramus interventricularis posterior	– im sulcus interventricularis posterior ziehender Ast zur Hinterwand des rechten und linken Ventrikels sowie zum dorsalen Teil des septum interventriculare
rami interventriculares septales	– septum interventriculare
ramus nodi atrioventricularis	– aus dem Hauptstamm abzweigender und in der Hinterwand verlaufender Ast zum Gebiet des Atrioventrikularknotens (ASCHOFF-TAWARA)
(ramus posterolateralis dexter)	rechtsseitige Hinterwand des linken Ventrikels
arteria coronaria sinistra	– im linken sinus aortae entspringender, kurzer Stamm; seine Aufzweigungen versorgen Teile des linken und rechten Ventrikels sowie Bereiche des septum interventriculare und des linken Vorhofs
ramus interventricularis anterior	– im sulcus interventricularis anterior verlaufender vorderer Hauptast zur Vorderwand des rechten und linken Ventrikels sowie zum ventralen Teil des septum interventriculare
ramus coni arteriosi	– conus arteriosus und Basis des truncus pulmonalis
ramus lateralis	– lateraler Bereich der linken Ventrikelvorderwand
rami interventriculares septales	– im sulcus interventricularis anterior perforierende Äste zum ventralen Teil des septum interventriculare

---

[1] Die Versorgungsgebiete der Koronararterien schwanken je nach dem Beblutungstyp. Den folgenden Angaben liegt der »ausgeglichene Versorgungstyp« (s. S. 36) zugrunde. Die in der Klinik verwendete koronarographische Nomenklatur ist gegenüber der offiziellen anatomischen erweitert und weicht zum Teil von dieser ab.

Arterielle Versorgungsgebiete

Arterien	Versorgungsgebiete
ramus circumflexus	– Fortsetzung der a. coronaria sinistra im sulcus coronarius sinister zur Hinterwand des linken Ventrikels
ramus atrialis anastomoticus	– Anastomose mit den aus der rechten Koronararterie zum linken atrium ziehenden Ästen
ramus marginalis sinister	– linker Herzrand und Hinterwand des linken Ventrikels
ramus atrialis intermedius	– linker Vorhof
(ramus ventriculi sinistri posterior)	– variabel ausgeprägter Ast für die Rückwand des linken Ventrikels
(ramus nodi sinuatrialis)	– nicht regelmäßig vorhandener Ast zum Einmündungsbereich der v. cava superior, Sinusknoten
(ramus nodi atrioventricularis)	– zuweilen bis zur Herzbasis und zum unteren Teil des septum interatriale vordringender Ast, Atrioventrikular-knoten
ARCUS AORTAE	– zwischen pars ascendens und descendens aortae liegender bogenförmiger Abschnitt
isthmus aortae	– Verengerung des arcus aortae zwischen a. subclavia sinistra und ligamentum arteriosum
corpora paraaortica	– neben der aorta gelegene, unregelmäßig verstreute Ansammlungen chromaffiner Gewebe
TRUNCUS BRACHIOCEPHALICUS	– aus dem Aortenbogen kommender gemeinsamer Stamm für a. carotis communis dextra und a. subclavia dextra
(arteria thyroidea ima)	– inkonstant (8–10 %) vorkommende unpaare Arterie zur glandula thyroidea
ARTERIA CAROTIS COMMUNIS	– gemeinsamer Stamm für die a. carotis externa und interna
glomus caroticum	– Chemorezeptor in der Carotisgabel
sinus caroticus	– leichte Erweiterung an der Teilung der a. carotis communis, enthält Pressorezeptoren
ARTERIA CAROTIS EXTERNA	– in der seitlichen Halsregion aufsteigende Arterie zur Versorgung von Hals und Kopf
arteria thyroidea superior	– erster vorderer Ast aus der a. carotis externa zu Schilddrüse und Kehlkopf
ramus infrahyoideus	– Zungenbein, Ansätze der infrahyalen Muskulatur
ramus sternocleidomastoideus	– m. sternocleidomastoideus
a. laryngea superior	– oberer innerer Kehlkopf
ramus cricothyroideus	– m. cricothyroideus, innerer Kehlkopf
ramus anterior	– vorderer Schilddrüsenteil
ramus posterior	– oberer und hinterer Schilddrüsenbereich
arteria pharyngea ascendens	– erste dorsal aus der a. carotis externa abgehende Arterie zum Schlund mit zusätzlichen Ästen zur dura mater der hinteren, teilweise auch der mittleren Schädelgrube
a. meningea posterior	– durch foramen jugulare zur dura mater der hinteren Schädelgrube
rami pharyngeales	– Schlundwand, m. longus capitis
a. tympanica inferior	– Paukenhöhle
arteria lingualis	– zweiter vorderer Ast aus der a. carotis externa zur Zunge
ramus suprahyoideus	– Zungenbein, Gefäßnetz auf dem Schildknorpel
a. sublingualis	– glandula sublingualis und benachbarte Muskeln, Schleimhaut der Zungenunterseite und des Mundbodens, Zahnfleisch des Unterkiefers

Arterien	Versorgungsgebiete
rami dorsales linguae	– Zungengrund und -rücken, epiglottis
a. profunda linguae	– Zungenmuskulatur und -schleimhaut, vorwiegend der Zungenspitze
arteria facialis	– dritter vorderer Ast aus der a. carotis externa, Gesichtsarterie
a. palatina ascendens	– Gaumenbögen, oft auch Tonsillen, vordere obere Schlundwand bis Ohrtrompete
ramus tonsillaris	– Gaumenmandel
a. submentalis	– m. mylohyoideus, glandula submandibularis
rami glandulares	– glandula submandibularis
a. labialis inferior	– Muskulatur, Haut und Schleimhaut der Unterlippe
a. labialis superior	– Muskulatur, Haut und Schleimhaut der Oberlippe, unteres vorderes Nasenseptum
a. angularis	– Endast der a. facialis; medialer Augenwinkel, Teile der Nasenwurzel und kranialer Abschnitt der Nasenflügel. Anastomose mit a. ophthalmica
(truncus linguofacialis)	– gelegentlich gemeinsamer Stamm für a. lingualis und a. facialis aus der a. carotis externa
arteria occipitalis	– zweiter dorsal aus der a. carotis externa abgehender Ast zum Hinterhaupt und Scheitel
ramus mastoideus	– diploë und cellulae mastoideae, durch foramen mastoideum zur dura mater encephali
ramus auricularis	– Hinterfläche der Ohrmuschel
rami sternocleidomastoidei	– m. sternocleidomastoideus
(ramus meningeus)	– gelegentlich vorhandener, durch das foramen parietale zur dura mater des Schädeldaches ziehender Ast
rami occipitales	– hinterer Teil der Kopfschwarte
ramus descendens	– obere Nackenmuskulatur
arteria auricularis posterior	– dritte dorsal aus der a. carotis externa abgehende Arterie; Versorgung des Ohrbereichs
a. stylomastoidea	– durch gleichnamiges foramen in den canalis facialis; beblutet Mittel- und z. T. auch Innenohr
a. tympanica posterior	– durch canaliculus chordae tympani zur Schleimhaut der Paukenhöhle und zum Trommelfell
rami mastoidei	– cellulae mastoideae
(ramus stapedialis)	– m. stapedius
ramus auricularis	– Rück- und teilweise Vorderseite der Ohrmuschel, kleine Ohrmuskeln
ramus occipitalis	– Hinterhaupt
arteria temporalis superficialis	– oberflächliche Schläfenarterie, ein Endast der a. carotis externa
rami parotidei	– Ohrspeicheldrüse
a. transversa faciei	– Gesichtshaut der Wange und über dem Jochbogen, Ohrspeicheldrüse
rami auriculares anteriores	– Ohrmuschel, äußerer Gehörgang, Kiefergelenk
a. zygomatico-orbitalis	– seitlicher Orbitarand und lateraler Bereich der Augenlider
a. temporalis media	– m. temporalis, Periost der Schläfenschuppe
ramus frontalis	– Stirn, Anastomosen mit den aa. supraorbitalis und supratrochlearis der a. ophthalmica
ramus parietalis	– Scheitelgegend
arteria maxillaris	– stärkerer Endast der a. carotis externa
a. auricularis profunda	– Kiefergelenk und äußerer Gehörgang, Trommelfell
a. tympanica anterior	– durch fissura petrotympanica zur Paukenhöhle

Arterien	Versorgungsgebiete
a. alveolaris inferior	– Knochen und Zahnfleisch des Unterkiefers
rami dentales	– Zähne des Unterkiefers, periodontium, Zahnfleisch und Knochen
ramus mylohyoideus	– Ursprung des m. mylohyoideus
a. mentalis	– Kinnregion
a. meningea media	– durch foramen spinosum zur dura mater encephali und zu Teilen der falx cerebri
(ramus meningeus accessorius)	– tuba auditiva; durch foramen ovale zur dura mater encephali bis zum ganglion trigeminale
ramus petrosus	– durch hiatus canalis facialis zur Paukenhöhle, zum m. tensor tympani, ganglion trigeminale
a. tympanica superior	– mit n. petrosus minor zur Paukenhöhle und zum antrum mastoideum
ramus frontalis	– dura mater der mittleren und vorderen Schädelgrube
ramus parietalis	– dura mater der hinteren Schädelhälfte
ramus orbitalis	– durch die fissura orbitalis superior oder eine eigene Öffnung in die Augenhöhle ziehender Ast aus dem r. frontalis der a. meningea media
ramus anastomoticus (cum a. lacrimali)	– in der Augenhöhle liegende Anastomose zwischen dem r. orbitalis und der a. lacrimalis
a. masseterica	– m. masseter
aa. temporales profundae	– m. temporalis, laterale Wand der Augenhöhle
rami pterygoidei	– mm. pterygoidei medialis und lateralis
a. buccalis	– Wange, Zahnfleisch, Schleimhaut der lateralen Mundhöhle
a. alveolaris superior posterior	– Molaren, Zahnfleisch und Periost des Oberkiefers, Schleimhaut der Kieferhöhle
rami dentales	– Oberkiefermolaren
a. infraorbitalis	– Gesichtsmuskeln und Haut unterhalb des Auges, Boden der Orbita
aa. alveolares superiores anteriores	– vordere Oberkieferzähne
rami dentales	– in die Zähne ziehende Äste
a. canalis pterygoidei	– durch den canalis pterygoideus nach hinten zur tuba auditiva und Umgebung
a. palatina descendens	– durch canalis palatinus major zum Gaumen
a. palatina major	– Schleimhaut und Zahnfleisch im Bereich des harten Gaumens, tonsilla palatina
aa. palatinae minores	– weicher Gaumen und tonsilla palatina
a. sphenopalatina	– durch foramen sphenopalatinum zur Nasenhöhle
aa. nasales posteriores, laterales et septi	– Seitenwand der Nasenhöhle, Nebenhöhlen, Nasenseptum. Anastomosen durch canalis incisivus mit a. palatina major
ARTERIA CAROTIS INTERNA	– innere Kopfarterie zum Gehirn und zu Teilen der dura mater; versorgt ferner Augenhöhle mit Inhalt, Stirn und Bereich der Nebenhöhlen
pars cervicalis	– Halsabschnitt der a. carotis interna von der Teilung der a. carotis communis bis zum Eintritt in den canalis caroticus
sinus caroticus	– Ort der Pressorezeptoren
pars petrosa	– durch den canalis caroticus des Felsenbeins ziehende Gefäßstrecke
aa. caroticotympanicae	– Mitversorgung der Paukenhöhle
a. canalis pterygoidei	– durch den canalis pterygoideus ziehender Ast, tuba auditiva und Umgebung
pars cavernosa	– Verlaufsstrecke der a. carotis interna im sinus cavernosus
ramus tentorii basalis	– tentorium cerebelli
ramus tentorii marginalis	– Bereich der incisura tentorii
ramus meningeus	– sich aufzweigender Ast zur dura mater, tentorium cerebelli
ramus ganglionis trigemini	– von einem seitlichen Stämmchen abzweigender Ast zum ganglion trigeminale
rami trigeminales et trochleares	– Trigeminuswurzeln, benachbarte dura mater, n. trochlearis
ramus sinus cavernosi	– perivaskuläres Gewebe der a. carotis interna im sinus cavernosus
a. hypophysialis inferior	– basaler Abschnitt des Hypophysenhinterlappens, Periost und Knochen der fossa hypophysialis, dorsum sellae
pars cerebralis	– Abschnitt der a. carotis interna im subarachnoidealen Raum vom Verlassen des sinus cavernosus bis zur Aufteilung in die aa. cerebri anterior und media
a. hypophysialis superior	– Hypophyse, diaphragma sellae; bildet Arterienkranz um den Hypophysenstiel, versorgt dem infundibulum benachbarte Teile des hypothalamus sowie n. opticus und chiasma opticum
ramus clivi	– dura mater des kranialen clivus (auch aus der a. hypophysialis inferior abzweigend)
arteria ophthalmica	– entspringt aus dem intrakraniellen Teil der a. carotis interna und zieht mit dem n. opticus durch den canalis opticus in die orbita
a. centralis retinae	– Sehnerv und Netzhaut
a. lacrimalis	– Tränendrüse und benachbarte Muskulatur der orbita, conjunctiva, lateraler Augenwinkel
ramus anastomoticus	– Verbindungsast zum r. orbitalis der a. meningea media
aa. palpebrales laterales	– Augenlider und Bindehaut
aa. ciliares posteriores breves	– choroidea
aa. ciliares posteriores longae	– corpus ciliare und iris
aa. musculares	– mm. recti superior und lateralis, m. levator palpebrae superioris
aa. ciliares anteriores	– sclera, choroidea und corpus ciliare
aa. conjunctivales anteriores	– conjunctiva
aa. conjunctivales posteriores	– conjunctiva
aa. episclerales	– sclera
a. supraorbitalis	– obere orbita und Stirn
a. ethmoidalis posterior	– hintere Siebbeinzellen, hinterer Teil der Nasenhöhle
a. ethmoidalis anterior	– Seitenwand und Septum der Nasenhöhle, Stirnhöhle, Siebbeinzellen
(a. meningea anterior)	– dura mater der vorderen Schädelgrube
aa. palpebrales mediales	– mediales Ober- und Unterlid
arcus palpebralis superior	– Verbindung zwischen aa. palpebrales mediales und laterales im oberen Augenlid
arcus palpebralis inferior	– Verbindung zwischen aa. palpebrales mediales und laterales im unteren Augenlid
a. supratrochlearis	– Stirn
a. dorsalis nasi [a. nasi externa]	– Nasenrücken, Anastomose über die a. angularis zur a. facialis
arteria choroidea anterior	– entspringt meist aus der a. carotis interna proximal des Abgangs der a. cerebri anterior (seltener aus der a. cerebri media); versorgt plexus choroideus des Seitenventrikels und teilweise des dritten Ventrikels, capsula interna und benachbarte Gebiete, Bereiche von hippocampus, tractus opticus und radiatio optica

Arterielle Versorgungsgebiete

Arterien	Versorgungsgebiete
rami choroidei ventriculi lateralis	– plexus choroideus des Seitenventrikels
rami choroidei ventriculi tertii	– Äste zur Mitversorgung des plexus choroideus ventriculi tertii
rami substantiae perforatae anterioris	– durch die substantia perforata anterior ins Gehirn eindringende dünne Äste, capsula interna
rami tractus optici	– tractus opticus
rami corporis geniculati lateralis	– corpus geniculatum laterale
rami capsulae internae	– vorwiegend zum hinteren Schenkel der capsula interna
rami globi pallidi	– dorsaler Bereich des globus pallidus
rami caudae nuclei caudati	– cauda nuclei caudati
rami tuberis cinerei	– tuber cinereum
rami nucleorum hypothalamicorum	– Äste zum hypothalamus, die zum Teil auch den thalamus versorgen
rami substantiae nigrae	– substantia nigra
rami nuclei rubri	– nucleus ruber
rami corporis amygdaloidei	– corpus amygdaloideum, pes hippocampi
arteria cerebri anterior	– zunächst nach rostral gehender und dann über dem Balken nach dorsal laufender Endast der a. carotis interna; versorgt mediale Fläche der lobi frontales und parietales sowie, über die Mantelkante ziehend, benachbarte Gebiete der konvexen Hemisphäre. Größter Teil des corpus callosum. Mitversorgung von nucleus caudatus, thalamus, hypothalamus, chiasma opticum und tractus opticus
pars praecommunicalis	– Abschnitt vom Ursprung der Arterie aus der a. carotis interna bis zum Abgang der a. communicans anterior
aa. centrales anteromediales [aa. thalamostriatae anteromediales]	– im mittleren Bereich der pars praecommunicalis abgehende, durch die substantia perforata anterior ins Gehirn eintretende Äste
a. centralis brevis	– medialer Teil der substantia perforata anterior, chiasma opticum
a. centralis longa [a. recurrens]	– entspringt aus der a. cerebri anterior im Abgangsgebiet der a. communicans anterior; versorgt mediale, teilweise auch laterale Bereiche der substantia perforata anterior sowie vordere und mediale Teile des nucleus lentiformis, ferner crus anterius capsulae internae, hypothalamus, caput nuclei caudati
a. communicans anterior	– unpaare Verbindung zwischen rechter und linker a. cerebri anterior
rami centrales anteromediales	– substantia perforata anterior, trigonum olfactorium, basale Teile des nucleus caudatus
pars postcommunicalis [a. pericallosa]	– Abschnitt der a. cerebri anterior nach dem Abgang der a. communicans anterior
a. frontobasalis medialis [ramus orbitofrontalis medialis]	– entspringt in Höhe der area subcallosa aus der a. cerebri anterior; versorgt mediale Bereiche der gyri orbitales und tractus olfactorius
a. callosomarginalis	– Mantelkante, facies superolateralis cerebri, oft auch lobulus paracentralis
ramus frontalis anteromedialis	– in der area subcallosa abgehender Ast zur facies medialis und mantelkantennahen facies superolateralis cerebri im Bereich des lobus frontalis
ramus frontalis intermediomedialis	– in Höhe des genu corporis callosi entspringender Ast zur medialen Stirnhirnfläche und – unterschiedlich weit – zur facies superolateralis cerebri

Arterien	Versorgungsgebiete
ramus frontalis posteromedialis	– im hinteren Abschnitt des genu corporis callosi entspringender Zweig zur medialen hinteren Stirnhirnfläche
ramus cingularis	– über den gyrus cinguli zum sulcus cinguli ziehender Ast zur Versorgung der benachbarten Areale
a. paracentralis	– aus der pars postcommunicalis arteriae cerebri anterioris, oft auch aus dem r. cingularis entspringende Arterie zu benachbarten Teilen des gyrus cinguli, zum lobulus paracentralis und zu den obersten Abschnitten der gyri praecentralis und postcentralis
a. praecunealis	– entspringt meist in Zweizahl im mittleren bis hinteren Drittel aus der a. pericallosa; versorgt Teile des gyrus cinguli und den praecuneus
a. parietooccipitalis	– sulcus parietooccipitalis
arteria cerebri media	– lateraler stärkerer Endast der a. carotis interna, der über die insula zum sulcus lateralis cerebri zieht. Versorgt die facies superolateralis cerebri mit Ausnahme der Mantelkante und des Okzipitallappens sowie eines schmalen Streifens am unteren Rand des Schläfenlappens. Beblutet ferner die vorderen Bereiche der Stammganglien und der capsula interna
pars sphenoidalis	– annähernd horizontal verlaufender Abschnitt vom Abgang der a. cerebri anterior bis zum limen insulae
aa. centrales anterolaterales [aa. thalamostriatae anterolaterales]	– durch die substantia perforata anterior ins Gehirn eindringende Äste für die Basalganglien und die capsula interna
rami mediales	– mediale Gruppe der aa. centrales anterolaterales
rami laterales	– laterale Gruppe der aa. centrales anterolaterales
pars insularis	– auf der Inseloberfläche verlaufender Abschnitt der a. cerebri media
aa. insulares	– auf der Inseloberfläche nach dorsal und aufwärts ziehende Äste
a. frontobasalis lateralis [ramus orbitofrontalis lateralis]	– durch den sulcus lateralis zum gyrus frontalis inferior und zu den gyri orbitales
a. temporalis anterior	– gyri temporales superior, medius et inferior
a. temporalis intermedia	– mittlere und vordere Teile der gyri temporales superior et medius, mittlere Abschnitte des gyrus temporalis inferior
a. temporalis posterior	– zieht über die gyri temporales superior et medius abwärts und rückwärts zu mittleren und okzipitalen Abschnitten der gyri temporales superior et medius
pars terminalis [pars corticalis]	– zur Hirnoberfläche ziehender, sich aufteilender Endabschnitt der a. cerebri media
a. sulci centralis	– im sulcus centralis verlaufende Arterie zu den gyri prae- und postcentralis sowie angrenzenden Gebieten der Frontal- und Parietallappen
a. sulci praecentralis	– im vorderen Teil des sulcus lateralis abgehendes Gefäß für hintere Bezirke des gyrus frontalis medius und basale Hälfte des gyrus praecentralis
a. sulci postcentralis	– gyrus postcentralis und angrenzende Bereiche des Parietallappens
aa. parietales anterior et posterior	– vordere und hintere Teile des lobus parietalis, obere Hälfte des gyrus postcentralis, lobulus parietalis inferior

Arterien	Versorgungsgebiete
a. gyri angularis	– zieht im sulcus lateralis schräg nach hinten aufwärts zum gyrus angularis und mit einem unteren Ast zur oberen Hälfte der gyri occipitotemporales
ARTERIA SUBCLAVIA	– rechts aus dem truncus brachiocephalicus, links direkt aus dem arcus aortae abgehende und zum Seitenrand der ersten Rippe ziehende Arterie; Mitversorgung von thorax, Hals und Gehirn, Beblutung von Schultergürtel und oberer Extremität
arteria vertebralis	– aus der a. subclavia entspringende und durch die foramina processuum transversorum des 6.–1. Halswirbels ziehende Arterie; sie durchbricht die membrana atlantooccipitalis posterior und gelangt durch das foramen magnum in den Hirnschädel
pars praevertebralis	– Abschnitt zwischen Ursprung aus der a. subclavia und Eintritt in das foramen processus transversi des 6. Halswirbels
pars transversaria [cervicalis]	– Verlaufsstrecke der Vertebralarterie durch die foramina processuum transversorum
rami spinales [radiculares]	– durch die foramina intervertebralia in den canalis vertebralis ziehende Äste zur medulla spinalis und ihren Hüllen sowie zum Epiduralraum und Periost der Wirbelkörper
rami musculares	– tiefe regionale Halsmuskeln
pars atlantis [atlantica]	– Arterienabschnitt vom Verlassen des foramen processus transversi atlantis bis zum Eintritt in die membrana atlantooccipitalis posterior
pars intracranialis	– im Subarachnoidealraum verlaufender Arterienabschnitt
ramus meningeus anterior	– in Höhe des foramen magnum abzweigender vorderer Ast zur dura mater der fossa cranii posterior
ramus meningeus posterior	– hinterer Ast zur dura mater der fossa cranii posterior und zur falx cerebelli
a. spinalis anterior	– meist in Höhe von C₂ durch Vereinigung beiderseitiger Äste der a. vertebralis entstehende Arterie; zieht in der fissura mediana anterior zu vorderen und seitlichen Rückenmarksbereichen
a. cerebelli inferior posterior	– Unterfläche der Kleinhirnhemisphären, medulla oblongata
ramus choroideus ventriculi quarti	– plexus choroideus des 4. Ventrikels
ramus tonsillae cerebelli	– tonsilla cerebelli
rami medullares medialis et lateralis [rami ad medullam oblongatam]	– mediale und laterale medulla oblongata, pedunculus cerebellaris caudalis
(a. spinalis posterior)	– aus der a. cerebelli inferior posterior oder aus der a. vertebralis abzweigende Arterie zu den nuclei et fasciculi gracilis et cuneatus sowie zum pedunculus cerebellaris caudalis
arteria basilaris	– aus dem Zusammenfluß der rechten und linken a. vertebralis entstehende Hirnarterie zur Versorgung von Rautenhirn, Mittelhirn und Innenohr
a. cerebelli inferior anterior	– untere, seitliche und vordere Anteile des Kleinhirns, flocculus, pons, obere medulla oblongata, Kleinhirnbrückenwinkel, plexus choroideus ventriculi quarti, ferner Äste zum Innenohr und zu den nn. facialis et vestibulocochlearis
a. labyrinthi [ramus meatus acustici interni]	– Innenohr mit Ästchen zur dura mater encephali und zum Felsenbein

Arterien	Versorgungsgebiete
aa. pontis [rami ad pontem]	– Äste für pons und Mittelhirn
aa. mesencephalicae	– pedunculi cerebellares und Mittelhirn
a. cerebelli superior	– Kleinhirnoberfläche, Anteile des vermis cerebelli, Kleinhirnkerne, pedunculi cerebellares, velum medullare superius, pons, Äste zum corpus pineale und zur tela choroidea ventriculi tertii
arteria cerebri posterior	– aus der a. basilaris durch Bifurkation entstehende Arterie zur Versorgung von Hinterhauptlappen, zwei Dritteln des Schläfenlappens, Mittelhirn, substantia perforata posterior, Teilen der Hirnschenkel und des thalamus
pars praecommunicalis	– Abschnitt zwischen Ursprung der Arterie und Vereinigung mit der a. communicans posterior
aa. centrales posteromediales	– in der fossa interpeduncularis abgehende Äste mit Zweigen zu den nn. oculomotorius und trochlearis sowie zu den corpora mamillaria; durch die substantia perforata posterior zum Zwischenhirn mit Teilen des thalamus und zum Mittelhirn (nucleus ruber, substantia nigra, lamina tecti)
pars postcommunicalis	– Abschnitt nach der Verbindung mit der a. communicans posterior
aa. centrales posterolaterales	– pedunculi cerebri, corpora geniculata mediale und teilweise laterale. Mitversorgung von thalamus, gyri dentatus und parahippocampalis sowie hippocampus. Epiphyse
rami thalamici	– nuclei centrales sowie Teile der nuclei mediales und ventrolaterales thalami
rami choroidei posteriores mediales	– plexus choroideus ventriculi tertii et lateralis, Epiphyse, colliculi superiores mesencephali
rami choroidei posteriores laterales	– plexus choroideus des Seitenventrikels, Zweige zum thalamus und fornix
rami pedunculares	– pedunculus cerebri
pars terminalis [corticalis]	– Gefäßabschnitt der a. cerebri posterior ab der Aufteilung in die aa. occipitales laterales et medialis
a. occipitalis lateralis	– lateraler Hauptast zur Unterfläche der lobi temporalis und occipitalis
rami temporales anteriores	– vordere und laterale Unterfläche des lobus temporalis, uncus
rami temporales intermedii mediales	– mittlere und hintere Unterfläche des lobus temporalis, lobus occipitalis
rami temporales posteriores	– Unterfläche des lobus occipitalis
a. occipitalis medialis	– medialer Hauptast zu Teilen des corpus callosum, zum sulcus calcarinus und Okzipitalpol
ramus corporis callosi dorsalis	– isthmus gyri cinguli, splenium sowie mittlerer und hinterer Teil des truncus corporis callosi, Rindengebiete von praecuneus und gyrus lingualis
ramus parietalis	– hintere Bereiche des praecuneus
ramus parietooccipitalis	– angrenzende oberflächliche und tiefe Hirnteile im Bereich des sulcus parietooccipitalis, laterale Seite des lobus occipitalis, cuneus, polus occipitalis
ramus calcarinus	– sulcus calcarinus, polus occipitalis sowie laterale Fläche des Okzipitallappens
ramus occipitotemporalis	– gyrus occipitotemporalis medialis
circulus arteriosus cerebri	– Arterienkranz an der Hirnbasis, bestehend aus der Verbindung beider aa. carotides internae mit den Zuflüssen aus den Vertebralarterien über die a. basilaris und aa. cerebri posteriores

Arterielle Versorgungsgebiete

Arterien	Versorgungsgebiete
a. carotis interna	– beteiligt sich mit einem Abschnitt ihrer intrakraniellen Verlaufsstrecke an der Bildung des circulus arteriosus cerebri
a. cerebri anterior	– vorderer Endast der a. carotis interna
a. communicans anterior	– unpaare Verbindung zwischen rechter und linker a. cerebri anterior
aa. centrales antero-mediales	– nahe am Ursprung der a. communicans anterior abgehende, in die lamina terminalis eintretende Zweige
a. cerebri media	– die Verlaufsrichtung des Stammgefäßes fortsetzender seitlicher Endast der a. carotis interna
a. communicans posterior	– paariger Arterienabschnitt, der jeweils die a. cerebri posterior mit der a. carotis interna oder mit der a. cerebri media verbindet
ramus chiasmaticus	– chiasma opticum und tractus opticus mitversorgender Ast
ramus nervi oculo-motorii	– n. oculomotorius
ramus thalamicus	– ins Zwischenhirn eintretender, den thalamus mitversorgender Ast
ramus hypothalamicus	– hypothalamus mit corpora mamillaria und tuber cinereum
ramus caudae nuclei caudati	– cauda nuclei caudati
a. cerebri posterior	– paariger Endast der a. basilaris; steht in Verbindung mit der a. communicans posterior
arteria thoracica interna	– aus der a. subclavia zur inneren vorderen Brustwand absteigende Arterie
rami mediastinales	– mediastinum, pleura mediastinalis
rami thymici	– thymus
rami bronchiales	– Lungenwurzel, Hiluslymphknoten, Bronchien
a. pericardiacophrenica	– Perikard, vorderer Teil des Zwerchfells, pleura mediastinalis, n. phrenicus
rami sternales	– Arteriengeflecht auf dem Brustbein
rami perforantes	– Haut im medialen Brustbereich, m. pectoralis major
rami mammarii (ramus costalis lateralis)	– Brustdrüse seitliche, obere innere Brustwand
rami intercostales anteriores	– vordere Interkostalräume
a. musculophrenica	– 7.–10. Interkostalraum, Zwerchfell, kraniale Bereiche der Bauchmuskeln
a. epigastrica superior	– m. rectus abdominis, Rektusscheide
truncus thyrocervicalis	– gemeinsamer Stamm für a. thyroidea inferior, a. transversa colli und a. suprascapularis
a. thyroidea inferior	– Schilddrüse, Kehlkopf, trachea, oesophagus, Teile des pharynx
a. laryngea inferior	– pharyngeale Fläche, hintere Muskulatur und Schleimhaut des Kehlkopfes, hypopharynx
rami glandulares	– Unter- und Rückfläche der Schilddrüse, Epithelkörperchen
rami pharyngeales	– Teile der Pharynxwand
rami oesophageales	– oberer oesophagus
rami tracheales	– oberer Bereich der trachea
a. cervicalis ascendens	– mm. scaleni, m. longus colli und benachbarte Muskeln
rami spinales	– Wirbelkanal und Rückenmark im Bereich der unteren Halswirbelsäule
a. transversa colli [cervicis]	– aus der a. subclavia oder dem truncus thyrocervicalis entspringendes Gefäß für die Hals- und Schulterregion
ramus superficialis [a. cervicalis superficialis]	– m. trapezius und benachbarte Muskeln
a. scapularis dorsalis	– oft unmittelbar aus der a. subclavia (67 %) oder aus der a. transversa colli zu den mm. rhomboidei und benachbarten Muskeln ziehend

Arterien	Versorgungsgebiete
a. suprascapularis	– mm. supraspinatus und infraspinatus, acromion
ramus acromialis	– acromion
truncus costocervicalis	– nach dorsal abgehender Stamm für a. cervicalis profunda und a. intercostalis suprema
a. cervicalis profunda	– m. semispinalis capitis und tiefe Nackenmuskulatur
a. intercostalis suprema	– gemeinsamer Stamm für die aa. intercostales posteriores I und II
a. intercostalis posterior prima	– 1. Interkostalraum
a. intercostalis posterior secunda	– 2. Interkostalraum
rami dorsales	– Rückenhaut, tiefe Hals- und Rückenmuskeln
rami spinales	– Wirbelkanal und Rückenmark
ARTERIA AXILLARIS	– Fortsetzung der a. subclavia vom Seitenrand der 1. Rippe bis Unterrand des m. pectoralis major
rami subscapulares	– m. subscapularis
a. thoracica superior	– variabler Ast für m. subclavius, Muskeln des 1. und 2. Interkostalraums, m. serratus anterior, m. pectoralis major
a. thoracoacromialis	– Brust- und Schulterbereich
ramus acromialis	– durch den m. deltoideus ziehender Ast zum acromion, m. deltoideus, Schultergelenk und zu Teilen der mm. pectoralis major und minor
rete acromiale	– Arteriennetz auf dem acromion
ramus clavicularis	– clavicula und m. subclavius
ramus deltoideus	– mm. deltoideus, pectoralis major
rami pectorales	– m. serratus anterior, mm. pectorales
a. thoracica lateralis	– mm. pectorales, m. serratus anterior
rami mammarii laterales	– Brustdrüse
a. subscapularis	– mm. latissimus dorsi, teres minor, serratus anterior
a. thoracodorsalis	– mm. subscapularis, latissimus dorsi, teres major, serratus anterior
a. circumflexa scapulae	– mm. infraspinatus, supraspinatus, teres minor, Schultergelenk und -kapsel
a. circumflexa humeri anterior	– mm. coracobrachialis, biceps brachii, deltoideus, Schultergelenk
a. circumflexa humeri posterior	– Schultergelenk, m. deltoideus, caput longum und laterale des proximalen m. triceps brachii
arteria brachialis	– Fortsetzung der a. axillaris ab dem Unterrand des m. pectoralis major
(a. brachialis superficialis)	– Variante, bei der die a. brachialis auf statt unter dem n. medianus verläuft
a. profunda brachii	– m. deltoideus, m. triceps brachii, humerus
aa. nutriciae [nutrientes] humeri	– humerus mit Knochenmark
ramus deltoideus	– unterer Teil des m. deltoideus
a. collateralis media	– distaler Abschnitt des m. triceps brachii, humerale Anteile der Unterarmstreckmuskulatur, rete articulare cubiti
a. collateralis radialis	– distale Oberarm- und proximale Unterarmstreckmuskulatur, rete articulare cubiti
a. collateralis ulnaris superior	– m. brachialis, caput mediale m. tricipitis, rete articulare cubiti
a. collateralis ulnaris inferior	– m. brachialis und benachbarte Muskeln, rete articulare cubiti
arteria radialis	– Speichenarterie; vornehmlich Beugemuskulatur am Unterarm, Versorgung der Hand
a. recurrens radialis	– m. brachioradialis, m. brachialis, proximale Unterarmextensoren, rete articulare cubiti

Arterien	Versorgungsgebiete
ramus carpeus [carpalis] palmaris	– m. pronator quadratus, rete carpi palmare
ramus palmaris superficialis	– Daumenballen, oberer Hohlhandbogen
ramus carpeus [carpalis] dorsalis	– rete carpi dorsale
rete carpi [carpale] dorsale	– Arteriennetz auf der dorsalen Handwurzel
aa. metacarpeae [metacarpales] dorsales	– 2.–4. Knochenzwischenraum, mm. interossei dorsales
aa. digitales dorsales	– Fingerrücken bis zum Mittelglied
a. princeps pollicis	– aus der a. radialis abzweigender Stamm für die palmaren Seiten des Daumens und den Radialrand des Zeigefingers
a. radialis indicis	– radiale Seite des Zeigefingers
arcus palmaris profundus	– tiefer Hohlhandbogen
aa. metacarpeae [metacarpales] palmares	– mm. interossei und lumbricales
rami perforantes	– Äste zu den aa. metacarpeae dorsales
arteria ulnaris	– Ellenarterie, Muskulatur der Beuge- und Streckseite des Unterarms
a. recurrens ulnaris	– m. flexor carpi ulnaris, rete articulare cubiti
ramus anterior	– m. brachialis, rete articulare cubiti
ramus posterior	– rete articulare cubiti
rete articulare cubiti	– vorwiegend dorsales Arteriengeflecht um das Ellbogengelenk
a. interossea communis	– kurzer Stamm für die aa. interosseae posterior und anterior
a. interossea posterior	– Streckmuskeln des Unterarms, rete carpi dorsale
a. interossea recurrens	– m. anconaeus, proximale Unterarmstreckmuskulatur, rete articulare cubiti
a. interossea anterior	– m. pronator quadratus, rete carpi dorsale
a. comitans nervi mediani	– dünner Zweig zum n. medianus
ramus carpeus [carpalis] palmaris	– palmare Handwurzel
ramus carpeus [carpalis] dorsalis	– rete carpi dorsale
ramus palmaris profundus	– Ast zum tiefen Hohlhandbogen
arcus palmaris superficialis	– oberflächlicher Hohlhandbogen
aa. digitales palmares communes	– aus dem arcus palmaris superficialis abgehende Gefäßstämmchen für die palmaren Fingerarterien
aa. digitales palmares propriae	– Palmarseite der Finger, Dorsalseite der Mittel- und Endphalangen
PARS DESCENDENS AORTAE	– an den arcus aortae sich anschließender, absteigender Aortenabschnitt bis zur Aortengabel vor dem 4. Lendenwirbelkörper
PARS THORACICA AORTAE	– Brustaorta, erstreckt sich vom Aortenbogen bis zum Zwerchfelldurchtritt
rami bronchiales	– vasa privata der Lungen; Lungenhilus, Bronchialbaum, Lungenbindegewebe, pleura visceralis
rami oesophageales	– oesophagus
rami pericardiaci	– Hinterwand des Herzbeutels
rami mediastinales	– Lymphknoten und Bindegewebe des hinteren Mediastinum, Perikard
aa. phrenicae superiores	– dorsaler Abschnitt des Zwerchfells
aa. intercostales posteriores	– hintere Zuflüsse zum 3.–11. Interkostalraum
ramus dorsalis	– Rückenmuskulatur und Rückenhaut
ramus spinalis	– Rückenmark und Rückenmarkshäute
ramus cutaneus medialis	– Haut neben den Dornfortsätzen
ramus cutaneus lateralis	– Hautbereich etwas weiter seitlich der Dornfortsätze
ramus collateralis	– in der Nähe des Rippenwinkels abgehender Ast zur Oberkante der nächsttieferen Rippe
ramus cutaneus lateralis	– seitlich zur Brusthaut ziehender Ast

Arterien	Versorgungsgebiete
rami mammarii	– Zweige der rami cutanei laterales zur Brustdrüse
a. subcostalis	– unter der 12. Rippe liegender Ast
ramus dorsalis	– Rückenmuskulatur und -haut
ramus spinalis	– durch foramen intervertebrale Th 12 zum Rückenmark und seinen Häuten
PARS ABDOMINALIS AORTAE	– Aortenabschnitt vom Zwerchfelldurchtritt bis zur Teilung in die aa. iliacae communes
arteriae phrenicae inferiores	– Unterfläche des Zwerchfells im lumbalen Teil (Hauptarterien des Zwerchfells), abdominaler oesophagus
aa. suprarenales superiores	– Nebenniere; rechts zusätzlich zum pancreas, links zur pars abdominalis des oesophagus
arteriae lumbales	– vier den Interkostalarterien entsprechende Gefäße zu den mm. iliopsoas und quadratus lumborum sowie zu den platten Bauchmuskeln
ramus dorsalis	– Muskulatur und mediale Haut des Rückens
ramus spinalis	– Wirbelkanal, Rückenmark und seine Hüllen
arteria sacralis mediana	– dünne mediane Fortsetzung der pars abdominalis aortae nach kaudal bis zum corpus coccygeum
a. lumbalis ima	– einer 5. Lumbalarterie entsprechendes Gefäß mit Anastomosen zur a. sacralis lateralis
corpus coccygeum	– arterio-venöse Anastomosen mit epitheloiden Zellen enthaltendes Knötchen an der Spitze des os coccygis
truncus coeliacus [celiacus]	– gemeinsamer Stamm aus der pars abdominalis aortae für die aa. hepatica communis, lienalis und gastrica sinistra
a. gastrica sinistra	– pars cardiaca und curvatura minor des Magens, kleines Netz
rami oesophageales	– Oesophagusabschnitt über der Cardia
a. hepatica communis	– Ast des truncus coeliacus zur Versorgung von Leber sowie Teilen des duodenum, Magens und des pancreas
a. hepatica propria	– Leber, Gallenblase, Magen
a. gastrica dextra	– Pylorus, kleine Kurvatur des Magens; Anastomose mit a. gastrica sinistra
ramus dexter	– rechter Leberlappen und Gallenblase
a. cystica	– Gallenblase
a. lobi caudati	– lobus caudatus der Leber
a. segmenti anterioris	– vorderes Lebersegment
a. segmenti posterioris	– hinteres Lebersegment
ramus sinister	– linker Leberlappen
a. lobi caudati	– lobus caudatus der Leber
a. segmenti medialis	– mediales Lebersegment
a. segmenti lateralis	– laterales Lebersegment
a. gastroduodenalis	– Teile von Magen, duodenum und pancreas
(a. supraduodenalis)	– pars superior duodeni, oft auch pars pylorica ventriculi
a. pancreaticoduodenalis superior posterior	– Pankreaskopf, duodenum, besonders die Rückfläche, ductus choledochus
rami pancreatici	– Pankreaskopf, duodenum, vorwiegend pars descendens duodeni
rami duodenales	– Rückfläche von pars superior und descendens duodeni
aa. retroduodenales	– Rückfläche von Pankreaskopf und duodenum, ductus choledochus
a. gastroepiploica dextra	– große Kurvatur des Magens, großes Netz
rami gastrici	– große Kurvatur des Magens, pars pylorica, antrum pyloricum
rami epiploici	– lange Äste zum großen Netz

359

Arterielle Versorgungsgebiete

Arterien	Versorgungsgebiete	Arterien	Versorgungsgebiete
a. pancreaticoduodenalis superior anterior	– pars superior, descendens und Anfangsteil der pars horizontalis duodeni, Vorderseite des Pankreaskopfes und rechter Bereich des corpus pancreatis	ARTERIA ILIACA COMMUNIS	– gemeinsame Arterie für Becken und untere Extremität
rami pancreatici	– von ventral in das pancreas eindringende Äste	ARTERIA ILIACA INTERNA	– innere Hüftarterie für Beckeneingeweide, Muskeln des Beckengürtels, Genitalien, proximale Oberschenkelmuskulatur
rami duodenales	– duodenum bis zum mittleren Abschnitt der pars horizontalis, vorwiegend medial und ventral	arteria iliolumbalis	– Muskulatur der hinteren Bauchwand, m. iliopsoas, Ast zum Wirbelkanal
a. lienalis [splenica]	– Milz, Magen, pancreas	ramus lumbalis	– mm. psoates major und minor, m. quadratus lumborum
rami pancreatici	– zahlreiche Äste zum Pankreaskörper	ramus spinalis	– zwischen os sacrum und 5. Lendenwirbel zum Wirbelkanal
a. pancreatica dorsalis	– Pankreaskörper		
a. pancreatica inferior	– untere Hinterfläche des Pankreaskörpers	ramus iliacus	– m. iliopsoas, peritonaeum, Knochen des Beckengürtels
a. pancreatica magna	– Pankreaskörper, vornehmlich Rückfläche	arteriae sacrales laterales	– Beckenmuskulatur auf der Kreuzbeinfläche, Beckenknochen und -nerven
a. caudae pancreatis	– Pankreasschwanz	rami spinales	– durch die foramina sacralia pelvina in den canalis sacralis und von dort nach Verzweigung im Knochen durch die foramina sacralia dorsalia zur Rückenmuskulatur
a. gastroepiploica sinistra	– große Kurvatur des Magens und großes Netz		
rami gastrici	– große Kurvatur des Magens im Bereich des corpus ventriculi		
rami epiploici	– lange Äste zum großen Netz	arteria obturatoria	– mm. psoas und obturatorius internus; nach Durchtritt durch den canalis obturatorius Äste zum Hüftgelenk, proximalen Bereich der Adduktoren und benachbarter Muskeln
aa. gastricae breves	– Cardia und fundus des Magens		
rami lienales [splenici]	– Äste zur Milz		
arteria mesenterica superior	– obere Gekröseschlagader; Darmversorgung bis in den Bereich der linken Colonflexur einschließlich mesenterium und mesocolon		
		ramus pubicus	– Anastomose zur a. epigastrica inferior (corona mortis)
aa. pancreaticoduodenales inferiores	– Pankreaskopf, duodenum	ramus acetabularis	– lig. capitis femoris, Hüftgelenk
aa. jejunales	– jejunum	ramus anterior	– vorderer Ast zu Symphyse und m. adductor brevis, proximale Bereiche der übrigen Adduktoren
aa. ileales	– ileum		
a. ileocolica	– Endteil des ileum, caecum, Anfang des colon ascendens	ramus posterior	– unter dem m. adductor brevis zu den tiefen Hüftmuskeln
a. ascendens	– colon ascendens	arteria glutaea superior	– durch das foramen suprapiriforme zur Glutäalregion ziehende obere Gesäßarterie
a. caecalis [cecalis] anterior	– Caecumvorderfläche		
a. caecalis [cecalis] posterior	– Caecumrückfläche		
a. appendicularis	– appendix vermiformis	ramus superficialis	– mm. glutaei maximus et medius
a. colica dextra	– colon ascendens	ramus profundus	– mm. glutaei medius et minimus, m. piriformis, Hüftgelenk
a. colica media	– colon transversum		
arteria mesenterica inferior	– untere Gekröseschlagader; Beblutung des Darmes von der linken Colonflexur bis zum rectum	ramus superior	– m. glutaeus minimus, m. tensor fasciae latae
		ramus inferior	– m. glutaeus medius, m. piriformis, Hüftgelenk, Bereich des trochanter major
a. colica sinistra	– linkes Drittel des colon transversum, colon descendens		
aa. sigmoideae	– colon und mesocolon sigmoideum	arteria glutaea inferior	– durch das foramen infrapiriforme austretende untere Gesäßarterie; kaudaler Teil des m. glutaeus maximus, mm. gemelli superior et inferior, m. quadratus femoris, m. obturatorius internus, Gesäßhaut
a. rectalis superior	– rectum bis zum m. sphincter ani internus		
arteria suprarenalis media	– Nebenniere		
arteria renalis	– Arterie zur Niere, capsula adiposa und Nebenniere		
a. suprarenalis inferior	– Nebenniere	a. comitans n. ischiadici	– n. ischiadicus
ramus anterior	– oberes, vorderes und unteres Nierensegment	arteria umbilicalis	– Nabelarterie zur placenta; postnatal obliteriert nach dem Abgang der a. vesicalis superior
a. segmenti superioris	– oberes, bis an die Rückfläche reichendes Nierensegment		
a. segmenti anterioris superioris	– vorderes, oberes Nierensegment	a. ductus deferentis	– ductus deferens, Samenblasen
		rami ureterici	– ureter
a. segmenti anterioris inferioris	– vorderes, unteres Nierensegment	aa. vesicales superiores	– oberer und mittlerer Harnblasenbereich
a. segmenti inferioris	– unteres, bis an die Rückfläche reichendes Nierensegment	ligamentum umbilicale mediale	– aus der obliterierten Nabelarterie entstandener Bindegewebsstrang
ramus posterior	– hinteres Nierensegment	arteria vesicalis inferior	– Blasengrund; beim Mann prostata und vesicula seminalis, bei der Frau Ast zur vagina
a. segmenti posterioris	– hinteres Nierensegment		
rami ureterici	– Anfangsteil des ureter		
arteria testicularis	– Hoden und Nebenhoden	arteria uterina	– aus der a. iliaca interna zu uterus, cervix uteri, tuba uterina, Ovar und vagina
rami ureterici	– ureter		
arteria ovarica	– Ovar, ampulla tubae uterinae		
rami ureterici	– ureter	(a. vaginalis)	– oberer Teil der vagina
		ramus ovaricus	– Ovar; Anastomose mit a. ovarica
BIFURCATIO AORTICA	– Aufzweigung der Bauchaorta in die aa. iliacae communes dextra und sinistra	ramus tubarius	– tuba uterina, mesosalpinx
		a. vaginalis	– oberer Teil der vagina, oft unmittelbar aus der a. iliaca interna hervorgehend

Arterien	Versorgungsgebiete
a. rectalis media	– mittlerer und unterer Bereich des rectum, ampulla recti, Äste zum m. levator ani, zur Hinterseite der Harnblase, beim Mann zu prostata und Samenblasen, bei der Frau zum unteren Teil der vagina
arteria pudenda interna	– durch das foramen infrapiriforme das Becken verlassende und im canalis pudendalis (ALCOCK) an der Seitenwand der fossa ischiorectalis verlaufende Arterie
a. rectalis inferior	– Analhaut, canalis analis, mm. sphincter ani externus und internus
a. perinealis	– Haut und Muskulatur des Dammes, diaphragma urogenitale, mm. bulbospongiosus und ischiocavernosus
rami scrotales posteriores	– Hinterfläche des scrotum
rami labiales posteriores	– labia majora
a. urethralis	– corpus spongiosum penis bis zur glans penis
a. bulbi penis	– bulbus penis, m. transversus perinei profundus, glandulae bulbourethrales
a. bulbi vestibuli [vaginae]	– bulbus vestibuli
a. profunda penis	– corpora cavernosa penis
a. dorsalis penis	– unter der fascia penis profunda verlaufende Arterie; sie zieht auf dem dorsum penis bis zur glans
a. profunda clitoridis	– corpora cavernosa clitoridis
a. dorsalis clitoridis	– Rücken der clitoris und corpora cavernosa clitoridis
ARTERIA ILIACA EXTERNA	– äußere Hüftarterie für vordere und seitliche Bauchwand, äußere Genitalien, untere Extremität
arteria epigastrica inferior	– m. rectus abdominis, Rektusscheide, innere Bauchwand
ramus pubicus	– Ast zur Symphyse und zum os pubis
ramus obturatorius	– mit dem r. pubicus der a. obturatoria anastomosierender Ast, bildet corona mortis
[a. obturatoria accessoria]	– bisweilen aus der a. epigastrica inferior entspringende a. obturatoria
a. cremasterica	– m. cremaster und Hodenhüllen
a. ligamenti teretis uteri	– Bindegewebe und glatte Muskulatur des ligamentum teres uteri
arteria circumflexa ilium profunda	– entlang dem Leistenband und Darmbeinkamm mit Ästen zu den benachbarten Muskeln und zur fascia transversalis
ramus ascendens	– vordere Bauchwand, mm. obliquus internus et transversus abdominis
ARTERIA FEMORALIS	– Fortsetzung der a. iliaca externa nach Verlassen der lacuna vasorum
arteria epigastrica superficialis	– Haut der vorderen Bauchwand
arteria circumflexa ilium superficialis	– Haut längs des ligamentum inguinale bis zur spina iliaca anterior superior, inguinale Lymphknoten
arteriae pudendae externae	– Bauchwand über der Symphyse, äußeres Genitale
rami scrotales anteriores	– Skrotalhaut
rami labiales anteriores	– labia majora
rami inguinales	– Leistengegend mit inguinalen Lymphknoten
ARTERIA PROFUNDA FEMORIS	– tiefe Oberschenkelarterie
arteria circumflexa femoris medialis	– proximale Bereiche des femur und der Adduktoren, Kapsel des Hüftgelenks
ramus profundus	– mm. quadratus femoris, adductor magnus, ischiokrurale Muskulatur
ramus ascendens	– mm. adductores brevis et magnus, m. obturatorius externus
ramus transversus	– ischiokrurale Muskulatur
ramus acetabularis	– lig. capitis femoris

Arterien	Versorgungsgebiete
arteria circumflexa femoris lateralis	– proximaler Bereich des femur und benachbarter Muskeln
ramus ascendens	– mm. sartorius, rectus femoris, tensor fasciae latae, gluteaus medius, Kapsel des Hüftgelenks
ramus descendens	– m. quadriceps femoris, Haut des Oberschenkels bis zum Knie
ramus transversus	– m. vastus lateralis
aa. perforantes	– mm. adductores et flexores femoris, dorsale Haut, Knochenäste zum femur
a. genus descendens	– im Adduktorenkanal aus der a. femoralis abzweigende und die membrana vastoadductoria durchbrechende Arterie zum rete articulare genus
ramus saphenus	– Begleitarterie des n. saphenus, distale Oberschenkelstreckmuskulatur
rami articulares	– rete articulare genus und benachbarte Muskeln, vornehmlich m. vastus medialis
ARTERIA POPLITEA	– Fortsetzung der a. femoralis vom Ende des Adduktorenkanals bis zum Unterrand des m. popliteus
a. genus superior lateralis	– Kniegelenk, rete articulare genus, distale Teile der mm. biceps femoris und vastus lateralis
a. genus superior medialis	– am medialen condylus der tibia ansetzende Muskeln, Kniegelenk, rete articulare genus
a. genus media	– Kapsel des Kniegelenks, Kreuzbänder, corpus adiposum genus und benachbartes Gewebe, menisci, distales femur und proximale tibia
aa. surales	– Haut und Muskeln der Wade, vornehmlich mm. gastrocnemii, Sehne des m. biceps femoris
a. genus inferior lateralis	– Kniegelenk, meniscus lateralis, rete articulare genus, distales Ende des m. biceps femoris, lateraler Gastrocnemiuskopf, m. plantaris
a. genus inferior medialis	– Kniegelenk, rete articulare genus, an der medialen tibia inserierende Muskeln
rete articulare genus	– Arteriengeflecht vornehmlich an der Vorderseite des Kniegelenks; Kniegelenkskapsel, menisci und Kollateralbänder
rete patellaris	– Arteriengeflecht auf der Kniescheibe; Periost und Knochen der Kniescheibe
arteria tibialis anterior	– durch die membrana interossea zur Streckmuskulatur und Haut des Unterschenkels ziehende vordere Schienbeinarterie
(a. recurrens tibialis posterior)	– Hinterfläche des Kniegelenks, capitulum fibulae
a. recurrens tibialis anterior	– vorderer Bereich des rete articulare genus, Teile der proximalen Unterschenkelstreckmuskulatur
a. malleolaris anterior lateralis	– Arteriennetz auf dem lateralen Knöchel, oberes Sprunggelenk
a. malleolaris anterior medialis	– Arteriennetz auf dem medialen Knöchel, oberes Sprunggelenk
rete malleolare mediale	– Arteriennetz auf dem medialen Knöchel
rete malleolare laterale	– Arteriennetz auf dem lateralen Knöchel
arteria dorsalis pedis	– unter den retinacula mm. extensorum zum Fußrücken ziehende Fortsetzung der a. tibialis anterior
a. tarsea lateralis	– seitlicher Fußrücken, mm. extensores digitorum et hallucis breves
aa. tarseae mediales	– medialer Fußrand, Knochen und Bänder der Fußwurzel, Äste zum m. abductor hallucis

Arterielle Versorgungsgebiete

Arterien	Versorgungsgebiete
a. arcuata	– Fußrücken, m. extensor digitorum brevis, Metatarsophalangealgelenke
aa. metatarseae dorsales	– metatarsaler Fußrückenbereich, mm. interossei dorsales
aa. digitales dorsales	– dorsale Ränder der Zehen
ramus plantaris profundus	– starker, perforierender Ast zum arcus plantaris
arteria tibialis posterior	– unter dem arcus tendineus m. solei nach distal zum medialen Knöchel ziehende hintere Schienbeinarterie mit Ästen zur tiefen, teilweise auch oberflächlichen Beugermuskulatur, tibia und Haut am medialen Unterschenkel
ramus circumflexus fibulae	– rete articulare genus
rami malleolares mediales	– hinterer Bereich des medialen Knöchels, rete malleolare mediale
rami calcanei	– mediale Calcaneusfläche und rete calcaneum
arteria peronaea [fibularis]	– Wadenbeinarterie; Äste für tiefe Beugemuskulatur am Unterschenkel, mm. peronaei, m. soleus; fibula, laterale Seite des calcaneus
ramus perforans	– durch die membrana interossea zum rete malleolare laterale, lateralen Fußrand und -rücken; oft Anastomose zur a. tibialis anterior
ramus communicans	– Verbindungsast zur a. tibialis posterior
rami malleolares laterales	– äußerer Knöchel, Achillessehne, Fettkörper unter der Achillessehne
rami calcanei	– hauptsächlich laterale Seite des calcaneus
rete calcaneum	– Arteriennetz auf der Hinterseite des calcaneus

Arterien	Versorgungsgebiete
arteria plantaris medialis	– mediale Fußsohlenarterie; versorgt Knochen und Bänder des medialen Fußrandes sowie mediale Muskulatur der planta pedis
ramus profundus	– tiefe Muskelschicht der planta pedis, Großzehenbeuger; verbindet sich mit dem arcus plantaris und entsendet Ast um das os metatarsale I zum Fußrücken
ramus superficialis	– Haut am medialen plantaren Fußrand, m. abductor hallucis, medialer Großzehenbereich
arteria plantaris lateralis	– seitliche Fußsohlenarterie für Muskulatur der mittleren und seitlichen Fußsohle
arcus plantaris	– aus a. plantaris lateralis und ramus profundus der a. plantaris medialis gebildeter Arterienbogen; versorgt caput obliquum m. adductoris hallucis, mm. interossei plantares und benachbarte Muskeln sowie Knochen und Gelenke des metatarsus
aa. metatarseae plantares	– mm. interossei plantares, m. adductor hallucis und distale Teile des m. flexor hallucis brevis
rami perforantes	– zwischen den Mittelfußknochen durchtretende, meist paarige Verbindungsgefäße zu den Arterien des Fußrückens
aa. digitales plantares communes	– Verbindungen zwischen aa. metatarseae plantares und aa. digitales plantares propriae
aa. digitales plantares propriae	– an der plantaren Innen- und Außenseite der digiti pedis verlaufende Hauptversorgungsarterien der Zehen

Register